Histeroscopia

Técnica & Arte

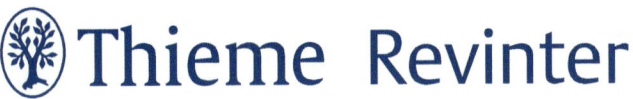

Histeroscopia

Técnica & Arte

Ricardo Bassil Lasmar, MD, PHD
Professor Doutor de Ginecologia do Departamento de Cirurgia e Especialidades da Faculdade de Medicina da Universidade Federal Fluminense (UFF)
Responsável pela Disciplina de Técnica Operatória da Faculdade de Medicina da UFF
Membro da Comissão Nacional Especializada (CNE) Febrasgo de Endoscopia Ginecológica
Presidente da Comissão de Histeroscopia da Associação Brasileira de Endometriose e Ginecologia Minimamente Invasiva (SBE)
Titular do Colégio Brasileiro de Cirurgiões
Diretor Médico da Clínica Ginendo

Bernardo Portugal Lasmar, MD
Professor de Ginecologia do Departamento Materno-Infantil da Faculdade de Medicina da Universidade Federal Fluminense (UFF)
Professor de Ginecologia da Universidade Estácio de Sá (UNESA)
Responsável pela Endoscopia Ginecológica do Hospital Central Aristarcho Pessoa – CBMERJ
Mestre em Ginecologia pela UFF
Membro da Comissão de Histeroscopia da Associação Brasileira de Endometriose e Ginecologia Minimamente Invasiva (SBE)
Membro do Corpo Clínico da Clínica Ginendo

Thieme
Rio de Janeiro • Stuttgart • New York • Delhi

Dados Internacionais de Catalogação na Publicação (CIP)

L345h

Lasmar, Ricardo Bassil
  Histeroscopia: Técnica & Arte/Ricardo Bassil Lasmar & Bernardo Portugal Lasmar. – 1. Ed. – Rio de Janeiro – RJ: Thieme Revinter Publicações, 2021.

  350 p.: il; 21 x 28 cm.
  Inclui Índice Remissivo e Bibliografia
  ISBN   978-65-5572-035-8
  eISBN 978-65-5572-036-5

  1. Histeroscopia. 2. Ginecologia. I. Lasmar, Bernardo Portugal. II. Título.

                                        CDD: 618.145
                                        CDU: 618.14-007.4

Contato com os autores:
Ricardo Bassil Lasmar
ricardo@lasmar.com.br

Bernardo Portugal Lasmar
bernardo@lasmar.com.br

Nota: O conhecimento médico está em constante evolução. À medida que a pesquisa e a experiência clínica ampliam o nosso saber, pode ser necessário alterar os métodos de tratamento e medicação. Os autores e editores deste material consultaram fontes tidas como confiáveis, a fim de fornecer informações completas e de acordo com os padrões aceitos no momento da publicação. No entanto, em vista da possibilidade de erro humano por parte dos autores, dos editores ou da casa editorial que traz à luz este trabalho, ou ainda de alterações no conhecimento médico, nem os autores, nem os editores, nem a casa editorial, nem qualquer outra parte que se tenha envolvido na elaboração deste material garantem que as informações aqui contidas sejam totalmente precisas ou completas; tampouco se responsabilizam por quaisquer erros ou omissões ou pelos resultados obtidos em consequência do uso de tais informações. É aconselhável que os leitores confirmem em outras fontes as informações aqui contidas. Sugere-se, por exemplo, que verifiquem a bula de cada medicamento que pretendam administrar, a fim de certificar-se de que as informações contidas nesta publicação são precisas e de que não houve mudanças na dose recomendada ou nas contraindicações. Esta recomendação é especialmente importante no caso de medicamentos novos ou pouco utilizados. Alguns dos nomes de produtos, patentes e design a que nos referimos neste livro são, na verdade, marcas registradas ou nomes protegidos pela legislação referente à propriedade intelectual, ainda que nem sempre o texto faça menção específica a esse fato. Portanto, a ocorrência de um nome sem a designação de sua propriedade não deve ser interpretada como uma indicação, por parte da editora, de que ele se encontra em domínio público.

© 2021 Thieme
Todos os direitos reservados.
Rua do Matoso, 170, Tijuca
20270-135, Rio de Janeiro – RJ, Brasil
http://www.ThiemeRevinter.com.br

Thieme Medical Publishers
http://www.thieme.com

Capa: Thieme Revinter Publicações Ltda.

Créditos de Ilustração da Capa:
RODRIGO TONAN
Ilustrador Médico Formado pela Faculdade Paulista de Artes
Especializado em Ilustrações Médicas pelo Hospital das Clínicas da Faculdade de Medicina da Universidade de São Paulo (HCFMUSP)

Impresso no Brasil por BMF Gráfica e Editora Ltda.
5 4 3 2 1
ISBN 978-65-5572-035-8

Também disponível como eBook:
eISBN 978-65-5572-036-5

Todos os direitos reservados. Nenhuma parte desta publicação poderá ser reproduzida ou transmitida por nenhum meio, impresso, eletrônico ou mecânico, incluindo fotocópia, gravação ou qualquer outro tipo de sistema de armazenamento e transmissão de informação, sem prévia autorização por escrito.

DEDICATÓRIA

Dedico este livro a minha família: Gabi, Antonio e à pequena Julia, que acabou de chegar, mas que já significa tanto.

Aos meus pais e irmãos, Ricardo, Denise, Tiago e Rodrigo, pelo apoio em toda a jornada.

Ao meu grande professor, mestre e exemplo a ser seguido, Professor Ricardo Lasmar. É um prazer imenso conviver e dividir a vida profissional com ele.

Ao Professor Hildoberto Carneiro, que infelizmente não poderá conhecer esta obra, mas que tanto me incentivou na vida acadêmica.

Aos professores que contribuíram para que este projeto saísse do papel, dividindo um pouco da experiência profissional de cada um.

À Equipe do Norte D'Or: Paulo, Maria Luiza, Roberto e Marcelo. Aprendemos e crescemos juntos ao longo do tempo.

À Equipe da Ginendo: Gustavo, Cris, Dani, Lucia, Vicente, Valesca, Áurea e Edilange. Esta obra representa o que fazemos lá.

Bernardo Portugal Lasmar

AGRADECIMENTOS

Para se concretizar uma obra é necessária a dedicação e a participação de várias pessoas, mesmo que sejam apenas dois a entregá-la.

Agradecer a todos me traz muita alegria, pois demonstra que um grande número de amigos acredita em meus sonhos e desafios, mesmo aqueles que me conhecem muito bem. Agradeço a todos os colegas que deixaram um pedaço do seu conhecimento e da sua experiência para serem compartilhados e abrir esse mundo da histeroscopia.

Agradeço aos meus pais, Leban e Amine Lasmar, por não terem medido esforços para me propiciar um bom começo e me permitir chegar até aqui.

Acredito que viver com alguém que tem muitos sonhos e trabalha para vencer desafios e, além disso, estimulá-lo, só é possível pela bondade e gentileza do seu coração, e isso devo a minha esposa Denise, que sempre me permitiu viver em dois mundos, o concreto e o dos sonhos.

Aos meus filhos Tiago, Rodrigo e Bernardo, aos meus netos Gustavo, Antônio, Serena e Julia, agradeço pelas alegrias e vibração que me trazem, me complementando como pessoa.

Aos meus amigos da Ginendo, Gustavo, Cristiane, Daniela, Bernardo, Lucia, Valesca, Aurea e Edlilanje, meus agradecimentos pelo grande apoio no dia a dia de trabalho e neste trabalho extra que também os deixa felizes.

Agradeço a Sergio Dortas, Leonardo, Renata e Lucy, da Editora Thieme Revinter, pelo apoio, dedicação e cuidado com a produção deste livro.

Meu sincero agradecimento ao Bernardo, que não permitiu que o fato de ser seu pai atrapalhasse nossa profunda amizade e respeito, e por quem tenho grande admiração. Um incentivador permanente, um parceiro único, um cara muito especial, o responsável, e como sempre provocador, de concretizar este projeto antigo e torná-lo realidade. Sem o Bernardo não teria começado e com ele conseguimos acabar com qualidade este livro.

Ricardo Bassil Lasmar

PREFÁCIO

An authoritative resource and textbook on hysteroscopy is for anyone wishing to further their diagnostic acumen and improve their surgical experience. The robust chapters outline the nuances of hysteroscopy. It is fast-paced reading. A book that you won't want to put down.

This book not only chronicles the history, instrumentation and allows the reader to understand traditional and newly emerging treatment for disorders such as: hyperplasia, adenomyosis, isthmocele and more. It includes an expansive section on surgical techniques and up to date references.

All gynecologists should have this textbook on their bookshelves. I applaud the editors and all of the authors for a job well done. You will become a better hysteroscopist by reading this book. More importantly, you will become an advocate and understand the myriad indications for hysteroscopy. It's a must read book.

Linda D. Bradley MD
Professor Obstetrics & Gynecology and Reproductive Biology,
Cleveland Clinic, Cleveland, Ohio USA

PREFÁCIO

A histeroscopia de hoje representa mais de 200 anos de inovações relevantes no instrumental, nas aplicações clínicas e modificações contínuas das técnicas cirúrgicas. E o seu futuro é ainda muito promissor. As atuais aplicações diagnósticas e terapêuticas não só se tornarão um padrão de tratamento, mas também se expandirão à medida que os ginecologistas estejam mais treinados e familiarizados com essa técnica endoscópica.

Elaborado e desenvolvido pelos Doutores Ricardo Lasmar e Bernardo Lasmar, o livro *Histeroscopia – Técnica & Arte* alia o brilhantismo e a experiência clínica dos autores às evidências científicas mais atualizadas sobre o tema. Trata-se de leitura obrigatória para todos os ginecologistas e obstetras e, oferece informações preciosas sobre a técnica e tomadas de decisões clínicas referentes à histeroscopia.

O professor Ricardo Lasmar foi um pioneiro na histeroscopia e já deixou um legado que é motivo de muito orgulho para a Ginecologia brasileira. Criou a classificação de Lasmar, que não apenas classifica os miomas submucosos, como também identifica o grau de dificuldade do procedimento histeroscópico amplamente utilizado em todo o mundo.

Esta obra cumpre os objetivos almejados, preenchendo uma lacuna na literatura médica brasileira, e indubitavelmente terá um importante papel no aprimoramento da assistência prestada às nossas pacientes. Trata-se de uma referência para todos os tocoginecologistas, em particular para aqueles que lidam na endoscopia ginecológica.

Agnaldo Lopes da Silva Filho
Professor Titular do Departamento de Ginecologia e
Obstetrícia da Universidade Federal de Minas Gerais
Presidente da Febrasgo

APRESENTAÇÃO

A histeroscopia surgiu no final da década de 1980, no Brasil e, pela primeira vez, era possível ver o interior da cavidade uterina *in vivo* e ao vivo. O que antes era apenas imaginado, agora poderia ser confirmado ou afastado. Ver um espaço virtual, só observado em peças cirúrgicas e visualizado em exames de imagem, como ultrassonografia e histerossalpingografia, era uma mudança, uma mudança real que o histeroscópio nos permitia.

Com o tempo, as mudanças cíclicas e as doenças benignas e malignas identificadas no exame de histeroscopia, nos obrigaram a procurar entender mais sobre a fisiologia e a fisiopatologia, compreender sobre o meio de distensão e a dor, ser calmo e observador, respeitar o tempo de exame e os limites de cada paciente.

Na histeroscopia, a necessidade de usar luz, o uso de ótica, a visão foro-oblíqua e a transmissão de imagem nos obrigaram a compreender um pouco de física.

Para realizar histeroscopia, minimizando o desconforto no procedimento, é necessário ter técnica, e para desenvolver toda a harmonia e leveza dos movimentos das mãos e admirar a beleza das imagens é necessário trabalhar com arte.

Parte da magia da histeroscopia está na sua alta acurácia diagnóstica com elevada resolubilidade (*see and treat*) e, para que isso fique evidente e reprodutível, grandes nomes da histeroscopia trouxeram o que fazem com excelência, mostrando técnica, passo a passo, e sua experiência.

Nosso livro *Histeroscopia: Técnica & Arte* tem como proposta oferecer todo o fundamento técnico com detalhe, sempre com harmonia e beleza na arte da histeroscopia.

Esperamos que você tenha grandes descobertas e muito prazer em aprender.

Boa leitura.

Ricardo Bassil Lasmar
Bernardo Portugal Lasmar

COLABORADORES

ABOUBALKR ELNASHAR
Professor, Obstetrics and Gynecology
Benha University – Egypt

ANA LUIZA LOIOLA PACE
Médica pela Pontifícia Universidade Católica de
Minas Gerais (PUC Minas)
Coordenadora de Estágio Acadêmico do Curso de
Pós-Graduação de Ginecologia Minimamente Invasiva da
Faculdade Ciências Médicas de Minas Gerais (FCM-MG)

ANDREA TINELLI, MD PROF PHD
Chefe do Departamento de Obstetrícia e Ginecologia do
Hospital "Verisdelli Ponti" – Lecce, Itália
Chefe da Divisão de Cirurgia Endoscópica Experimental,
Imagem, Tecnologia e Terapia Minimamente Invasiva do
Hospital Vito Fazzi – Lecce, Itália
Professor Adjunto do Laboratório de Fisiologia Humana,
Phystech BioMed School da Faculdade de Física Biológica e
Médica do Instituto de Física e Tecnologia de Moscou
(Universidade Estadual) – Região de Moscou, Rússia

ATTILIO DI SPIEZIO SARDO, MD. PHD
Deparment of Public Health, School of Medicine,
University of Naples "Federico II", Naples, Italy

BARBARA MURAYAMA
Médica-Ginecologista e Obstetra com
Residência Médica pelo Hospital e Maternidade Leonor
Mendes de Barros – São Paulo, SP
Pós-Graduação em Histeroscopia pela
Universidade Federal de São Paulo (Unifesp)
Títulos de Especialista em Ginecologia e
Obstetrícia (TEGO) e de Endoscopia Ginecológica pela
Federação Brasileira das Associações de Ginecologia e
Obstetrícia (Febrasgo)

BRUNELLA ZIZOLFI, MD PHD
Deparment of Neuroscience, Reproductive Sciences and
Dentistry, School of Medicine, University of Naples
"Federico II", Naples, Italy

CAMILA BECKHAUSER CALEGARI
Ginecologia e Obstetrícia pela Federação Brasileira das
Associações de Ginecologia e Obstetrícia (Febrasco)
Endoscopia Ginecológica pela Febrasgo
Fellow do Programa de Treinamento Avançado em
Laparoscopia (T.A.L.) do Núcleo de Endoscopia Ginecológica e
Endometriose do Centro de Referência da Saúde da
Mulher do Estado de São Paulo – Hospital Pérola Byington –
São Paulo, SP

CRISTIANE DA CRUZ CHAVES
Membro Titular da Sociedade Brasileira de Anestesiologia (SBA)
Membro Titular da Sociedade Brasileira para
Estudo da Dor
Anestesiologista da Clínica Ginendo – Rio de Janeiro, RJ

DANIELA BALTAR DA ROSA ZAGURY
Médica do Serviço de Endoscopia Ginecológica da Clínica
Ginendo – Rio de Janeiro, RJ
Titulada em Video-Histeroscopia pela Federação
Brasileira das Associações de Ginecologia e Obstetrícia
(Febrasgo)

DAVID TOUB, MD MBA FACOG
Médico-Diretor, Gynesonics, Inc. Redwood City, Califórnia,
EUA
Palestrante Convidado do Departamento de Obstetrícia e
Ginecologia do Centro Médico Albert Einstein –
Pensilvânia – EUA

FABIANA DIVINA FASCILLA, PHD MD
Unit of Obstetrics and Gynecology, Di Venere Hospital, ASL
BA – Bari, Italy

FERDINANDO MURGIA, MD
Unit of Obstetrics and Gynecology, Department DIMO,
Universidade Aldo Moro, Policlinico of Bari, Italy

FRANCISCO DE ASSIS NUNES PEREIRA
Doutor em Saúde da Mulher pela
Universidade Federal de Minas Gerais (UFMG)
Especialista em Reprodução Humana
Subcoordenador do Laboratório de
Reprodução Humana do Hospital das Clínicas da UFMG
Coordenador Médico da Life Search – Serviço de Reprodução
Humana – Belo Horizonte, MG
Professor da Pós-Graduação de Histeroscopia da Faculdade de
Ciências Médica de Minas Gerais (FCM-MG)

GAETANO RIEMMA, MD
Departmet of Woman, Child an General and Specialized
Surgery, University of Campania *Luigi Vanvitelli* –
Naples, Italy

GIUSEPPE BIGATTI
Sino European Life Expert Center – Departamento de
Obstetrícia e Ginecologia
Departamento de Obstetrícia e Ginecologia, Renji Hospital
School of Medicine, Shanghai Jiao Tong University –
Shanghai, China

GUSTAVO SALAMONDE COSTA
Membro Titular da Sociedade Brasileira de Anestesiologia (SBA)
Anestesiologista da Clínica Ginendo – Rio de Janeiro, RJ

HOMERO MEIRELLES JUNIOR
Diretor Médico da VIDEOLAP – Centro de Videoendoscopia Ginecológica do Rio de Janeiro
Especialista em Ginecologia, com Qualificação em Laparoscopia e Histeroscopia pela Federação Brasileira das Associações de Ginecologia e Obstetrícia (Febrasco) e pela Sociedade Brasileira de Cirurgia Minimamente Invasiva e Robótica (SOBRACIL)
Ex-Presidente da Sociedade Brasileira de Endoscopia Ginecológica e Endometriose (SOBENGE)
Ex-Vice Presidente e Secretário Geral da SOBRACIL
Ex-Membro do *Board* da ISGE – *International Society for Gynecologic Endoscopy*

JOÃO OSCAR DE ALMEIDA FALCÃO JR.
Mestre e Doutor em Ginecologia, Obstetrícia e Mastologia pela Universidade Estadual Paulista (Unesp)
Coordenado da Pós-Graduação de Histeroscopia da Faculdade de Ciências Médicas de Minas Gerais (FCM-MG)
Coordenador do Núcleo Integrado de Pesquisa e Tratamento da Endometriose do Hospital Felício Rocho – Belo Horizonte, MG
Docente da disciplina de Ginecologia da FCM-MG

JOSE CARUGNO, MD FACOG1
Departamento de Obstetrícia, Ginecologia e Ciências Reprodutivas
Unidade de Ginecologia Minimamente Invasiva, University of Miami, Miller School of Medicine – FL, USA
Deparment of Obstetrics and Gynecology, Minimally Invasive Gynecology and Robotic Unit, University of Miami, Miller School of Medicine – FL, USA

JÚLIA KEFALÁS TRONCON
Título de Área de Atuação em Videoendoscopia pela Federação Brasileira das Associações de Ginecologia e Obstetrícia (Febrasco)
Médica Assistente dos Setores de Cirurgia Ginecológica e Reprodução Humana do Departamento de Ginecologia e Obstetrícia da Faculdade de Medicina de Ribeirão Preto da Universidade de São Paulo (FMRP-USP)
Mestre em Ginecologia e Obstetrícia pelo Departamento de Ginecologia e Obstetrícia da FMRP-USP

JULIO CESAR ROSA E SILVA
Professor-Associado do Departamento de Ginecologia e Obstetrícia da Faculdade de Medicina de Ribeirão Preto da Universidade de São Paulo (FMRP-USP)
Diretor Técnico Científico da Sociedade Brasileira de Endometriose e Ginecologia Minimamente Invasiva (SBE)
Presidente da Comissão Nacional Especializada de Endometriose da Federação Brasileira das Associações de Ginecologia e Obstetrícia (Febrasco)

LAURA FLOREZ, MD1
Departamento de Obstetrícia, Ginecologia e Ciências Reprodutivas
Unidade de Ginecologia Minimamente Invasiva, University of Miami, Miller School of Medicine – FL, USA

LAURA NIETO PASCUAL
Hospital Universitário Reina Sofia – Córdoba, Espanha

LEIA REGINA LAUREANO ROSA
Graduada pela Universidade Augusto Motta (Unisuam)
Especialização em CC, RPA e Central de Material e Esterilização pela Universidade Gama Filho, RJ
Enfermeira Supervisora Regional/RJ, de Central de Material e Esterilização dos Hospitais da Rede D´Or: Copa Star, Copa D´Or, São Vicente, Pediátrico Jutta Batista e Glória D´Or

LEIDIANA DA CONCEIÇÃO NASCIMENTO SOARES
Graduada pela Faculdade São Camilo, RJ
Enfermeira de Rotina da Central de Material e Esterilização da Rede D'Or – Gloria D'Or, RJ
Instrumentadora Cirúrgica com Especialização em Procedimentos Minimamente Invasivos Ginecológicos

LUCIANO GIBRAN
Ginecologia e Obstetrícia pela Federação Brasileira das Associações de Ginecologia e Obstetrícia (Febrasco)
Endoscopia Ginecológica pela Febrasgo
Doutor em Ciências pela Faculdade de Medicina da Universidade de São Paulo (FMUSP)
Diretor do Núcleo de Endoscopia Ginecológica e Endometriose do Centro de Referência da Saúde da Mulher do Estado de São Paulo – Hospital Pérola Byington – São Paulo, SP
Secretário Geral da Sociedade Brasileira de Endometriose e Cirurgia Ginecológica Minimamente Invasiva (SBE)

LUIS ALONSO PACHECO
Unidade de Endoscopia do Centro Gutenberg – Málaga, Espanha

LUIZ CAVALCANTI DE ALBUQUERQUE NETO
Professor Adjunto do Departamento de Ginecologia da Escola Paulista de Medicina da Universidade Federal de São Paulo (EPM/Unifesp)
Chefe do Setor de Histeroscopia da Unifesp

MÁRCIA PENTEADO ROCHA CORRÊA
Assistente do Núcleo de Histeroscopia do Centro de Referência da Saúde da Mulher – São Paulo, SP
Médica do Setor de Histeroscopia do Laboratório Fleury – São Paulo, SP

MARCOS TCHERNIAKOVSKY
Chefe do Setor de Videoendoscopia Ginecológica da Faculdade de Medicina

MARIA BEATRIZ BRACCO SUAREZ
Ginecologia e Obstetrícia pela Federação Brasileira das Associações de Ginecologia e Obstetrícia (Febrasco)
Endoscopia Ginecológica pela Febrasgo
Mestre em Ciências da Saúde pela Universidade de Campinas (Unicamp)

MARIA CHIARA DE ANGELIS, MD PHD
Deparment of Public Health, School of Medicine, University of Naples "Federico II", Naples, Italy

MARIA LAURA MARCONI FRANÇA
Mestre em Tocoginecologia pela Universidade Estadual Paulista (Unesp)
Fellow do Setor de Videoendoscopia Ginecológica da Faculdade de Medicina do ABC

COLABORADORES

MARIANA LACERDA FAVA
Ginecologia e Obstetrícia pela Federação Brasileira das Associações de Ginecologia e Obstetrícia (Febrasco)
Endoscopia Ginecológica pela Febrasgo
Pós-Graduanda pela Universidade de Campinas (Unicamp)
Fellow do Programa EDT-AP (Aperfeiçoamento em Endometriose) do Núcleo de Endoscopia Ginecológica e Endometriose do Centro de Referência da Saúde da Mulher do Estado de São Paulo – Hospital Pérola Byington – São Paulo, SP

MOUNIR MOSTAFA
Specialist, Obstetrics and Gynecology – Cairo, Egypt

NARDIN DERIAS, BA
Oakland University William Beaumont School of Medicine – Michigan, USA

NASH S. MOAWAD, MD, MS, FACOG, FACS
Chief and Associate Professor
Division of Minimally-Invasive Gynecologic Surgery
Department of Obstetrics & Gynecology
Program Director, UF Health COEMIG
Gainesville – Florida, USA

OSAMA SHAWKI, MD
Professor e chefe da unidade Gyn Universidade do Cairo, Egito
Diretor do HART – Academia de Histeroscopia para Pesquisa e Treinamento

RUDE CAMPO
Life Expert Center, Lovaina – Belgica
Genk Institute for Fertility Technology; Departamento de Obstetrícia e Ginecologia do Hospital ZOL – Genk, Bélgica

SALVATORE GIOVANNI VITALE, MD PHD
Obstetrics and Gynecology Unit, Department of General Surgery and Medical Surgical Specialties, University of Catania – Catania, Italy

SERGIO HAIMOVICH, MD, PHD
Responsável pela Unidade de Histeroscopia do Serviço de Ginecología Hospital Universitario Del Mar – Barcelona, Espanha
Diretor da Unidade de Cirurgia Ginecológica Ambulatorial do Serviço de Ginecología Centro Médico *Hillel Yaffe* – Hadera, Israel
Professor Assistente Clínico *The Ruth and Bruce Rappaport Faculty of Medicine, Technion*, Israel
Diretor e Fundador da Escuela Internacional de *Laser* em Ginecologia

STEFANO BETTOCCHI, MD
Inter-Departmental Project Unit of Minimally Invasive Gynecological Surgery, University Aldo Moro, Policlinico of Bari, Italy

TÁCITO AUGUSTO GODOY SILVA
Assistente do Setor de Vídeo-Histeroscopia da Faculdade de Medicina do ABC

THAIS KOCH MELLO
Médica Ginecologista e Obstetra com Residência Médica pelo Hospital e Maternidade Escola de Vila Nova Cachoeirinha – Rio de Janeiro, RJ
Residência Médica em Endoscopia Ginecológica pela Universidade Federal de São Paulo (Unifesp)
Títulos de Especialista em Ginecologia e Obstetrícia (TEGO) e de Endoscopia Ginecológica pela Federação Brasileira das Associações de Ginecologia e Obstetrícia (Febrasco)

THIAGO FALBO GUAZZELLI
Médico do Setor de Histeroscopia da Escola Paulista de Medicina da Universidade Federal de São Paulo (EPM/Unifesp)
Médico do Setor de Endoscopia Ginecológica do Hospital Municipal e Maternidade Escola Vila Nova Cachoeirinha – Rio de Janeiro, RJ

THOMAS MOSCOVITZ
Chefe do Setor de Vídeo-Histeroscopia da Faculdade de Medicina do ABC

VÍTOR DE CARVALHO BANAL XAVIER
Graduado pela Faculdade de Medicina Unigranrio
Residência Médica em Ginecologia e Obstetrícia SMS, RJ
Pós-Graduado em Endoscopia Ginecológica e Cirurgia Minimamente Invasiva – Instituto Crispi

WALTER ANTÔNIO PRATA PACE
Titular da Academia Mineira de Medicina
Professor Doutor de Ginecologia da Faculdade Ciências Médicas de Minas Gerais (FCM-MG)
Coordenador Geral da Pós-Graduação de Ginecologia Minimamente Invasiva da FCM-MG
Mestre em Reprodução Humana pela Universidade de Paris V, França
Doutor em Ginecologia pela Universidade Federal do Rio de Janeiro (UFRJ)
Vice-Presidente do PHD Pace Hospital – Belo Horizonte, MG
Membro Efetivo do Centro de Endometriose
Santa Joana em São Paulo

YEHIA SAWKI, MS, MRCOG
Pesquisador HART – University Cairo

SUMÁRIO

PARTE I
INTRODUÇÃO

1. **HISTÓRIA DA HISTEROSCOPIA** 3
   Ricardo Bassil Lasmar • Homero Meirelles Junior

2. **EQUIPAMENTOS E INSTRUMENTOS** 11
   Salvatore Giovanni Vitale • José Carugno • Gaetano Riemma

3. **MÉTODOS DE PROCESSAMENTO DE PRODUTOS PARA SAÚDE COM ÊNFASE EM PROCEDIMENTOS GINECOLÓGICOS MINIMAMENTE INVASIVOS** 27
   Leia Regina Laureano Rosa • Leidiana da Conceição Nascimento Soares

PARTE II
FUNDAMENTOS DA HISTEROSCOPIA

4. **INDICAÇÕES E LIMITES** 39
   Daniela Baltar da Rosa Zagury • Bernardo Portugal Lasmar

5. **VAGINOSCOPIA – ABORDAGEM ATUAL NA HISTEROSCOPIA** 47
   Stefano Bettocchi • Ferdinando Murgia • Fabiana Divina Fascilla

6. **TÉCNICA NA HISTEROSCOPIA AMBULATORIAL** 57
   Ricardo Bassil Lasmar • Bernardo Portugal Lasmar

7. **TÉCNICA NA HISTEROSCOPIA HOSPITALAR** 81
   Bernardo Portugal Lasmar • Ricardo Bassil Lasmar

8. **MEIOS DE DISTENSÃO** 89
   Barbara Murayama • Thais Koch Mello

9. **TIPOS E USO DE ENERGIAS** 95
   Julio Cesar Rosa e Silva • Júlia Kefalás Troncon

10. **ANESTESIA NA HISTEROSCOPIA** 99
    Gustavo Salamonde Costa • Cristiane da Cruz Chaves

11. **COMPLICAÇÕES DA CIRURGIA HISTEROSCÓPICA** 107
    Aboubalkr Elnashar • Mounir Mostafa

PARTE III
HISTEROSCOPIA NO SANGRAMENTO UTERINO ANORMAL

12. **PÓLIPOS UTERINOS** 115
    Nash S. Moawad • Nardin Derias

13. **MIOMA SUBMUCOSO** 123
    Ricardo Bassil Lasmar • Bernardo Portugal Lasmar

14. **PSEUDOCÁPSULA DE MIOMA E MIOMECTOMIA HISTEROSCÓPICA** 145
    Andrea Tinelli

15 ADENOMIOSE 151
Walter Antônio Prata Pace ▪ João Oscar de Almeida Falcão Jr. ▪ Francisco de Assis Nunes Pereira ▪ Ana Luiza Loiola Pace

16 HIPERPLASIA E CÂNCER DE ENDOMÉTRIO 165
Luciano Gibran ▪ Camila Beckhauser Calegari ▪ Maria Beatriz Bracco Suarez ▪ Mariana Lacerda Fava

17 ISTMOCELE – DA PATOGÊNESE AO TRATAMENTO 185
Jose Carugno ▪ Laura Florez

18 ABLAÇÃO ENDOMETRIAL 197
Bernardo Portugal Lasmar ▪ Ricardo Bassil Lasmar ▪ Vítor de Carvalho Banal Xavier

PARTE IV
HISTEROSCOPIA NA INFERTILIDADE

19 HISTEROSCOPIA NA INFERTILIDADE: QUANDO INDICAR, ACHADOS MAIS FREQUENTES, QUANDO REALIZAR 207
Márcia Penteado Rocha Corrêa

20 ENDOMETRITE CRÔNICA 215
Bernardo Portugal Lasmar ▪ Ricardo Bassil Lasmar

21 RETENÇÃO DE PRODUTOS DA CONCEPÇÃO 223
Luiz Cavalcanti de Albuquerque Neto ▪ Thiago Falbo Guazzelli

22 MALFORMAÇÕES UTERINAS 233
Luis Alonso Pacheco ▪ Laura Nieto Pascual

23 DIU E CORPO ESTRANHO 247
Osama Shawki ▪ Yehia Sawki

24 ESTENOSES DE ORIFÍCIOS EXTERNO E INTERNO E SINÉQUIAS INTRAUTERINAS 253
Thomas Moscovitz ▪ Maria Laura Marconi França ▪ Tácito Augusto Godoy Silva ▪ Marcos Tcherniakovsky

PARTE V
HISTEROSCOPIA – NOVAS TECNOLOGIAS E FUTURO

25 MORCELADORES – SISTEMA REMOVEDOR DE TECIDOS 269
Giuseppe Bigatti ▪ Rude Campo

26 *LASER* EM HISTEROSCOPIA: FUNDAMENTOS E APLICAÇÕES 277
Sergio Haimovich

27 ABLAÇÃO POR RADIOFREQUÊNCIA: FUNDAMENTOS E APLICAÇÕES 291
David Toub

28 HISTEROSCOPIA NA PRÓXIMA DÉCADA 303
Attilio Di Spezio Sardo ▪ Maria Chiara De Angelis ▪ Brunella Zizolfi ▪ Salvatore Giovanni Vitale

ÍNDICE REMISSIVO 313

Histeroscopia

Técnica & Arte

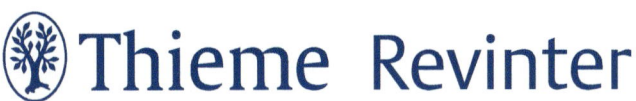

Parte I Introdução

HISTÓRIA DA HISTEROSCOPIA

Ricardo Bassil Lasmar
Homero Meirelles Junior

INTRODUÇÃO

A palavra Histeroscopia vem do grego, *Histero* (útero) e *skopéô* (escopia = ver, olhar para dentro). Desta forma, histeroscopia significa ver dentro do útero. O primeiro instrumento desenvolvido para observar cavidades internas no ser humano, provavelmente, foi o espéculo retal, cuja menção mais antiga está no "Tratado de Hipócrates sobre Fístula".

A referência histórica do início da endoscopia foi em 1804, com o desenvolvimento de um instrumento chamado *Lichtleiter* (condutor de luz), pelo médico alemão chamado Philipp Bozzini (1773-1809). O *Lichtleiter* apresentava dois orifícios: um orifício permitia a saída da luz de uma vela refletida no espelho e, através do outro, o observador visualizava a área iluminada. Com esse instrumento foi possível, pela primeira vez, ver as cavidades internas de animais vivos. Bozzini morreu de tifo aos 35 anos, durante uma epidemia, em 1809, da qual participou cuidando dos doentes (Figs. 1-1 e 1-2).

Antonin Jean Desormeaux descreveu, em 1853, na Academia de Medicina Francesa, um instrumento constituído de um tubo aberto destinado à exploração do trato geniturinário. Sua fonte de luz vinha da combustão de uma mistura de álcool e essência da terebintina (aguarrás), que era acoplada a um tubo em que essa luz era refletida por espelhos, permitindo a visão por um orifício central. Por meio desse aparelho era possível instilar líquido no interior de órgãos, o que permitiu ao autor ver internamente a uretra e a bexiga (Fig. 1-3).

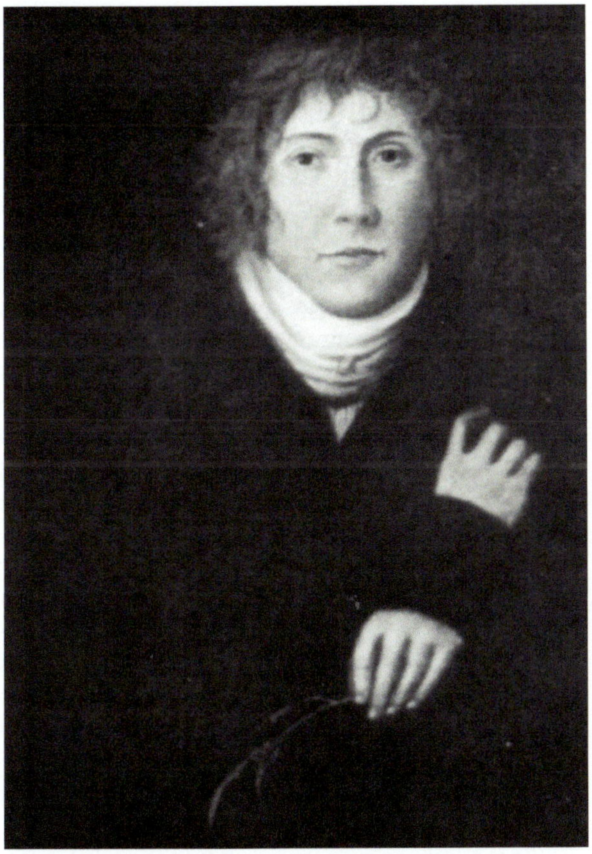

Fig. 1-1. Philipp Bozzini.

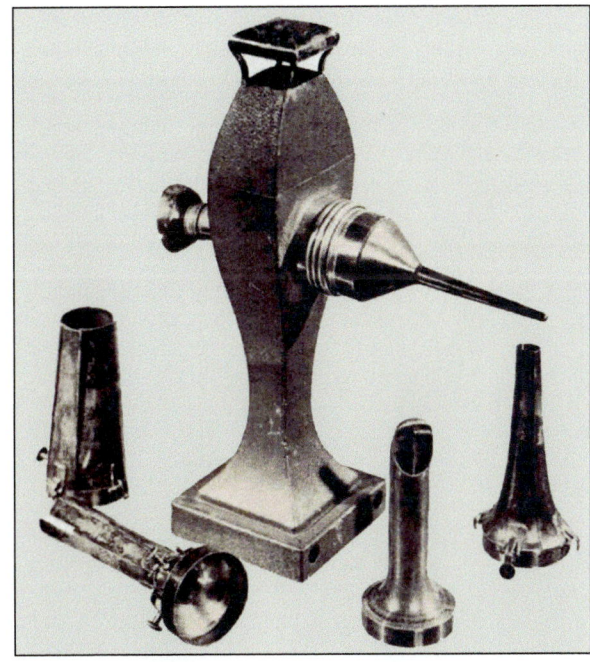

Fig. 1-2. *Lichtleiter*.

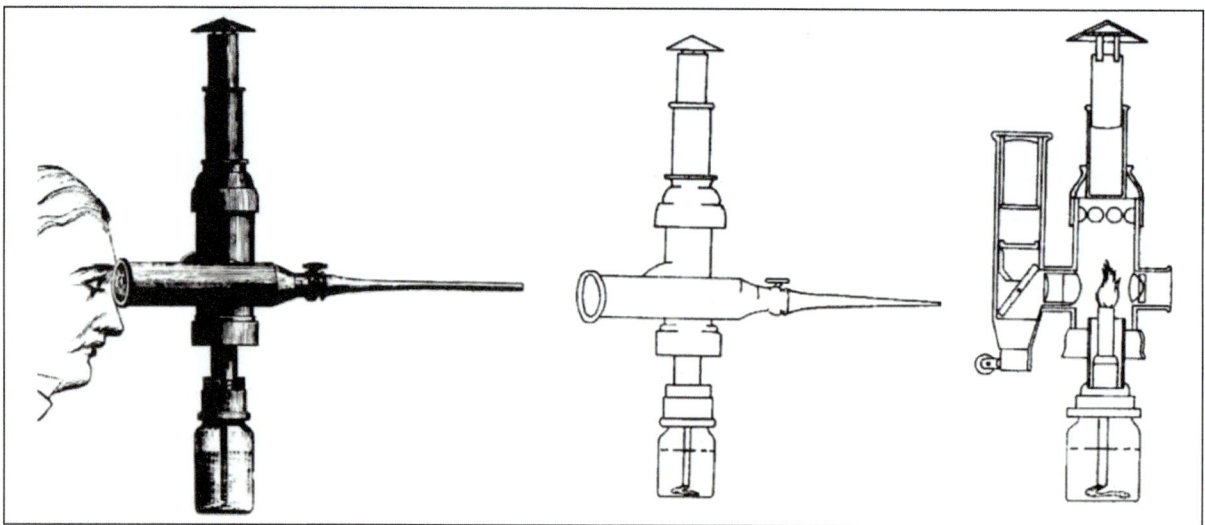

Fig. 1-3. Endoscópio de Desormeaux.

Em 1869, Diomede Pantaleoni (1810-1885), italiano, utilizando o endoscópio de Desormeaux, conseguiu fazer a primeira histeroscopia em uma paciente de 60 anos com sangramento uterino anormal. Utilizando este endoscópio de 12 mm, Pantaleoni conseguiu diagnosticar um pólipo endometrial e, com nitrato de prata, fez a sua coagulação, cessando o sangramento. Publicou um histórico de casos em um artigo na *Medical Press* e *Circular* em 14 de julho de 1869. Ao me referir a este acontecimento histórico afirmo, em apresentações sobre o tema, que, com certeza, a primeira histeroscopia realizada no mundo foi a histeroscopia cirúrgica ambulatorial (Fig. 1-4).

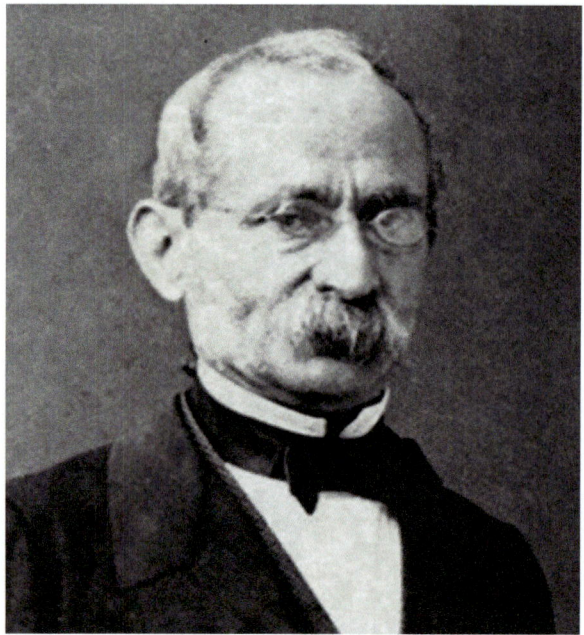

Fig. 1-4. Diomede Pantaleoni.

Em 1877, Maximilian Carl-Friedrich Nitze (1848-1906), urologista de Berlim, criou o primeiro cistoscópio, modificando o endoscópio de Désormaux ao colocar uma lente na extremidade distal, a fim de ampliar a imagem, e adaptando uma lâmpada especial como fonte de luz. Com esse instrumento foi possível investigar a uretra e a bexiga, e assim teve início a endoscopia digestiva, pois o mesmo instrumento foi utilizado para se ter visão da laringe, da cavidade nasofaríngea, do esôfago e do estômago.

Mesmo após os trabalhos de Pantaleoni e Nitze, a histeroscopia não evoluiu rapidamente, tendo sido muito restrito seu uso nas décadas seguintes em decorrência do calibre dos instrumentos e das precárias fontes de luz utilizadas, com risco de queimaduras no médico e, principalmente, na paciente. Três anos após os trabalhos de Nitze, por exemplo, em 1880, Mundle publicou um artigo em que concluía que a histeroscopia tinha pouco valor clínico, em comparação com as informações obtidas por anamnese e exame físico da paciente. Levou tempo para que a histeroscopia sofresse melhorias nos sistemas ópticos, de iluminação e de distensão da cavidade uterina, para ser considerada um método diagnóstico eficiente e seguro.

Somente em 1898, Simon Duplay (1836-1924) e Spiro Clado (1862-1920), na França, escreveram o primeiro texto sobre histeroscopia, o *Traité d'hysteroscopie*, em que descreveram tanto a cirurgia como os instrumentos e técnicas empregados, apresentando um total de 27 casos clínicos investigados no hospital Hôtel-Dieu, em Paris. Neste mesmo ano, Beutner idealizou um novo histeroscópio com um sistema para irrigação de água.

Com a utilização dos meios líquidos de distensão, aumentou a incidência de infecções e a histeroscopia passou a ser, por um tempo, só de contato. Foi Charles

David quem desenvolveu, em 1907, o primeiro histeroscópio de contato e foi ele quem publicou o primeiro tratado sobre esta técnica. Utilizando as inovações criadas por Nitze 30 anos antes, David construiu um endoscópio com uma lâmpada na extremidade distal, fechando-a com um vidro, impedindo assim a entrada de sangue e muco na ótica, possibilitando, também, exames em contato com a mucosa.

O conceito de canais independentes de entrada e saída, para irrigação uterina, foi criado por Heineberg, em 1914, e Seymour, em 1926, iniciando a histeroscopia de fluxo contínuo. Seymour usou um broncoscópio de 6 mm de diâmetro dentro de uma bainha e com aspiração, obtendo uma visão tão excelente da cavidade uterina que conseguiu realizar cirurgias, até mesmo a retirada de miomas, publicando seu trabalho em 1926.

Rubin, em 1925, usou o gás CO_2 pela primeira vez como meio de distensão da cavidade uterina, mas algumas pacientes desenvolveram pneumoperitônios importantes e dolorosos, e a técnica foi temporariamente abandonada.

Gauss, em 1928, investigou o uso da água como meio de distensão com bons resultados, publicando um atlas de imagens histeroscópicas normais e patológicas. Mas foi Schroeder, um discípulo de Gauss, que correlacionou a altura do recipiente do líquido com a pressão intrauterina, observando que 23 a 30 mmHg eram suficientes para uma boa visão, e que com pressão maior que 55 mmHg o líquido passava para a cavidade peritoneal.

Em 1934, na França, Segond desenhou o primeiro histeroscópio cirúrgico, com 8 mm, no qual o canal de saída da água era maior que o de entrada. Este instrumental serviu como base para os instrumentos atuais.

Em 1950, Norment foi o primeiro a utilizar, na histeroscopia, uma fonte de luz externa, com a iluminação transmitida por fibras de vidro até a ótica. Este sistema de iluminação tornou-se padrão em todas as técnicas endoscópicas nas diversas especialidades médicas.

A luz fria foi desenvolvida em 1952, por M. Fourestier, J. Vulmière e A. Glandu, usando uma barra de quartzo para transmitir luz de uma fonte externa para a extremidade distal de um broncoscópio. Foi uma mudança importante no sistema de iluminação endoscópica, pois evitava o aquecimento tecidual.

Em 1957, na França, Raoul Palmer (o pai da laparoscopia moderna) idealizou um histeroscópio com 5 mm de diâmetro com o objetivo de evitar a necessidade de dilatação cervical.

Uma importante e fundamental mudança no sistema ótico aconteceu em 1959, quando o Prof. Harold Horace Hopkins (1918-1994) se associou ao empresário e inventor alemão Karl Storz (1911-1996), modificando a forma e o comprimento das lentes dentro da ótica, substituindo as lentes esféricas pelas lentes longas e cilíndricas, Esta inovação melhorou a qualidade da visão e possibilitou a redução do calibre das óticas. A Ótica Hopkins, fabricada pela empresa Storz, certamente foi a ótica mais utilizada em histeroscopias e laparoscopias em todo o mundo nos últimos 50 anos.

Em 1968, Menken, seguido por K. Edstrom e F. Fernstrom, em 1970, utilizaram, pela primeira vez com sucesso, um fluido de alta viscosidade para distensão da cavidade uterina, a solução de dextrano a 35%. Os resultados foram tão espetaculares que o Dextran se tornou o meio rotineiro de distensão na histeroscopia diagnóstica, sendo ainda adotado para histeroscopia cirúrgica. Criaram também o histeroscópio com dois canais, um para a entrada do líquido e o outro canal operatório, para introdução de pinça de biópsia.

O dióxido de carbono (CO_2) foi reintroduzido como meio de distensão da cavidade uterina em 1971, na Alemanha, pelo Prof. Hans-Joachim Lindemann (1920-2012), que com a colaboração do Dr. Peter P. Wiest desenvolveu, em 1974, um *histeroflator*, aparelho que permitia controlar o fluxo e a pressão do CO_2. Eles consideraram seguro para a paciente um fluxo de 80-100 mL/min, com pressão de insuflação não superior a 200 mmHg. Em 1980, ele publicou o livro intitulado: *Atlas der Hysteroskopie*.

Em 1978, o cientista japonês O. Sugimoto sugeriu o uso de solução salina como meio de distensão, enquanto Takaaki Mohri *et al.* relataram o uso de histeroscópio flexível.

Na década de 1980, Machida desenvolveu o histeroscópio rígido, com campo de visão de 60° e uma lâmpada de xenônio que era resfriada por ventilação elétrica, sendo a luz transmitida por um cabo de fonte de fibra ótica. Esta mesma década viu nascer a videoendoscopia, com a introdução de câmeras de vídeo acopladas às óticas, levando as imagens endoscópicas para um monitor de TV, o que ampliou sobremaneira a evolução da técnica cirúrgica endoscópica em todas as áreas da Medicina Moderna.

A revolução da histeroscopia veio com a melhora do histeroscópio de contato em 1980, com a introdução do microcolpo-histeroscópio de Jacques Hamou, na França, com um diâmetro máximo de 5 mm (Fig. 1-5). Este novo instrumento permitiu tanto a histeroscopia de contato como panorâmica, com a vantagem adicional de possibilitar a ampliação da imagem do contato até 150 vezes. Este fato converteu o *Microcolpohysteroscope Hamou I*, como foi chamado, em uma nova combinação de histeroscópio e microscópio (Fig. 1-6).

Foi após o ano de 1990 que a histeroscopia progrediu para tornar possível a histeroscopia ambulatorial, inclusive com cirurgias. Stefano Bettocchi modificou o diâmetro, a forma, e adicionou um canal operatório ao histeroscópio, não sendo mais necessária a dilatação do colo para a realização do procedi-

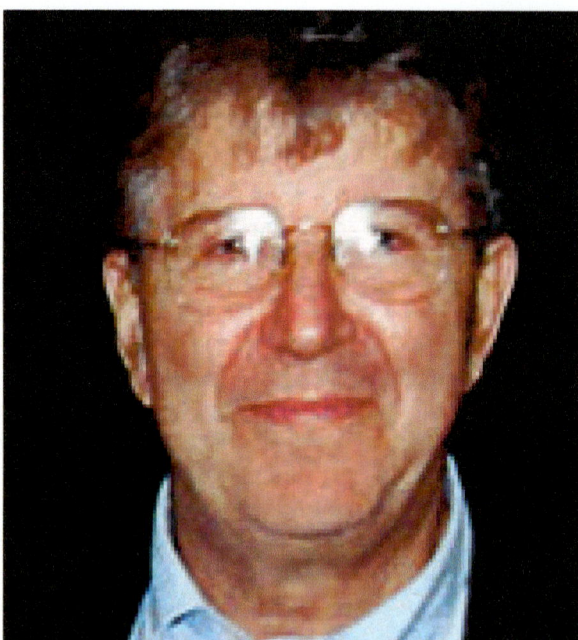

Fig. 1-5. Jaques Hamou.

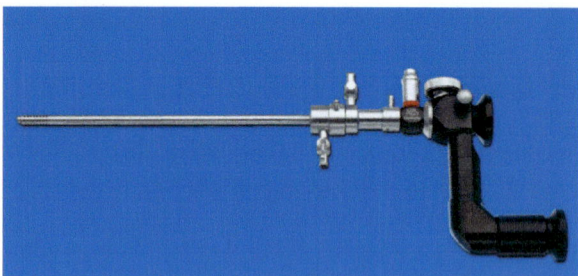

Fig. 1-6. Microcolpo-histeroscópio de Hamou I.

mento. Bettocchi criou a camisa externa ovalada, com 6,5 mm, a interna com 5 mm, adicionou um canal operatório para pinças de 5 Fr, além de fluxo contínuo. Essa mudança de sistema fez com que chegássemos à histeroscopia ambulatória atual, sem espéculo, sem Pozzi, sem dilatação do colo do útero.

O microcolpo-histeroscópio de Hamou, da década de 1980, e o histeroscópio de Bettocchi, da década de 1990, são os dois instrumentais mais importantes para que chegássemos à histeroscopia cirúrgica ambulatorial moderna do século XXI, sem espéculo, sem Pinça de Pozzi, sem dilatação do colo uterino, por vaginoscopia, possibilitando a realização de cirurgia histeroscópica ambulatorial, com mínimo desconforto para a paciente.

HISTÓRIA DA HISTEROSCOPIA NO BRASIL
Décadas de 1970, 1980 e 1990

Em 1975, em São Paulo, especialistas em reprodução humana começaram a sentir necessidade de investigar a cavidade uterina. Nilson Donadio e Tsutomo Aoki utilizaram, para isso, uma ótica rígida e Dextran como meio de distensão, com grande dificuldade técnica, em razão do calibre do histeroscópio.

Em 1979, Affonso Loyola, no Instituto Nacional de Ginecologia e Reprodução Humana (INGRH) do Hospital Santa Rita, no Rio de Janeiro, tentou realizar histeroscopia com uma ótica Wolf de 4 mm e 25°, com insuflador de CO_2 de Lindermann e fonte de luz halógena de 100 W, com a paciente sob anestesia geral. Foi orientado e estimulado pelo Prof. Ibérico Nogueira, então catedrático de Ginecologia da Universidade de Coimbra, em Portugal, que, àquela época, se encontrava no Brasil (exilado após a Revolução dos Cravos), como professor contratado do INGRH. Como não tinham o manual do insuflador de CO_2, o procedimento acabou sendo realizado com distensão por Dextran. Referiu Affonso Loyola, anos depois, sobre este procedimento pioneiro: "as imagens não eram muito nítida dada a iluminação precária, com feixes luminosos se esmaecendo no meio líquido de alto peso molecular. Não existiam microcâmeras nem monitorização por vídeo. Os exames eram realizados com um olho adaptado na ocular da ótica, o que causava grande desconforto visual, postural e a consequente fadiga em exames mais demorados" (Fig. 1-7).

Em meados dos anos 1980, o método foi sendo aprimorado pelo surgimento de endoscópios de calibres mais reduzidos, dotados de moderno sistema de lentes, além de aparelhos de insuflação com controles digitais e fontes de iluminação mais potentes, equipamentos esses que já começavam a estar disponíveis no Brasil.

Em 1984, o francês Jacques Hamou, inventor do microcolpo-histeroscópio, realizou em Natal-RN, a convite do brasileiro Kleber de Moraes, a primeira micro-histeroscopia no Brasil, com ótica de Hamou de 4 mm, distensão por soluto fisiológico, em ambulatório, sem anestesia nem dilatação cervical.

Logo após a sua primeira visita ao Brasil, vários jovens ginecologistas foram estagiar em Paris com o Prof. Jacques Hamou, disseminando a técnica por diversos estados:

- Em 1985, Walter Pace foi o primeiro a realizar microcolpo-histeroscopia em Belo Horizonte;
- Na mesma época, Herbert Tolosa começava a realizar o procedimento histeroscópico em Campinas-SP, na UNICAMP;
- Em 1986, Miriam Waligora fundou o Ambulatório de Histeroscopia do Hospital de Clínicas da Faculdade de Medicina da Universidade de São Paulo (HC-FM-USP);
- Em 1987, Jean Louis Maillard e Ricardo Boff fundaram o Serviço de Endoscopia Ginecológica – Clínica Palmer, em Caxias do Sul-RS, onde realizavam histeroscopias. Foram seguidos pelos também gaúchos

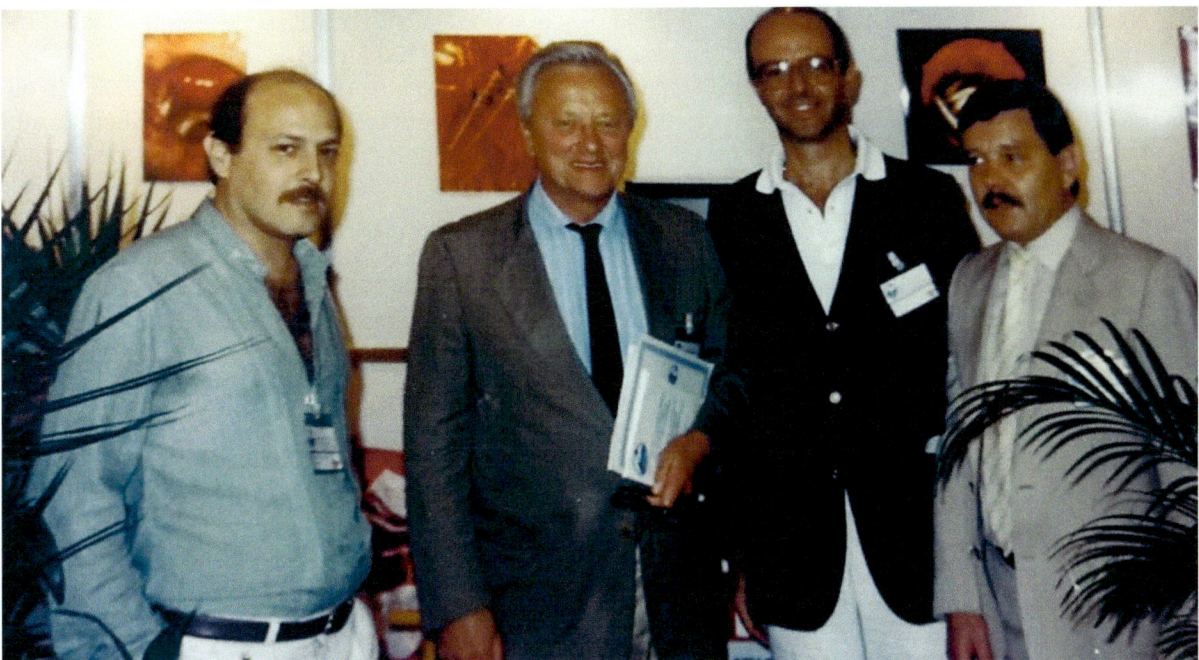

Fig. 1-7. Affonso Loyola, Hans-Joachim Lindemann e Waldir Tostes.

Manoel Afonso Gonçalves e Suzana Peccini, em Porto Alegre-RS;
- Em 1987/1988, Simone Machado e Marcelo Esteves iniciavam a realização de micro-histeroscopia de Hamou em Salvador-BA, assim como Roberto Rinaldo de Oliveira em Recife-PE;
- Em São Paulo, Caio Parente Barbosa e Patrícia Hernandez abriam o Ambulatório de Histeroscopia (CAIMS) na Faculdade de Medicina do ABC paulista.

Foi nessa segunda metade da década de 1980, portanto, que ocorreu um despertar simultâneo pelo interesse na histeroscopia, que se espalhou como uma epidemia por distintos serviços de ginecologia no Brasil. Em serviços públicos e/ou universitários de saúde, dois grandes professores foram os maiores responsáveis pela implementação da histeroscopia:

- Prof. Alípio Augusto, catedrático e diretor do Instituto de Ginecologia da Faculdade de Medicina da UFRJ (IG-UFRJ), no Hospital Moncorvo Filho, no Rio de Janeiro, incentivou a criação de um Ambulatório de Histeroscopia;
- Prof. Hartmut Grabert, chefe do Serviço de Ginecologia do Hospital do Servidor Público Estadual de São Paulo (HSPE-SP), criou, de forma pioneira, um Serviço de Endoscopia Ginecológica, onde laparoscopias e histeroscopias eram realizadas de modo rotineiro.

Já em 1986 foi realizada, em São Paulo, a 1ª Jornada de Endoscopia Ginecológica, no HSPE-SP, presidida pelo Prof. H. Grabert e supervisionada por seus "pupilos" Francesco Viscomi, Reginaldo Lopes e João Alfredo Martins. Neste evento, o italiano Luca Mencáglia realizou histeroscopias diagnósticas e cirúrgicas.

Nesta mesma época, Affonso Loyola e Waldir Tostes criaram o Serviço de Histeroscopia do Hospital Moncorvo Filho, no IG-UFRJ, no Rio de Janeiro. Posteriormente, em 1989, Waldir Tostes se transferiria para a UERJ, onde, juntamente com Luiz Augusto Melki, abriria o Ambulatório de Histeroscopia do Hospital Pedro Ernesto.

Em 1988, no Congresso Mundial da FIGO, no Rio de Janeiro, foram apresentados os primeiros trabalhos europeus e brasileiros sobre micro-histeroscopias. Em seguida, Jacques Hamou e Kleber de Morais realizaram em Natal-RN, a primeira histeroscopia cirúrgica no Brasil.

Em 1989, no Instituto de Ginecologia da UFRJ (IG-UFRJ), no Hospital Moncorvo Filho, foi fundada a Sociedade Brasileira de Histeroscopia (SBH), com a presença dos professores Luca Mencáglia (IT) e Jacques Hamou (FR). O primeiro presidente da SBH foi Kleber de Morais (RN), os vice-presidentes Walter Pace (MG) e Tsutomo Aoki (SP), os secretários Affonso Loyola (RJ) e Celso Carvalho (RJ), e a tesoureira Suzana Pessini (RS).

Também em 1988/1989, Francesco Viscomi, Claudio Basbaum e Caio Parente Barbosa, após estágio deste trio pioneiro em Clermont Ferrand, na França, fundaram em São Paulo o Serviço de Endoscopia Ginecológica – Skopia. A Skopia foi responsável, nos anos seguintes, pelos primeiros cursos de histeroscopia e laparoscopia no Brasil, além de ter sido a primeira a apresentar vídeos de cirurgias endoscópicas no Congresso Brasileiro da SBRH, em 1990, em São Paulo.

Nesta mesma época, Ricardo Pedreschi e Celso Nascimento de Carvalho fundaram o Ambulatório de Histeroscopia do Hospital dos Servidores do Estado do Rio de Janeiro.

Em 1990, Walter Pace realizou, em Belo Horizonte, a primeira video-histeroscopia cirúrgica, com histeroscópio de Hamou, Histeromat, bisturi Autocom, microcâmera e monitor de TV.

O evento científico mais importante neste início da histeroscopia no Brasil foi o 1º Congresso Brasileiro de Histeroscopia, realizado em 1992, em Natal–RN, presidido por Kleber de Morais. Neste evento, professores renomados de todo o mundo deram aulas para mais de 100 alunos brasileiros e latino-americanos, a saber:

- Jacques Hamou (FR);
- Rene Frydman (FR);
- Carlo Tantini (IT);
- Luca Mencáglia (IT);
- Ramon Labastida (ESP).

Em 1992, em São Paulo, Francesco Viscomi, Reginaldo Lopes, Marcos Lenci e João Alfredo Martins fundaram a Clínica de Endoscopia Ginecológica – ENDOLASER, onde realizavam videocirurgias histeroscópicas e laparoscópicas, pela primeira vez, com laser de CO_2. Em 1993, nos Estados Unidos, Francesco Viscomi foi agraciado com o prêmio de melhor Vídeo Livre no Congresso Anual da *American Fertility Society*, apresentando uma videocirurgia de *Miomectomia Histeroscópica em Duas Etapas*.

Um marco histórico aconteceu em 2005, em que Ricardo Lasmar recebeu o prêmio de melhor trabalho apresentado no 14º Congresso da Sociedade Europeia de Endoscopia Ginecológica (ESGE) em Atenas, com o trabalho *Submucous Fiboids Classification – STEPW Classification*. Esta classificação, citada mais de 130 vezes em trabalhos científicos, é utilizada até os dias atuais, principalmente na conduta da miomectomia histeroscópica com maior complexidade (Fig. 1-8).

Desta primeira metade da década de 1990 destacamos abaixo alguns dos principais ginecologistas brasileiros que realizavam histeroscopias diagnósticas e cirúrgicas em diversos estados da União, transformando esta revolucionária técnica endoscópica ginecológica num procedimento de rotina e frequente, além de organizarem diversos cursos, onde a técnica histeroscópica era ensinada e divulgada:

- *São Paulo*: Luiz Cavalcanti, Herbert Tolosa, Claudio Basbaun, Caio Parente Barbosa, Valter Pinheiro, Roberto Tasseli, Francesco Viscomi, João Martins, Marcos Lenci, Reginaldo Lopes, Wilma Waligora, Patricia Hernandez, Luiz Roberto de Araujo;
- *Rio de Janeiro*: Affonso Loyola, Ricardo Lasmar, Paulo Barrozo, Waldir Tostes, Luiz Augusto Melki, Celso Carvalho, Romualdo Gama, Ricardo Pedreschi, Homero Meirelles Junior;
- *Minas Gerais*: Walter Pace;

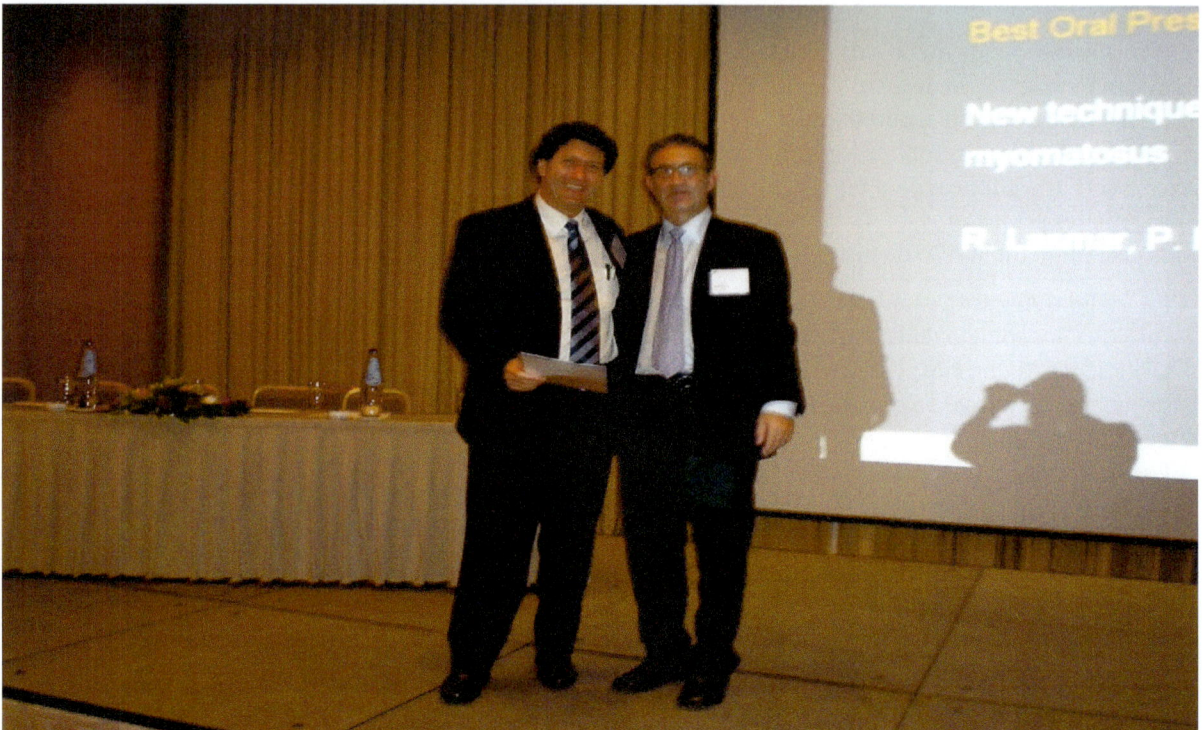

Fig. 1-8. 14º Congresso da Sociedade Europeia de Endoscopia Ginecológica (ESGE) – Atenas.

- *Rio Grande do Sul*: Paulo Cará, Jean Maillard, Henrique Martinatto, Suzane Peccini, Manoel Afonso Gonçalves;
- *Bahia*: Simone Machado e Marcelo Esteves;
- *Rio Grande do Norte*: Kleber de Morais;
- *Pernambuco*: Roberto Rinaldo de Oliveira... e vários outros por todo o Brasil.

Na Figura 1-9 está a maioria destes pioneiros supracitados. Foi tirada em 1994, no Guarujá-SP, durante o Congresso Brasileiro da SBRH, sendo registrada a Solenidade de Transmissão da Presidência da Sociedade Brasileira de Histeroscopia, entre o primeiro presidente Kleber de Morais e o seu sucessor, Walter Pace (os únicos de terno e gravata na foto).

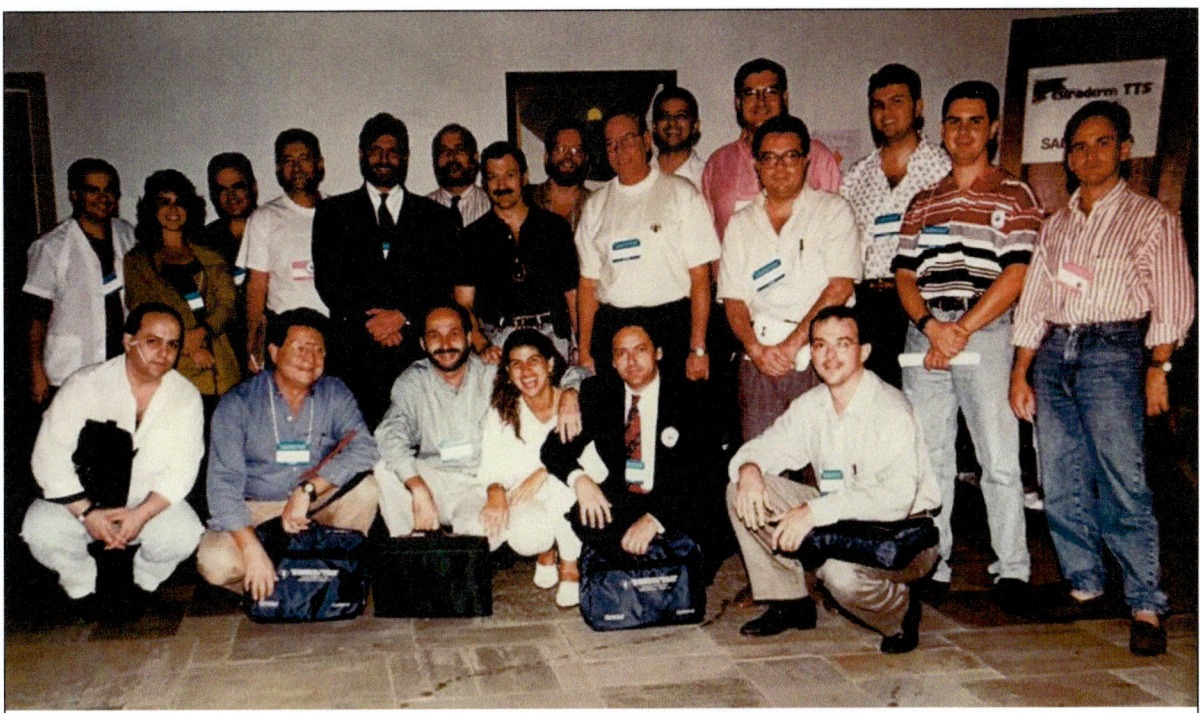

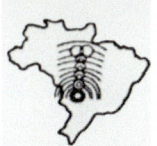

XVI CONGRESSO BRASILEIRO DE REPRODUÇÃO HUMANA
SOCIEDADE BRASILEIRA DE HISTEROSCOPIA
16 A 19 DE NOVEMBRO DE 1994
CASA GRANDE HOTEL - GUARUJÁ - SP

1. Luis Roberto Araújo Fernandes (SP);
2. Débora Rodrigues Soares (SP);
3. Natal da Silva Marques (SP);
4. Hugo da Silva Rocha (SP);
5. Walter Antonio Prata Pace (MG);
6. Reginaldo Guedes Coelho Lopes (SP);
7. Francesco Viccomi (SP);
8. Caio Parente Barbosa (SP);
9. Roberto Rinaldo Oliveira (PE);
10. Marco Aurélio Pinho de Oliveira (RJ);
11. Homero Meirelles (RJ);
12. José Carlos Patrão (SP);
13. Paulo Ayrosa Galvão Ribeiro (SP);
14. Eduardo Leme Alves da Motta (SP);
15. José Ricardo Bertazzo (SP);
16. Marco Antonio Lenci (SP);
17. Claudio Basbaum (SP)
18. Luiz Cavalcanti de Albuquerque Neto (SP);
19. Patricia Hernandez (SP);
20. Kleber de Melo Morais (RN);
21. Marcelo Esteves (BA).

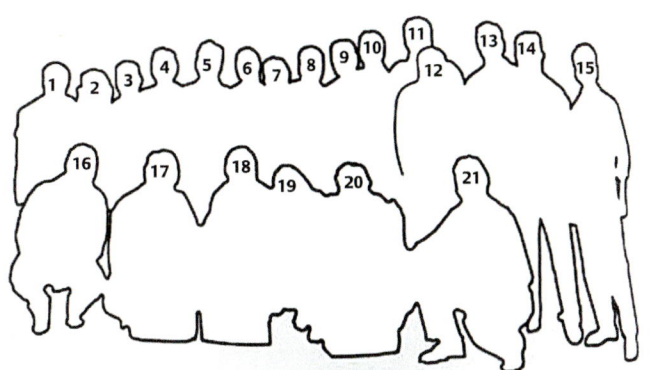

Fig. 1-9. XVI Congresso Brasileiro de Reprodução Humana.

Em 1998, a FEBRASGO institui a Comissão Nacional Especializada em Histeroscopia, sendo Luiz Cavalcanti seu primeiro presidente.

No século XXI, três nomes se destacaram na divulgação e ensino da histeroscopia em nosso País: Francesco Viscomi (SP), Luiz Cavalcanti (SP) e Claudio Crispi (RJ).

Hoje existem cursos e treinamentos nas residências médicas, mas, inicialmente, os cursos eram realizados fora das universidades, com alguns cursos permanecendo até os dias atuais, com qualidade e inovação.

As publicações brasileiras surgiram em 1992, em um caderno escrito pelos Profs. Luiz Melki e Waldir Tostes, sendo que o primeiro atlas foi publicado em 1998, pelo Prof. Affonso Loyola. Os Profs. Ricardo Lasmar e Paulo Barroso publicaram, em 2002, o livro *Histeroscopia, uma Abordagem Prática*, tendo um de seus capítulos o tema Histeroscopia Operatória Ambulatorial. Neste mesmo ano, Luca Mencáglia e Luis Cavalvanti publicaram o livro *Histeroscopia Diagnóstica*. Os mesmos autores, em 2004, lançaram o livro *Histeroscopia Cirúrgica*.

> Obs: para elaboração deste histórico, agradecemos as informações fundamentais obtidas com os colegas Luiz Cavalcanti, Cláudio Basbaum (SP), Miriam Waligora (SP), Roberto Tasseli (SP), Paulo Cara (RGS), Jean Louis Maillard (RGS), Kleber de Morais (RGN), Walter Pace (MG), João Paulo Epprecht (RJ).

EQUIPAMENTOS E INSTRUMENTOS

Salvatore Giovanni Vitale
José Carugno
Gaetano Riemma

INTRODUÇÃO

Desde o começo do novo milênio, o papel da histeroscopia tem evoluído dramaticamente. Iniciando como instrumento de diagnóstico, o progresso das inovações operatórias no campo da cirurgia minimamente invasiva tem desenvolvido uma filosofia histeroscópica destacada chamada *see and treat*, na qual, ao longo de uma convergência da histeroscopia diagnóstica e cirúrgica, os procedimentos cirúrgicos podem ser realizados seguramente no consultório, com baixo risco de complicações, alto nível de custo-efetividade e melhora da satisfação da paciente.[1,2]

Com os novos histeroscópios é possível não apenas examinar o canal cervical e a cavidade uterina, mas também biopsiar ou remover doenças rapidamente, sem a necessidade de analgesia ou anestesia.[3] Isso se relaciona, principalmente, com o fato de que a inervação sensorial do útero se limitar ao miométrio, enquanto o endométrio e o tecido fibrótico, quando presente, tal como o septo uterino ou as sinéquias, são desprovidos de inervação.[4]

Os instrumentos cirúrgicos mecânicos, que consistem, principalmente, em tesoura e fórceps, têm representado, há muito tempo, o único modo de realizar a **cirurgia histeroscópica de consultório**, mas o advento da tecnologia bipolar, com a introdução dos eletrodos miniaturizados com tamanho de apenas 5 Fr, tem levado à possibilidade de aumento do número de doenças tratáveis no consultório.[5] Por essa razão, embora representando uma parte importante da cirurgia histeroscópica, o uso de ressectoscópios e, portanto, da sala de cirurgia, tem-se reduzido apenas às patologias maiores e mais difíceis de tratar.

Têm sido dados muitos sinais tecnológicos de progresso ao longo dos anos para tornar a histeroscopia ainda mais eficiente e segura a fim de diminuir a dor e o desconforto durante o procedimento.[6-8]

Com referência ao equipamento tecnológico, os elementos necessários para realizar procedimentos histeroscópicos são os seguintes: histeroscópio, ressectoscópio, gerador elétrico, sistema de manejo de fluidos, endocâmera, monitor, fonte luminosa com cabo de luz, arquivo de dados com as notas sobre o exame. No entanto, o operador também deve estar ciente das principais características das inovações tecnológicas atualizadas que aumentem a eficiência da cirurgia histeroscópica. Neste capítulo faremos a revisão de todo o equipamento e instrumentos atualmente à disposição e necessários para realizar procedimentos histeroscópicos. Também serão descritos aparelhos mais modernos, como os minirressectoscópios, sistemas removedores de tecido, *lasers* de diodo e novos instrumentos mecânicos.

HISTEROSCÓPIOS

Os histeroscópios são classificados em histerofibroscópios flexíveis e histeroscópios rígidos. O fator crítico na escolha de um histeroscópio digno de confiança reside na capacidade de haver um fluxo contínuo através de canais de influxo e efluxo e um canal de operação. A presença de um canal operatório no qual seja possível introduzir instrumentos mecânicos de 5 a 7 Fr torna fácil executar procedimentos diagnósticos e operatórios ao mesmo tempo, de acordo com o princípio *see and treat*, sem afastar o aparelho da cavidade uterina para troca da bainha.[9]

Um histeroscópio exige sistema óptico que garanta visão adequada. Existem lentes em bastão flexíveis e rígidas. Os instrumentos flexíveis em fibra óptica raramente são usados em vista de seu custo elevado, fragilidade e impossibilidade de esterilização em autoclave.

Os sistemas de lentes ópticas em bastão rígidas para histeroscopia são disponibilizados em muitos ângulos de visão (0°, 12°, 30°, 70°).[10,11] Os histeroscópios mais comumente usados para procedimentos ambulatoriais diagnósticos e cirúrgicos são os seguintes:

- **Histeroscópio Bettocchi cirúrgico de fluxo contínuo tamanhos** 5 e 4 (Karl Storz SE & Co. KG, Tuttlingen, Alemanha):
  - O primeiro consiste em um óptico de 2,9 mm com visão do tipo *foro-oblíqua* a 30°. A bainha de

operação com fluxo único para irrigação tem 4,3 mm de diâmetro e pode ser usada como bainha interna juntamente com a bainha operatória de 5 mm para aspiração, induzindo uma operação de fluxo sem interrupção para lavar a cavidade uterina. Tem um canal de trabalho de 5 Fr (cerca de 1,6 mm) e um contorno oval ideal com o objetivo de introdução atraumática no canal cervical. Sua versão menor consiste em um óptico de 2 mm revolucionário, que diminui o diâmetro total do histeroscópio a 4 mm (Fig. 2-1a).[11,12] Foi desenvolvido o histeroscópio de medida 4 a fim de minimizar o desconforto e o trauma do colo uterino. É usado para fins diagnósticos na investigação de infertilidade e em mulheres selecionadas a fim de minimizar o desconforto. No entanto, o diâmetro reduzido baixa sua eficácia na realização de cirurgia ambulatorial, preconizando-se esse papel para o histeroscópio de tamanho 5.[13-15]

- **Histeroscópio de Consultório Integrado Bettocchi** (B.I.O.H.)® (Karl Storz SE & Co. KG, Tuttlingen, Alemanha):
  - É adaptado a um cabo compatível para uso com o sistema Bettocchi e inclui uma bainha operatória, conector de luz de fibra óptica e conectores para tubos de irrigação e aspiração.[11,12] Um ponto forte desse dispositivo é o desenho inovador, que torna fácil e rápida sua montagem em razão de telescópio integrado à bainha interna.

- **TROPHYscope®** – histeroscópio compacto CAMPO (Karl Storz SE & Co. KG, Tuttlingen, Alemanha):
  - Tem diâmetro externo de 2,9 mm e é provido por uma bainha diagnóstica e uma bainha de trabalho deslizante de 4,4 mm. O TROPHYscope® pode ser utilizado sem a bainha de trabalho para fins diagnósticos em um modo de fluxo único. Em caso de necessidade, a bainha de diagnóstico de fluxo contínuo ou a bainha operatória de fluxo contínuo pode ser usada em conjunto com o histeroscópio compacto (Fig. 2-1b).[16] É realmente útil na investigação de infertilidade, em mulheres na pós-menopausa e nulíparas.

- **Versascope™** (Gynecare, Ethicon Endo-Surgery Inc.):
  - É um mini-histeroscópio semirrígido de 3,2 mm. Tem um diâmetro de fibra óptica de 1,9 mm com borda visual de 0° (que se torna 10°, uma vez inserido na bainha) e uma bainha externa para uso único que tem condutos de irrigação e aspiração combinados para criar um circuito de fluxo contínuo. Essa bainha é implementada com um canal plástico expansível adicional através do qual instrumentos mecânicos semirrígidos de 7 Fr podem ser inseridos. A qualidade da imagem do sistema Versascope™ foi recentemente atualizada, com a estreia de um novo minióptico Alphascope. No entanto, em conformidade com a fibra óptica, a imagem não pode fazer frente à qualidade de um histeroscópio com base em lente óptica. Como o canal de aspiração (efluxo), e não o canal de irrigação (influxo) constitui o canal de trabalho, permite manter a qualidade da imagem durante o procedimento inteiro, mesmo quando os instrumentos operatórios são inseridos (Fig. 2-1c).[9]

INSTRUMENTOS MECÂNICOS

Historicamente, os instrumentos mecânicos representavam o modo essencial de efetuar os procedimentos cirúrgicos no consultório. Podem ser inseridos no canal de trabalho de quase todos os histeroscópios, oferecendo a possibilidade de realizar biópsias, pequenas polipectomias, recuperação de DIUs **perdidos** e de recolocá-los apropriadamente dentro do útero, bem como a lise de aderências intrauterinas. Estes são os instrumentos de 5 Fr mais comumente usados:[17]

- O fórceps de apreensão com dentes (amigavelmente denominado **jacaré**) (Fig. 2-2) é a primeira escolha para biópsias de endométrio;
- O fórceps clássico para biópsia ou **colher** (Fig. 2-3a) é o primeiro fórceps disponibilizado no mercado.

São realmente úteis, especialmente para metroplastias, a tesoura sem ponta (Fig. 2-3b), o fórceps tenáculo,

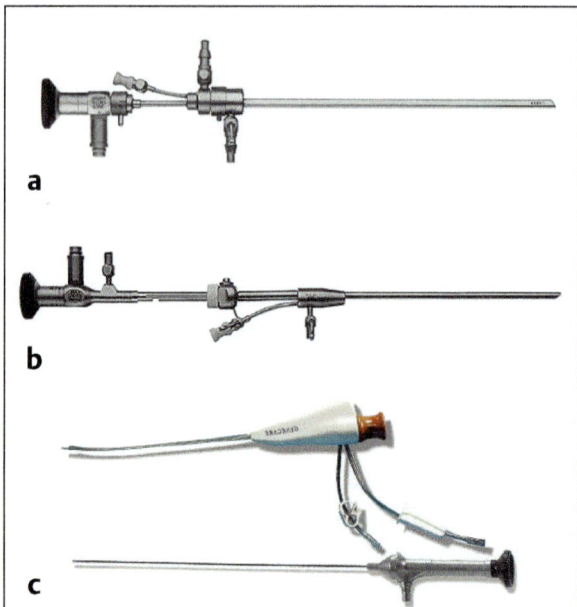

Fig. 2-1. (a) Histeroscópio operatório ambulatorial com fluxo contínuo Bettocchi Medida 5 (Karl Storz Endoscopy GmbH, Tuttlingen, Alemanha). (b) TROPHYscope® Campo – histeroscópio compacto (Karl Storz Endoscopy GmbH, Tuttlingen, Alemanha). (c) Versascope™, histeroscópio flexível. (Ethicon Gynecare Inc., Johnson & Johnson, EUA.)

apresentado com dois grandes dentes para apreensão para "arpoamento" de pequenos pólipos e fragmentos (Fig. 2-3c) e os novos fórceps tenáculo Hesseling/Di Spiezio com ponta central adicional para segurar melhor a patologia com o fórceps (Fig. 2-4).[18]

Avanços técnicos também trouxeram novos instrumentos mecânicos ao operador. Esse pedido se relacionou com a necessidade de melhorar os resultados cirúrgicos e a satisfação do operador.

Grasper Cobra Sec. para Biópsia VITALE

O *grasper* cobra sec. para biópsia VITALE (*CentrelS.r.l., Ponte San Nicolò, Pádua, Itália*) é um fórceps com forma nova produzido para ser utilizado com todos os histeroscópios de 5 Fr. Esse *grasper* se caracteriza por manga com abertura ao longo de toda a largura, ponta pontiaguda plana com bordas serrilhadas fixadas à sua extremidade por uma articulação em forma de U e por duas garras com bordas agudas que englobam completamente a ponta quando são fechadas (Fig. 2-5).[19] Tecnicamente, a ponta termina em um ângulo agudo de 26,2° e tem 5 recessos em ângulos de 60° ao longo das laterais, 3 deles colocados à esquerda, e 2, à direita. As bordas de cada garra têm superfícies cortantes capazes de seccionar quando fechadas. A superfície das garras é lisa, externamente convexa e internamente côncava; a articulação ocorre por meio de movimento de abertura e fechamento do cabo conectado à manga (Fig. 2-6). Especificamente, uma vez que o histeroscópio seja inserido na cavidade uterina pelo canal cervical, a área do endométrio a ser inspecionada pode ser detectada usando-se óptica, e a biópsia pode ser realizada por introdução do *grasper* por meio do histeroscópio. Uma vez

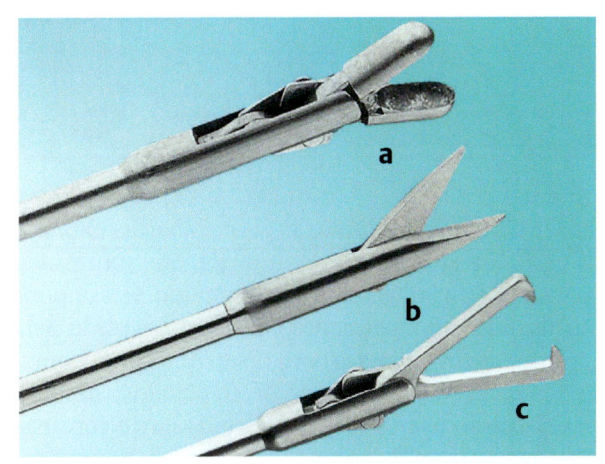

Fig. 2-3. (**a**) Fórceps "colher" para biópsia. (**b**) Tesoura 5 Fr. (**c**) Fórceps tenáculo. (Karl Storz Endoscopy GmbH, Tuttlingen, Alemanha.)

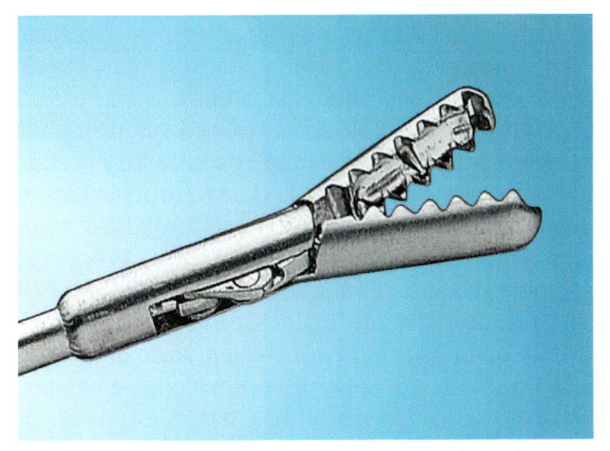

Fig. 2-2. Fórceps de agarramento com dentes "jacaré". (Karl Storz Endoscopy GmbH, Tuttlingen, Alemanha.)

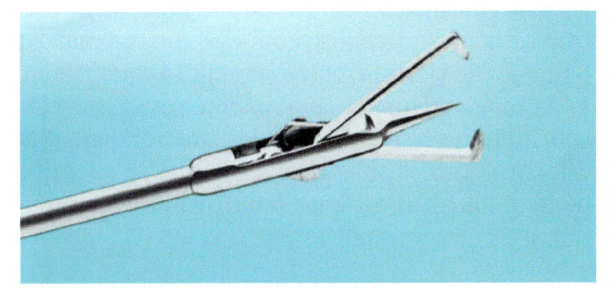

Fig. 2-4. Fórceps Hesseling/Di Spiezio Sardo. (Karl Storz Endoscopy GmbH, Tuttlingen, Alemanha.)

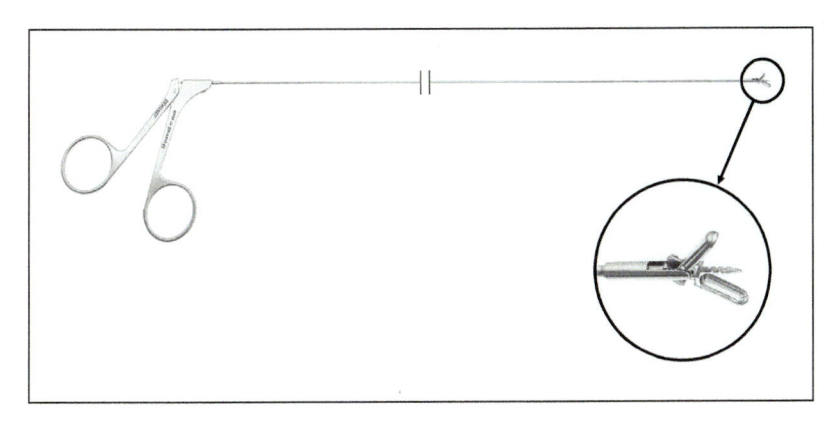

Fig. 2-5. *Grasper* sec. cobra para biópsia. VITALE – CentrelS.r.l., Ponte San Nicolò, Pádua, Itália. (Adaptada de Vitale SG.)[19]

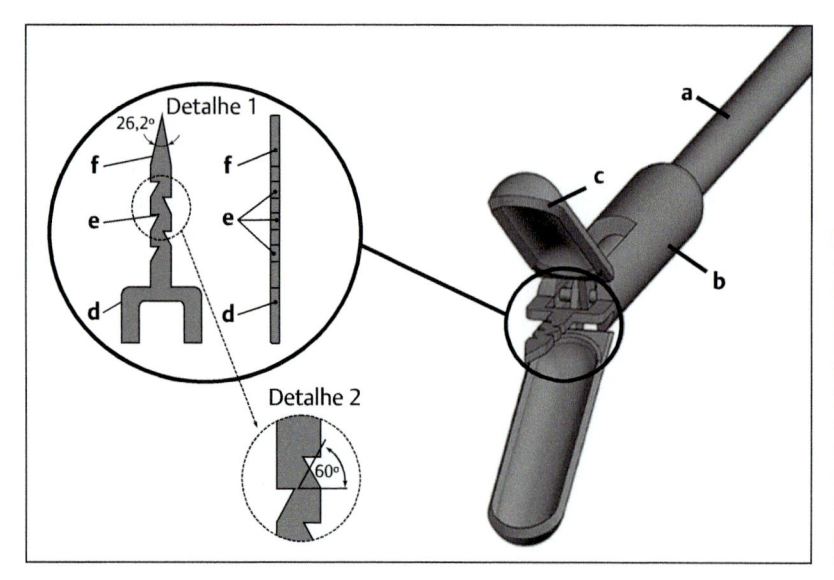

Fig. 2-6. Imagem detalhada de *grasper sec.* cobra para biópsia. (CentrelS.r.l., Ponte San Nicolò, Pádua, Itália). Detalhe 1: imagem frontal e lateral da ponta. Detalhe 2: bordas serrilhadas da ponta. *a.* haste de transmissão; *b.* manga com abertura ao longo de toda a largura; *c.* borda cortante da garra; *d.* articulação em forma de U; *e.* recesso da borda serrilhada, caracterizado por angiografia aguda de 60°; *f.* terminal da ponta caracterizado por ângulo agudo de 26,2°. (Adaptada de Vitale SG.)[19]

inserido o histeroscópio, as garras abertas exporão a ponta localizada em seu interior, que será usada para penetrar o tecido a ser removido. Nesse ponto, usando um movimento de tração, assistido pela ação de ancoragem das bordas serrilhadas da ponta, é possível remover o tecido preso pelo instrumento e ressecá-lo usando o perímetro da parte cortante das duas garras.[19]

Palpador Intrauterino

O palpador intrauterino graduado Karl Storz® (*Karl Storz SE & Co. KG, Tuttlingen, Alemanha*) é desenhado, especificamente, para avançar a precisão da metroplastia histeroscópica. Com esse instrumento de 5 Fr, é possível medir, objetivamente, o comprimento da cavidade uterina, juntamente com a parte do colo uterino e o septo removido. É instrumento reutilizável e forte, que se adapta ao canal de operação de todos os histeroscópios miniaturizados recentes (Fig. 2-7).[20]

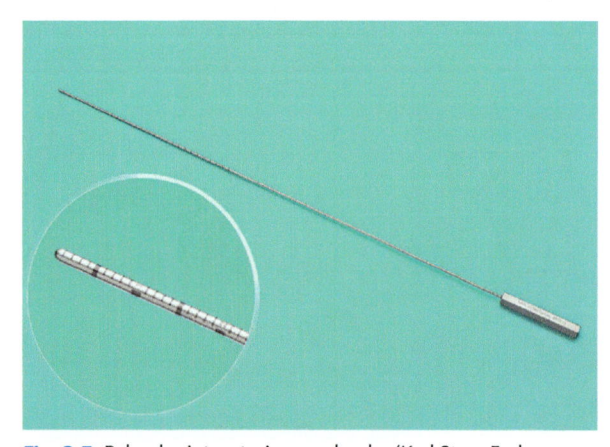

Fig. 2-7. Palpador intrauterino graduado. (Karl Storz Endoscopy GmbH, Tuttlingen, Alemanha.)

DISTENSÃO COM FLUIDO

A transmissão do meio de distensão pode ser obtida segura e efetivamente usando simples bolsas de pressão pela simples gravidade ou sistema de oferta automatizados. É prático usar **bolsas de pressão com uma bolsa pressórica** a fim de conseguir a distensão uterina adequada (80-120 mmHg) com soluto fisiológico durante procedimentos histeroscópicos curtos e fáceis. É um sistema fácil e seguro para obter distensão intracavitária e manter a pressão sob controle enquanto são reduzidos os custos de equipamento.[21]

O sistema automatizado de transmissão de pressão é recomendado a fim de manter constante a pressão intrauterina e para uma visão clara no intraoperatório, bem como vigilância precisa do déficit hídrico, o que é vantajoso para casos prolongados, como a ressecção endometrial ou a miomectomia histeroscópica.[22-24] Os sistemas de manejo de fluidos são extremamente úteis para proporcionar o meio de distensão ao histeroscópio. O meio de distensão que entra e que sai no útero é mensurado de forma precisa, para a estimativa da quantidade de intravasamento destes fluidos. Qualquer quantidade de fluido que escape à coleta no sistema de saída seria contado como fluido intravasado e, portanto, são necessários sistemas apropriados de coleta. Para esse desenho, criaram-se campos e bolsas a fim de coletar todo o fluido vazado e transferi-lo para os recipientes coletores para se fazer a medição. Isso é especialmente crucial nos procedimentos longos em que o risco de sobrecarga hídrica é mais alto.

Hysteroflow II® (Olympus Winter & Ibe GmbH, Hamburgo, Alemanha)

Este dispositivo é uma bomba automática de transmissão de líquidos lançada em 2013. Sua taxa mais alta de fluxo é de 500 mL/min e sustenta a pressão intrauterina até um máximo de 150 mmHg. Revela a

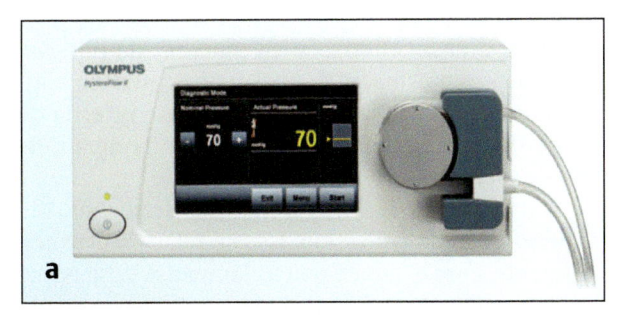

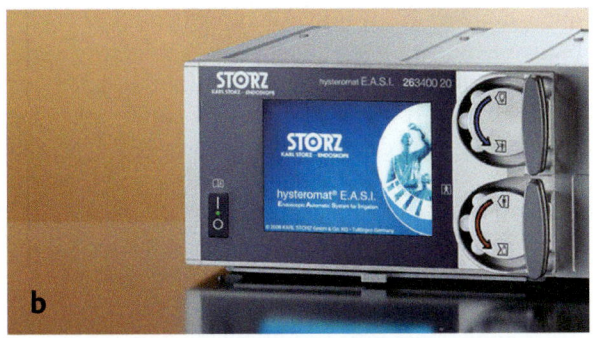

Fig. 2-8. (**a**) Hysteroflow II® (Olympus Winter & Ibe GmbH, Hamburgo, Alemanha). (**b**) Hysteromat E.A.S.I® (Karl Storz Endoscopy GmbH, Tuttlingen, Alemanha.)

quantidade de déficit hídrico em tempo real e é equipada com um sistema de alarme (Fig. 2-8a).[25]

Sistema de Manejo de Fluidos Aquilex® (Hologic, Marlborough, EUA)

Apresentado em 2014, é mais um sistema automatizado de transmissão de fluidos, tendo a taxa mais alta de fluxo de 800 mL/min e uma configuração mais alta da pressão de 150 mmHg, sendo estabelecido o limiar de segurança em 100 mmHg. Determina o déficit hídrico, tendo por base o volume. Um ponto fraco do sistema é que o procedimento precisar ser interrompido para trocas suplementares dos recipientes coletores e bolsas.[26]

Sistema de Manejo de Fluidos Hysterolux® (Medtronic INC, Minneapolis, EUA)

Introduzido em 2018, proporciona monitoramento em tempo real da deficiência hídrica e da pressão intrauterina, sendo equipado com um sistema de alarme. Tem taxa máxima de fluxo e configuração da pressão comparáveis às do sistema Aquilex®. No entanto, determina o déficit hídrico tendo por base o peso, e não o volume. As vantagens sobre o sistema Aquilex® são as seguintes: exibição do tipo *touchscreen*, fácil de usar, e uma bomba que continua a operar quando as bolsas e recipientes coletores estão sendo trocados e, portanto, não leva a uma parada em meio ao procedimento.[27]

Hysteromat E.A.S.I® (Karl Storz Endoscopy GmbH, Tuttlingen, Alemanha)

Atualmente em uso no mundo todo, é uma bomba de rolamento *inteligente* controlada pela pressão para uso interdisciplinar. Tem quatro possíveis métodos de pré-ajuste: histeroscopia, ressectoscopia, laparoscopia e modo *shaver*. As configurações das pressões intrauterinas já estão memorizadas no aparelho; o modo deve ser selecionado no início do procedimento, conhecendo-se as características do aparelho em uso. Essas pressões também podem ser modificadas manualmente para um controle de fluidos mais confiável. Tem uma oportunidade adicional de selecionar o modo sangue/muco, por meio do qual o fluxo e a aspiração aumentam **para limpar** a cavidade e assegurar visão ideal. Também tem um modo de instrumento bimodal que ajuda a manter constante a pressão intrauterina mesmo quando o diâmetro de influxo se reduz (Fig. 2-8b).[28]

CÂMERA

Não há sinal de vídeo para o procedimento histeroscópico sem uma câmera de trabalho. É obrigatório que o operador tenha conhecimentos básicos sobre os fatores que influenciam a qualidade da visão: a sensibilidade, calculada em *lux*, que é a quantidade mínima de luz necessária para capturar uma imagem; e a resolução, que é determinada por quantas linhas verticais estão incluídas na imagem (um número mais alto de linhas se correlaciona diretamente com resolução mais alta). A definição da imagem é rigidamente regulada pelo número de pixels (basicamente os elementos de quadro da imagem) contidos no *chip*. O *chip* (também conhecido como dispositivo acoplado à carga, CCD) é um pequeno microprocessador cujo papel é transformar a luz da imagem real em uma entrada elétrica. Por essa razão, a imagem congelada pela câmera se degrada nas três cores primárias (vermelho, verde e azul). O sinal pode ser enviado a um único *chip* ou a três *chips* diferentes. Cada *chip* representa uma cor separada. Obviamente, quanto maior a quantidade de *chips*, mais se garante a acurácia da imagem. O *zoom* é uma função bem conhecida que amplia a imagem antes de exibi-la no monitor. Cada aspecto é crucial e indispensável quando se usam cabos ópticos de pequeno calibre (< 3 mm). A relação sinal/ruído (SNR ou S/N) é um valor numérico que se assemelha à potência de um sinal desejado. No caso de dificuldades em razão de baixos níveis de iluminação da visualização, uma alta relação S/N garante variação mínima da qualidade da imagem, ajudando os operadores. Em resumo, uma boa câmera de vídeo que funcione bem para histeroscopia deve adotar o mais baixo número possível de *luxes*, ao mesmo tempo, incluindo alta resolução em linhas e pixels, *zoom* potente e alta relação S/N. Imagens em alta e ultra-alta definição aperfeiçoam a visão do operador.

Karl Storz Image SPIES™ (Karl Storz Endoscopy GmbH, Tuttlingen, Alemanha)

Este sistema de vídeo é uma das suítes de imagens mais avançadas, proporcionando uma qualidade de

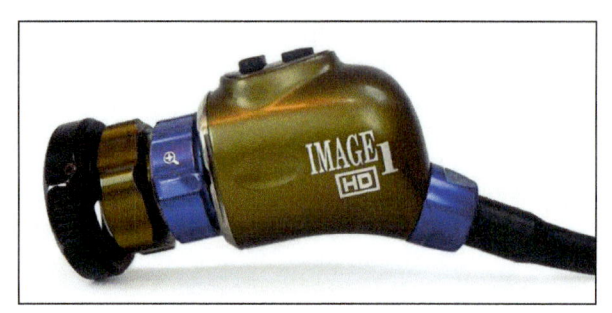

Fig. 2-9. Image 1 SPIES™. (Karl Storz Endoscopy GmbH, Tuttlingen, Alemanha.)

imagem excepcional em *full HD*. Também oferece a opção de escolha dentre ampla variedade de diferentes modos de visão. O sistema foi projetado, especificamente, para melhorar a visão endoscópica e para oferecer ao cirurgião informações adicionais sobre todos os aspectos do procedimento (Fig. 2-9).

Olympus Visera® CH-S400 – 4K Camera (Olympus Medical Systems Corp., Tóquio, Japão)

A **VISERA**® 4K UHD oferece gama de cores mais ampla, adotando o formato de cores 4K (Fig. 2-10). Oferece uma sensibilidade mais alta se comparada aos sensores CMOS normais. A dupla função de redução do ruído diminui o ruído total da imagem. A transmissão em vídeo 4K não oferece *delay* ao operador. A função autofoco *one-touch* possibilita aos cirurgiões focalizarem os detalhes finos do tecido/textura.

FONTE LUMINOSA

Ao longo da história da endoscopia foram produzidos vários modelos de fontes luminosas frias, que foram comercializadas. Inovações tecnológicas trouxeram a tais fontes aumento de potência com o objetivo de obter a visão endoscópica mais nítida possível na cavidade uterina, que, por sua cor predominantemente vermelha, apresenta, na parte interna do corpo do útero, alta capacidade inerente de absorção de luz.[29,30]

No momento, as fontes luminosas de xenônio são superiores às de halogênio. Isso se relaciona, principalmente, com o fato de que as lâmpadas de xenônio transmitem luz com intensidade duas vezes maior do que a fonte de halogênio. Além disso, a luz emitida é branca, sendo mais adequada para a endoscopia; a intensidade da luz permanece constante durante todo o procedimento. A **temperatura de cor** de uma lâmpada de xenônio é projetada para se adaptar ao olho humano (5.000-6.400 K), dando uma faixa cromática mais precisa com cor não artificial.

A luz tem vida útil muito longa (em média, 500 horas de trabalho). Com uma demanda especial para histeroscopia em consultório, uma luz de xenônio de 175 watts pode trazer uma profundidade de campo visual adequada que satisfaça o operador. No entanto, se for necessário registrar em vídeo um procedimento, usar uma fonte luminosa fria de 300 watts, que proporcionará melhor qualidade das gravações.

Fonte Luminosa de Xenônio Olympus Visera® CLV-S190 (Olympus Medical Systems Corp., Tóquio, Japão)

Esta fonte luminosa oferece autoajuste da intensidade de luz emitida a fim de alcançar a melhor iluminação da área (Fig. 2-11). Também apresenta avanço das Imagens em Banda Estreita (NBI) para imagens com mais brilho e mais contraste, e um novo desenho de resfriamento que minimiza o nível de ruído operatório.

Karl Storz® XENON 300 SCB (Karl Storz Endoscopy GmbH, Tuttlingen, Alemanha)

Esta fonte de luz fria integra uma bomba de ar *antifog* embutida e uma fonte de energia Karl Storz®

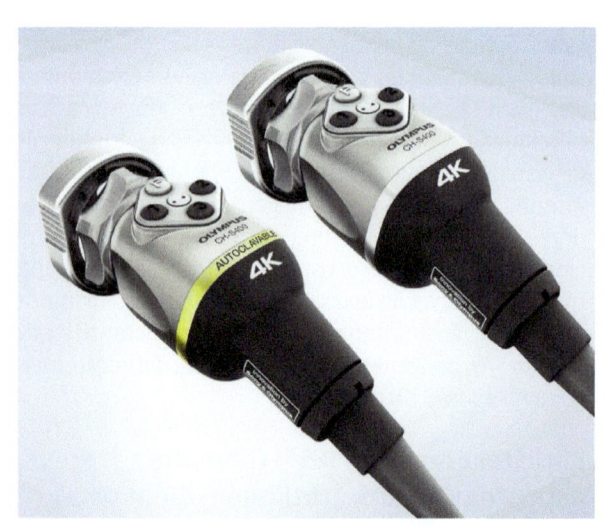

Fig. 2-10. Olympus Visera® CH-S400 – 4K Camera. (Olympus Medical Systems Corp., Tóquio, Japão.)

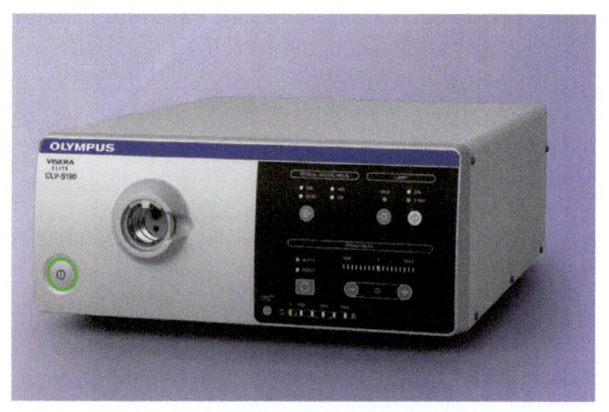

Fig. 2-11. Olympus Visera® Elite, Fonte Luminosa de Xenônio CLV-S190. (Olympus Medical Systems Corp., Tóquio, Japão.)

Communication Bus System SCB (Karl Storz Endoscopy GmbH, Tuttlingen, Alemanha) com 100-125 VAC/220-240 VAC e uma frequência de 50/60 Hz.

CABO DE LUZ

A transmissão da luz fria vinda da fonte luminosa ao endoscópio pode ser feita por meio de duas categorias de cabos de luz: de fibra óptica ou de cristal líquido.

A reflexão interna total é a base física da transmissão de luz por um **cabo de fibra óptica:** neste caso, independentemente da forma reta ou curva da fibra, a luz entra em uma extremidade e atravessa em um trajeto do tipo zigue-zague, continuamente refletida pela parte interna da fibra a fim de sair do lado oposto, mas usando o mesmo ângulo exato observado ao entrar no cabo. No entanto, as fibras ópticas são extremamente frágeis: qualquer dano, qualquer ruptura ou até curvatura reduzirá a intensidade da luz transmitida.

Os **cabos de cristal líquido** são feitos de meio líquido, em sua maioria, de sais colestéricos. Têm a vantagem de transmitir níveis mais altos de intensidade luminosa, em comparação com os cabos de fibra óptica. Sua rigidez é seu principal ponto fraco, mas eles geralmente são sólidos e mais duráveis do que os cabos de fibra óptica.

Cabo de Luz de Fibra Óptica (Karl Storz® Endoscopy GmbH, Tuttlingen, Alemanha)

É equipado com conector reto, diâmetro de 2,5 mm e comprimento de 180 cm (Fig. 2-12). Em razão de sua estrutura, esse cabo é extremamente resistente ao calor. Graças à sua capacidade de adaptação (quase todos os histeroscópios Karl Storz®), obtém-se intensidade luminosa muito mais alta. Por essa razão, oferece transmissão luminosa potencializada.

Cabo-Guia de Luz Olympus® (Olympus Medical Systems Corp., Tóquio, Japão)

É um cabo de luz de fibra óptica ergonômico, de alta fidelidade e durável que pode ser adaptado a uma vasta quantidade de histeroscópios (Fig. 2-13). A alta densidade de fibras em um diâmetro reduzido dá a este cabo a possibilidade de oferecer alta intensidade luminosa. O desenho ergonômico dos plugues torna este cabo fácil de ser usado e de conectar aos aparelhos compatíveis.

MONITOR

É necessário pelo menos um monitor para a realização do procedimento. Unidades adicionais podem melhorar seu trabalho e ser usadas para mostrar à paciente o que está sendo feito no procedimento quando realizado com a paciente acordada. Para um monitor digno de confiança, é crucial avaliar a resolução, bem como a largura total do painel. Quando um monitor é pequeno demais, precisa ser posicionado perto demais do cirurgião. Isso pode comprometer a visão do operador e reduzir sua liberdade de movimento.

GERADOR ELETROCIRÚRGICO

Um gerador eletrocirúrgico é essencial para a transmissão da energia elétrica aos aparelhos.

A eletrocirurgia é usada de rotina em cirurgia histeroscópica para cortar, coagular, fazer ablação e reduzir o tecido. Alta frequência (100 quilo-hertz a 5 mega-hertz) e corrente elétrica alternada em várias voltagens (200-10.000 volts) atravessam o tecido endometrial para gerar calor. Uma unidade eletrocirúrgica é composta por um gerador com peça de mão com pelo menos um eletrodo. O dispositivo é ativado usando-se um comutador na peça de mão ou um acionador por pedal.

Há vários geradores com configurações de instrumentos específicos. Alguns deles são utilizados na sala de cirurgia e no consultório, enquanto outros são adequados apenas à sala de cirurgia.

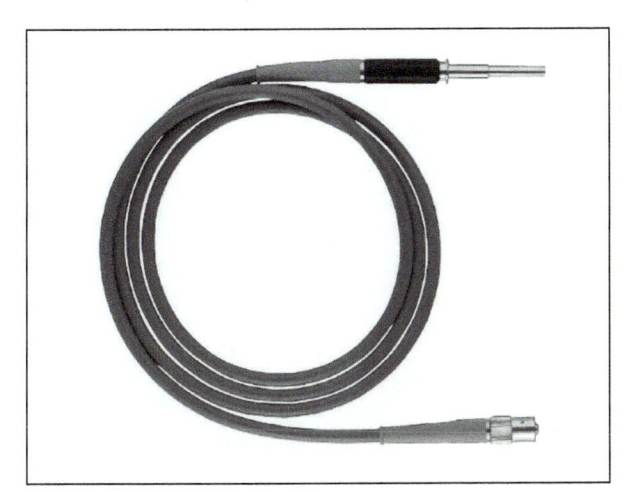

Fig. 2-12. Cabo de luz de fibra óptica. (Karl Storz® Endoscopy GmbH, Tuttlingen, Alemanha.)

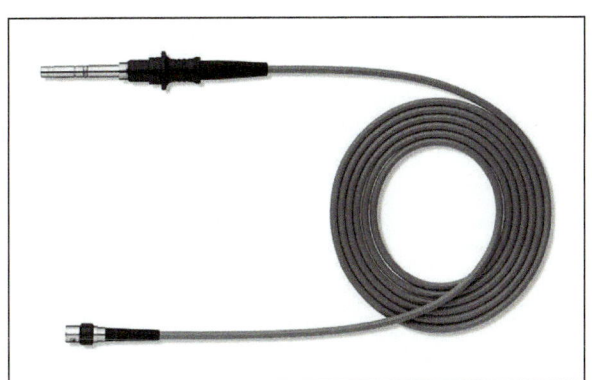

Fig. 2-13. Cabo-guia de luz Olympus. (Olympus Medical Systems Corp., Tóquio, Japão.)

Versapoint™ (Gynecare, Ethicon Endo-Surgery Inc.)

Foi o primeiro a ser lançado, em 1997, e é, de longe, o mais usado no mundo todo no contexto histeroscópico de paciente de consultório ou internada. É um sistema de eletrocirurgia específico e versátil que se baseia em um gerador bipolar com alta frequência. Pode estar conectado não apenas a uma alça de diatermia para cirurgia ressectoscópica, mas também se encaixa a eletrodos bipolares (5 Fr) para uso em consultório (Fig. 2-14).

O Versapoint™ foi projetado para ressecção cirúrgica histeroscópica de pólipos, miomas, aderências intrauterinas e útero septado. Consiste em um gerador eletrocirúrgico, um pedal e três tipos de eletrodos, cada um com um cabo correspondente fixado ao gerador.[31-33]

O sistema é construído para operar com qualquer fonte de voltagem de corrente alternada entre 95 e 125 V e entre 190 e 250 V em uma frequência de 50-60 Hz. Tem seis modalidades de operação: três modos de vapor/corte, dois modos de mescla (combinação de vaporização e desidratação) e um modo de desidratação, semelhante à clássica saída **coag**. O gerador oferece uma potência de 1-200 W.

Com o sistema em *stand-by*, o visor do gerador mostra a seleção do modo de saída com os níveis de potência associados. Utiliza-se um código de cores no painel frontal, o amarelo, no lado esquerdo do visor, associa-se à onda amarela de pedal (classicamente **corte**), e o azul, no lado direito, está ligado ao pedal azul (coagular (coag)). Os modos cirúrgicos **vaporizar** e **mesclar** (*blend*), com acrônimos VC1, VC2, VC3, BL1 e BL2 são atribuídos ao pedal amarelo, enquanto a saída **desidratar** estará ligada ao pedal azul. Uma característica valiosa do Versapoint™ é sua capacidade em detectar, de modo padronizado, o tipo de eletrodo fixado e se configurar, automaticamente, para uma configuração de potência default para cada tipo de eletrodo. O cirurgião também pode modificar as configurações de potência *default* conforme a necessidade. Por exemplo, a identificação de um eletrodo pode ser reconhecida para uma potência de vaporização *default* de 50 W; o usuário é impedido de mudar esse valor para 70 ou 5 W.

A frequência de saída muda em função da impedância de carga de saída. A frequência varia de 450 kHz, no caso de um circuito aberto, a 350 kHz para um circuito curto. As voltagens de saída têm pico máximo para a amplitude máxima de aproximadamente 1.100 V, dependendo de qual modo de saída seja selecionado.[34,35]

Os eletrodos bipolares coaxiais flexíveis com 1,6 mm de diâmetro e 36 cm de comprimento para Versapoint™ atualmente à disposição para uso são:

- *Twizzle*: o mais preciso e versátil para vaporização (Fig. 2-15a);
- *Spring*: usado para uma propagação mais difusa da vaporização do tecido (Fig. 2-15b);
- **Eletrodo esfera**: que é seletivo para coagulação de tecido (Fig. 2-15c).

Atualmente o eletrodo *twizzle* é o mais amplamente utilizado na prática cotidiana em decorrência de seu baixo custo e do efeito de corte que se assemelha à precisão de uma agulha, ajudando o cirurgião a aplicar energia mais próxima ao miométrio, mas com um ajuste de potência mais baixo e, por essa razão, resultando em um nível reduzido de desconforto para a mulher.

Autocon® III 400 (Karl Storz® Endoscopy GmbH, Tuttlingen, Alemanha)

Este gerador (Fig. 2-16) pode ser equipado com eletrodos de segunda geração miniaturizados específicos (diâmetro 5 Fr) e minirressectoscópios. A principal vantagem desses eletrodos é que são reutilizáveis e, portanto, têm o objetivo de minimizar o custo dos procedimentos cirúrgicos de consultório. Também se baseia em um gerador de frequência que apresenta sistema automático de monitoramento de impedância tecidual, bem como um módulo de *software* especial para ressecção usando soro fisiológico para meio de

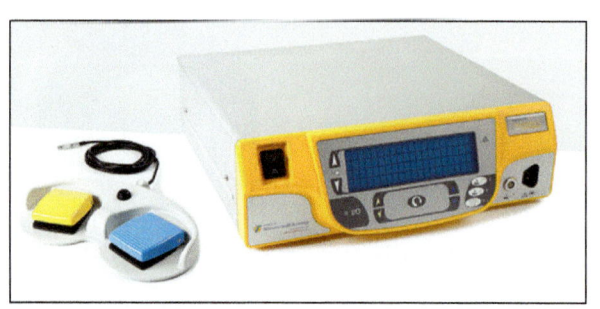

Fig. 2-14. Gerador Versapoint™. (Gynecare, Ethicon Endo-Surgery Inc.)

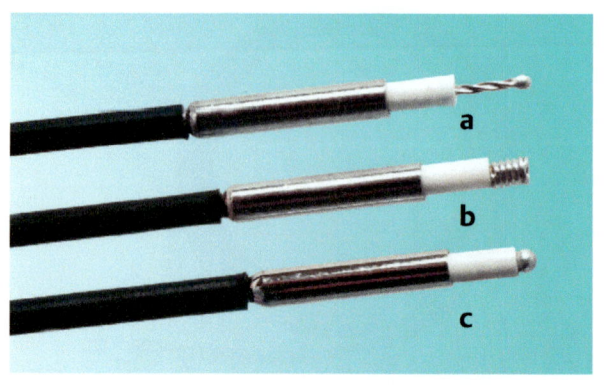

Fig. 2-15. Eletrodos bipolares para usar com Versapoint™. (Gynecare, Ethicon Endo-Surgery Inc.). (**a**) Twizzle. (**b**) Spring. (**c**) Esfera. (Gynecare, Ethicon Endo-Surgery Inc.)

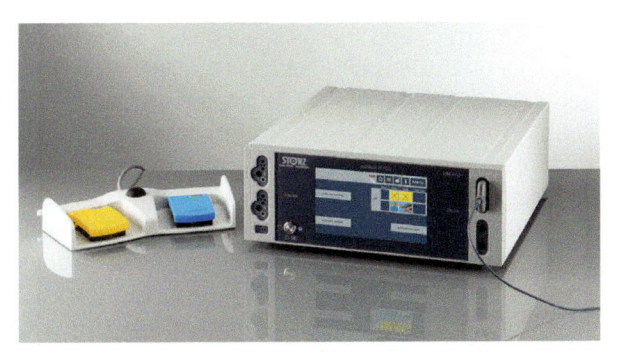

Fig. 2-16. Gerador Autocon® III 400. (Karl Storz® Endoscopy GmbH, Tuttlingen, Alemanha.)

distensão. O gerador não somente é construído para histeroscopia, mas pode ser utilizado para muitas outras aplicações:

- Endoscopia;
- Laparoscopia;
- Cirurgia aberta em todas as especialidades cirúrgicas.

Gerador Olympus ESG-400® (Olympus Medical Systems Corp., Tóquio, Japão)

Este dispositivo (Fig. 2-17) inclui uma variedade completa de modos uni e bipolares para todos os tipos de procedimentos cirúrgicos abertos, laparoscópicos e endoscópicos. Oferece uma vaporização tecidual contínua quando usado com os fluidos corretos como meio de distensão (soro fisiológico).

RESSECTOSCÓPIOS

Na sala de cirurgia, são comumente adequados todos os instrumentos miniaturizados possíveis para uso em consultório. No entanto, sempre que o tipo e/ou as dimensões da patologia forem grandes, será necessária a dilatação cervical.[36,37] Os ressectoscópios foram os primeiros aparelhos criados para histeroscopia cirúrgica e, até o presente, ainda são os instrumentos mais usados e mais versáteis para histeroscopia operatória que exija dilatação cervical e anestesia geral ou local.[38]

A eletrocirurgia ressectoscópica exige um circuito para a passagem dos elétrons. O circuito inclui dois eletrodos, o paciente, o gerador e cabos de conexão. Um sistema eletrocirúrgico pode ser mono ou bipolar.

É **monopolar** se o circuito mantiver o fluxo de elétrons emitido por um instrumento elétrico (ponta de eletrocauterização ou eletrodo ativo) – depois de percorrer o circuito através do condutor (tecido) – chegando a um eletrodo passivo (placa de aterramento), onde o circuito elétrico é fechado.

É **bipolar** se tanto o eletrodo ativo como o passivo forem encontrados no instrumento. Por essa razão, o fluxo de corrente não percorre estruturas corporais, como ocorre no caso da energia monopolar.

Com eletrocirurgia monopolar, usa-se um eletrodo tipo sonda para transmitir a energia eletrocirúrgica ao tecido-alvo e obter o efeito de ressecção desejado. A corrente, então, atravessa a paciente e vai a um eletrodo de retorno e depois volta ao gerador, completando o circuito. Com referência à eletrocirurgia bipolar, já mencionada, um ressectoscópio bipolar não exige o uso de um eletrodo de aterramento.[39-42]

Os prós para o uso de energia monopolar são que se transmite mais potência do dispositivo, embora se associe a um risco muito mais alto de lesão iatrogênica por dano térmico, em comparação com os sistemas eletrocirúrgicos bipolares. Além disso, os dispositivos unipolares apenas trabalham com soluções não eletrolíticas (NaCl), reduzindo o risco de hiponatremia e diluição intravascular.

Em geral, um ressectoscópio é composto por elemento de trabalho; bainha interna; bainha externa e alça (com eletricidade ativa ou fria).

Olympus PLASMA9® TCRis (Olympus Medical Systems Corp., Tóquio, Japão)

É um histerorressectoscópio de 8,5 mm que concentra seus prós em segurança (Fig. 2-18): redução do risco de síndromes eletrolíticas em decorrência do uso de soro fisiológico. Oferece corte e coagulação limpos e precisos. Além disso, inclui uma função poupadora de tempo que consiste em um efeito de autolimpeza da alça-fio quando o plasma é ativado. O sistema de fluxo contínuo rotativo apresenta um sistema antibloqueio que garante visão clara mesmo sob condições difíceis. Seu bico cerâmico robusto evita lesão térmica.

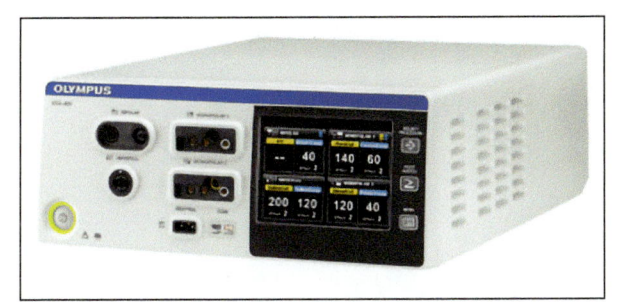

Fig. 2-17. Gerador Olympus ESG-400®. (Olympus Medical Systems Corp., Tóquio, Japão.)

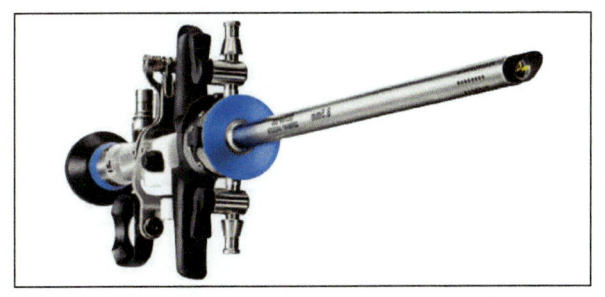

Fig. 2-18. Ressectoscópio Olympus PLASMA® TCR. (Olympus Medical Systems Corp., Tóquio, Japão.)

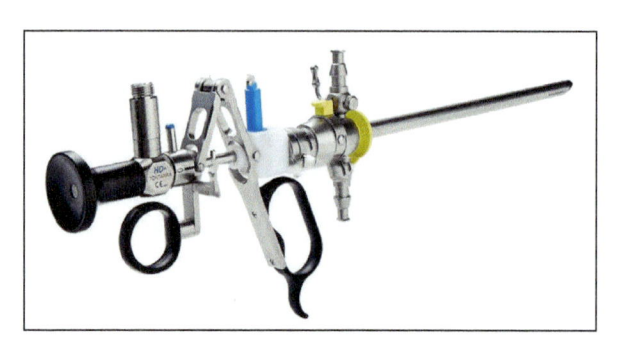

Ressectoscópio Híbrido TONTARRA® (Tontarra Medizintechnik, Tuttlingen, Alemanha)

É um instrumento híbrido de 26 Fr que apresenta a capacidade de alternar entre energia mono e bipolar, juntamente com vasta seleção de alças e eletrodos para uma cirurgia ressectoscópica focalizada (Fig. 2-19).

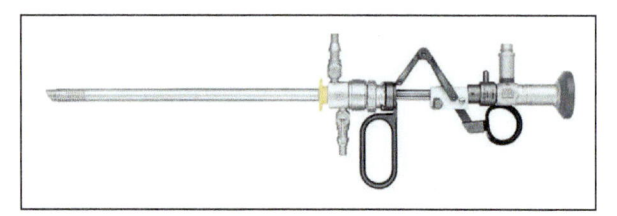

Ressectoscópio Bipolar 26 Fr Karl Storz® (Karl Storz Endoscopy GmbH, Tuttlingen, Alemanha)

Compatível com AUTOCON® III 400, é um ressectoscópio preciso e seguro que apresenta Telescópio HOPKINS® DE 12° com visão ampliada, diâmetro de 4 mm e comprimento de 30 cm. Pode passar por autoclave e incorpora a transmissão luminosa por fibra óptica (Fig. 2-20).

MINIRRESSECTOSCÓPIOS

Ao longo dos últimos 20 anos, a miniaturização da cirurgia ginecológica tornou possível **trazer** o ressectoscópio e sua potência eletrocirúrgica para o consultório graças à redução do calibre. Atualmente existem vários minirressectoscópios à disposição no mercado.

Minirressectoscópio Karl Storz® (Karl Storz Endoscopy GmbH, Tuttlingen, Alemanha)

Ressectoscópio de 15 Fr desenvolvido pela Karl Storz® (Fig. 2-21). Este dispositivo bipolar permite a remoção de pequenos miomas submucosos, pólipos, septos e outras lesões intracavitárias no ambiente de consultório. Por seu pequeno diâmetro, não precisa da administração de anestesia e a dilatação cervical é pequena ou dispensável. Foi criado para uso com um gerador AUTOCON® III 400 HF (Karl Storz Endoscopy GmbH, Tuttlingen, Alemanha) a fim de assegurar uma ressecção bem-sucedida, juntamente com coagulação e vaporização. Este minirressectoscópio de 16 Fr pode ser usado como instrumento de diagnóstico, permitindo o uso de instrumentos mecânicos semirrígidos, como fórceps de agarramento ou tesoura sem ponta. O desenvolvimento do plasma permite que o minirressectoscópio ofereça alças de autolimpeza, que melhoram a visão do operador.[43]

Minirressectoscópio do Sistema Gubbini® (sistema GUBBINI; Tontarra Medizintechnik, Tuttlingen, Alemanha)

É um histeroscópio de 16 Fr eficiente (Fig. 2-22). Tem sido atualizado no projeto ao longo dos anos, promovendo instrumentos híbridos revisados que podem ser usados em configuração mono ou bipolar. O diâmetro reduzido de 26 para 16 Fr permite seu uso sem dilatação cervical, o que preserva a condição *in vivo* do canal cervical, resultando em menos sofrimento ou desconforto para as pacientes e menos trauma durante os procedimentos cirúrgicos. Abrevia, significativamente, o tempo operatório sem a necessidade de

Fig. 2-19. Ressectoscópio Híbrido TONTARRA®. (Tontarra Medizintechnik, Tuttlingen, Alemanha.)

Fig. 2-20. Ressectoscópio Bipolar 26 Fr Karl Storz®. (Karl Storz Endoscopy GmbH, Tuttlingen, Alemanha.)

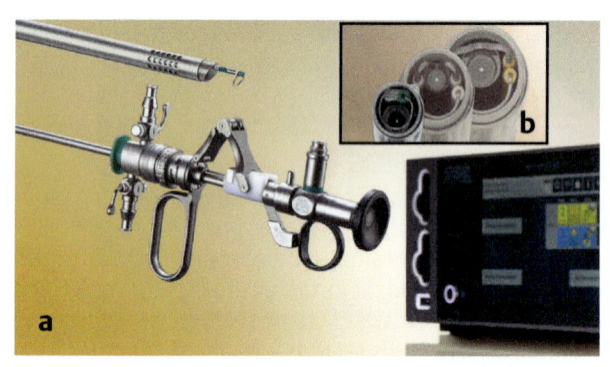

Fig. 2-21. (**a**) Minirressectoscópio 16 Fr. (Karl Storz Endoscopy GmbH, Tuttlingen, Alemanha). (**b**) O foco é o calibre do dispositivo.

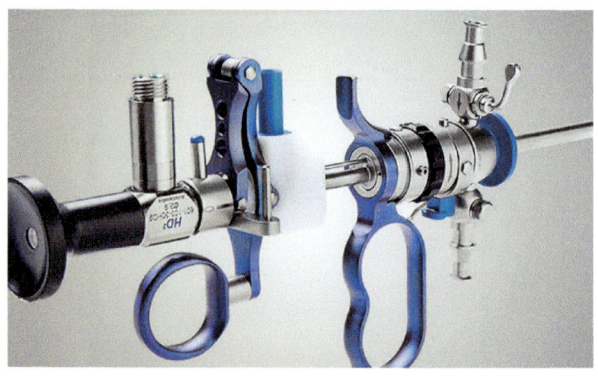

Fig. 2-22. Sistema Gubbini®. (Tontarra Medizintechnik, Tuttlingen, Alemanha.)

anestesia, na maioria dos casos, e sem manipulação cervicovaginal.[44]

Também permite a realização de procedimentos intracervicais, como polipectomias ou biópsias endocervicais, juntamente intervenções intrauterinas, como polipectomias, metroplastias, curetagem, ablação endometrial e até reparo de istmocele em consultório, entre outros procedimentos.[45]

Ressectoscópio Princess® (Richard Wolf GmbH, Knittlingen, Alemanha)

Este minirressectoscópio garante mínimo esforço de dilatação e diminui o trauma do canal cervical por conta de seu diâmetro de 7 mm, ideal para uso na presença de um canal cervical estenótico (Fig. 2-23). Não obstante, um ponto forte do instrumento é a amplitude de movimento, que se torna possível por meio de sistemas de duas bainhas rotativas. Isso oferece à parte de trabalho do ressectoscópio a possibilidade de girar 360° na falta de rotação da bainha externa dentro do canal cervical. O dispositivo trabalha tanto em energia mono como bipolar, especialmente o eletrodo de vaporização bipolar BIVAP® (Richard Wolf GmbH, Knittlingen, Alemanha) (Fig. 2-24), que é ideal para realizar ablação endometrial e ressecção de miomas com ou sem preparação farmacológica do endométrio.

SISTEMAS DE REMOÇÃO DE TECIDO

Os sistemas de remoção de tecido são instrumentos que usam energia mecânica para retirar lesões intrauterinas sem a necessidade de energia elétrica. Vários sistemas atualmente à disposição no mercado usam essa tecnologia inovadora.

Sistema de Remoção de Tecido Histeroscópico TruClear® (Medtronic INC, Minneapolis, EUA)

TruClear® (Fig. 2-25) usa energia mecânica para remover tecido intrauterino. Para essa finalidade não há risco de lesão térmica. Além disso, a falta de formação de bolhas, juntamente com a ausência de energia elétrica no útero, diminui o risco de ar ou embolia gasosa e o risco de lesão da paciente.[34,46,47]

O sistema consiste na unidade de controle, a peça de mão e um pedal. O uso de TruClear® gera mínimo deslizamento do tecido dentro da cavidade uterina. O campo operatório livre recebe suporte por meio de um sistema contínuo de fluxo e aspiração. Um aspecto positivo desse instrumento é que exige menos etapas no procedimento, tornando-se mais fácil de usar.[34]

Sistema Intrauterino BigattiShaver (IBS®) (Karl Storz Endoscopy GmbH, Tuttlingen, Alemanha)

O novo IBS® de 19 Fr apresenta-se com óptica de 6° angulada 90° em um instrumento de energia mecânica com fluxo único e canal operatório estreito adicional (Fig. 2-26). Nesse canal incluiu-se um obturador especial com ponta ergonômica cilíndrica a fim de

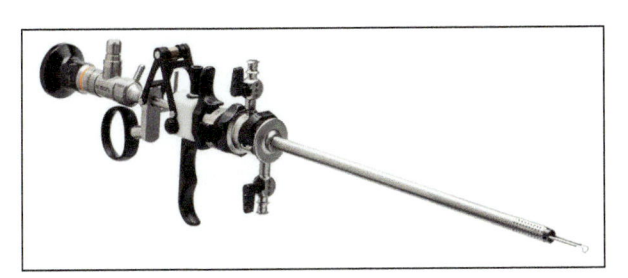

Fig. 2-23. Ressectoscópio Princess®. (Richard Wolf GmbH, Knittlingen, Alemanha.)

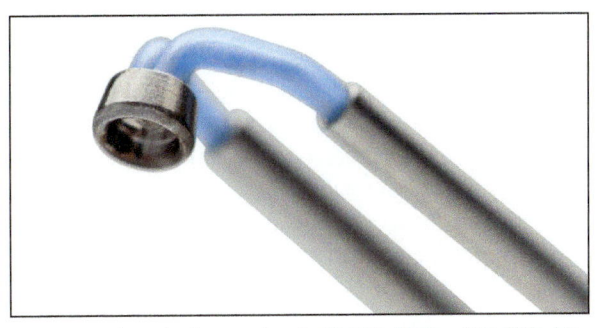

Fig. 2-24. Eletrodo de vaporização BIVAP®. (Richard Wolf GmbH, Knittlingen, Alemanha.)

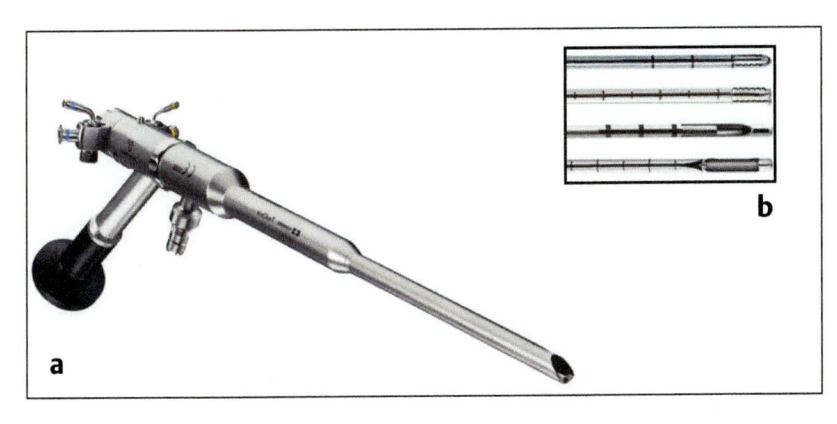

Fig. 2-25. (a) Sistema histeroscópico de remoção de tecidos TruClear™. (Medtronic INC, Minneapolis, EUA.) (b) Lâminas disponíveis.

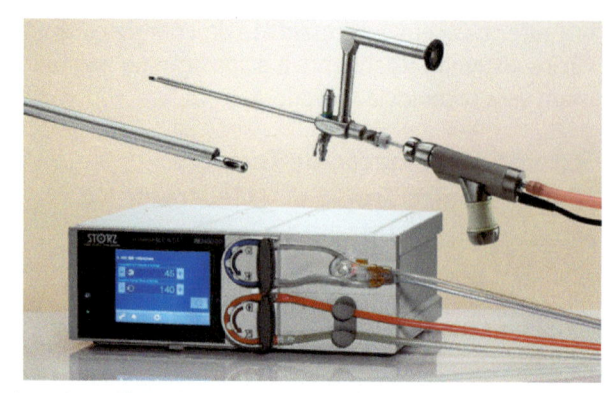

Fig. 2-26. *Shaver* intrauterino Bigatti (IBS®). (Karl Storz Endoscopy GmbH, Tuttlingen, Alemanha.)

promover, durante a vaginoscopia, a entrada óptica no canal cervical e na cavidade uterina. Uma vez inserido o dispositivo na cavidade uterina, o obturador é extraído e substituído pelo sistema *shaver* rígido. Este último é composto por dois tubos metálicos ocos reutilizáveis que se encaixam. O tubo interno roda dentro do externo e é fixado a uma unidade específica de *drive* motor portátil (Drillcut-X® Karl Storz Endoscopy GmbH, Tuttlingen, Alemanha) e a uma bomba de rolamento (Hysteromat E.A.S.I.® Karl Storz Endoscopy GmbH, Tuttlingen, Alemanha) manejada por um pedal. Com o uso do IBS®, as lascas de tecido originadas da lesão são aspiradas ao mesmo tempo em que se faz a ressecção, abreviando os tempos operatórios e a taxa de complicações.[48,49]

Sistema de Remoção de Tecido MyoSure® (Hologic, Marlborough, EUA)

Este grupo de sistemas de remoção de tecido foi lançado no mercado depois do Sistema TruClear®. A lâmina é ativada pelo uso de um sistema elétrico, a ação operatória é um corte mecânico da lesão intrauterina usando uma lâmina de morcelador rotatório; por outro lado, a aspiração faz a sucção dos tecidos cortados.[50] O sistema, em seus componentes, é semelhante ao TruClear®; entretanto, verificam-se algumas diferenças nos resultados cirúrgicos. A velocidade do procedimento se mostra mais alta com os dispositivos MyoSure®; entretanto, também se observou a necessidade mais alta de um procedimento operatório em duas etapas do que com TruClear®. A suíte MyoSure® (Fig. 2-27) oferece histeroscópios com diferentes tamanhos. O *Standard* MyoSure® tem diâmetro de 6 mm e tem valor por remover pólipos endometriais de qualquer tamanho e miomas submucosos de até 3 cm em menos de 10 minutos. MyoSure® LITE e REACH têm um diâmetro de 3 mm, sendo o primeiro produzido para remoção rápida de pólipos e curetagem sob visualização direta, enquanto REACH foi criado para acesso a áreas de mais difícil alcance, como o terço superior da cavidade uterina, a fim de simplesmente remover miomas com até 3 cm e pólipos com até 5 cm. MyoSure® XL vem com diâmetro maior (7 mm), para remoção adequada de miomas grandes. Todos os instrumentos MyoSure® consistem em um histeroscópio rígido com lente em bastão em 0° com compensação óptica que permite entrada de um dos dispositivos de remoção de tecido rígidos para uso único até o centro do endoscópio. Utiliza-se infusão de soro fisiológico para meio de distensão para a remoção bem-sucedida com MyoSure® usando o sistema de controle de fluidos Aquilex® (Hologic, Marlborough, EUA).[50-52] Também há um novo dispositivo manual MyoSure® com cabo ativado manualmente, que é pressionado pelo operador, evitando-se a necessidade do gerador de energia. É ideal para procedimentos em consultório.

LASER DE DIODO

Recente avanço no campo da cirurgia ginecológica lançou interesse sobre fontes alternativas de energia como opção à eletrocirurgia. Ao longo dos últimos 10 anos, o uso de *lasers* cirúrgicos para a remoção de lesões intrauterinas se tornou possível e seguro para várias patologias.

A criação da luz do *laser* se inicia quando elétrons de um meio que dispara *laser* são desafiados a trocar

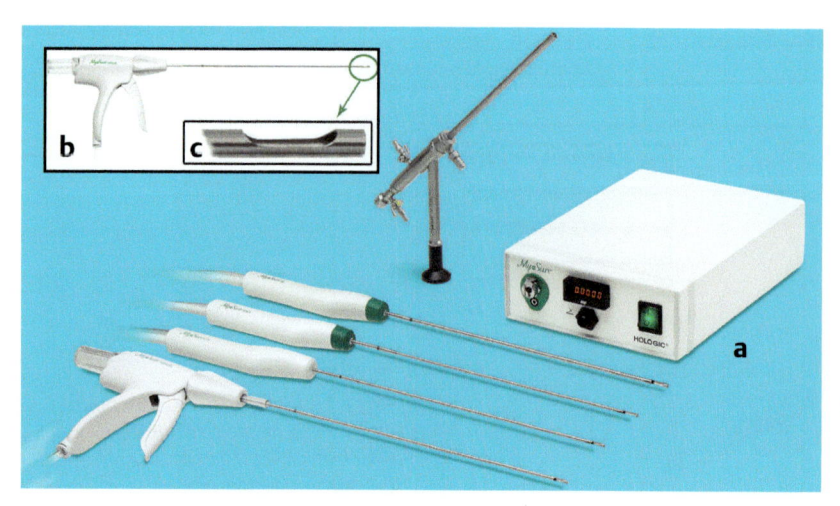

Fig. 2-27. (**a**) Sistema de remoção de tecidos MyoSure®, suíte completa de instrumentação (Hologic, Marlborough, EUA). (**b,c**) Foco na lâmina apropriada.

os níveis de energia por uma fonte de excitação. A energia luminosa é então amplificada por fótons que colidem com outros átomos excitados e, ao mesmo tempo, liberam ainda mais fótons. A luz do *laser* precisa ser refletida para frente e para trás dentro do *laser* por um par de espelhos. Quando existir suficiente luz de *laser* dentro da cavidade, pode ser aberto um obturador a fim de liberar a luz sob a forma de raio.[53]

O *laser* de diodo é o tipo de energia por *laser* mais comumente usado em histeroscopia. Incorpora um meio de ganho óptico em direção a uma cavidade óptica ressonante. O raio *laser* é criado por um sistema composto por microprocessador, que pode ajustar o fluxo de corrente elétrica pelo diodo. Uma vez criado, o raio *laser* chega à fibra óptica por um sistema óptico; essa passagem é essencial para fazer a luz chegar ao campo cirúrgico.

Sistema *Laser* Leonardo® (D.w.L.S.; Leonardo, Biolitec, Alemanha)

Até o momento, representa o *laser* de diodo mais versátil e globalmente usado. O dispositivo suporta a combinação de dois comprimentos de onda, 980 e 1.470 nm, o que permite absorção contemporânea de água e hemoglobina, aumentando a capacidade de hemostasia, vaporização e corte (Fig. 2-28).[54] Sua eficácia no consultório tem sido validada pela realização de polipectomias endometriais, miomectomia e metroplastias bem-sucedidas com redução do tempo operatório e menos recidivas. No entanto, são necessários mais estudos para explorar melhor sua aplicação.

SISTEMAS DE ARQUIVO DE DADOS

O laudo médico é parte crucial do exame histeroscópico. Juntamente com uma explicação detalhada dos procedimentos diagnóstico e operatório como um todo, deve fornecer imagens ricas em detalhes ou registro por vídeo da própria histeroscopia. Os pedidos das pacientes para documentação dos procedimentos histeroscópicos têm aumentado recentemente, principalmente por conta do alto número de ações judiciais por erro médico, bem como pelas pressões dos custos e esforços para aprimorar a qualidade do tratamento.[5]

O uso de sistemas modernos de videocâmeras e de monitores em histeroscopia tornou possível fornecer registros e vídeo do procedimento, que podem ser usados para várias finalidades. Em lugar de simplesmente ser um relatório médico, são instrumentos efetivos para ensino e podem ser usados, também, para fins científicos.[3]

Sistema NEO Compacto AIDA® (Karl Storz Endoscopy GmbH, Tuttlingen, Alemanha)

Este sistema combina alta resolução das imagens e foi criado para oferecer ao cirurgião uma grande confiabilidade e controle sobre os dados gerados (Fig. 2-29a). O sistema oferece ao clínico um arquivamento digital dos dados em vários *drives* de armazenamento (DVD, CD-ROM, chave USB, DICOM). Imagens paradas, sequências em vídeo e comentários em áudio podem ser facilmente registrados durante o procedimento.

PiEmmeMed EasyPRO® DHYS (PiEmmeMed, Treviso, Itália)

EasyPRO® é um dispositivo de captura de imagens fácil de usar que não requer experiência técnica (Fig. 2-29b). Permite capturar e manejar imagens e relatórios, criptografando-os em uma base de dados. O *software* foi criado usando as diretrizes de 2015 da Sociedade Italiana de Endoscopia Ginecológica (SEGI) e pode ser conectado à maioria das câmeras de HD e FHD.

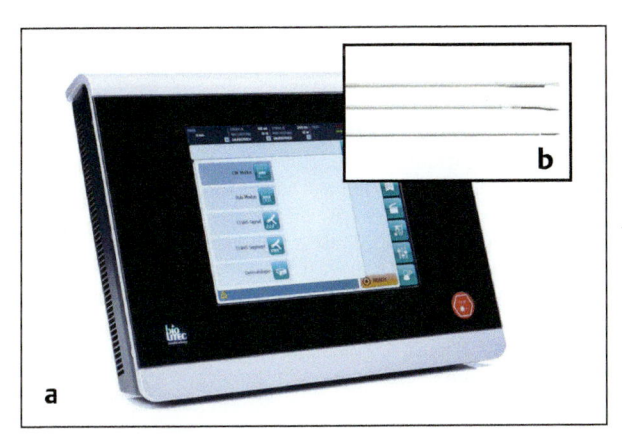

Fig. 2-28. (**a**) Sistema de *laser* Leonardo com duplo comprimento de onda Leonardo®. (D.w.L.S.; Leonardo, Biolitec, Alemanha.) (**b**) Foco nas lâminas disponíveis.

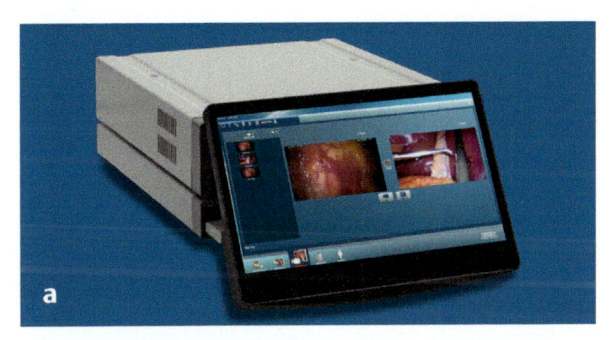

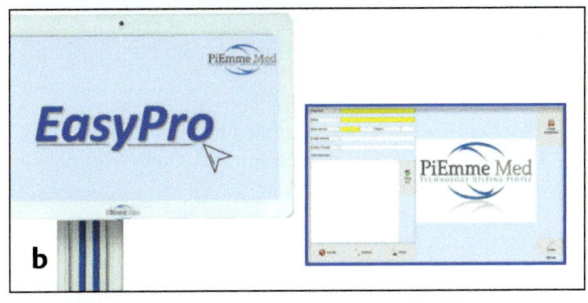

Fig. 2-29. (**a**) Sistema NEO compacto AIDA®. (Karl Storz Endoscopy GmbH, Tuttlingen, Alemanha.) (**b**) PiEmmeMed DHYS EasyPRO®. (PiEmmeMed, Treviso, Itália.)

REFERÊNCIAS BIBLIOGRÁFICAS

1. Di Spiezio Sardo A, Sharma M, Taylor A, et al. A new device for *no touch* biopsy at *no touch* hysteroscopy: the H Pipelle. Am J Obstet Gynecol. 2004;191(1):157-8.
2. Vitale SG, Bruni S, Chiofalo B, et al. Updates in office hysteroscopy: a practical decalogue to perform a correct procedure. Updates in surgery. 2020.
3. Centini G, Troia L, Lazzeri L, et al. Modern operative hysteroscopy. Minerva Ginecol. 2016;68(2):126-32.
4. Brauer MM. Plasticity in Uterine Innervation: State of the Art. Curr Protein Pept Sci. 2017;18(2):108-19.
5. Salazar CA, Isaacson KB. Office Operative Hysteroscopy: An Update. J Minim Invasive Gynecol. 2018;25(2):199-208.
6. Vitale SG, Haimovich S, Riemma G, et al. Innovations in hysteroscopic surgery: expanding the meaning of "in-office". Minim Invasive Ther Allied Technol. 2020:1-8.
7. Torok P, Molnar S, Herman T, et al. Fallopian tubal obstruction is associated with increased pain experienced during office hysteroscopy: a retrospective study. Updates Surg. 2020;72(1):213-8.
8. Vitale SG, Caruso S, Ciebiera M, et al. Management of anxiety and pain perception in women undergoing office hysteroscopy: a systematic review. Arch Gynecol Obstet. 2020.
9. Di Spiezio Sardo A, Zizolfi B, Lodhi W, et al. 'See and treat' outpatient hysteroscopy with novel fibreoptic 'Alphascope'. J Obstet Gynaecol. 2012;32(3):298-300.
10. Connor M. New technologies and innovations in hysteroscopy. Best Pract Res Clin Obstet Gynaecol. 2015;29(7):951-65.
11. Nappi C, Di Spiezio Sardo A. State-of-the-art Hysteroscopic Approaches to Pathologies of the Genital Tract: Endo-Press. 2014.
12. Di Spiezio Sardo A, Bettocchi S, Spinelli M, et al. Review of new office-based hysteroscopic procedures 2003-2009. J Minim Invasive Gynecol. 2010;17(4):436-48.
13. Bettocchi S, Ceci O, Nappi L, et al. Operative office hysteroscopy without anesthesia: analysis of 4863 cases performed with mechanical instruments. J Am Assoc Gynecol Laparosc. 2004;11(1):59-61.
14. Bettocchi S, Nappi L, Ceci O, Selvaggi L. Office hysteroscopy. Obstet Gynecol Clin North Am. 2004;31(3):641-54, xi.
15. Bettocchi S, Selvaggi L. A vaginoscopic approach to reduce the pain of office hysteroscopy. J Am Assoc Gynecol Laparosc. 1997;4(2):255-8.
16. De Wilde RL. Office Hysteroscopy: TROPHYscope CAMPO Compact Hysteroscope ((R)): Manufacturer: KARL STORZ, Tuttlingen, Germany. J Obstet Gynaecol India. 2014;64(4):301-3.
17. Bettocchi S, Di Spiezio Sardo A, Guida M, et al. Could office endometrial biopsy be accurate as EBHR for assessing the preoperative tumor grade? Eur J Surg Oncol. 2007;33(8):1047-8.
18. Meisel AE, Caicedo LM. Office Hysteroscopy, a 21st Century Technology Applied to a Developing Country in Latin America. J Minim Invasive Gynecol. 2015;22(6S):S226.
19. Vitale SG. The biopsy snake grasper sec. VITALE: a new tool for office hysteroscopy. J Minim Invasive Gynecol. 2019.
20. Di Spiezio Sardo A, Zizolfi B, Bettocchi S, et al. Accuracy of Hysteroscopic Metroplasty With the Combination of Presurgical 3-Dimensional Ultrasonography and a Novel Graduated Intrauterine Palpator: A Randomized Controlled Trial. J Minim Invasive Gynecol. 2016;23(4):557-66.
21. Umranikar S, Clark T J, Saridogan E, et al. BSGE/ESGE guideline on management of fluid distension media in operative hysteroscopy. Gynecol Surg. 2016;13(4):289-303.
22. Sethi N, Chaturvedi R, Kumar K. Operative hysteroscopy intravascular absorption syndrome: A bolt from the blue. Indian J Anaesth. 2012;56(2):179-82.
23. Siristatidis C, Chrelias C. Feasibility of office hysteroscopy through the *see and treat technique* in private practice: a prospective observational study. Arch Gynecol Obstet. 2011;283(4):819-23.
24. Siristatidis C, Chrelias C, Salamalekis G, Kassanos D. Office hysteroscopy: current trends and potential applications: a critical review. Arch Gynecol Obstet. 2010;282(4):383-8.
25. Olympus. HysteroFlow / HysteroBalance II. Safety and Comfort. [Disponível em: http://img.medical.olympus-global.com/common/pdf/products/hysteroflow-hysterobalance-ii/hysteroflow-hysterobalance-ii.pdf.
26. Hologic®. Aquilex® Fluid Management System [Disponível em: https://www.hologic.com/sites/default/files/2019-07/AW-07059-4320_009_01_Aquilex%20Fluid%20Management%20System.pdf.
27. Medtronic. Introducing the HysteroLux™ fluid management system [Available from: https://www.medtronic.com/content/dam/covidien/library/us/en/product/gynecology-products/hysterolux-product-information-brochure.pdf.
28. Karl Storz Endoskope. [Disponível em: https://www.karlstorz.com/in/en/gynecology.htm.
29. de Armendi A J, Shukry M, Strong P, Cure J A. Headlight with fiber-optic xenon light source may cause harm to patients. Am J Otolaryngol. 2010;31(1):57-8.
30. Penha FM, Maia M, Farah ME, et al. Thermal damage to a light probe using a xenon light source. Acta Ophthalmol. 2008;86(4):461-2.
31. Di Spiezio Sardo A, Calagna G, Guida M, et al. Hysteroscopy and treatment of uterine polyps. Best Pract Res Clin Obstet Gynaecol. 2015;29(7):908-19.
32. Izhar R, Husain S, Tahir S, Husain S. Fertility outcome after saline sonography guided removal of intrauterine polyps in women with unexplained infertility. J Ultrason. 2019;19(77):113-9.
33. Stamatellos I, Stamatopoulos P, Bontis J. The role of hysteroscopy in the current management of the cervical polyps. Arch Gynecol Obstet. 2007;276(4):299-303.
34. Pampalona JR, Bastos MD, Mancebo Moreno G, et al. Outpatient Hysteroscopic Polypectomy: Bipolar Energy System (Versapoint(R)) versus Mechanical Energy System (TRUCLEAR System(R)) - Preliminary Results. Gynecol Obstet Invest. 2015;80(1):3-9.
35. Vilos GA. Intrauterine surgery using a new coaxial bipolar electrode in normal saline solution (Versapoint): a pilot study. Fertil Steril. 1999;72(4):740-3.
36. Lagana AS, Vitale SG, Muscia V, et al. Endometrial preparation with Dienogest before hysteroscopic surgery: a systematic review. Arch Gynecol Obstet. 2017;295(3):661-7.
37. Vitale SG, Caruso S, Vitagliano A, et al. The value of virtual reality simulators in hysteroscopy and training capacity: a systematic review. Minim Invasive Ther Allied Technol. 2019:1-9.
38. Berg A, Sandvik L, Langebrekke A, Istre O. A randomized trial comparing monopolar electrodes using glycine 1.5% with two different types of

bipolar electrodes (TCRis, Versapoint) using saline, in hysteroscopic surgery. Fertil Steril. 2009;91(4):1273-8.
39. Shin HJ, Na HS, Han JY, Hwang JW. A Comparison of hemostatic properties between monopolar and bipolar hysteroscopic surgery using rotational thromboelastometry: a randomized trial. Gynecol Obstet Invest. 2019;84(6):568-74.
40. Tammam AE, Ahmed HH, Abdella AH, Taha SA. Comparative study between monopolar electrodes and bipolar electrodes in hysteroscopic surgery. J Clin Diagn Res. 2015;9(11):QC11-3.
41. Dyrbye BA, Overdijk LE, van Kesteren PJ, et al. Gas embolism during hysteroscopic surgery using bipolar or monopolar diathermia: a randomized controlled trial. Am J Obstet Gynecol. 2012;207(4):271 e1-6.
42. Geidel S, Lass M, Boczor S, et al. Monopolar and bipolar radiofrequency ablation surgery: 3-year experience in 90 patients with permanent atrial fibrillation. Heart Surg Forum. 2004;7(5):E398-402.
43. Papalampros P, Gambadauro P, Papadopoulos N, et al. The mini-resectoscope: a new instrument for office hysteroscopic surgery. Acta Obstet Gynecol Scand. 2009;88(2):227-30.
44. Roy KK, Lingampally A, Kansal Y, et al. A pilot study comparing hysteroscopic adhesiolysis by conventional resectoscope versus mini-resectoscope. Oman Med J. 2017;32(6):492-8.
45. Casadio P, Gubbini G, Morra C, et al. Channel-like 360 degrees Isthmocele Treatment with a 16F Mini-Resectoscope: A Step-by-step Technique. J Minim Invasive Gynecol. 2019;26(7):1229-30.
46. Ceci O, Franchini M, Cannone R, et al. Office treatment of large endometrial polyps using truclear 5C: Feasibility and acceptability. J Obstet Gynaecol Res. 2019;45(3):626-33.
47. Pakrashi T, Ressler IB, Sroga JM, et al. Hysteroscopic enucleation of type II submucosal uterine leiomyomas using a TRUCLEAR hysteroscopic morcellator: case report and review of the literature. J Laparoendosc Adv Surg Tech A. 2013;23(4):378-82.
48. Bigatti G, Ansari S H, Di W. The 19 Fr. Intrauterine Bigatti Shaver (IBS(R)): a clinical and technical update. Facts Views Vis Obgyn. 2018;10(3):161-4.
49. Ansari SH, Bigatti G, Aghssa MM. Operative hysteroscopy with the Bigatti shaver (IBS (R)) for the removal of placental remnants. Facts Views Vis Obgyn. 2018;10(3):153-9.
50. Georgiou D, Tranoulis A, Jackson TL. Hysteroscopic tissue removal system (MyoSure) for the resection of polyps, sub-mucosal leiomyomas and retained products of conception in an out-patient setting: A single UK institution experience. Eur J Obstet Gynecol Reprod Biol. 2018;231:147-51.
51. Liang Y, Ren Y, Wan Z, et al. Clinical evaluation of improved MyoSure hysteroscopic tissue removal system for the resection of type II submucosal myomas. Medicine (Baltimore). 2017;96(50):e9363.
52. Rajesh SK, Guyer C. Myosure hysteroscopic morcellation for the management of submucous fibroids in an out-patient hysteroscopy setting. J Minim Invasive Gynecol. 2015;22(6S):S102-S3.
53. Shoffel-Havakuk H, Lahav Y, Davidi ES, et al. The role of separate margins sampling in endoscopic laser surgery for early glottic cancer. Acta Otolaryngol. 2016;136(5):491-6.
54. Haimovich S, Lopez-Yarto M, Avila JU, et al. Office hysteroscopic laser enucleation of submucous myomas without mass extraction: a case series study. Biomed Res Int. 2015;2015:905204.

MÉTODOS DE PROCESSAMENTO DE PRODUTOS PARA SAÚDE COM ÊNFASE EM PROCEDIMENTOS GINECOLÓGICOS MINIMAMENTE INVASIVOS

CAPÍTULO 3

Leia Regina Laureano Rosa
Leidiana da Conceição Nascimento Soares

INTRODUÇÃO

Os instrumentais para procedimentos de histeroscopia recebem pontuação de alto risco no que diz respeito à dificuldade de limpeza por conta de suas complexas conformações. Segundo a Association for the Advancement of Medical Instrumentation (AAMI), o *design* de um produto para a saúde é um fator importante que interfere na efetividade do processo de limpeza, tanto manual quanto automatizado.

São considerados artigos difíceis de limpar (Fig. 3-1) aqueles que apresentam lúmen longo e estreito (1 m de comprimento e 1 mm de diâmetro), múltiplos canais internos, válvulas, frestas, articulações, superfícies rugosas, irregulares ou porosas, braçadeiras que não podem ser abertas, peças de metal com encaixes complexos, pinças não desmontáveis, junções de bainhas, empunhadeiras, conexões do tipo *luer-lock*, ângulos etc. Grande parte dos instrumentais laparoscópicos são considerados difíceis de limpar, por apresentarem muitas das características citadas como dificultadoras do processo de limpeza.[1,2]

A Central de Material e Esterilização (CME) é o serviço responsável por processar os materiais a serem utilizados em cirurgias e diversos procedimentos nos Serviços de Saúde (SS). A essência da CME consiste em promover materiais livres de contaminação para serem utilizados nos mais diversos procedimentos em pacientes. Neste serviço são lavados, preparados, acondicionados, desinfetados, esterilizados e distribuídos todos os materiais para as unidades de internação, centro cirúrgico, ambulatórios e todas as unidades onde necessitem de materiais processados.[3]

Para auxiliar os profissionais a escolherem a melhor estratégia de limpeza e a esterilização dos instrumentos cirúrgicos, Spaulding HE,[4] em 1968, desenvolveu um método de classificação de itens de acordo com os graus de risco de infecção para os pacientes (Quadro 3-1).

ESTRUTURA ORGANIZACIONAL

A área física de uma CME deve ser planejada, projetada, construída, reformada e mantida para responder aos requisitos dos processos e atividades que nela são executadas, traduzidos na forma de programa de necessidades e refletidos em suas dimensões,

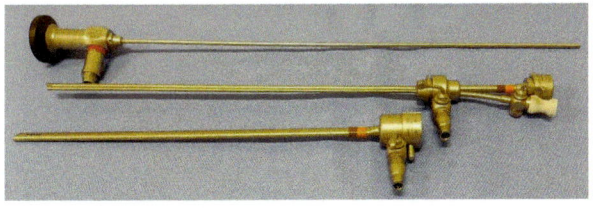

Fig. 3-1. Histeroscópio.

Quadro 3-1. Classificação de Produtos para Saúde Segundo o Risco Potencial de Infecção[4]

Criticidade	Tipos de contato	Processo
Não crítico	PPS que entram em contato com pele íntegra ou não entram em contato com o paciente	Desinfecção de baixo nível ou médio nível
Semicrítico	PPS que entram em contato com pele não íntegra ou mucosas íntegras colonizadas	Desinfecção de alto nível ou esterilização
Crítico	PPS utilizados em procedimentos invasivos com penetração de pele e mucosas adjacentes, tecidos subepteliais e sistema vascular, incluindo todos os produtos para saúde que estejam diretamente conectados com esses sistemas	Esterilização

instalações, materiais, condições de conforto ambiental, ergonomia, mobiliários e equipamentos, energia e incorporação tecnológica.[5]

O processamento dos produtos para saúde constituía prática de descontaminar e preparar materiais utilizados no apoio ao diagnóstico/terapia e na assistência aos pacientes, como cirurgias, procedimentos e alguns tipos de exames, de forma a garantir a reutilização ou descarte seguro destes produtos em serviços prestados por profissionais de saúde em hospitais, clínicas, consultórios médicos, entre outros.[6]

Relacionamos os principais instrumentais que dão assistência às histeroscopias diagnósticas ou cirúrgicas e o método de processamento a que deverão ser submetidos (Quadro 3-2 e Fig. 3-2).

O fluxograma da Figura 3-3 mostra o esquema das etapas de processamento recomendadas para a realização segura dos procedimentos histeroscópicos, seja no âmbito hospitalar ou ambulatorial, por meio de estabelecimentos autônomos especializados denominados consultórios, que realizam atividades especializadas relativas a uma ou mais unidades funcionais.[7]

Quadro 3-2. Tipos de Materiais × Processamento

Procedimento	Descrição do material	Método de processamento
Histeroscopia diagnóstica	Óticas de histeroscopia (2,9 ou 4 mm)	Desinfecção de alto nível ou esterilização
	Instrumental histeroscópico acessório como as camisas diagnósticas e camisas internas	Desinfecção de alto nível ou esterilização
	Instrumental médico acessório: tesouras e pinça para biópsia	Esterilização
Histeroscopia cirúrgica	Óticas de histeroscopia (2,9 ou 4 mm)	Desinfecção de alto nível ou esterilização
	Instrumental ressectóscopico acessório como elemento de trabalho, camisas interna e externa	Desinfecção de alto nível ou esterilização
	Alças de ressecção e coagulação	Esterilização
	Velas de Hegar ou velas de Denniston para dilatação do colo, pinças Pozzi, Cherron, histerômetro, espéculos, porta-agulha, tesouras e pinças anatômicas	Esterilização

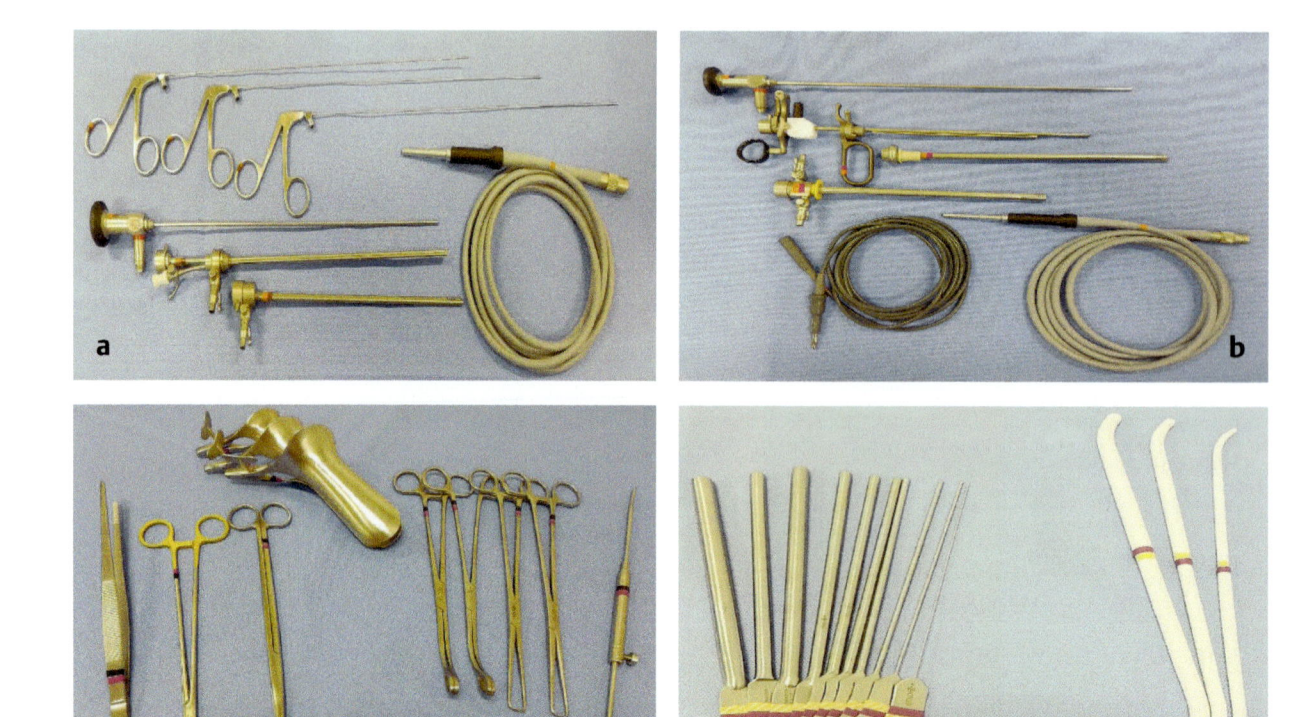

Fig. 3-2. (**a**) Ressectoscópio. (**b**) Histeroscópio. (**c**) Produtos acessórios para saúde. (**d**) Dilatadores de Hegar e de Denniston.

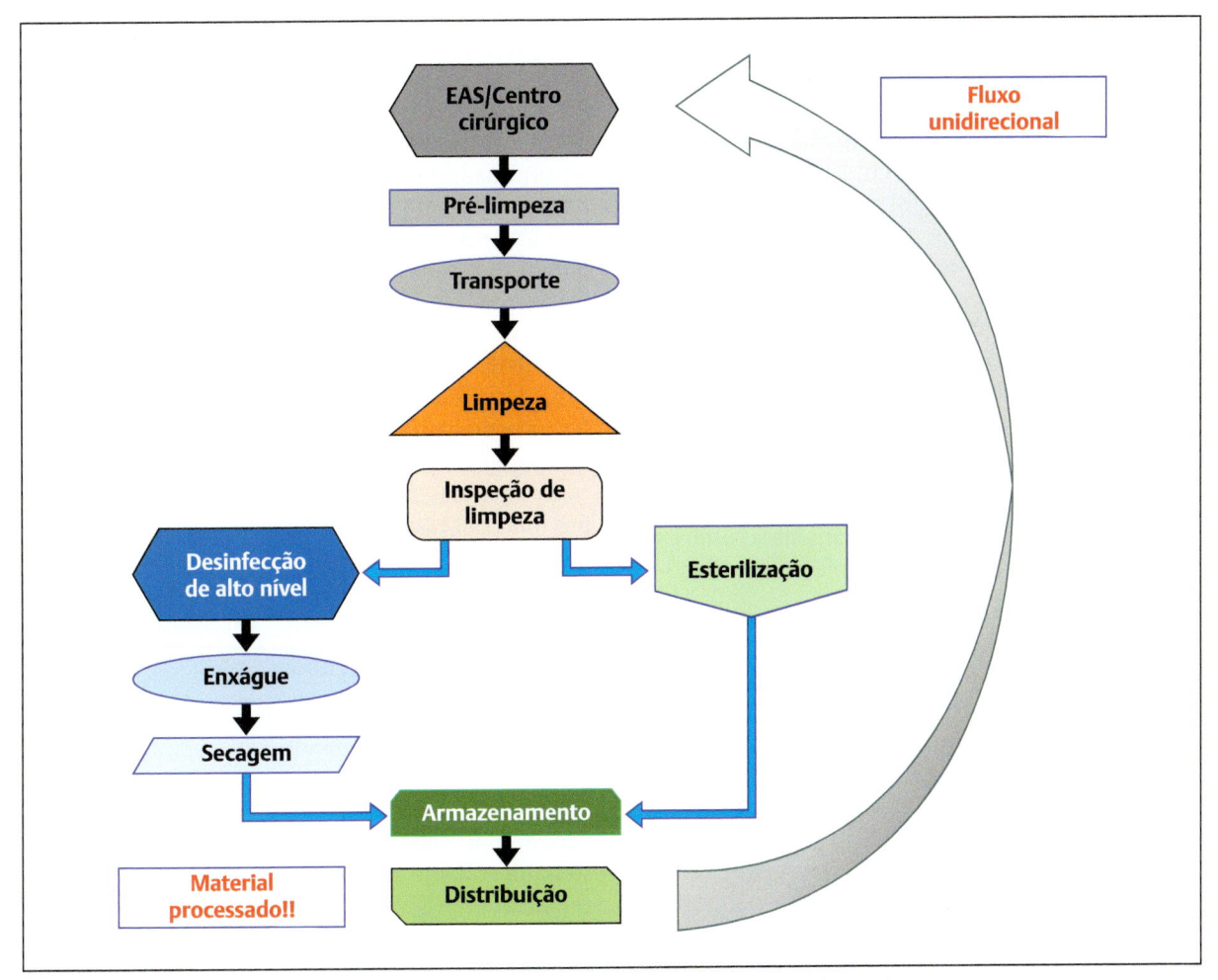

Fig. 3-3. Fluxograma de processamento dos produtos para saúde em EAS ou nas unidades hospitalares.

ETAPAS DO PROCESSAMENTO

O processamento de produtos compreende as diversas etapas de pré-limpeza, limpeza, desinfecção, esterilização e outros processos aplicáveis aos produtos para saúde, como instrumentais cirúrgicos, endoscópios dos mais diversos tipos, pinças, materiais utilizados nas mais diversas especialidades. Envolve, portanto, diferentes tipos de profissionais e serviços de saúde.[6]

Pré-Limpeza

Deve ser realizada imediatamente após o término do procedimento histeroscópico onde se deve retirar a sujidade grosseira da superfície externa do material com gaze, compressa umedecida em solução de limpeza[8] com o objetivo de reduzir a matéria orgânica e evitar a adesão de microrganismos e formação de biofilme na estrutura do material.[9]

Transporte

Consiste em transportar o material para a sala de processamento, prevenindo a contaminação da sala de procedimento onde o material deve ser acondicionado em recipiente fechado exclusivo para este fim, rígido, liso, com sistema de fechamento estanque, e que permita o transporte sem danificar a estrutura do material, evitando danos funcionais e que possam ocorrer em virtude da fragilidade dos instrumentais, principalmente, no que se trata das óticas. O recipiente fechado também evita a propagação de contaminação cruzada (Fig. 3-4).[10]

Limpeza

A limpeza é a etapa fundamental do Processamento de Produtos para Saúde (PPS).[11] Segundo a Resolução da Diretoria Colegiada (RDC) da Agência Nacional de Vigilância Sanitária (ANVISA), lançada em 15 de março de 2012,[10] a limpeza consiste na remoção

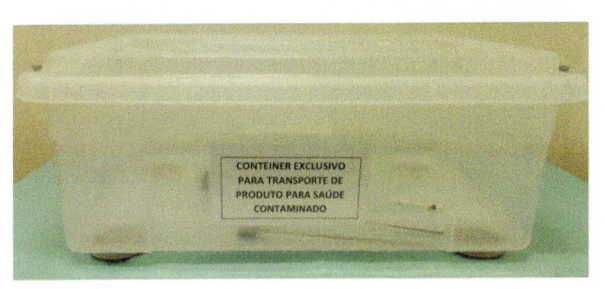

Fig. 3-4. Recipiente de transporte de produtos para saúde.

de sujidades orgânicas e inorgânicas, redução da carga microbiana presente nos produtos para saúde, utilizando água, detergentes, produtos e acessórios de limpeza por meio de ação mecânica (manual ou automatizada), atuando em superfícies internas (lúmens) e externas, de forma a tornar o produto seguro para manuseio e preparar para desinfecção ou esterilização.

Na etapa da limpeza devem ser empregados meios mecânicos (fricção), físicos (temperatura), e químicos (saneantes).[3] Utilizando-se os três meios aumenta a eficácia da limpeza, podendo ser utilizada de forma:[12]

- *Manual:* lavagem com água, sabão neutro, detergentes alcalinos ou enzimáticos com auxílio de dispositivos como escovas;
- *Automatizada:* auxílio de equipamentos como lavadora ultrassônica ou termodesinfetadoras (Fig. 3-5).

Nenhum PPS pode sofrer ação de desinfecção ou esterilização sem antes passar adequadamente pela limpeza, pois a presença de resíduos orgânicos (sangue, soro, secreção, fezes, fragmentos de tecido, *biofilme* de elevada carga microbiana) ou resíduos inorgânicos (minerais, gesso, resinas e produtos químicos) compromete a eficiência do processamento de várias formas.[13,14]

O processo de pré-lavagem e lavagem é tão importante quanto os demais processos e necessita da atenção e conhecimento do profissional que o executa. Dada a fragilidade de determinados PPS, o profissional deverá selecionar o método adequado ao processar material de videocirurgia, pois o método automatizado de lavagem por ultrassônica é contraindicado para a lavagem de óticas, uma vez que as ondas do ultrassom podem causar danos ao componente ótico, descolando o cimento/cola utilizado na fixação das lentes.[15]

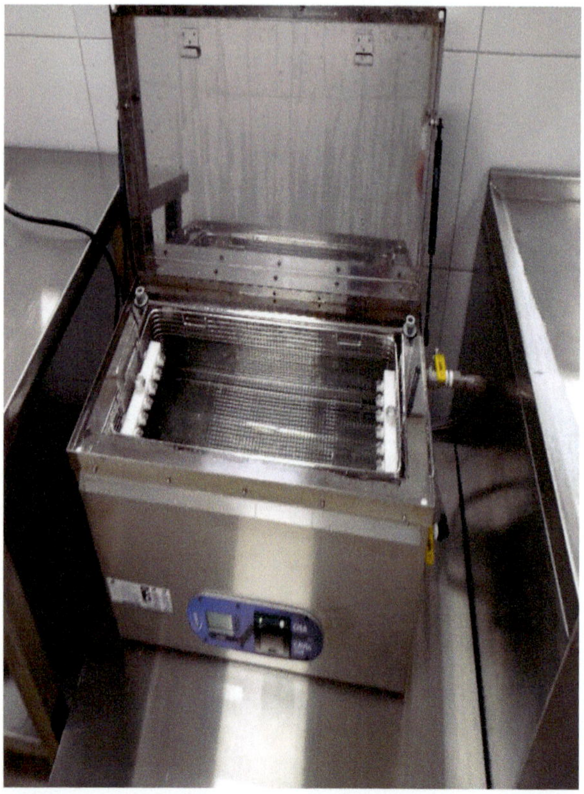

Biofilme

Uma das principais preocupações no que se refere à limpeza de instrumentais é a formação de biofilme, que consiste em multicamadas de microrganismos como bactérias ou fungos que, agrupados e envolvidos por material extracelular amorfo, composto de polissacarídeos de origem bacteriana, têm a função de unir as células firmemente à superfície dos biomateriais e, entre elas, formar uma matriz extracelular composta de carboidratos, proteínas, DNA extracelular e detritos de células mortas.[3,13,16,17]

A forte adesão dos biofilmes nos materiais dificulta sua remoção, tornando a etapa da limpeza mais complexa. Logo, é fundamental a fricção por meio de escovas (limpeza manual), utilização do ultrassom ou jatos de água sob pressão (limpeza automatizada), pois só a imersão em produtos saneantes é ineficaz para remoção.[3,13,18,19]

Qualidade da Água

A água é um elemento essencial ao processo de limpeza e deve atender, minimamente, aos padrões de potabilidade segundo a Portaria 1.469, de 29 de dezembro de 2000[20] do Ministério da Saúde.

Segundo as recomendações da AAMI[21] sobre a qualidade da água exigida para os materiais críticos, deve ser feito pelo menos o enxágue final em água deionizada ou osmose reversa e indicar o enxágue de materiais semicríticos com água potável e mole ou água tratada, de acordo com os riscos associados ao procedimento e complexidade dos materiais.

Os SS devem medir esforços para disponibilizar água purificada (destilada ou de osmose reversa) nos pontos da área de limpeza do CME e no abastecimento das lavadoras e das autoclaves. Isso, sem dúvida, será um aspecto a mais na segurança no processamento, assim como benefício para conservação dos materiais e equipamentos.[3,19,21,22]

Quando a água apresenta qualidade insatisfatória, além de prejuízos ao processamento do instrumental, pode provocar os seguintes efeitos: oxidação do instrumental cirúrgico e mudança na coloração e machas nos instrumentais de diversas cores: marrom (lembram a ferrugem e dão a impressão de que existem resíduos de matéria orgânica), azul e arco-íris.[19,22-24]

Fig. 3-5. Lavadora ultrassônica – automatizada (Hospital Glória D'Or – RJ).

Detergentes

Detergentes são compostos, geralmente, por agentes surfactantes que diminuem a tensão superficial da água, favorecendo a remoção da sujidade. À disposição dos serviços de saúde existem diversas opções de detergentes, alcalinos ou enzimáticos regularizados junto à ANVISA.

A definição do detergente adequado garante a segurança do processo. As variáveis que devem ser levadas em consideração permeiam entre a indicação do uso e as restrições dos PPS, prevenindo danos ao material, à eficiência, garantindo a eficácia da limpeza, a forma de uso e, por fim, o custo.[11]

Enzimático

Os detergentes enzimáticos possuem enzimas que facilitam a quebra na matéria orgânica. São proteínas que agem como catalisadores nas reações bioquímicas, ou seja, aumentam a velocidade das mesmas. Estas são reações de decomposição, de degradação das estruturas moleculares complexas em estruturas mais simples, facilitando a dissolução da sujidade. As enzimas têm capacidade de agir sob o sangue, gordura, muco, saliva e proteínas em geral.[25]

Alcalinos

Apresentam pH de 9 a 14 utilizado para limpeza em decorrência da capacidade de solver proteínas e gorduras. Os detergentes alcalinos promovem o deslocamento de resíduos por emulsificação, saponificação e peptização. Deve-se solicitar aos fabricantes os laudos de irritabilidade e corrosão realizados em laboratórios especializados. Em geral demandam maior temperatura para atingir níveis ideais de ação (entre 60 e 70° C).[13,19,26]

DESINFECÇÃO

O conceito de desinfecção envolve a eliminação de microrganismos patogênicos, na forma vegetativa, presentes nos produtos para saúde, com exceção dos esporos bacterianos, permitindo o uso seguro e reduzindo o risco de infecções através da capacidade de seus desinfetantes de destruir o metabolismo celular dos grupos de microrganismos em forma vegetativa, ao penetrarem em sua membrana celular.[27,28]

Este método possui uma classificação que varia de acordo com seu espectro de ação sobre os microrganismos, podendo ser alto nível, nível intermediário e baixo nível; porém, neste capítulo, o foco de abordagem será a **desinfecção de alto nível**, o mais indicado para preparo de instrumentais de endoscopia ginecológica.[19,21,27-29]

Tipos de Desinfecção

Podem ser **físicos,** onde ocorre a ação térmica pelo termo desinfetadoras; **químicos,** que se dá pelo uso de desinfetantes químicos; e **físico-químicos,** onde há a associação dos métodos citados anteriormente. Existem no mercado diversos modelos e acessórios de equipamentos para desinfecção de PPS, todos devem ser registrados na ANVISA.[10,14,19,21,27,28,30]

Desinfecção de Alto Nível

A desinfecção de alto nível poderá ser alcançada por métodos automatizados ou métodos manuais, a ser de escolha do profissional de saúde devidamente treinado, levando em consideração a correta classificação de criticidade dos PPS.

Desinfecção Automatizada

É feita pelo contato do PPS com água em ebulição na temperatura e tempo a serem determinados pelo fabricante do desinfetante. Por exemplo, as lavadoras com jatos de água sob pressão (termo desinfetadora ou sanitarizadora – Fig. 3-6);[31]

Desinfecção Manual

Ocorre por meio da imersão total do artigo em produto químico específico e o tempo de imersão deverá ser determinado pelo fabricante; após a imersão deverá ser lavado em água corrente de modo abundante, a fim de retirar resíduos dos saneantes, secar, acondicionar e armazenar para uso (Fig. 3-7).[31]

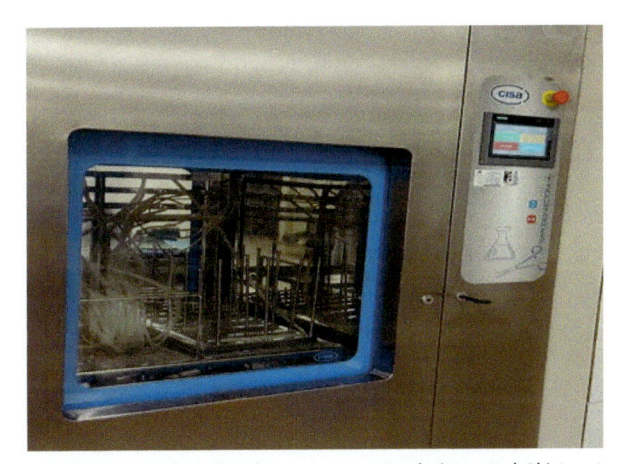

Fig. 3-6. Termodesinfetadora – automatizada (Hospital Glória D'Or – RJ).

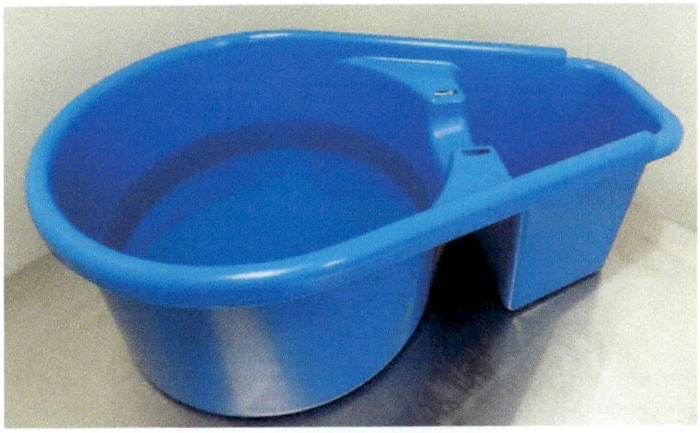

Fig. 3-7. Recipiente para desinfecção manual.

Principais Princípios Ativos para Desinfecção

Durante o processo de escolha da solução[16,19,21,27,30] a ser usado para a desinfecção dos PPS, é importante levar em consideração fatores como a aprovação para uso do germicida pelos fabricantes de materiais delicados, poder de corrosão, odor e ocorrência de manchas nos materiais, estabilidade, custo, praticidade no uso e tempo de processo.

Neste contexto, os princípios ativos indicados são o glutaraldeído, ortoftaldeído e o ácido peracético, citados a seguir.

Glutaraldeído

Esta classe de desinfetante é um dialdeído de amplo espectro de ação, possui estabilidade e, em geral, apresenta boa compatibilidade com as mais variadas matérias-primas de materiais e equipamentos médico-hospitalares. É uma solução aquosa de glutaraldeído com pH ácido que necessita ser ativada pelo acréscimo de um agente alcalinizante, atingindo um pH entre 7,5 e 8,5 para que a ocorra a ação de destruição e morte de microrganismos. Seu mecanismo de ação se dá pela alteração do RNA, DNA e síntese proteica (Quadro 3-3).[27,28,30,32]

Estudos têm mostrado que o glutaraldeído não possui efeitos teratogênicos, carcinogênicos ou na saúde reprodutiva dos expostos, e mostram que, nos profissionais de saúde, a exposição a níveis elevados de vapores de glutaraldeído pode ser relacionada à irritação de membranas e mucosas nas vias aéreas superiores, sintomas pulmonares, além de dermatite por contato.[33,34]

Ortoftaldeído

Esta solução é composta por 0,55% de 1,2-benzenodicarboxaldeído (OPA) e age pela interação com aminoácidos, proteínas e microrganismos (Quadro 3-4).[27,32,35]

Ácido Peracético

Este princípio ativo possui sua síntese mais comum pela associação de ácido acético ao peróxido de hidrogênio, com uma rápida ação microbicida que age por desnaturação e oxidação de proteínas, enzimas e outros metabólitos e pela ruptura de parede celular (Quadro 3-5).[27,14,32,36]

ESTERILIZAÇÃO

É conceituada como o processo de destruição de todas as formas de vida microbiana, como bactérias em sua forma vegetativa e esporulada mediante sua exposição a processos físicos, químicos e físico-químicos de esterilização.[37] Assim, um produto para saúde é considerado estéril[31] quando a probabilidade de sobrevivência dos microrganismos é menor que 10^{-6}, ou seja, para cada 1 milhão de microrganismos existe a probabilidade de que haja 1 vivo, que não causa infecção por não ter colonização nem virulência suficiente para tal.

Quadro 3-3. Glutaraldeído[27,28,30,32]

Vantagens	Desvantagens
- Não é corrosivo a metal - Não danifica equipamentos óticos, borrachas ou plásticos - À temperatura ambiente, mantém sua estabilidade	- Após a ativação, o tempo de vida da solução é limitado - Causa toxicidade para pacientes, profissionais e meio ambiente - Contraindicado para o processamento de PPS de assistência ventilatória

Quadro 3-4. Ortoftaldeído[19,27,28,32]

Vantagens	Desvantagens
- Excelente ação micobactericida (superior à do glutaraldeído) - Não precisa de ativação - Excelente compatibilidade com matérias-primas de PPS e equipamentos médico-hospitalares	- Formação de manchas escurecidas nos materiais, pele, mucosa, roupas e superfícies ambientais - Exposições repetidas podem causar hipersensibilidade em alguns pacientes com câncer de bexiga - Maior custo quando comparado ao glutaraldeído

Quadro 3-5. Ácido Peracético[27,32,36]

Vantagens	Desvantagens
- Baixa toxicidade - Esporicida mesmo em baixa temperatura - Pode ser utilizado em desinfecção manual para PPS de assistência ventilatória	- Possui poder corrosivo em aço comum, latão, cobre, bronze e ferro galvanizado - Uso clínico limitado - Dano potencial para os olhos para a pele

Embora existam diversos métodos para a esterilização de PPS, neste capítulo destacam-se:

- *Método físico por vapor úmido saturado sob pressão:* justificado pela acessibilidade tanto em consultórios médicos, clínicas e hospitais por meio de equipamentos chamados autoclaves, que podem ser de bancada e que variam entre 4 a 100 litros, até tamanhos maiores que podem chegar acima da capacidade de 1.000 litros, que são aplicáveis ao âmbito hospitalar;
- *Método físico-químico por esterilização em peróxido de hidrogênio (vaporizado ou plasma), que trabalha com baixa temperatura entre 45 e 55° C:* justificado por apresentar maior compatibilidade para materiais médico-hospitalares sensíveis a altas temperaturas.[38]

Vapor Saturado sob Pressão

O processo de esterilização pelo vapor é efetuado em vasos de pressão denominados autoclaves. O equipamento consiste em uma câmara de aço inoxidável, contendo ainda válvula de segurança, manômetro de pressão e indicador de temperatura.[5] Seu mecanismo de ação se dá pela água, gerando vapor úmido, que é o seu agente esterilizante e que leva à morte microbiana por meio de termo coagulação e desnaturação das enzimas e proteínas (Fig. 3-8).[39]

Os parâmetros essenciais do processo de esterilização são: vapor, pressão, temperatura e tempo. Geralmente as temperaturas variam entre 121° a 135° C. O calor úmido é mais eficiente que o calor seco, porque a presença de água afeta significativamente a temperatura de coagulação de proteínas e a temperatura em que os microrganismos são destruídos.[13]

Apresenta alta eficiência, pois tem ação microbicida em curto período de exposição, baixo risco ocupacional, menor custo operacional e compatível com diversos tipos de matérias-primas dos produtos para saúde, sendo o método mais utilizado por reunir diversos benefícios.[30] Porém, está contraindicado para materiais termossensíveis, realizando o processo de esterilização em um ciclo mais longo quando comparado ao método de esterilização por vapor/plasma de peróxido de hidrogênio (VPPH).

Peróxido de Hidrogênio

O agente esterilizante deste método é o peróxido de hidrogênio,[40] que faz uso de meios físico-químicos em baixa temperatura para realizar o processo de esterilização por autoclave própria, produzindo plasma por meio do substrato de peróxido de hidrogênio bombardeado por ondas de radiofrequência. Sua ação baseia-se na degradação do próprio peróxido, em forma de radicais livres responsáveis pela eliminação dos microrganismos. Não é tóxico, pois sua decomposição gera água e oxigênio (Fig. 3-9).

Apresenta-se como alternativa de alta eficácia no processamento de materiais termossensíveis, como alguns materiais utilizados em endoscopia ginecológica, e além de realizar o processo de esterilização em um ciclo mais curto, ele permite a liberação imediata do PPS.[41]

Embora apresente as vantagens acima, é um método que requer embalagens sintéticas especiais, pois é incompatível com substâncias que absorvem o peróxido de hidrogênio como: celulose, tecidos de algodão e líquidos; tornando o custo elevado. Outro fator limitante[41] é a capacidade reduzida de sua câmara de esterilização comparada a uma câmara de autoclave por vapor saturado sob pressão (Quadro 3-6).

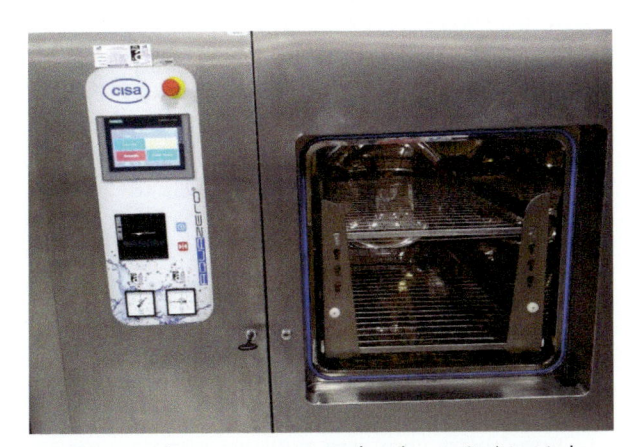

Fig. 3-8. Autoclave por vapor saturado sob pressão (Hospital Glória D'Or – RJ).

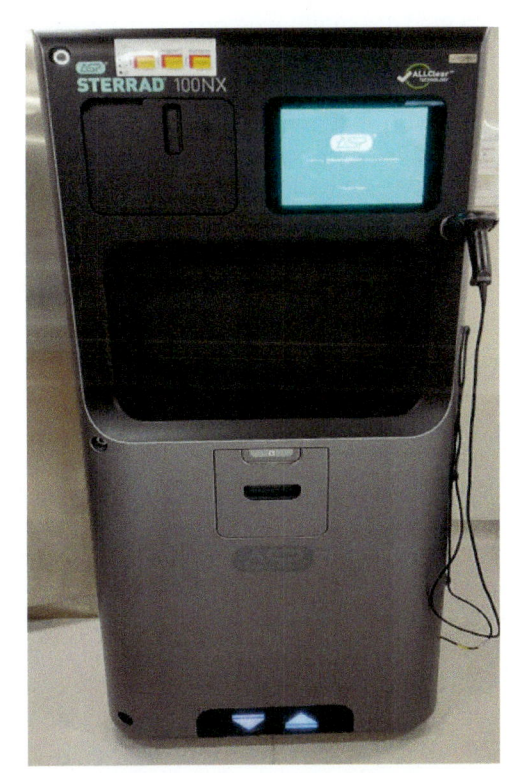

Fig. 3-9. Autoclave por peróxido de hidrogênio (Hospital Glória D'Or – RJ).

Quadro 3-6. Vantagens e Desvantagens dos Métodos de Esterilização a Baixa Temperatura Usados nos Serviços de Saúde[30,40,41]

Método de esterilização	Benefícios	Limitações
Peróxido de hidrogênio	Tempo curto de ciclo e liberação imediata do PPS	Incompatível com substâncias que absorvem o vapor peróxido de hidrogênio como celulose, tecidos de algodão e líquidos
	Baixo risco de toxicidade	Requer embalagens sintéticas especiais que possuem custo mais elevado em relação a outros invólucros
	Pequeno risco de exposição ocupacional e ambiental	Câmaras de esterilização com espaço físico menor comparado a uma câmara de autoclave por vapor saturado sob pressão
Vapor saturado sob pressão	É um processo econômico, de fácil controle de qualidade	Dependendo do fabricante do artigo, pode promover um efeito de oxidação e danos nas fibras ópticas
	Não deixa resíduos tóxicos nos materiais submetidos ao processo	Ciclo de esterilização extenso comparado ao ciclo de peróxido de hidrogênio
	Destruição de esporos microbianos em curto período de exposição	Incompatível com a esterilização de compostos líquidos

ARMAZENAMENTO

Instrumentais destinados a videocirurgias possuem características específicas de alta sensibilidade ao dano por quedas e avarias por serem compostas de fibras e lentes de vidro e por terem uma composição complexa com lúmens estreitos e delicados passíveis de sofrerem arranhaduras e deformidades com facilidade.

Neste sentido enfatiza-se o adequado armazenamento de forma a se prevenir de possíveis danos por meio de medidas como: acomodar os materiais em recipientes rígidos que permitam a adequada acomodação destes, evitando sua mobilidade durante o transporte; acondicionar cabos de fibra ótica em bandejas com pontas protegidas, não empilhar caixas pesadas sobre materiais delicados como os de histeroscópios, ressectoscópios e óticas.

Para prática segura de armazenagem de material esterilizado ou desinfectado, recomendam-se medidas gerais para os PPS:[42]

- Deverão ser submetidos à manipulação mínima;
- Armazenados em local limpo e seco, sob a proteção da luz solar, de acesso restrito, onde não haja a circulação de pessoas;
- Organizados em prateleiras ou cestos aramados de material não poroso e resistente à limpeza úmida e uso de produtos saneantes, sem empilhamento e com fácil identificação;
- Os PPS submetidos ao processo de desinfecção para serem utilizados deverão ser envoltos em manta ou campo limpo e seco, acondicionados em recipiente rígido com tampa que forneça barreira eficiente para proteção de partículas, fluidos e microrganismos até o seu uso, a validade deverá ser definida de acordo com o protocolo institucional validado.

TERCEIRIZAÇÃO DO SERVIÇO DE ESTERILIZAÇÃO

A terceirização de serviços de esterilização tem sido adotada por alguns serviços de saúde que não atendem aos requisitos estabelecidos pela ANVISA para o processamento de PPS.

Atualmente o mercado oferece este tipo de serviço atendendo às normas nacionais e internacionais nos processos de esterilização, onde os materiais a serem esterilizados são recolhidos no serviço de saúde para uma sede própria da empresa processadora e o material é devolvido esterilizado, pronto para o uso.[11]

A contratação deste meio deve ser cercada de cuidados e permeada pelo princípio da responsabilidade compartilhada, sendo de grande importância o engajamento das partes envolvidas para que haja o controle e a fiscalização do serviço contratado.[43,44]

CONSIDERAÇÕES FINAIS

Após a ocorrência do surto de infecções por Micobactérias de Crescimento Rápido (MCR) em 2006/2007,[45] que fora associada, principalmente, à realização de procedimentos cirúrgicos e diagnósticos por videoscopias, conforme investigações nos serviços de saúde, foram identificadas falhas no processamento de produtos para saúde e no emprego dos saneantes líquidos.

Observou-se a necessidade de criar processos e estabelecer orientações por meio de resoluções e fluxos que atendessem com maior segurança as etapas de processamento, considerando que a limpeza prévia do instrumental é essencial à eficácia de qualquer método que envolva a ciência da desinfecção e esterilização dos produtos para saúde[46].

Conclui-se, com este capítulo, que para execução de procedimentos minimamente invasivos, o instrumental adequado e em boas condições é preceito essencial para realização de qualquer diagnóstico/cirurgia histeroscópica e que o principal papel do profissional que manipula estes materiais é possuir o conhecimento técnico científico competente para coordenar todas as etapas, desde a pré-limpeza até a sua utilização, levando segurança ao processamento e contribuindo diretamente para a diminuição do risco de infecções hospitalares.

REFERÊNCIAS BIBLIOGRÁFICAS

1. Oliveira AC, Faria COC, Santos RO, et al. Validação do protocolo de limpeza manual dos instrumentais videolaparoscópicos em hospital universitário. Rev SOBECC (São Paulo). 2014 Out-Dez;19(4):201-6.
2. Association for the Advancement of Medical Instrumentation (AAMI). Technical Information Report n. 30. A compendium of process, materials, tests methods and acceptance criteria for cleaning reusable medical devices. Arlington, Virginia. AAMI;2011:15.
3. Ribeiro SMCP, Padoveze MC, Graziano KU. Associação Paulista de Estudos e Controle de Infecção Hospitalar (APECIH). Limpeza Desinfecção e Esterilização de Artigos em Serviços de Saúde. São Paulo: Edição; 2010. p. 371.
4. Spaulding EH. Chemica ldisinfection of medical and surgical materials. In: Block SS. (Ed.) Disinfection, sterilization and preservation. Philadelphia: Lea Fabiger; 1968. pp. 517-31.
5. Associação Brasileira de Enfermeiros de Centro Cirúrgico, Recuperação Anestésica e Centro de Material e Esterilização (SOBECC). Práticas recomendadas Sobecc: Centro Cirúrgico, Recuperação Pós-Anestésica e Centro de Material e Esterilização; 5. ed. São Paulo; 2009.
6. Brasil. Ministério da Saúde. Agência Nacional de Vigilância Sanitária (ANVISA). Tema 15.3 - Boas práticas para processamento de produtos para saúde http://portal.anvisa.gov.br/2017-2020/servicos-de-saude e http://portal.anvisa.gov.br/documents/33880/4704917/15.3.pdf/aa67da11-3b27-4e32-ad4b-b5cea4bc1c6a?version=1.5.
7. Brasil. Ministério da Saúde (MS). Agência Nacional de Vigilância Sanitária (ANVISA). RDC nº 50, de 21 de fevereiro de 2002. Dispõe sobre o Regulamento Técnico para planejamento, programação, elaboração e avaliação de projetos físicos de estabelecimentos assistenciais de saúde. [Internet] Brasília, DF; 2002. [Acesso em 12 de maio de 2020]. Disponível em: http://bvsms.saude.gov.br/bvs/saudelegis/anvisa/2002/rdc0050_21_02_2002.html.
8. Bielenhoff U, Neumann CS, Rey JF, Biering H, Blum R, Cimbro M, et al.; European Society of Gastro Instestinal Endoscopy (ESGE) Guideline Committiee. ESGE-ESGENA Guideline Cleaning and Desinfection in gastrointestinal endoscopy. Endoscopy. 2008;40:939-57.
9. Association of periOperative Registered Nurses (AORN). Guideline for prosses in flexible endoscopes. 2017 Jan.
10. Brasil. Ministério da Saúde (MS). Agência Nacional de Vigilância Sanitária (ANVISA). RDC nº 15, de 15 de março de 2012. Dispõe sobre requisitos de boas práticas para o processamento de produtos para saúde e dá outras providências. Brasília, DF; 2012. [Acesso em 13 de abril de 2020]. Disponível em: https://bvsms.saude.gov.br/bvs/saudelegis/anvisa/2012/rdc0015_15_03_2012.html.
11. Associação Brasileira de Enfermeiros de Centro Cirúrgico, Recuperação Anestésica e Centro de Material e Esterilização (SOBECC). Práticas recomendadas pela Sobecc: centro cirúrgico, recuperação pós anestésica e centro de material e esterilização. 7. ed. Revisada e atualizada. São Paulo; 2017.
12. Associação Paulista de Estudos e Controle de Infecção Hospitalar (APECIH). Limpeza, Desinfecção e Esterilização de Artigos em Serviços de Saúde. 2. ed. São Paulo; 2004.
13. Rutala WA, Weber DJ. Guideline for desinfection and sterilization in health care facilities. Atlanta: Centers for Disease Control and Prevention - CDC; 2008.
14. Graziano KU. Processos de limpeza, desinfecção e esterilização de artigos odonto-médico-hospitalares e cuidados com o ambiente de Centro Cirúrgico. São Paulo: Atheneu; 2003.
15. Miranda A. Portal NasceCME Revista NasceCME Magazine. [Acesso em abril de 2020]. Disponível em: http://nascecme.com.br/quais-sao-metodos-de-limpeza-e-suas-caracteristicas-e-implicacoes/
16. Pajkos A, Vickery K, Cossart Y. Is biofilm accumulation on endoscope tubing a contributor to the failure cleaning and descontamination? J Hosp Infect. 2004;58:224-9.
17. Branda SS, Vik S, Friedman L, Kolter R. Biolfimes: the matrix revisited. Trends Microbiol. 2005;13(1):20-6.
18. Associação Brasileira de Enfermeiros de Centro Cirúrgico, Recuperação Anestésica e Centro de Material e Esterilização (SOBECC). Práticas recomendadas pela Sobecc: centro cirúrgico, recuperação pós-anestésica e centro de material e esterilização. 7. ed. São Paulo; 2013.
19. Association of periOperative Registered Nurses (AORN). Instrument Cleaning In: Association of periOperative Registered Nurses (AORN) Peroperative Standart sandre comemmended practices. 2017;815-49.
20. Brasil. Ministério da Saúde. PORTARIA N.º 1469, DE 29 DE DEZEMBRO DE 2000. Estabelece os procedimentos e responsabilidades relativos ao controle e vigilância da qualidade da água para consumo humano e seu padrão de potabilidade, e dá outras providências. Brasília, DF. 2000. [Acesso em abril de 2020]. Disponível em: http://www.agenciapcj.org.br/docs/portarias/portaria-ms-1469-00.pdf.
21. Association for the Advancement of Medical Instrumentation (AAMI). Technical information reports n. 34. Water for there processing of medical devices. Arlington. 2007.
22. Psaltikidis EM, Ribeiro SMCP. Recepção e limpeza dos materiais. In: Graziano KU, Silva A, Psaltikidis EM (Orgs). Enfermagem em centro de material e esterilização. Barueri: Manole; 2011.
23. Fonseca RNP. Qualidade da água e do vapor interferindo na conservação do instrumental. Rev SOBECC. 1997;2 (3):20-3.
24. International Organization for Standardization (ISO). ISO 11134/1994. Sterilization of health care products: requirements for validation and routaine control – industrial moistheat sterilization. Geneva: ISSO; 1994.
25. Brasil. Ministério da Saúde (MS). Agência Nacional de Vigilância Sanitária (ANVISA). RDC nº 55, de 14 de novembro de 2012. Dispõe sobre detergentes enzimáticos de uso restrito em estabelecimentos de assistência à saúde com indicação para limpeza de dispositivos médicos e dá outras providências. Brasília, DF; 2012. [Acesso em 13 de abril de 2020]. Disponível em: https://bvsms.saude.gov.br/bvs/saudelegis/anvisa/2012/rdc0055_14_11_2012.html.
26. Füzessy VD, De Lello S, Friedrich M. Estudo sobre os benefícios físicos sobre utilização do detergente alcalino na limpeza dos instrumentais cirúrgicos. Trabalho

apresentado no 11° Congresso de Esterilização e Controle de Infecção Hospitalar. São Paulo, 30 de junho a 1 de agosto de 2010.
27. Rutala WA, Weber DJ. The Health care Infection Control Practices Advisory Committee (HICPAC). Guideline for disinfection and sterilization in health care facilities, 2008. Atlanta: CDC; 2008.
28. Rutala WA, Weber DJ. Disinfection, sterilization, andantisepsis: an overview. Am J Infect Control. 2016;44(5 Suppl):e1-6.
29. Brasil. Ministério da Saúde (MS). Agência Nacional de Vigilância Sanitária (ANVISA). RDC n° 35, de 16 de agosto de 2010. Dispõe sobre regulamento técnico para produtos com ação antimicrobiana utilizados em artigos críticos e semi-críticos. Brasília, DF; 2011. [Acesso em 14 de maio de 2020]. Disponível em: https://bvsms.saude.gov.br/bvs/saudelegis/anvisa/2010/res0035_16_08_2010.html.
30. Psaltikidis EM Quelhas MCF. Desinfecção de artigos. In: Padoveze MC, Graziano KU (Eds). Limpeza, desinfecção e esterilização de artigos em serviços de saúde. São Paulo: APECIH; 2010.
31. Carvalho R. Enfermagem em centro de material, biossegurança e bioética. Barueri, SP: Manole; 2015 (Série manuais de especialização/editoras da série Renata Dejtiar Waksman, Olga Guilhermina Dias Farah. IV. Série.
32. Psaltikidis EM, Leichsenring ML, Nakamura MHY, et al. Desinfetantes de alto nível alternativos ao glutaraldeído para processamento de endoscópios flexíveis. Cogitare Enferm. 2014;19(3):465-74.
33. São Paulo. Secretaria de Estado de Saúde. Resolução SS número. 27, de 28 de fevereiro de 2007. Aprova a norma técnica que institui medidas de controle sobre o uso do glutaraldeído nos estabelecimentos assistenciais de saúde. São Paulo; 2007.
34. Ballantyne B, Jordan SL. Toxicological, medical and industrial higyene aspects of glutaraldehyde with particular reference to its biocidal use in cold sterelization procedures. Jappl Toxicol. 2001;21:131-51.
35. Gregory AW, Schaalje GB, Smart JD, Robinson RA. The mycobactericidal efficacy of orthophthalaldehyde and the comparative resistances of mycobacterium bovis, mycobacterium terrae, and mycobacterium chelonae. Infect Control Hosp Epidemiol.1999;20(5):324-30.
36. Block SS. Peroxygen compounds. In: Block SS (Ed). Desinfection, sterilization, and preservation. 5th ed. Philadelphia: Lippincott Williams & Wilkins; 2001. p. 185-2014.
37. Brasil. Ministério da Saúde (MS). Secretaria de assistência à saúde (SAS). Segurança no ambiente hospitalar. Brasília, DF. 1995.
38. Possari JF, Esterilização por plasma de peróxido de hidrogênio/João Francisco Possari. São Paulo: Iatria; 2005.
39. Pinter MG, Gabrielloni MC. Central de Material e Esterilização. In: Fernandes AT, et al. Infecção hospitalar e suas interfaces na área da saúde. São Paulo: Atheneu; 2000. Cap. 57. p. 1041-60.
40. Assosciação Brasileira de Enfermeiros de Centro Cirúrgico, Recuperação Anestésica e Centro de Material e Esterilização (SOBECC). Práticas recomendadas pela Sobecc: centro cirúrgico, recuperação pós anestésica e centro de material e esterilização. 4. ed. São Paulo; 2007.
41. Alfa MJ, Degagne P, Olson N, Puchalki T. Comparision of ion plasma, vaporized hydrogen, peroxide and 100% ethylene oxide sterilizers to the 12/88 ethylene oxide gas sterilizer. Infect Control Hosp Epidemiol. 1996a;17(2):92-100.
42. Bone RC, Fisher CJ, Clemmer TP. Sepsissyndrome: a validclinicalentity. Crit Care Med. 1989;17:389-93.
43. Garcia P, dos Santos MM. O impacto da terceirização no mercado de trabalho com ênfase na mão de obra de baixa renda. Resumo [Internet]. S.d. [Acesso em 13 de julho de 2017]. Disponível em: http://www.umc.br/_img/_diversos/pesquisa/pibic_pvic/XIX_congresso/artigos/Paula_Garcia.pdf.
44. Is outsourcing the rigth option for your surgical instruments? OR Manager. 2002 Nov;18(11):1, 8-10.
45. Brasil. Ministério da Saúde (MS). Agência Nacional de Vigilância Sanitária (ANVISA). RDC n° 08, de 27 de fevereiro de 2009. Dispõe sobre as medidas para redução da ocorrência de infecções por Micobactérias de Crescimento Rápido - MCR em serviços de saúde. Brasília, DF; 2009. [Acesso em 17 de maio de 2020]. Disponível em: https://www20.anvisa.gov.br/segurancadopaciente/index.php/legislacao/item/rdc-8-de-27-de-fevereiro-de-2009.
46. Rosa LRL. Atuação do Enfermeiro no Gerenciamento da Central de Material e Esterilização. Rio de Janeiro; 2011:50.

Parte II Fundamentos da Histeroscopia

INDICAÇÕES E LIMITES

CAPÍTULO 4

Daniela Baltar da Rosa Zagury
Bernardo Portugal Lasmar

INTRODUÇÃO

A histeroscopia (HSC) é considerada, hoje, **padrão-ouro** na investigação das doenças da cavidade uterina. Através da visão ampliada do canal cervical e da cavidade uterina, possibilita não só o diagnóstico, mas também o tratamento de diversas lesões intrauterinas.[1] Permite a avaliação *in vivo* de aspectos vistos antes apenas em exames de imagem indiretos, como ultrassonografia, histerossalpingografia ou mesmo anatomopatológicos. Com a HSC, é possível a investigação desde a vagina, seguindo pelo canal cervical, cavidade uterina (endométrio) até os óstios tubários, mesmo em pacientes com hímen íntegro.[2]

Foram muitos os avanços tecnológicos em termos de instrumental e equipamentos nos últimos anos. A criação e o aperfeiçoamento de diversos sistemas ópticos, a evolução do sistema de iluminação e o desenvolvimento de meios de distensão com sistema de infusão de líquidos são alguns exemplos. Aliado a isto, também foi possível o melhor treinamento do especialista em endoscopia ginecológica e seu aprimoramento em técnicas diagnósticas e cirúrgicas.[3]

Utilizando instrumentos mais delicados compostos de ópticas de menor calibre, camisas com canal operatório, pinças e tesouras, ampliamos a importância e as indicações da histeroscopia no arsenal propedêutico e terapêutico da ginecologia. O método trouxe a possibilidade de **ver e tratar** em um mesmo procedimento, muitas vezes em ambiente ambulatorial, sem a necessidade de anestesia e com mínimo desconforto para a paciente.

Neste capítulo abordaremos as principais indicações e limites da histeroscopia até o momento. Selecionar adequadamente a candidata ao procedimento, bem como indicar em *timing* oportuno e no cenário clínico apropriado, são as chaves para o sucesso.

INDICAÇÕES

Sangramento Uterino Anormal (SUA)

SUA é a principal indicação da histeroscopia e é descrito como todo e qualquer sangramento que interfira na qualidade de vida da mulher, com repercussão laborativa e social. Segundo classificação da FIGO, em 2011, caracteriza-se por distúrbios na regularidade, volume ou frequência do ciclo menstrual.[4]

O SUA pode ocorrer em qualquer fase do ciclo reprodutivo da mulher. De uma forma prática, na investigação diagnóstica do SUA, podemos dividir a etiologia de acordo com a fase de vida da mulher.

Na investigação do SUA, de acordo com as fases de vida da mulher, na infância e adolescência, as causas de sangramento são mais funcionais, sendo raras as indicações de histeroscopia, exceto quando associado ao sangramento e há suspeita de lesão intrauterina em exames de imagem. A maior indicação em crianças é corpo estranho, por isso realiza-se a vaginoscopia, com introdução do histeroscópio (óptica + camisa interna) através do orifício himenal e, com o meio líquido, distendem-se as paredes vaginais, permitindo o estudo completo da vagina.[5] São raros, mas podem ocorrer casos de tumores benignos na infância e adolescência.

A histeroscopia tem maior indicação a partir da menacme, quando aumenta a incidência do SUA por doenças benignas do útero (pólipos, adenomiose e leiomiomas). Na perimenopausa e pós-menopausa, além dos tumores benignos observamos o aumento da incidência de doenças pré-malignas e malignas (hiperplasia endometrial e câncer de endométrio).

A sigla **PALM-COEIN** é uma forma mnemônica para facilitar a organização do pensamento clínico na pesquisa diagnóstica e está demonstrada no Quadro 4-1.

Quadro 4-1. Classificação PALM-COIEN da FIGO para Causas de SUA em Mulheres Não Grávidas em Idade Reprodutiva[4]

Anomalias estruturais	Anomalias não estruturais
P – pólipos	C – coagulopatia
A – adenomiose	O – disfunção ovariana
L – leiomioma	E – fator endometrial
M – malignidade ou hiperplasia	I – iatrogênica
	N – não especificado

O sistema foi criado a partir do reconhecimento de que qualquer paciente pode ter uma ou várias doenças que poderiam contribuir pro SUA, mas, muitas vezes, podem ser assintomáticas. Em geral, os componentes do PALM são entidades orgânicas, estruturais, mensuráveis visualmente por meio de técnicas de imagem e aí a importância da histeroscopia nestes casos. Já o grupo COEIN está relacionado com entidades que não são definidas por imagem ou histopatologia.

Pólipos Uterinos

Os pólipos são tumores epiteliais do canal cervical ou da cavidade uterina e, em alguns casos, podem ser pediculados e se exteriorizar pelo orifício externo do colo. Nestes casos, dependendo do tamanho e da vascularização do pedículo, muitas vezes é possível a sua exérese durante o exame, utilizando a camisa interna com pinça ou tesoura, direcionando-a à base da lesão. Em caso de pólipos sésseis ou com maior volume, faz-se a biópsia dirigida de sua porção mais representativa aos olhos do examinador e para o tratamento cirúrgico é indicada sedação em ambiente hospitalar com utilização do ressectoscópio (Fig. 4-1).

Adenomiose

É a presença de glândulas e estroma endometriais em meio ao miométrio, promovendo SUA e dismenorreia. À histeroscopia é possível sugerir o diagnóstico pela observação de sinais indiretos da doença: como área com mancha acastanhada que, ao ser biopsiada, dá saída à secreção achocolatada; irregularidades da parede uterina acometida com sensação tátil de crepitação no contato com o histeroscópio; abaulamentos da parede com consistência fibroelástica ao contato com a pinça de biópsia. O diagnóstico definitivo se faz por biópsia com pinça um pouco mais profunda do endométrio/miométrio (Fig. 4-2).

Leiomiomas

Os miomas cervicais são raros, mas podem ocorrer. O mioma submucoso é diagnosticado por histeroscopia, que possibilita a avaliação da melhor técnica a ser adotada para seu tratamento, pela classificação *STEP-W classification*, classificação de Lasmar.[6] Em casos selecionados é possível a miomectomia ambulatorial (Fig. 4-3).

Malignidade ou Hiperplasia

Pela histeroscopia é possível localizar e caracterizar lesões precursoras ou suspeitas de carcinoma endometrial, permitindo a biópsia sob visão, biópsia dirigida, da área mais representativa da lesão a ser estudada, além de avaliar sua extensão, auxiliando no estadiamento da doença. A hiperplasia é identificada como hipertrofia do endométrio, podendo ter projeções de aspecto polipoide e vascularização aumentada (Fig. 4-4).

Infertilidade Conjugal

A histeroscopia, hoje, faz parte do protocolo de investigação da infertilidade conjugal dos grandes centros de reprodução humana, sendo a segunda maior indicação do exame e fornecendo informações valiosas para conduzir os casos e aumentar a taxa de gestações viáveis.

O exame permite a avaliação do trajeto percorrido pelo sêmen desde o orifício externo do colo, canal cervical, orifício interno e cavidade uterina, até os óstios tubários. Podemos observar, em casos de obstrução do trajeto, a presença de sinéquias ou estenoses, pólipos

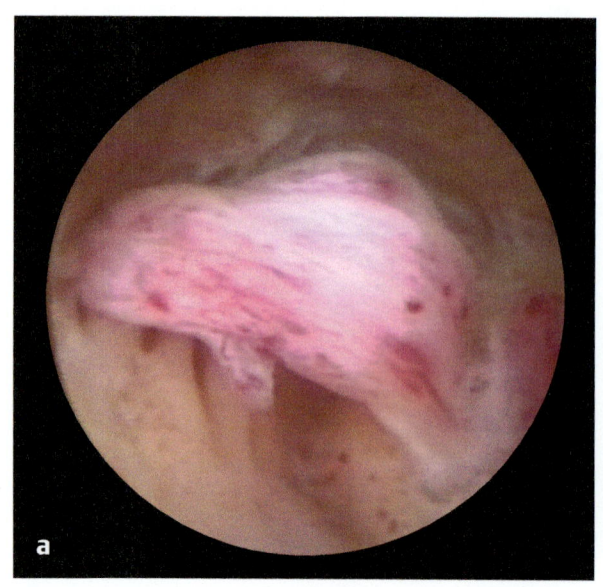

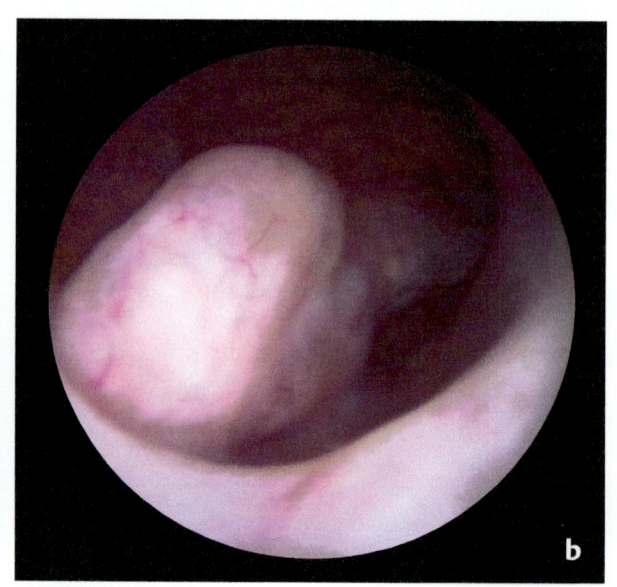

Fig. 4-1. (a) Pólipo endocervical. (b) Pólipo endometrial.

CAPÍTULO 4 ■ INDICAÇÕES E LIMITES

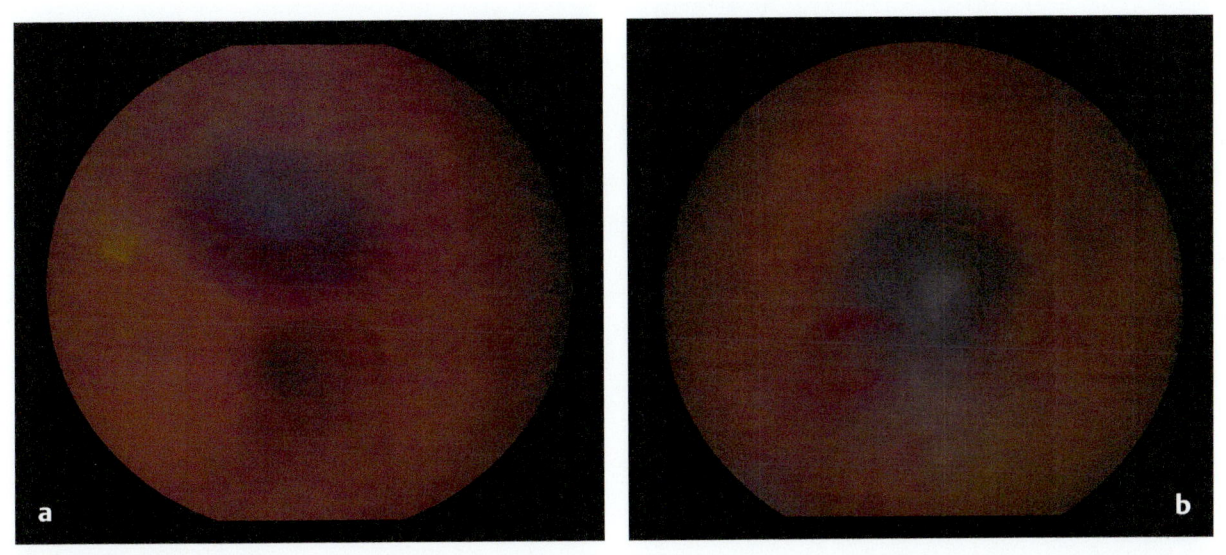

Fig. 4-2. (a, b) Adenomiose.

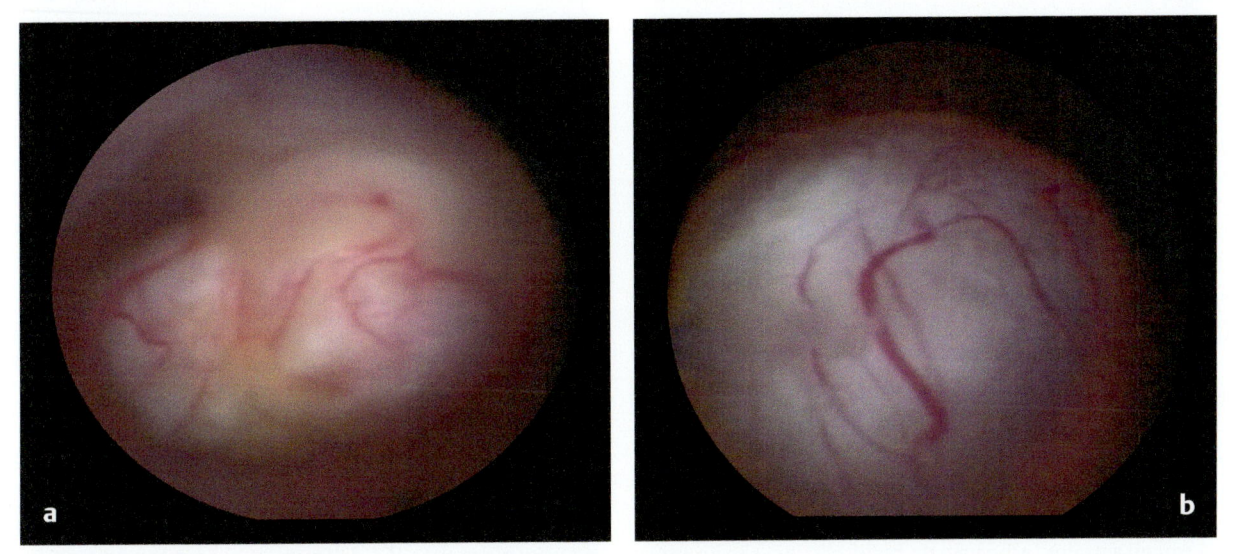

Fig. 4-3. (a, b) Miomas submucosos.

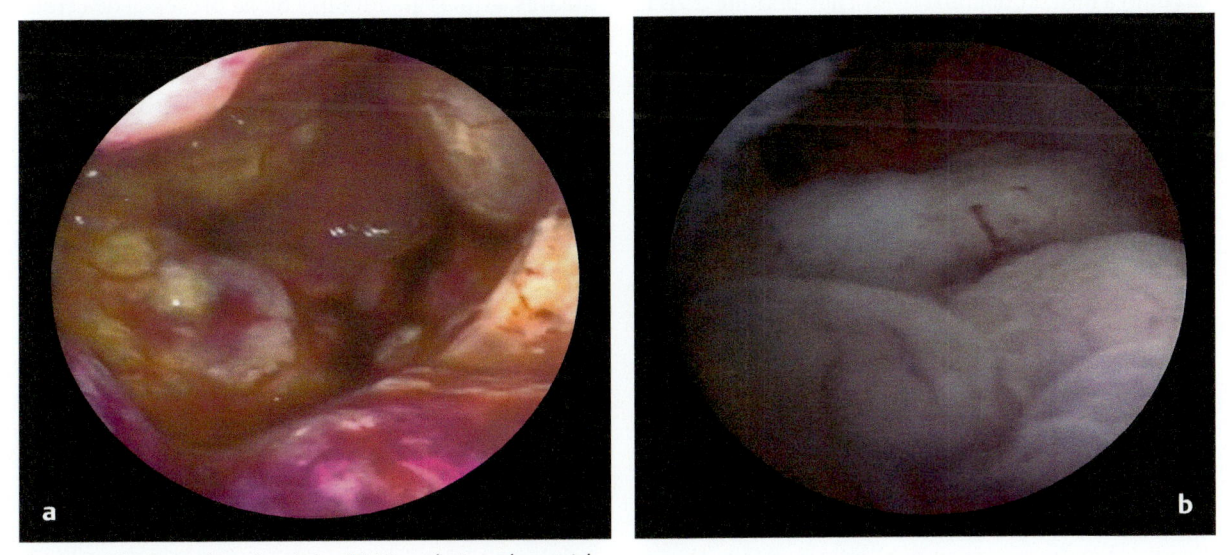

Fig. 4-4. (a) Câncer de endométrio. (b) Hiperplasia endometrial.

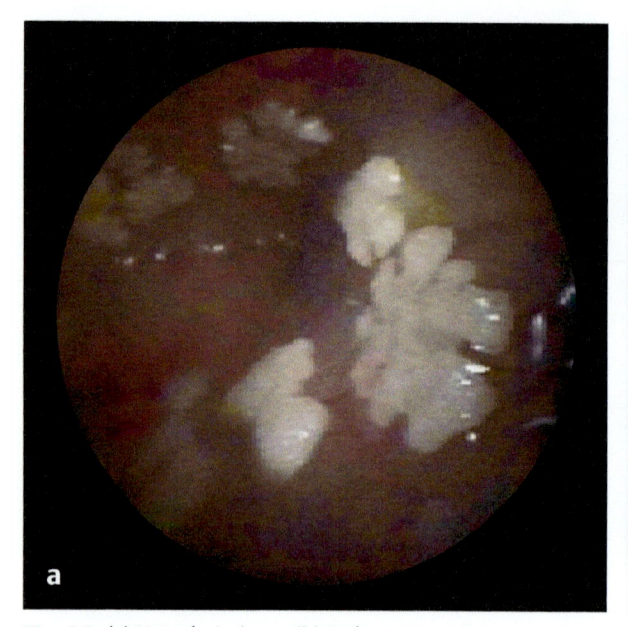

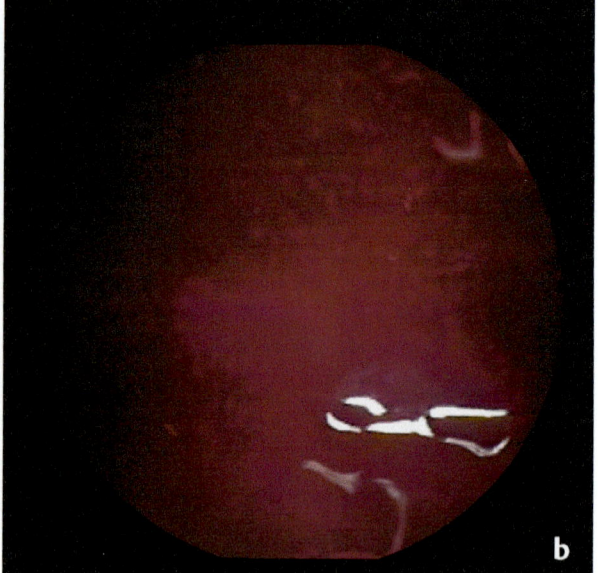

Fig. 4-5. (a) Metaplasia óssea. (b) Endometrite crônica.

endocervicais ou endometriais, miomas, malformações, permitindo, em alguns casos, o tratamento ambulatorial da doença associada. Também possibilita informar ao especialista em reprodução a posição do útero, em casos de desvio acentuado do trajeto a ser vencido pelas técnicas de reprodução assistida. Outra informação importante na investigação da infertilidade é a avaliação de fatores que possam interferir na nidação e manutenção da gestação, como a presença de endometrite crônica, corpo estranho, metaplasia óssea e incompetência istmocervical que podem ser sugeridas ao exame (Fig. 4-5).[7-9]

Achados Suspeitos à Ultrassonografia (USG)

A terceira maior indicação da histeroscopia são as anormalidades suspeitadas em exames de rotina ginecológica como a ultrassonografia (USG), que permite a visão indireta de possíveis lesões. A HSC nos permite avaliar sob visão direta e confirmar com a biópsia dirigida à alteração sugerida à ultrassonografia.

Estas alterações são frequentemente encontradas tanto na menacme como na peri e pós-menopausa. Dentre elas encontramos pólipos endocervicais, pólipos endometriais, miomas submucosos, corpos estranhos e calcificações intrauterinas. Nas peri e pós-menopausas, é comum a visualização, à USG, de espessamento endometrial que, à HSC, pode corresponder a um pólipo endometrial, hipertrofia do endométrio, mioma submucoso, sinéquias ou mesmo câncer de endométrio. Ainda na pós-menopausa, em muitos casos, a USG descreve uma lâmina líquida na cavidade uterina e, na maioria das vezes, encontramos sinéquias no canal cervical à HSC, impedindo a exteriorização do líquido (sangue, muco ou pus) intracavitário. Nestes casos, é comum a presença de pólipos endocervicais e/ou endometriais, ou até mesmo lesão neoplásica, que será identificada após lise das sinéquias e biopsiada sob visão direta.

Achados em Exame Ginecológico e Alterações Citológicas

Outra indicação comum da HSC é o achado de alteração ao exame especular como na presença de pólipo se exteriorizando ao orifício externo do colo uterino. Podendo acontecer em casos de pólipos endocervicais pediculados ou volumosos pólipos endometriais pediculados.

A HSC também tem seu papel bem estabelecido na complementação da investigação quando nos deparamos com alterações citológicas de células glandulares, atipias glandulares ou na presença de células endometriais em exame colpocitológico. Portanto, na suspeita clínica de neoplasia de canal cervical ou de cavidade endometrial, a HSC substitui a curetagem uterina fracionada (CUF), proporcionando a visão direta e a localização da lesão suspeita. Permite a realização da biópsia dirigida à lesão e auxilia no estadiamento da doença, contribuindo na escolha da melhor abordagem cirúrgica (Fig. 4-6).

Retenção de Produtos da Concepção

Retenção de produtos da concepção é uma complicação que ocorre em cerca de 6% das gestações, independentemente de seu desfecho, seja um abortamento precoce ou tardio, espontâneo ou provocado, ou mesmo após o parto vaginal ou a cesariana.

Frequentemente a presença dos restos ovulares ou placentários cursa com sintomatologia, podendo

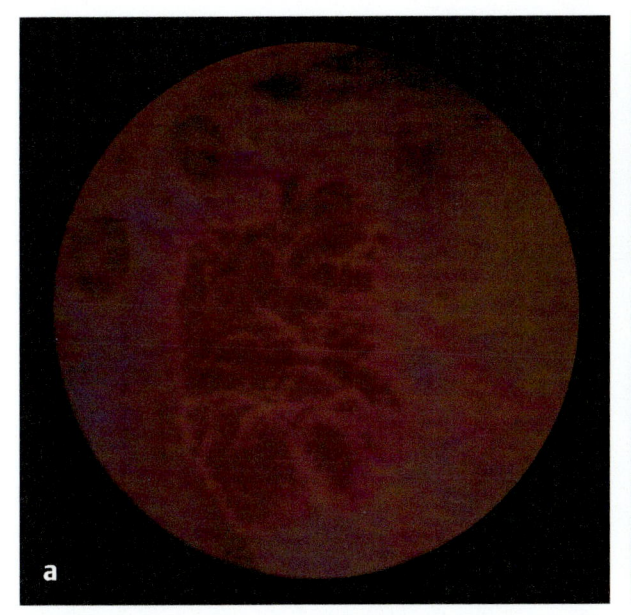

Fig. 4-6. (**a**) Pólipo endocervical. (**b**) Pólipo exteriorizado pelo OE.

ocorrer sangramento uterino anormal, desde amenorreia, nos casos de aderências (síndrome de Asherman), até sangramento irregular. Também pode cursar com febre e dor pélvica. Mais tardiamente pode ser um achado durante investigação de abortamento de repetição ou perda fetal tardia, levando a um comprometimento da fertilidade.

O tratamento cirúrgico é mandatório e o procedimento mais comum, mas nem sempre o mais eficiente é a curetagem uterina. Após a dilatação do colo do útero a curetagem é realizada sem visão direta, podendo levar a complicações como ressecção incompleta do material, necessitando de novo procedimento, aumentando a incidência de aderências intrauterinas e o risco de perfuração uterina.

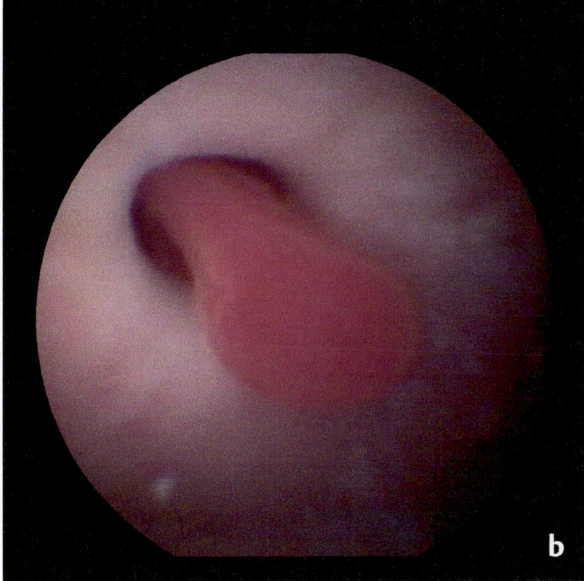

A HSC é excelente alternativa à curetagem, permitindo a retirada do material sob visão direta, viabilizando o tratamento completo em um único procedimento. Deste modo, minimiza a agressão endometrial, diminui o risco de aderências intrauterinas e permite, mais brevemente, novas tentativas de gestar (Fig. 4-7).[10-12]

Doença Trofoblástica Gestacional
Diagnóstico e Acompanhamento

Doença trofoblástica gestacional é um tipo de condição neoplásica derivada da placenta. Ocorre em 2 a cada 1.000 mulheres em idade reprodutiva. A maioria dos casos de mola hidatiforme é benigna, uma pequena parcela cursa com quadro de doença invasiva.

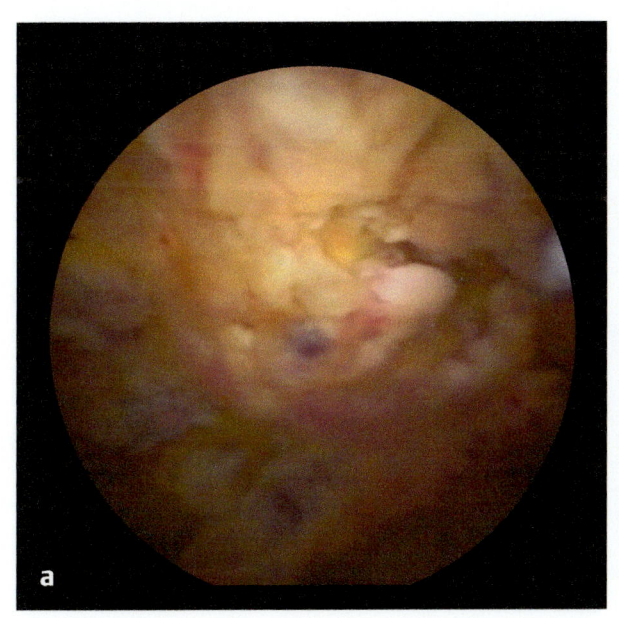

Fig. 4-7. (**a, b**) Retenção de produtos da concepção.

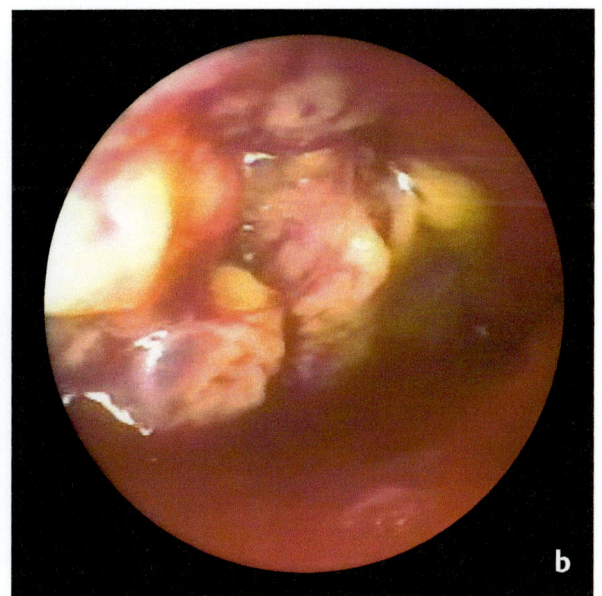

O padrão-ouro para o esvaziamento da cavidade uterina nos casos de mola hidatiforme é a aspiração manual intrauterina (AMIU) e a curetagem uterina. Entretanto, com o avanço tecnológico, a HSC passou a ser uma possibilidade diante destes casos. Com a visão direta da cavidade uterina, a HSC possibilita maior segurança na remoção do material molar, diminuindo a chance de agressão do endométrio e minimizando o risco de complicações da curetagem, como a perfuração uterina, a retenção de material e/ou criação de falso pertuito.[13]

Corpo Estranho ou DIU
Localização, Reposicionamento ou Retirada

A remoção de corpo estranho ou dispositivo intrauterino (DIU) também é uma indicação frequente de HSC.

O DIU, além de um método contraceptivo reversível, pode ser utilizado para controle de SUA e/ou como protetor do endométrio durante o uso de terapia hormonal no climatério (DIU de levonorgestrel). Não é incomum nos depararmos com usuárias do método com indicação de retirada ou reposicionamento do mesmo.

A HSC permite não só o diagnóstico do mal posicionamento do DIU, mas sua retirada (nos casos em que não vemos o filamento do dispositivo no exame especular) ou reposicionamento à nível ambulatorial. A técnica histeroscópica consiste na utilização da pinça de apreensão pelo canal operatório. Em casos selecionados, onde visualizamos à HSC alguma parte do DIU (haste) perfurando a parede uterina, a abordagem ideal será a realização do procedimento em ambiente hospitalar. Com o objetivo de aumentar a segurança e diminuir os riscos de maiores complicações na mobilização do dispositivo, pode ser indicada a associação da laparoscopia ao método.

Outro achado menos frequente à HSC é a metaplasia óssea, definida como presença de tecido ósseo na cavidade uterina. Geralmente é um achado em pacientes em investigação de infertilidade secundária, com passado de doença inflamatória pélvica ou abortamento com mais de 12 semanas de gestação. A HSC terá o papel de fazer o diagnóstico e o tratamento da patologia, possibilitando a exérese do material com o uso de pinças por meio do canal operatório (Fig. 4-8).[14]

Revisão Pós-Operatória

A HSC pode ser útil no acompanhamento pós-operatório para controle do resultado cirúrgico. No caso das miomectomias complexas, permite a avaliação da cicatrização do nicho cirúrgico e, quando não for possível a retirada completa do mioma, permite a avaliação da situação do material restante para programar a nova abordagem cirúrgica.

Também é possível o acompanhamento pós-operatório de pacientes em tratamento para gestar com uma HSC de revisão programada para um ou dois ciclos após o procedimento. Neste caso, durante a revisão, é possível a lise de sinéquias que podem ser formadas durante o processo cicatricial de cirurgias como polipectomias, miomectomias, septoplastias, lise de sinéquias intrauterinas.

Esterilização Tubária/Dispositivo Intratubário

O método de esterilização tubária consiste na cateterização tubária por meio de histeroscopia e introdução do dispositivo intratubário, ESSURE®, no terço proximal das tubas uterinas. Este método oferece vantagens em relação à esterilização tubária laparoscópica, pois não necessita de incisões nem de anestesia

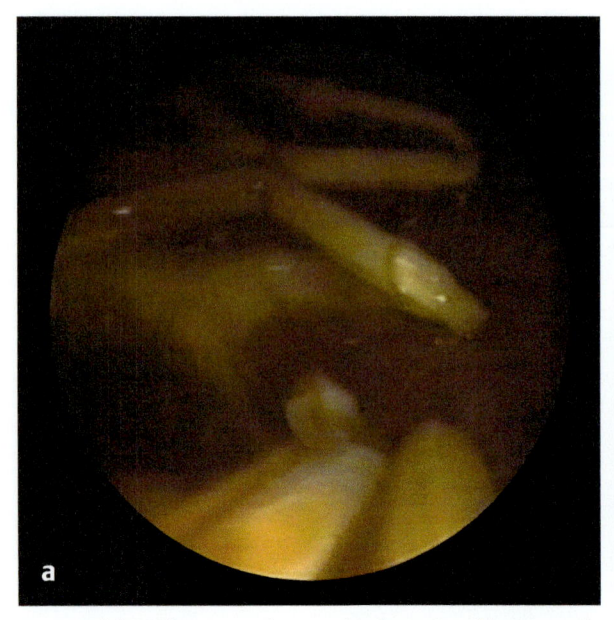

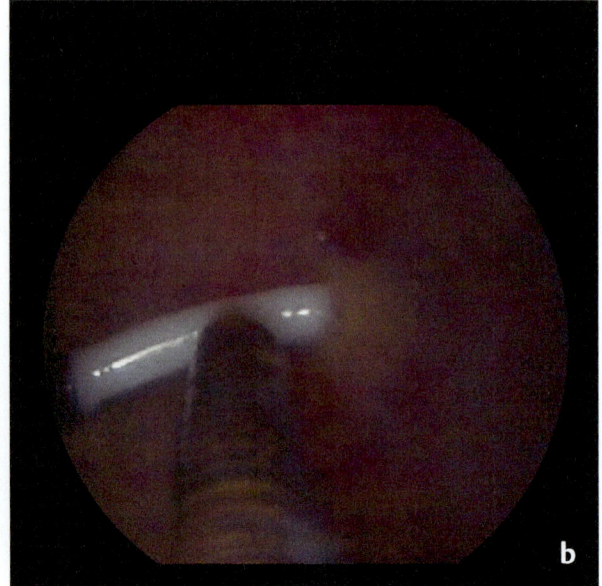

Fig. 4-8. (a) DIU fragmentado na cavidade uterina. (b) DIU com haste em óstio tubário esquerdo.

geral, podendo ser realizado a nível ambulatorial. É eficaz sob o ponto de vista contraceptivo, porém, restam incertezas quanto às possíveis complicações e, consequentemente, ao custo/benefício. As complicações descritas vão desde perfuração miometrial pelo dispositivo, acomodação inadequada do dispositivo na tuba e possibilidade de reações de hipersensibilidade ao níquel presente no dispositivo. Hoje esse método está proibido em todo o mundo.[15]

O cateterismo tubário por histeroscopia também pode ser útil quando associado a cirurgias abdominais por laparoscopia ou mesmo laparotômica, para a tentativa de recanalização tubária, como auxiliar na reconstrução do trajeto da luz tubária. Em 2019, Lasmar *et al*. testaram, em peças uterinas pós-histerectomia, a segurança e a eficácia de oclusão tubária por histeroscopia utilizando fibra *laser*.[16] Trata-se de um estudo experimental, preliminar, porém, que pode abrir novas possibilidades para obstrução tubária por histeroscopia (Quadro 4-2).

Limites

Para que haja segurança na realização da HSC, são necessários, além do equipamento e instrumental adequados, a experiência histeroscopista com a aparelhagem e técnica do exame. Este treinamento específico demanda tempo com variada curva de aprendizado individual.

Quando se indica a HSC como método diagnóstico e terapêutico, deve-se levar em consideração o risco e o benefício do exame de acordo com a necessidade do mesmo, individualizando os casos.

É importante ressaltar que a HSC pode trazer desconforto para algumas pacientes. Quando isso ocorre, devemos, ainda durante o exame, consultar a mesma quanto ao prosseguimento do procedimento uma vez que passa a ser necessário, ainda mais, contar com a colaboração desta.

Em casos de doença inflamatória pélvica aguda, o quadro pode ser agravado após a realização da HSC com disseminação da doença para via sistêmica, caso não haja a cobertura antibiótica necessária ao procedimento. Quando diante de uma vulvovaginite, colpite e/ou cervicite, devemos avaliar a necessidade de tratá-las antes do exame, em especial quando no contexto da investigação de infertilidade.

Como a principal indicação do exame é o SUA, encontraremos, eventualmente, sangramento ativo e profuso, dificultando a execução do exame, mesmo com o meio líquido de distensão. Neste caso, o controle clínico e a estabilização do quadro podem ser necessários antes que possamos fazer um diagnóstico preciso com biópsia da lesão que é fonte do sangramento.

A estenose de orifício externo e interno pode impossibilitar a realização do exame, principalmente, nas pacientes na menopausa que tenham realizado conização ou amputação do colo do útero. Nestas, por vezes, não se consegue identificar o orifício externo.

A perfuração uterina recente também deve ter a indicação do exame delicadamente avaliada, já que será difícil a adequada distensão da cavidade uterina e o meio distensor poderá ser absorvido em maior abundância, levando a outras complicações. Durante a realização da HSC, a ocorrência acidental de falso pertuito, principalmente diante de sinéquia ou estenose do orifício interno, faz-se necessária a avaliação da continuação ou conclusão do exame.

Por último, temos que levar em consideração os antecedentes clínicos das pacientes que, com doenças sistêmicas prévias descompensadas, podem ter complicações durante a realização da HSC, como nos casos de hipertensão crônica e doenças cardiovasculares (Quadro 4-3).

Quadro 4-2. Indicações de Histeroscopia

- Sangramento uterino anormal
- Infertilidade
- Malformações uterinas
- Espessamento endometrial em ultrassonografia
- Achados em ultrassonografia a esclarecer
- Alterações citológicas (AGUS, ASUS e outros)
- Classificação de mioma submucoso
- Oclusão tubária com aplicação de dispositivo
- Retenção de produtos da concepção
- DIU: reposicionamento ou retirada
- Corpo estranho
- Avaliação da extensão do Ca de endométrio para o canal cervical
- Fazer biópsia dirigida (sob visão direta)
- Fazer o diagnóstico de endometrite (único método diagnóstico)
- Polipectomia endocervical e endometrial
- Miomectomia de mioma submucoso
- Lise de sinéquias
- Septoplastia
- Desobstrução tubária proximal
- Fertilização
- Acompanhamento pós-gestação molar

Quadro 4-3. Limites da Histerosopia

- Doença inflamatória pélvica aguda
- Leucorreia purulenta
- Sangramento excessivo
- Perfuração uterina recente
- Falso pertuito?
- Paciente não colaborativa
- Material inadequado
- Falta de experiência do histeroscopista
- Estenose de OE e OI
- Doenças cardiorrespiratórias

CONSIDERAÇÕES FINAIS

A histeroscopia é um método ambulatorial, sem anestesia, tem indicações importantes tanto para o diagnóstico quanto para o tratamento. Tem como vantagem o menor custo e o rápido diagnóstico da doença, que quando respeitados seus limites, se torna um procedimento de realização eficiente e rápido.

REFERÊNCIAS BIBLIOGRÁFICAS

1. Lasmar RB, Bruno RV, Santos RLC, Lasmar BP. Tratado de Ginecologia. Rio de Janeiro: Guanabara Koogan; 2017.
2. Lasmar R, Barroso PRM. Histeroscopia: uma abordagem prática. Rio de Janeiro: Medsi; 2001.
3. Damian BB, Damian Jr JC, Cardoso MM, et al. Técnica da vídeo-histeroscopia ambulatorial. In: Crispi CP. Tratado de vídeo-histeroscopia e cirurgia minimamente invasiva. Rio de Janeiro: Revinter. 2007:770-91.
4. Munro MG, Critchley HO, Broder MS, et al. FIGO classification (PALM-COEIN) for causes of abnormal uterine bleeding in non gravid women of reproductive age. Int J Gynecology and Obstetrics. 2011;113:3-13.
5. ACOG. ACOG practice bulletin: management of anovulatory bleeding. Int J Gynaecol Obstet. 2001;72:263-71.
6. Lasmar RB, Barrozo PRM, Dias R, Oliveira MAP. Submucous fibroids: A new presurgical classification (STEP-w) to evaluate the viability of hysteroscopic surgical treatment - Preliminary report.
7. Bosteels J, Kasius J, Weyers S, et al. Hysteroscopy for treating subfertility associated with suspected major uterine cavity abnormalities, Cochrane Database Syst Ver. 2015;2.
8. Parry JP, Isaacson KB. Hysteroscopy and way macroscopic uterine factors matter for fertility, Fertil Steril. 2019;112(2):203-10.
9. Kamath MS, Bosteels J, D'Hooghe TM, et al. Screening hysteroscopy in subfertile women and women undergoing assisted reproduction. Cochrane Database Syst Rev. 2019;16.
10. Bem-Ami I, Melcer Y, Smorgick N, et al. A comparison of reproductive outcomes following hysteroscopic management versus dilatation and curettage of retained products of conception. Int J Gynecology and Obstetrics. 2014;127:86-9.
11. Hooker AB, Aydin H, Brolmann HAM, et al. Long-term complications and reproductive outcome after the management of retained products of conception: a systematic review. Fertil Steril. 2016;105:156-64.
12. Capmas P, Lobersztajn A, Duminil L, et al. Operative hysteroscopy for retained products of conception: Efficacy and subsequente fertility. J Gynecology Obstetrics and Human Reprod. 2019;48:151-4.
13. Gonzalez A, Alonso L, Nieto L, et al. Hysteroscopic management of partial hydatidiform mole. A novel approach of an old disease. J Minim Inv Gynecol. 2018.
14. Lasmar RB, Barrozo P, et al. Histeroscopia - Uma Abordagem Prática. Rio de Janeiro: Medsi; 2002.
15. Siemons SE, Vleugels MPH, Veersema S, et al. Long-term follow-up after successful Essur esterilization: evaluation of patient satisfaction, symptoms, and the influence of negative publicity. Fertil Steril. 2019;112:1144-9.
16. Lasmar BP, Lasmar RB, Carvalhosa RS, et al. Hysteroscopic tubal occlusion with LASER: A preliminary report. EC Gynaecology. 2019;8.7:503-8.

VAGINOSCOPIA – ABORDAGEM ATUAL NA HISTEROSCOPIA

CAPÍTULO 5

Stefano Bettocchi
Ferdinando Murgia
Fabiana Divina Fascilla

INTRODUÇÃO

Atualmente, a histeroscopia é a técnica padrão-ouro para avaliação da cavidade uterina, portanto, quando se trata dessa abordagem diagnóstica, geralmente se faz referência a patologias que envolvem a cavidade uterina e que podem ser diagnosticadas e, eventualmente, tratadas usando essa mesma via.

No entanto, é preciso estar ciente de que mesmo o canal vaginal pode ser o local de várias doenças que muitas vezes são esquecidas e, portanto, não são diagnosticadas nem tratadas adequadamente, pois existe uma tendência geral de não se examinar o canal vaginal durante um exame histeroscópico tradicional.[1,2]

Melhorias contínuas e imediatas em tecnologias e técnicas abriram novos horizontes e, além de seu uso no manejo de doenças intrauterinas, enfatizaram seu papel como uma ferramenta emergente para identificação e tratamento de doenças também no trato genital inferior.[3-8]

A doença vaginal (inflamatória, tumoral, iatrogênica ou malformação) pode representar uma causa incomum, geralmente subestimada, de queixas genitais, como dispareunia, sangramento genital anormal e corrimento vaginal.[5]

VAGINOSCOPIA

O termo **vaginoscopia** refere-se ao uso de um instrumento que não seja um espéculo para se obter visão da vagina.

As primeiras tentativas nesse caminho foram feitas para compreender melhor as queixas ginecológicas na infância, pois poderia ser bastante perturbador ser confrontado por uma criança aterrorizada, agitada e não cooperativa, se agarrando desesperadamente.

Nos anos 1950, Morch primeiro relatou[9] um instrumento para examinar a vagina por um endoscópio modificado.

O instrumento mais simples e barato para esse fim foi um vaginoscópio de metal fabricado por Mueller, que é, basicamente, um ajuste ao ureteroscópio Kelly.

Uma técnica popular inicial para examinar a vagina de uma criança envolvia o vaginoscópio de Cameron-Myers (modificação de um otoscópio veterinário).[10,11]

Assim, o próximo desenvolvimento foi o vaginoscópio Huffman-Huber, fabricado pela Storz, idêntico ao vaginoscópio de Müeller, mas vindo com uma fonte de luz de fibra óptica de alta qualidade anexável. Os dispositivos de ampliação anexáveis tornaram a montagem, como um todo, um tanto desajeitada e bem pesada.[12,13]

ABORDAGEM VAGINAL EM HISTEROSCOPIA

Muitos endoscopistas usam um espéculo e um tenáculo para facilitar a inserção do histeroscópio com contratração. Quando são utilizados instrumentos cervicais, eles são bastante invasivos e podem causar erosões ou lacerações nas paredes vaginais e cervicais.

Combinando um conhecimento perfeito do instrumento, destreza e o pequeno diâmetro dos histeroscópios, no início dos anos 1990 desenvolvemos uma abordagem alternativa[14] para identificação do orifício externo cervical e para inserção atraumática do histeroscópio. Essa técnica – a abordagem vaginoscópica ou técnica *no-touch* – consiste em introduzir o histeroscópio diretamente na vagina. Após a distensão proporcionada por um fluido, é possível explorar cuidadosamente a vagina e realizar eventuais intervenções por meio de pinças histeroscópicas semirrígidas, sob visão direta e sem analgesia ou anestesia.[8,15]

A abordagem vaginoscópica para histeroscopia tem contribuído para o desenvolvimento e uso generalizado da histeroscopia em consultório,[6] reduzindo-se o desconforto da paciente, sendo adequada para o uso entre mulheres que não sejam sexualmente ativas ou que tenham atrofia ou estenose vaginal intensa.[6]

Uma revisão da literatura sistemática recente[16] identificou apenas alguns estudos publicados sobre a vagino-histeroscopia, e as técnicas cirúrgicas e instrumentação usadas raramente são descritas em detalhe; isso se relaciona claramente com o fato de que a vaginoscopia não tem sido uma abordagem comum até o momento por diferentes razões:

- O possível uso de vagino-histeroscopia diagnóstica e cirúrgica para lesões vaginais é um avanço recente da endoscopia ginecológica, e seu uso pôde crescer pouco a pouco;
- Raridade das lesões vaginais;
- Pouca habilidade dos médicos no manejo endoscópico de tais situações.

Com referência a isso, é relevante observar que, na maioria dos estudos, os procedimentos vaginoscópicos são realizados em uma sala de cirurgia sob anestesia geral. O pouco nível de aceitação da realização em consultório poderia se dever, principalmente, à antiga convicção de que procedimentos histeroscópicos ambulatoriais realizados sem anestesia poderiam ser dolorosos.

De outra maneira, já está razoavelmente comprovado que a abordagem vaginoscópica em consultório reduz o desconforto da paciente e não leva mais tempo do que a abordagem convencional; além disso, oferece uma avaliação histeroscópica detalhada.[17]

A inspeção do canal vaginal por meio de uma abordagem vaginoscópica tem importância crucial nos casos de suspeita de anomalias congênitas do trato genital, já que uma grande variedade das anomalias müllerianas envolve o canal vaginal, e uma abordagem histeroscópica tradicional com espéculo e pinçamento cervical pode impossibilitar a identificação de certos tipos de anomalias.

No entanto, existem algumas dicas que podem ajudar o examinador durante uma exploração vaginoscópica do trato genital inferior. Usando um histeroscópio operatório ambulatorial de fluxo contínuo, rígido, de 5 ou 4 mm, na abordagem vaginoscópica padronizada, permite-se a descrição precisa da morfologia e o tamanho de todo o trato genital, incluindo o canal vaginal.

Cada obstáculo pode ser tratado com sucesso com desconforto mínimo rodando-se o histeroscópio na endocâmera não apenas para ultrapassar a estenose, mas também para obter uma visão abrangente e panorâmica durante cada etapa, usando-se com cautela a visão foro-oblíqua de 12° ou 30° oferecida por todos os histeroscópios modernos; o que se observa no centro da tela está, na verdade, localizado 12° ou 30° inferiormente (dependendo do endoscópio). Desse modo, a estrutura necessária deve aparecer na metade inferior da tela, e não em seu centro.[1]

Fora da população geral, a vagino-histeroscopia é a abordagem ideal para duas categorias específicas de pacientes: mulheres não ativas sexualmente e a população pediátrica.

Mulheres que Não Sejam Sexualmente Ativas

Na verdade, considerando-se apenas as pacientes com idade acima de 12 anos, na maioria dos casos relatados o diagnóstico de lesões/malformações vaginais ocorre em virgens.[5,18]

População Pediátrica

O corrimento vaginal anormal é comumente observado em populações pediátricas.[18] A causa mais comum de corrimento vaginal nessas idades é a infecção causada por vagina hipoestrogenizada, embora outras causas em potencial, como anomalias congênitas da genitália, trauma, corpos estranhos, abuso sexual e doença maligna também precisem ser excluídas.[18,19] A vaginoscopia auxilia, de modo importante, na investigação das queixas ginecológicas pediátricas, fazendo a avaliação abrangente do trato genital inferior e oferecendo a oportunidade para realização de procedimentos intravaginais (*see and treat*).

VAGINO-HISTEROSCOPIA OPERATÓRIA

O cenário e a instrumentação da vaginoscopia variam amplamente e foram usados diferentes tipos de histeroscópios nos estudos. Os médicos usam, mais frequentemente, o histeroscópio rígido comum.[20-24]

Soro fisiológico normal (NaCl a 0,9%), sorbitol-manitol (5:1) e manitol (5%) foram usados como meios de distensão.

Alguns estudos não mencionaram claramente o cenário e a instrumentação usados para o procedimento e, algumas vezes, ainda se emprega amplamente a anestesia geral para realizar procedimentos vaginoscópico.

O tempo até a finalização dos procedimentos cirúrgicos variou entre os estudos, indo de 10 a 45 minutos.[16,25]

De acordo com recente revisão da literatura, foram usadas e descritas duas possibilidades para operação:

1. Instrumentos mecânicos e eletrocirúrgicos miniaturizados para consultório;
2. Cirurgia ressectoscópica tradicional.

Em mãos de especialistas, ambas as abordagens demonstraram ser igualmente efetivas e não tiveram complicações significativas.[13]

Notavelmente, o uso de um ressectoscópio monopolar parece ser prevalente,[20,26-30] e apenas alguns estudos relatam o uso de tecnologia bipolar.[20,28-34] Certamente a introdução da energia bipolar com soro fisiológico normal como meio de distensão trouxe avanços à cirurgia histeroscópica, ambos os componentes aumentando a segurança dos procedimentos e melhorando a tolerância das pacientes.[1,2]

Essa nova filosofia (**histeroscopia do tipo ver e tratar**) reduz a distinção entre um procedimento diagnóstico e um cirúrgico, com substancial diminuição dos custos para a saúde e sociais.[35,36]

OBSERVAÇÕES SOBRE PATOLOGIA VAGINAL E SEU TRATAMENTO

Anomalias Congênitas

A origem embrionária da vagina tem sido, historicamente, discutida com várias contribuições e origens diferentes descritas. Segundo a hipótese de Acién, a embriologia da vagina humana deriva dos ductos de Wolff e do tubérculo de Müller. Koff[37] cunhou os termos **bulbossinovaginal** e **placa vaginal**, enquanto Bulmer[38] propôs que o epitélio vaginal deriva apenas do seio urogenital. Robboy[39] propôs que o epitélio vaginal humano deriva apenas do seio urogenital. Anomalias congênitas do trato genital feminino são alterações no desenvolvimento embrionário em razão do desvio na ontogênese de órgãos individuais.

Além disso, vários sistemas de classificação foram propostos da seguinte forma: Buttram e Gibbons, American Fertility Society, classificação VCUAM da Oppelts (vaginal, colo do útero, útero e malformação associada ao anexo), classificação da Sociedade Europeia para a Reprodução Humana e Embriologia e Sociedade Europeia de Endoscopia Ginecológica.

As principais anomalias da vagina pertinentes ao histeroscopista incluem:

- *Vagina dupla:* encontrada quando há uma falta de fusão dos ductos de Müller;
- *Septos vaginais:* classificados como longitudinais ou transversos e ainda subdivididos em completos ou parciais (Fig. 5-1).

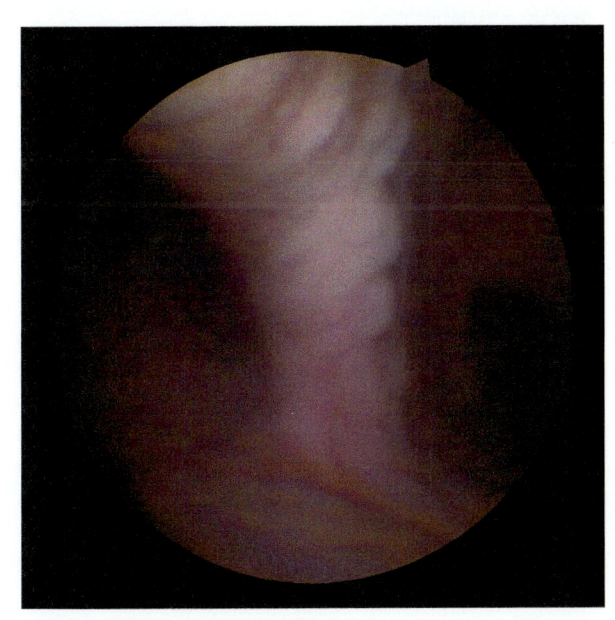

Fig. 5-1. Septo vaginal longitudinal.

Os septos longitudinais se originam em uma falta de fusão dos ductos de Müller, enquanto os septos vaginais transversos vêm de um defeito fusional vertical entre os ductos de Müller e o seio urogenital (ou o terço inferior da vagina).[7]

Achados Clínicos

A vagina dupla ou a presença de septos, sejam completos ou parciais, frequentemente constitui achado coincidente efetuado durante exame ginecológico marcado por outras queixas, como infertilidade, ou durante investigações realizadas em pacientes com endometriose.

Dificilmente o diagnóstico é estabelecido em um serviço de emergência quando uma paciente apresenta dor pélvica e criptomenorreia. Exceto pela criptomenorreia, outras queixas inespecíficas e comuns nessas pacientes são leucorreia, infecções vaginais recorrentes, dispareunia ou sangramento pós-coito.

Septos Vaginais Transversos

Pode-se suspeitar de um septo vaginal transverso quando uma coleção de resíduos de secreções (mucocolpos, piocolpos, hematocolpos) fica presa na parte alta da vagina.

A apresentação durante a puberdade é bem diferente, pois ocorre com amenorreia primária, dor pélvica ou massas pélvicas causadas por hematocolpos, hematometra ou hematossalpinge.

Em alguns casos de septos vaginais transversos completos microperfurados, ocorre menarca normal (até com transtornos menstruais concomitantes, como hipomenorreia, dismenorreia ou dispareunia), o que pode atrasar o diagnóstico de septo transverso até a idade adulta por parecer ser ocorrência rara.

Septos Vaginais Longitudinais

Os septos vaginais longitudinais podem-se com a seguinte ampla variedade de situações clínicas:

- Duas hemivaginas patentes;
- Uma hemivagina patente e uma imperfurada;
- Cisto do ducto de Gartner.

Um caso clínico especial é constituído pela chamada **Síndrome de Herlyn-Werner-Wunderlich (HWW)**, em que uma hemivagina imperfurada se associa a um útero didelfo e agenesia ipsilateral do rim.

Diagnóstico Pré-Histeroscópico

O exame ginecológico bimanual, juntamente com a história clínica, pode dar origem à suspeita de anomalia vaginal congênita. O espéculo, se acessível, pode fornecer evidências de uma vagina em fundo cego no caso de um septo vaginal transverso. Também é útil examinar o trato urinário, dado sua via de desenvolvimento ontogenético sabidamente comum.

Em geral, pode-se dizer que quanto mais grave a anomalia do trato uterovaginal, mais frequente será o achado de anomalias urinárias concomitantes, já que 5 a 55% das mulheres afetadas têm anomalia coexistente.

A ultrassonografia tridimensional é relatada como 98 a 100% sensível e 100% específica em categorizar corretamente.[25] Sequências ponderadas em T2 na vagina mostram mucosa hiperintensa central cercada por camada submucosa menos distinta e permite medir a distância entre a vagina obstruída e o plano perineal.

Diagnóstico Histeroscópico

Empregando a mesma abordagem metodológica bem estruturada e precisa tradicionalmente aplicada na avaliação da cavidade uterina, o histeroscopista pode propiciar um estudo acurado das paredes vaginais, dos fórnix e cúpula.

O modo mais fácil de realizar diagnóstico histeroscópico é com o útero em posição média.

No entanto, em razão da posição em anteroversão ou retroversão do útero, o colo uterino geralmente não é reto além do anel himenal. Em tais casos, a visão com um endoscópio rígido será um desafio até mesmo com a lente angulada 30 graus.

Por essa razão, alguns autores descreveram manobras auxiliares para o sucesso dos procedimentos.[40]

Portanto, o uso do histeroscópio rígido é possível em pacientes virgens: os histeroscópios modernos podem medir 3-5 mm em seu diâmetro externo de acordo com o diâmetro de um orifício himenal.

McCann *et al.* publicaram que o diâmetro transimenal médio foi de 6,1 mm (variação: 1 a 10 mm).[41]

Uma abordagem vaginoscópica com histeroscópio para avaliação diagnóstica é rápida (são necessários não mais de 10 minutos quando realizada por um profissional experiente), segura, sem sangue e quase indolor, tendo alto nível de satisfação das pacientes tanto para manter o hímen intacto como para oferecer tratamento ambulatorial bem-sucedido.[40]

O exame histeroscópico da cavidade uterina, em casos de suspeita de anomalias müllerianas, é obrigatório a fim de se formularem hipóteses sobre a anatomia global do trato reprodutor.

Embora seja teoricamente simples o exame visual do septo longitudinal, essa etapa esconde várias armadilhas mesmo em mãos experientes, relacionando-se com o fato de que o operador tem de posicionar o histeroscópio em uma das duas hemicavidades (em geral, aquela com maior volume).

A confirmação do diagnóstico de uma bolsa vaginal em fundo cego com falta de acessibilidade visual da parte vaginal está ligada à tarefa de estabelecer um diagnóstico diferencial que permita descartar a presença de duas entidades patológicas:

1. Por um lado, há um septo vaginal completo transverso com cavidade uterina normal;
2. Em segundo lugar, uma vagina com fundo cego e agenesia uterina concomitante. Neste caso, a imagem da ultrassonografia, combinada à história da paciente, pode dar indício de uma das duas hipóteses.

O diagnóstico sem firmeza de um septo vaginal completo transverso está ligado à tarefa de diagnóstico diferencial de atresia vaginal segmentar. A ressonância magnética pode esclarecer se a distância entre os segmentos vaginais superior e inferior é maior ou igual a 1 cm, se há evidência sugerindo um diagnóstico de atresia vaginal segmentar; se a distância medida for menor, deve-se supor a presença de um septo transverso.

Tratamento

Entre as várias anomalias müllerianas descritas, uma parte razoável pode ser corrigida por meio de histeroscopia. Desse modo, a histeroscopia cirúrgica é a Cinderela no tratamento das anomalias müllerianas passíveis de correção cirúrgica.

A abordagem histeroscópica, de fato, oferece inúmeros benefícios mesmo quando combinada à cirurgia laparoscópica (redução da morbidade, ausência de cicatriz na parede abdominal e no útero, tempo de permanência hospitalar mais curto e uma retomada mais rápida das atividades diárias, bem como significativas reduções de custo) e melhores resultados para a reprodução (não há redução no volume da cavidade uterina, intervalo pré-concepção mais curto depois da cirurgia e falta de necessidade de a paciente recorrer a um parto cirúrgico eletivo).[16,23,33,36]

Septo Longitudinal

A prática mais recente inclui tratamento histeroscópico, que possibilita duas opções de abordagem: cirurgia ressectoscópica e histeroscopia cirúrgica ambulatorial.

A abordagem ressectoscópica envolve meticulosa ressecção sequencial do septo em anteroversão (da base até o ápice) usando uma alça reta ou eletrodo *Collins*, semelhantemente ao que se descreve para o tratamento do septo uterino.

Como o septo vaginal é composto, primariamente, por tecido fibroso, a energia elétrica aplicada pelo uso de um ressectoscópio induz oclusão completa de pequenos vasos que atravessam a espessura do septo e, desse modo, oferece hemostasia adequada. Embora essa técnica possa ter valor em potencial também para uma virgem, preservando a integridade do hímen, a abordagem ressectoscópica pode ser desafiadora, considerando-se o diâmetro amplo do ressectoscópio e o campo operatório restrito e, na virgem, as condições espaciais podem ser muito mais confinadas, e isso frequentemente exige o uso obrigatório de anestesia geral.

A histeroscopia ambulatorial operatória é opção alternativa efetiva e inovadora, sendo particularmente vantajosa em pacientes virgens e naquelas para quem a anestesia seja contraindicada.

Usando um histeroscópio de consultório de 4 mm com fluxo contínuo (Bettocchi Office Hysteroscope tamanho 4; Karl StorzGmbH& Co., Tuttlingen, Alemanha), com ótica de 30 graus e um canal de trabalho de 5 Fr incorporado, o perfil oval e o pequeno calibre facilitam a passagem por um orifício himenal com desconforto mínimo e sem administração de preparações farmacológicas ou anestésicos locais. Atualmente, usamos soro fisiológico normal para distensão vaginal, mantendo as pressões em uma constante de 30 a 40 mmHg e usando uma bomba eletrônica para irrigação e aspiração (Endomat; Karl StorzGmbH& Co.).

Geralmente usamos o modo de corte por vapor mais leve (VC3) do Sistema Eletrocirúrgico Bipolar Versapoint (Gynecare, Ethicon, Inc., Somerville, NJ), pois oferece a energia mais baixa em fluxo para o tecido com uma potência de 50 W e uma vaporização precisa e controlada (assemelhando-se a corte).

A falta de necessidade de tempo de recuperação e o retorno imediato às atividades normais completaram o sucesso do procedimento.

Mesmo quando ocorre uma síndrome de Herlyn-Werner-Wunderlich (HWWs), de acordo com nossa experiência, recomendamos fortemente a mudança do tratamento dessa patologia desafiadora para o procedimento em consultório em mãos experientes.[33,42]

LESÕES VAGINAIS

Pólipos Vaginais

Os pólipos vaginais são causa rara e, muitas vezes, subestimada de sangramento anormal. Comumente é uma neoplasia benigna composta por tecido vascular e conjuntivo, coberta com epitélio, apresentando-se em tamanho e morfologia variáveis.[43]

Depois da exploração vaginal cuidadosa, pode-se detectar uma lesão polipoide que, em geral, se apresenta com aspecto de couve-flor; assim sendo, pode ser facilmente removida por meio de um eletrodo bipolar Twizzle 5 Fr (Gynecare, Ethicon, NJ, EUA), prendendo-a com uma pinça jacaré ou Collins. A paciente pode apresentar dor leve apenas quando se opera na parte superior da vagina, que se sabe ser rica em terminações nervosas sensitivas.

Rabdomiossarcoma

O rabdomiossarcoma é a neoplasia maligna de tecidos moles de ocorrência mais comum em crianças. Em 15 a 20% das pacientes com rabdomiossarcoma, este se localiza no trato geniturinário e, nas adultas, costuma envolver a vagina.[44-46] As queixas principais são: sangramento vaginal e massa necrosante em forma de uva fazendo protrusão a partir do introito.

Até a década de 1970, a exenteração pélvica era o método primário de tratamento. A frequência de cirurgia radical gradualmente se reduziu e, algumas vezes, depois de ciclos de quimioterapia neoadjuvante à base de antraciclina, a decisão de realizar ressecção endoscópica das lesões residuais do rabdomiossarcoma pode poupar os efeitos colaterais sérios da radioterapia e preservar a integridade do trato geniturinário da paciente depois de análise profunda de sua condição feita por equipe multidisciplinar.

A revisão vaginal endoscópica permite realizar ressecção macroscópica completa das lesões com eletrocoagulação e uma pinça de preensão.[47] A avaliação histopatológica deve ser confirmada com a ressecção em centro cirúrgico. Os resultados do acompanhamento endoscópico transvaginal, com realização de biópsias, podem revelar recorrência precoce.

Há uma escassez de relatos de casos descrevendo o uso de cirurgia minimamente invasiva em crianças com rabdomiossarcoma do trato genital baixo.[45,48]

A vaginoscopia também é fundamental nos casos de sangramento uterino anormal para afastar a possibilidade de câncer de vagina. Com o histeroscópio é possível identificar a lesão suspeita e realizar a biópsia dirigida (Fig. 5-2).

Corpos Estranhos

A presença de corpos estranhos na vagina é causa ocasionalmente despercebida de dor, sangramento vaginal, corrimento e infecções vaginais recorrentes, muitas vezes refratárias à antibioticoterapia. O canal vaginal pode-se apresentar hemorrágico ou não e, muitas vezes, a mucosa pode apresentar um aspecto confuso, semelhante ao aspecto de uma ocorrência maligna.

Têm sido propostos vários métodos no esforço para retirada de corpos estranhos intravaginais. Dahiya et al. usaram a pinça Allis para prender e retirar um corpo estranho. Ao ser revelado esse corpo estranho, o mesmo pode ser finalmente removido com pinça jacaré, algumas vezes sem romper a integridade do hímen.[49-52]

Endometriose Vaginal

Implantes endometrióticos, que penetram o espaço retroperitoneal em uma distância de cerca de 5 mm são definidos como endometriose invasiva profunda e geralmente invadem o fundo de saco de Douglas (endometriose retrocervical) e o septo retovaginal.

A paciente pode relatar sangramento anormal dos genitais e/ou dispareunia; a história pode ser positiva para esterilidade/infertilidade, dismenorreia e endometriose pélvica.

O diagnóstico definitivo da endometriose vaginal é estabelecido por meio de avaliação histológica;

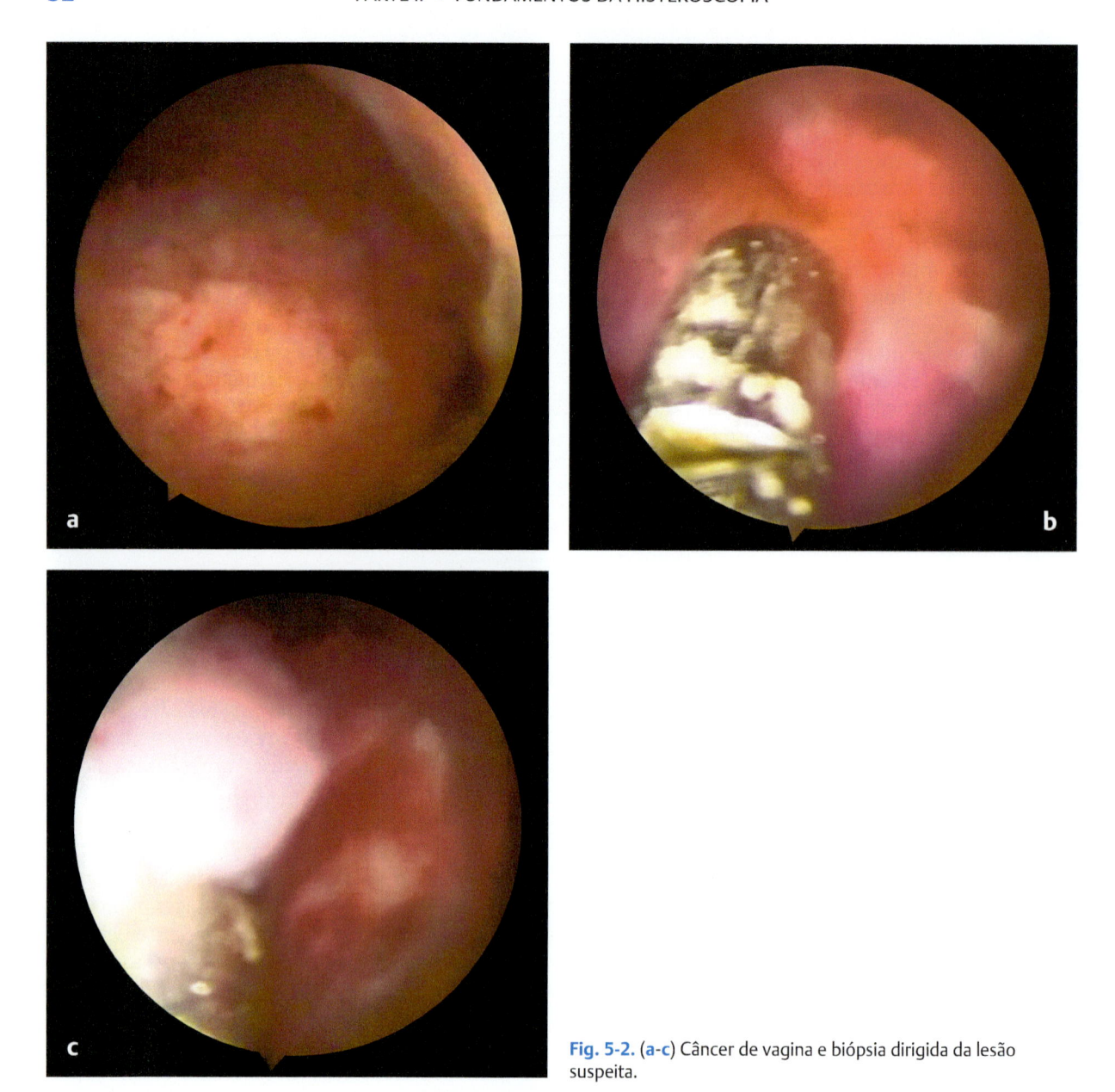

Fig. 5-2. (a-c) Câncer de vagina e biópsia dirigida da lesão suspeita.

portanto, a tarefa primária do histeroscopista é oferecer ao histopatologista um tipo de biópsia satisfatório e representativo da lesão suspeita.

Pode-se fazer vaginoscopia de consultório com um histeroscópio de consultório de 4 mm com fluxo contínuo (Bettocchi Office Hysteroscope tamanho 4; Karl StorzGmbH& Co., Tuttlingen, Alemanha) e geralmente mostra a presença de lesões polipoides, pedunculadas, de cor castanha com uma consistência mole e tamanho de 0,5 a 1 cm mais frequentemente localizadas no fórnix vaginal posterior, que podem receber incisões e ser drenadas com um eletrodo bipolar 5 FR[53] (Fig. 5-3.)

Fístula

Fístula colovaginal é incomum, mas tem impacto negativo sobre a qualidade de vida da paciente. É obrigatório documentar e diferenciar a fístula colovaginal da fístula retovaginal, que anatomicamente envolve o reto e a parte média ou inferior da vagina.

Têm sido descritas várias ferramentas diagnósticas, incluindo vaginoscopia, colposcopia, vaginografia, enema com Gastrografin ou enema opaco, sigmoidoscopia, tomografia computadorizada (TC) e ressonância magnética (RM).

Apesar dessas várias técnicas, o diagnóstico e a localização da fístula podem ser difíceis devido a um pequeno trato fistuloso e à fibrose pélvica relacionados com o processo patológico extenso ou intervenções pélvicas prévias. Além de identificar visualmente a abertura fistulosa no lado vaginal, a vaginoscopia permite inserção de fio ou de um meio de contraste em direção ao intestino grosso, em algumas pacientes.

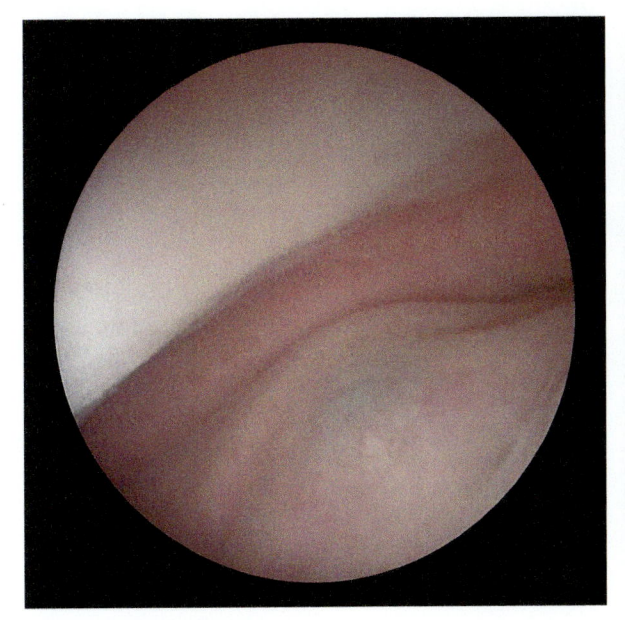

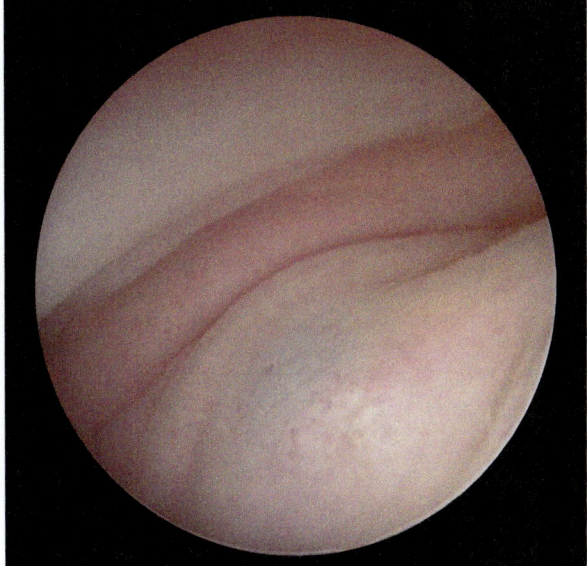

Fig. 5-3. Endometriose de vagina.

Tal intervenção pode destacar a localização exata da abertura fistulosa para planejamento cirúrgico. Além disso, em casos selecionados, pode oferecer uma oportunidade de controlar os sintomas da fístula, armando precisamente um *stent* recoberto.[43,54]

CONSIDERAÇÕES FINAIS

Com base em nossa experiência, confirmamos a possibilidade da aplicação generalizada da abordagem vaginoscópica na prática clínica do dia a dia.

É preciso que estejamos cientes de que até o canal vaginal pode ser a sede de várias doenças muito frequentemente não percebidas, pois há uma tendência de examinar rapidamente o canal vaginal durante um exame tradicional.

Atualmente, melhorias contínuas e imediatas em tecnologias e técnicas abriram novos horizontes e enfatizaram seu papel como uma ferramenta emergente para identificação e tratamento de achados patológicos também no trato genital inferior. Ao não usar o espéculo e o tenáculo antes do exame histeroscópico, eliminamos o desconforto associado à técnica em si e reduzimos o número de instrumentos necessários ao procedimento. Além disso, o advento da tecnologia eletrocirúrgica bipolar, bem como histeroscópios de pequeno diâmetro com canais de trabalho e sistemas de fluxo contínuo, mudou significativamente a maneira como tratamos as pacientes e realizamos qualquer procedimento histeroscópico.

A abordagem vaginoscópica para histeroscopia contribuiu para o desenvolvimento e o uso generalizado da histeroscopia em ambiente ambulatorial,[6] reduzindo o desconforto da paciente e adequando para uso em mulheres que não são sexualmente ativas ou têm atrofia ou estenose vaginal grave.[6]

Uma revisão sistemática recente da literatura[16] identificou apenas alguns estudos publicados sobre histeroscopia vaginal e as técnicas e instrumentação cirúrgicas raramente utilizadas são descritas em detalhes; isso está claramente relacionado com o fato de a vaginoscopia não ter sido uma abordagem comum até o momento por diferentes tipos de razões.

REFERÊNCIAS BIBLIOGRÁFICAS

1. Cooper NAM, Smith P, Khan KS, Clark TJ. Vaginoscopic approach to outpatient hysteroscopy: a systematic review of the effect on pain. BJOG. 2010;117(5):53-9.
2. Di Spiezio SA, Bettocchi S, Spinelli M, et al. Review of new office-based hysteroscopic procedures 2003-2009. J Minim Invasive Gynecol. 2010;17(4):436-48.
3. Sagiv R, Sadan O, Boaz M, et al. A new approach to office hysteroscopy compared with traditional hysteroscopy: a randomized controlled trial. Obstet Gynecol. 2006;108(2):387-92.
4. Nappi C, Di Spiezio S A. Rare and difficult-to-interpret hysteroscopic findings. In: Nappi C, Di Spiezio Sardo A (Eds.). State-of-the-art hysteroscopic approaches to pathologies of the genital tract. Tuttlingen: Endo-Press; 2014. pp. 236-49.
5. Smorgick N, Padua A, Lotan G, et al. Diagnosis and treatment of pediatric vaginal and genital tract abnormalities by small diameter hysteroscope. J Pediatr Surg. 2009;44(8):1506-8.
6. Bettocchi S, Ceci O, Di Venere R, et al. Advanced operative office hysteroscopy without anaesthesia: analysis of 501 cases treated with a 5 Fr. bipolar electrode. Hum Reprod. 2002;17(9):2435-8.
7. Sharma M, Taylor A, Di Spiezio S A, et al. Outpatient hysteroscopy: traditional versus the 'no-touch' technique. BJOG. 2005; 112(7):963-7.
8. Paschopoulos M, Paraskevaidis E, Stefanidis K, et al. Vaginoscopic approach to outpatient hysteroscopy. J Am Assoc Gynecol Laparosc. 1997;4(4):465-7.
9. Morch E T. A new instrument for vaginoscopy and anoscopy. Am Surg. 1952;18(2):160-1.

10. Capraro V J. Gynecologic examination in children and adolescents. Pediatr Clin North Am. 1972;19(3):511-28.
11. Huffman JW, Dewhurst J, Capraro VJ. The gynecology of childhood and adolescence. Philadelphia: WB Saunders Company; 1981.
12. Huber A. A new vaginoscope for pediatric gynecology [in German]. Geburtshilfe Frauenheilkd. 1971;31(11):1117-20.
13. Billmire ME, Farrell MK, Dine MS. A simplified procedure for pediatric vaginal examination: use of veterinary otoscope specula. Pediatrics. 1980;65(4):823-5.
14. Bettocchi S, Selvaggi L. A vaginoscopic approach to reduce the pain of office hysteroscopy. J Am Assoc Gynecol Laparosc. 1997;4(2):255-8.
15. Garbin O, Kutnahorsky R, Gollner JL, Vayssiere C. Vaginoscopic versus conventional approaches to outpatient diagnostic hysteroscopy: a two-centers randomized prospective study. Hum Reprod. 2006;21(11):2996-3000.
16. Di Spiezio SA, Zizolfi B, Calagna G, et al. Vaginohysteroscopy for the diagnosis and treatment of vaginal lesions. Int J Gynecol Obstet. 2016;133(2):146-51.
17. Guida M, Di Spiezio SA, Acunzo G, et al. Vaginoscopic versus traditional office hysteroscopy: a randomized controlled study. Hum Reprod. 2006;21(12):3253-7.
18. Bouchard-Fortier G, Kim R H, Allen L, et al. Fertility-sparing surgery for the management of young women with embryonal rhabdomyosarcoma of the cervix: A case series. Gynecol Oncol Rep. 2016;18:4-7.
19. Nakhal RS, Wood D, Creighton SM. The role of examination under anesthesia (EUA) and vaginoscopy in pediatric and adolescent gynecology: aretrospective review. J Pediatr Adolesc Gynecol. 2012;25:64.
20. Pokorny SF. Prepubertal vulvovaginopathies. Obstet Gynecol Clin North Am. 1992;19(1):39-58.
21. Golan A. Continuous-flow vaginoscopy. Rev Gynaecol Pract. 2003;3:177.
22. Montevecchi L, Valle R F. Resectoscopic treatment of complete longitudinal vaginal septum. Int J Gynaecol Obstet. 2004;84:65.
23. Di Spiezo SAD, Di Carlo C, Salerno MC, et al. Use of office hysteroscopy to empty a very large hematometra in a young virgin patient with mosaic Turner's syndrome. Fertil Steril. 2007;87:417.e1.
24. Kim TE, Lee GH, Choi YM, et al. Hysteroscopic resection of the vaginal septum in uterus didelphys with obstructed hemivagina: a case report. J Korean MedSci. 2007;22:766.
25. Deutch TD, Abuhamad Z. The role of 3-dimensional ultrasonography and magnetic resonance imaging in the diagnosis of m€ullerian duct anomalies: a review of the literature. J Ultrasound Med. 2008;27:413.
26. Cetinkaya SE, Kahraman K, Sonmezer M, Atabekoglu C. Hysteroscopic management of vaginal septum in a virginal patient with uterus didelphys and obstructed hemivagina. Fertil Steril. 2011;96(1):e16-8.
27. Nassif J, Al Chami A, Abu MA, et al. Vaginoscopic resection of vaginal septum. Surg Technol Int. 2012;22:173-6.
28. Tsai EM, Chiang PH, Hsu SC, et al. Hysteroscopic resection of vaginal septum in an adolescent virgin with obstructed hemivagina. Hum Reprod. 1998;13(6): 500-1.
29. Cicinelli E, Romano F, Didonna T, et al. Resectoscopic treatment of uterus didelphys with unilateral imperforate vagina complicated by hematocolpos and hematometra:case report. Fert Steril. 1999;72(3):553-5.
30. Long CY, Juan YS, Liu CM, et al. Concomitant resection of congenital vaginal septum during the tension-free vaginal tape procedure. Int Urogynecol J Pelvic Floor Dysfunct. 2005;16(4):311-2.
31. Melcer Y, Smorgick N, Fuchs N, et al. Vaginal müllerian cyst: an unusual cause of vaginal bleeding in a 16-month-old girl. J Pediatr Adolesc Gynecol. 2014;27(1):e21-2.
32. Kim TE, Lee GH, Choi YM, et al. Hysteroscopic resection of the vaginal septum in uterus didelphys with obstructed hemivagina: a case report. J Korean Med Sci. 2007;22(4):766-9.
33. Di Spiezio SA, Di Iorio P, Guida M, et al. Vaginoscopy to identify vaginal endometriosis. J Minim Invasive Gynecol. 2009;16(2):128-9.
34. Di Spiezio SA, Di Carlo C, Spinelli ML, et al. An earring incidentally diagnosed and removed through two-step vaginoscopy in a pubertal virgin with miliary tuberculosis. J Minim Invasive Gynecol. 2014;21(2):176-7.
35. Di Spiezio SA, Bettocchi S, Bramante S, et al. Office vaginoscopic treatment of an isolated longitudinal vaginal septum: a case report. J Minim Invasive Gynecol. 2007;14(4):512-5.
36. Di Spiezio SA, Campo R, Zizolfi B, et al. Long-term reproductive outcomes after hysteroscopic treatment of dysmorphic uteri in women with reproductive failure: An European Multicenter Study J Minim Invasive Gynecol. 2020;27(3):755-62.
37. Koff AK. Development of the vagina in the human fetus. Contrib Embryol. 1933;24:59-91.
38. Bulmer D. The development of the human vagina. J. Anat. 1957;91:490-509.
39. Robboy SJ, Kurita T, Baskin L, Cunha GR. New insights into human female reproductive tract development. Differentiation. 2017;97:9-22.
40. Xu D, Xue M, Cheng C, et al: Hysteroscopy for the diagnosis and treatment of pathologic changes in the uterine cavity in women with an intact hymen. J Minim Invasive Gynecol. 2006;13:222.
41. Mc Cann J, Wells R, Simon M, et al: Genital findings in prepubertal girls selected for nonabuse: a descriptive study. Pediatrics. 1990;86:428.
42. Fascilla FD, Olivieri C, Cannone R, et al. In-Office Hysteroscopic Treatment of Herlyn-Werner-Wunderlich Syndrome. A Case Series. J Minim Invasive Gynecol. 2020.
43. Bahadurdingh AM, Longo WE. Colovaginal fistulas. Etiology and management. J Reprod Med. 2003;48:48-95.
44. Pańczak K, Gawron D, Sosnowska P, et al. Vaginoscopic resection for vaginal rhabdomyosarcoma during early infancy: a case report. J Minim Invasive Gynecol. 2017.
45. Harel M, Ferrer FA, Shapiro LH, Makari JH. Future directions in risk stratification and therapy for advanced pediatric genitourinary rhabdomyosarcoma. Urol Oncol. 2016;34:103-15.
46. Solomon LA, Zurawin RK, Edwards CL. Vaginoscopic resection for rhabdomyosarcoma of the vagina: a case report and review of the literature. J Pediatr Adolesc Gynecol. 2003;16:139-42.
47. ACOG Committee Opinion No. 728 Summary: Mullerian Agenesis: Diagnosis, Management, and Treatment. Obstet Gynecol. 131:196-7.
48. Youngstrom EA, Bartkowski DP. Vulvar embryonal rhabdomyosarcoma: a case report. J Pediatr Urol. 2013;9:144-6.

49. Kucuk T. When virginity does matter: rigid hysteroscopy for diagnostic and operative vaginoscopyea series of 26 cases. J Minim Invasive Gynecol. 2007;14:651.
50. Dahiya P, Agarwal U, Sangwan K, et al. Long retained intravaginal foreign body: a case report. Arch Gynecol Obstet. 2003;268:323.
51. Stricker T, Navratil F, Sennhauser F H. Vaginal foreign bodies. J Paediatr Child Health. 2004;40:205.
52. Smith YR, Berman DR, Quint EH. Premenarchal vaginal discharge: findings of procedures to rule out foreign bodies. J Pediatr Adolesc Gynecol. 2002;13:227.
53. Guida M, Di Spiezio SA, Mignogna C, et al. Vaginal fibro-epithelial polyp as cause of postmenopausal bleeding: office hysteroscopic treatment. Gynecol Surg. 2008;5(1):69-70.
54. Grissom R, Snyder TE. Colovaginal fistula secondary to diverticular disease. Dis Colon Rectum. 1991;34:1043-9.

TÉCNICA NA HISTEROSCOPIA AMBULATORIAL

Ricardo Bassil Lasmar
Bernardo Portugal Lasmar

CONCEITO

A histeroscopia foi dividida, inicialmente, em diagnóstica e cirúrgica. A primeira era realizada no ambulatório apenas para identificar a presença ou não de lesão intrauterina, o diagnóstico provável e, por vezes, se realizava a biópsia orientada. Biópsia orientada é aquela em que se usa um instrumento para colher material do interior do útero, sem a visão direta, direcionando o local da lesão pela identificação prévia por histeroscopia. São exemplos desta técnica: cureta de Novak, Pipelle, biópsia aspirativa, lavado endometrial entre outros. No início, o instrumental utilizado era ótica e camisa, com meio de distensão gasoso (CO_2) ou, raramente, meio líquido (soluto fisiológico).

A histeroscopia cirúrgica era aquela em que a paciente era submetida à anestesia para realização do procedimento. Nessa intervenção, o meio de distensão era líquido (manitol-sorbitol, glicina 1,5%). Além da ótica e camisa, eram utilizados o ressectoscópio e a energia monopolar para que fosse retirada a lesão por meio de cirurgia.

Com a inclusão de camisa histeroscópica com canal operatório e pinças de 5 e 7 Fr, houve grande evolução na histeroscopia, pois não só seria possível identificar a lesão intrauterina, como retirar um fragmento desta para exame histopatológico, assim como, em alguns casos, retirar completamente a lesão.

Diante dessa importante transformação, a histeroscopia, que apenas via o interior do útero, podia agora ver, diagnosticar e tratar a doença responsável pelas queixas da paciente. Isso nos remete a Pantaleoni, que em 1869 relatou a primeira histeroscopia, com luz de candelabro e tubo de 12 mm, em uma paciente com sangramento uterino anormal, identificando um pólipo endometrial, que foi cauterizado com nitrato de prata. Desta forma, podemos afirmar, com toda certeza, que a primeira histeroscopia realizada foi uma histeroscopia operatória ambulatorial, hoje denominada histeroscopia ambulatorial.[1]

Com o tempo, outros instrumentos foram introduzidos no procedimento, aumentando a possibilidade de resolução cirúrgica no mesmo momento do diagnóstico. Alguns entravam na cavidade uterina pelo canal operatório: os *probes* com energia bipolar, aqueles com *laser*, os morceladores e alguns ressectoscópios com energia, porém, de menor diâmetro, o minirressectoscópio.

Essas modificações mudaram a denominação de histeroscopia diagnóstica para histeroscopia ambulatorial, o que, em 2002, denominei histeroscopia operatória ambulatorial.[2]

Assim, o ambiente de realização do procedimento diferenciava a histeroscopia, que passou a ser ambulatorial ou hospitalar.

Existem algumas discussões sobre a definição do que é histeroscopia ambulatorial, uma vez que a cirurgia ambulatorial está mais do que estabelecida, além da possibilidade do uso do minirressectoscópio, mesmo instrumental, que pode ser utilizado no centro cirúrgico. Além disso, o ambiente de realização do procedimento pode não fazer diferença, uma vez que a histeroscopia com biópsia em centro cirúrgico sem anestesia é uma realidade, principalmente, em hospitais que não dispõem de uma área reservada para exames complementares com equipamento de videocirurgia, separado do centro cirúrgico. A realização ou não da retirada da lesão – polipectomias, miomectomias – também pode ser feita em ambos os casos e não define a terminologia entre ambulatorial ou hospitalar.

Desta forma podemos conceituar que **histeroscopia ambulatorial** é o procedimento para investigação e possível tratamento das lesões intrauterinas em **pacientes não anestesiadas**, realizadas em qualquer ambiente, mas geralmente em ambulatório ou consultório.[3,4]

A histeroscopia ambulatorial é a melhor arma na propedêutica ginecológica para investigação da cavidade uterina. Veio substituir, com ampla vantagem, a curetagem uterina, método **exclusivamente** diagnóstico, que exige internação e anestesia, além de ter baixa sensibilidade – resultado negativo não afasta o diagnóstico. Além disso, o exame complementa a ultrassonografia transvaginal, que vem melhorando a acurácia, porém, não é capaz de fornecer confirmação anatomopatológica, assim como os outros métodos de imagem.

A histeroscopia ambulatorial, realizada sem anestesia, apenas com analgesia, sem internação e, na maioria das vezes, fora do centro cirúrgico, diminui o intervalo de tempo entre a queixa e o diagnóstico, principalmente nos casos de malignidade; diminui o custo (não há necessidade de pré-operatório, anestesista; não retira o paciente de suas atividades ou internação); diminui a utilização do centro cirúrgico e amplia a possibilidade terapêutica, pois, em alguns casos, permite a retirada da lesão.[5-8]

EQUIPAMENTO E INSTRUMENTAL
Equipamento
A partir da grande investida no método de *see and treat*, ou seja, realizar o tratamento no momento do diagnóstico, o equipamento da histeroscopia ambulatorial se aproximou muito do equipamento hospitalar. A possibilidade de utilização de minirressectoscópios, ponteiras bipolares, morceladores e *laser* fez com que se tornasse usual a existência de geradores específicos de energia nos locais de procedimento.[3]

O Capítulo 2 mostra com mais detalhes os equipamentos histeroscópicos. Basicamente temos um *rack* com um monitor, uma microcâmera com processador, fonte de luz, cabo de fibra óptica e um sistema de gravação e captura de imagens.

Na maioria dos serviços, uma bomba de distensão do meio líquido também é colocada no *rack* ou uma bomba de distensão com dióxido de carbono (CO_2).

Outros equipamentos estarão presentes de acordo com os instrumentais a serem utilizados, como: gerador de energia bipolar ou monopolar, para quem utiliza o minirressectoscópio; sistema específico para uso do morcelador; gerador do *laser* e outros geradores dedicados a diferentes energias dos *probes* (Figs. 6-1 e 6-2).

Atualmente a distensão da cavidade uterina é preferencialmente realizada com soluto fisiológico. Este pode chegar à cavidade pelo uso de bomba de infusão específica, histerodistensores; através da pressão pela elevação do frasco, elevando-se 1 metro acima da paciente ou utilizando-se uma bolsa pressórica.

A vantagem do meio líquido é permitir a limpeza da cavidade uterina nos casos de sangue ou muco, além de facilitar a realização da biópsia dirigida e até da cirurgia histeroscópica ambulatorial. A desvantagem está na necessidade de usar um sistema para coletar o líquido de retorno, que pode ser feito com sistemas próprios descartáveis ou uso de saco plástico de 100 litros, aberto sob as nádegas da paciente e os membros inferiores, formando uma bolsa.

Alguns serviços utilizam dióxido de carbono (CO_2) como meio de distensão gasoso. Trata-se de um gás fisiológico e transparente e não causa reação alérgica. Para seu uso se faz necessário equipamento especial de infusão, o *histeroflator*. Esse aparelho controla o fluxo de entrada do gás e a pressão intrauterina. Os critérios de segurança para seu uso são fluxo máximo de 100 mL/min e pressão máxima de 200 mmHg. Tem como vantagem a praticidade, pois não tem retorno do líquido, porém, tem como desvantagem a dificuldade de visão da cavidade uterina na presença de sangramento, que é a maior indicação do procedimento, além de causar ombralgia, quando há passagem do CO_2 pelas tubas, levando à irritação diafragmática (Fig. 6-3).

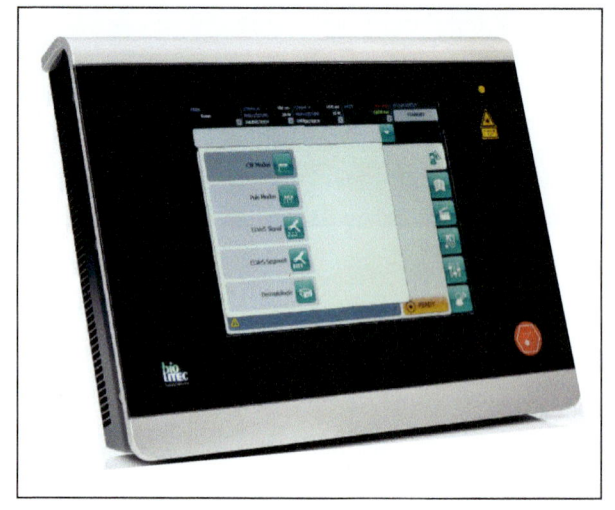

Fig. 6-2. *Laser* – *Laser* Leonardo da Biolitec.

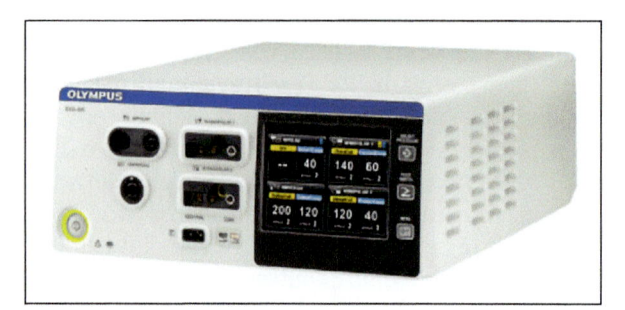

Fig. 6-1. Gerador eletrocirúrgico.

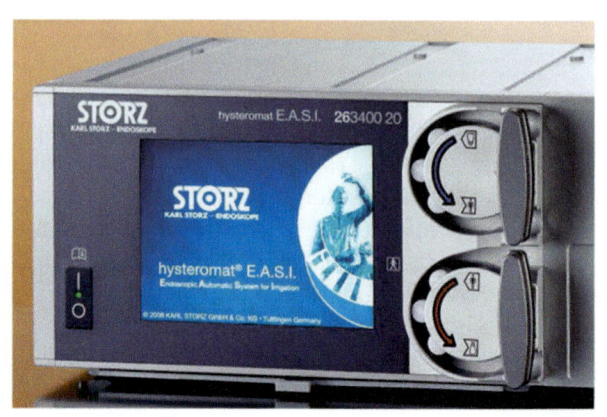

Fig. 6-3. *Histeromat*.

Instrumental

O histeroscópio pode ser rígido ou flexível, com diâmetros diferentes de óticas, variando de 2 a 4 mm. Em nosso serviço utilizamos a de 2,7 ou a de 2,9 mm na histeroscopia ambulatorial.[9]

O histeroscópio rígido é mais frequentemente utilizado, sendo composto por uma ótica, que pode ser de 0, 12 ou 30 graus, que apresenta uma proeminência, com rosca, para conexão com o cabo de fibra ótica, que levará luz para o interior da cavidade uterina. Para cada diâmetro, tamanho e angulação, existe uma camisa interna para revesti-la. Nesta camisa interna existe uma torneira que permitirá a entrada do meio líquido para distensão da cavidade uterina e um canal operatório, com diâmetro de 5 ou 7 Fr, no qual entrarão os instrumentos (pinças, tesouras e outros) para realização de biópsias ou procedimentos cirúrgicos ambulatoriais (Fig. 6-4).

Uma outra camisa, a camisa externa, recobre a camisa interna e a ótica. Essa possui outra torneira que permite a drenagem do meio de distensão, fazendo com que haja um fluxo contínuo, entrando pela camisa interna e saindo pela externa. O fluxo contínuo é importante na presença de sangue, muco ou sangramento no momento do procedimento, permitindo a limpeza da cavidade e a identificação segura e precisa da lesão ou da normalidade da primeira (Fig. 6-5).

É importante perceber que a ótica tem o bisel da angulação que se encontra do lado oposto à entrada do cabo de fibra ótica. Isso significa que o local de onde teremos visão é oposto à posição do cabo de fibra ótica. Desta forma, para avaliar a parede anterior, posiciona-se o cabo de fonte de luz para baixo, enquanto na visão da parede posterior, o cabo de fonte de luz estará para cima. Para estudar a parede lateral direita, o cabo deverá estar contrário, à esquerda.

A visão foro-oblíqua da ótica, geralmente 30 graus, permite uma visão de 360 graus, apenas girando o cabo de fonte de luz. Para visão da região fúndica muda-se o ângulo de inclinação da ótica em 30 graus, obtendo-se uma visão frontal igual à ótica de 0 grau.

Na porção ocular da ótica é acoplada a microcâmera (*coupler*), sendo esta conectada a um processador de imagem que está conectado ao monitor e ao sistema de gravação (Fig. 6-6).

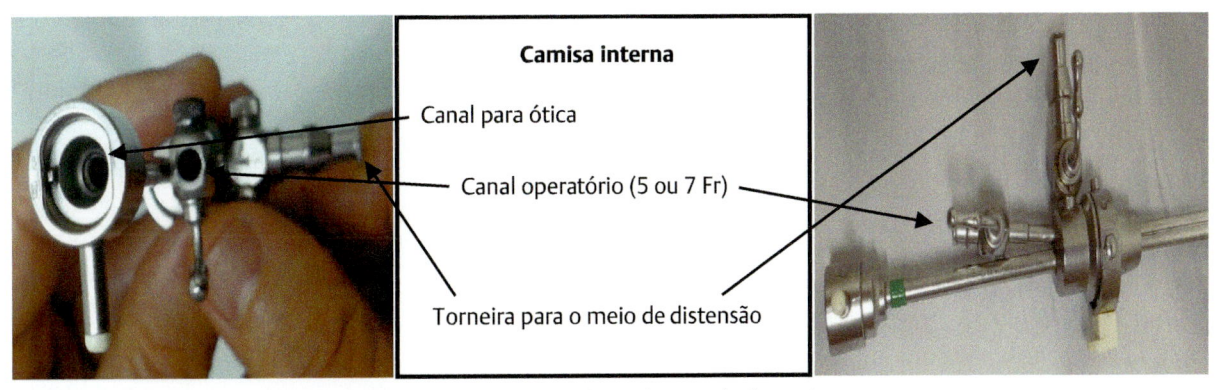

Fig. 6-4. Camisa interna com canal operatório e torneira para infusão do meio de distensão.

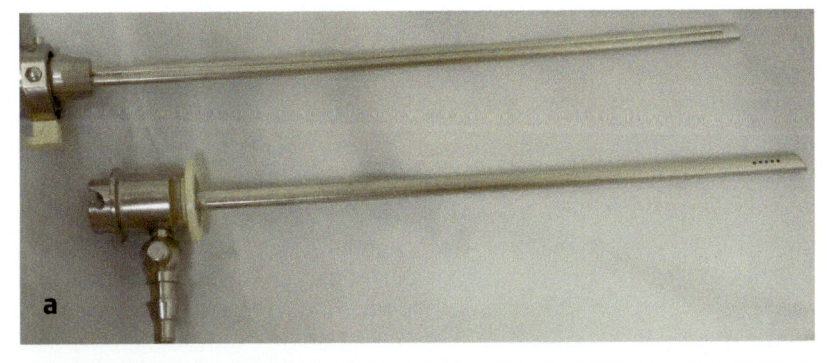

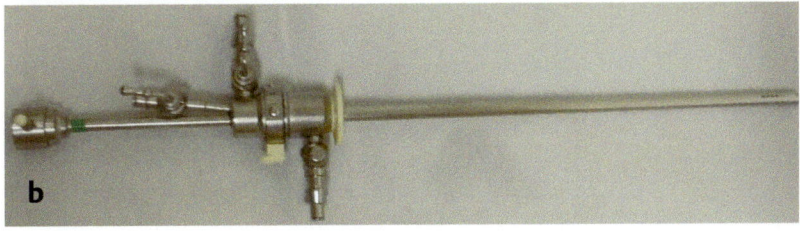

Fig. 6-5. (a) Camisa interna e externa.
(b) Camisa interna e externa montadas.

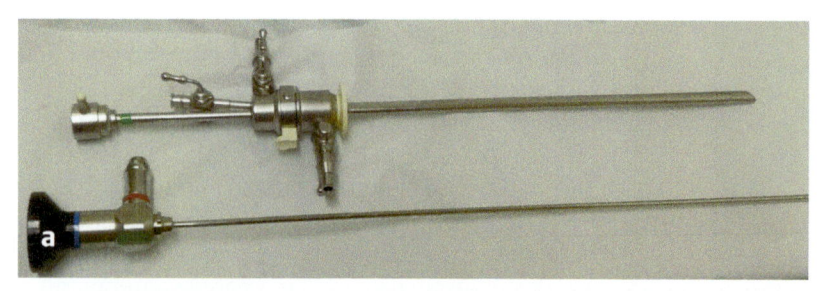

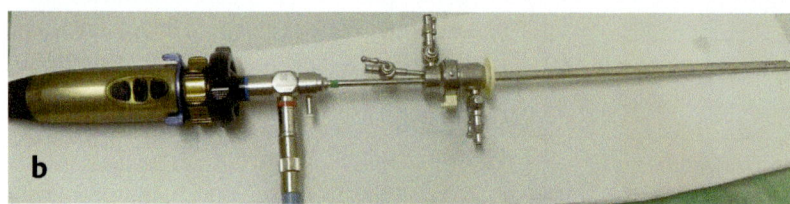

Fig. 6-6. (a) Ótica, camisa interna e externa montadas. (b) Visão final da montagem da ótica, na camisa interna e externa, cabo de fonte de luz e microcâmera.

Os histeroscópios flexíveis, chamados de fibro-histeroscópios, raramente são utilizados em nosso meio em razão de seu alto custo e de manutenção mais delicada, principalmente no processo de esterilização.

A presença do canal operatório permite o acesso ao canal cervical ou à cavidade uterina, no mesmo momento da realização do exame. Assim, por este canal de 5 ou 7 Fr, é possível introduzir pinças, tesouras, *probes* com energia, fibra de *laser* ou outros instrumentos que tenham esse diâmetro, assim como cateter para tubas ou dispositivos para oclusão das tubas e etc.

As pinças apresentam extremidades diferentes e funções distintas, tendo algumas pinças multifunção. Existem tesouras de ponta fina e ponta grossa; a fina é ideal para as estenoses de orifícios externo e interno, a de ponta grossa é útil para a secção de sinéquias e septos fibrosos. Existe uma pinça com duplo corte, saca-bocado, que apresenta um corte bastante vigoroso, principalmente para estruturas mais fibrosas, para liberar a pseudocápsula do mioma submucoso, polipectomia endocervical e apreensão firme de nódulos e formações polipoides. Em nosso serviço é a pinça mais utilizada por conta de sua versatilidade e resistência (Fig. 6-7).

As pinças de biópsia apresentam formatos diferentes, uma mais em concha, para a retirada de material, biópsia de endométrio; outra com os serrilhados mais longos, ou "jacaré", para apreensão de estrutura mais larga e fibrosa; pinças com ponta fina, para dissecar e outras variedades pensadas pelos fabricantes. Não é possível, para a maioria dos serviços, ter todos os tipos de pinças, mas o importante é saber como utilizá-las, o que apresentaremos nesse capítulo.

As pinças e esses instrumentais devem ter uma borracha de vedação para ocluir o canal, permitindo apenas a pinça passar por um pequeno orifício. A vedação é necessária tanto para o meio de distensão líquido quanto para o gasoso. Normalmente os serviços acoplam a borracha ao canal operatório, fazendo com que a pinça penetre no pequeno orifício da borracha para acessar a cavidade. Em nosso serviço a pinça passa pelo orifício da borracha, ficando nela antes do procedimento, no momento de acesso à cavidade fecha-se a infusão do líquido, abre-se a torneira do canal operatório, introduz-se a pinça no canal e fixa-se a borracha de vedação que está envolta na pinça, no orifício do canal operatório. Essa pequena mudança diminui a contaminação, aumenta a duração das borrachas de vedação, facilita a entrada da pinça, preservando mais os instrumentos e diminuindo o retorno do líquido pela borracha de vedação (Fig. 6-8).

HISTEROSCOPIA AMBULATORIAL

O procedimento é agendado para a primeira fase do ciclo menstrual, por ser menos desconfortável para a paciente, por não haver possibilidade de gravidez, pelo endométrio encontrar-se mais baixo, o que permitirá a identificação de lesões menores e, por vezes, lesões subendometriais. Nesta fase a movimentação da ótica e de pinças provoca menor sangramento por estarem os vasos menos dilatados.

Ainda ao telefone, a paciente é orientada para comparecer com o pedido de exame solicitado pelo

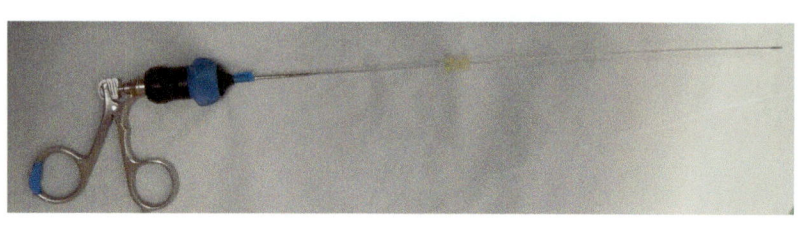

Fig. 6-7. Pinça de biópsia montada e esterilizada com a borracha de vedação.

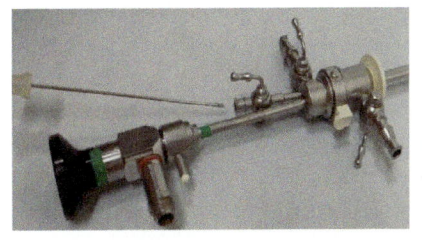

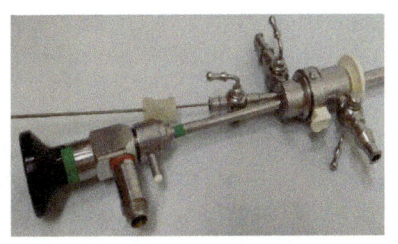

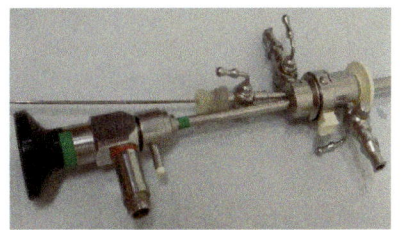

Fig. 6-8. Introdução da pinça, com a borracha de vedação para depois fixação no canal operatório.

seu médico, exames de imagem e fazer uso de butilbrometo de escopolamina (Buscopan®) 30 minutos antes do procedimento.

O procedimento deve ser iniciado com breve anamnese, anotando-se as queixas, os dados da história fisiológica, (última menstruação, ciclos menstruais, uso de medicação hormonal etc.), achados dos exames de imagem, principalmente do canal cervical e cavidade uterina.

A seguir deve-se informar à paciente todos os passos do procedimento e o desconforto possível de cada etapa. É importante utilizar desenhos demonstrando o trajeto do exame, com canal cervical e cavidade uterina, explicando a necessidade do uso do meio de distensão, que o tempo médio do exame é de 3 a 10 minutos e que o procedimento será interrompido a qualquer solicitação da paciente.

Deve-se oferecer na sala de espera um texto para orientação inicial da paciente (Fig. 6-9), mas retorna-se às explicações de modo presencial, após o término da anamnese.

As indicações da histeroscopia serão apresentadas em outro capítulo, sendo que as contraindicações do procedimento são: doença inflamatória pélvica aguda, sangramento ativo e paciente não colaborativa. O procedimento poderá ser realizado em pacientes virgens, pois o diâmetro do histeroscópio é menor que o orifício do hímen, apenas não se realizando o toque bimanual.

Prezada Cliente,
Este folheto fornecerá algumas explicações que lhe ajudarão no exame de histeroscopia diagnóstica. O médico voltará a orientá-la, com mais detalhes, no momento da entrevista, antes do exame.

1. Todo procedimento realizado neste consultório segue os mesmos princípios técnicos utilizados em todo o mundo, além de rigoroso cuidado no preparo do material.

2. O que é histeroscopia diagnóstica?
Histeroscopia é a visão ampliada da parte interna do útero, utilizando-se uma pequena óptica e um sistema avançado de transmissão de imagens para um monitor.

3. O exame dói?
Em todo o mundo a histeroscopia é realizada em ambiente ambulatorial, e 95 a 97% das pacientes conseguem fazê-lo, referindo apenas sensação de cólica, semelhante às cólicas menstruais e, por vezes, de pressão, parecendo uma vontade de urinar.

4. Como é feito o exame?
Primeiro se faz um toque vaginal. Não se faz qualquer injeção. Após esta anestesia superficial inicia-se a introdução da óptica junto a uma pequena pressão de soro fisiológico para afastar as paredes do útero, permitindo a entrada do histeroscópio e a visão da cavidade uterina.

5. Existem riscos?
O exame pode ser realizado em todas as pacientes, inclusive em pacientes virgens. Não causa qualquer problema nem altera a pressão, o coração, o pulmão ou qualquer outro órgão.
Em quase todas as histeroscopias é realizada uma biópsia para aumentar a segurança diagnóstica e o exame pode ser visto pelo monitor, pela paciente e por um(a) acompanhante (a critério).

Tenha calma e pergunte tudo o que quiser ao médico. Mesmo durante o exame você receberá a orientação que solicitar. Com certeza, a histeroscopia diagnóstica a deixará mais tranquila e ajudará seu médico no acompanhamento.

Atenciosamente,
Prof. Dr. Ricardo Lasmar, Dra. Daniela Baltar, Prof. Dr. Bernardo Lasmar

Fig. 6-9. Folheto de orientação inicial ao paciente.

Após esta breve anamnese, a paciente é encaminhada à sala de exame, colocada em posição ginecológica, estando as nádegas afastadas quatro dedos da mesa, o que permitirá movimentação ampla e delicada da ótica, presa à microcâmera.

Abaixo das nádegas da paciente é colocado um coletor para o líquido de retorno, esse pode ser um saco de 100 litros, que deverá estar aberto sobre o espaço formado pelas nádegas e pés da paciente, fazendo com que todo o líquido caia em seu interior.

O toque bimanual é realizado em todas as pacientes, excluindo-se as virgens ou aquelas com importante atrofia e estenose vaginal. Mesmo o toque não sendo obrigatório em alguns serviços, quando realizado, permite que o examinador encontre a posição exata do colo do útero, principalmente nos casos de flexões acentuadas e laterodesvios; pode avaliar a posição, tamanho e superfície do útero, a presença de miomas subserosos/intramurais, além de perceber a sensibilidade da paciente ao desconforto do exame. Quando se identifica abaulamento da parede uterina por provável mioma e na histeroscopia se identifica mioma submucoso, com componente intramural na mesma parede, faz-se necessária a investigação por exame de imagem para que se afaste o mioma transmural. Não se pode esquecer, também, que na presença de mioma submucoso com componente intramural, encostado em outro mioma subseroso com componente intramural, teremos o mesmo efeito, na cirurgia, de um mioma transmural. O toque bimanual pode ser realizado com lubrificante. Em nosso serviço passamos a usar antisséptico degermante tópico, o digliconato de clorexidina a 2,2%, para lubrificar a luva estéril na realização do toque bimanual.[10]

O examinador deve ficar sentado, com seus braços na região da pelve da paciente. Nos úteros em retroversoflexão acentuada, há necessidade de o ginecologista ficar em pé, após ultrapassar o orifício interno, a fim de que o eixo da ótica acompanhe o eixo da cavidade uterina.

Com a mão dominante, a partir desse momento denominaremos a mão direita, se apreende o *coupler* da microcâmera (cabeça), conecta-se o cabo de fonte de luz à ótica e o meio de distensão à camisa interna. Faz-se o *white balance,* sempre necessário antes de cada exame.

Em nosso serviço fazemos a maioria dos exames apenas com a camisa interna, diminuindo o calibre de todo o conjunto. Acoplamos a camisa externa quando estamos diante de sangramento ativo para que haja uma troca mais rápida do meio de distensão e a consequente limpeza da cavidade. Como o conjunto com ótica de 2,9 e camisa interna é ovalado, permite-se que haja retorno do líquido pelo orifício interno, podendo-se ampliar a troca, fechando a entrada do meio de distensão e abrindo a torneira do canal operatório, seguindo-se o fechamento desta e a reabertura da entrada do meio de distensão, fazendo fluxo intermitente e não contínuo.

Inicia-se o procedimento com o afastamento dos pequenos lábios, com o dedo polegar e o indicador ou o médio, da mão esquerda, facilitando a introdução do histeroscópio com a inclinação da coxa da paciente. Nesse momento, com a infusão do meio de distensão e cabo de fonte de luz girando lentamente 360 graus, faz-se a vaginoscopia, importantíssima nos casos de sangramento uterino anormal, pois lesões de vagina podem levar a sangramento vaginal (Fig. 6-10).

Identificado o colo do útero, o cabo de fibra ótica ficará posterior, nos casos de colo posterior (anteversoflexão uterina), ou anterior, nos úteros retroversofletidos. Esse posicionamento da ótica faz com que a visão seja direta do colo do útero e do orifício externo.

O orifício externo (OE) é o primeiro momento de dificuldade a ser vencida no procedimento, pois tem-se que identificá-lo, penetrar lentamente com o histeroscópio, aguardar a distensão para investigação em 360 graus, todas as paredes devem ser investigadas. Algumas manobras poderão ser necessárias para melhor visão desse espaço:

A) *Movimentos de penetração e retorno do histeroscópio*: permite limpeza e maior distensão;
B) *Saída e retorno do histeroscópio do canal cervical*: para retirada de sangue e muco espesso;
C) *Aumento da pressão de infusão do líquido*: colos com dilatação.

Atenção quando existir muito muco espesso no canal, pois, em alguns casos, o motivo é a presença de pólipo endocervical, que não é identificado sem a devida limpeza do canal.

Outra dificuldade é a estenose de orifício externo. Esta deverá ser vencida, preferencialmente, com secção e não com força e distensão, já que a paciente não está anestesiada. Nesses casos, a entrada de uma tesoura fechada pelo OE, sendo aberta dentro do canal e retirada aberta, pode abrir o orifício. Esta manobra poderá ser seguida pela secção com tesoura. A técnica

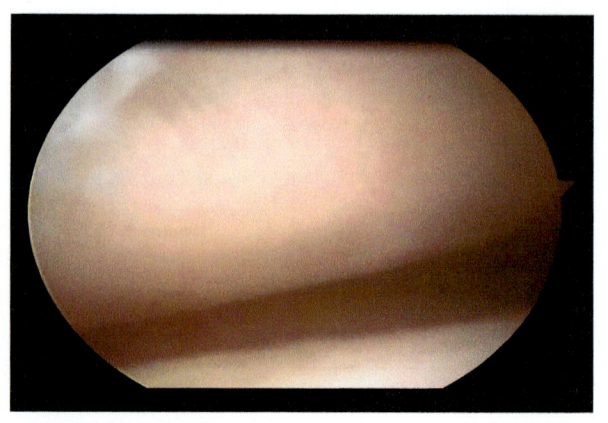

Fig. 6-10. Vaginoscopia.

para o uso de tesoura na estenose de OE é, após a pequena abertura com a entrada fechada e saída aberta, entrar com a haste fixa da tesoura no pequeno orifício e movimentar a outra haste para secção às 3 e 9 horas, procedimento que deverá ser repetido até se conseguir diâmetro para passagem do histeroscópio. A secção da estenose do OE geralmente é indolor e causa pouco ou nenhum sangramento, além de não alterar a endocérvice, diferente do pinçamento do colo com a pinça de Pozzi e dilatação com velas, que causam dor, sangramento e poderá alterar a visão da endocérvice (Fig. 6-11).

Com a técnica de vaginoscopia, a utilização de espéculo, pinça de apreensão do colo, como a de Pozzi, e velas de dilatação não se fazem mais necessárias, com isso há significante redução da dor e desconforto com o exame sem aumento nos índices de infecção.[11,12]

> A histeroscopia pode ser realizada com menor desconforto apenas com a camisa interna com canal operatório, sendo acoplada a camisa externa apenas na presença de sangramento ativo em grande quantidade.
> O meio de distensão líquido é o mais indicado, pois permite a investigação histeroscópica mesmo nos casos de sangramento.

Canal Cervical

O canal cervical deverá ser detalhadamente investigado diante de citologia oncótica alterada; nestes casos a avaliação da superfície, lesões papilares e vascularização são importantes. Deve-se fazer biópsia dirigida, isto é, sob visão direta, quantas forem necessárias, permitindo-se diferenciar as doenças glandulares de origem endocervical ou endometrial.

Alguns serviços realizam a microcolposcopia com o microcolpo-histeroscópio de Hamou, sendo a cérvico e endocervicoscopia em que se aplica a solução de Lugol a 2% e azul de Waterman. Com o micro-histeroscópio de Hamou é possível ter visão ampliada em 1, 20, 60 e 150 vezes, permitindo observar, *in vivo*, as células das camadas mais superficiais do epitélio do canal cervical.[13]

Sem o micro-histeroscópio e o uso de corantes não é possível realizar a microcolpo-histeroscopia, mas é possível e obrigatória a realização da endocervicoscopia no exame de histeroscopia (Fig. 6-12).

Na presença de sinéquias no canal cervical há necessidade de secção destas, pois além de dificultar a progressão do histeroscópio, levarão a mais desconforto no movimento em direção ao orifício interno. A secção sempre é menos desconfortável do que a ruptura das traves fibrosas sob distensão, sendo exceção as sinéquias menos densas, como as mucosas, que se desfazem com o aumento da pressão do meio de distensão. A secção das sinéquias fibrosas deverão ser realizadas sob visão direta, inclusive da movimentação de abertura e fechamento da tesoura no tecido fibrótico, até a liberação do canal cervical. A secção de tecido fibrótico não causa dor ou sangramento, pois tecido de cicatrização não tem inervação nem vasos sanguíneos. Quando a paciente refere dor, provavelmente, é porque estamos progredindo em direção errada e seccionando a parede, fazendo falso pertuito.

> A vantagem da histeroscopia ambulatorial, para lise das sinéquias, está em se suspeitar de falso trajeto quando a paciente começa a referir dor.

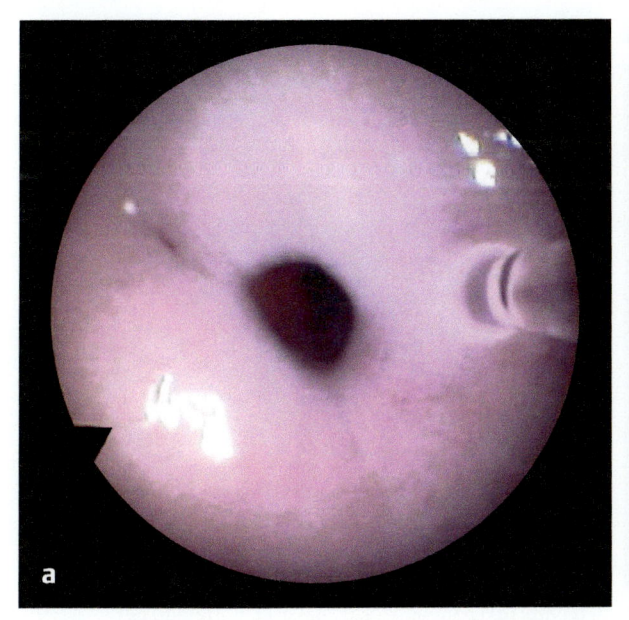

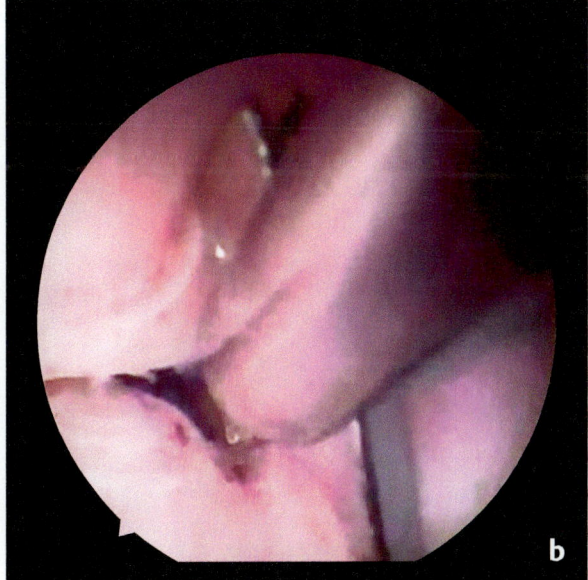

Fig. 6-11. (a) Colo do útero. (b) Lise de sinéquias do OE, com tesoura.

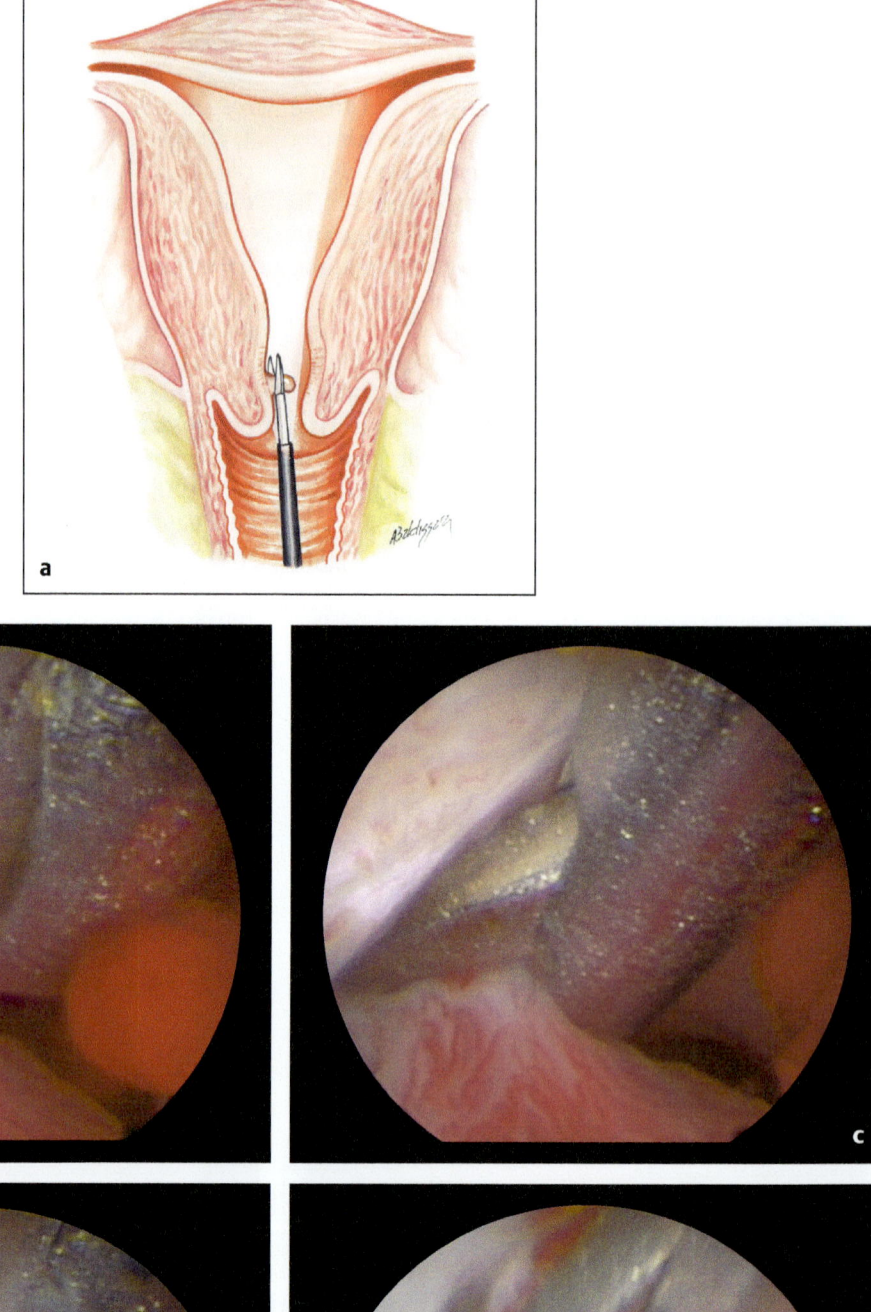

Fig. 6-12. (a-g) Polipectomia endocervical ambulatorial, com tesoura. (Fonte: (**a**) LASMAR, Ricardo Bassil et al. Tratado de Ginecologia. Rio de Janeiro: Guanabara Koogan, 2017, p. 560. Com permissão da Editora Guanabara Koogan.) *(Continua.)*

CAPÍTULO 6 ■ TÉCNICA NA HISTEROSCOPIA AMBULATORIAL

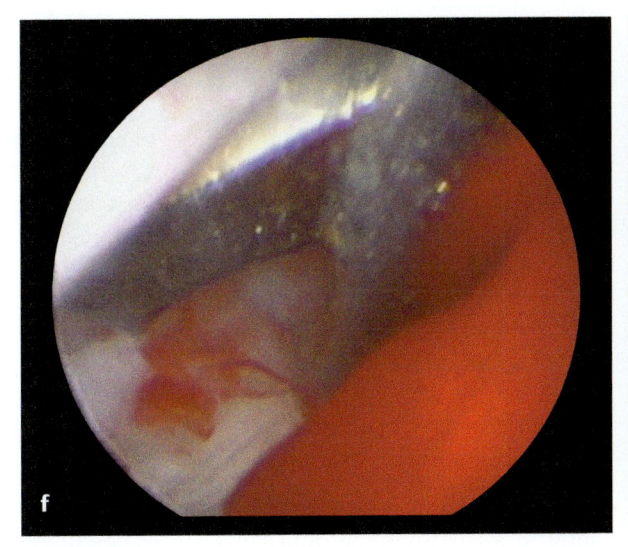

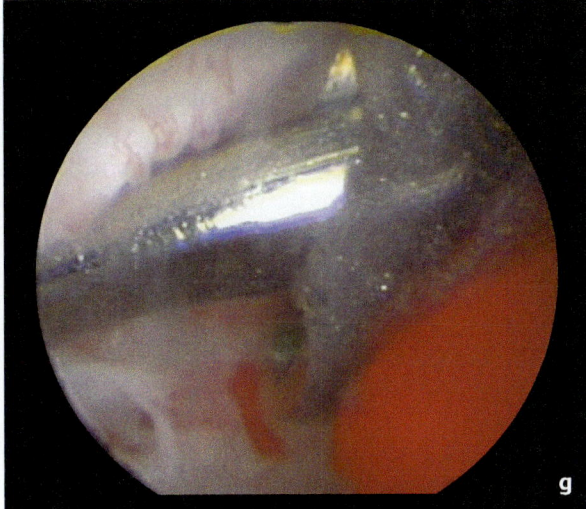

Fig. 6-12. Cont.

Ao se identificar pólipo endocervical, é fundamental avaliar toda a superfície da lesão, sua vascularização, consistência e sua localização. Mesmo que visualmente não seja possível determinar a malignidade da lesão, alguns aspectos poderão sugerir a possibilidade de malignidade e orientar a área mais representativa da lesão para se realizar a biópsia dirigida. Por isso a importância de avaliação da vascularização e forma dos vasos, se está friável, sangrando a manipulação e regularidade da superfície, que são sinais importantes de suspeição da lesão.

Quando o pólipo endocervical oferece sinais de suspeição, deve-se realizar a biópsia dirigida da lesão antes da progressão para a cavidade uterina, pois teremos a segurança de se tratar de doença de canal cervical e não da cavidade uterina e, também, para que não haja dificuldade na realização da biópsia em decorrência do sangramento com a passagem pelo orifício interno e distensão da cavidade uterina.

O pólipo endocervical com suspeição de malignidade deverá ser biopsiado antes da investigação da cavidade uterina.

Na ausência de suspeição de malignidade na lesão polipoide endocervical, o procedimento deverá ser continuado, sem biópsia ou polipectomia de imediato, pois há concomitância de pólipo endocervical e endometrial em 25% dos casos e, por vezes, a lesão endometrial não poderá ser tratada em ambulatório, além da possibilidade de malignidade desta, o que levaria à mudança de conduta.

Quando indicada a polipectomia endocervical ambulatorial, esta deverá ser realizada com instrumental cortante, tesoura ou saca-bocado. Com as pinças não se consegue retirar completamente a lesão, pois estas são mais fibrosas, fazendo um "corpo" firme com a mucosa endocervical.[3]

Para a secção deve-se dirigir a tesoura aberta para a base da lesão, incluindo parcial ou totalmente a base, bem junto à mucosa normal, se possível incluindo esta. O número de cortes será proporcional às dimensões da base da lesão e alcance da tesoura, sempre dirigido à base do pólipo. Caso permaneça parte da lesão, deve-se, novamente, ressecá-la por completo, incluindo a mucosa normal do canal.

Com meio de distensão líquido, os pequenos sangramentos não dificultarão a visão, o que, geralmente, não deverá preocupar o examinador. Porém, caso haja necessidade de bloqueio do sangramento, e não tenha acesso à energia para coagulação, algumas medidas poderão ser tomadas: pinçar o vaso com pinça de apreensão por 3 minutos, tamponar o canal com gaze ou gaze com ácido acético. Não se esqueça que a própria compressão, pela parede oposta do canal cervical, também levará à hemostasia, além dos 3 a 5 minutos para o processo de coagulação acontecer. Em casos muito raros de sangramento em polipectomia endocervical, deverão ser encaminhadas para coagulação com energia e uso de anti-hemorrágicos orais ou venosos. Por isso as contraindicações da polipectomia endocervical, sem uso de energia, apenas com tesoura, são vascularização aumentada, vasos calibrosos e bases largas, além da incapacidade de suportar o desconforto pela paciente.

A polipectomia endocervical com tesoura tem baixa complexidade, é de fácil realização, diminui custos, tranquiliza a paciente e otimiza o centro cirúrgico da instituição. Para quem está iniciando no método é aconselhável a retirada de pólipos menores e menos vascularizados, o importante é seguir a técnica, tesoura paralela à parede do canal cervical, incluindo a base da lesão (Fig. 6-12).

> Polipectomia endocervical é realizada com tesoura paralela à parede do canal cervical, incluindo a base da lesão.

A polipectomia endocervical também pode ser realizada com *probe* bipolar, fibra de *laser* ou minirressectoscópio.

Com o *probe* bipolar se faz a destruição do pólipo, iniciando-se pela extremidade e progredindo até a base da lesão. Tem como vantagem a hemostasia no mesmo momento e, como desvantagem, a falta de material para exame histopatológico e o seu custo, como material descartável. Nesses casos será conveniente a biópsia da lesão antes da polipectomia.

Com a fibra de *laser* se pode vaporizar a lesão, semelhante ao *probe* bipolar, ou seccioná-la em sua base, seguindo o mesmo princípio da tesoura. Tem as mesmas vantagens e desvantagens do *probe* bipolar.

O uso do minirressectoscópio é possível em ambiente ambulatorial em razão de seu menor calibre, 16 Fr, e o conjunto de camisas que permite a realização da histeroscopia diagnóstica e a colocação do minirressectoscópio, sem a retirada da camisa externa. Com a alça semicírculo faz-se a secção da base do pólipo, podendo ser seguido o seu fatiamento, se necessário. As vantagens do seu uso são a possibilidade de retirada de leões maiores, hemostasia e fatiamento das lesões. A desvantagem está no custo, pois além da alça descartável é necessário o gerador bipolar ou monopolar dedicado.

Há possibilidade, também, da utilização do morcelador, que faz a fragmentação da extremidade até a base do pólipo.

Orifício Interno (OI)

Após a investigação do canal cervical chega-se ao ponto de maior desconforto para a paciente, podendo levar a efeitos vagais, como náuseas, vômitos, hipotensão arterial e desmaios, a passagem pelo orifício interno (OI).

Com a distensão do canal cervical e a orientação da posição do útero será possível identificar o orifício interno ou a sua provável localização. Neste momento, nos úteros antevertidos, colocamos a mão esquerda na pelve da paciente e fazemos leve compressão; a seguir solicitamos que a própria paciente mantenha sua mão comprimindo o baixo-ventre, na localização do corpo uterino. Essa medida de compressão do útero pela própria paciente é uma das medidas importantes para diminuir o desconforto do exame, pois além de prender a atenção da paciente, fazendo com que participe do procedimento, retifica o eixo do corpo uterino, diminuindo os movimentos amplos do histeroscópio. Essa pressão deverá ser realizada mesmo nos úteros retroversofletidos, com excelentes resultados para diminuição da dor. Nesses, a compressão é menor para não modificar muito o eixo uterino.

Nessa passagem deve-se oferecer o bisel do histeroscópio para a parede anterior, nos úteros antevertidos e posterior nos retrovertidos, com a mão esquerda firme segurando a ótica no seu eixo, fazendo leves movimentos de giro, com a mão direita, para vencer lentamente a resistência.

Alguns cuidados deverão ser tomados:

A) Parar o procedimento a qualquer solicitação da paciente;
B) Manter contato verbal permanente com a paciente para perceber seu nível de desconforto e consciência;
C) Interromper o procedimento ao perceber sinais de mal-estar da paciente, náuseas, vômitos, sudorese, desmaio, entre outros;
D) Manter o eixo do histeroscópio firme, sem força demasiada para não bater na parede uterina após vencer o orifício interno.

Como não são infrequentes as sinéquias no orifício interno, a secção com tesoura causa menos desconforto do que sua liberação com a ponta do histeroscópio. A técnica é entrar com a tesoura fechada na fibrose, abri-la, retornando com ela aberta, até se conseguir um pequeno orifício. Nesse orifício se introduz o ramo fixo da tesoura, com movimentação leve do ramo móvel para secção progressiva. O melhor teste para saber se a cavidade uterina está à frente da área de secção do orifício interno se faz entrando com a pinça ou tesoura fechada e percebendo a progressão livre da pinça, sem resistência, sinal que é a cavidade uterina. Geralmente é suportável, e caso a paciente não suporte, indica-se o procedimento sob anestesia para realização da mesma técnica (Fig. 6-13).

Cavidade Uterina

Em algumas pacientes, após ultrapassar o orifício interno (OI), é necessária uma breve interrupção do fluxo do meio de distensão, para que ela se recupere do desconforto ou da sensação de mal-estar. A interrupção temporária do procedimento não interfere na investigação e será sempre uma opção antes de interromper completamente o exame.

Não havendo desconforto ou mal-estar, a distensão deverá ser continuada ou recomeçada após a interrupção.

A pressão do meio de distensão deverá ser a menor possível para que se possa investigar toda a cavidade uterina, sendo indicado o aumento do fluxo na presença de sangue ou muco. Como a histeroscopia é a visão direta do interior do útero, só poderá ser conclusiva quando todo o interior do órgão for avaliado. Desta forma, a garantia de estar com o histeroscópio na cavidade uterina é a visão dos dois óstios tubários, com todas as paredes identificadas.

Ao entrar na cavidade uterina, movendo-se o cabo de fibra óptica para o seu lado esquerdo (direita da paciente), será identificada a região cornual uterina esquerda da paciente, e o óstio tubário esquerdo, com o movimento do cabo para o seu lado direito (esquerda

CAPÍTULO 6 ■ TÉCNICA NA HISTEROSCOPIA AMBULATORIAL

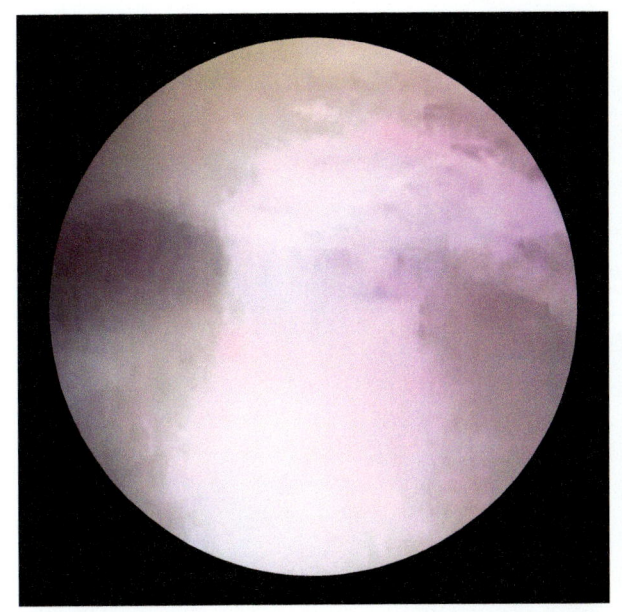

Fig. 6-13. Lise das sinéquias do orifício interno.

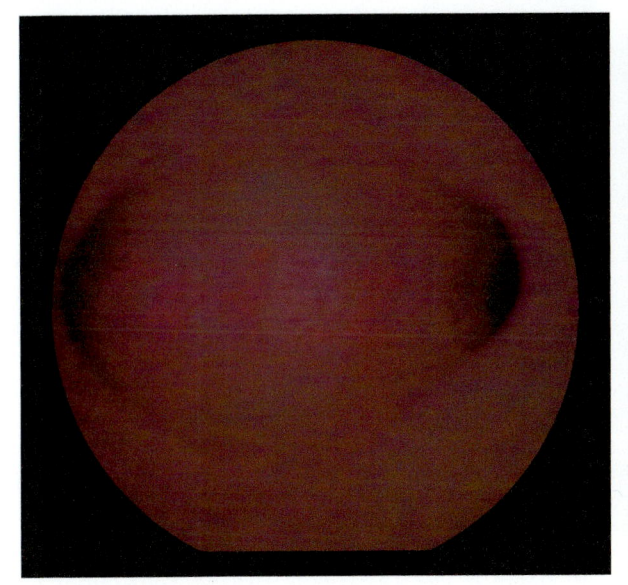

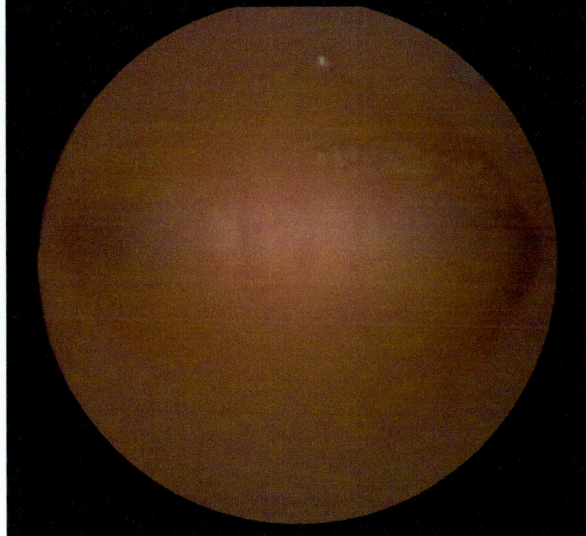

Fig. 6-14. Cavidade uterina.

da paciente), tem-se a visão da região cornual direita e o óstio tubário direito (Fig. 6-14).

Desta forma, girando lentamente o cabo de fonte de luz se identifica a parede contrária ao seu posicionamento; quando para baixo, a visão é da parede anterior e, quando para cima, a visão da parede posterior.

O canal operatório da camisa interna do histeroscópio sai exatamente na frente da ótica, isto é, no ponto de visão da histeroscopia. Desta forma, a pinça que entrará no canal operatório aparecerá do lado oposto ao do cabo de fonte de luz (Fig. 6-15). A visão do instrumental de 5 Fr ao ser introduzido na cavidade uterina é completa. Com isso, quando se identifica a lesão intrauterina, a introdução da pinça de biópsia pelo canal operatório levará a mesma diretamente à lesão.

Por vezes, pequenos giros no cabo de fonte de luz são necessários para melhor posicionamento da pinça em relação à lesão (Fig. 6-15).

Esta técnica permite, ainda:

- Biópsia dirigida (sob visão direta da lesão);
- Lise de sinéquias;
- Remoção de dispositivos intrauterinos;
- Polipectomias;
- Miomectomias;
- Cateterismo tubário e técnicas de contracepção definitiva;
- Ablação endometrial.

O procedimento ambulatorial é possível e realizado em todo o mundo, sendo necessário treinamento

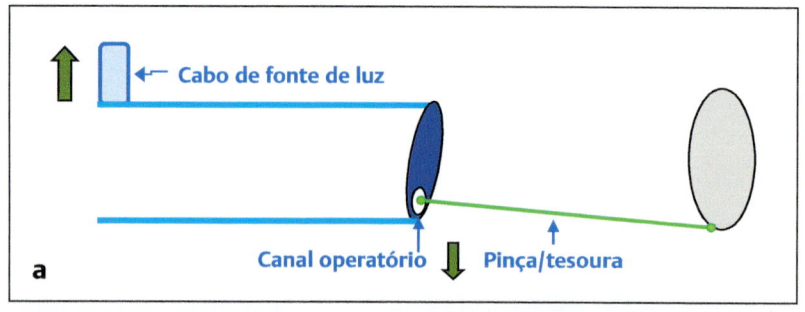

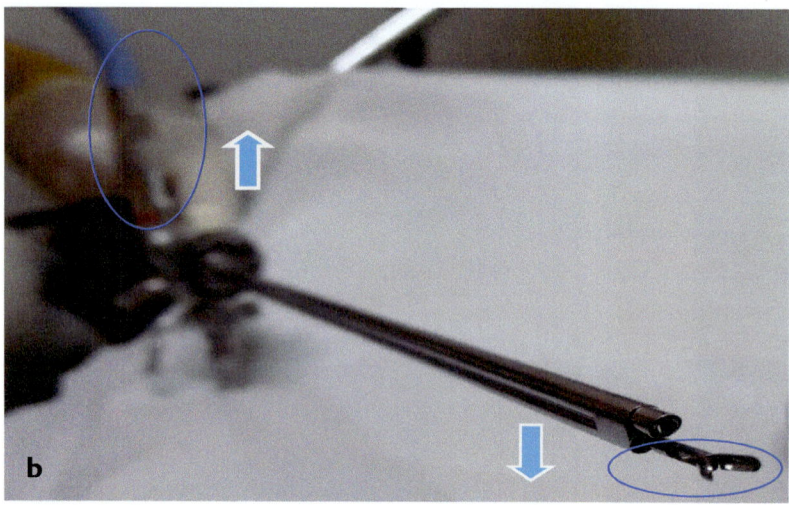

Fig. 6-15. (**a**) Posicionamento do cabo de fibra óptica e canal operatório. (**b**) Posição ideal para abordagem de lesão em parede posterior. Com o cabo de luz para cima, a saída do canal operatório é direcionada exatamente para parede a posterior, assim como a imagem na visão foro-oblíqua, que acompanha a saída da pinça.

e instrumental adequados. Em nossa experiência, com aproximadamente 30 mil histeroscopias ambulatoriais realizadas em nosso serviço, não existe motivo técnico para indicação da realização da histeroscopia ambulatorial sob anestesia, pois mais de 95% delas são realizadas com mínimo desconforto, em menos de 5 minutos, 3% com mais desconforto, mas ainda suportável pela paciente, e em apenas 2% foram interrompidas por não serem suportáveis para as pacientes. Cerca de 40% das pacientes têm sua lesão retirada no mesmo ato do diagnóstico, histeroscopia operatória ambulatorial, enquanto as demais são indicadas para procedimento sob anestesia.[14]

> O posicionamento da pinça de biópsia e da tesoura, pelo canal operatório do histeroscópio, é determinado pelo posicionamento do cabo de fonte de luz, que sempre ficará do lado oposto da lesão.
> Com isso, quando se identifica a lesão intrauterina, a introdução da pinça de biópsia, pelo canal operatório, levará a mesma diretamente à lesão.

Publicamos, em 2019, os 13 passos para histeroscopia ambulatorial com mínimo desconforto:[15]

1. *Converse com a paciente antes do exame:* conheça as queixas, o motivo do exame, explicando detalhadamente como será o procedimento, em que pontos poderá sentir desconforto, informe que também poderá ver o interior do útero e que entenderá melhor o que está acontecendo. Reforce que o procedimento será imediatamente interrompido, caso solicite. Avise que pode haver sangramento por 4 a 7 dias após o procedimento. Se possível, mostre com os modelos inanimados ou desenhos, como o histeroscópio progredirá e onde sentirá desconforto. Quando o ginecologista demonstra conhecimento sobre o procedimento, detalhando os passos, garantindo que o desconforto será suportável e garantindo que interromperá o procedimento, quando solicitado, a paciente fica mais calma e confiante. Às vezes a paciente vai à mesa de exame com a proposta de apenas tentar fazê-lo e, confiante, acaba conseguindo realizá-lo sem problema;

2. *Instrumentos menores:* o desconforto está diretamente relacionado com o diâmetro do histeroscópio, sendo mais indicados os de 6 mm ou menores. Especialmente em pacientes que não tiveram parto vaginal, na pós-menopausa e/ou em idosas. O desconforto pode estar relacionado, também, com a velocidade de progressão do histeroscópio, elevada pressão do meio de distensão, mas, principalmente, com o calibre final do histeroscópio, principalmente, quando está passando pelo orifício interno;[3,7]

3. *Camisa histeroscópica com canal operatório:* a presença de um canal operatório permite a biópsia do endométrio, das lesões identificadas ou a cirurgia histeroscópica ambulatorial no mesmo momento

da investigação e sem a necessidade de troca de instrumento, ou seja, sair e colocar outros instrumentos por via transcervical. O canal operatório permite a biópsia ou cirurgia com pinças, tesouras ou dispositivos de 5 a 7 Fr, sendo a biópsia com fórceps mais precisa e muito menos desconfortável do que aquela com pinça de Novak ou com cureta, que, para serem utilizadas, necessitam de colocação do espéculo vaginal;[3,6]

4. *O toque vaginal facilita a identificação da posição do colo uterino e do corpo uterino:* especialmente nos casos de colo uterino muito anterior ou posterior, bem como em anteversões pronunciadas ou retroversões uterinas. Isso reduz o movimento do histeroscópio na vagina no início do procedimento;

5. *A paciente está em posição ginecológica com as nádegas ligeiramente fora da mesa ginecológica e os membros inferiores bem afastados:* esta posição facilitará, quando necessário, o amplo movimento externo do histeroscópio e microcâmera para que o movimento interno seja mínimo e suave, com menos desconforto. No útero lateralizado, o membro inferior, oposto à lateralização uterina, deverá ser mais afastado para que não haja bloqueio no movimento do histeroscópio. Em pronunciada anteversão, a mão será posicionada posteriormente, enquanto na retroversão será muito anterior, exigindo, às vezes, que o ginecologista permaneça em pé;

6. *Segure a microcâmera com a mão direita (nos ginecologistas destros, o oposto no sinistro):* com apoio entre o polegar e o indicador, com a mão esquerda segurando o cabo da fonte de luz, permite que todos os movimentos otimizem os 30 graus de ótica. A mudança no eixo é realizada com o movimento norte-sul, leste-oeste da mão direita, e a lateralidade com a rotação do cabo da fonte de luz, com a mão esquerda; quando posicionada à esquerda do examinador, observa-se o lado esquerdo da cavidade uterina; quando posicionada para baixo, a parede anterior do útero é avaliada. Desta forma, com movimentos leves, é possível investigar toda a cavidade uterina;

7. *O meio de distensão líquido deve ser utilizado:* assim permite que o exame seja realizado mesmo quando o paciente apresenta algum sangramento, uma vez que o sangramento uterino anormal é a principal indicação de histeroscopia. A distensão com solução salina permite que o exame seja realizado sem colocação do espéculo vaginal e pinçamento do colo uterino com pinças de Pozzi, realizando a vaginoscopia. Porém, para minimizar o desconforto, deve-se utilizar a menor pressão possível para distender a cavidade, no menor tempo possível, a fim de que o interior do útero seja avaliado. A alta pressão e o tempo prolongado do exame levarão a maior desconforto. O meio de distensão do gás pode levar à ombralgia, dor pós-histeroscopia por causa da passagem de CO_2 pelas tubas;[16]

8. *Coloque um monitor para a paciente seguir o exame:* isso a faz se entreter com a beleza das imagens, compreender o exame e participar com o ginecologista na realização do procedimento. A vantagem da histeroscopia em relação a outros exames de imagem é que é possível que a paciente veja, entenda e participe ativamente, portanto, isso deve ser usado como um facilitador do procedimento;

9. *Seccionar as estenoses e sinéquias:* e não tentar rompê-las com a força. A secção do tecido fibrótico não causa dor à paciente, enquanto a tentativa de superá-lo com força causa grande desconforto e dor, portanto, use uma tesoura histeroscópica, 5 ou 7 Fr, para seccionar a estenose do orifício externo e interno e as sinéquias intrauterinas fibrosas. Na lise de sinéquias a referência da dor é um provável sinal de secção miometrial, ou seja, falso pertuito, portanto, sempre que possível, tentamos lise das sinéquias intrauterinas em histeroscopia ambulatorial, sem anestesia;[12,15]

10. *Pressionar a pelve reduz o desconforto da histeroscopia:* nesse exame, a passagem pelo orifício interno representa o momento de maior desconforto para o paciente, com risco de reação vagal. Para minimizar esse desconforto, os eixos coincidentes do histeroscópio devem ser oferecidos com os do orifício interno. Para este propósito, o histeroscópio deve ser colocado lateralmente nos orifícios ovais ou deve ser inserido com a ponta do bisel do histeroscópio orientado anteriormente nas pronunciadas anteversoflexões, ou posterior, nas retrovisões acentuadas. Todo esse movimento de rotação (cabo de fibra óptica) e eixo (movimento norte-sul, leste-oeste da microcâmera) deve ser executado suavemente, para que seja suportável. A colocação da mão do paciente na pelve reduz enormemente o desconforto a partir deste momento e deverá ser mantida até o final do procedimento. Essa pressão na pelve também leva à retificação do útero nas anteversoflexões acentuadas;[10]

11. *Alternar a pressão intrauterina:* utilizando pressões baixas ou esvaziando e substituindo o líquido na cavidade uterina, permite a visão de pequenas lesões aderidas à parede, além de alterações subendometriais, como adenomiose ou pequenos miomas submucosos. Essa dinâmica, também nos permite perceber a compressão extrínseca na cavidade uterina, causada por grandes miomas intramurais;

12. *A biópsia dirigida da área mais representativa da lesão:* permite maior precisão diagnóstica no estudo

anatomopatológico e causa muito menos desconforto à paciente do que as biópsias convencionais, curetas e instrumentos de Novak. As cânulas de aspiração também levariam a menos desconforto, mas para sua introdução é necessária a colocação de espéculo e pinçamento do colo do útero com Pozzi, causando mais desconforto e dor. Outra vantagem é a possibilidade de realizar exérese completa da lesão quando a pinça ou tesoura é direcionada para a base da lesão. Com biópsia dirigida ou em cirurgia ambulatorial, a retirada do material deve ocorrer com o fechamento da derivação de entrada do meio de distensão e aproximação do material à óptica, com retirada de todo o histeroscópio. É importante enfatizar que o material deve ser colocado em um recipiente com formol pelo próprio examinador, o que evitaria a permanência de material na pinça de biópsia;[17,18]

13. *Drenar o meio de distensão ao final do procedimento*: o restante do meio líquido de distensão pode causar cólicas à paciente, portanto, há necessidade de esvaziamento completo da cavidade uterina. Isso deve ser feito, principalmente, em pacientes com útero com grandes angulações e/ou com trajetos muito estreitos ou presença de pólipos ou miomas submucosos que bloqueiem a drenagem espontânea do meio de distensão.

TÉCNICA DE BIÓPSIA DE ENDOMÉTRIO E DE LESÃO INTRAUTERINA

A biópsia dirigida de endométrio poderá ser realizada na área de espessamento focal, dirigindo-se o cabo de fibra ótica para o lado oposto da lesão ou da parede uterina, ficando, desta forma, o canal operatório na direção da área a ser retirada.

Como o tecido é endometrial e não oferece resistência, a pinça de biópsia é a mais indicada para o procedimento, enquanto nas lesões mais fibrosas, como adenomiose e pólipos endometriais fibrosos, a pinça saca-bocado é a mais indicada ou a utilização de tesoura, seguida de pinça de apreensão.

A biópsia dirigida de endométrio poderá ser realizada na área de espessamento focal, com a abertura da pinça próxima ao histeroscópio, formando um **V**, arrastando-se essa por toda a área interessada na biópsia. A seguir faz-se uma leve aproximação dos ramos da pinça, sem fechá-los, apreendendo o material entre as hastes, como as duas mãos fechando em concha. Nesse momento aproxima-se o material do histeroscópio (sem retrair o material para o interior do canal operatório), fecha-se o meio de distensão e retira-se o material em conjunto, solicitando-se à paciente que relaxe. Cabe ao examinador avaliar se a quantidade de material é suficiente. Caso não seja, deverá ser repetida a biópsia dirigida. Também é responsabilidade do examinador colocar o material biopsiado no frasco de formol, pois é frequente a retenção de parte do material nas hastes das pinças (Fig. 6-16).

Nos casos onde não existe um espessamento tão evidente, faz-se um ou mais sulcos no endométrio, dirigindo o histeroscópio do canal para o fundo uterino, formando uma elevação de endométrio com duas trilhas laterais, onde as hastes da pinça serão posicionadas, fazendo o mesmo movimento descrito anteriormente (Fig. 6-17).

Em nosso serviço não utilizamos biópsia orientada, pois com essa técnica é possível a retirada de igual ou mais material, mais representativo da lesão (quando se usa a pinça de Novak é frequente que haja material de canal cervical em biópsia de endométrio) e causa muito menos desconforto à paciente.

Poderemos reafirmar que a histeroscopia é o melhor método para se identificar a doença intrauterina, com possibilidade de retirada de material mais representativo da lesão. Assim, após a investigação completa da cavidade uterina, poderemos identificar a lesão, avaliar seu nível de suspeição por meio do aspecto vascular, da consistência, de áreas de necrose e da fragilidade vascular.[19]

A visão histeroscópica permite a visão dos vasos, avaliando seus aspectos, seus trajetos, se existem ou não interrupções abruptas. A identificação da coloração da lesão também é de fácil avaliação. A consistência e a fragilidade vascular são avaliadas no contato direto do histeroscópio ou da pinça de biópsia diretamente com a lesão, manobra que sempre deverá ser realizada e não causa desconforto à paciente, pois faz-se o contato com a lesão e não com a parede uterina.

Nas lesões mais friáveis e mucosas, as pinças de biópsia podem ser utilizadas, apresentando sua base aberta na área mais representativa, tentando incluir área de tecido normal. Da mesma forma, após a apreensão do material, sem o fechamento completo da pinça, faz-se a aproximação com o histeroscópio (o histeroscópio serve de barreira, protegendo o material ao ser retirado da cavidade uterina), fecha-se a entrada do meio de distensão e retira-se o conjunto histeroscópio e a pinça. Neste caso o cirurgião observará a quantidade de material retirado e ele mesmo o colocará no frasco de formol (Fig. 6-18).

> A biópsia dirigida pela visão histeroscópica garante que será avaliada a área mais representativa da lesão.
> O próprio examinador é quem coloca o material de biópsia no frasco de formol e isso garante que todo o material retirado seja depositado no recipiente.
> **Lembre-se** que a maior vantagem da histeroscopia está em ter visão direta da cavidade uterina e lesões, podendo identificar a área mais representativa da lesão para que seja realizada a biópsia.
> É possível, também, fazer a suspeita diagnóstica, mas o diagnóstico só é obtido com estudo anatomopatológico.

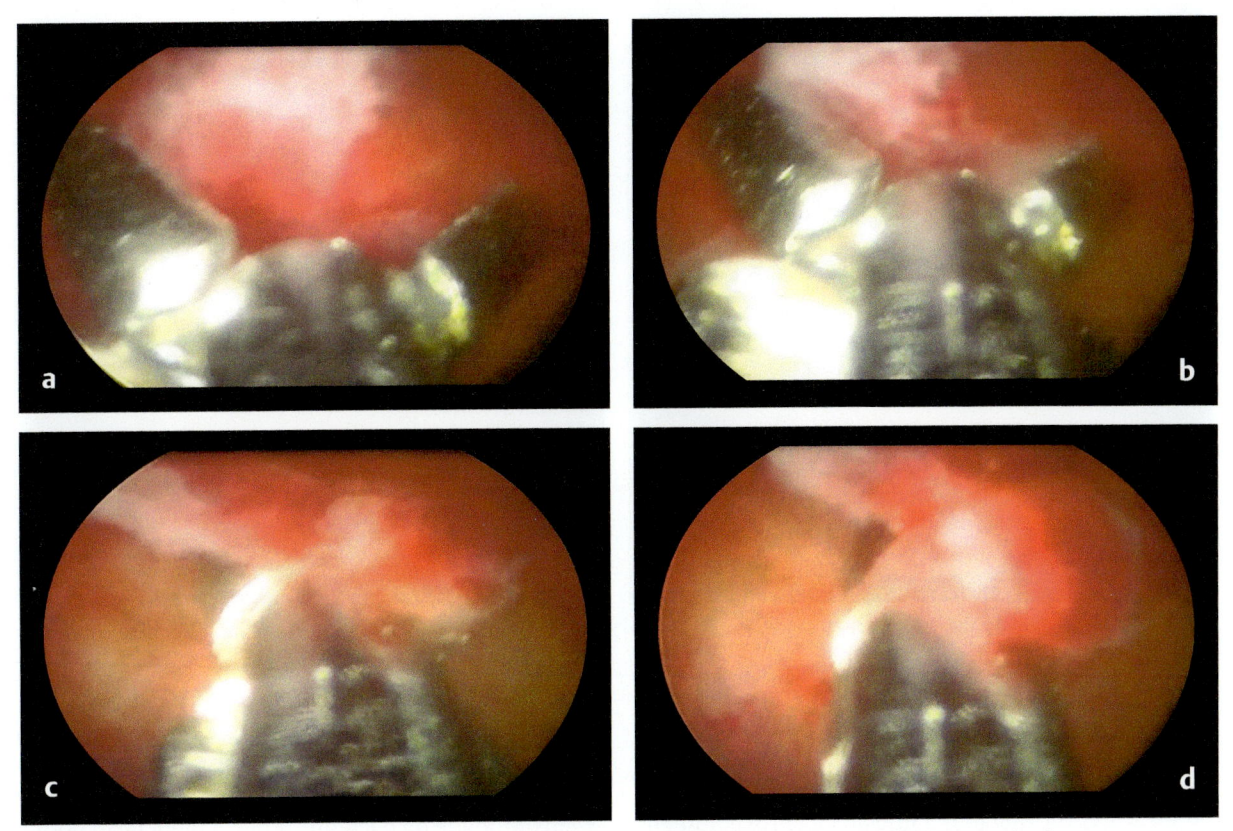

Fig. 6-16. Biópsia dirigida de endométrio com arrastamento da pinça. (**a**) Pinça aberta. (**b**) Arrastando istmo – fundo. (**c**) Bloco de material endometrial. (**d**) Retirada do material.

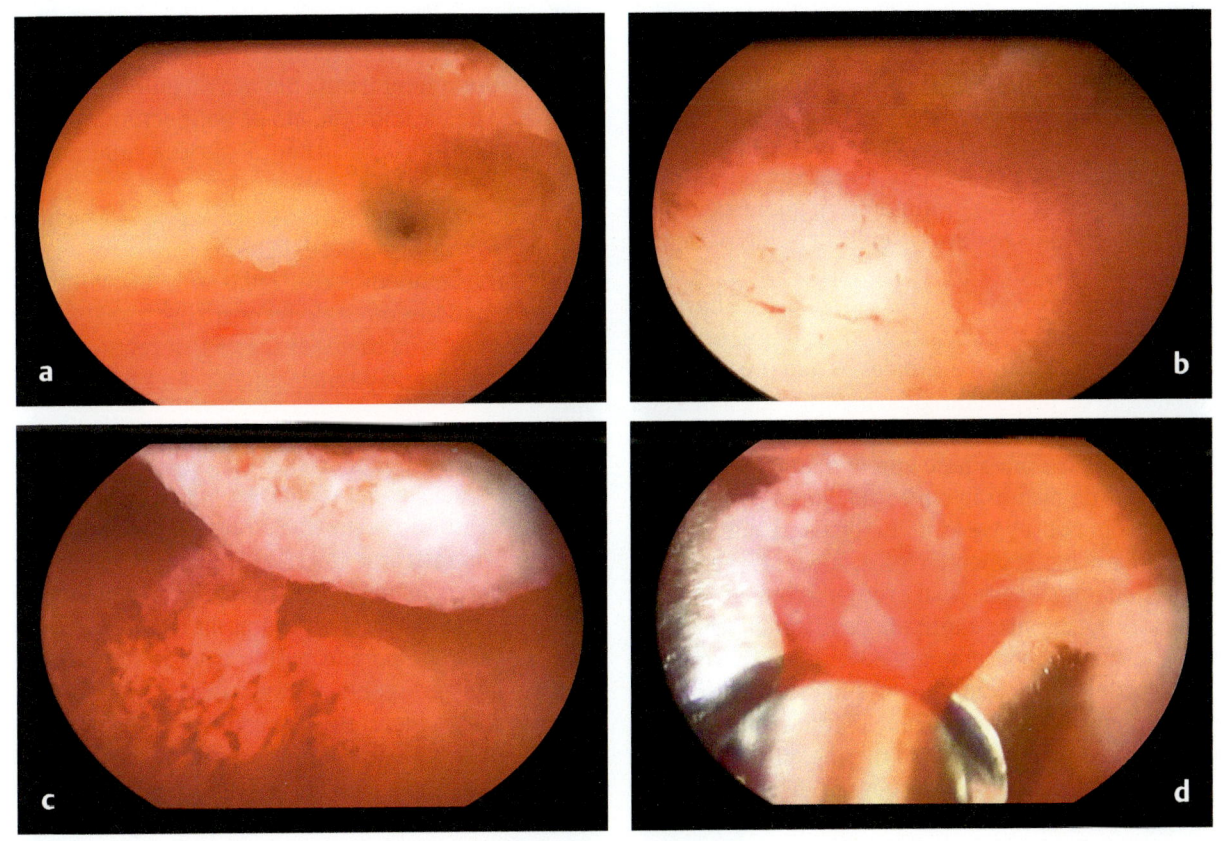

Fig. 6-17. Biópsia de endométrio após sulcar o endométrio com o histeroscópio. (**a**) Visão da cavidade. (**b**) Sulco no endométrio com o histeroscópio. (**c**) Outro sulco e a "ilha" de endométrio. (**d**) Endométrio retirado com pinça.

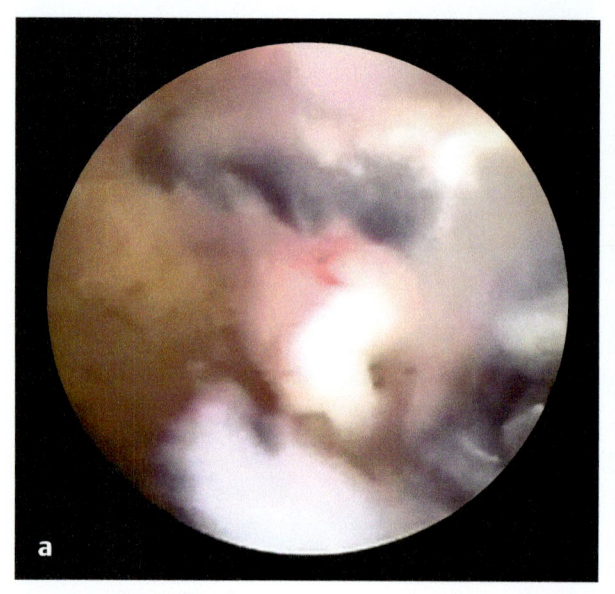

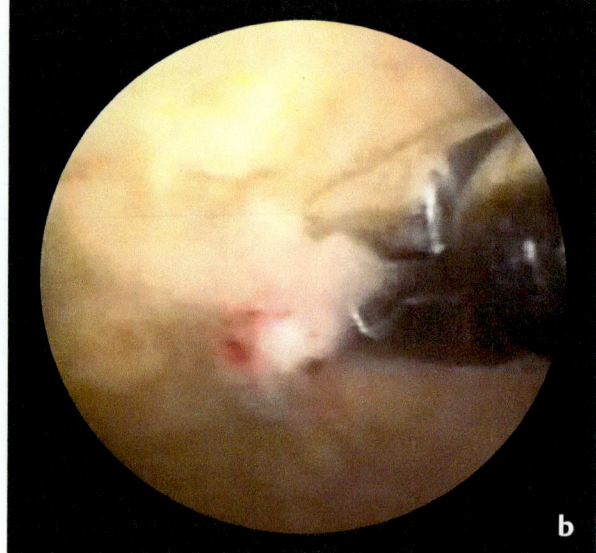

Fig. 6-18. Biópsia dirigida na área mais representativa da lesão. (**a**) Pinça aberta na lesão. (**b**) Apreensão e retirada do material.

Nas lesões mais fibrosas, como pólipo fibroso e adenofibroso, adenomiose ou mioma submucoso com algum nível de suspeição, damos preferência à pinça de saca-bocado, que tem a função de corte e apreensão em um único instrumento.

TÉCNICA DE CIRURGIA AMBULATORIAL

A cirurgia histeroscópica pode ser realizada com pinças e tesouras, que são instrumentais permanentes, com isso trazem menor custo e costumam estar acessíveis em todos os serviços. Os dispositivos com energia também podem ser utilizados em cirurgia ambulatorial, tendo-se que ter sempre em mente que a abordagem do miométrio profundo com energia é extremamente dolorosa e deve ser evitada nestas pacientes sem anestesia.[20-24]

Com pinças podem-se retirar pólipos de base pequena e moderada, principalmente os fibrosos e fibroglandulares. A técnica é simples, sendo uma complementação da biópsia dirigida. Identificada a base da lesão, a pinça é aberta e apreende a base ou parte da base da lesão. Com a base apreendida fazem-se movimentos de distensão e rotação lateral para os dois lados. Com isso a base irá soltando da parede uterina, liberando completamente a lesão, que será apreendida, no seu sentido longitudinal e retirada com todo o conjunto. Deve-se evitar a retirada de material pelo canal operatório, que, por ser muito estreito, retém o mesmo ou impede sua extração, diferente quando se retira todo o conjunto, histeroscópio e pinça, facilitando a saída do material. Isto deverá ser feito mesmo que se tenha de retornar à cavidade uterina após (Fig. 6-19).

Nos pólipos com bases maiores, repete-se o movimento de apreensão e rotação lateral na base restante, até a sua liberação completa.

A dificuldade nessa técnica está relacionada com a retirada de grandes peças, já que o tamanho da lesão não é limite e sim o tamanho da base da lesão e a sensibilidade da paciente. A permanência do pólipo solto na cavidade uterina é frequente em nosso serviço, não acarretando qualquer problema à paciente, que é apenas avisada que sentirá, em algum momento, uma cólica e expulsará o pólipo, que deverá colocar no frasco com formol, entregue a ela. Nestes casos é fundamental uma biópsia do pólipo antes da liberação da paciente (no ato da polipectomia), além de contraindicação na suspeição de lesão maligna ou pré-maligna.

Temos como mantra em nosso serviço que **a base da histeroscopia é a base da lesão**.

Todas as manobras realizadas com pinças/tesouras/morceladores ou qualquer outro instrumental, no canal cervical e na cavidade uterina, devem ter como princípio a atuação paralela em relação à parede uterina.

Esta abordagem possui algumas vantagens:

- *Visão clara da região/lesão a ser mobilizada:* o posicionamento incorreto leva à obstrução da visão da lesão pelo instrumental (Fig. 6-20);
- *Toda a força do movimento ocorre paralelamente ao endométrio/miométrio, favorecendo a liberação do tecido/lesão da parede:* a aplicação de força angulando o histeroscópio, necessário caso o posicionamento esteja incorreto, fará com que parte da energia seja direcionada ao miométrio, aumentando o desconforto da paciente e o risco de falso pertuito (Fig. 6-21). Além disso, esta hiperangulação aumenta o trauma do equipamento com a parede uterina, causando dor;

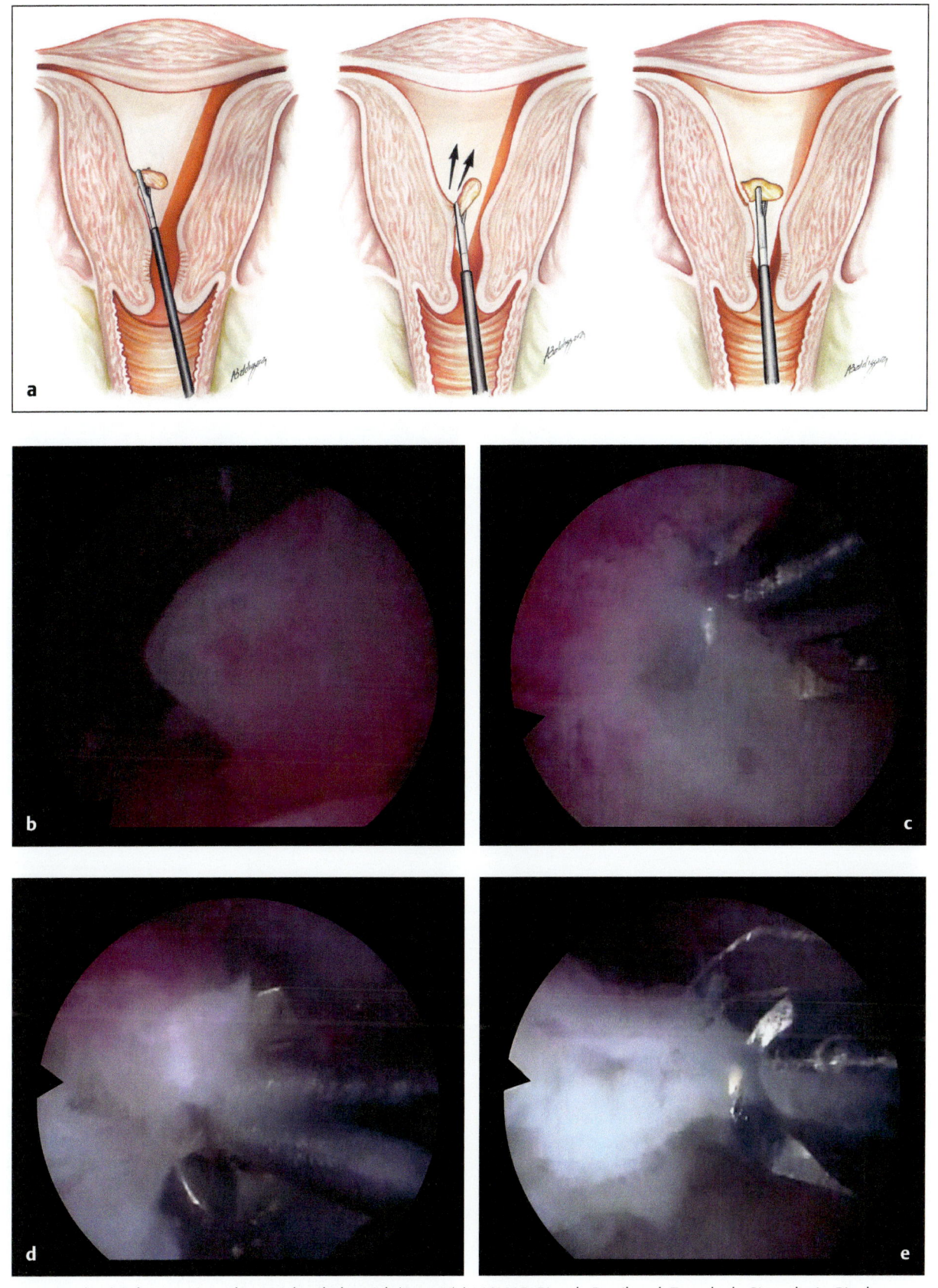

CAPÍTULO 6 ▪ TÉCNICA NA HISTEROSCOPIA AMBULATORIAL 73

Fig. 6-19. (a-e) Polipectomia endometrial ambulatorial. (Fonte: (a) LASMAR, Ricardo Bassil et al. Tratado de Ginecologia. Rio de Janeiro: Guanabara Koogan, 2017, p. 561. Com permissão da Editora Guanabara Koogan.)

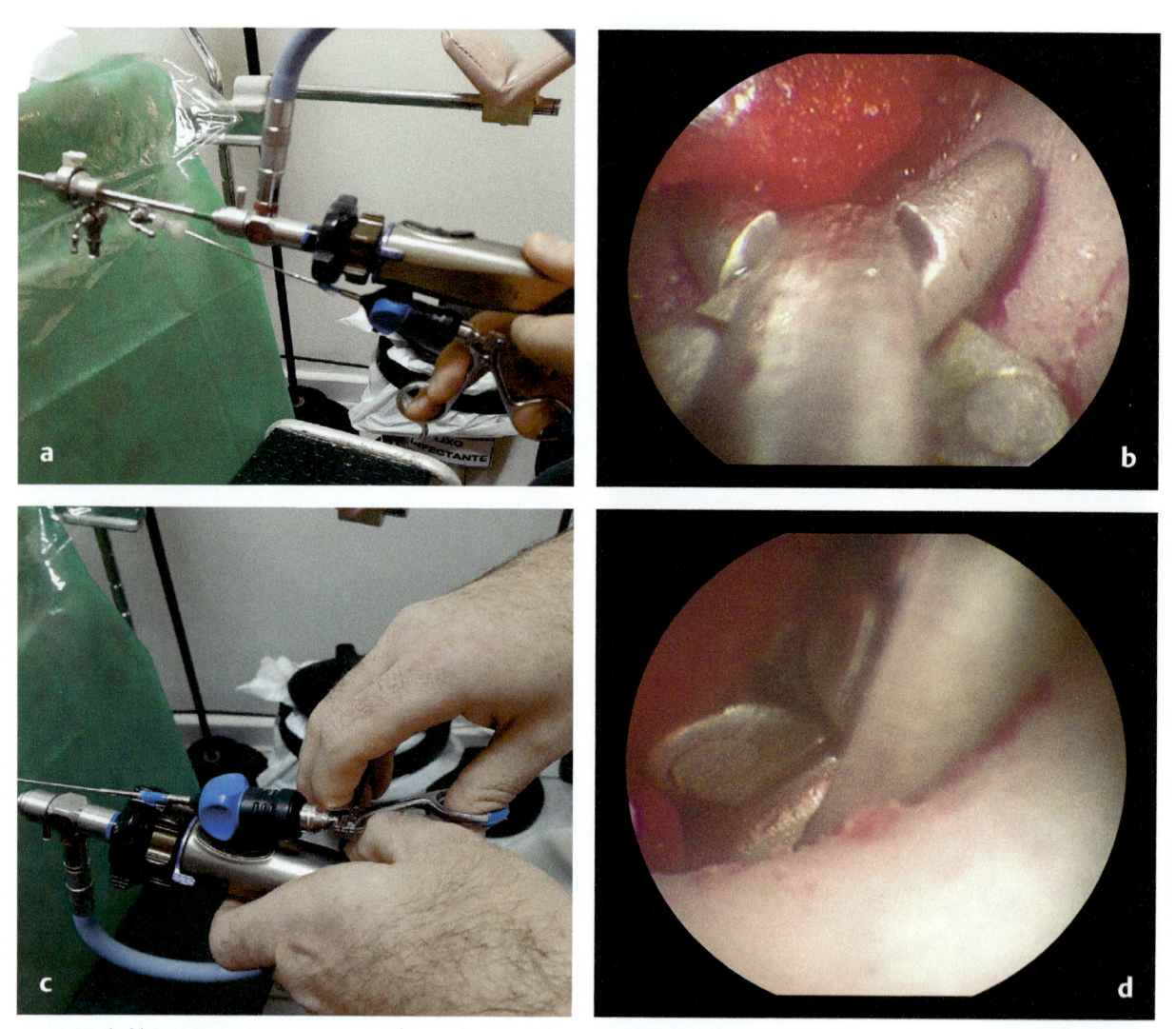

Fig. 6-20. (a,b) Posicionamento correto para biopsia ou procedimento em lesão em parede posterior. Ampla visão da base/local a ser trabalhado. **(c,d)** Posicionamento incorreto para lesão em parede posterior. Ocultação da lesão pelo próprio instrumental.

- *Maior risco de quebra da pinça/instrumental:* a tendência natural é a de movimentarmos nossa mão com o instrumental na direção da base da lesão. Por se tratar de um canal operatório rígido, a movimentação externa da mão do instrumental não mudará a posição do mesmo na cavidade, isto é feito apenas pela rotação do cabo de fibra ótica, que direcionará a saída do canal operatório. Esta movimentação externa é uma causa frequente de danificação do instrumental.

A lise de sinéquias pode ser realizada posicionando-se o ramo fixo da tesoura mais próximo à parede uterina, penetrando nas sinéquias, articulando o movimento de fechamento do ramo móvel por toda a extensão. Como as sinéquias não têm inervação ou vasos, sua lise não leva a dor ou sangramento, e quando isso acontece poderá ser por falso pertuito ou chegando à parede do útero.

Em nosso serviço utilizamos, frequentemente, a pinça saca-bocado para miomectomia e lesões de adenomiose.

Todo o procedimento histeroscópio ambulatorial só poderá ser realizado ser for suportável pela paciente, por isso, quando possível, a miomectomia poderá ser realizada. Os limites da miomectomia histeroscópica, assim como a polipectomia, estão na base da lesão e não nas dimensões do mioma submucoso.

A técnica da miomectomia histeroscópica é seccionar a base do mioma, por toda a sua circunferência, quando possível, identificando-se a pseudocápsula. Identificada a pseudocápsula faz-se a enucleação do nódulo com movimentos diretos sobre ele, com a pinça ou com o histeroscópio, e com isso o mioma começará a ser liberado do seu leito, pela ação mecânica e pela liberação do miométrio comprimido. Movimento semelhante ao realizado na miomectomia laparotômica e laparoscópica, deve-se enuclear o mioma utilizando-se a pseudocápsula (Fig. 6-22).

Quando se realiza essa técnica não há sangramento importante e as próprias paredes do útero farão a compressão, mas deve-se aguardar um tempo para

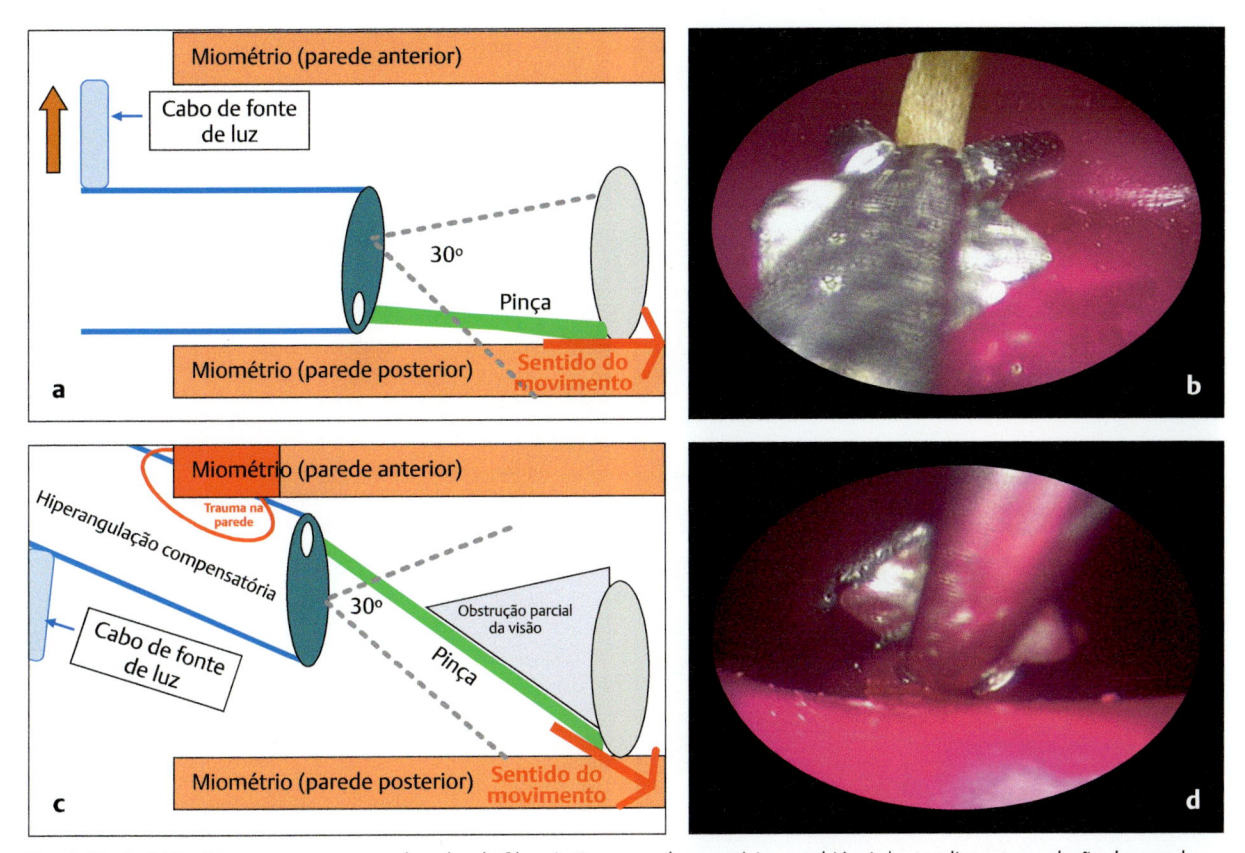

Fig. 6-21. (a, b) Posicionamento **correto** do cabo de fibra óptica e canal operatório para biópsia/procedimento em lesão de parede posterior. Visão completa da região de trabalho e força da pinça paralela à parede. **(c,d)** Posicionamento **incorreto** do cabo de fibra óptica e canal operatório para biópsia/procedimento em lesão de parede posterior. Hiperangulação compensatória do histeroscópio com trauma em parede uterina e dissipação da energia do movimento da pinça no sentido miometrial. Atentar para a obstrução parcial da visão causada pelo cruzamento da pinça no campo de visão.

liberação da paciente se for percebido maior sangramento, assim como a prescrição de ácido tranexâmico 500 mg de 8/8 horas.

Como o limite é a base do mioma e não o seu tamanho, não é infrequente a liberação do nódulo da parede e a impossibilidade de retirada da cavidade uterina. Da mesma forma, sua permanência, com expulsão posterior, não oferece risco à paciente, apenas dor tipo cólica.

> A base da histeroscopia é a base da lesão.

A histeroscopia cirúrgica ambulatorial também pode ser realizada com instrumentais que usem energia, como: *probes* bipolares (*versapoint* e alça bipolar ou monopolar); fibra de *laser*; morcelador ou minirressectoscópio (Fig. 6-23).

A técnica com a utilização de energia se baseia na geração de calor para destruição ou vaporização da lesão, precisando, igualmente, de meio de distensão líquido, o soluto fisiológico. Com a ponta do instrumento energizada faz-se o contato com a extremidade da lesão, que com efeito térmico vai sendo, progressivamente, destruída. Tem como vantagens fazer hemostasia e poder retirar completamente peças de maior dimensão. Como desvantagens, a necessidade de um gerador dedicado, o custo, pois são descartáveis, e podem levar a desconforto quando em contato com a parede endocervical e endometrial no momento da abordagem da base da lesão.

O minirressectoscópio tem funcionamento igual ao ressectoscópio utilizado no centro cirúrgico, sendo possível o uso de energia mono ou bipolar, com meios de distensão distintos, não iônicos (manitol-sorbitol, glicina) ou iônicos (soluto fisiológico), respectivamente. A técnica é a movimentação da alça energizada, no sentido fundo-colo do útero, até a retirada completa da lesão. Nos miomas submucosos pode ser utilizada a alça de Collins (alça em "L"), fazendo-se a enucleação do nódulo, com incisão interessando toda a circunferência do mioma, abordando-se a pseudocápsula, fazendo-se também a mobilização do nódulo com a alça ou o corpo do instrumento e fatiamento da lesão. Apresenta as mesmas vantagens e desvantagens dos outros meios de energia (Fig. 6-24).

O morcelador aplicado pelo canal operatório do histeroscópio usa a energia mecânica, com a movimentação de lâminas que irão fatiar a lesão. Necessita

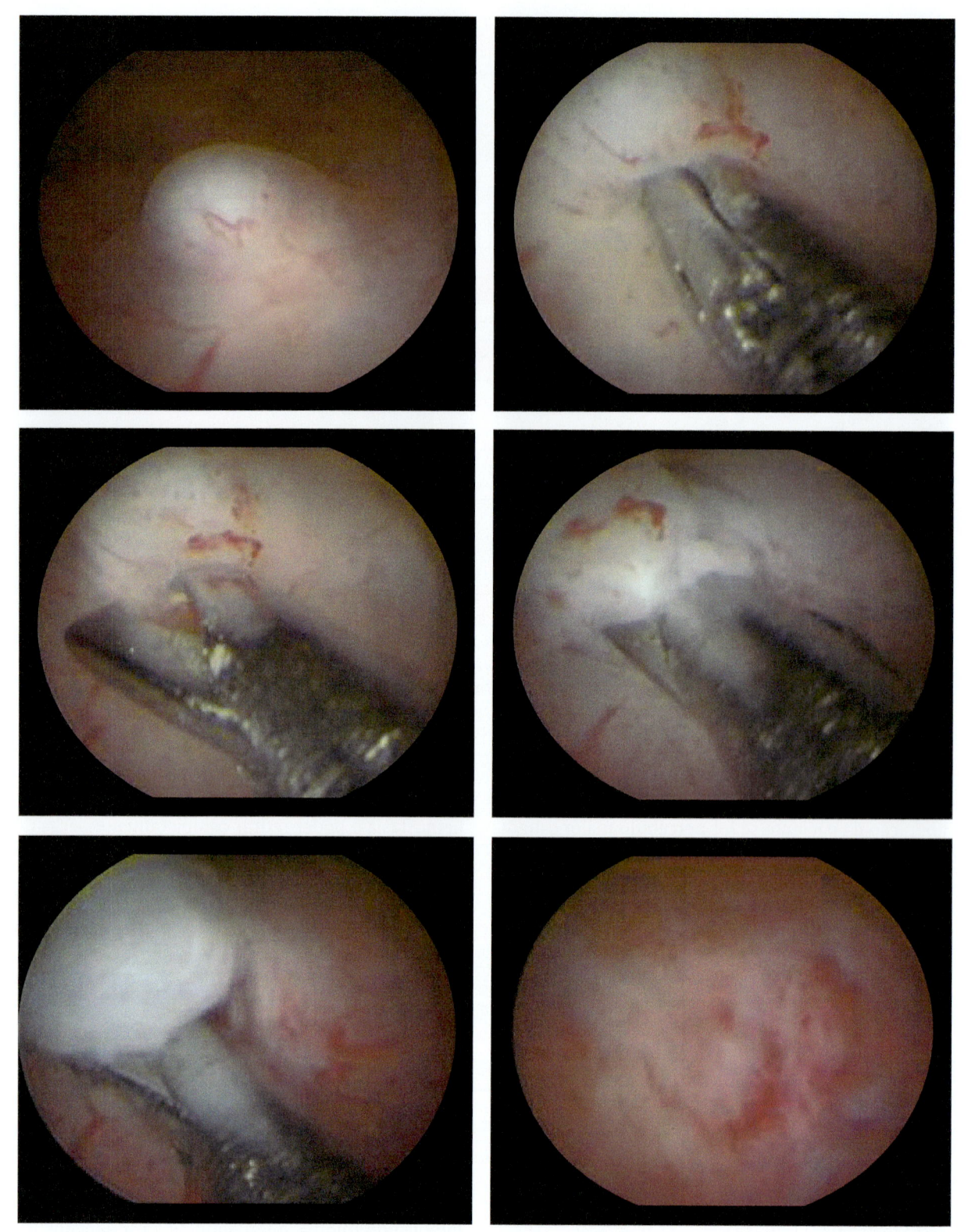

Fig. 6-22. Miomectomia ambulatorial com pinça saca-bocado.

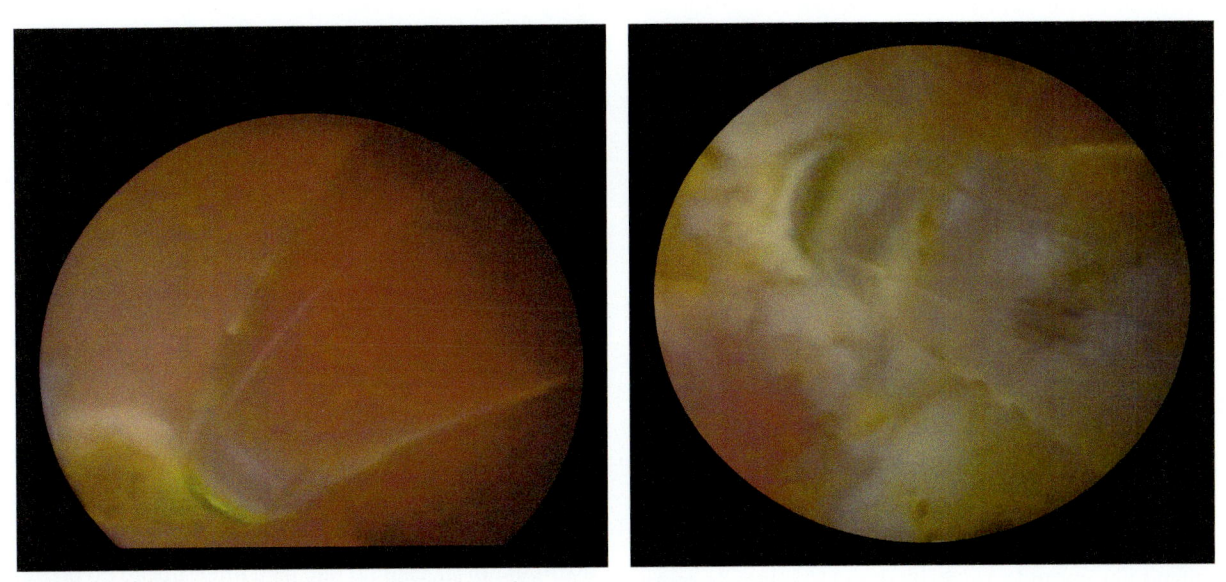

CAPÍTULO 6 ▪ TÉCNICA NA HISTEROSCOPIA AMBULATORIAL

Fig. 6-23. Polipectomia endometrial ambulatorial com *laser*.

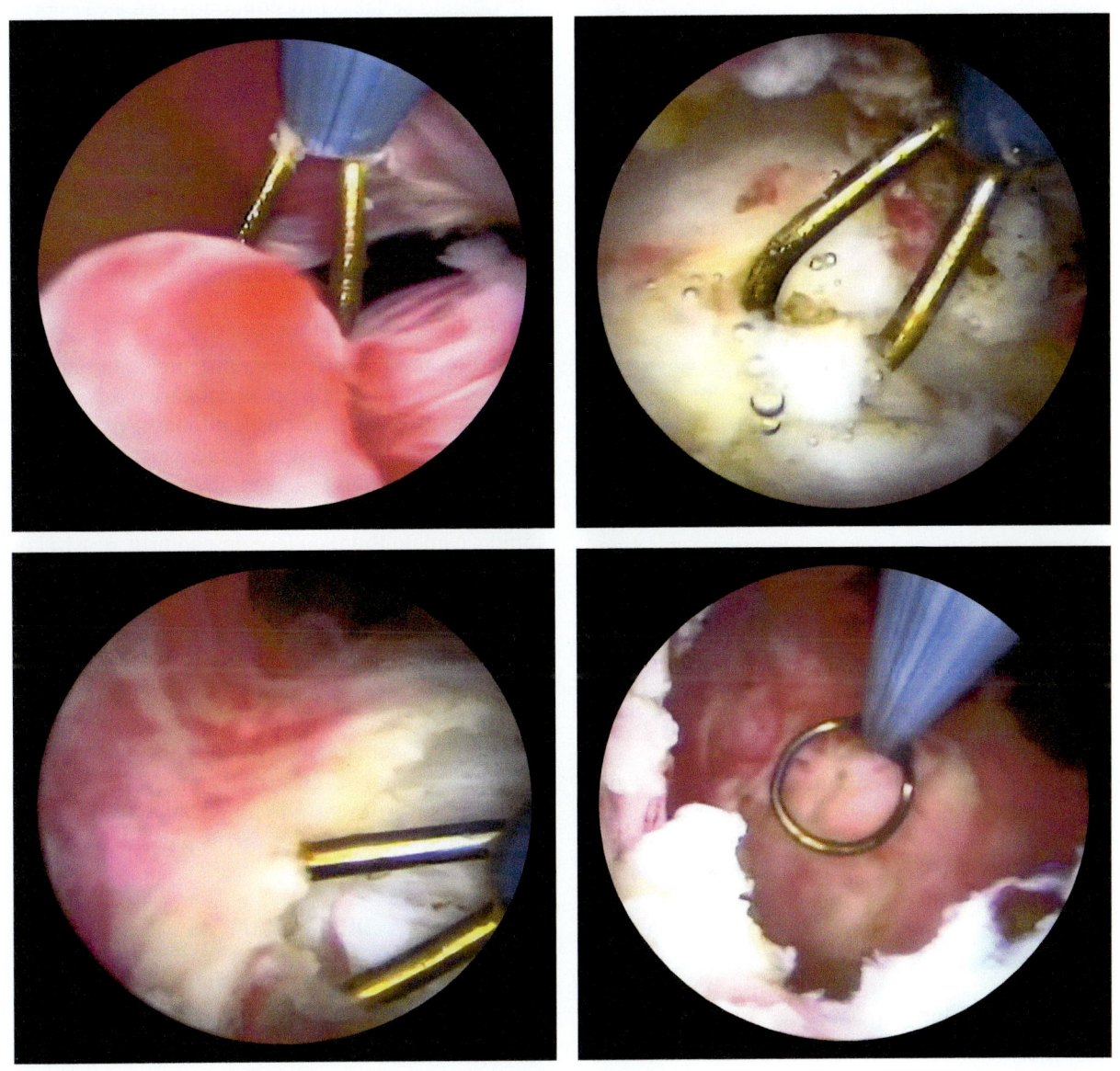

Fig. 6-24. Miomectomia histeroscópica ambulatorial com minirressectoscópio.

de um fluxo contínuo mais ativo, pois os fragmentos serão aspirados junto com o meio de distensão, o que poderá levar alguma instabilidade na distensão da cavidade uterina se o sistema de distensão e aspiração não estiver bem regulado. Tem a vantagem de fácil aprendizado e aplicação, principalmente para quem está iniciando o procedimento, e como desvantagens o custo, não fazer hemostasia, sua utilização, a nível ambulatorial, apenas para lesões de menor diâmetro e não ter potência de corte para fragmentar miomas submucosos. No morcelador utilizado no centro cirúrgico, com 7 Fr, o tamanho e a consistência das lesões não são limites para a sua utilização.[25,26]

Complicações

São raras as complicações na histeroscopia ambulatorial, sendo menores ainda do que as da histeroscopia hospitalar, gerando em torno de 0,13%, além de serem de menor gravidade. Destas, as mais frequentes são: reação vagal ao ultrapassar o orifício interno, dor e sangramento, que, com a interrupção do procedimento e alguns cuidados simples são resolvidas. O serviço deverá ter atropina para ser aplicada nos casos severos de bradicardia, 0,5 mg via oral, mas provavelmente nunca será utilizada, pois colocar a paciente deitada, fazer Trendelenburg, elevar os membros inferiores e solicitar que a paciente tussa resolverão quase a totalidade dos casos.[27,28]

O falso pertuito acontece mais na presença de estenoses e sinéquias que ao serem seccionadas ou distendidas, podem abrir pequenas fissuras e a progressão do procedimento levaria à dor, o que faz com que o examinador retorne ao plano correto.[29]

No consultório a perfuração uterina é muito difícil de acontecer, pois a penetração no miométrio causa muita dor à paciente, sendo a dor insuportável uma indicação para interromper o procedimento. Os casos de perfuração uterina, sem uso de energia, geralmente são de resolução clínica, apenas com acompanhamento por 2 horas e contato telefônico posterior. O próprio miométrio sem distensão tende a diminuir o sangramento. O orifício da perfuração é de pequeno diâmetro, e mesmo que o histeroscópio tenha chegado à cavidade abdominal, é muito rara a ocorrência de lesão de alguma estrutura.

O sangramento pode acontecer em lesões malignas, nas quais existem alterações vasculares e a paciente, normalmente, já vem apresentando sangramento. É possível, também, o sangramento nas cirurgias histeroscópicas ambulatoriais e, por essa razão, alguns limites deverão ser respeitados, como: tamanho da base e vascularização da base. Na miomectomia há possibilidade de ter sangramento, mas raramente será de intensidade que comprometa a paciente clinicamente. O sangramento tende a parar pela própria compressão entre as paredes uterinas, já que a cavidade é virtual.

Quadro 6-1. Como Conduzir as Intercorrências

Intercorrência	Condutas
Histeroscopia ambulatorial sem energia	
Sangramento	Observação
Falso pertuito	Reposicionar o histeroscópio
Perfuração	Observação 1 a 2 horas
Histeroscopia com energia	
Sangramento	Coagulação
Falso pertuito	Reposicionar ou interromper
Perfuração	Avaliação clínica rigorosa, sonda vesical e laparoscopia, se necessário

A grande vantagem da histeroscopia, principalmente a ambulatorial, está no fato de a interrupção do procedimento solucionar o desconforto e as complicações.

Quando se faz o procedimento com alça energizada, há vantagens por ser possível a coagulação dos vasos, porém, diante de perfuração, em uso de energia, faz-se necessária a investigação da cavidade pélvica e abdominal por laparoscopia. Lembrando que se no ato da perfuração não existia energia, mantém-se a paciente apenas sob controle clínico. No ambulatório é muito raro acontecer perfuração em decorrência da queixa de dor no momento em que a alça sai da cavidade uterina e penetra no miométrio (Quadro 6-1).

CONSIDERAÇÕES FINAIS

A histeroscopia é um procedimento ambulatorial, com maior qualidade e potencial para o diagnóstico das lesões intrauterinas, possibilitando a visão direta, avaliação da suspeição de malignidade, capacidade de biópsia da área mais representativa da lesão ou mesmo a retirada completa da lesão. É um procedimento rápido, com nenhum ou leve desconforto, possível de realização para mais de 90% das pacientes, sem internação, com custo menor que o procedimento realizado em centro cirúrgico.

Para que seja realizado ambulatorialmente, necessita de treinamento e material adequados, com conhecimento das doenças intrauterinas.

A histeroscopia ambulatorial representa um método fundamental e preciso no diagnóstico de doenças intrauterinas, com grande potencial de tratamento das mesmas, com menor custo às pacientes e ao sistema de saúde.

REFERÊNCIAS BIBLIOGRÁFICAS

1. Pantaleoni D. On endoscopic examination of the cavity of the womb. The Medical Press and Circular. 1869;8:26.
2. Lasmar RB, Barrozo PRM. Histeroscopia - Uma Abordagem Prática. Rio de Janeiro: Medsi; 2002.
3. Di Spiezio SA, Zizolfi B, Lodhi W, et al. See and treat' outpatient hysteroscopy with novel

fibreoptic 'Alphascope'. J Obstet Gynaecol. 2012 Apr;32(3):298-300.
4. Cicinelli E, Parisi C, Galantino P, et al. Reliability, feasibility, and safety of minihysteroscopy with a vaginoscopic approach: experience with 6,000 cases. Fertil Steril. 2003;80:199.
5. Damian BB, Damian Jr JC, Cardoso MM, et al. Tecnica da vídeo-histeroscopia ambulatorial. In: Crispi CP. Tratado de videoendoscopia e cirurgia minimamente invasiva. Rio de Janeiro: Revinter; 2007. pp. 770-91.
6. De Angelis C, Santoro G, Re ME, Nofroni I. Office hysteroscopy and compliance: mini-hysteroscopy versus traditional hysteroscopy in a randomized trial. Hum Reprod. 2003;18:2441.
7. Bettocchi S, Nappi L, Ceci O, Selvaggi L. What does "diagnostic hysteroscopy" mean today? The role of the new techniques. Curr Opin Obstet Gynecol. 2003 Aug;15(4):303-8.
8. Guida M, Di Spiezio SA, Acunzo G, et al. Vaginoscopic versus traditional office hysteroscopy: a randomized controlled study. Hum Reprod. 2006;21(12):3253-7.
9. Unfried G, Wieser F, Albrecht A, et al. Flexible versus rigid endoscopes for outpatient hysteroscopy: a prospective randomized clinical trial. Hum Reprod. 2001;16(1):168.
10. Lasmar RB, Lasmar BP, Zagury DRB, Pillar C. Histeroscopia. In: Lasmar RB. Tratado de Ginencologia. Rio de Janeiro: Guanabara Koogan; 2017:553-64.
11. Paulo AA, Solheiro MH, Paulo CO. Is pain better tolerated with mini-hysteroscopy than with conventional device? A systematic review and meta-analysis: hysteroscopy scope size and pain. Arch Gynecol Obstet. 2015 Nov;292(5):987-94.
12. Mazzon I, Favilli A, Horvath S, et al. Pain during diagnostic hysteroscopy: what is the role of the cervical canal? A pilot study. Eur J Obstet Gynecol Reprod Biol. 2014 Dec;183:169-73.
13. Hamou JE. Hystéroscopie et microcolpohystéroscopie: atlas et traité. Paris: Masson; 1986.
14. Readman E, Maher PJ. Pain relief and outpatient hysteroscopy: a literature review. J Am Assoc Gynecol Laparosc. 2004;11(3):315.
15. Lasmar RB, Lasmar BP. Thirteen steps for office hysteroscopy with minimal discomfort. Clin J Obstet Gynecol. 2019;2:34-7.
16. Craciunas L, Sajid M S, Howell R. Carbon dioxide versus normal saline as distension medium for diagnostic hysteroscopy: a systematic review and meta-analysis of randomized controlled trials. Fertil Steril. 2013 Dec;100(6):1709-14.e1-4.
17. Centini G, Troia L, Lazzeri L, et al. Modern operative hysteroscopy. Minerva Ginecol. 2016 Apr;68(2):126-32.
18. Lasmar RB, Barrozo PRM, Oliveira MAP, Coutinho ESF. Validation of hysteroscopic view in cases of endometrial hyperplasia and cancer in patients with abnormal uterine bleeding. Journal of Minimally Invasive Gynecology. 2006;13:409-12.
19. Cooper JM, Erickson ML. Endometrial sampling techniques in the diagnosis of abnormal uterine bleeding. Obstet Gynecol Clin North Am. 2000;27(2):235.
20. Smith PP, Malick S, Clark TJ. Bipolar radiofrequency compared with thermal balloon ablation in the office: a randomized controlled trial. Obstet Gynecol. 2014 Aug;124(2 Pt 1):219-25.
21. Glasser MH. Practical tips for office hysteroscopy and second-generation "global" endometrial ablation. J Minim Invasive Gynecol. 2009;16(4):384.
22. Erickson TB, Kirkpatrick DH, De Francesco MS, Lawrence HC 3rd. Executive summary of the American College of Obstetricians and Gynecologists Presidential Task Force on Patient Safety in the Office Setting: reinvigorating safety in office-based gynecologic surgery. Obstet Gynecol. 2010;115(1):147.
23. Salazar CA, Isaacson KB. Office Operative Hysteroscopy: An Update. J Minim Invasive Gynecol. 2018 Feb;25(2):199-208.
24. ACOG Commitee Opinion, Number 800. The Use of Hysteroscopy for the Diagnosis and Treatment of Intrauterine Pathology. Obstet Gynecol. 2020 Mar;135(3):754-6.
25. Rodríguez MNL, Cubo AM, Gomila VL, et al. Hysteroscopic myomectomy without anesthesia. Obstet Gynecol Sci. 2019 May;62(3):183-5.
26. Noventa M, Ancona E, Quaranta M, et al. Intrauterine Morcellator Devices: The Icon of Hysteroscopic Future or Merely a Marketing Image? A Systematic Review Regarding Safety, Efficacy, Advantages, and Contraindications. Reprod Sci. 2015 Oct;22(10):1289-96.
27. Jansen FW, Vredevoogd CB, van Ulzen K, et al. Complications of hysteroscopy: a prospective, multicenter study. Obstet Gynecol. 2000;96(2):266.
28. Jakopič MK, Blaganje M, Kenda ŠN, et al. Office hysteroscopy in removing retained products of conception - a highly successful approach with minimal complications. J Obstet Gynaecol. 2019 Dec 3:1-5.
29. Smith PP, Kolhe S, O'Connor S, Clark TJ. Vaginoscopy Against Standard Treatment: a randomised controlled trial. BJOG. 2019 June;126(7):891-9.

TÉCNICA NA HISTEROSCOPIA HOSPITALAR

Bernardo Portugal Lasmar
Ricardo Bassil Lasmar

INTRODUÇÃO

A histeroscopia hospitalar tem como base conceitual a realização do procedimento sobre anestesia. O tipo de anestesia realizado pode variar de acordo com o procedimento, e será abordado nos capítulos de anestesia e histeroscopia. Com a paciente anestesiada é possível a utilização de instrumental de maior diâmetro, com ou sem a dilatação do canal cervical, além da realização de procedimentos de maior duração ou com uso de energia mecânica e ou térmica na região miometrial.

POSICIONAMENTO DA PACIENTE NA MESA CIRÚRGICA

O primeiro passo para a realização do procedimento hospitalar é o correto posicionamento da paciente na mesa cirúrgica. A posição correta evita restrição na mobilidade do instrumental, que pode dificultar, e muito, o procedimento. A paciente deverá ser colocada em posição de litotomia – decúbito dorsal, com flexão de 90° de quadril e joelho, expondo o períneo, de preferência utilizando perneira de botas, que evita uma compressão focal inadvertida do membro inferior. **As nádegas deverão estar de 8 a 12 cm pendentes da mesa cirúrgica**, o que é imprescindível para permitir a livre movimentação do instrumental. A placa de retorno da unidade de energia monopolar deverá ser colocada em região seca, o mais próxima possível da pelve, que não entre em contato com líquido durante o procedimento, evitando-se locais de pouca vascularização como superfícies ósseas. Em caso de utilização de energia monopolar deve-se sempre inspecionar o posicionamento da paciente em busca de contato desta com a mesa cirúrgica, o que pode ocasionar fuga de corrente e queimadura grave. Quando a energia utilizada é a bipolar, em decorrência de seu sistema próprio de circular energia, de uma haste a outra ou de uma haste à ponta do ressectoscópio, não haverá necessidade de placa de retorno.

Após posicionamento, assepsia e antissepsia da vulva, vagina e colo do útero da paciente, o cirurgião deverá **realizar o toque vaginal bimanual**. Este procedimento é fundamental, pois visa verificar o tamanho, a posição e a mobilidade uterina, que vão orientar e facilitar a realização do procedimento. A colocação de sonda de Foley (cateterismo vesical) será indicada em procedimentos com maior tempo operatório e na maioria das miomectomias para realização do balanço hídrico e avaliação de perfuração da parede anterior do útero.

HISTEROSCOPIA CIRÚRGICA

Todo procedimento hospitalar deve ser iniciado por histeroscopia diagnóstica antes da dilatação cervical, para avaliação do trajeto, dimensões da cavidade e visão da lesão, mesmo que o diagnóstico histeroscópico tenha sido realizado pela mesma equipe. A realização da histeroscopia prévia à cirurgia tem indicação, principalmente, quando o exame diagnóstico não tenha sido feito pela mesma equipe. Desta forma, associando apenas a camisa histeroscópica ao conjunto cirúrgico, será possível confirmar o diagnóstico, aumentar a segurança cirúrgica, identificar a lesão, o trajeto do canal cervical e o tamanho da cavidade uterina (orienta a dilatação cervical com velas de Hegar (**às cegas**), minimizando drasticamente o risco de perfuração uterina (começando com a vela de Hegar 4) e falso trajeto. Iniciando-se com a histeroscopia diagnóstica há possibilidade, por vezes, de resolução do caso com pinça/tesoura, ponteira bipolar, *laser* ou morcelador, uma vez que a paciente sob analgesia permite maiores manipulações da cavidade, o que pode não ocorrer em ambiente ambulatorial. Além disso, a dilatação cervical frequentemente altera a estrutura da cavidade uterina, podendo, por vezes, fragmentar um pólipo, dificultando a identificação da lesão a ser abordada. Com a realização da histeroscopia prévia, a lesão é identificada e pode ser abordada com segurança mesmo com a possível fragmentação da lesão na dilatação cervical.[1]

Após a realização da histeroscopia e confirmação da necessidade de uso de ressectoscópio, deve-se realizar a dilatação do canal cervical com velas de Hegar.

Já existe no mercado o minirressectoscópio de 16 Fr que, em geral, não exige a dilatação do canal. Quando necessária, a dilatação é feita até a vela n° 7 (ressectoscópio de 18 Fr) ou vela 9 (ressectoscópio de 26 Fr). Para dilatação do canal é necessária a colocação de um espéculo vaginal para exposição do colo uterino e pinçamento com a pinça de Pozzi. **A forma mais segura de realizar esta dilatação é com a retirada do espéculo e tração do colo com a pinça de Pozzi.** O espéculo é rígido, limita a movimentação e angulação do movimento com a vela de Hegar, impedindo, por vezes, o alinhamento adequado do instrumental com o canal cervical e orifício interno. Com a realização da histeroscopia previamente à dilatação, sabe-se a direção que a vela deve seguir (anterior nas anteversões, posterior nas retroversões, etc.), além de já podermos iniciar a dilatação com a vela n° 4. **O dedo indicador funciona como limitador** (Fig. 7-1), impedindo o avanço inadvertido do instrumento, que pode ocasionar trauma e até perfuração uterina. **O objetivo da dilatação é vencer o orifício interno, não** havendo **a necessidade de atingir o fundo uterino** (Quadro 7-1).

Utilizando o Ressectoscópio

Após dilatação cervical e introdução do ressectoscópio, é necessária uma nova avaliação da cavidade para confirmar o correto posicionamento do instrumental e buscar possíveis lesões inadvertidas, e a identificação da lesão. Conforme já abordado, a dilatação cervical pode alterar a visão da cavidade por dano endometrial, sangramento, fragmentação de lesão etc.

A primeira visão após a inserção do ressectoscópio é, com frequência, de baixa qualidade, com fragmentos suspensos e meio de distensão com conteúdo sanguinolento. Nesta etapa deve-se tentar **aproximar o instrumental do fundo uterino a fim de permitir maior troca de fluido de distensão na cavidade e, com isso, a limpeza do campo de visão**. Por vezes o elemento de trabalho deve ser removido e limpo externamente, pois podem existir coágulos em seu interior, comprometendo a visão da cavidade. Após adequação da visão intrauterina é fundamental identificar novamente os óstios uterinos para confirmar o correto posicionamento do instrumental na cavidade.

Quadro 7-1. Rotina Antes da Cirurgia Histeroscópica para Reduzir a Possibilidade de Perfuração Uterina e Identificação da Lesão

Procedimento	Justificativa
Toque bimanual	Posição do útero
Posicionamento da paciente na mesa cirúrgica	Nádegas "pendentes" 8 a 12 cm
Histeroscopia	Avaliar trajeto e a lesão uterina
Colocação do espéculo	Visão do colo
Pinçamento com pinça de Pozzi	Tracionar colo e útero, retificar trajeto
Retirar espéculo	Facilitar movimentação com a vela
Limitar com o dedo indicador na vela de Hegar	Passar apenas no orifício interno, não bater no fundo do útero

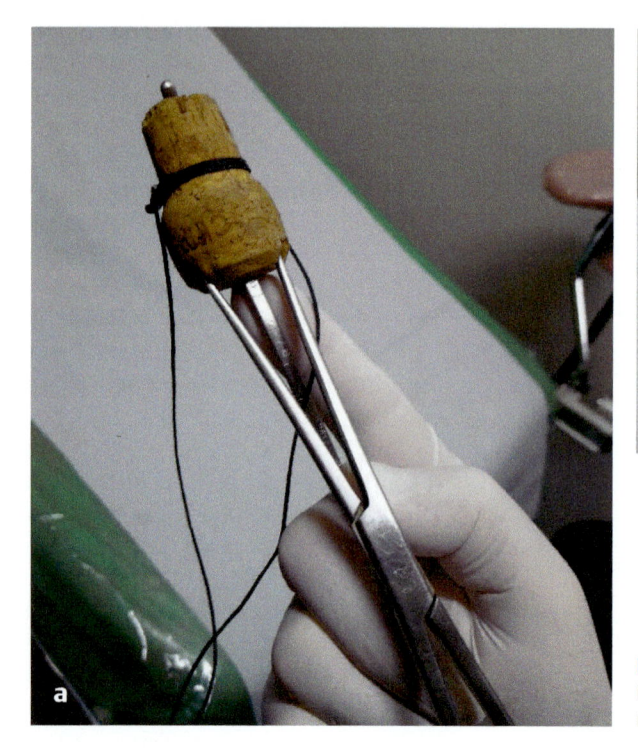

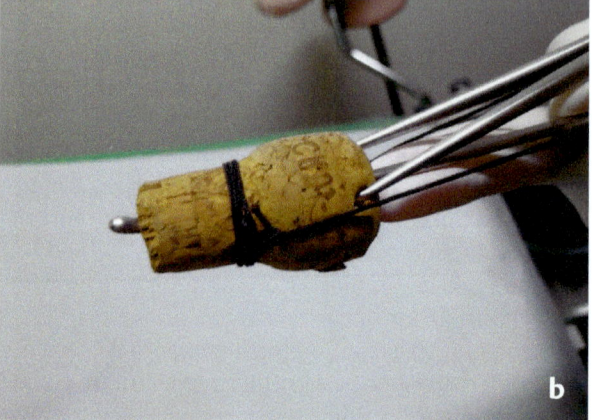

Fig. 7-1. (a,b) Dilatação do colo sem uso de espéculo. O dedo indicador limita o avanço da vela e reduz o risco de perfuração uterina.

Os princípios da utilização do ressectoscópio são os mesmos da histeroscopia armada ambulatorial, ou seja, **sempre abordar a base da lesão**. A alça do ressectoscópio deverá **sempre** ser acionada no **sentido fundo uterino → colo uterino**, nunca no sentido contrário, sob risco de perfuração uterina com uso de corrente.

A ressecção de pólipos deve ter como foco a abordagem da base do pólipo, independentemente do seu tamanho (por vezes os pólipos de 30 mm têm base de 5 mm), sempre iniciando lateralmente e seguindo em direção à região central deste. Com esta sistematização, a abordagem da lesão fica mais limpa, permitindo a adequada identificação e diferenciação da base do pólipo do endométrio ou do miométrio normal (Fig. 7-2). A abordagem da base da lesão, quando feita pela região central da mesma, acaba fragmentando a lesão e dificultando a identificação dos seus limites com a parede uterina. Pólipos fibrosos podem ser **descolados** da parede uterina utilizando-se o ressectoscópio com alça em semicírculo **U** sem o uso de corrente, minimizando o dano térmico, quando desejado. O mesmo pode ser feito em pacientes com desejo de gravidez, mesmo com pólipos mucosos, onde a alça fria – sem corrente – faz a remoção mecânica do pólipo, podendo-se aplicar a alça energizada pontualmente, caso identifique-se local de maior infiltração da base do pólipo. A técnica da alça de ressectoscópio sem corrente, alça fria, difere de quando energizada. Ela é acionada do colo para o fundo, dirigindo-se à base da lesão, fazendo movimento de distensão e levantamento do pólipo, levando, geralmente,

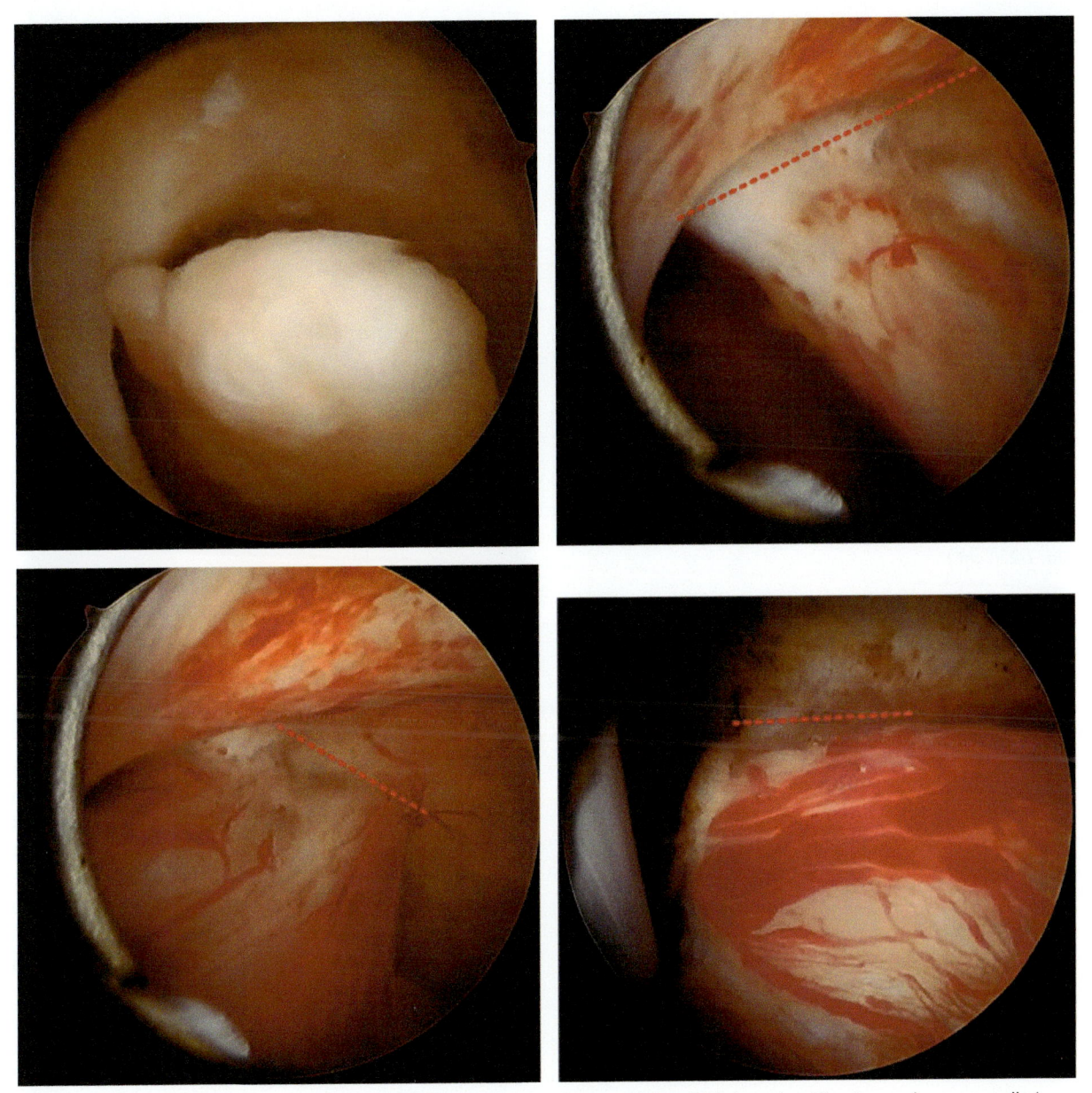

Fig. 7-2. Técnica de polipectomia com ressectoscópio. Iniciar a abordagem pela lateral da base do pólipo (marcada em vermelho). (Fonte: Banco de imagem dos autores.) *(Continua)*

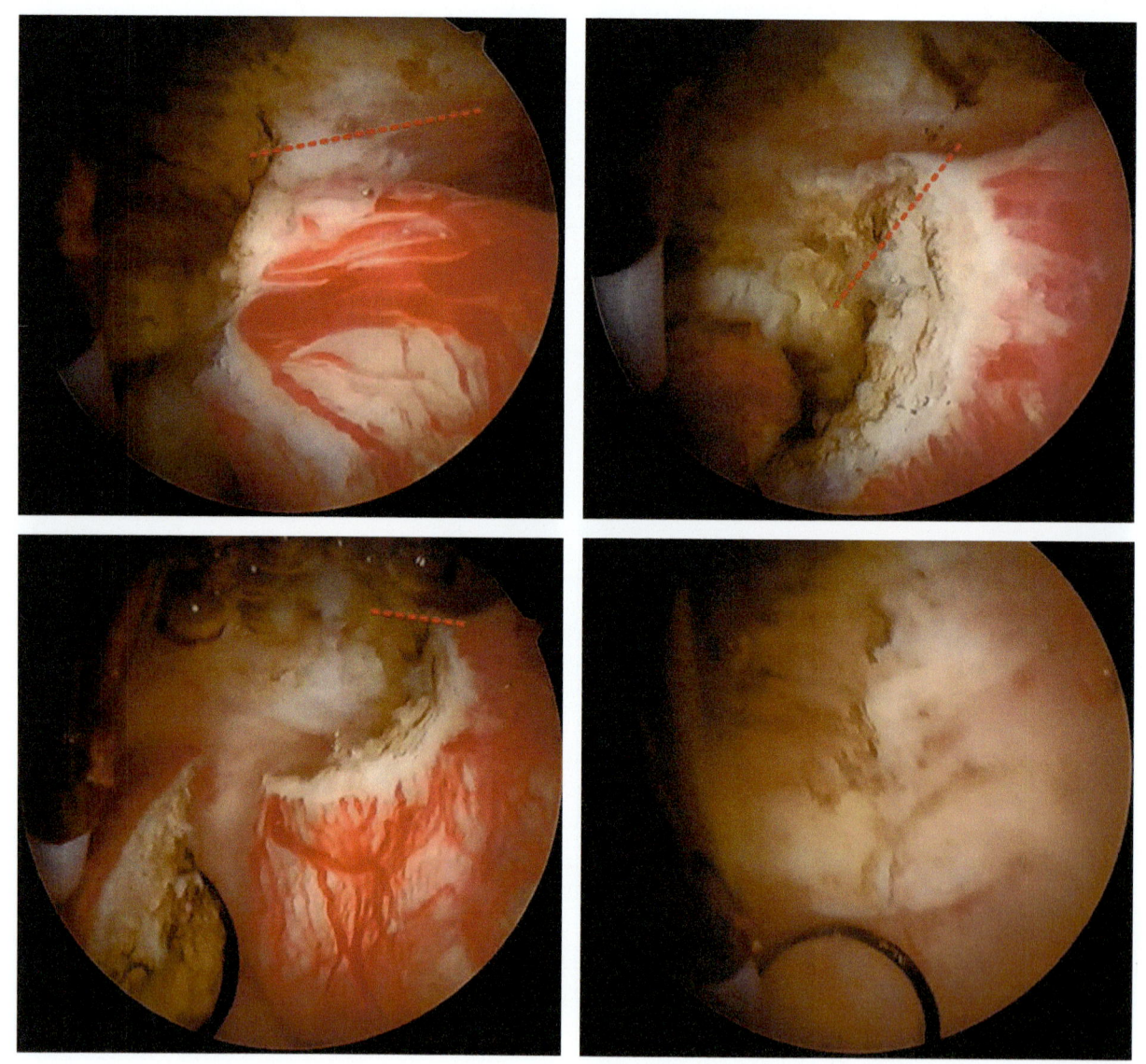

Fig. 7-2. *(Cont.)*

à sua liberação completa. Quando algum fragmento do pólipo permanece, usa-se a alça com energia, do fundo para o colo. A alça de ressecção, sem energia, poderá ser acionada em qualquer sentido, pois o risco de perfuração é quase zero e, mesmo que aconteça, sem energia, é improvável que haja lesão grave.

A **miomectomia histeroscópica** é o procedimento de maior complexidade na histeroscopia, visto que frequentemente, é abordado o miométrio profundo, onde estão vasos de maior calibre, além de se trabalhar próximo ao limite – serosa uterina. Este procedimento exige experiência prévia do cirurgião, sendo **fundamental a classificação do mioma antes do procedimento para avaliar previamente a complexidade do procedimento** (Capítulo 13).[2] As principais complicações histeroscópicas estão associadas à miomectomia – sangramento, perfuração uterina, infecção e intravasamento (*overload*). Existem diversas técnicas de abordagem do mioma submucoso, a primeira a ser descrita e, ainda, a mais difundida é a do fatiamento do nódulo. Esta técnica é uma adaptação vinda da urologia, a partir da técnica de ressecção de próstata. A técnica consiste no fatiamento do nódulo, com a alça energizada, sendo acionada do fundo para o colo do útero, com retirada intermitente dos fragmentos da cavidade uterina durante o procedimento.[3] Esta técnica é a mais utilizada, porém, ignora a presença da pseudocápsula do mioma e não faz uso da mesma para facilitar o procedimento. O fatiamento é realizado até que o miométrio saudável seja identificado abaixo do leito do mioma. Como desvantagens desta técnica temos o maior tempo cirúrgico (que acaba aumentando o risco de sangramento, infecção e *overload*), maior destruição endometrial adjacente ao mioma, maior risco de perfuração uterina nos miomas próximos à serosa (pela dificuldade de identificar o final do mioma).

Em 2002 desenvolvemos uma técnica que **valoriza a pseudocápsula** (Capítulo 14), chamada técnica de mobilização direta do nódulo, técnica de Lasmar.[1] Na mesma época, o Prof. Mazon, na Itália, descrevia a técnica de mobilização com alça fria.[4-6] A base das duas técnicas é a exploração da pseudocápsula do nódulo, liberando-o da parede uterina primeiro, para, então, fragmentá-lo e retirá-lo da cavidade uterina. Estas técnicas permitem menor tempo operatório, menor índice de complicações e menor dano endometrial, preservando a cavidade uterina para fins de reprodução.[7,8]

Além da classificação prévia do(s) mioma(s) (classificação de Lasmar – STEPW) para aumentar a segurança do procedimento, devemos, em todas as miomectomias histeroscópicas, fazer um controle rigoroso do balanço hídrico.[9,10] Este controle é feito somando e numerando-se todos os frascos de solução que entram no sistema do ressectoscópio, subtraindo-se o que se encontra nos frascos de aspiração. Quando a diferença de entrada de líquido em relação à saída for > 1.000 mL, deverá ser avaliado o intervalo de tempo para o término da cirurgia, ou a interrupção do procedimento por risco de *overload*. Chegando esse balanço negativo a ≥ 1.500 mL, deve-se interromper a cirurgia, não devendo chegar a 2.000 mL de balanço negativo. A boa visão da cavidade uterina exige boa troca do meio de distensão e, por vezes, uma pressão intracavitária eficiente para minimizar o sangramento. O fato de não haver sangue na cavidade, quando trabalhamos profundamente no miométrio, indica que a pressão do meio de distensão encontra-se acima da pressão venosa e, por vezes, até da arterial, havendo, portanto, entrada de soluto na circulação sanguínea da paciente durante o procedimento. Uma absorção volumosa de meio de distensão pode levar à sobrecarga hídrica (*overload*) da paciente, com possíveis consequências graves para a mesma (ver capítulo Anestesia). Desta forma, é mandatória a realização de balanço hídrico nas miomectomias histeroscópicas para maior segurança do procedimento.[11-14]

A **lise de sinéquia e ressecção de septos** – septoplastia – devem ser realizadas em ambiente cirúrgico, sob analgesia, quando forem extensas e fibrosas ou quando a paciente não tolerar o procedimento em ambulatório. Pequenos septos e sinéquias fibrosas pequenas ou mucosas normalmente são liberadas/seccionadas sem anestesia, em consultório, com pouco desconforto. Quando se realiza o exame na paciente acordada, ambulatorialmente, a sensibilidade da paciente ajuda a definir o trajeto correto a ser seguido nas sinéquias mais extensas ou estenoses cervicais/orificiais. Ao ser seccionada uma região de fibrose, não há estímulo álgico, garantindo ser o trajeto correto. Caso a secção caminhe para um falso trajeto, o estímulo álgico será desencadeado e a paciente irá referir dor, sinal esse que deve ser utilizado em nosso auxílio durante o procedimento. Quando a paciente está sedada, perde-se esta ferramenta de auxílio e, desta forma, deve-se ter extrema cautela em casos de estenoses severas e sinéquias extensas, pois o risco de falso trajeto e até perfuração uterina é real. Nestes casos podemos lançar mão de guia por ultrassonografia, controle laparoscópico do procedimento e até mesmo uso de contraste diluído no meio de distensão com controle radiológico em tempo real, para buscar o trajeto durante a progressão. A técnica para lise de sinéquias em centro cirúrgico pode ser sem corrente, com tesoura ou com corrente, alça de ressecção.

A secção das aderências com tesoura segue o mesmo princípio da cirurgia histeroscópica ambulatorial: com a tesoura faz-se a secção do istmo para o fundo e da região central para as paredes laterais. Para a secção com alça de ressecção com energia, utiliza-se a alça em L, a alça de Collins. Esta deverá ser movimentada do fundo para o colo do útero, do centro para as paredes laterais. A colocação do DIU sem hormônio e a hormonoterapia terão indicação para prevenção de novas sinéquias de acordo com a extensão das sinéquias e número de intervenções. A revisão histeroscópica ambulatorial em até dois meses é obrigatória, quando o objetivo é gravidez, a fim de avaliar a cavidade e se fazer lise das novas aderências.

A septoplastia também pode ser realizada com tesoura ou com a alça de Collins. Com a alça existem duas técnicas: caminhar do colo para o fundo, seccionando-se o tabique fibroso, com o dorso da alça de Collins até atingir o fundo; outra técnica, a utilizada em nosso serviço, secciona lateralmente o septo, tornando-o mais delgado, com a entrada da ponta da alça de Collins, até atingir o fundo do útero. No fundo do útero, com o dorso da alça, se faz leve pressão para que as pequenas fibras ainda presentes possam se liberar, até que se identifiquem vasos e sangramento, sinal que a secção atingiu o miométrio.

Em casos de septos completos, a técnica utilizada é a inserção de um cateter de Foley em uma das cavidades, com a insuflação do balão, que promoverá abaulamento na outra cavidade, orientando o trajeto a ser seccionado (Fig. 7-3). Em geral, nestes casos, deixamos um segmento de septo íntegro na altura do orifício interno para minimizar o risco de incompetência istmocervical (Fig. 7-3d). Quando realizamos grandes ressecções de septos ou sinéquias, é sempre importante tentar evitar a formação de novas aderências na cavidade, uma vez que existe a formação de áreas cruentas em ambas as paredes (anterior e posterior, normalmente), em uma cavidade virtual. Diversas substâncias já foram testadas com este fim, o uso de barreiras antiaderentes, como o gel intrauterino de ácido hialurônico, tem-se mostrado promissor, sendo a rotina do nosso serviço, a inserção do DIU de Soichet imediatamente após o procedimento, associada à estrogenoterapia oral por 30 a 45 dias e revisão precoce – 45 dias – da cavidade no consultório (histeroscopia de controle).

A histeroscopia com anestesia associada permite a abordagem de lesões com bases extensas, com

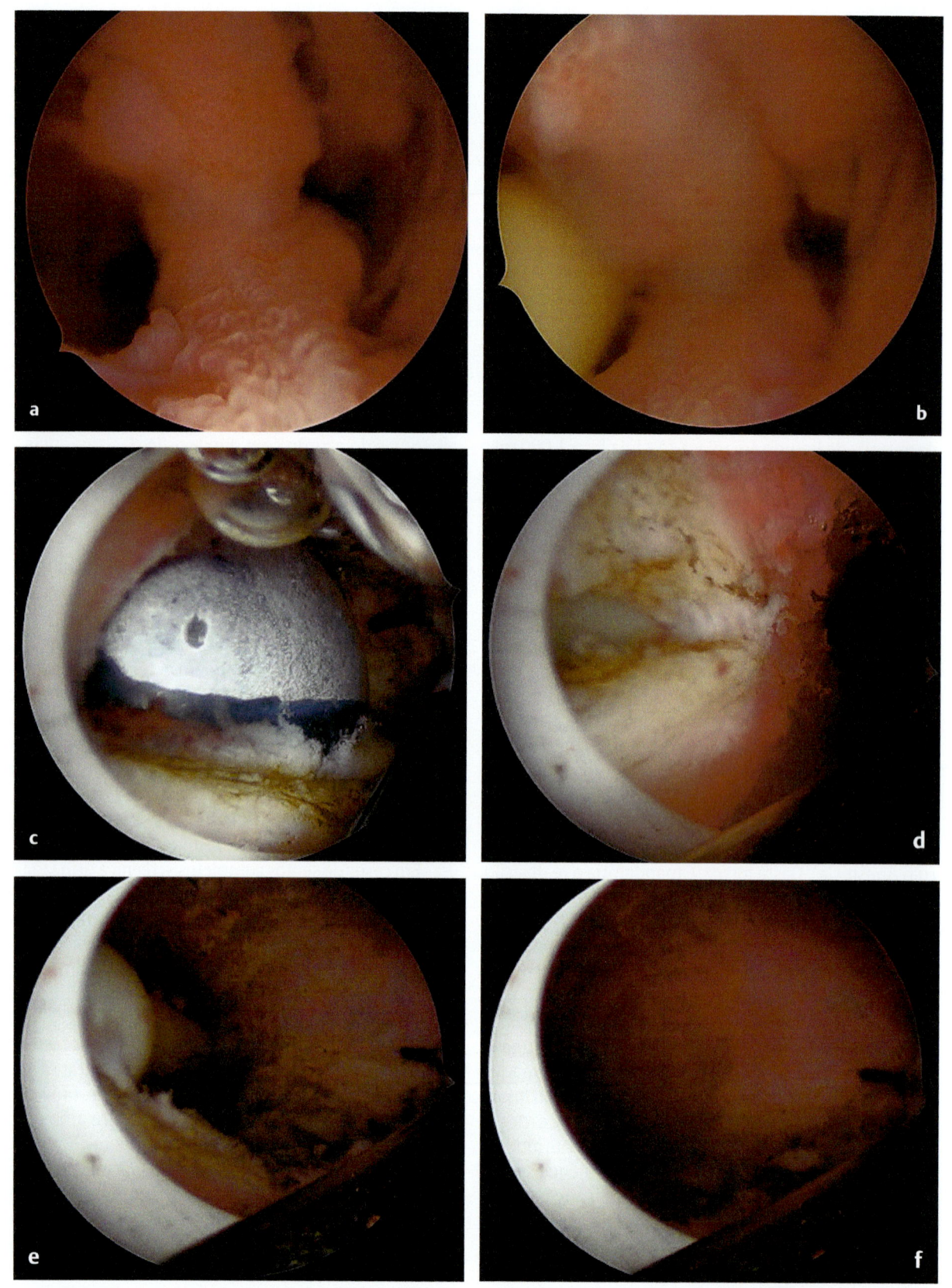

Fig. 7-3. Técnica de septoplastia com uso de cateter de foley em uma das cavidades uterinas. (**a**) Septo uterino completo. (**b**) Cateter de Foley em uma das cavidades. (**c**) Ressecção da porção intracavitária com identificação do balão. (**d**) Ressecção do septo cervical preservando a região de istmo. (**e**) Ampliação da cavidade uterina. (**f**) Visão final. (Fonte: Banco de imagem dos autores.)

componentes miometriais e amplas ressecções de endométrio e miométrio. Todos estes procedimentos podem ser feitos com uma gama de diferentes instrumentos, com diferentes tipos de energia. As energias mais utilizadas são a mono e a bipolar, associadas ao ressectoscópio ou à ponteira bipolar. Dependendo da forma de utilização, pode-se cortar, coagular ou vaporizar o tecido. Existe ainda a energia mecânica, que é representada tanto pelas pinças histeroscópicas quanto pelo morcelador histeroscópico. Este último fragmenta e aspira o tecido a partir de uma lâmina giratória de alta velocidade, sem uso nem passagem de corrente pelo tecido e ou paciente.

Os morceladores histeroscópicos são utilizados no sentido extremidade da lesão-base da lesão para que haja fragmentação progressiva da lesão, com ela ainda aderida à parede uterina.[15,16]

Existem ainda outros tipos de energia que serão apresentados em capítulos específicos, o *laser*, com uma série de fibras distintas, com indicações e aplicações diferentes na histeroscopia, inclusive para tratamento de lesões miometriais profundas (Capítulo 26). A radiofrequência é uma novidade na histeroscopia, tendo sido utilizada no tratamento dos miomas e da adenomiose com sucesso (Capítulo 27).

A utilização destas tecnologias na histeroscopia auxilia o tratamento de lesões extensas, reduzindo tempo operatório, recidiva e complicações. No entanto, sempre que houver perfuração uterina durante uso de qualquer tipo de energia térmica, é mandatória a interrupção do procedimento e a investigação da cavidade abdominal e pélvica por laparoscopia (preferencialmente) ou laparotomia. Esta abordagem é de suma importância para afastarmos a possibilidade de lesão térmica em alça intestinal e/ou bexiga, condições graves que costumam dar sinais e sintomas tardiamente, caso não identificadas.

Os sinais de **perfuração uterina** são a fuga rápida do meio de distensão líquido e a perda da visão da cavidade uterina; nesse momento é determinante a interrupção do procedimento e os cuidados relatados anteriormente.

Outras complicações no procedimento cirúrgico são o sangramento e o intravasamento do meio líquido (*overload*).

O sangramento geralmente é solucionado com a coagulação dos vasos sangrantes, já que se usa energia. Quando isso não se resolve desta forma, o uso de misoprostol, ocitocina ou sonda de Foley por 4 a 8 horas geralmente é resolutivo.

CONSIDERAÇÕES FINAIS

De maneira geral, a histeroscopia é um procedimento seguro, desde que respeitadas as limitações do cirurgião e da técnica, utilizando sempre os meios de energia de forma cuidadosa, seguindo os preceitos de segurança e controlando o balanço hídrico, quando necessário. A visão adequada da cavidade é fator determinante para a continuidade da cirurgia, nunca sendo seguida por ressecção sem que se tenha absoluta noção de localização e espaço, e também se tenha visão da lesão e da cavidade uterina.

REFERÊNCIAS BIBLIOGRÁFICAS

1. Lasmar R, Barrozo P. Histeroscopia: uma abordagem prática. Rio de Janeiro: Medsi; 2002.
2. Di Spiezio SA, Mazzon I, Bramante S, et al. Hysteroscopic myomectomy: a comprehensive review of surgical techniques. Hum Reprod Update. 2008 Mar/Apr;14(2):101-19.
3. Neuwirth RS, Amin HK. Excision of submucus fibroids with hystero- scopic control. Am J Obstet Gynecol. 1976;126:95-9 (III).
4. Mazzon I. Nuova tecnica per la miomectomia isteroscopica: enucleazione con ansa fredda. In: Cittadini E, Perino A, Angiolillo M, Minelli L (Eds.). Testo-Atlante di Chirurgia Endoscopica Ginecologica. Palermo: COFESE; 1995.
5. Mazzon I, Favilli A, Grasso M, et al. Predicting success of single step hysteroscopic myomectomy: a single centre large cohort study of single myomas. Int J Surg. 2015;22:10-1.
6. Mazzon I, Favilli A, Grasso M, et al. Risk factors for the completion of the cold loop hysteroscopic myomectomy in a one-step procedure: a post hoc analysis. Biomed Res Int. 2018;2018:8429047.
7. Tinelli AB, Favillic A, Lasmar RB, et al. The importance of pseudocapsule preservation during hysteroscopic myomectomy. Eur J Obstet Gynecol. 2019.
8. Lasmar RB, Barrozo PRM, da Rosa DB, et al. Hysteroscopic myomectomy in a submucous fibroid nearfrom tubal ostia and 5 mm from the serosa: a case report from the Endoscopy Service of Ginendo-RJ. Gynecol Surg. 2009;6:283-6.
9. Lasmar RB, Barrozo PRM, Dias R, Oliveira MAP. Submucous fibroids: A new presurgical classification (STEP-w) to evaluate the viability of hysteroscopic surgical treatment - Preliminary report.
10. Wamsteker K, Emanuel MH, de Kruif JH. Transcervical hysteroscopic resection of submucous fibroids for abnormal uterine bleeding: results regarding the degree of intramural extension. Obstet Gynecol. 1993;82(5):736-40.
11. AAGL Practice Report: Practice Guidelines for the Management of Hysteroscopic Distending Media. Journal of Minimally Invasive Gynecology. 2013;20(2):137-48.
12. Umranikar S, Clark TJ, Saridogan E, et al. BSGE/ESGE guideline on management of fluid distension media in operative hysteroscopy. Gynecol Surg. 2016;13(4):289-303.
13. Hahn RG. Fluid absorption in endoscopic surgery. Br J Anaesth. 2006;96(1):8. Epub 2005 Nov 29.
14. Olsson J, Berglund L, Hahn RG. Irrigating fluid absorption from the intact uterus. Br J Obstet Gynaecol. 1996;103(6):558.
15. Emanuel M, Dongen van H, Jansen F. "Hysteroscopic morcellator for removal of intrauterine polyps and myomas: a randomized controlled study among residents in trainning. Fertility and Sterility. 2009;92(3):S5.
16. Intrauterine Bigatti Shaver. "EndoWorld. Gyn. 48 7.0 01/2016-E";2018. Disponível em: https://www.karlstorz.com/cps/rde/xbcr/karlstorz_assets/ASSETS/3210338.pdf.

MEIOS DE DISTENSÃO

CAPÍTULO 8

Barbara Murayama
Thais Koch Mello

INTRODUÇÃO

A cavidade uterina é considerada uma **cavidade virtual** visto que suas paredes estão comumente colabadas. Sendo assim, todos os procedimentos histeroscópicos necessitam de distensão adequada da cavidade uterina para promover visão da mesma e de eventuais alterações que nela possam existir. A distensão consiste na injeção de um determinado meio (chamado de meio de distensão) para separar as paredes da cavidade uterina e transformá-la numa cavidade real, possibilitando os procedimentos diagnósticos e terapêuticos.[1] Há diversos meios de distensão; que podem ser divididos em gasosos (que é representado pelo CO_2, este pode ser utilizado apenas à histeroscopia diagnóstica) e líquidos (utilizados tanto na histeroscopia diagnóstica quanto na histeroscopia cirúrgica). A escolha do meio de distensão utilizado é determinada pelo cirurgião(ã) com base no material disponível e na história da paciente. Portanto, faz-se necessário conhecer as opções disponíveis, seus riscos e benefícios, bem como particularidades de cada solução a fim de optar pelo melhor possível dentro de cada realidade.

Todos os meios de distensão disponíveis para a histeroscopia podem causar complicações. É essencial que a equipe médica realize documentação adequada sobre o uso dos fluidos, monitorando a quantidade e o volume infundidos por unidade de tempo. Falha na rápida resposta e gerenciamento das complicações podem causar sérios danos à paciente, inclusive possibilidade de óbito, além de processos jurídicos contra a equipe médica.[1]

CLASSIFICAÇÃO

Os meios de distensão podem ser líquidos ou gasosos.

Os meios de distensão líquidos são divididos quanto à viscosidade em: de alta viscosidade, que é o Dextran 70; e de baixa viscosidade, que são glicina 1,5%, sorbitol 5%, manitol 5% e sorbitol/manitol (Quadros 8-1 e 8-2).

Podem ser divididos, também, em **eletrolíticos** e **não eletrolíticos.** Os eletrolíticos são soro fisiológico e Ringer lactato, e os não eletrolíticos são glicina 1,5%, sorbitol 5%, manitol 5% e sorbitol/manitol.

Os eletrolíticos são utilizados em histeroscopia diagnóstica e cirúrgica, quando se usa energia bipolar, enquanto aqueles não eletrólitos utilizados, também, em histeroscopia diagnóstica e cirúrgica, porém, com energia monopolar (Fig. 8-1).[2]

Quadro 8-1. Meios de Distensões

Gasoso	Líquido
■ CO_2	■ Soro fisiológico ■ Ringer Lactato ■ Glicina 1,5% ■ Sorbitol 5% ■ Manitol 5% ■ Sorbitol/manitol

Quadro 8-2. Meios Líquidos de Distensão

Eletrolíticos	Não eletrolíticos
Energia bipolar	*Energia monopolar*
■ Soro fisiológico ■ Ringer Lactato	■ Glicina 1,5% ■ Sorbitol 5% ■ Manitol 5% ■ Sorbitol/manitol

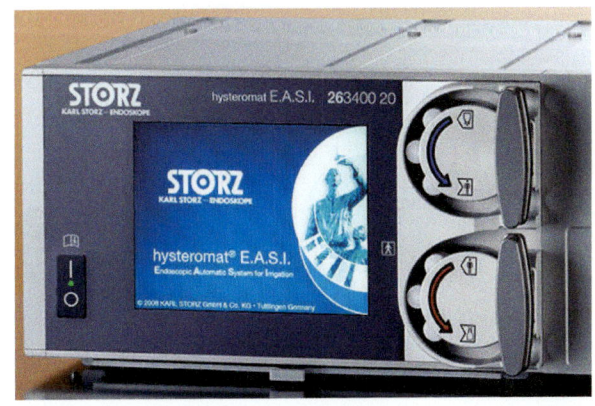

Fig. 8-1. Histeromat E.A.S.I. (Karl Storz®).

Meio de Distensão Gasoso
Dióxido de Carbono (CO_2)

Apesar de a histeroscopia diagnóstica ter começado em 1805, com Bozzini,[3] o uso de dióxido de carbono (CO_2) como meio de distensão foi introduzido em 1972, por Lindemann.[4,5]

O dióxido de carbono é o meio de distensão usado na endoscopia ginecológica pélvica e abdominal, a laparoscopia. É um gás com índice de refração igual ao do ar ambiente, não volátil, não apresenta reações alérgicas, não produz danos aos instrumentais envolvidos, é eliminado pela respiração, na primeira passagem pelos pulmões. Proporciona imagem clara da cavidade uterina, mais nítida do que com o uso de solução salina. Todavia a presença de sangue ou muco costumam desencadear a formação de bolhas, o que dificulta a visão (Quadros 8-3 e 8-4).[6,7]

Faz-se necessário o uso de bomba, o *histeroinsuflator*, para infusão e controle do fluxo e pressão de gás na cavidade uterina, que podem ser de três tipos:

1. *Mecânico*: atualmente em desuso por conta do maior risco de efeitos colaterais como dor pélvica, ombralgia por irritação do nervo frênico em virtude de passagem de CO_2 pelas tubas uterinas e maior risco de embolia gasosa;
2. *Eletromecânico*: permite controle mecânico do fluxo do gás, conferindo maior segurança;
3. *Eletrônico*: possui sistema eletrônico interno que gerencia o fluxo e a pressão do CO_2 na cavidade uterina.[8]

Não se podem usar os insufladores laparoscópicos em lugar dos *histeroflators* para a histeroscopia, pois os laparoscópicos podem provocar aumento significativo da taxa de fluxo em 10 a 20 vezes maior (1-2 L por minuto, enquanto nos insufladores histeroscópicos o fluxo tende a ser 0,1 L por minuto), aumentando assim, também, os riscos de complicações.[9]

Atualmente, os insufladores uterinos para histeroscopia são baseados nos seguintes princípios: 40-60 mL por minuto de fluxo a uma pressão inferior a 80-100 mmHg.[10]

Hoje, com a ampliação da histeroscopia operatória ambulatorial, o meio de distensão gasoso vem com sua utilização reduzida.

Meio de Distensão Líquido
Não Eletrolíticos
Sorbitol 5%

O sorbitol a 5% é uma solução isotônica, sem eletrólitos, formada por açúcar, hexitol, com osmolaridade de 178 mOsm/L. Em razão de sua metabolização hepática, em frutose e glicose, deve-se restringir o uso em pacientes diabéticas. É o meio de distensão indicado quando se utiliza energia monopolar. Tem como complicação, nos casos de intravasamento, a hiponatremia dilucional.[8,11]

Manitol 5%

Solução isotônica não eletrolítica derivada do álcool hexaédrico, possui osmolaridade de 280 mOsm/L.[8,11] Essencialmente inerte, cerca de apenas 10% é absorvido e metabolizado pelos rins. Possui meia-vida de 15 a 102 minutos em pacientes sem alterações de função renal.[12] Possui risco de edema cerebral e encefalopatia, visto que suas moléculas promovem deslocamento da água do espaço intracelular para o extracelular. Estudo conduzido por Phillips *et al.*, que comparou os riscos pós-operatórios do manitol 5% em relação à glicina, observou maior risco de hiponatremia dilucional causada pelo manitol, sem provocar hipo--osmolaridade. Os autores concluem, então, que o emprego deste meio de distensão reduz comparativamente o risco de encefalopatia hiponatrêmica em decorrência de sua ação diurética.[13]

Glicina

Descrita por Nesbit e Glickman em 1948,[14] a glicina a 1,5% é uma solução hipotônica sem eletrólitos de 15 g de ácido aminoacético ($C_2H_5NO_2$) diluída em 1.000 mL de água, com osmolaridade de 200 mOsm/L e baixa viscosidade. Deve ser utilizada com energia monopolar. Possui metabolização hepática em amônia, o que deve ser considerado em casos de pacientes com função hepática alterada, a fim de evitar intoxicação hepática por amônia e consequente coma, além dos riscos de hiponatremia dilucional.[11]

Sorbitol/Manitol

Solução hipotônica sem eletrólitos formada por sorbitol 27 g e manitol diluídos em 1.000 mL de água.[8] Em comparação à solução de sorbitol, possui menor risco

---

Quadro 8-3. Vantagens na Utilização do CO_2

- Eliminado pela respiração, em sua primeira passagem pelos pulmões
- Transparente, permitindo excelente visão
- Mesmo índice de refração do ar
- Boa permanência na cavidade uterina
- Não apresenta reação alérgica
- Fácil limpeza
- Possibilita a avaliação do muco cervical
- Permite testar a permeabilidade tubária, sem especificidade do lado (ombralgia)

Quadro 8-4. Desvantagens na Utilização do CO_2

- Dificuldade de avaliação com muco espesso e sangramento
- Ocultar patologias sésseis
- Ombralgia
- Dependente de equipamento específico, os histerodistensores

de intravasamento e hemólise. Muito utilizado em procedimentos com energia monopolar e fluxo contínuo.[1]

Dextran 70 (Hyskon®)

Utilizado como meio de distensão em histeroscopia desde 1970,[20] o Dextran 70 é uma solução em dextrose a 32% (Hyskon®) e com alto peso molecular (70.000 Da). Possui alta viscosidade, o que faz com que não se misture com sangue, permitindo visão intrauterina clara mesmo na presença de sangramento moderado. Faz-se necessária a limpeza imediata do material após o uso a fim de evitar ressecamento e dano ao mesmo. Por ser uma solução de alta viscosidade, normalmente requer o uso de força para sua infusão.[15] Polissacarídeo biodegradável, não é tóxico, mas pode provocar reação anafilática.[16]

O emprego de Dextran 70 tem sido diminuído em virtude do risco de complicações como reações anafiláticas, incluindo hipotensão aguda, hipóxia, edema pulmonar, sobrecarga de líquidos, coagulapatias fulminantes e anemia. Recomendam-se procedimentos rápidos, minimizando-se trauma endometrial, monitoramento com oximetria de pulso e avaliação de coagulação pré-operatória.[1]

A quantidade de Hyskon absorvida depende da pressão da injeção, da extensão do trauma tecidual, da vedação do histeroscópio ao redor do colo do útero e da duração da infusão. O edema pulmonar geralmente ocorre por sobrecarga hídrica e não por lesão do endotélio capilar pulmonar, pois para cada 100 mL de absorção no intravascular pode ocorrer expansão plasmática de 800 mL.[8] Os efeitos hematológicos são ocasionados pela hemodiluição, mas há relatos de síndrome semelhante à coagulação intravascular disseminada. Recomendam-se procedimentos com duração de até 45 minutos e volume utilizado inferior a 500 mL para minimizar riscos.[17]

Atualmente o *guideline* da AAGL recomenda utilização de meios de distensão alternativos, em virtudes de todos os riscos que o Dextran 70 pode ocasionar.[18]

Eletrolíticos

Os meios de distensão apresentados até aqui são soluções hipotônicas cuja absorção excessiva causa várias complicações, incluindo hiponatremia com graus variáveis de hipo-osmolaridade. Teoricamente esse efeito é minimizado se utilizarmos soluções isotônicas contendo eletrólitos, como soro fisiológico e ringer-lactato.[19]

Para possibilitar o uso de solução isotônica, os ressectoscópios foram aperfeiçoados para comportar corrente elétrica bipolar.

No entanto, as soluções isotônicas não são isentas de complicações. Da mesma forma que ocorre com as substâncias hipotônicas, o volume excessivo de fluido extracelular tem potencial para gerar sobrecarga hídrica e, consequentemente, descompensar doenças cardíacas ou síndromes hipertensivas; podendo levar até mesmo a edema pulmonar.

Os meios de distensão eletrolíticos mais frequentemente utilizados são solução salina e Ringer Lactado. Não há trabalho clínico randomizado que compare os dois meios, especificamente, em histeroscopia, mas artigo recente realiza esta comparação em ressecção transuretral de próstata,[20] o que permite algumas analogias fisiopatológicas. Neste artigo não foram encontradas diferenças significativamente relevantes entre os dois meios de distensão, mas é importante destacar que alguns autores têm reportado, ao longo dos anos, situações de distúrbios acidobásicos, especialmente acidose metabólica.

Essa alteração, sugerem os autores, seria desencadeada pela infusão de salina, gerando sobrecarga de cloro e acidose como resultado.[21,22] O tratamento desta complicação pode variar desde a observação da evolução da acidose sem intervenção até correção da mesma com soluções de bicarbonato de sódio em diferentes volumes e concentrações, a depender do quadro clínico apresentado. Do ponto de vista teórico, a infusão de Ringer Lactado, em vez de salina poderia prevenir a ocorrência da acidose, mas como se trata de evento bastante raro, essa conduta não é adotada como rotina.

Apesar destas observações, o uso de soluções eletrolíticas é bastante seguro e é amplamente difundido. De fato, metanálise publicada em 2013 mostra benefício da solução salina como meio de distensão quando comparada a CO_2, principalmente quando avaliados a satisfação da paciente com o procedimento, a visibilidade da cavidade, o tempo total do procedimento e a quantidade de efeitos colaterais encontrados, todos com nível de significância de p inferior a 0,05. A qualidade metodológica dos artigos contidos na revisão, no entanto, foi de moderada a pobre, não permitindo conclusões definitivas e justificando trabalhos científicos mais robustos no futuro para comprovar os resultados obtidos (Quadros 8-5 e 8-6).[23]

Quadro 8-5. Vantagens do Meio Líquido de Distensão

- Facilita a realização da vaginoscopia
- Não necessita de colocação de espéculo e pinça de Pozzi (menos desconforto)
- Limpa a cavidade uterina de sangue e secreções
- Possibilita a cirurgia ambulatorial
- Ausência de ombralgia

Quadro 8-6. Desvantagens do Meio Líquido de Distensão

- Necessita de colocação de um coletor para o líquido de retorno
- Dificulta avaliação do muco cervical
- Não permite a avaliação da permeabilidade tubária
- Edemacia o endométrio

SISTEMAS PARA DISTENSÃO DA CAVIDADE UTERINA

Gasoso – CO_2

Para a distensão da cavidade uterina com CO_2 é necessário um cilindro com o gás, uma conexão para ligar o cilindro ao aparelho chamado de histeroflator.

O histeroflator é uma bomba pressórica automática que controla a pressão e o fluxo de entrada do CO_2 na cavidade uterina. Geralmente é calibrado para uma pressão intrauterina entre 80 a 100 mmHg, com fluxo de 30 a 60 mL/min (Fig. 8-2).

Meio Líquido

O meio líquido pode chegar à cavidade por meio do uso de bomba de infusão específica, histerodistensores, através da pressão pela elevação do frasco, a 1 metro acima da paciente, ou utilizando-se uma bolsa pressórica.

Hoje essas bombas de infusão são automáticas, com microprocessadores que controlam a irrigação e sucção do meio líquido, aumentando o controle do balanço hídrico. A nível ambulatorial é regulada para pressão intrauterina de 30 a 40 mmHg, fluxo médio de 200 mL/min, pressão de irrigação de 50 a 705 mmHg e pressão de sucção de 0,25 bars. No centro cirúrgico, eleva-se a pressão intrauterina de acordo com o tipo de cirurgia (Fig. 8-1).

COMPLICAÇÕES E EFEITOS COLATERAIS

Embolia Gasosa

A embolia gasosa é uma complicação rara, porém grave, acarretada, principalmente, em virtude de manipulação uterina associada a maior pressão intracavitária. Foi descrita pela primeira vez descrita por Gomez *et al.*, em procedimento de laparoscopia associado à histeroscopia.[24] Descrita também em procedimentos de histeroscopia diagnóstica,[25-27] Loffer observou tal complicação em 52% das mulheres quando as taxas de fluxo de CO_2 atingiram 100 mL/minuto.[28] O risco é maior com pressão intrauterina de 60 a 120 mmHg (57%) do que com pressões mais baixas (14,7%).[29] O CO_2 é descrito como o principal meio de distensão causador da embolia gasosa, mas também pode ocorrer com outros meios de distensão como soro fisiológico, glicina e Ringer Lactado.[30]

Tal complicação pode ser evitada com o uso correto de insufladores uterinos, não exceder pressão intracavitária acima de 100 mmHg, evitar falsos trajetos e trauma cervical com consequente dilaceração de veias, não realizar introdução e remoção repetidas do histeroscópio.[6,31,32] Principalmente em procedimentos de histeroscopia cirúrgica, a lesão de capilares subendometriais e de vasos mais calibrosos aumenta o risco de embolia gasosa em virtude de comunicação dos seios venosos com a circulação venosa geral, o que leva o ar para a veia cava inferior e átrio direito.[27]

Bradner *et al.*[33] revisaram a incidência de embolia gasosa grave não fatal em 3.932 procedimentos histeroscópicos com CO_2. O risco de eventos embólicos subclínicos foi de 0,51 e 0,03% para eventos graves.

O diagnóstico pode ser feito por uma diminuição repentina da pressão de CO_2 no ar expirado associado à dispneia. Sinais clínicos como diminuição da pressão arterial, taquicardia, arritmia e aumento da pressão venosa central geralmente são tardios, não sendo úteis como sinais de alerta.[6] A paciente evolui com quadro de acidose respiratória e hipoxemia.[8]

O tratamento consiste em ventilar imediatamente a paciente com oxigênio 100%,[24] interrupção do procedimento com suspensão da distensão uterina seguido de monitoramento da paciente. Se a paciente estiver em posição de Trendelenburg, essa posição deve ser mantida a fim de impedir a passagem da bolha de ar para a artéria pulmonar. Se a paciente estiver em decúbito dorsal, uma posição anti-Trendelenburg manterá a bolha de ar no átrio direito. Inserir cateter calibroso no átrio direito pela veia jugular interna para aspirar o gás. A ultrassonografia transesofágica ajuda na visualização da embolia gasosa.[6]

Até o momento não há estudos comparativos quanto a medidas preventivas como uso de tubos em forma de Y, desligamento dos sistemas de bombeamento durante a troca das bolsas, monitoramento de déficit de entrada/saída, evitar posição de Trendelenburg, baixa pressão intrauterina, oclusão do colo uterino durante todo o procedimento. Recomenda-se limpar a tubulação antes de qualquer histeroscopia.[34]

Intravasamento

A hiponatremia secundária à histeroscopia é um evento raro. Com base na literatura, hiponatremia ocorre em 0,06 a 0,2% das mulheres submetidas à histeroscopia.[35] A gravidade da hiponatremia está diretamente relacionada com o volume de fluido de irrigação que é retido. O desenvolvimento de sintomas, especialmente

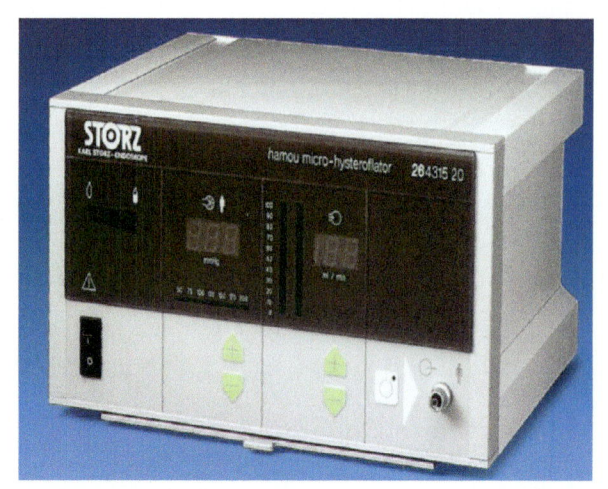

Fig. 8-2. *Hamou Micro-hysteroflator.*

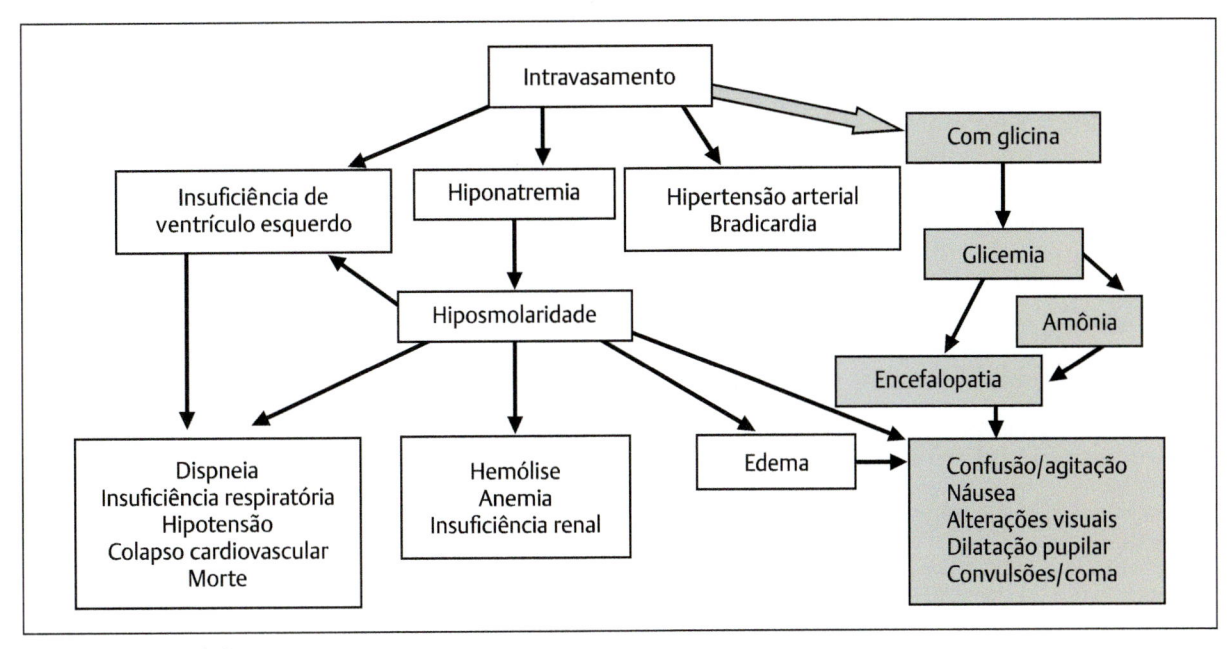

Fig. 8-3. Diagrama do intravasamento.

os neurológicos, que estão mais relacionados com eventos clinicamente significativos ou até mesmo graves, ocorrem secundários à diminuição no sódio sérico de 10 mEq/L. O volume de absorção de líquidos irrigados necessário para desenvolver esse grau de hiponatremia é menor em mulheres do que em homens. Os sintomas mais frequentemente apresentados por quem apresenta esta alteração são náuseas e vômitos.

Suspeita-se de hiponatremia quando grandes volumes de fluidos de irrigação não eletrolíticos foram utilizados, quando o tempo cirúrgico for prolongado ou quando as pacientes desenvolvem sintomas neurológicos agudos durante a recuperação pós-operatória. O risco de complicações é mais provável quando a absorção de líquidos excede 1.000 mL. Nessas pacientes, o sódio sérico e a osmolaridade devem ser medidos com urgência.[36]

O tratamento da hiponatremia nesta situação vai ser guiado pelo sintoma e não pelo nível sérico do sódio. Caso encontre-se sódio baixo em pacientes assintomáticas, muitas vezes a observação cuidadosa é suficiente e nenhuma intervenção é necessária.

Em casos em que a paciente está sintomática, uma avaliação clínica completa está indicada. Caso estejam presentes sintomas neurológicos como torpor, obnubilação, cefaleia refratária a analgésicos ou outros sintomas como náuseas e vômitos incoercíveis, é necessário vigilância clínica, preferencialmente, em leito monitorado, avaliação da volemia da paciente e da presença ou não de sobrecarga hídrica, dosagem sérica do sódio repetida e, se disponível, também da osmolaridade e reposição de sódio nos casos mais graves, conforme indicação clínica (Fig. 8-3).

Quando a diferença de entrada de líquido em relação à saída for > 1.000 mL, deverão ser avaliados o intervalo de tempo para o término da cirurgia ou a interrupção do procedimento, pelo risco de *overload*. Chegando esse balanço negativo a ≥ 1.500 mL, deve-se interromper a cirurgia, não devendo chegar a 2.000 mL de balanço negativo.

Ombralgia

A dor no ombro posterior a procedimento histeroscópico ainda não está totalmente esclarecida. Existem várias teorias a respeito do mecanismo de geração de dor, sendo a principal o efeito do dióxido de carbono insuflado levando à irritação do nervo frênico e diafragma, causando dor referida no ombro e dor no abdome superior.

A dor em geral é frustra e cede espontaneamente em menos de 1 hora,[37] não necessitando, na maioria dos casos, de tratamento específico.

Revisão sistemática conduzida em 2013 por Craciunas *et al.* mostrou que o uso de salina em vez de dióxido de carbono diminuiu, de forma significativa, a dor no ombro pós-procedimento (*odds ratio* 0,2; IC (95%) 0,1-0,4).[21]

CONSIDERAÇÕES FINAIS

Os meios de distensão são essenciais para a realização da histeroscopia. A escolha do meio para cada procedimento deve ser baseada em alguns fatores, entre eles a *expertise* do(a) médico(a) histeroscopista; os equipamentos disponíveis e as características clínicas da paciente. É importante levar em consideração que a tendência atual de *see and treat* (no mesmo ato ver e tratar as lesões encontradas em caráter ambulatorial) necessita de meios de distensão líquidos para sua execução. Também é importante salientar que há um corpo de evidência favorecendo os meios eletrolíticos do ponto de vista de segurança em relação aos meios não eletrolíticos. Por outro lado, é necessário lembrar-se das limitações de custo, pois meios eletrolíticos só podem ser usados com equipamentos bipolares e estes nem sempre estão disponíveis nos diferentes ambientes onde a histeroscopia é realizada.

REFERÊNCIAS BIBLIOGRÁFICAS

1. Bradley LD. Complications in hysteroscopy: prevention, treatment and legal risk. Curr Opin Obstet Gynecol. 2002 Aug;14(4):409-15.
2. Mencaglia L, Perino A, Gilardi G. Testo Atlante di isteroscopia diagnostica e operativa. Milan: Poli; 1990. v. 1. p. 14.
3. Lindemann HJ. CO2-hysteroscopy today. Endoscopy. 1979 May;11(2):94-100.
4. Donnez J. Atlas of Operative Laparoscopy and Hysteroscopy. London: CRC Press. Ed; 2007.
5. Brusco GF, Arena S, Angelini A. Use of carbon dioxide versus normal saline for diagnostic hysteroscopy. Fertility and Sterility. 2003;79(4),993-7.
6. Crispi CP, de Oliveira FMM, Damian Junior JC, et al. Tratado de endoscopia ginecológica: cirurgia minimamente invasiva. Rio de Janeiro: Revinter; 2012.
7. Azziz R, Murphy AA. Practical manual of operative laparoscopy and hysteroscopy. Springer-Verlag; (ANO?)
8. Wieser F, Tempfer C, Kurz C, Nagele F. Hysteroscopy in 2001: a comprehensive review. Acta Obstet Gynecol Scand. 2001;80:773-83.
9. Indman PD. Instrumentation and distention media for the hysteroscopic treatment of abnormal uterine bleeding. Obstet Gynecol Clin North Am. 2000 June;27(2):305-15, vi.
10. Jackson EK. Diuretics. In: Hardman JG, Gillman AG, Limbird LE (Eds.). The Pharmacologic Basis of Therapeutics. 9th ed. New York: McGraw-Hill; 1996. p. 685-715.
11. Phillips DR, Milim SJ, Nathanson HG, et al. Preventing hyponatremic encephalopathy: Comparison of serum sodium and osmolality during operative hysteroscopy with 5.0% mannitol and 1.5% glycine distention media. J Am Assoc Gynecol Laparosc. 1997;4(5):567-76.
12. Nesbit RM, Glickman SI. The use of glycine solution as an irrigating medium during transurethral resection. J Urol. 1948 June;59(6):1212-6.
13. Cooper JM, Brady RM. Intraoperative and early postoperative complications of operative hysteroscopy. Obstet Gynecol Clin North Am. 2000 June;27(2):347-66.
14. Mencaglia L, Albuquerque Neto LC. Histeroscopia diagnóstica. Rio de Janeiro: Medsi; 2002. 2. p. 13-4.
15. Mangar D. Anaesthetic implications of 32% Dextran-70 (Hyskon) during hysteroscopy: hysteroscopysyndrome. Can J Anaesth. 1992 Nov;39(9):975-9.
16. American Association of Gynecologic Laparoscopists (AAGL):Advancing Minimally Invasive Gynecology Worldwide. AAGL Practice report: practice guidelines for the management of hysteroscopic distending media. Practice Guideline. J Minim Invasive Gynecol. 2013;20(2):137-48.
17. Umranikar S, Clark TJ, Saridogan E, et al. BSGE/ESGE guideline on management of fluid distension media in operative hysteroscopy. Gynecol Surg. 2016;13(4):289-303.
18. Ahmed E, Ingvar J, Claes RN, et al. Comparison between normal saline and Ringer's acetate in bipolar transurethral resection of the prostate. Scand J Urol. 2017;51(4):319-22.
19. Jo YY, Jeon HJ, Choi E, Choi YS. Extreme hyponatremia with moderate metabolic acidosis during hysteroscopic myomectomy - A case report. Korean J Anesthesiol. 2011 June;60(6):440-3.
20. Schäfer M, Von Ungern-Sternberg BS, Wight E, Schneider MC. Isotonic fluid absorption during hysteroscopy resulting in severe hyperchloremic acidosis. Anesthesiology. 2005 July;103(1):203-4.
21. Craciunas L, Sajid M S, Howell R. Carbon dioxide versus normal saline as distension medium for diagnostic hysteroscopy: a systematic review and meta-analysis of randomized controlled trials. Fertil Steril. 2013 Dec;100(6):1709-14.e1-4.
22. Gomez C, Fernandez C, Villalonga A, et al. Carbon dioxide embolism during laparoscopy and hysteroscopy. Arm Fr Anesth Reanim. 1985;4:380-2.
23. Mahmoud F, Fraser IS: CO2 hysteroscopy and embolism. Gynaecol Endosc. 1994;3:91-5.
24. Brink DM, DeJong P, Fawcus S, et al. Carbon dioxide embolism following diagnostic hysteroscopy. Br J Obstet Gynaecol. 1994;101:717-8.
25. Stoloff DR, Isenberg RA, Brill AI. Venous air and gas emboli in operative hysteroscopy. J Am Assoc Gynecol Laparosc. 2001 May;8(2):181-92.
26. Loffer F D. Complications from uterine distention. In Complications of Laparoscopy and Hysteroscopy. Edited by RS Corfman, MP Diamond, AH DeCherney. Boston, Blackwell. 1993; p 177-186.
27. Rythen-Alder E, Brundin J, Notini-Gudmarsson A, et al: Detection of carbon dioxide embolism during hysteroscopy. Gynaecol Endosc 1. 1992;207-219.
28. Brooks PG. Venous air embolism during operative hysteroscopy. J Am Assoc Gynecol Laparosc. 1997 May;4(3):399-402.
29. Tur-Kaspa I. Hyperbaric oxygen therapy for air embolism complicating operative hysteroscopy. Am J Obstet Gynecol. 1990;163:680-1.
30. Overton C, Wilson-Smith E, Hunt P, et al. Air embolism during endoscopic resection of the endometrium: recommendations for a change in practice. Gynaecol Endosc. 1996;5:357.
31. Bradner P, Neis KJ, Ehmer C. The etiology, frequency, and prevention of gas embolism during CO2 hysteroscopy. J Am Assoc Gynecol Laparosc. 1999;6:421-8.
32. Deffieux X, et al. Hysteroscopy: guidelines for clinical practice from the French College of Gynaecologists and Obstetricians. Eur J Obstet Gynecol. 2014.
33. Aydeniz B, Gruber I V, Schauf B, et al. A multicenter survey of complications associated with 21,676 operative hysteroscopies. Eur J Obstet Gynecol Reprod Biol. 2002;104:160.
34. Silva Santos AM, Coelho D. Operative hysteroscopy intravascular absorption syndrome: the gynaecology's TURP Syndrome - A Case Report. Anesth Pain Med. 2019 Apr 23;9(3):e90285.
35. Nagele F, Bournas N, O'Connor H, et al. Comparison of carbon dioxide and normal saline for uterine distension in outpatient hysteroscopy. Fertil Steril. 1996;65:305.
36. Hoorn E J, Zietse R. Diagnosis and Treatment of Hyponatremia: Compilation of the Guidelines. J Am Soc Nephrol. 2017;28(5):1340-9.
37. Jansen FW, Vredevoogd CB, van Ulzen K, et al. Complications of hysteroscopy: a prospective, multicenter study. Obstet Gynecol. 2000;96:266.

TIPOS E USO DE ENERGIAS

CAPÍTULO 9

Julio Cesar Rosa e Silva
Júlia Kefalás Troncon

INTRODUÇÃO

Quando nos referimos a técnicas em cirurgia minimamente invasiva, dentre as quais a histeroscopia, é inevitável abordar, também, a tecnologia envolvida, pois se trata de abordagens nas quais sem o equipamento e instrumental apropriado não é possível ter o sucesso terapêutico almejado. No que concerne à histeroscopia cirúrgica, com fins de extirpação de lesões como pólipos e leiomiomas, ablação de endométrio e ressecção de septos uterinos, será imprescindível, além do instrumental, o uso de algum meio de energia para ablação, ressecção e também hemostasia. Tal tecnologia já é utilizada desde meados do século 20 em cirurgias urológicas de abordagem da próstata e bexiga, foi incorporada para a histeroscopia nas décadas de 70 e 80[1] e vem sendo aprimorada desde então.

FUNDAMENTOS DA ELETROCIRURGIA

O princípio da eletrocirurgia é utilizar uma corrente alternada com o objetivo de criar determinado efeito térmico no tecido, sendo que a corrente irá se movimentar pela resistência imposta por características teciduais, o que é denominado impedância do tecido, gerando calor. A potência com que a corrente irá se movimentar é estabelecida em Watts.[2]

O eletrodo será o modo de aplicação desta energia no tecido e, portanto, efetor do efeito eletrocirúrgico desejado, e pode ser do tipo mono ou bipolar (Figs. 9-1 e 9-2). O monopolar é constituído por um eletrodo ativo que estará em contato direto com o tecido, e outro de retorno, posicionado em local do corpo da paciente, preferencialmente próximo ao sítio cirúrgico (Fig. 9-3). A corrente percorre o trajeto entre os eletrodos, fechando o circuito elétrico e obtendo o efeito almejado. Já no caso do bipolar, os dois eletrodos estarão lado a lado no instrumental cirúrgico e, portanto, a corrente irá se estabelecer em um circuito mais seguro, percorrer menor trajeto, minimizando o risco de lesões térmicas, além de favorecer a escolha do meio de distensão, como será mencionado adiante.

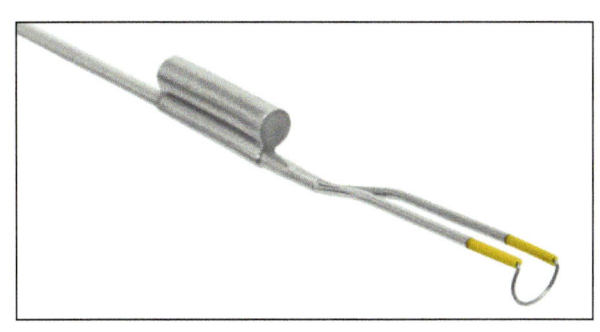

Fig. 9-1. Alça monopolar para ressectoscópio.

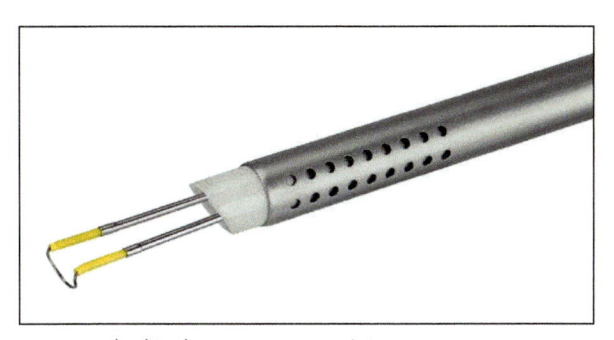

Fig. 9-2. Alça bipolar para ressectoscópio.

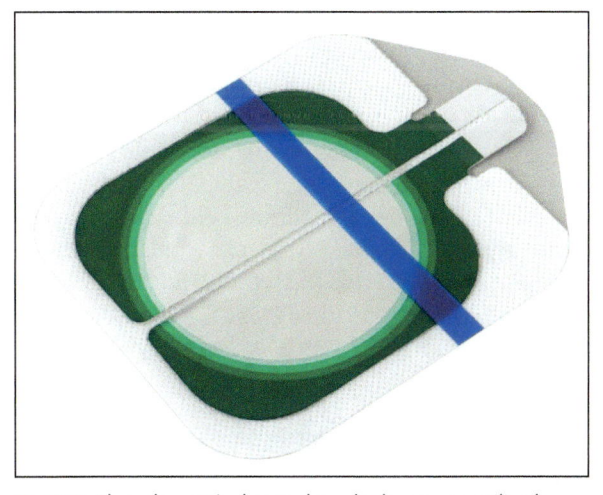

Fig. 9-3. Placa descartável com eletrodo de retorno utilizado com energia monopolar.

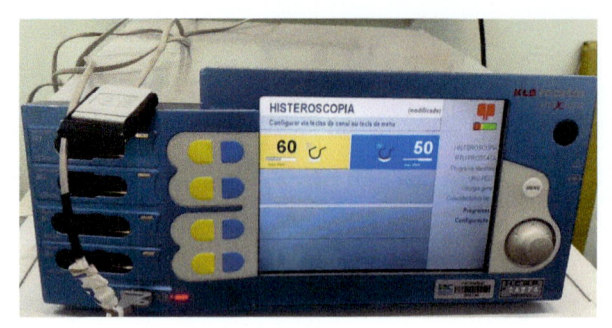

Fig. 9-4. Gerador eletrocirúrgico.

Os modos **corte**, *blend* e **coagulação** são funções ajustáveis do gerador de energia, e diferem entre si com relação a variações de corrente e voltagem; portanto, terão diferentes efeitos teciduais (Fig. 9-4). Desta maneira, o modo **corte** é caracterizado por corrente de alta frequência e baixa voltagem, produzindo secção do tecido, enquanto o modo **coagulação**, por outro lado, é definido por uma corrente interrompida de alta voltagem, levando a efeito mais hemostático. O *blend* é um modo intermediário no que concerne às características da corrente elétrica e, em consequência, os efeitos teciduais.[2]

Quando o cirurgião utiliza o modo corte pré-ajustado no gerador de energia, ocorre que a alta densidade de corrente e voltagem entre o eletrodo ativo e o tecido, conduzida pelo meio de distensão da cavidade uterina, produz calor que provoca vaporização da água intracelular levando à explosão da membrana celular.[2] Assim, ao utilizar o modo **corte** puro teremos pouca hemostasia, e também pouca necrose no tecido, enquanto nas correntes progressivamente interrompidas ao se transicionar para o modo *blend* a **coagulação** aumenta a hemostasia, mas também o dano térmico adjacente.[2]

O modo **corte** habitualmente é aquele utilizado na ressecção histeroscópica, mas a função *blend* pode ter benefícios, principalmente em miomectomia e ressecção endometrial, para hemostasia das bordas teciduais.[2]

Além do tipo de função programada no gerador, o eletrodo e o modo como ele é manipulado também terão interferência no efeito tecidual. A densidade da corrente, área de superfície do eletrodo e modo de contato do mesmo com o tecido (dissecação, fulguração) levarão ao aquecimento tecidual gradual com desnaturação proteica, evaporação da água intracelular, consequente ressecamento tecidual e até carbonização.[2]

MODALIDADES DE ENERGIA EM HISTEROSCOPIA

Na escolha do tipo de energia e eletrodo a ser empregado em determinado procedimento cirúrgico, deve-se levar em conta os custos e disponibilidade, experiência do cirurgião, características da paciente e da lesão a ser ressecada, além dos fundamentais princípios de eficácia, segurança e eficiência.[2]

Na histeroscopia moderna, o instrumental utilizado é o ressectoscópio, um dispositivo composto de um endoscópio, uma camisa que permite a entrada do meio de distensão e saída para lavagem da cavidade e um elemento que faz a interface com o dispositivo eletrocirúrgico e seu gerador.[3] Já foram discutidas anteriormente algumas particularidades do **eletrodo monopolar** e **bipolar**.

O ressectoscópio com energia monopolar utiliza um eletrodo em alça e faz-se necessário o uso de meio de distensão não condutor para permitir o fechamento do circuito. Habitualmente utiliza-se uma corrente de corte de 60 a 100 W.[3] Alguns riscos envolvem lesões térmicas, síndrome do intravasamento hídrico e hiponatremia, como foi discutido no Capítulo 8 – Meio de Distensão.

No caso do ressectoscópio com energia bipolar, ambos os eletrodos estão contidos na alça (ativo e de retorno). Por este motivo, pode-se utilizar meio de distensão eletrolítico condutor (NaCl 0,9%), o que reduziria o risco de hiponatremia.[3]

Outra modalidade de energia que pode ser empregada em histeroscopia é a energia mecânica, associada ou não à energia elétrica, e que ganhou espaço com o surgimento dos morceladores histeroscópicos. Alguns modelos atualmente disponíveis no mercado são o *Truclear hysteroscopic morcellator (Smith & Nephew, Andover, MA)* e o *MyoSureTissue Removal System (Hologic, Bedofrd, MA)*. O dispositivo usa uma lâmina giratória ligada à sucção, o que também permite a retirada da peça simultaneamente. Já o *Symphion (Boston Scientific, Marlborough, MA)* é um morcelador que incorpora a lâmina giratória à radiofrequência bipolar, permitindo coagulação concomitante.[3]

Além disso, em alguns casos selecionados pode haver aplicabilidade do *laser* de diodo. Seu uso em histeroscopia foi reportado, inicialmente, na década de 1980. O feixe do *laser* é transmitido por uma fibra de quartzo, e o comprimento de onda se mantém pelo meio líquido utilizado para distensão da cavidade, contudo, dissipa-se rapidamente, o que torna a aplicação ineficaz a distâncias superiores a 2 cm. Seu efeito tecidual é de coagulação, tendo uma extensão de necrose com 4 a 5 mm de profundidade, tornando tal tecnologia eficaz para a realização de ablação endometrial por atingir a camada basal.[2]

ELETROCIRURGIA E O MEIO LÍQUIDO NA HISTEROSCOPIA

Uma importante particularidade da cirurgia histeroscópica é que a cavidade endometrial é um espaço virtual, então, sempre será necessário fazer uso de meio líquido ou gasoso para distensão da mesma, permitindo adequada visão intrauterina. O meio gasoso é recomendado apenas para procedimentos diagnósticos, em que não se faz uso de energia. No que se refere à energia que será empregada para realização do procedimento cirúrgico, o princípio fundamental envolvido é de que a concentração da densidade de corrente tem que se manter entre o eletrodo ativo e o tecido a fim de permitir o efeito eletrocirúrgico desejado.

Os meios eletrolíticos (solução salina) são meios de distensão condutores e, portanto, tornam a tecnologia monopolar ineficaz já que a corrente que sai do eletrodo ativo irá se dissipar.[2,4] Os meios não eletrolíticos não condutores (glicina, sorbitol, manitol) são eficazes com eletrodos monopolares porque são isolantes, impedindo a perda da densidade de corrente.[2,3,5]

Assim, ao utilizar eletrodo monopolar, impõe-se o uso de meio não iônico não condutor, como: sorbitol 3%, glicina 1,5%, manitol 5%. Os meios hiposmolares, no entanto, estão mais associados a hiponatremia, intoxicação hídrica com edema pulmonar, insuficiência cardíaca congestiva e alterações neurológicas associadas a edema cerebral (confusão mental, crises convulsivas).[3]

O uso de solução salina como meio de distensão melhora o perfil de segurança do procedimento histeroscópico,[5] entretanto, só é possível com o uso da tecnologia bipolar conforme já elucidado anteriormente.

Estudos mostram que ocorre queda significativa na concentração sérica de sódio em pacientes em que foi utilizado eletrodo monopolar em relação aos procedimentos em que foram utilizados dispositivos bipolares,[5] onde a diferença básica é o meio de distensão empregado. A queda de sódio é progressiva e diretamente proporcional à quantidade de fluido absorvida.[4] A segurança no uso do meio de distensão, sendo ele iônico ou não iônico, deverá ser realizada com o controle rígido do balanço hídrico, isto é, a diferença entre a entrada e a saída do meio de distensão, pois todos os meios de distensão poderão levar à síndrome de intravasamento, *overload*, sendo mais graves as consequências com os meios não iônicos. Tanto a energia mono quanto a bipolar poderão ser utilizadas na cirurgia histeroscópica, com eficiência similar, mas sempre sabendo os controles de uso e segurança necessários, como o uso da placa de retorno na energia monopolar, o cuidado dos meios não iônicos em pacientes diabéticas, mas sempre com balanço hídrico rigoroso.

RISCOS ASSOCIADOS AO USO DA ENERGIA

Embora não seja do escopo deste capítulo abordar amplamente as complicações em histeroscopia, é importante mencionar algumas intercorrências que podem estar relacionadas com o emprego da eletrocirurgia.

Primeiramente, sempre que lidamos com o uso de energia, devemos lembrar-nos da possibilidade de danos térmicos, que podem ocorrer tanto com o uso da energia monopolar quanto bipolar, porém, são mais frequentes com o monopolar em razão de o eletrodo de retorno estar localizado distante do eletrodo ativo, fazendo com que a corrente elétrica tenha que percorrer um circuito maior.[2] Para isso a placa de retorno deverá ser colocada o mais próximo ao local da cirurgia, ficando totalmente em contato com a pele da paciente, na parte do corpo com massa muscular. Hoje os geradores eletrocirúrgicos mais modernos não permitem o funcionamento caso a colocação da placa de retorno esteja inadequadamente colocada.

O emprego da energia bipolar minimiza o riscos de danos térmicos,[3] porém, lesões ainda podem ocorrer, principalmente se o ressectoscópio encontra-se em direto contato com o colo uterino e este está excessivamente dilatado, se há defeito no isolamento do eletrodo, ou se menos de 2 cm da camisa externa encontram-se no interior do canal cervical.[3] No sistema bipolar, a passagem de energia de um polo para o outro, dependendo do sistema, poderá ocorrer de uma haste a outra, no caso das alças redondas, ou da haste à borda do ressectoscópio. Os cuidados deverão ser tomados, pois no primeiro caso, como a corrente passa ao redor, há possibilidade de lesão térmica em local oposto ao que se está vendo e ressecando. No outro caso, como a energia circula da alça para a borda do ressectoscópio, poderá haver lesão se, ao se acionar a energia, algo não desejável estiver nesse espaço.

Ainda, distúrbios eletrolíticos podem advir do procedimento cirúrgico histeroscópico, e estarão diretamente associados ao meio de distensão, por sua vez imposto pelo tipo de energia empregada. O intravasamento hídrico, isto é, a absorção excessiva do meio de distensão é a mais séria das complicações e uma das mais frequentes em histeroscopia.[5] A queda de sódio está diretamente associada a maior déficit hídrico, náuseas e edema cerebral.[5-7]

Quando o meio utilizado é a glicina, o cirurgião também deve ter em mente os riscos associados à hiperamonemia decorrente da sua metabolização[6] e estar ciente de que a absorção pode levar, além de hiponatremia, também à hemólise e à coagulação intravascular.[8]

Quando a opção é pela energia bipolar, a possibilidade de uso da solução fisiológica como meio de distensão permite déficit maior no balanço hídrico com segurança em relação aos meios não eletrolíticos, assim conferindo maior tempo cirúrgico antes que o cirurgião tenha que interromper o procedimento.[5]

Outra questão seria o risco de formação de sinéquias intrauterinas associado ao uso de energia. Embora as evidências mostrem que o risco de aderências está predominantemente associado ao tipo de procedimento, onde, por exemplo, miomectomias teriam chance aumentada desta complicação, também questiona-se o papel do efeito eletrocirúrgico neste tipo de evolução desfavorável.[9] Há escassez de estudos que confirmem que o tipo de energia estaria envolvido na formação de sinéquias, mas postula-se que a energia bipolar teria benefícios por apresentar menor dispersão de energia, causando menor dano à camada basal do endométrio.[10]

Há relatos de lesões térmicas em órgãos próximos ao útero, mesmo na ausência de perfuração uterina, apenas pela transmissão de calor, e esse diagnóstico é muito difícil de ser realizado no ato operatório, sendo identificado no pós-operatório. Porém, nos casos de perfuração uterina, em uso de energia, mono ou bipolar, há indicação absoluta de investigação da cavidade pélvica e abdominal, por laparoscopia ou laparotomia. A investigação imediata, permitirá afastar lesões em bexiga, reto e vasos pélvicos, algumas apresentariam sinais precoces de complicação, porém, em outras, esses sinais seriam tardios, já com a paciente em estado clínico grave.

CONSIDERAÇÕES FINAIS

O emprego da energia nas técnicas cirúrgicas modernas, e particularmente na abordagem histeroscópica, trouxe avanços inestimáveis às possibilidades de cuidados com as pacientes. Porém, como qualquer tecnologia empregada no âmbito da saúde, há também grande responsabilidade envolvida no conhecimento técnico e dos riscos associados.

Na escolha da energia a ser empregada serão levados em conta fatores de custo e acessibilidade, e também individualizadas questões particulares às características das pacientes.

Deve-se lembrar, por exemplo, que pacientes do sexo feminino e na menacme são mais suscetíveis à hiponatremia.[11] Pacientes idosas e/ou com comorbidades merecerão atenção especial a um balanço hídrico rigoroso.

Assim, recomendações baseadas na opinião de especialistas ressaltam que quando a energia monopolar é empregada e, portanto, meio hipo-osmolar não eletrolítico é utilizado, déficit hídrico acima de 1.000 mL não deve ser ultrapassado, pois balanço hídrico negativo acima deste valor está diretamente associado a edema cerebral.[6]

A absorção de 1.000 mL de solução hipotônica geralmente pode ser tolerada, mas deve-se ter atenção especial a pacientes idosas e com comorbidades.[12] A absorção de 1.000 mL corresponde, em média, a um decréscimo de 10 mmol nos níveis de sódio sérico, portanto, em pacientes de idade mais avançada, o déficit, idealmente, não deveria ultrapassar 750 mL.[12]

Já quando empregada energia bipolar, o meio de distensão utilizado será isotônico e, portanto, mais fisiológico, permitindo déficits hídricos maiores, de até 2.500 mL.[12] Sempre que possível o uso de solução salina isotônica deve ser preferível, e isto só se dá com o uso de energia bipolar.[12]

REFERÊNCIAS BIBLIOGRÁFICAS

1. Hallez JP. Single-stage total hysteroscopic myomectomies: Indications, techniques, and results. Fertil Steril [Internet]. 1995;63(4):703-8.
2. Brill AI. Energy systems for operative hysteroscopy. Obstet Gynecol Clin North Am [Internet]. 2000;27(2):317-26.
3. Deutsch A, Sasaki KJ, Cholkeri-Singh A. Resectoscopic Surgery for Polyps and Myomas: A Review of the Literature. J Minim Invasive Gynecol [Internet]. 2017;24(7):1104-10.
4. Darwish Atef M, Hassan Zein Z, Attia Ala M, et al. Biological effects of distension media in bipolar versus monopolar resectoscopic myomectomy: A randomized trial. J Obs Gynaecol. 2010;36(4):810-7.
5. Berg A, Sandvik L, Langebrekke A, Istre O. A randomized trial comparing monopolar electrodes using glycine 1.5% with two different types of bipolar electrodes (TCRis, Versapoint) using saline, in hysteroscopic surgery. Fertil Steril [Internet]. 2009;91(4):1273-8.
6. Istre O, Bjoennes J, Naess R, et al. Postoperative cerebral oedema after transcervical endometrial resection and uterin irrigation with 1.5% glycine. Lancet. 1994;344:1187-9.
7. Tammam AE, Ahmed HH, Abdella AH, Taha SAM. Comparative study between monopolar electrodes and bipolar electrodes in hysteroscopic surgery. J Clin Diagnostic Res. 2015;9(11):QC11-3.
8. Istre O, Jellum E, Skajaa K, Axel F. Changes in amino acids, ammonium, and coagulation factors after transcervical resection of the endometrium with a glycine solution used for uterine irrigation. Am J Obstet Gynecol. 1995;172(3):939-45.
9. Di Spiezio Sardo A, Calagna G, Scognamiglio M, et al. Prevention of intrauterine post-surgical adhesions in hysteroscopy. A systematic review. Eur J Obstet Gynecol Reprod Biol [Internet]. 2016;203:182-92.
10. Touboul C, Fernandez H, Deffieux X, et al. Uterine synechiae after bipolar hysteroscopic resection of submucosal myomas in patients with infertility. Fertil Steril. 2009;92(5):1690-3.
11. Arieff AI, Ayus JC. Endometrial Ablation Complicated by Fatal Hyponatremic Encephalopathy. JAMA J Am Med Assoc. 1993;270(10):1230-2.
12. AAGL Advancing Minimally Invasive Gynecology Worldwide; Munro MG, Storz K. AAGL Practice Report: Practice Guidelines for the Management of Hysteroscopic Distending Media. (Replaces Hysteroscopic Fluid Monitoring Guidelines. J Am Assoc Gynecol Laparosc. 2000;7:167-168). J Minim Invasive Gynecol. 2013;20(2):137-48.

ANESTESIA NA HISTEROSCOPIA

CAPÍTULO 10

Gustavo Salamonde Costa
Cristiane da Cruz Chaves

INTRODUÇÃO

A histeroscopia pode ser realizada tanto em ambiente hospitalar quanto ambulatorial. Neste capítulo, será considerada apenas a anestesia para o procedimento hospitalar.

O primeiro relato de histeroscopia cirúrgica data de 1976[1] e, desde então, a complexidade dos procedimentos vem aumentando. Isso se deve ao aparecimento de novos equipamentos, ao avanço tecnológico e à habilidade dos cirurgiões na abordagem de um maior número de patologias intrauterinas, em especial os miomas.[2]

A intervenção histeroscópica é um procedimento de curta duração, mas ainda assim complexo e com implicações anestésicas. Além dos procedimentos da operação, o gerenciamento anestésico da histeroscopia possui igual importância. Para que haja o desenvolvimento de um trabalho de alta qualidade e baixo risco, é necessária a perfeita interação entre cirurgião, anestesiologista e toda a equipe (enfermeiro, auxiliar de enfermagem, instrumentadores), com uma rotina preestabelecida.

A anestesia ideal para histeroscopia diagnóstica e cirúrgica deve proporcionar boas condições operatórias, sem desconforto à paciente e minimizando complicações.

Tendo em mente todos os aspectos citados, serão enfocados, de maneira objetiva, os principais pontos para a realização de uma anestesia segura para histeroscopia, enfatizando avaliação e medicação pré-anestésica, escolha da técnica, monitorização, posicionamento e complicações.

AVALIAÇÃO PRÉ-ANESTÉSICA

A avaliação pré-anestésica é um aspecto fundamental para aumentar a segurança anestésico-cirúrgica e a qualidade do atendimento. A avaliação inadequada e/ou insuficiente está associada a aumento da morbidade e mortalidade cirúrgicas. Quando realizada em caráter ambulatorial, apresenta diversas vantagens, como redução da ansiedade, aceleração da recuperação pós-cirúrgica, além de maior contato e conhecimento do paciente com o anestesiologista.[3]

A avaliação pré-anestésica das pacientes candidatas à histeroscopia não é diferente daquela de pacientes submetidas a outros tipos de cirurgia. Deve-se proceder, de maneira rotineira, à anamnese, ao exame físico e à avaliação laboratorial. Seus objetivos são identificar doenças associadas, alergias, cirurgias e complicações prévias, além de avaliar a terapia medicamentosa a fim de formular o melhor plano anestésico. Além disso, é o momento de obter o consentimento, informar e orientar o paciente.[2,3]

Deve-se dar ênfase a alguns aspectos inerentes às pacientes que serão submetidas à histeroscopia, como descrito a seguir.

Hematócrito

A associação de anemia pré-operatória com mortalidade perioperatória foi descrita na literatura em diversas populações de pacientes. Muitos dos estudos que descrevem a associação entre anemia e mortalidade comparam coortes de pacientes com algum grau de anemia pré-operatória *versus* aqueles sem anemia, e a maioria dos estudos conclui que a anemia pré-operatória – mesmo em grau moderado – está associada a aumento da mortalidade pós-operatória.[4]

As pacientes que serão submetidas à histeroscopia, de modo geral, apresentam histórico de metrorragia, ocasionada por miomas ou pólipos uterinos, o que pode levar à diminuição nas dosagens de hematócrito, alcançando, muitas vezes, níveis abaixo de 30%, enquanto valores de hematócrito de indivíduos saudáveis variam entre cerca de 40 a 45%.[5] Em geral, esse tipo de sangramento permanece por longos períodos até que as pacientes procurem tratamento especializado, evoluindo, normalmente, com um quadro de anemia crônica e sem repercussões cardiovasculares importantes, como taquicardia, taquipneia e hipotensão.

Nestes casos, a melhor conduta é postergar o procedimento anestésico-cirúrgico, controlar clinicamente o sangramento por bloqueio hormonal com

GnRH-agonista e reposição de ferro, com o objetivo de alcançar níveis de hematócrito acima de 30%. A transfusão pré-operatória está indicada nas anemias graves, com instabilidade hemodinâmica, principalmente nas pacientes que apresentem patologias que determinem baixa reserva cardiopulmonar (coronariopatas, diabéticas, hipertensas e pneumopatas) e que necessitem de histeroscopia de urgência para interrupção de quadros hemorrágicos não controlados com tratamento clínico.[2]

Reserva Cardiovascular

Para pacientes que toleram mal a expansão súbita da volemia, como as que possuem insuficiência cardíaca congestiva e insuficiências hepática ou renal, o procedimento de histeroscopia pode ser de maior risco em decorrência da utilização de soluções hipotônicas, como meios de distensão (glicina, sorbitol-manitol), a partir dos quais há possibilidade de hipervolemia semelhante à que ocorre em ressecções transuretrais de próstata. Em situações como essas, a histeroscopia somente é indicada em casos de emergência, para interrupção de quadros hemorrágicos graves. Ainda assim, deve ser abreviado o tempo cirúrgico, limitando a extensão da ressecção, a pressão intrauterina, assim como deve ser realizado balanço rigoroso da entrada e saída de líquidos de distensão, evitando a absorção maciça destes.[2]

As manobras de dilatação do colo uterino ou a introdução do histeroscópio pelo cirurgião através do orifício interno podem levar a bradicardias intensas em procedimentos sob anestesia geral com plano anestésico inadequado.[6] Por conta disso, medicação anticolinérgica, como a atropina, deve estar sempre ao alcance, de preferência já aspirada na seringa. Nas pacientes vagotônicas ou em uso de medicação betabloqueadora (por exemplo, propranolol, timolol), esses estímulos podem ser potencializados de forma dramática e, muitas vezes, não responder à atropina, exigindo pronta intervenção do anestesiologista, que solicita ao cirurgião, então, a interrupção do estímulo cirúrgico e aprofunda o plano anestésico.[2] Nesses casos pode ser utilizada, também, a n-butilescopolamina (Buscopan simples®), que além do efeito analgésico e antiespasmódico (cólica uterina), pode causar aumento da frequência cardíaca.[7]

Dosagem de Sódio Plasmático

Em razão da absorção de líquidos hipotônicos e da possibilidade do desenvolvimento de hiponatremia dilucional, torna-se importante a dosagem do sódio plasmático no pré-operatório. As dosagens normais dos eletrólitos no pré-operatório não garantem que não ocorram variações plasmáticas até o momento do procedimento cirúrgico, mas o diagnóstico de hiponatremia pré-operatória ($Na^+ < 130$ mEq/L) chama

Quadro 10-1. Rotina Pré-Operatória

- Visita pré-anestésica e anamnese (incluindo contato telefônico prévio)
- Exame físico e laboratorial (dando ênfase a hematócrito, sódio plasmático e reserva cardiovascular)
- Termo de consentimento informado
- Avaliar o uso de medicação pré-anestésica (midazolam SL)

a atenção para o diagnóstico de alguma patologia de base, como insuficiência suprarrenal, renal ou cardíaca, cirrose ou uso de alguma medicação, como diuréticos, clorpropamida, ciclofosfamida, vincristina ou carbamazepina. A hiponatremia pode ser agravada com a absorção de líquidos hipotônicos durante a histeroscopia e, por esse motivo, sua causa básica deve ser corrigida. Concentração plasmática de sódio acima de 130 mEq/L é considerada segura para indução de anestesia geral e deve estar acima desses valores em qualquer procedimento cirúrgico eletivo. Hiponatremia assintomática pode resultar em edema cerebral, que se manifestará no intraoperatório, com diminuição da concentração alveolar mínima (CAM) dos anestésicos inalatórios, ou no pós-operatório, com agitação, confusão ou sonolência.[2]

Os exames laboratoriais básicos solicitados são hemograma completo, coagulograma, tempo de protrombina, tempo de tromboplastina parcial, glicemia, sódio, potássio, ureia, creatinina, radiografia de tórax e avaliação do risco cirúrgico por cardiologista ou clínico geral. Outros exames e avaliações de outros especialistas serão solicitados na dependência das patologias encontradas em cada paciente (Quadro 10-1).[2,8]

ANESTESIA

A medicação pré-anestésica tem por objetivo promover sedação, amnésia e diminuição da ansiedade e da resposta endocrinometabólica ao trauma. Os benzodiazepínicos, atualmente, são os mais utilizados, em especial o midazolam (Dormonid®), por ter rápido início de ação, ser de fácil administração (vias oral, sublingual, intramuscular, retal e nasal), ter meia-vida de eliminação curta (1 a 4 horas) e efeito amnéstico potente (3 vezes mais que o diazepam), sendo o agente de escolha para procedimentos ambulatoriais e/ou de curta duração. Usualmente é empregada a via sublingual, na dose de 7,5 a 15 mg, 30 minutos antes do procedimento anestésico-cirúrgico. A incidência de efeitos colaterais após administração de midazolam é baixa, entretanto, este deve ser usado com cautela em pacientes idosos ou debilitados, em razão do risco de sedação profunda ou depressão respiratória.[2]

Os procedimentos histeroscópicos normalmente são de curta duração (< 1 hora) e, na maioria das vezes, em regime de hospital-dia. Não existem estudos controlados que comparem diferentes técnicas de anestesia.[9] O importante para o anestesiologista é o amplo conhecimento da técnica cirúrgica empregada e de suas potenciais complicações, a fim de possibilitar intervenções rápidas e preventivas.

A anestesia local (Emla, lidocaína aerossol e instilação transcervical),[10] bloqueio paracervical e sedação endovenosa. Mesmo não sendo rotina para a maioria dos histeroscopistas, são mais adequados para histeroscopia diagnóstica, enquanto para os procedimentos cirúrgicos a anestesia geral venosa ou inalatória e bloqueios regionais são mais utilizados.

O bloqueio paracervical apresenta o inconveniente de uma rápida absorção plasmática do anestésico (maior do que na anestesia peridural), levando à bradicardia e hipotensão arterial por intoxicação anestésica. O bloqueio paracervical tem como principal objetivo diminuir o desconforto doloroso durante a introdução do histeroscópio pelo colo uterino.[2]

A anestesia venosa é uma técnica bem estabelecida e se baseia na administração de múltiplos agentes com diferentes mecanismos de ação. Em alguns procedimentos ultracurtos (< 20 minutos), como nas polipectomias, a anestesia sem intubação orotraqueal (IOT) é uma alternativa segura. A combinação cetamina-propofol reduz em cerca de 50% a dose necessária de cada droga, além da incidência e a gravidade dos efeitos colaterais de ambas.[11] A associação com agentes de meia-vida de eliminação curta, como o fentanil, proporciona plano anestésico adequado, controle dos reflexos autonômicos e rápido despertar. Recentes ensaios randomizados controlados mostram sedação mais eficaz quando as drogas são combinadas do que quando o propofol é utilizado isoladamente.[11]

A máscara laríngea (ML) é uma alternativa segura de controle rápido das vias aéreas em cirurgias ambulatoriais, sendo amplamente utilizada em anestesia clínica. Tem como vantagens a alta taxa de sucesso na ventilação, estabilidade hemodinâmica, redução da tosse no período de convalescença, além de diminuição da incidência de dor faríngea após a cirurgia. Estudos anteriores demonstraram que a taxa de sucesso de controle rápido das vias aéreas na indução é significativamente maior do que na IOT em cirurgias ambulatoriais.[12] A principal desvantagem e a maior preocupação com o uso da ML é a incapacidade de isolar totalmente as vias aéreas e de proteger contra o risco de aspiração. Já foi demonstrado que a ML forma um conduto direto entre a entrada da laringe e o esôfago, envolvendo ambos, tendo sido relatadas regurgitação e aspiração.[13]

A anestesia regional (raquianestesia ou peridural) com sedação leve é a mais indicada para histeroscopia cirúrgica. Como há absorção venosa de líquidos hipotônicos utilizados para distensão da cavidade uterina, o monitoramento do nível de consciência do paciente é desejável, pois permite o diagnóstico precoce de sinais e sintomas de hiponatremia dilucional (náuseas, vômitos, agitação ou letargia), assim como de perfuração uterina (irritação frênica com soluços ou dor escapular). Além disso, a anestesia regional impede a ocorrência de bradicardia e hipotensão arterial de origem parassimpática causada pela manipulação do colo uterino e orifício interno, constituindo outra vantagem da anestesia condutiva.[2]

Tanto a anestesia peridural como a subaracnóidea (raquianestesia) podem ser realizadas, pois ambas as técnicas podem ser empregadas em regime de hospital-dia. Considerando que a inervação uterina se dá através de fibras parassimpáticas de S2 a S4, provenientes do plexo de Frankenhauer (inervação do colo e corpo uterino), e de fibras simpáticas de T10 a L2, provenientes do plexo ovariano (fundo uterino e anexos),[14] o bloqueio regional deverá atingir pelo menos as fibras de T10 a S4, para total abolição dos estímulos nociceptivos originários do útero. Como o tempo cirúrgico não é de longa duração, o anestésico local de escolha, tanto para a anestesia epidural quanto subaracnóidea, seria a lidocaína, por sua curta latência e rápida recuperação dos bloqueios sensitivo e motor. Podem ser associados opioides lipossolúveis, como fentanil ou sufentanil para proporcionar melhor analgesia pós-operatória.[2]

O tratamento da hipotensão arterial causada por anestesia condutiva nas cirurgias histeroscópicas é feito por meio de administração de vasopressores. A restrição hídrica é importante em decorrência da absorção de líquido hipotônico e do risco de desenvolvimento de hipervolemia e hiponatremia. A manutenção da pressão intrauterina abaixo da pressão arterial média também é mandatória, a fim de se evitar que ocorra absorção arterial, além da absorção venosa, diminuindo, assim, a taxa de absorção vascular de líquido de distensão uterina.[2]

A anestesia geral é empregada nos casos de contraindicação aos bloqueios regionais. Nos procedimentos que duram mais de 30 minutos (endometrectomias e/ou miomectomias) é mais segura a proteção das vias aéreas com IOT ou uso de ML. A anestesia inalatória deve ser utilizada com cautela por diminuir o tônus uterino, o que aumenta o risco de hemorragias ou perfuração do órgão.[15] Os relaxantes musculares são empregados para facilitação da IOT, sendo preferencialmente utilizados os de ação rápida, como rocurônio.[2]

MONITORIZAÇÃO

A monitorização básica utilizada é a recomendada pela Sociedade Brasileira de Anestesiologia, que consta de oximetria de pulso, pressão arterial não-invasiva e cardioscopia. A capnografia, nos casos de intubação traqueal, torna-se importante para monitorizar a ventilação pulmonar, como também auxiliar no diagnóstico de embolia gasosa, uma complicação possível nesse tipo de procedimento. A monitorização invasiva (cateter de artéria pulmonar, ecocardiograma transesofágico, Doppler precordial) pode ser indicada em casos especiais, de acordo com a gravidade das patologias coexistentes de cada paciente.[16]

A monitorização do balanço da entrada e saída de líquido de distensão uterina deve ser realizada de maneira minuciosa até o fim do procedimento cirúrgico, tendo em vista o risco de absorção venosa maciça de líquido hipotônico e consequente hiponatremia dilucional. Um aspirador com reservatório graduado em mililitros é conveniente para que o cálculo seja o mais fiel possível. Um balanço negativo representa absorção sistêmica ou até mesmo perfuração uterina com passagem de líquido para a cavidade peritoneal.

A utilização de cateter vesical é mandatória nas ressecções de miomas realizadas com bloqueio regional. É importante a monitorização do débito urinário e a prevenção e diagnóstico de perfuração de bexiga. Deve ser lembrado que a hematúria pode ocorrer pela simples tração e manipulação do cateter.

Nas cirurgias histeroscópicas, há grande perda de calor corporal devido à irrigação da cavidade uterina com grandes volumes de líquido, somando as perdas térmicas induzidas pela anestesia. Por conta disso, a monitorização da temperatura corporal é importante, especialmente por vias nasofaríngea ou esofágica, uma vez que a temperatura cutânea sofre influência do fluxo sanguíneo da região. As medidas que oferecem ganho de calor para a paciente são as mais eficazes para prevenir a indução brusca de hipotermia. Atualmente, dispõe-se de mantas térmicas com temperatura regulável, colchões térmicos, dispositivos de aquecimento de líquidos para infusão parenteral e aquecimento de gases inalados durante anestesia geral; tais técnicas também devem ser empregadas para evitar a hipertermia.[2]

POSICIONAMENTO

O posicionamento é uma tarefa interdisciplinar que requer a cooperação de diversos profissionais. O posicionamento da paciente na sala de cirurgia é dividido em quatro etapas. Na fase pré-operatória, o anestesiologista é responsável pelo posicionamento da paciente para administração da anestesia e monitoramento até que a paciente esteja adequadamente posicionada para a cirurgia; no momento intraoperatório, o cirurgião é responsável; se há mudança deliberada de posicionamento intraoperatório, a decisão e a responsabilidade recaem também sobre o cirurgião; no pós-operatório, o anestesiologista é responsável pelo posicionamento.[17]

Quando fatores de risco específicos estão presentes, ou certos tipos de posicionamento para cirurgia são considerados como inerentes ao risco de lesão por posicionamento, como a posição de litotomia, as

Quadro 10-2. Rotina Peroperatória

- Interação entre cirurgião, anestesiologista e toda a equipe (instrumentadores, auxiliar de enfermagem)
- Adequado posicionamento da paciente
- Escolha da melhor técnica anestésica de acordo com o procedimento (sedação venosa, bloqueio regional ou geral)
- Monitoramento básico (balanço hídrico nas miomectomias)

pacientes devem ser informadas por seu médico sobre os riscos de possíveis lesões específicas (por exemplo, síndrome do compartimento).[17]

Os padrões para posições típicas de pacientes usados em intervenções ginecológicas devem ser definidos e registrados para cada hospital e devem estar acessíveis. A equipe encarregada do posicionamento do paciente (enfermeiros, cirurgiões, anestesiologistas por sua área de responsabilidade) deve ser treinada nessas normas (Quadro 10-2).[17]

CONTRAINDICAÇÕES

As contraindicações anestésicas são as usuais para os procedimentos eletivos e de urgência, variando de acordo com as condições clínicas de cada paciente.

COMPLICAÇÕES

As complicações na histeroscopia são relativamente raras, sendo mais frequentes nas cirúrgicas do que nas diagnósticas. A incidência varia de acordo com a experiência do cirurgião, do tipo de cirurgia, do perfil da paciente e da instituição onde é realizado o procedimento, sendo esperada uma incidência maior em locais de ensino e treinamento médico.[2]

As complicações mais importantes são: intoxicação hídrica (hipervolemia, hiponatremia, encefalopatia), embolia pulmonar, neuropatia periférica (nervos fibular superficial, femoral e ciático), choque elétrico, infecção, hemorragia e perfuração uterina.

Intoxicação Hídrica

A intoxicação pela água pode ocorrer em qualquer procedimento cirúrgico que utilize irrigação com líquidos hipotônicos e sem eletrólitos sob pressão, como ocorre nas ressecções transuretrais de próstata e histeroscopias. Está documentado que a absorção excessiva de meios de distensão ocorre em aproximadamente 0,5% das mulheres submetidas à histeroscopia operatória e em até 5% daquelas com miomectomia histeroscópica.[18] A sobrecarga de líquidos e complicações podem ocorrer com qualquer meio de distensão; o reconhecimento precoce da sobrecarga e o gerenciamento imediato são necessários para evitar complicações sérias.

Na histeroscopia, os meios de distensão são utilizados com o objetivo de afastar as paredes uterinas e proporcionar ao cirurgião uma visão adequada da cavidade uterina. A absorção destes meios ocorre, principalmente, por via venosa, e a absorção arterial só ocorre se a pressão intrauterina ultrapassar a pressão arterial média.[19] Pode ocorrer, também, absorção de líquido pela cavidade peritoneal pelas tubas ou por perfuração do útero. A quantidade de absorção de líquido de distensão uterina está diretamente relacionada com a extensão da ressecção, com a pressão da solução de irrigação e com a duração do procedimento.

A osmolaridade sérica normal é de 290 mOsmol/L. Em comparação, a osmolaridade da glicina 1,5% é de 200 mOsmol/L, sorbitol 3% ou manitol 0,5% é 178 mOsmol/L, e o manitol 5% é 280 mOsmol/L. O intravasamento maciço é mais provável com soluções hipotônicas, como glicina e sorbitol. Soluções isotônicas como manitol a 5%, solução salina e solução de Ringer Lactato não criam poderosos gradientes osmóticos pela membrana celular e, portanto, as complicações intravasivas são menos prováveis.[18]

A glicina a 1,5% é um dos meios de distensão frequentemente usados para a histeroscopia cirúrgica, pois propicia boa visão, não carameliza o instrumental e apresenta osmolaridade mais próxima à do plasma. É um aminoácido não essencial, com meia-vida plasmática de 85 minutos; em torno de 10% sendo eliminado de forma inalterada pela urina, provocando diurese osmótica; 90% são metabolizados no fígado, formando amônia como metabólito final.[2] A glicina também pode afetar a acuidade visual, provocando até mesmo cegueira transitória, provavelmente secundária ao efeito neurotransmissor inibitório nas células da retina.[20-22] Em pacientes com insuficiência hepática, existe maior risco de que sejam alcançados níveis neurotóxicos de glicina, devendo-se dar preferência a um meio de distensão menos tóxico.

A solução de sorbitol a 2,7% e manitol a 0,54% também é muito usada como meio de distensão para histeroscopia cirúrgica, pois, assim como a glicina, proporciona boa visão. O sorbitol é um açúcar com meia-vida plasmática de 35 minutos, metabolizado no fígado em frutose e glicose, podendo resultar em hiperglicemia. O manitol também é um açúcar com meia-vida plasmática de 15 minutos, eliminado de modo inalterado pela urina e, em vigência de função renal normal, age rapidamente como diurético osmótico e, teoricamente, reduz o risco de hipervolemia. É utilizado na concentração de 0,54% para evitar a caramelização do instrumental cirúrgico. A absorção da solução de sorbitol/manitol também pode resultar em hipervolemia, insuficiência cardíaca, hiponatremia dilucional e encefalopatia.[2]

A absorção da solução sorbitol-manitol provoca efeitos menos duradouros na volemia e osmolaridade plasmática do que a absorção de glicina, em razão de sua menor meia-vida de eliminação. Além disso, possui efeito diurético e não causa neurotoxicidade.[21]

Outro meio de distensão, menos utilizado, é o Hyskon® (32% de dextran 70 em glicose a 10%), que possui excelentes propriedades ópticas em decorrência de sua alta viscosidade, previne a mistura com o sangue (importante para procedimentos em vigência de sangramento) e não conduz eletricidade.[23] Embora a viscosidade seja uma vantagem para a visualização no procedimento cirúrgico, essa característica faz com que haja aderência do produto ao escopo e aos instrumentos, que devem ser lavados imediatamente após a operação, caso contrário, serão inutilizáveis.[24] As medidas preconizadas para prevenção das complicações consistem em limitar o tempo operatório em 45 minutos, usar no máximo 500 mL da solução e utilizar pressão intrauterina inferior a 150 mmHg.[25]

A cirurgia de maior risco de absorção maciça é a ressecção de miomas com grande componente intramural, pois no miométrio existem grandes seios venosos com pressões muito baixas (8 a 10 mmHg). A incidência de absorção maciça, que leva à hipervolemia e à hiponatremia, varia de 3 a 6%.[26]

Clinicamente, a hiponatremia se apresenta com um quadro de hipertensão arterial decorrente do aumento do débito cardíaco, evoluindo para falência miocárdica com hipotensão, dispneia e edema agudo de pulmão.[2]

Concomitante ao quadro de hipervolemia estará em curso um quadro de hipo-osmolaridade e hiponatremia dilucional, que pode culminar com encefalopatia (**síndrome de pós-RTU da mulher**). A encefalopatia hiponatrêmica é uma das complicações mais temidas em decorrência do potencial risco de causar lesões cerebrais irreversíveis e morte. Sua incidência varia em torno de 0,9%[27] a 4,4%[28] e sabe-se, estatisticamente, que em mulheres pré-menopausadas a incidência e a gravidade da encefalopatia hiponatrêmica são 25 vezes maiores do que em mulheres menopausadas. A razão pela qual as mulheres em fases menstruais têm risco maior de evoluírem com lesão cerebral irreversível e morte não está claro, mas acredita-se que exista um provável envolvimento do hormônio antidiurético (ADH) na fisiopatologia.[29,30] O estrogênio e a progesterona estimulam a secreção de ADH, levando a um estado de retenção hídrica e edema cerebral subclínico, tornando-as mais vulneráveis.

O diagnóstico precoce de encefalopatia é difícil, pois os sintomas como náuseas, vômitos e cefaleia são inespecíficos. Posteriormente, com o agravamento do edema cerebral, o quadro clínico evolui para obnubilação, agitação, convulsão, coma e apneia. A ausência de tratamento imediato pode acarretar herniação cerebral e morte.

Alterações eletrocardiográficas inerentes à hiponatremia ocorrem quando a concentração plasmática de sódio diminui abaixo de 120 mEq/L e incluem bradicardia sinusal, ritmo nodal, alargamento do complexo QRS, alterações do segmento ST, onda T e taquicardia ventricular.

O tratamento da hiponatremia leve a moderada (Na⁺ > 125 mEq/L) consiste apenas em restrição hídrica. Já na hiponatremia grave (Na⁺ < 120 mEq/L), deve-se iniciar a reposição com solução salina e diuréticos. Vale ressaltar alguns aspectos importantes para a prevenção de hiponatremia, como:

- Menor pressão intrauterina que permita boa visão da cavidade;
- Monitorização periódica do déficit de líquido de distensão;
- Interromper o procedimento caso o déficit seja de 1.500 mL;[29]
- Rotina pré-operatória cuidadosa.

Embolia Pulmonar

Embolia gasosa durante histeroscopia foi primeiramente descrita em 1988, por Loffer,[31] e em 1989, por Baggish e Baltoyannis.[32] Já está descrita na literatura uma alta frequência de embolia gasosa durante a histeroscopia, e sua incidência pode ser mais comum do que se suspeitava anteriormente.[33]

O dióxido de carbono também é um meio de distensão próximo ao ideal para as histeroscopias diagnósticas por ter baixo custo e ser de fácil manipulação, tendo como inconvenientes a formação de bolhas e o fato de não conseguir remover do campo operatório fragmentos teciduais, coágulos e sangue. É preconizado um fluxo inferior a 100 mL/min e pressão intrauterina menor que 100 mmHg,[2,34-36] em razão de maior risco de embolia gasosa durante a manipulação do endométrio e do miométrio. O risco de entrada de ar/gás está aumentado por conta da exposição de veias uterinas e grandes seios venosos, especialmente quando ocorre um gradiente de pressão favorável na posição de Trendelenburg.[37]

Bolhas de gás provenientes de produtos de vaporização eletrocirúrgica, consistindo, principalmente, em hidrogênio, monóxido de carbono e dióxido de carbono, também podem entrar na circulação. No entanto, como o CO_2 é mais solúvel no sangue que o ar, os êmbolos de CO_2 geralmente são menos perigosos que os êmbolos de ar ambiente. Uma queda repentina na pressão do dióxido de carbono expirado ($EtCO_2$), seguida por uma redução na saturação pulsada de oxigênio (SpO_2), são os sinais característicos de embolia gasosa.[37]

Neuropatia Periférica

A posição de litotomia, além de causar alterações circulatórias e ventilatórias, pode causar neuropraxia por compressão ou estiramento dos nervos femoral, ciático e fibular superficial.

Em geral, a neuropraxia dos nervos femoral e ciático ocorre por compressão da articulação do quadril na posição de litotomia avançada.[17] Especialmente com a abdução e rotação lateral da articulação do quadril, ocorre estiramento-compressão do nervo femoral.[38] A lesão do nervo fibular superficial pode ocorrer pela compressão do suporte da perneira na região externa do joelho, na região da cabeça da fíbula, onde o nervo é mais superficial e vulnerável.

Normalmente essas neuropraxias regridem de forma espontânea no prazo de 1 a 2 meses, sendo necessárias fisioterapia e avaliação do neurologista.

A prevenção dessa complicação é feita a partir do uso de coxins e do posicionamento adequado da paciente, evitando-se flexão exagerada da coxa sobre o quadril e abdução e rotação da articulação coxofemoral.

Choque Elétrico e Lesões Térmicas

Nos casos em que o revestimento isolante da alça do ressectoscópio estiver partido, poderá ocorrer dispersão da corrente elétrica monopolar, provocando um estímulo elétrico na paciente. Dependendo da intensidade da corrente elétrica e do local da fuga de energia, podem ocorrer queimaduras em qualquer ponto do corpo, incluindo a genitália. O estímulo elétrico do nervo obturador também pode ocorrer em decorrência da proximidade com o útero, provocando contraturas musculares vigorosas no membro inferior. Essas contraturas bruscas podem causar perfuração uterina ou até mesmo fraturas, em pacientes com doença osteoporótica avançada.[2,39]

Infecção

A vagina é fisiologicamente colonizada por uma flora bacteriana, e procedimentos transcervicais podem aumentar o risco de contaminação da cavidade uterina.

A maioria das diretrizes internacionais recomenda profilaxia com antibióticos para os principais procedimentos ginecológicos, mas não em pacientes submetidos à cirurgia histeroscópica.[40]

A ocorrência de endometrite, parametrite e piometra após a histeroscopia operatória é extremamente rara, variando de 0,01 a 1,42%.[24] Antibióticos profiláticos de rotina não são recomendados. Em procedimentos prolongados em que o escopo é introduzido e removido várias vezes ou há evidências de cervicite ou vaginite, é mais seguro solicitar um antibiótico intraoperatório e sua manutenção no pós-operatório. Existem vários casos relatados de infecções pélvicas pós-cirúrgicas, com maior frequência em mulheres com endometriose.[41]

Hemorragia

Essa é uma complicação pouco frequente, relatada como 0,5 a 2%.[41] Parar o procedimento e realizar massagem uterina por alguns segundos geralmente controla qualquer sangramento grave. Se não for controlado com massagem uterina, um cateter intrauterino de Foley pode ser inflado com 20 a 30 mL de água destilada, podendo ser deixado por até 24 horas. Alternativamente, uma solução diluída de vasopressina (20 U em 20 mL de solução salina) pode ser injetada intraútero para criar intensa contração uterina. Se todas as medidas anteriores não controlarem o sangramento, pode ser considerada a embolização bilateral da artéria uterina. A histerectomia de urgência é o processo definitivo, mas só deve ser realizada se a paciente apresentar instabilidade hemodinâmica.[2,41]

Perfuração Uterina

A incidência de perfuração da parede uterina durante a histeroscopia é de 1 a 9%.[41,42] A histeroscopia por si só é um procedimento que requer conduta cuidadosa e focada. A perfuração mecânica ocorre mais comumente no fundo do útero em razão do aumento da pressão do fluido de irrigação, por conta das tentativas excessivas de remoção de material de biópsia ou, ainda, por ressecção de grandes miomas.[42]

Sinais importantes de suspeição de perfuração uterina são colabamento das paredes uterinas, com perda da visão da cavidade, diminuição do retorno do meio de distensão no reservatório, levando a um balanço negativo acentuado. Outro sinal que leva à suspeição dessa complicação é a hemorragia, que pode ou não ser de grande monta. Feito o diagnóstico, o procedimento deve ser imediatamente interrompido em virtude do risco de absorção maciça de líquido pelo peritônio e lesão de outros órgãos (bexiga, intestino).[2] A indicação de investigação da cavidade pélvica-abdominal está relacionada com o uso ou não de energia, no momento da perfuração, o que será detalhado no Capítulo 11 – Complicações (Quadro 10-3).

Quadro 10-3. Complicações

- Relativamente raras
- Bradicardia intensa nas manobras de dilatação uterina
- Intoxicação hídrica (hipervolemia, hiponatremia, encefalopatia)
- Hemorragia
- Perfuração uterina

REFERÊNCIAS BIBLIOGRÁFICAS

1. Neuwirth RS, Amin HK. Excision of submucous fibroids with hysteroscopic control. Am J Obs Gynecol. 1976;126:95-9.
2. Albuquerque CAP, Duarte MM. Anestesia para histeroscopia. In: Lasmar RB, Barrozo PRM (Eds.). Histeroscopia - Uma Abordagem Prática. Rio de Janeiro: Medsi; 2002. p. 236.
3. Santos ML, Novaes C de O, Iglesias AC. Perfil epidemiológico de pacientes atendidos no ambulatório de avaliação pré-anestésica de um hospital universitário. Brazilian J Anesthesiol. 2017;67(5):457-67.
4. Gabriel RA, Clark AI, Nguyen AP, et al. The Association of preoperative hematocrit and transfusion with mortality in patients undergoing elective non-cardiac surgery. World J Surg. 2017;42(7):1939-48.
5. Kim S, Ma Y, Agrawal P, Attinger D. How important is it to consider target properties and hematocrit in bloodstain pattern analysis? Forensic Sci Int. 2016;266:178-84.
6. Tinelli A, Pacheco LA, Haimovich S (Eds.). Atlas of hysteroscopy. Springer. 2020. 225 p.
7. Hüpscher DN, Dommerholt O. Action and side effects of small doses of buscopan in gastroduodenal radiography. A prospective study in 300 patients. Diagn Imaging Clin Med. 1984;53(2):77-86.
8. Soares D de S, Brandão RR-M, Mourão MRN, et al. Relevância de exames de rotina em pacientes de baixo risco submetidos a cirurgias de pequeno e médio porte. Rev Bras Anestesiol. 2013 Apr;63(2):197-201.
9. Ananthanarayan C, Paek W, Rolbin SH, Dhanidina K. Hysteroscopy and anaesthesia. Can J Anaesth. 1996;43(1):56-64.
10. Stigliano CM, Mollo A, Zullo F. Two Modalities of Topical Anesthesia for Office hysteroscopy. Int J Gynecol Obstet. 1997;59:151-2.
11. Gales A, Maxwell S. Cetamina: Evidências Recentes e Usos Atuais. Anaesth - Tutor Week [Internet]. 2018 [Acesso 15 abr 2020];381. Disponível em: www.wfsahq.org/resources/anaesthesia-tutorial-of-the-week.
12. Chong H, Zhou Y, Lin H, Wang G. Observations of clinical effects resulting from use of the laryngeal mask airway on combined hysteroscopy and laparoscopy explorations. Int J Clin Exp Med. 2019;12.
13. Jannu A, Shekar A, Balakrishna R, et al. Advantages, disadvantages, indications, contraindications and surgical technique of laryngeal airway mask. Arch Craniofacial Surg. 2017 Dec 20;18(4):223-9.
14. Lau WC, Lo WK, Tam WH, Yuen PM. Paracervical anaesthesia in outpatient hysteroscopy: A randomised double-blind placebo-controlled trial. BJOG An Int J Obstet Gynaecol. 1999;106(4):356-9.
15. Stevens WC, G K H G. Inalation Anesthesia. In: Barash PG, Cullen BF, Stoelting SR (Eds.). Clinical Anesthesia. Philadelphia: Lippincott-Raven; 1996. p. 359-83.
16. Braz JRC, Castiglia YMM. Temas de anestesiologia para o curso de graduação em medicina. 2. ed. São Paulo, SP: Editora UNESP; 2000.
17. Fleisch MC, Bremerich D, Schulte-Mattler W, et al. The Prevention of Positioning Injuries during Gynecologic Operations Guideline of DGGG (S1-Level, AWMF Registry No.015/077, February 2015). Geburtshilfe und Frauenheilkd. 2015;78(5):792-807.
18. Coomarasamy PA. Gynecologic and Obstetric Surgery: Challenges and Management Options. John Wiley & Sons; 2016.
19. Corson SL, Brooks PG, Serden SP, et al. Effects of vasopressin administration during hysteroscopic surgery. J Reprod Med. 1994;39(6):419-23.
20. Levin HMB, Bruce BD. Transient blindness during hysteroscopy: a rare complication. Anesth Analg. 1995;81:880-1.
21. Aprison MH, Daly EC. Biochemical Aspects of Transmission at Inhibitory Synapses: the Role of Glycine. In: Agranof BW, Aprison MH (Eds.). Advances in Neurochemistry. 3rd ed. New York: Plenum Press; 1978.
22. Yik-Nang Cheung G, Tempany S, Hiu Man Chu M. Complicações Associadas ao Uso Intraoperatório de Fluido de Irrigação para Procedimentos Endoscópicos. Anaesth - Tutor Week [Internet]. 2019 Sep 17 [Acesso 10 abr 2020];410. Disponível em: www.wfsahq.org/resources/anaesthesia-tutorial-of-the-week

23. Mangar D. Anaesthetic implications of 32% Dextran-70 (Hyskon®) during hysteroscopy: hysteroscopy syndrome. Can J Anaesth. 1992 Nov;39(9):975-9.
24. Herendael BJ Van, Malvasi A, Zaami S, Tinelli A. Complications During Hysteroscopy. In: Tinelli A, Pacheco LA, Haimovich S (Eds.). Hysteroscopy. Springer; 2018. p. 563-78.
25. Romero RM, Kreitzer JM, Gabrielson GV. Hyskon induced pulmonary hemorrhage. J Clin Anesth. 1995;7:323-5.
26. Vulgaropulos SP, Haley LC, Hulka JF. Intrauterine pressure and fluid absorption during continuous flow hysteroscopy. Am J Obs Cynecol. 1992;167:386-91.
27. Ayus JC, Wheeler JM, Arief AI. Postoperative hyponatremic encephalopathy in menstruant women. Ann Intern Med. 1992;117:891-7.
28. Chung HM, Kluge R, Schrier RW, Anderson RJ. Postoperative hyponatremia. A prospective study. Arch Intern Med. 1986;146(2):333-6.
29. Rosenberg MK. Hyponatremic encephalopathy after rollerball ablation. Anesth Analg. 1995;80:1046-8.
30. Rodriguez-Giustiniani P, Galloway SDR. Influence of peak menstrual cycle hormonal changes on restoration of fluid balance after induced dehydration. Int J Sport Nutr Exerc Metab. 2019 Nov,1;29(6):651-7.
31. Loffer FD. Laser ablation of the endometrium. Ibstet Gynecol Clin North Am. 1988;15:77-89.
32. Baggish MS, Baltoyannis P. New techniques for laser ablation of the endometrium in high-risk patients. Am J Obs Gynecol. 1988;159:287-92.
33. Liu SQ, Zhao SZ, Li ZW, et al. Monitoring of gas emboli during hysteroscopic surgery: a prospective study. J Ultrasound Med. 2017;36(4):749-56.
34. Loffer FD. Contraindications and complications of hysteroscopy. Obs Gynecol Clin North Amer. 1995;22(3):445-55.
35. Valle RF, Sciarra JJ. Current status of hysteroscopy in gynecologic practice. Fertil Steril. 1979;32:619-32.
36. Siegler AM, Kemmann E, Gentile GP. Hysteroscopic Procedures in 257 Patients. Fertil Steril. 1976;27:1267-73.
37. Vilos GA, Hutson JR, Singh IS, et al. Venous gas embolism during hysteroscopic endometrial ablation: report of 5 cases and review of the literature. J Minim Invasive Gynecol. 2020;27(3):748-54.
38. Hershlag A, Loy RA, Lavy G, DeCherney AH. Femoral neuropathy after laparoscopy. A case report. J Reprod Med. 1990;35(5):575-6.
39. Darwish A. Fertility-oriented female reproductive surgery. Rijeka, Croatia: InTech; 2017.
40. Muzii L, Di Donato V, Boni T, et al. Antibiotics prophylaxis for operative hysteroscopy: A multicenter randomized controlled clinical study. Reprod Sci. 2017;24(4):534-8.
41. Gupta S. Manual of fertility enhancing hysteroscopy. In: Jain S, Inamdar DB (Eds.). Manual of fertility enhancing hysteroscopy. Springer Nature Singapore Pre Ltd.; 2018. p. 179-90.
42. Dutta A, Consultant S, Ganga S, et al. Manual of fertility enhancing hysteroscopy. In: Jain S, Inamdar DB (Eds.). Manual of fertility enhancing hysteroscopy. Springer Nature Singapore Pre Ltd.; 2018. p. 17-29.

COMPLICAÇÕES DA CIRURGIA HISTEROSCÓPICA

CAPÍTULO 11

Aboubalkr Elnashar
Mounir Mostafa

INTRODUÇÃO

A histeroscopia é uma ferramenta valiosa na avaliação e tratamento de infertilidade, dos abortamentos recorrentes e de sangramento uterino anormal. A maioria dos estudos demonstra consistentemente a segurança e a eficácia dos procedimentos histeroscópicos, juntamente com a satisfação das pacientes.

Em geral, os procedimentos histeroscópicos são muito seguros, e a incidência de complicações é relativamente baixa. Também houve uma redução significativa das complicações ao longo dos últimos anos em decorrência do avanço dos equipamentos, da elevação das medidas de segurança e do treinamento apropriado e da experiência dos cirurgiões. No entanto, ainda é vital para o sucesso garantir a segurança, sendo igualmente importante a conscientização sobre as complicações em potencial.

Classificar as complicações que podem surgir de uma intervenção histeroscópica não apenas ajuda a evitá-las, mas também possibilita um diagnóstico e uma conduta mais precoces (Fig. 11-1).

COMPLICAÇÕES RELACIONADAS COM AS MEDIDAS PREPARATÓRIAS

Complicações Anestésicas

Embora a histeroscopia possa ser feita ambulatorialmente, usa-se anestesia geral com muita frequência, especialmente, em procedimentos longos e em cirurgia que exijam dilatação cervical. A anestesia geral tem um potencial de risco semelhante ao de qualquer outra cirurgia, e isso sempre deve ser considerado.

Em eventos como a sobrecarga hídrica ou o choque, o anestesista pode ser o primeiro a reconhecer o

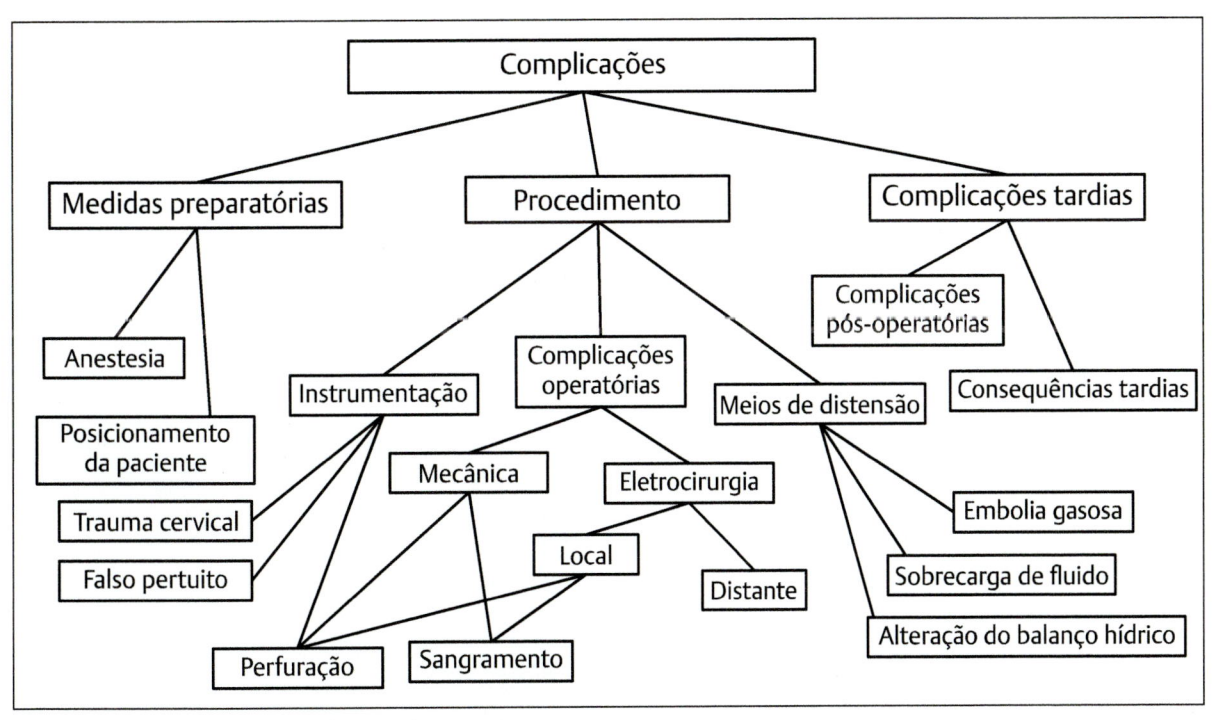

Fig. 11-1. Complicações dos procedimentos histeroscópicos.

início do perigo e iniciar o manejo apropriado com o cirurgião.

No Capítulo 10, denominado Anestesia, o pré e pós-operatório na histeroscopia é abordado com mais detalhes.

A anestesia local é outra opção. Infiltrações intra ou paracervicais reduzirão a dor, mas podem não impedir a reação vasovagal à dilatação cervical ou à distensão uterina.

Não se recomenda opioides pré-operatórios, de rotina, na histeroscopia ambulatorial e devem ser substituídos por anti-inflamatórios não esteroides orais uma hora antes do procedimento na ausência de contraindicações a eles.

Lesões de Nervos

Com a anestesia geral, a paciente fica sem defesa contra posições prejudiciais que causariam compressão e lesão de nervos. O risco aumenta com tempos operatórios mais longos, porém, a maioria dos casos se resolve espontaneamente ao longo de alguns meses.

Flexão e abdução excessivas do quadril, juntamente com rotação externa do quadril, podem causar angulação extrema da bainha do nervo femoral abaixo do ligamento inguinal, levando à neuropatia. A flexão do quadril com joelho estendido ou a rotação externa excessiva das coxas é causa de lesão do nervo isquiático. O nervo fibular é lesionado com a pressão sobre a cabeça da fíbula (em uma perneira para fixar os membros inferiores).

Síndrome de Compartimento Aguda

Quando a pressão nos músculos de um compartimento osteofascial aumenta em um grau que comprometa a perfusão vascular local, causando isquemia, que é seguida por reperfusão, o extravasamento capilar do tecido isquêmico e o aumento do edema tecidual ocorrem em um ciclo contínuo. Isso causa rabdomiólise e pode levar à incapacidade permanente.

Trombose Venosa Profunda

A trombose venosa profunda pode resultar de compressão prolongada das panturrilhas pelos apoios da perna. O cirurgião deve assegurar-se de que a posição do apoio seja apropriada e bem acolchoada. Devem ser usadas botas de litotomia quando estiverem disponíveis.

COMPLICAÇÕES RELACIONADAS COM O PROCEDIMENTO

Complicações durante a Instrumentação

A colocação do histeroscópio no colo uterino exige atenção especial. Dependendo do procedimento realizado e dos instrumentos à disposição, isso pode ser executado pelo acesso vaginoscópico, assistido ou não por um espéculo e pinça de Pozzi após a dilatação do colo uterino.

As complicações associadas à instrumentação incluem: laceração cervical, criação de falso trajeto (Fig. 11-2) e perfuração uterina. Os fatores de risco incluem nuliparidade, menopausa, útero com retroversão acentuada e uso de agonistas do GnRH.[1,2] No entanto, o mais importante de todos é usar força indevida e não tratar delicadamente os tecidos.

O amadurecimento cervical com misoprostol vaginal ou oral mostrou que reduz essas complicações quando usado para procedimentos que exijam dilatação, mas não é recomendado como rotina em todos os procedimentos. O misoprostol não tem efeito em mulheres na pós-menopausa, mas ainda funcionará se for oferecido estrogênio sistêmico precedendo o procedimento por umas duas semanas.[3]

Histeroscópios de pequeno calibre têm grande vantagem de entrar na cérvice sob visão, de diagnosticar estenose e de possibilitar a dilatação usando mecanicamente tesoura histeroscópica.

Lacerações cervicais devem ser tratadas de modo apropriado, sendo, em algumas vezes, necessária a realização de sutura para controle do sangramento e restabelecimento da anatomia.

A perfuração uterina é a complicação mais comum da cirurgia histeroscópica. Deve-se suspeitar de perfuração se o dilatador (ou histeroscópio) chegar a uma profundidade acima do comprimento da cavidade uterina. A perfuração simples raramente causa dano e pode ser tratada de modo conservador por observação e antibióticos de amplo espectro apropriados. A histeroscopia pode ser repetida depois de 6 semanas.

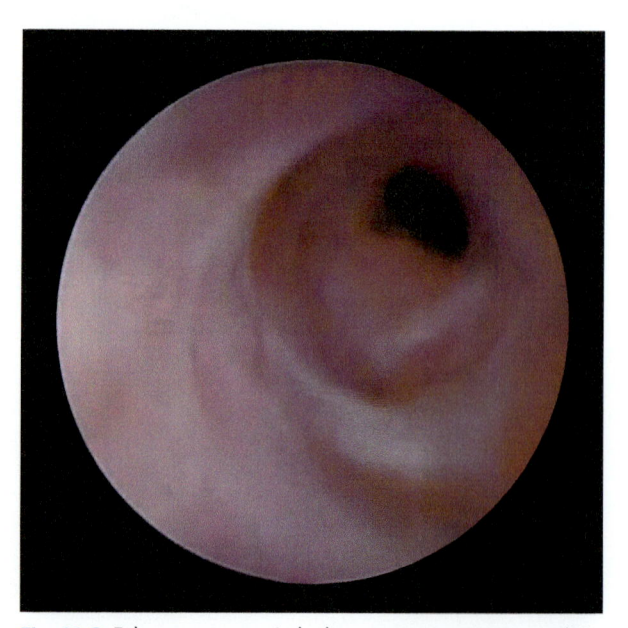

Fig. 11-2. Falsa passagem criada durante uma curetagem prévia com perfuração.

As pacientes que têm perfuração uterina com subsequente sangramento intraperitoneal persistente quase sempre se queixam de dor abdominal e no ombro, podendo apresentar sinais de instabilidade hemodinâmica. Uma pesquisa ultrassonográfica do abdome demonstrará líquido intraperitoneal livre. A intervenção laparoscópica para avaliação e hemostasia é indicada nesses casos.[4]

A realização de histeroscopia antes da dilatação cervical e da cirurgia reduz as chances de perfuração, pois libera as pequenas estenoses, tem-se a visão da dimensão do canal e da cavidade uterina e permite se iniciar a dilatação cervical com vela de Hegar número 4.

Complicações Operatórias

Há duas categorias principais de instrumentos intrauterinos usados: mecânicos e eletrocirúrgicos, cada um com diferentes vantagens, desvantagens e complicações.

Os **instrumentos mecânicos**, em geral, são de tamanho pequeno, as tesouras geralmente são 5 Fr ou 7 Fr; a perfuração com eles, quase sempre, é sem complicações. É muito incomum que um instrumento mecânico provoque lesão em qualquer órgão além do útero no caso de perfuração. A perfuração com instrumento mecânico ocorre, geralmente, sob perda súbita da distensão apesar de pressão e fluxo apropriados do meio de distensão; igualmente, pode-se ver o omento ou alças intestinais (Fig. 11-3).

Esse tipo de perfuração pode ser evitado por imagens pré-operatórias detalhadas do útero, compreendendo o tipo e o tamanho da anormalidade (se houver alguma) e visão completa dos pontos de referência uterinos no intraoperatório e uso preciso das tesouras. Além disso, o toque vaginal antes do exame indica a correta posição uterina, sendo extremamente útil nos casos de flexões intensas, guiando o caminho do instrumental em eventuais estenoses.

Os instrumentos mecânicos não oferecem efeito de coagulação para hemostasia, com isso, é possível ter sangramento na cavidade uterina durante o procedimento, fazendo o campo de trabalho perder a clareza e ameaçando o progresso do procedimento. Nestes casos, deve-se elevar a pressão do líquido de distensão uterina a fim de permitir a correta visão do campo cirúrgico. É infrequente o sangramento evoluir para séria perda de sangue com efeito sistêmico.

Os **instrumentos eletrocirúrgicos**, em geral, são maiores do que os mecânicos e são implementados, principalmente, em cirurgias mais avançadas. Só devem ser usados por cirurgiões especializados, pois seu potencial de risco é muito mais alto.

O uso excessivo da eletrocirurgia pode causar dano irreversível ao endométrio, levando ao seu crescimento inadequado em ciclos subsequentes e à formação de aderências.

A perfuração causada por instrumentos eletrocirúrgicos é mais complexa, podendo causar lesão térmica a estruturas adjacentes, incluindo intestino, bexiga e/ou grandes vasos.[5,6] As lesões térmicas geralmente estão associadas à perfuração uterina com uso de energia; entretanto, há relatos de lesão térmica do intestino na ausência de perfuração uterina, por transmissão de calor pela parede uterina.

Se houver suspeita de perfuração, a fonte de energia deve ser desligada e o histeroscópio deixado *in situ*. É preciso fazer exame laparoscópico com inspeção detalhada das alças intestinais e fazendo-se o reparo da perfuração, se necessário. A laparotomia é outra opção na falta de possibilidade de se fazer uma laparoscopia ou na falta de esta última completar o procedimento.

Para segurança máxima sempre se recomenda operar usando um ressectoscópio bipolar, pois ele não dá oportunidade para desvio de corrente, o que pode ocorrer com os ressectoscópios monopolares, causando queimaduras distais. No caso do uso de ressectoscópios monopolares, é preciso garantia de bom isolamento da paciente, sendo essencial a segurança de fixação da placa de retorno.

Também é mais seguro usar a corrente de corte (amarela) do que usar a corrente de coagulação (azul) em virtude da potência de penetração mais profunda da segunda.

A principal regra de segurança durante a cirurgia é jamais ativar o eletrodo, exceto sob visão direta, por alguns segundos apenas, e quando o eletrodo estiver vindo em direção ao operador (sentido colo-fundo). Também o pedal de acionamento deve estar colocado em local que não permita ativação acidental.

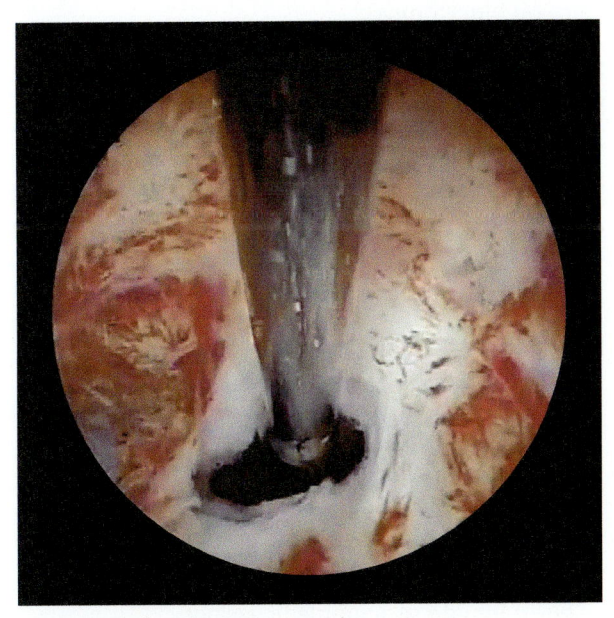

Fig. 11-3. Perfuração uterina causada por tesoura histeroscópica. No momento seguinte, a pressão intrauterina cairá e perder-se-á a visualização.

Quando houver suspeita de perfuração uterina, por qualquer instrumental, deve-se imediatamente fechar a entrada do meio de distensão, mantendo a visão da região em suspeita para confirmar ou excluir a perfuração. Havendo comunicação com outra cavidade, a tendência do meio de distensão e do sangue na cavidade é sair da cavidade uterina pelo local da perfuração em direção ao novo espaço. Caso isso ocorra confirma-se a perfuração. Pode-se abrir e fechar a entrada do meio de distensão para fazer este teste caso não se possa confirmar em um primeiro momento. Outro fato que sugere a perfuração é a incapacidade de manter a cavidade uterina distendida e de formar imagem adequada. Isso se dá pela fuga do meio de distensão pelo orifício criado. O primeiro teste sugerido pode ser realizado nestes casos, buscando o local de drenagem (acompanhar o caminho de saída do sangue da cavidade) caso não se tenha identificado o local da perfuração.

Complicações Relacionadas com o Líquido de Distensão

Complicações sérias causadas pela histeroscopia, em termos de morbidade e até de mortalidade, relacionam-se, principalmente, com o líquido de distensão usado durante o procedimento.[7] As causas subjacentes estão ligadas ao uso de técnicas de distensão fora do padrão e a subestimar o potencial de risco que o líquido de distensão carrega, causado pelo desejo contínuo de usar mais líquido com altas pressões para melhor visão do campo de trabalho.

As principais complicações aqui são embolia gasosa, sobrecarga hídrica e desequilíbrio eletrolítico.[7,8]

A **embolia gasosa** é complicação rara, mas perigosa e potencialmente fatal da cirurgia histeroscópica. O ar geralmente entra na cavidade uterina a partir dos tubos com o líquido de distensão, seja por falha em expelir o ar dos tubos no início da operação ou por demora em repor as bolsas de líquido vazias. Outro cenário é deixar o colo uterino dilatado aberto ao ar depois de terminar uma operação que tenha envolvido corte de tecidos e abertura de seios venosos que tenham pressão negativa. Uma causa menos frequente é a remoção e a reintrodução do histeroscópio no útero muitas vezes, simulando um efeito de pistão que empurra ar para o interior. Altas pressões do líquido intrauterino também comprimem as pequenas bolhas de ar e causam sua entrada no sistema vascular, causando embolia gasosa.

Medidas para evitar a embolia gasosa se fazem por drenagem das bolhas de ar para retirá-las do sistema de transmissão do líquido, não colocar a paciente em posição de Trendelenburg, pois coloca o útero acima do nível do coração,[9] e evitar deixar o colo uterino aberto durante grandes procedimentos ou depois deles. Mantenha o último dilatador no interior do colo uterino até que o ressectoscópio seja montado. Sempre que o eletrodo for trocado, mantenha o obturador no interior. Também se pode usar uma compressa vaginal depois do término do procedimento.

Sobrecarga hídrica e desequilíbrio eletrolítico (síndrome da absorção intravascular em cirurgia histeroscópica – *overload*) são raros com procedimentos simples, mas ocorrem após a introdução de quantidade de líquido na circulação do paciente acima do que ela possa tolerar. Se o líquido de distensão for normotônico (soro fisiológico normal), a circulação normalmente compensará as quantidades maiores de líquido antes de se apresentarem sinais de sobrecarga hídrica. Líquidos hipotônicos intravasados (como a glicina) causam hiponatremia dilucional antes de chegarem à sobrecarga hídrica. Assim sendo, a quantidade de líquido que se permite entrar na circulação das pacientes geralmente é maior quando normotônico.

A sobrecarga hídrica pode levar ao edema pulmonar e à insuficiência cardíaca congestiva. O estado hipervolêmico pode ser tratado por admissão à unidade de terapia intensiva, inserção de acesso venoso central, administração de um diurético, oxigênio e, se necessário, estimulantes cardíacos.

A hiponatremia dilucional causa hipertensão e depois hipotensão, náuseas, vômitos, cefaleia, distúrbios visuais, agitação, confusão e letargia. Natremia de 115 mEq/L ou abaixo leva ao edema cerebral e pulmonar, herniação do tronco encefálico, coma, parada respiratória, mortalidade de até 85%. Uma vez diagnosticada, a conduta deve incluir admissão à unidade de terapia intensiva, administração de diurético, oxigênio e correção da quantidade de sódio (em solução normotônica ou hipertônica).

A quantidade de líquido intravasado à circulação depende de muitos fatores:

- A absorção sistêmica de líquido aumenta consideravelmente quando a pressão intrauterina (PIU) excede a pressão arterial média; portanto, quanto mais alta a pressão, maior o grau de absorção no corpo;
- Quanto mais baixa a pressão arterial média, mais baixa a PIU necessária à passagem de líquido para a circulação sistêmica. Como resultado, deve-se ter cautela em pacientes idosas e naquelas com comorbidades cardiovasculares;
- Quando o dano tecidual se estender à parte mais profunda do miométrio, o líquido pode ser rapidamente absorvido por meio de seios venosos abertos no miométrio;
- Procedimentos mais longos dão mais tempo para que o líquido se acumule no corpo;
- A quantidade total de líquido usado é diretamente proporcional ao escape de líquido para a circulação;

- As propriedades físicas do líquido (viscosidade e pressão coloidal) contribuem para a taxa de intravasamento;
- Cavidades maiores proporcionam uma superfície endometrial maior para absorção de líquido.

A quantidade de líquido de distensão que chega à circulação não pode ser medida na prática, apenas se fazendo estimativas por cálculo do **balanço hídrico**, que é a diferença da quantidade de líquido usada e as quantidades de líquido coletadas da saída do histeroscópio e que vaza da vagina para a bolsa coletora ou piso. Muitas instalações ginecológicas modernas empregam sistemas de irrigação com líquido que medem continuamente os balanços hídricos, com alarmes que sinalizam um déficit hídrico predeterminado. O alarme indica a necessidade de suspender o procedimento e avaliar rapidamente a paciente, mas esses sistemas, infelizmente, na maioria das vezes, não estão disponíveis.

Recomendam-se precauções específicas para o uso do líquido de distensão, e a execução de um **plano** antes de todos os procedimentos arriscados melhora a segurança da operação:

- Avalie a condição geral da paciente: idade, peso, presença de doenças cardíacas ou renais;
- Informe o anestesista sobre o tipo de procedimento, duração e meios de distensão usados e envolva-o em quaisquer atualizações intraoperatórias;
- Discuta com a equipe assistente o plano para os líquidos, envolvendo o tipo de líquido, a taxa de fluxo e a pressão usada durante a operação, bem como a técnica pela qual eles vão fazer a estimativa do déficit. O monitoramento deve ser contínuo e o cirurgião deve ser informado em intervalos de minutos;
- A pressão intrauterina máxima que pode ser usada não deve exceder a pressão arterial média da paciente, ficando, em geral, por volta de 70-90 mmHg;
- Defina a quantidade máxima de líquido depois da qual a cirurgia deva ser encerrada;
- Dê preferência a eletrocirurgia bipolar, se possível, pois pode ser usada com solução normotônica;
- Mantenha os tempos operatórios no mínimo;
- Evite entrar em vasos abertos (que estejam sangrando) ou tente resolver a situação usando eletrocirurgia, em vez de elevar a pressão;
- Esteja pronto para suspender a cirurgia se o anestesista informar sobre evidência de congestão venosa, desequilíbrio eletrolítico ou baixa saturação de oxigênio, se o déficit se elevar acima dos limites superiores ou se a cirurgia for levar muito mais tempo do que o esperado;
- Sempre é mais prudente encerrar o procedimento no caso de dúvida, ou seja, tomar providência antecipada, antes de uma complicação ocorrer.

Quando o balanço hídrico for superior a 1.000 mL, deverá ser avaliado o intervalo de tempo para o término da cirurgia ou a interrupção do procedimento, pelo risco de *overload*. Chegando esse balanço negativo a ≥ 1.500 mL, deve-se interromper a cirurgia, não devendo chegar a 2.000 mL de balanço negativo com meio não eletrolítico e no máximo 2.500 mL com meio eletrolítico.

Complicações Pós-Operatórias
Infecção
Depois de um procedimento histeroscópico, sob a forma de endometrite, é algo improvável de encontrar. Pode ocorrer em mulheres com doença inflamatória pélvica ou infecção do trato genital inferior. A endometrite aguda se apresenta com dor abdominal baixa, corrimento vaginal de odor fétido, febre e dor à palpação no exame uterino manual. O tratamento efetivo é a antibioticoterapia por 2 semanas.

Sangramento
É complicação incomum e geralmente cessa espontaneamente em decorrência de mecanismos homeostáticos do útero. As precauções para diminuir sangramento incluem o uso pré-operatório de análogos do GnRH ou injeção intracervical de vasopressina diluída. Se necessário, uma sonda Foley inflada usada no pós-operatório na cavidade por algumas horas pode ajudar.

Aderências Intrauterinas
Devem-se à ressecção excessiva ou à presença de áreas de miométrio cruentas adjacentes. Há algumas medidas para diminuir a probabilidade de aderências após metroplastia ou adesiólise, como barreiras mecânicas e potencialização do crescimento endometrial com estrogênio sistêmico em todas as áreas desnudadas.[10] A melhor prática é realizar segunda histeroscopia depois de cerca de 2 meses para avaliar o crescimento endometrial e corrigir qualquer aderência vista.

CONSEQUÊNCIAS TARDIAS ESPECÍFICAS DOS PROCEDIMENTOS
Pode ocorrer **persistência de queixa** (como dor e sangramento anormal) depois de procedimentos cirúrgicos em razão de seleção inadequada das pacientes ou falha da cirurgia.

Hematométrio ocorre quando há obstrução no canal cervical em decorrência de aderências secundárias à cirurgia histeroscópica. Deve-se evitar grandes ressecções no canal cervical por conta do risco de sinéquias.[11]

Recentemente verificou-se que pode ocorrer **disseminação de células malignas** quando presentes no endométrio para a cavidade peritoneal.[12] Isso não deve limitar o papel da histeroscopia em detectar lesões endometriais precoces, mas se deve evitar a histeroscopia em doença maligna avançada já diagnosticada.

Suspeita-se da **síndrome da** esterilização **tubária** quando a paciente submetida a uma ablação endometrial se queixa de dor pélvica em cólica cíclica, sendo desencadeada dor à palpação no exame ginecológico. A laparoscopia confirma o diagnóstico por visão de uma tuba uterina proximal edemaciada. O tratamento inclui repetição bilateral da ablação do endométrio proximal nos cornos uterinos ou histerectomia.

É incomum a **gravidez** depois de esterilização histeroscópica com os dispositivos de gerações mais novas. Recomenda-se a contracepção pós-operatória depois de esterilização histeroscópica por alguns meses até que a histerossalpingografia confirme bloqueio bilateral dos óstios. A ablação endometrial não deve ser vista como método de contracepção.

Ruptura uterina durante a gravidez depois de procedimentos histeroscópicos como metroplastia septal e ressecção de miomas pode resultar em desfechos dramáticos se não diagnosticada e tratada a tempo. As pacientes com complicações intraoperatórias durante metroplastia ou ressecção de miomas profundos devem ser informadas do risco de ruptura uterina e podem considerar um parto cirúrgico eletivo.

CONSIDERAÇÕES FINAIS

- As habilidades do cirurgião continuam a ser a melhor medida de segurança na histeroscopia cirúrgica;
- É essencial aconselhar a paciente sobre o procedimento e os resultados;
- Aparelhos que funcionem bem fazem parte da segurança, bem como do sucesso do procedimento;
- É sempre um trabalho de equipe;
- Sempre manipule os tecidos moles com delicadeza;
- Negligenciar os meios de distensão é uma fonte de risco importante;
- Soro fisiológico é o líquido de distensão mais seguro, e a corrente bipolar é a eletrocirurgia mais segura.

REFERÊNCIAS BIBLIOGRÁFICAS

1. Gupta S. Complications of hysteroscopy. In: Jain S, Inamdar D (Eds.). Manual of fertility enhancing hysteroscopy. Singapore: Springer; 2018.
2. Aas-Eng MK, Langebrekke A, Hudelist G. Complications in operative hysteroscopy – Is prevention possible? Acta Obstet Gynecol Scand. 2017;96:1399-403.
3. Hua Y, Zhang W, Hu X, et al. The use of misoprostol for cervical priming prior to hysteroscopy: a systematic review and analysis. Drug Des DevelTher. 2016;10:2789-801.
4. Aydeniz B, Gruber IV, Schauf B, et al. A multicenter survey of complications associated with 21 676 operative hysteroscopies. Eur J Obstet Gynecol Reprod Biol. 2002;104:0160-4.
5. Christine AR, Lok CJ, Poynter, John D. Tait. Life-Threatening Complications of Operative Hysteroscopy: A Case Reportand Review of the Literature. Journal of Gynecologic Surgery 2011;27;3:179-83.
6. Agostini A, Cravello L, Desbriere R, et al. Hemorrhage risk during operative hysteroscopy. Acta Obstet Gynecol Scand. 2002;81:878-81.
7. AAGL practice report: Practice guidelines for the management of hysteroscopic distending media: (Replaces hysteroscopic fluid monitoring guidelines. J A massoc gynecol laparosc. 2000;7:167-8. J Minim Invasive Gynecol 2013;20:137-48.
8. Jansen F. Complications of hysteroscopy: a prospective, multicenter study. Obstet Gynecol. 2000;96:266-70.
9. John RH, Scott AH, Michael JJ, Mark AW. Effect of Various Lithotomy Position son Lower-extremity Blood Pressure. Anesthesiology. 1998;89(6):1373-6.
10. Pabuccu R, Onalan G, Kaya C, et al. Efficiency and pregnancy outcome of serial intrauterine device-guided hysteroscopica dhesiolysis of intrauterine synechiae. Fertil Steril. 2008;90:1973-7.
11. Richa S, Rahul M. Stepwise accessto hysteroscopy. CBS Publishers, India. 2020.
12. Stachowicz N, Mazurek D, Łoziński T, Czekierdowski A. Diagnostic hysteroscopy and the risk of malignant cells intraabdominal spread in women with endometrial cancer. Ginekol Pol. 2017;88(10):562-7.

Parte III Histeroscopia no Sangramento Uterino Anormal

PÓLIPOS UTERINOS

Nash S. Moawad
Nardin Derias

INTRODUÇÃO

Os pólipos uterinos surgem em decorrência do crescimento exagerado da camada basal do endométrio e são, geralmente, benignos, focais e crescem recobertos por epitélio.[1] Esses pólipos podem, ainda, ser classificados conforme sua localização (endometrial, cervical ou vaginal). Noventa e cinco por cento dos pólipos endometriais são benignos, mas em alguns casos estão associados ao desenvolvimento de hiperplasia ou malignidade. Quando sintomáticos, as pacientes apresentar-se-ão, frequentemente, com sangramento uterino anormal (SUA).[2] Existe alguma evidência de que os pólipos possam regredir espontaneamente quando menores que 10 mm.[3] A patogênese envolvida no desenvolvimento de pólipos é desconhecida, mas se acredita que a causa seja a expressão exagerada de aromatase endometrial induzindo hiperplasia.

EPIDEMIOLOGIA

Pólipos podem ser encontrados, incidentalmente, em pacientes assintomáticas quando avaliadas por outros motivos e, como resultado, a prevalência é quase sempre subestimada. Estima-se que 7,8 a 50% das mulheres tenham pólipos no trato reprodutivo inferior.[4] Há aumento no risco de pólipos com o aumento da idade e os pólipos são mais prevalentes em mulheres na pré-menopausa. Pólipos são encontrados em 16,5 a 26,5% das mulheres com infertilidade sem causa aparente. Os fatores de risco para o desenvolvimento de pólipos incluem o uso de tamoxifeno. Entre 2 a 36% das mulheres tratadas com esse fármaco desenvolverão pólipos endometriais. A obesidade é outro fator de risco associado à formação de pólipos. Mulheres com Índice de Massa Corporal (IMC) superior a 30 possuem índice mais alto de desenvolvimento de pólipos que as outras mulheres.[5] Os dados também sugerem que mulheres submetidas à terapia hormonal pós-menopausa também podem desenvolver pólipos.

PATOGÊNESE

A patogênese da formação de pólipos ainda é desconhecida; entretanto, existem hipóteses que especulam quais fatores podem contribuir. Pode haver fatores hereditários, genéticos e familiares que se acredita envolver os cromossomos 6 e 12, levando ao supercrescimento endometrial. Os fatores endócrinos incluem quadros que resultam em desequilíbrio de estrogênio ou exposição ao estrogênio, isoladamente, sem oposição da progesterona, a saber: obesidade, síndrome do ovário policístico, menopausa tardia ou tumores produtores de estrogênio.[6] O papel dos receptores hormonais na patogênese dos pólipos permanece incerto, mas em mulheres na pós-menopausa os receptores de estrogênio são mais prevalentes nos pólipos.[5] Os pólipos endometriais também foram associados à endometrite crônica em mulheres na pré-menopausa que apresentam sangramento uterino anormal. Isso pode ser resultado de alterações vasculares que ocorrem na camada funcional do endométrio na presença de endometrite e apoia a possibilidade de inflamação crônica, contribuindo para a formação de pólipos. A endometrite crônica (EC) leva à expressão anormal de metaloproteinases e citocinas, que foram, em vários estudos, associadas ao desenvolvimento de pólipos em nível molecular. O aumento do estrogênio associado à EC também pode contribuir para o crescimento endometrial e, por fim, para a formação de pólipos.[7]

TIPOS DE PÓLIPOS

Os pólipos podem ser solitários ou múltiplos. Pólipos sésseis (Fig. 12-1) ficam ancorados à parede uterina por meio de uma base ampla, enquanto os pólipos pedunculados ficam aderidos ao revestimento endometrial com um pedúnculo de espessura variável (Figs. 12-2 e 12-3). Os pólipos podem, ainda, ser classificados por sua histologia.[8]

A saber:

- *Pólipos hiperplásicos*: resultam da camada endometrial basal e são sensíveis ao estrogênio;

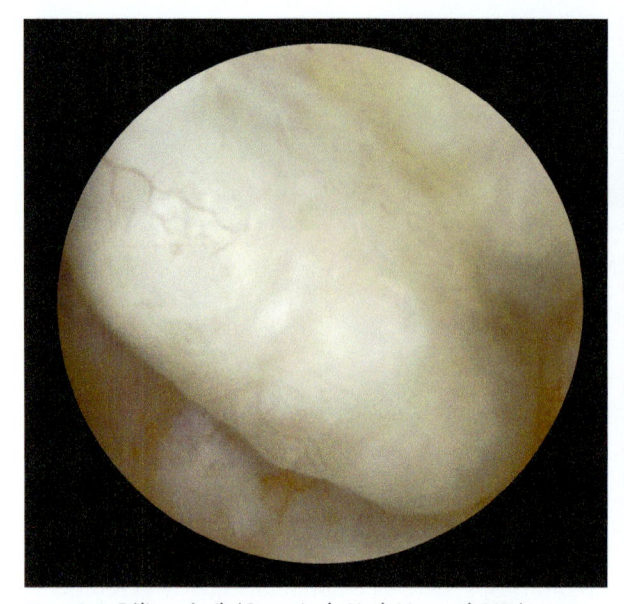

Fig. 12-1. Pólipo séssil. (Cortesia de Nash Moawad, MD.)

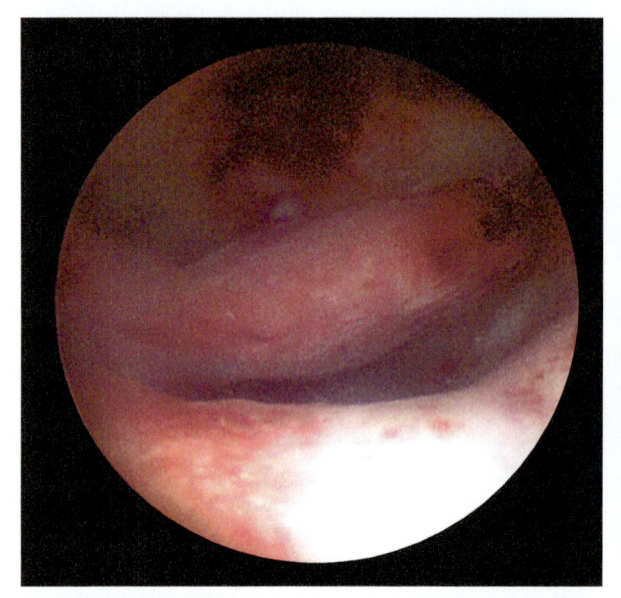

Fig. 12-2. Pólipo pedunculado. (Cortesia de Nash Moawad, MD.)

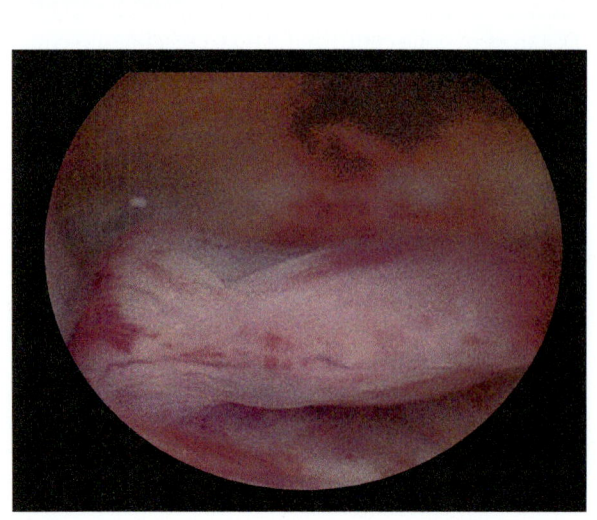

Fig. 12-3. Pólipo único. (Cortesia de Nash Moawad, MD.)

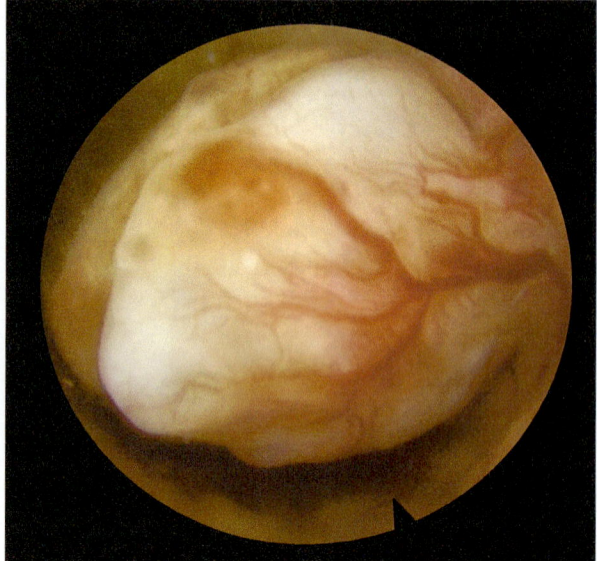

- *Pólipos atróficos*: encontrados geralmente em pacientes na pós-menopausa, podendo ser um pólipo hiperplásico que regrediu;
- *Pólipos funcionais*: alterações funcionais dos pólipos glandulares e respondem a estímulos hormonais;
- *Pólipos adenomatosos*: contêm células musculares lisas e tecido fibroso;
- *Pseudopólipos*: pequenas lesões sésseis compostas de endométrio e que geralmente desaparecem com o fluxo menstrual.

Os pólipos cervicais são o segundo tipo mais comum depois dos pólipos endometriais. Os pólipos vaginais são raros, de tamanho e morfologia variáveis, e os menos frequentes. É importante diferenciar os pólipos vaginais de um crescimento maligno, tal como um rabdomiossarcoma embrionário. A Figura 12-4 demonstra os sítios dos pólipos uterinos e o Quadro 12-1 demonstra a frequência e os índices de recorrência dos diferentes tipos de pólipo.

Nenhuma relação foi observada entre a suspeita de malignidade e os achados de ultrassonografia correlacionados com a espessura e o tamanho do pólipo. Entretanto, foi observada uma ligação entre lesões malignas e pré-malignas em pacientes em uso de tamoxifeno.[6]

APRESENTAÇÃO CLÍNICA

O sangramento uterino anormal (SUA) ocorre em 68% dos casos e é o sintoma mais comum em mulheres que apresentam pólipos.[2] Pacientes na pré-menopausa com pólipos endometriais geralmente manifestarão sintomas de sangramento menstrual intenso, sangramento intermenstrual, menstruação irregular ou sangramento após a relação sexual. A intensidade dos sintomas não está relacionada com o número,

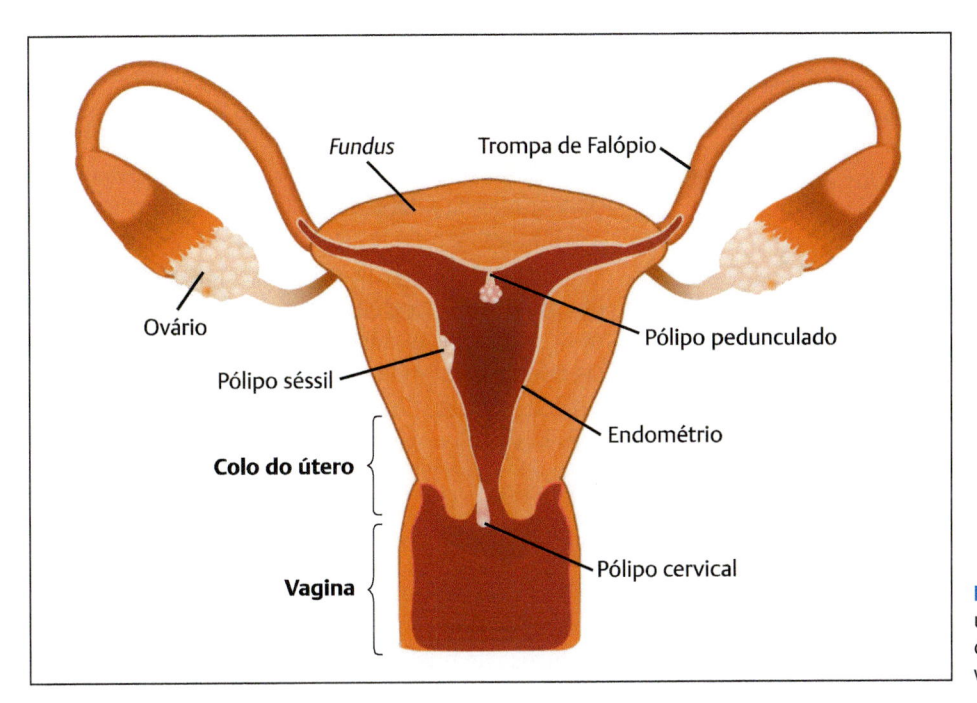

Fig. 12-4. Sítios de pólipos uterinos. (Com autorização de Artist: Designua. http://www.Shutterstock.com.)

Quadro 12-1. Frequência de Pólipos e Índices de Recorrência

	Frequência	Sítio mais frequente	Tamanho médio	Risco de câncer	Índice de recorrência pós-operatória	Frequência de pólipos múltiplos	Associação a outra doença
Ginecológico							
Endometrial	7,8-50%	39% parede posterior 31% parede anterior	ND	0,8-2,8%	ND	12-20%	46,7% das pacientes com endometriose e pólipo endometrial Hiperplasia endometrial
Cervical	2-5%	Endocérvice	2-30 mm	0,1-1,63%	3-11%	ND	8% simultâneo com pólipo endometrial Hiperplasia endometrial
Infertilidade							
Endometrial	10-32%	32% parede uterina posterior	1,9 ±1,4 cm	ND	4,9%	35,4%	Inflamação local crônica Perfil de receptor alterado afetando a fertilidade
Cervical	ND	Endocérvice	ND	ND	ND	ND	SUA
Menopausa							
Endometrial	Até 40%	ND	ND	11,8%	ND	ND	ND
Cervical	ND	Endocérvice	ND	ND	ND	ND	SUA

ND: Não determinado.
Fonte: The management of polyps in female reproductive organs, Tanos.

tamanho ou localização dos pólipos. Muitas mulheres permanecerão assintomáticas e os pólipos serão diagnosticados incidentalmente em exame de imagem. Os pólipos endometriais podem estar associados à infertilidade em mulheres na pré-menopausa. Isso pode ocorrer em decorrência da obstrução física que bloqueia o funcionamento do óstio tubário ou afeta a migração dos espermatozoides, além da associação à endometrite crônica. Pacientes em uso de tamoxifeno apresentam risco maior de desenvolver pólipos. Um grande estudo populacional sugere que mulheres na pré-menopausa que estejam usando contraceptivos orais combinados também podem estar em maior risco de desenvolvimento de pólipos (5,8% *versus* 2,1%). Pólipos cervicais e pólipos endometriais podem estar associados em 24 a 27% dos casos.

AVALIAÇÃO

Não há nenhum achado em exame físico específico que seja indicativo de pólipos uterinos. Entretanto, um pólipo com pedículo longo pode ser visto durante um exame com espéculo, e esse pólipo pode surgir da cavidade endometrial ou do canal cervical. Mulheres com pólipos suspeitos deverão, inicialmente, se submeter à ultrassonografia transvaginal (USTV).[9] O uso de rotina da USTV aumentou o número de pólipos detectados nas pacientes. Na USTV os pólipos endometriais (PE) aparecerão hiperecoicos, com contornos regulares no interior da cavidade uterina. Pode haver espaços císticos no interior do pólipo. Alguns pólipos podem exibir espessamento endometrial não específico. A integração com Doppler colorido na USTV vem aumentando a precisão do diagnóstico; entretanto, a histeroscopia continua sendo o padrão-ouro para o diagnóstico. A histerossonografia também pode ser usada para visualizar a cavidade endometrial e revelar tamanho, localização e aspectos do pólipo. Ao usar a histerossonografia, os pólipos aparecerão como massas intracavitárias ecogênicas com base ampla.[8] A USTV e a histeroscopia demonstraram precisão de 61,2 e 73,1% para o diagnóstico de pólipos, respectivamente.[10] A histeroscopia por si só ajuda não só no diagnóstico, mas também a guiar a melhor abordagem para a remoção de um pólipo. A abordagem **ver e tratar** pode ser aplicada com frequência na maioria dos casos, usando a polipectomia histeroscópica mediante o diagnóstico. Avanços modernos em óptica, tamanho do instrumental e atuação histeroscópica permitiram que muitos desses procedimentos sejam executados com segurança e eficiência no ambulatório sem ou com anestesia mínima. Os pólipos podem ser removidos usando tesouras histeroscópicas simples e pinças de apreensão, um eletrodo de ressecção ou um sistema histeroscópico de remoção de tecido que pode ser manual ou automatizado. A maioria desses procedimentos ambulatoriais pode ser realizada sem anestesia, com orientação adequada à paciente e habilidades cirúrgicas. Um estudo de referência do autor sênior deste capítulo demonstrou a eficiência de custo da histeroscopia ambulatorial no tratamento de sangramento uterino anormal. O estudo mostrou que a histeroscopia ambulatorial realizada na investigação do sangramento uterino anormal realmente reduziu a necessidade de histeroscopia hospitalar, com a paciente anestesiada, utilizada apenas em uma população selecionada de pacientes.[11]

DIAGNÓSTICO

Outras lesões estruturais deverão ser consideradas, destacando a importância de se obter ultrassonografia para ajudar na diferenciação. Por fim, a histeroscopia ajudará a visão da lesão. Os pólipos se apresentam como estrutura digitiforme fibroelástica ou mucosa, de coloração vermelha ou rosa forte e são mais finos, moles e friáveis quando tocados com o instrumento. Os miomas, por outro lado, são de coloração branco-pálida e firmes (Emmanuel). Os pólipos são avaliados com base nos seguintes critérios:[8]

- Número;
- Tamanho;
- Textura;
- Base – séssil *versus* pedunculada;
- Localização;
- Mucosa de revestimento;
- Vascularização;
- Doenças coexistentes.

TRATAMENTO

Embora alguns pólipos pequenos, de baixo risco e assintomáticos possam ser tratados de maneira expectante, defendemos a polipectomia histeroscópica para a maioria, se não para todos os pólipos. Essa recomendação também envolve até as pacientes assintomáticas com fatores de risco para hiperplasia endometrial ou câncer (aumento da idade, terapia de estrogênio isolado, terapia com tamoxifeno, menarca precoce, menopausa tardia, nuliparidade, síndrome do ovário policístico, obesidade, diabetes melito, tumor secretor de estrogênio, síndrome de Lynch ou síndrome de Cowden). A polipectomia é indicada, também, para mulheres assintomáticas com pólipos com mais de 1,5 cm de diâmetro, pólipos múltiplos, pólipo em prolapso pelo colo ou infertilidade.[5] As mulheres na pós-menopausa deverão ter todos os pólipos removidos, uma vez que estão que apresentam risco mais elevado de alterações de tecidos pré-cancerosos e malignos.[12] A evidência para suporte da remoção de pólipos endometriais em mulheres não férteis é insuficiente.[4]

A polipectomia endometrial deverá ser realizada:

- Em pacientes assintomáticas com fatores de risco para hiperplasia endometrial ou câncer (aumento da idade, terapia de estrogênio isolado, terapia com tamoxifeno, menarca precoce, menopausa tardia, nuliparidade, síndrome do ovário policístico, obesidade, diabetes melito, tumor secretor de estrogênio, síndrome de Lynch ou síndrome de Cowden);
- Em mulheres assintomáticas com pólipos com mais de 1,5 cm de diâmetro, pólipos múltiplos, pólipo em prolapso pelo colo ou infertilidade;
- Em mulheres na pós-menopausa em razão do risco de malignidade.

O risco de malignidade é baixo (cerca de 3%) em pacientes diagnosticadas com pólipos uterinos. Entretanto, na presença de sangramento vaginal sintomático e/ou *status* de pós-menopausa, o risco de malignidade aumenta para cerca de 5% nas duas situações. O índice de malignidade foi mais baixo em mulheres pré-menopausa (1,12%).[13] Existe o risco de hiperplasia endometrial e malignidade mesmo em pacientes assintomáticas portadoras de pólipos, daí nossa recomendação para a remoção de pólipos sempre que identificados.[5]

A polipectomia de pólipos endometriais deverá ser sempre realizada mediante orientação histeroscópica. Esse procedimento é preferido em relação à abordagem de curetagem "às cegas" ou de uso cego de uma pinça para pólipos, o que pode resultar na perda ou remoção incompleta do pólipo, carregando assim risco mais alto de perfuração do útero e lesão visceral, por causa da natureza imprecisa do procedimento. Esses procedimentos "às cegas", não histeroscópicos, deverão ser abandonados. Sistemas histeroscópicos de remoção de tecidos podem ser usados para a remoção de pólipos maiores.[14] Pólipos endometriais podem ser removidos com segurança e tratados com sucesso em ambiente ambulatorial, com índices de sucesso associado variando entre 80 e 96%. Não existe acordo geral sobre analgesia oral e ansiolíticos, permanecendo a critério do cirurgião a execução do procedimento.[15] Se o pólipo for cervical, o médico deverá tentar evitar tocá-lo, a fim de minimizar o risco de sangramento; esse sangramento poderá impedir a visão do canal cervical. Recomenda-se que o pólipo seja completamente excisado com a sua base para avaliação histológica completa e para minimizar o risco de recorrência. A técnica denominada Hysterobasket (4 fios lineares, cada um feito de dois fios menores entrelaçados) pode ser usada para a remoção de pólipos com mais de 1 cm. Um grande estudo de caso-controle mostrou que os resultados são aperfeiçoados e que a técnica reduz o tempo de extração para a remoção de lesões uterinas intracavitárias, em comparação com o tempo gasto com os instrumentos cirúrgicos clássicos.

Pólipos pequenos podem ser tratados com a abordagem de **ver e tratar**.[16] Pólipos com menos de 0,5 cm podem ser removidos com pinças histeroscópicas 5 Fr pelo canal de operação do histeroscópio de pequeno diâmetro. Pólipos maiores (> 0,5 cm) podem ser removidos ressecando-os da base com tesouras histeroscópicas, pinças ou um eletrodo de ressectoscópio, mas isso depende do tamanho do orifício cervical interno, de modo que ele possa ser extraído com segurança. O risco de desenvolvimento de aderências é baixo, pois o miométrio não está envolvido e o endométrio tem a capacidade de se regenerar rapidamente. O fragmentador histeroscópico (HM, para *hysteroscopic morcellator*), ou sistema de remoção de tecidos, é também uma alternativa segura e pode ser usado no ambulatório. Alguns desses dispositivos são manuais e podem oferecer economia e eficiência significativas para pólipos pequenos. O soro fisiológico é usado com HM para prevenir a hiponatremia e essa substância é considerada como vantagem sobre os instrumentos monopolares tradicionais que usam meios de distensão não iônicos (Fig. 12-5). As desvantagens incluem a incapacidade de coagular vasos que possam sangrar durante o procedimento,[8] embora alguns sistemas de remoção de tecidos disponíveis no mercado usem energia bipolar para ressecção, que pode ser usada para coagular vasos sangrantes durante o procedimento. Em geral, raramente o sangramento tem significância clínica nesse cenário.

Não há, no momento, diretrizes para delinear os limites do sítio, número ou dimensões durante os quais uma polipectomia deverá ser executada com a ajuda de um ressectoscópio.

No passado, esse método foi usado para pacientes que se mostravam relutantes em se submeter a um procedimento ambulatorial.[8]

Para pacientes que escolhem não se submeter à histeroscopia ambulatorial existem outras opções de tratamento. A polipectomia com ressectoscópio é conservadora e minimamente invasiva. Um minirressectoscópio foi recentemente apresentado, permitindo executar esses procedimentos no consultório sem ou com anestesia mínima. Outra opção é a ablação ressectoscópica endometrial global para pacientes que se apresentam com SUA e pólipos e que não desejam ter filhos no futuro.[8] Em termos de tratamento médico, agonistas do hormônio liberador de gonadotrofina (GnRH) mostraram fornecer alívio a curto prazo para pólipos endometriais, mas os sintomas recorrem sempre e, com frequência, o custo e as reações adversas desses fármacos são demasiadamente elevados. Dispositivos intrauterinos contendo levonorgestrel têm sido usados para reduzir a incidência de pólipos endometriais associados ao uso de tamoxifeno. Entretanto, os dados de suporte ao uso dessas duas substâncias são insuficientes. Assim,

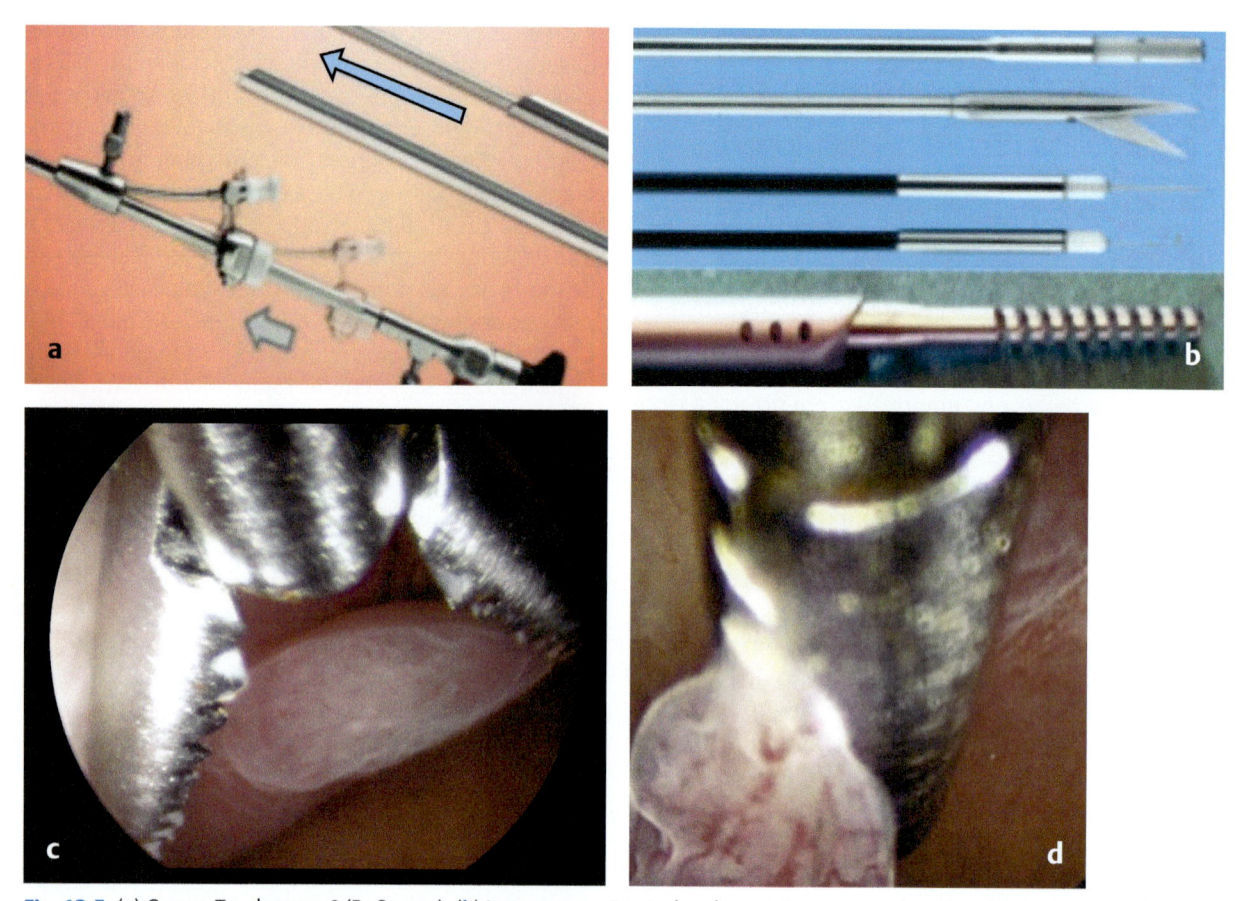

Fig. 12-5. (**a**) Campo Trophyscope® (R. Campo). (**b**) Instrumentos 5 Fr incluindo espirótomo inserido na bainha de exame de fluxo contínuo (R. Campo). (**c**) Pinça jacaré. (**d**) Pinça de preensão.

consideramos razoável o tratamento por expectativa de pólipos pequenos e assintomáticos, dado o baixo risco de malignidade, e o fato de que pólipos pequenos (< 10 cm) podem regredir espontaneamente em 25% dos casos.[17]

Embora a histerectomia seja o tratamento definitivo para pólipos, essa abordagem é de natureza demasiadamente invasiva e frequentemente desnecessária. Existe risco mais alto de morbidade e de mortalidade e é mais dispendiosa que a polipectomia histeroscópica, além de eliminar o potencial de fertilidade futura.[18] A histerectomia só pode ser uma opção razoável em pacientes com pólipos recorrentes, com SUA causando morbidade significativa ou quando outras indicações para o procedimento coexistam, como grandes fibroides, adenomiose ou malignidade. O Quadro 12-2 mostra os vários métodos de tratamento, incluindo vantagens, desvantagens e índices de recorrência.

Estudos demonstraram que o índice de recorrência após a ressecção de pólipos é alto (13,3%) e, especificamente, os pólipos hiperplásicos sem atipia recorrem mais frequentemente que os benignos.[19] Fatores adicionais, como números mais elevados de pólipos e acompanhamento mais prolongado (mais de 1 ano) podem estar associados a risco aumentado. O tipo de pólipo (pedunculado ou séssil) não parece ter qualquer papel, mas os pólipos pedunculados (Fig. 12-2) estiveram mais associados a sangramento uterino anormal.[10] O excesso de estrogênio associado a alto índice de obesidade, uso de tamoxifeno e tabagismo apresentou, também, risco mais alto de recorrência de pólipos endometriais.[20]

Uma vez que a patogênese de pólipos endometriais permanece obscura, métodos de prevenção ainda não foram definitivamente elucidados. Entretanto, já foi demonstrado que sistemas intrauterinos de liberação de levonorgestrel induzem alterações endometriais benignas e podem prevenir a formação de pólipos endometriais em mulheres que estejam recebendo tamoxifeno.[21] Fatores de risco como diabetes, hipertensão e obesidade têm sido estudados quanto ao desenvolvimento de pólipos endometriais, mas não se mostraram estatisticamente significativos. Entretanto, verificou-se uma correlação como o avanço da idade.[22]

Quadro 12-2. Comparação de Tratamentos de Pólipos

Tratamento	Vantagens	Desvantagens	Recorrência
Dilatação e curetagem ou histeroscopia seguida por pinças de preensão "às cegas"/curetagem	- Disponibilidade - Custo baixo - Experiência mínima	- Baixa sensibilidade (8-46%) - Anestesia geral - Hospitalização - Complicação maior - Risco de aderências	15%
Polipectomia histeroscópica	- Ressecção precisa e completa - Recuperação precoce - Volta às atividades normais - Hospitalização mínima - Ambulatorial é possível - Baixo risco de complicação (0,38%) - Associada a bom resultado reprodutivo - Baixo risco de aderência	- Tempo de operação maior - Equipamento especializado - É necessário habilidade	0 a 4,5% baixa recorrência
Histeroscopia e morcelação de pólipos	- Fácil de aplicar - Soro fisiológico - Economia de tempo - Curva de aprendizado curta	- Custo maior - Disponibilidade limitada - Dificuldade aumentada de exame patológico - Risco de sangramento	Não informada ainda
Histeroscopia e remoção bipolar de pólipo	- Fácil de usar - Soro fisiológico	- Custo maior - Disponibilidade limitada	Não informada ainda
Histerectomia	- Tratamento definitivo - Sem risco de malignidade futura - Tratamento de escolha para pólipos malignos	- Alto risco de morbidade cirúrgica - Compromete fertilidade futura - Custo muito maior - Hospitalização	Sem recorrência
Clínico	- Não invasivo	- Apenas para tratamento no curto prazo - Evidência limitada de eficácia	Recorrência de sintomas ao cessar o tratamento

Fonte: Diagnosis and Management of Endometrial Polyps: A Critical Review of the Literature, Salim.

CONSIDERAÇÕES FINAIS

Os pólipos uterinos são projeções digitiformes com sítios diferentes, vaginal, cervical ou endometrial. Podem ser assintomáticos, na maioria das vezes, e são sintomáticos quando sangramento uterino anormal é a queixa mais frequente.

Os exames de imagem sinalizam a sua existência, porém, não tem capacidade de suspeitar malignidade. O sangramento uterino, principalmente na pós-menopausa, é a queixa mais importante associada à malignidade, além do tamanho[23] e os fatores de risco associados ao estrogênio, por uso exógeno ou endógeno nos casos de conversão periférica e tumores funcionantes.

Existem indicações absolutas da polipectomia, mas sua realização vem sendo ampliada pelo uso da técnica de histeroscopia ambulatorial, com seu potencial diagnóstico e cirúrgico em um só tempo.

REFERÊNCIAS BIBLIOGRÁFICAS

1. Lieng M, Istre O, Qvigstad E. [Review of Treatment of endometrial polyps: a systematic review]. Acta Obstetricia et Gynecologica Scandinavica. 2010;89(8):992-1002.
2. Clark T, Stevenson H. Endometrial Polyps and Abnormal Uterine Bleeding (AUB-P): What is the relationship, how are they diagnosed and how are they treated? Best Pract Res Clin Obstet Gynaecol.. 2017;40:89-104.
3. Haimov KR, Deri HR, Hamani Y, Voss E. The natural course of endometrial polyps: Could they vanish when left untreated? Fertil Steril. 2009;92(2):828.e11-828.e12.
4. Tanos V, Berry K, Seikkula J, et al. The management of polyps in female reproductive organs. Int J Surg. 2017 July;43:7-16.
5. Dal Cin P, Vanni R, Marras S, Moerman P, Kools P, Andria M, et al. Four cytogenetic subgroups can be identified in endometrial polyps. Cancer Res. 1995;55(7):1565-8.
6. Salim S, Won H, Nesbitt HE, et al. Diagnosis and management of endometrial polyps: a critical review of the literature. J Minim Invasive Gynecol. 2011;18(5):569-81.
7. Azevedo J, Azevedo L, Freitas F, Wender M. Endometrial polyps: when to resect? Arch Gynecol Obst. 2016;293(3):639-43.
8. Cicinelli E, Bettocchi S, de Ziegler D, et al. Chronic Endometritis, a Common Disease Hidden Behind Endometrial Polyps in Premenopausal Women: First Evidence From a Case-Control Study. J Minim Invasive Gynecol. 2019;26(7):1346-50.
9. Di Spiezio SA, Calagna G, Guida M, et al. Hysteroscopy and treatment of uterine polyps. Best Pract Res Clin Obstet Gynaecol. 2015;29(7):908-19.

10. de Godoy Borges P, Dias R, Machado R, Borges R, Dias D. Transvaginal Ultrasonography and Hysteroscopy as Predictors of Endometrial Polyps in Postmenopause. Women's Health. 2015;11(1):29-33.
11. Yang J, Chen C, Chen S, et al. Factors Influencing the Recurrence Potential of Benign Endometrial Polyps after Hysteroscopic Polypectomy. PLoS ONE. 2015;10(12):e0144857.
12. Moawad NS, Santamaria E, Johnson M, Shuster J. Cost-effectiveness of office hysteroscopy for abnormal uterine bleeding. Multicenter Study. 2014;18(3).
13. Rahimi E, Marani E, Renzi E, et al. Endometrial Polyps and the Risk of Atypical Hyperplasia on Biopsies of Unremarkable Endometrium: A Study on 694 Patients with Benign Endometrial Polyps. Internat J Gynecol Phathol. 2009;28(6):522-8.
14. Uglietti A, Buggio L, Farella M, et al. The risk of malignancy in uterine polyps: A systematic review and meta-analysis. Eur J Obstet Gynecol Reproduct Biol. 2019;237:48-56.
15. Emanuel M, Wamsteker K. The Intra Uterine Morcellator: A new hysteroscopic operating technique to remove intrauterine polyps and myomas. J Minim Invasive Gynecol. 2005;12(1):62-6.
16. Tinelli A, Alonso P L, Haimovich S. Hysteroscopy. Springer; 2018.
17. Modaffari P, Ferrero A, Salusso P, et al. "See and treat hysteroscopy" in the management of endometrial polyp. Eur J Obstet Gynecol Reproduct Biol. 2016;206:e170-e170.
18. Pereira N, Petrini A, Lekovich J, et al. Surgical Management of Endometrial Polyps in Infertile Women: A Comprehensive Review. Surg Res Practice. 2015:914390.
19. Campo R, Santangelo F, Gordts S, et al. Outpatient hysteroscopy. Facts, Views & Vision in Ob Gyn. 2018;10(3):115-122.
20. Pavone M. Predicting the recurrence of endometrial polyps: a commentary. Fertil Steril. 2018;109(3):445.
21. Jiménez LJ, Miguel A, Tejerizo GA, et al. Effectiveness of transcervical hysteroscopic endometrial resection based on the prevention of the recurrence of endometrial polyps in post-menopausal women. BMC Women's Health. 2015;15(1):20.
22. Gardner F, Konje J, Bell S, et al. Prevention of tamoxifen induced endometrial polyps using a levonorgestrel releasing intrauterine system long-term follow-up of a randomized control trial. Gynecologic Oncology. 2009;114(3):452-6.
23. Nappi L, Indraccolo U, Sardo A, et al. Are Diabetes, Hypertension, and Obesity Independent Risk Factors for Endometrial Polyps? J Minim Invasive Gynecol. 2009;16(2):157-62.
24. Lasmar BP, Lasmar RB. Endometrial polyp size and polyp hyperplasia. Int J Gynaecol Obstet. 2013;123(3):236-9.

MIOMA SUBMUCOSO

Ricardo Bassil Lasmar
Bernardo Portugal Lasmar

INTRODUÇÃO

Mioma submucoso é uma neoplasia benigna originária de células musculares lisas do miométrio cujo desenvolvimento depende da interação entre hormônios esteroides, fatores de crescimento, citocinas e mutações somáticas. São tumores monoclonais.

São representados por feixes musculares lisos entrelaçados em variáveis direções, sem atipias. Quando presente, atipias são denominados miomas atípicos, com células gigantes pleomórficas, geralmente focais.

É hormônio-dependente, isto é, tem receptor de estrogênio e de progesterona, podendo crescer na presença destes e reduzindo de tamanho na menopausa ou no uso de medicação que iniba o estrogênio. Modificações também poderão acontecer no período gravídico ou mesmo após terapia hormonal, podendo levar a aumento de dimensão.

Essa ação hormonal exógena ou endógena não tem a mesma resposta em todos os miomas, há heterogeneidade desta entre os vários nódulos de um mesmo útero em tratamento medicamentoso, demonstrando a individualidade bioquímica e histológica dos tumores. Esse crescimento não se dá apenas por hiperplasia e hipertrofia, mas também pela deposição da matriz extracelular composta por colágeno, proteoglicanos e fibronectinas e aumento da atividade mitótica, esses últimos associados a fatores de crescimento como fator de crescimento insulina-símile, fator de crescimento transformador beta, interleucinas e interferons; aumentados nos leiomiomas e cuja expressão pode variar de acordo com o ciclo menstrual. Cerca de 40% dos tumores exibe, ainda, anormalidade citogenética, variáveis na mesma matriz uterina, apesar de a mutação primária permanecer desconhecida, entre elas defeitos nos cromossomos 6, 7, 12 e 14, mais comumente.

Como todos os miomas nascem das células do miométrio, os miócitos, fica evidente que todos são, inicialmente, intramurais, isto é, os miomas nascem intramurais e com o crescimento e o deslocamento poderão ser classificados de modos diferentes. Eles são classificados de acordo com sua localização na parede uterina, em intramurais, submucosos e subserosos. Os miomas intramurais são aqueles que nascem no miométrio e permanecem no miométrio, geralmente têm dimensões de até 3,5 cm, espessura máxima da parede uterina normal. Os submucosos desenvolvem-se no miométrio próximo ao endométrio, projetando-se para a cavidade uterina, podem-se desenvolver assumindo aspecto nodular. Em alguns casos tornam-se pediculados, podendo até se prolongar, exteriorizando-se pelo colo do útero, sendo denominado mioma em parturição. Os subserosos, oriundos do miométrio adjacente à serosa, tendem a ser exofíticos, por vezes atingindo grandes dimensões sem causar queixas. Na presença de grande número de miomas, o útero se apresenta aumentado de tamanho, com a superfície irregular e aspecto nodular, o que é denominado por alguns autores de miomatose uterina.

Mioma pode ser denominado como leiomioma e fibroma e é o tumor benigno mais comum na mulher. Sua prevalência gira em torno de 70 a 80% nas mulheres de 50 anos, em estudos utrassonográficos e histológicos.[1] Existe um estudo que avalia úteros pós-histerectomia em mulheres na perimenopausa, que evidenciou mioma em 77% dos casos.[2]

Como a maioria das pacientes é assintomática, os miomas são, na maioria das vezes, diagnosticados de forma acidental em exames de rotina, como a ultrassonografia. A queixa mais frequente é sangramento menstrual aumentado, sangramento uterino prolongado e irregularidade menstrual e, com isso, essas mulheres podem sofrer com anemia, dores pélvicas e infertilidade.[3] O impacto na qualidade de vida da mulher e em sua produtividade no mercado de trabalho pode ser significante quando este é sintomático. Em um estudo com 21.000 mulheres de todo o mundo foi evidenciado impacto negativo na vida sexual de 43% dos casos, no desempenho no trabalho de 28% e na relação com a família e esposo de 27%.[4,5]

Os miomas são as principais indicações de histerectomia em todo o mundo. Em uma pesquisa feita no Canadá, as histerectomias são a segunda cirurgia mais realizada, perdendo apenas para as cesarianas.[6] Nos Estados Unidos são aproximadamente 200.000 histerectomias e 30.000 miomectomias por ano.[7] O impacto social e financeiro dos leiomiomas uterinos são muito significativos, dessa forma, seu conhecimento e manejo correto é de muita importância na prática do ginecologista.[8]

CONCEITUAÇÃO, ETIOLOGIA, ETIOPATOGENIA

Miomas são tumores benignos e monoclonais das células do músculo liso do miométrio, eles têm aparência redonda, cor branca nacarada, firmes e, na superfície de corte, apresentam padrão espiralado. Apresentam uma camada externa fina de tecido conjuntivo, denominada pseudocápsula, que são representadas por células de músculo liso, alongadas, que se enrolam e se cruzam em ângulo reto entre si. A pseudocápsula permite plano de clivagem entre o mioma e o miométrio, o que facilita o ato operatório, já que, diferente da adenomiose, o mioma não penetra no miométrio, ele nasce no miométrio e, ao crescer, comprime o miométrio adjacente. Cada mioma é proveniente de um único miócito progenitor, por isso, cada tumor encontrado no mesmo útero tem origem em citogenéticas independentes.[9] São formados por matriz extracelular, composta por colágeno, fibronectina e proteoglicanos. Os colágenos do tipo I e III estão em abundância em sua anatomia, contudo se encontram em desarranjo celular semelhantes aos encontrados no quinoide.[10,11] Como a circulação do mioma é superficial e apresenta reduzida densidade arterial quando comparados ao miométrio sadio, torna possíveis eventos de hipoperfusão e isquemia.

A etiologia dos leiomiomas é desconhecida, podendo estar relacionada com fatores hormonais, genéticos e da biologia molecular.[11] Há possibilidade de que níveis elevados de receptores de estrogênio, de forma congênita no miométrio, distúrbios hormonais diversos ou uma resposta a lesões isquêmicas causadas pelas menstruações pregressas sejam fatores relacionados com o desencadeamento inicial nas alterações genéticas das células encontradas nos miomas.

Os fibromas são monoclonais, apresentando alterações cromossômicas em até 40% dos casos,[11] sendo as principais: translocações entre os cromossomos 12 e 14, delações do cromossomo 7 e trissomia do cromossomo.[12] Contudo, mais de 100 genes já foram descritos como alterados em células encontradas nos miomas; os receptores para estrogênio α, receptor para estrogênio β, receptor para progesterona A, receptor para progesterona B, receptor do hormônio do crescimento, receptor de prolactina, genes da matriz extracelular e do colágeno são os principais marcadores encontrados em sua etiologia, podendo estar aumentados ou diminuídos, dependendo do estudo descrito.[13]

Hoje sabemos que não existe a transfomação sarcomatosa no mioma. Os sarcomas são distintos dos miomas, pois já nascem sarcomas, e o que acontece é que, quando pequenos, são confundidos com miomas nos exames de imagem.[14]

A formação do mioma parece ter relação com estrogênio e progesterona, isso fica evidente pela baixa incidência antes da puberdade, redução de volume na menopausa e sua maior presença nas mulheres obesas e na menacme. Reforça ainda essa teoria a proteção na diminuição estrogênica e redução de miomas, nas pacientes com atividade física e naquelas com maior paridade.[15]

É importante realçar que a progesterona tem relação direta com o crescimento do mioma, porém de forma menos clara que os estrogênios, sendo explicada por terem os miomas maior número de receptores de progesterona A e progesterona B que o miométrio normal.[16,17] A progesterona endógena ou exógena leva a maiores taxas de mitose nos leiomiomas, podendo levar ao ser crescimento, enquanto mifepristone, um modulador da progesterona, pode regredir o tamanho dos miomas.[18-20]

Fatores de crescimento têm a função de controle da proliferação celular e parecem ter uma relação com o crescimento dos miomas. São eles: fator de crescimento transformador (β-TGF), fator de crescimento básico de fibroblasto (bFGF); fator de crescimento epidérmico (EGF), fator de crescimento derivado de plaqueta (PDGF), fator de crescimento endotelial vascular (VEGF), fator de crescimento insulina-*like* (IGF) e prolactina.[21,22] A *matrix metalloproteinases* (MMPs), importante fator angiogênico, também parece ter relação com o desenvolvimento dos leiomiomas.

A história familiar de miomatose é outro importante fator de risco. Parentes de primeiro grau de mulheres com mioma têm um risco de 2,5 vezes maior de desenvolver a doença quando comparado com a população geral.[23-25]

As mulheres da raça negra têm 2,9 vezes mais chances de ter miomas do que as caucasianas, isso com menor idade, maiores tamanhos, em maior número e com sintomas mais importantes que no outro grupo estudado.[26,27]

QUADRO CLÍNICO DO MIOMA SUBMUCOSO
Sangramento Uterino Anormal (SUA)

A maioria das pacientes com miomas é assintomática, não necessitando de qualquer tratamento. Mesmo os submucosos podem não causar queixas à paciente, porém, sangramento uterino anormal (SUA) é a mais frequente, podendo atingir 30% das pacientes, com alteração do fluxo menstrual, em intensidade e/ou duração.

A correlação entre mioma submucoso e SUA foi descrita por Jacobson e Enzer, em 1956, com achados de 57% de miomas submucosos em pacientes com SUA.[28]

Publicamos em 2017 possíveis fatores que levariam ao sangramento uterino anormal, na presença de mioma submucoso.[29]

- Aumento da superfície endometrial;
- Aumento da vascularização uterina;
- Alteração no padrão de contratilidade uterina;
- Exposição e ulceração da superfície do mioma submucoso;
- Degeneração do nódulo miomatoso;
- Ectasia venosa uterina por compressão do plexo venoso pelos nódulos.

A presença de mioma submucoso aumenta a superfície endometrial da cavidade uterina; por outro lado, ele é pouco vascularizado, por ser sua vascularização periférica, podendo levar a sangramento por ruptura de um destes vasos.

Parece existir correlação entre o tamanho do mioma e o nível de anemia nas pacientes.[30]

A presença do mioma, principalmente o submucoso, leva à alteração na contratilidade uterina, com interrupção do movimento peristáltico normal. Esta interferência na contratilidade uterina pode estar associada a sangramento uterino aumentado, por impedir a adequada hemostasia dos vasos miometriais.[31]

Com o crescimento do mioma, como sua vascularização é periférica, poderá haver menor suprimento de sangue, ocorrendo degeneração e necrose. Este processo é mais frequente no período gestacional, quando pode ocorrer um crescimento acelerado do mioma. Com a degeneração poderá haver exposição da vascularização do nódulo, levando a sangramento transvaginal abundante.[32,33]

Infertilidade

O mioma uterino, apesar de muito prevalente, está diretamente relacionado com a infertilidade em apenas 3 a 5% dos casos. São os submucosos os principais responsáveis pela infertilidade. Nódulos grandes ou múltiplos, que levem à distorção importante da cavidade, ou obstrução de orifício interno ou tubas, também podem causar infertilidade. A histeroscopia é o método de escolha para avaliação do impacto do mioma na cavidade uterina, devendo ser solicitada em pacientes com infertilidade associada a miomas uterinos.[5]

Outras Queixas

Os miomas submucosos podem levar à dispareunia, leucorreia, dor pélvica crônica e dismenorreia. Nas pacientes com queixas de dismenorreia é muito importante afastar adenomiose, que representa a maior causa de dismenorreia. Para podermos pensar no diagnóstico diferencial, apenas com a avaliação clínica, poderemos afirmar que mioma submucoso tem como queixas sangramento e dismenorreia, enquanto a adenomiose causa dismenorreia e sangramento uterino anormal.

> Diagnóstico diferencial de mioma e adenomiose, com a clínica:
> - Mioma submucoso = sangramento e dismenorreia.
> - Adenomiose = dismenorreia e sangramento.

PROPEDÊUTICA

A propedêutica está relacionada com a investigação do sangramento uterino anormal e de infertilidade, assim como da classificação do mioma submucoso, importante ferramenta para a conduta.

Didaticamente separaremos em dois tipos de métodos propedêuticos, que na maioria das vezes são utilizados em conjunto, pois se complementam os métodos que apenas investigam a cavidade uterina e os que investigam a cavidade e as paredes uterinas.

Os métodos que investigam o mioma submucoso na cavidade uterina são mais precisos em relação ao mioma, confirmam sua presença, número, localização e correlação com o miométrio. São estes as histerossalpingografia e a histeroscopia.

Os métodos que permitem a visualização da cavidade uterina e também de toda a parede uterina são a ultrassonografia transvaginal e pélvica, histerossonografia e a ressonância magnética da pelve.

Histerossalpingografia

Tem como vantagem, nas pacientes com infertilidade, avaliar também a permeabilidade tubária, sugerindo, com grande sensibilidade, a presença do mioma. Se existir mais de um, porém, sua localização e relação com o miométrio não será eficiente.

Histeroscopia

Como método de visão direta da cavidade uterina, oferece todas as informações possíveis sobre a porção intracavitária do mioma submucoso e uma boa avaliação sobre a porção do nódulo, que se encontra no miométrio, porção intramural. Desta forma, com a histeroscopia é possível classificar o mioma submucoso e avaliar a necessidade de outros métodos de imagem. Outra função importante da histeroscopia está em afastar outras causas intrauterinas de sangramento e fazer estudo anatomopatológico do endométrio ou das lesões identificadas, por isso deverá, sempre que possível, ser indicada na investigação (Fig. 13-1).

> Histeroscopia é a visão direta da cavidade uterina, permitindo avaliar a presença do mioma submucoso, número e localização, avaliar o componente intramural, afastar outras causas de SUA, avaliar o estudo anatomopatológico e classificar o mioma.

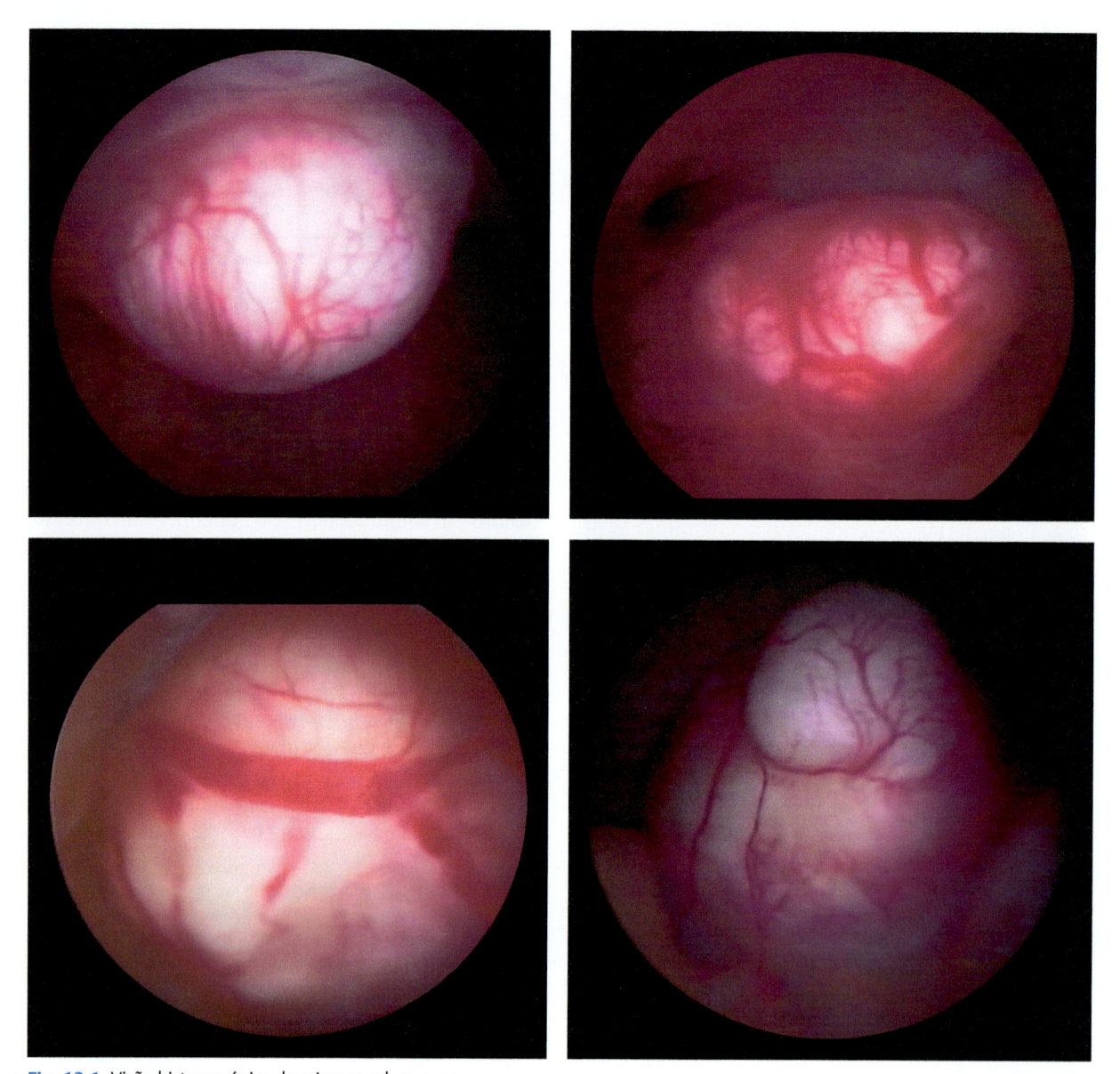

Fig. 13-1. Visão histeroscópica de miomas submucosos.

Ultrassonografia (USG) – Principalmente Ultrassonografia Transvaginal (USGTV)

É o exame de rotina e geralmente o primeiro realizado, tem boa acurácia, fácil acesso e baixo custo de realização, porém tem papel limitado na presença de útero volumoso ou de múltiplos nódulos, pois a sombra acústica posterior dificulta a avaliação e a contagem dos mesmos. Tem validade, também, para avaliar o componente intramural do mioma e o manto de miométrio livre até a serosa, mas o inconveniente é que é totalmente operador-dependente (Fig. 13-2).

Histerossonografia

Procedimento ultrassonográfico realizado com o útero distendido com soluto fisiológico, para maior contraste e detalhamento da cavidade uterina. Tem maior precisão do que a USGTV na identificação da cavidade uterina e do manto miometrial (Fig. 13-3).

Ressonância Magnética da Pelve (RM)

Tem indicação em úteros com volume superior a 375 cm^3 ou com mais de quatro miomas. Com ótima definição quanto ao número, localização, tamanho dos nódulos, proximidades de outros miomas, diagnosticar adenomiose e adenomioma, afastar os não miomas e os sarcomas e manto miometrial. O manto miometrial refere-se à distância entre a porção mais profunda do mioma no miométrio e a serosa, sendo de importância ímpar na miomectomia histeroscópica, uma vez que a confirmação de mioma transmural (aquele que atinge a serosa) contraindica a abordagem histeroscópica pela alta probabilidade de perfuração uterina durante o procedimento. Mesmo sendo operador e equipamento-dependente, a presença das imagens permite ao ginecologista fazer sua própria avaliação. Devido ao seu custo, deve ser solicitada quando há suspeita de um componente intramural importante, na suspeita de vários miomas, para diagnóstico diferencial com adenomiose ou malignidade, sendo importante avaliação para conduta conservadora, a miomectomia, por permitir um planejamento cirúrgico adequado (Fig. 13-4).

TRATAMENTO

Os miomas submucosos são responsáveis pelo SUA e pela infertilidade, por isso têm indicação cirúrgica mais frequente do que os intramurais e os subserosos.

Como a miomectomia histeroscópica é realizada em uma cavidade (limites de movimentação e abordagem), necessita de meio líquido para distendê-la (risco de intravasamento) e, com frequência, avança no miométrio (risco de sangramento e intravasamento), é determinante a avaliação prévia da dificuldade e possibilidade da miomectomia histeroscópica. Além da experiência do cirurgião e do instrumental necessário, e das condições clínicas da paciente, a classificação do mioma é fundamental para minimizar riscos.

A classificação do mioma submucoso, padronizando em níveis, permite sinalizar o grau de dificuldade e complexidade da miomectomia histeroscópica e a comparação de resultados. Existem duas classificações atualmente: a da ESGE, descrita por Wansteker et al., em 1993,[34] e a de Lasmar – STEP-W, publicada em 2005 (Quadros 13-1 e 13-2).[35]

A classificação da Sociedade Europeia de Ginecologia (ESGE) descreve o mioma submucoso em três níveis: nível 0 = totalmente na cavidade uterina; nível 1 = com a sua maior porção no interior do útero; e nível 2 = com sua menor porção na cavidade uterina. A outra

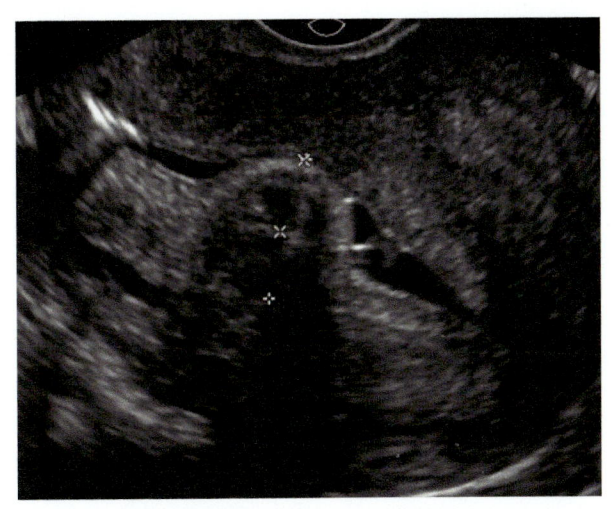

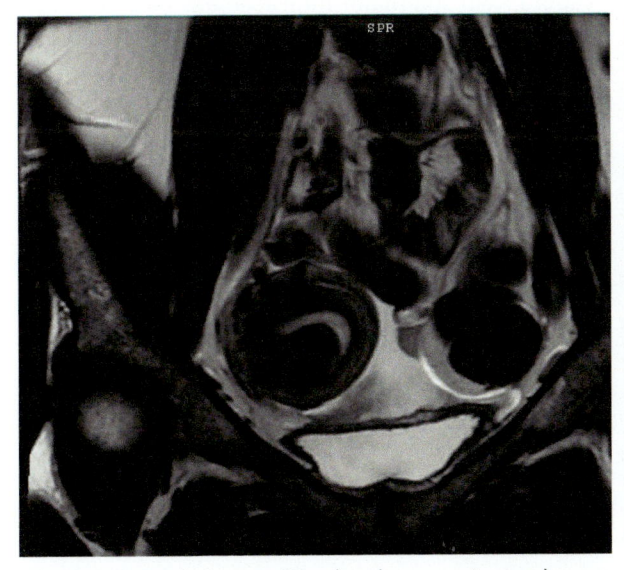

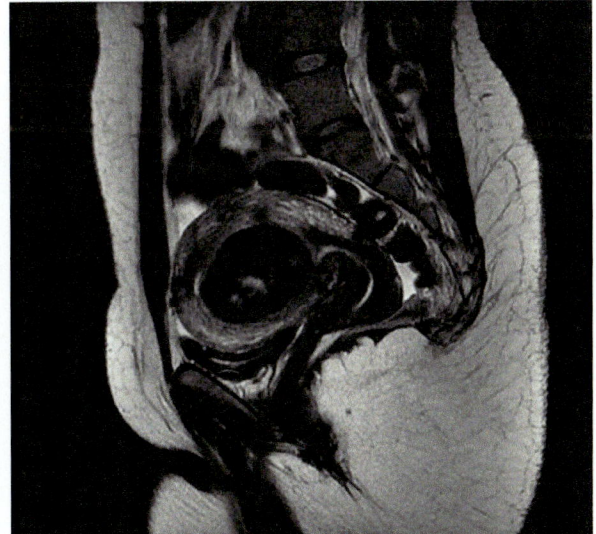

Fig. 13-2. Ultrassonografia com mioma submucoso.

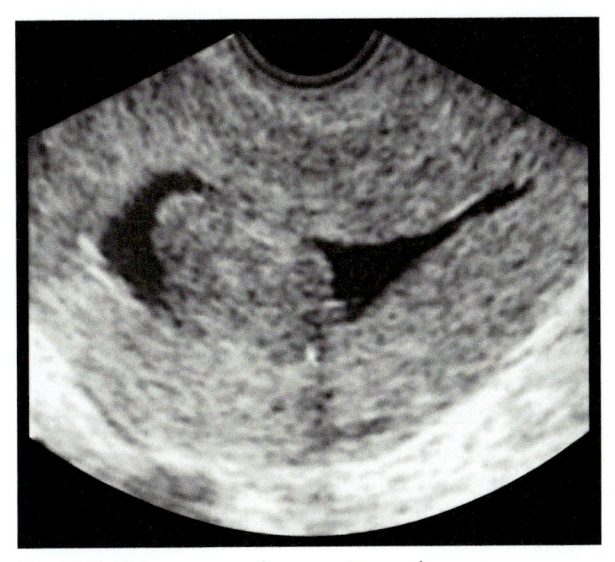

Fig. 13-3. Histerossonografia com mioma submucoso.

Fig. 13-4. Ressonância magnética da pelve com mioma submucoso.

classificação, a de Lasmar ou STEP-W *classification*, avalia cinco parâmetros: tamanho do nódulo, topografia, extensão da base em relação à parede acometida, penetração no miométrio e parede acometida. Esta última permite a orientação prévia à cirurgia quanto a possibilidade, complexidade ou impossibilidade da miomectomia histeroscópica.

Como avaliar cada parâmetro da classificação de Lasmar:

- *Tamanho do nódulo (SIZE)*: é o maior diâmetro do mioma identificado em um dos exames de imagem. Quando o nódulo mede até 2 cm, recebe o escore 0; entre 2 e 5 cm recebe o escore 1 e, medindo mais de 5 cm, recebe o escore 2;
- *Localização (TOPOGRAPHY)*: é determinada pelo terço da cavidade uterina em que está situado o mioma, sendo escore 0 quando este se localiza no terço inferior, escore 1 no médio e escore 2 no terço superior;
- *Extensão da base do mioma em relação à parede acometida (EXTENSION)*: quando a base do mioma acomete 1/3 ou menos da parede uterina, recebe o escore 0; quando a base do nódulo ocupa de 1/3 a 2/3 da parede, o escore é 1; e quando ela acomete mais de 2/3 da parede tem o escore 2;
- *Penetração no miométrio (PENETRATION)*: segue o mesmo princípio da ESGE em relação à penetração do mioma no miométrio, escores 0, 1 e 2;
- *Parede uterina (WALL)*: mioma de parede anterior e posterior recebe o escore 0, enquanto o localizado na parede lateral escore 1.

Antes da miomectomia histeroscópica, outras avaliações são importantes para a conduta cirúrgica: a avaliação clínica da paciente, principalmente hemograma e coagulograma, pois a maioria cursa com SUA; o desejo de gestação futura, em decorrência da possibilidade de cirurgias extensas e, consequentemente, sinéquias uterinas.

A rotina pré-operatória, realizada em nosso serviço, é hemograma completo, glicose, ureia, creatina, ácido úrico, lipidograma, sódio, potássio, coagulograma, urina - EAS e cultura, radiografia de tórax e risco cirúrgico.

Nas pacientes com hematócrito inferior a 30% ou hemoglobina inferior a 10 g/dL, deve-se bloquear a menstruação da paciente por 2 a 3 meses, associando ferro. Nestes casos, indica-se o análogo do GnRH por 2 ou 3 meses. Em nosso serviço o análogo do GnRH não faz parte da rotina pré-operatória da miomectomia histeroscópica, sendo apenas indicado nas pacientes com sangramento importante e anemia.

Nas pacientes com sangramento uterino irregular, mas sem anemia, utiliza-se o ácido tranexâmico, 2 comprimidos de 8/8 horas, também associado ao ferro.

O ácido tranexâmico tem como mecanismo de ação a inibição da fibrinólise, estabilizando assim a formação do coágulo. Não foi bem estudado na menorragia associada a miomatose uterina, apesar de ser amplamente prescrito nos casos idiopáticos de hipermenorreia. São bem tolerados e reduzem significativamente a perda sanguínea.[36]

Miomectomia Histeroscópica

A miomectomia histeroscópica é uma cirurgia conservadora, tem sua maior indicação nas pacientes com infertilidade, mas cresce a indicação nas pacientes que

Quadro 13-1. Classificação de Miomas Submucosos da ESGE.[34]

Nível/tipo	Penetração do mioma no miométrio
0	Mioma totalmente na cavidade uterina
1	Mais de 50% do mioma está na cavidade uterina
2	Mais de 50% do mioma está no miométrio

Quadro 13-2. Classificação de Miomas Submucosos de Lasmar – STEPW *Classification*[35]

Escore	Tamanho (size)	Terço (Topography)	Base (Extension)	Penetração (Penetration)	Parede lateral (Wall)	Total
0	≤ 2 cm	Inferior	≤ 1/3	0	+ 1	Total
1	> 2 a 5 cm	Médio	> 1/3 a 2/3	≤ 50%		
2	> 5 cm	Superior	> 2/3	> 50%		
Escore Total	+	+	+	+	=	

Escore	Grupo	Conduta sugerida
0 a 4	I	Miomectomia histeroscópica de baixa complexidade
5 e 6	II	Miomectomia de alta complexidade, pensar em preparo com análogo do GnRH e/ou cirurgia em 2 tempos
7 a 9	III	Indicar outra técnica não histeroscópica

não aceitam a histerectomia como tratamento para doença benigna. Pode ser realizada em ambiente ambulatorial ou hospitalar, sendo que em ambos os ambientes os instrumentais sem e com energia poderão ser utilizados.

A miomectomia ambulatorial é uma ótima opção e, sempre que possível, deverá ser realizada, pois representa a essência do *see and treat*, com melhora imediata dos sintomas, mais economia, não afasta a paciente de suas atividades e para o histeroscopista significa a associação da técnica com a arte.

A miomectomia hospitalar estará indicada na impossibilidade de miomectomia ambulatorial, determinada desde a não tolerância à dor pela paciente, falta de material e qualificação do histeroscopista, e, principalmente, ao próprio mioma, ao ser classificado.

Técnicas de Miomectomia Histeroscópica

A miomectomia, seja laparotômica ou laparoscópica, é um procedimento bastante consagrado, amplamente realizado, com grande índice de sucesso. Em ambos os acessos, a técnica da miomectomia é a mesma: incisão da serosa até a pseudocápsula, apreensão do mioma, tração e movimentação do nódulo, auxílio na dissecção do plano da pseudocápsula com afastamento do miométrio, liberando o mioma da parede uterina. Essa técnica de enucleação do mioma é conhecida e realizada por todos os ginecologistas. Todos sabem que ao se encontrar a pseudocápsula, a chance de preservação do útero será maior, com menor sangramento e menor dano miometrial, o que difere da ressecção de adenomiose, que não tem pseudocápsula (Fig. 13-5).

A pseudocápsula tem tanta importância na miomectomia histeroscópica, que temos um capítulo específico sobre ela (Capítulo 14), escrito pelo Prof. Andreas Tinelli.[37]

Não há diferença entre o mioma submucoso e os outros miomas uterinos, pois este também tem pseudocápsula e esta é mais espessa. O componente intramural do mioma submucoso é idêntico ao do mioma subseroso com componente intramural.

Desta forma, na miomectomia histeroscópica, para a retirada do mioma da parede uterina, isto é, do miométrio, a técnica deverá ser a mesma da laparotomia e laparoscopia, enucleação, sendo morcelado ou fragmentado apenas para ser retirado da cavidade uterina,

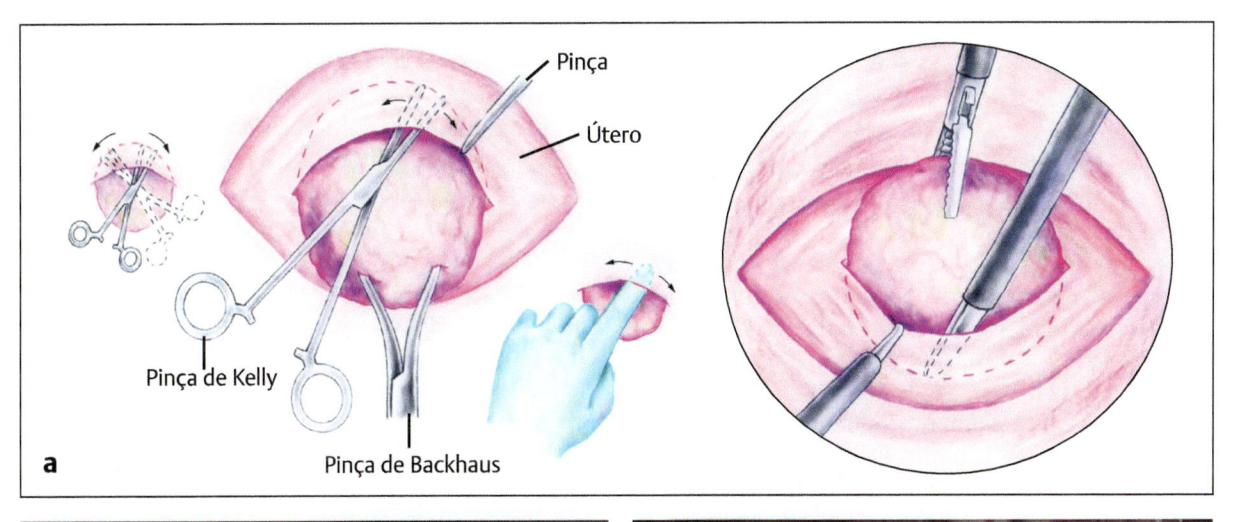

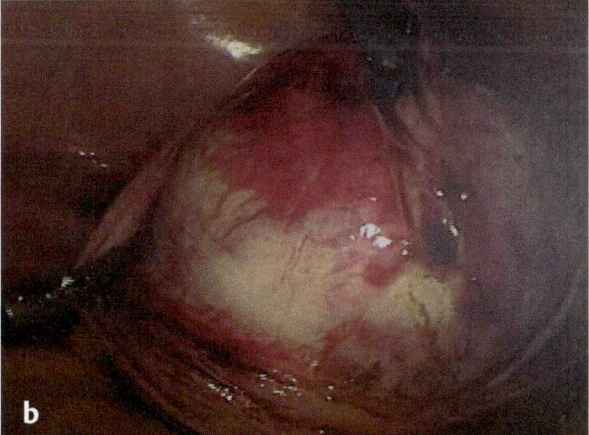

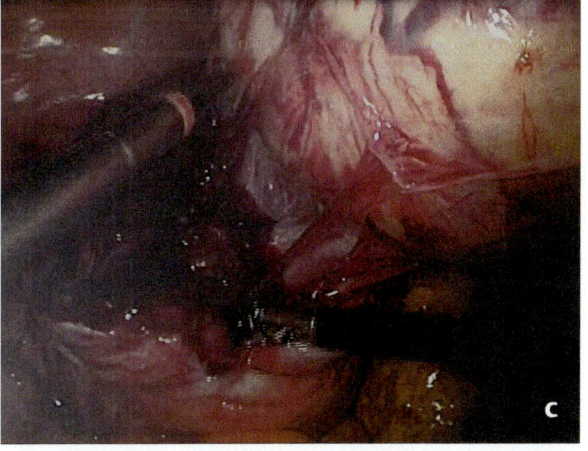

Fig. 13-5. (a-c) Miomectomia laparoscópica com preservação da pseudocápsula. (Fonte: (a) LASMAR, Ricardo Bassil et al. Tratado de Ginecologia. Rio de Janeiro: Guanabara Koogan, 2017, p. 142 e 143. Com permissão da Editora Guanabara Koogan.)

semelhante ao procedimento na laparoscopia, em que o mioma é enucleado e depois morcelado para sair em incisões menores da parede abdominal.

> A necessidade de fragmentação do mioma submucoso ou morcelamento é para retirá-lo da cavidade uterina, porém, para liberá-lo do miométrio, a técnica deverá ser a enucleação.

A apresentação das técnicas tornará mais didática a apresentação desse capítulo, pois temos basicamente duas técnicas, que podem ser associadas ou isoladas, tendo cada uma delas a sua indicação de excelência. Estas são a técnica de enucleação e a técnica de fatiamento (*slicing*) ou miólise, todas possíveis de realização na histeroscopia ambulatorial e hospitalar.

A técnica de enucleação foi descrita por Mazzon em 1995[38] e Lasmar em 2005[35]. Ambas as técnicas têm o mesmo fundamento para enucleação do nódulo, porém Mazzon fragmenta o nódulo até chegar a sua porção intramural e utiliza *cold loop* para mobilizar o mioma, enquanto Lasma, faz a enucleação do mioma inteiro e depois faz o fatiamento.

A técnica é incisar o endométrio ao redor do mioma submucoso para chegar à pseudocápsula (Lasmar) ou chegar a esse plano fatiando o mioma até próximo ao miométrio (Mazzon). Chegando à pseudocápsula, algumas traves fibrosas deverão ser seccionadas. A mobilização do mioma, de fora para o centro, da frente para a trás, vai progressivamente liberando-o do miométrio, sem sangramento importante e sem dano térmico, com menor risco de intravasamento, por não seccionar os vasos miometriais.

A mobilização do mioma com sua enucleação poderá ser realizada por todos os instrumentos, sem energia, sendo mais adequados o uso de tesoura ou pinça de saca-bocado no ambulatório e alça de Collins ou *cold loop* na histeroscopia hospitalar.

A técnica do fatiamento se baseia no corte progressivo da porção submucosa do mioma, mantendo-se a fragmentação da porção intramural, levando, na maioria das vezes, à maior retirada de endométrio e miométrio, com maior dano térmico e risco de intravasamento.

A fragmentação do mioma pode ser realizada com alça em semicírculo, com energia mono ou bipolar, fibra de *laser* ou morcelador.

Desta forma, a técnica de excelência na miomectomia histeroscópica é a enucleação da porção intramural do mioma submucoso, isto é, mobilizar o nódulo na parede do útero enquanto a fragmentação trataria da retirada do mioma da cavidade uterina.

Miomectomia Histeroscópica Ambulatorial

A miomectomia histeroscópica ambulatorial é um procedimento seguro, tratando imediatamente a lesão no mesmo momento do diagnóstico, diminuindo a preocupação e a ansiedade da paciente, assim como as queixas. Tem menor custo quando comparada com a cirurgia em ambiente hospitalar e, para o histeroscopista, o prazer da realização da melhor técnica e arte da histeroscopia. No entanto, existem limites a serem respeitados.

Os limites para miomectomia histeroscópica ambulatorial dependem de alguns fatores, que quando associados aumentam a dificuldade para realização do procedimento. Estes estão relacionados: com a paciente, com o mioma, à tecnologia aplicada e ao histeroscopista.

Quanto à paciente, o fator limitante principal é a sua sensibilidade ao desconforto, que pode permitir o exame diagnóstico, mas impede a cirurgia ambulatorial.

O tamanho do mioma, sua localização, fúndica ou cornual, e a maior penetração no miométrio são fatores determinantes para dificultar ou impedir a miomectomia ambulatorial (classificação de Lasmar). A associação de fatores amplia as dificuldades para a realização de miomectomia ambulatorial.[39]

O instrumental utilizado e o tipo de energia podem ampliar a possibilidade de realização da cirurgia ambulatorial. A mobilização do mioma é mais útil nos miomas com maior penetração no miométrio, enquanto as técnicas de morcelamento são favoráveis nos miomas de maior tamanho. Os miomas fúndicos e cornuais são difíceis em qualquer técnica.

A experiência do histeroscopista é determinante para realização da miomectomia histeroscópica ambulatorial.

Para os que estão iniciando na cirurgia ambulatorial é aconselhável iniciar a miomectomia histeroscópica nos menores miomas, 1 a 2 cm, totalmente na cavidade uterina, não se preocupando com a extração imediata ou expulsão tardia do nódulo.[40]

Em nosso serviço a técnica mais realizada é utilizando a pinça saca-bocado ou tesoura de 5 ou 7 Fr. Inicialmente, faz-se a incisão do endométrio ao redor do nódulo até que se tenha acesso ao plano da pseudocápsula, depois com a pinça ou o com o corpo do histeroscópio, entrando entre o nódulo e o miométrio, faz-se a liberação, inicialmente, lateral do mioma e, a seguir, central, até a sua liberação completa (Fig. 13-6).

Ao término, o nódulo ficará solto na cavidade e pode ser fragmentado ou retirado, por inteiro, com uma pinça de apreensão. Em casos de dificuldade na retirada do nódulo da cavidade, a paciente deverá ser orientada a retornar em 7 a 10 dias, período em que ou o nódulo será expulso espontaneamente pela paciente – esta deverá ser orientada quanto a esta possibilidade – ou terá reduzido drasticamente de tamanho, permitindo sua retirada com maior facilidade.

CAPÍTULO 13 ■ MIOMA SUBMUCOSO 131

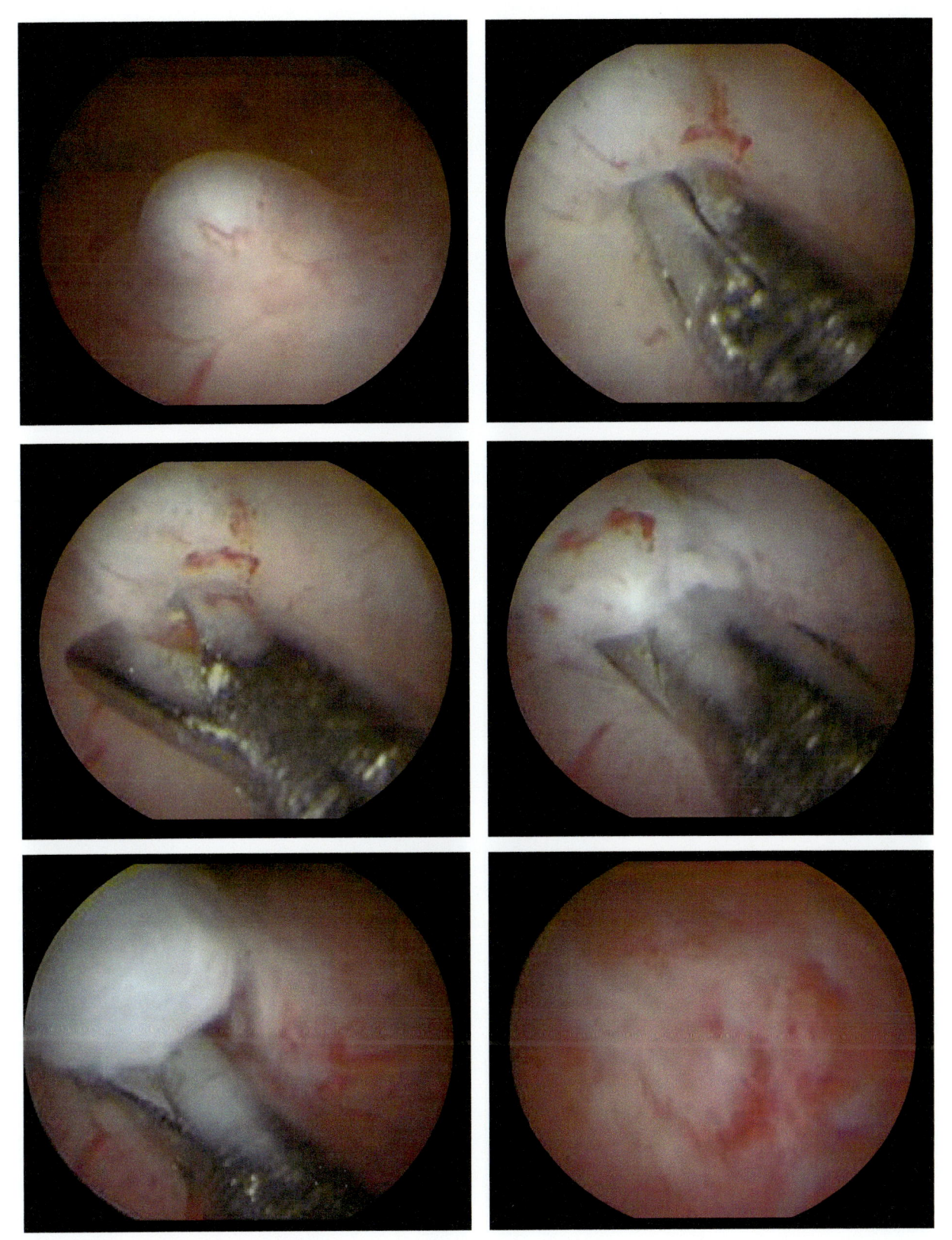

Fig. 13-6. Miomectomia ambulatorial com pinça saca-bocado.

Na utilização de instrumentos com energia, podemos utilizar a alça de Collins bipolar do sistema de Gubbini[41] (Fig. 13-7) ou a fibra de *laser* para incisar o endométrio ao redor do mioma. No entanto, toda a mobilização é realizada mecanicamente com pinças, alça ou o próprio ressectoscópio.

O tamanho do mioma pode dificultar a abordagem da base do nódulo. Miomas maiores podem ser ressecados com maior facilidade utilizando-se alça energizada, que permite diminuição do nódulo e maior facilidade de abordagem da base para mobilização.

Quando se realiza a miomectomia ambulatorial, por vezes o nódulo é maior do que o orifício interno, impossibilitando sua retirada da cavidade uterina. A permanência deste dentro do útero não acarreta qualquer problema, apenas cólica no momento da expulsão que ocorrerá em no máximo 7 a 10 dias. Na presença de ressectoscópio, *laser* ou morcelador, o fatiamento da lesão é realizado com a sua retirada completa.

Miomectomia Histeroscópica Hospitalar

A miomectomia hospitalar é um procedimento em que a paciente é assistida, também, pelo anestesista, em ambiente hospitalar. Está indicada quando o mioma classificado sinalizar miomectomia histeroscópica com complexidade, em pacientes com baixa tolerância ao procedimento ambulatorial e quando o histeroscopista não tem instrumental ou experiência em miomectomia ambulatorial. Comparada com a miomectomia ambulatorial, a hospitalar geralmente

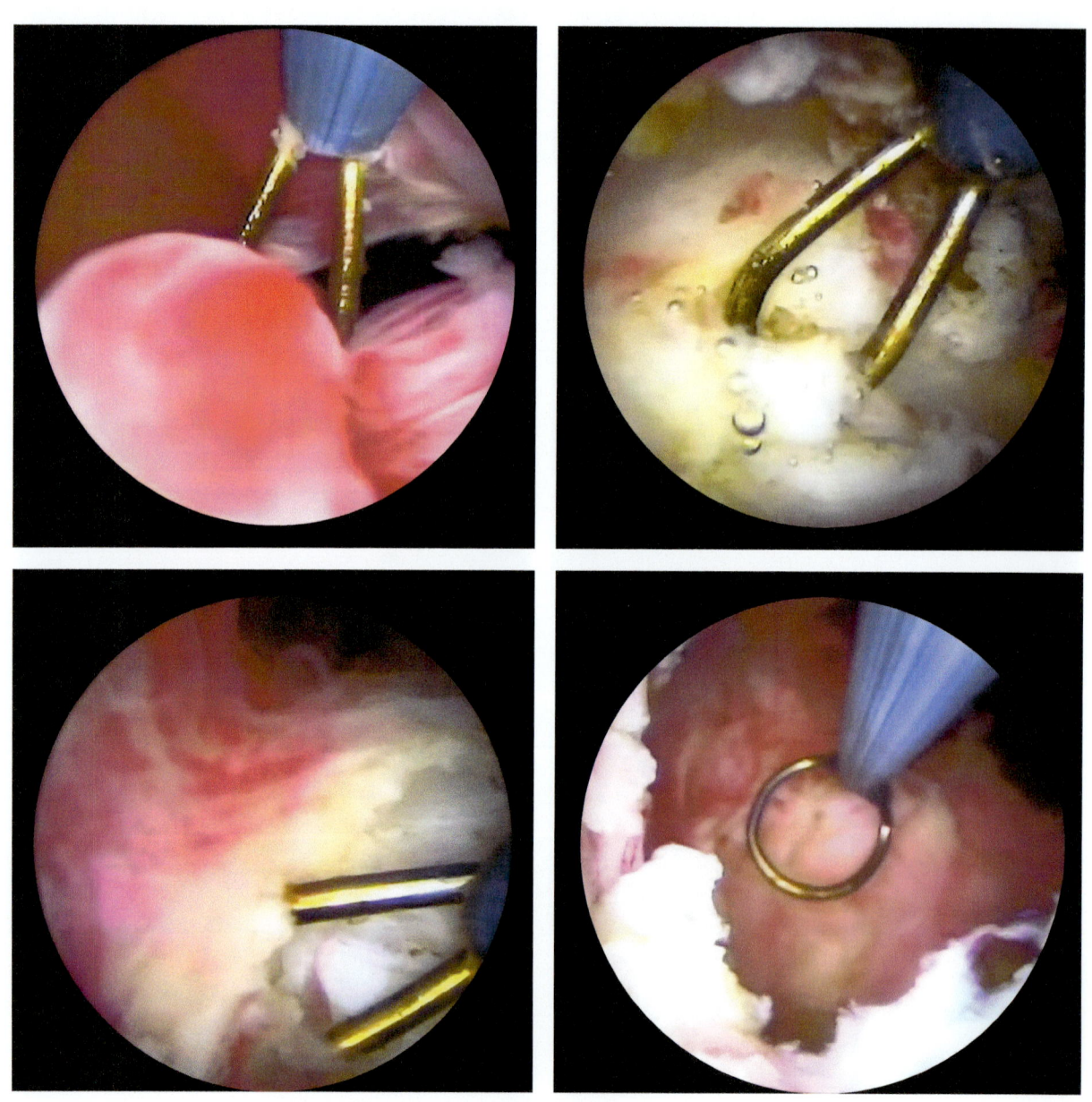

Fig. 13-7. Miomectomia histeroscópica ambulatorial com minirressectoscópio.

tem maior tempo operatório, com possibilidade de sangramento e intravasamento, riscos inerentes à miomectomia de mioma com abordagem mais difícil e, por isso, deverão ser realizadas sob anestesia e em centro cirúrgico.

As vantagens da miomectomia hospitalar, além de a paciente não sentir qualquer desconforto ou dor, são: segurança no monitoramento da paciente, no sangramento e no controle do balanço hídrico. Esse controle é fundamental, pois são os casos de maior complexidade e risco de complicações. A miomectomia histeroscópica hospitalar é um procedimento de alta complexidade, estando associada a sangramento, perfuração uterina, cirurgia incompleta, lesões de órgãos pélvicos e intravasamento.

A anestesia pode ser por sedação nas miomectomias com menor tempo operatório e bloqueio naquelas com tempo maior, para que se tenha maior controle do nível de consciência da paciente e menor uso de medicações. Desta forma, cada equipe cirúrgica decidirá o tipo de anestesia de acordo com a técnica e tecnologia empregadas, tempo operatório, experiência do cirurgião e complexidade do caso. Mais informações sobre anestesia poderão ser encontradas no Capítulo 10.

Como relatado anteriormente, a miomectomia pode ser dividida em enucleação do mioma e fragmentação ou miólise deste, sem uso de energia ou com diferentes tipos de energia (Quadros 13-3 e 13-4).

Nesse capítulo não iremos comparar os meios de energia ou sistemas de cirurgia, pois todos podem ser aplicados em várias técnicas operatórias e os serviços e hospitais não têm todos os sistemas, na maioria das vezes dispondo de 1 ou 2.

É importante realçar que a técnica e sistemas têm influência na retirada completa ou não do mioma, porém, dois fatores são determinantes: a experiência do cirurgião e a classificação do mioma.

Mesmo no ambiente hospitalar o uso de tesoura ou pinça saca-bocado também pode ser utilizado, principalmente em miomas menores e mais intracavitários. A técnica é a mesma descrita na miomectomia ambulatorial, acesso a pseudocápsula, mobilização da base com a enucleação. Técnica simples, não precisa de dilatação do colo do útero, apenas o canal operatório e bom treinamento para a histeroscopia operatória ambulatorial.

Em nosso serviço utilizamos pinça de apreensão e saca-bocado com frequência, na presença de pólipos em óstios tubários, local de difícil acesso com alças de ressecção e risco de oclusão com o uso de energia. Em lesões neste sítio optamos pelo uso de pinças pelo canal operatório, principalmente em pacientes que desejam engravidar.

Em todos os serviços existem os ressectoscópios mono ou bipolar e com estes é possível realizar todos os tipos de intervenções histeroscópicas.

Para a introdução do ressectoscópio é necessária a dilatação do colo do útero, exceto o de Gubbini, com 16 Fr, que pode ser acoplado no mesmo histeroscópio para diagnóstico.

A técnica com o ressectoscópio, independente do tipo de energia, é a mesma, com os movimentos da alça planejados sempre no sentido fundo-colo do útero, com a angulação do eixo do ressectoscópio para definir o grau de profundidade da ressecção. Esses dois movimentos têm que ser pensados e preparados antes do acionamento da energia para que se faça a ressecção apenas do mioma, não perfurando a parede do útero e para que a penetração do corte seja a desejada, sem risco (Fig. 13-8).

A movimentação da alça de ressecção com energia só poderá ser movimentada no sentido fundo-colo do útero, porém, sem energia, ela poderá ser acionada em qualquer sentido, mesmo colo-fundo do útero, pois terá ação mecânica. Esse movimento da alça, sem energia, denominado de alça fria, é utilizado, com frequência, para mobilizar e enuclear o mioma submucoso, aplicando-se também na base de alguns pólipos para sua retirada completa, sem uso de energia, assim como o tratamento da retenção dos produtos da concepção.

Quadro 13-3. Técnicas de Miomectomia Histeroscópica

Enucleação	Fragmentação ou miólise
Lasmar – mobilização direta	Slicing ou fragmentação
Mazzon – cold loop	Morcelador
	Miólise – laser e radiofrequência

Quadro 13-4. Técnica Cirúrgica e Energia Utilizada na Miomectomia Histeroscópica

Técnica	Energia
Lasmar – mobilização direta	Mecânica, inicia-se com qualquer energia
Mazzon – cold loop	Mecânica, inicia-se com qualquer energia
Slicing ou fragmentação	Monopolar, bipolar, laser, morcelador
Morcelador	Mecânica
Miólise	Laser e radiofrequência

- Movimentação da alça de ressecção com energia = sentido fundo-colo.
- Movimentação da alça de ressecção sem energia = qualquer sentido.

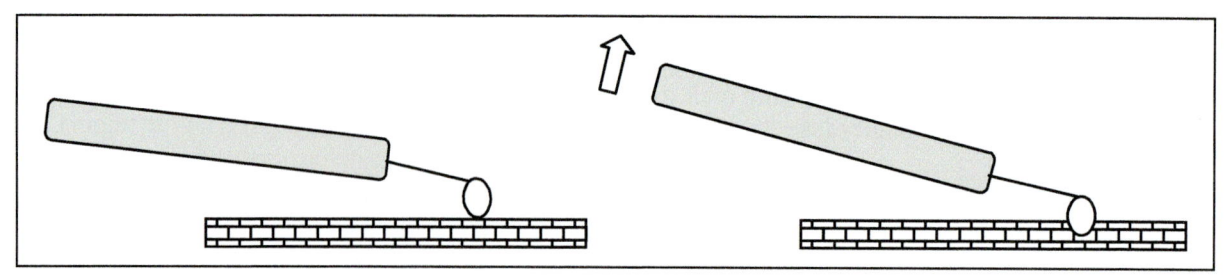

Fig. 13-8. Angulação do ressectoscópio e profundidade no tecido.

Técnica de Fatiamento ou *Slicing*

O princípio da técnica de fatiamento ou *slicing* é a retirada parcial, em fragmentos, e progressiva do mioma, iniciando na sua superfície e caminhando até a sua base. São retiradas lâminas de mioma, com a alça semicírculo no ressectoscópio mono ou bipolar, movimentando-a energizada, do fundo para o colo do útero. O meio de distensão é distinto de acordo com o tipo de energia; com a energia monopolar utilizam-se os meios não eletrolíticos que são glicina 1,5%, manitol e manitol/sorbitol, enquanto com a bipolar são utilizados os meios eletrolíticos, soluto fisiológico 0,9% e Ringer Lactato (Fig. 13-9).[42]

Em decorrência da retenção de fragmentos de mioma na cavidade uterina, é necessária a interrupção do procedimento com esvaziamento da cavidade, para que a visão da cavidade e da lesão seja recuperada.

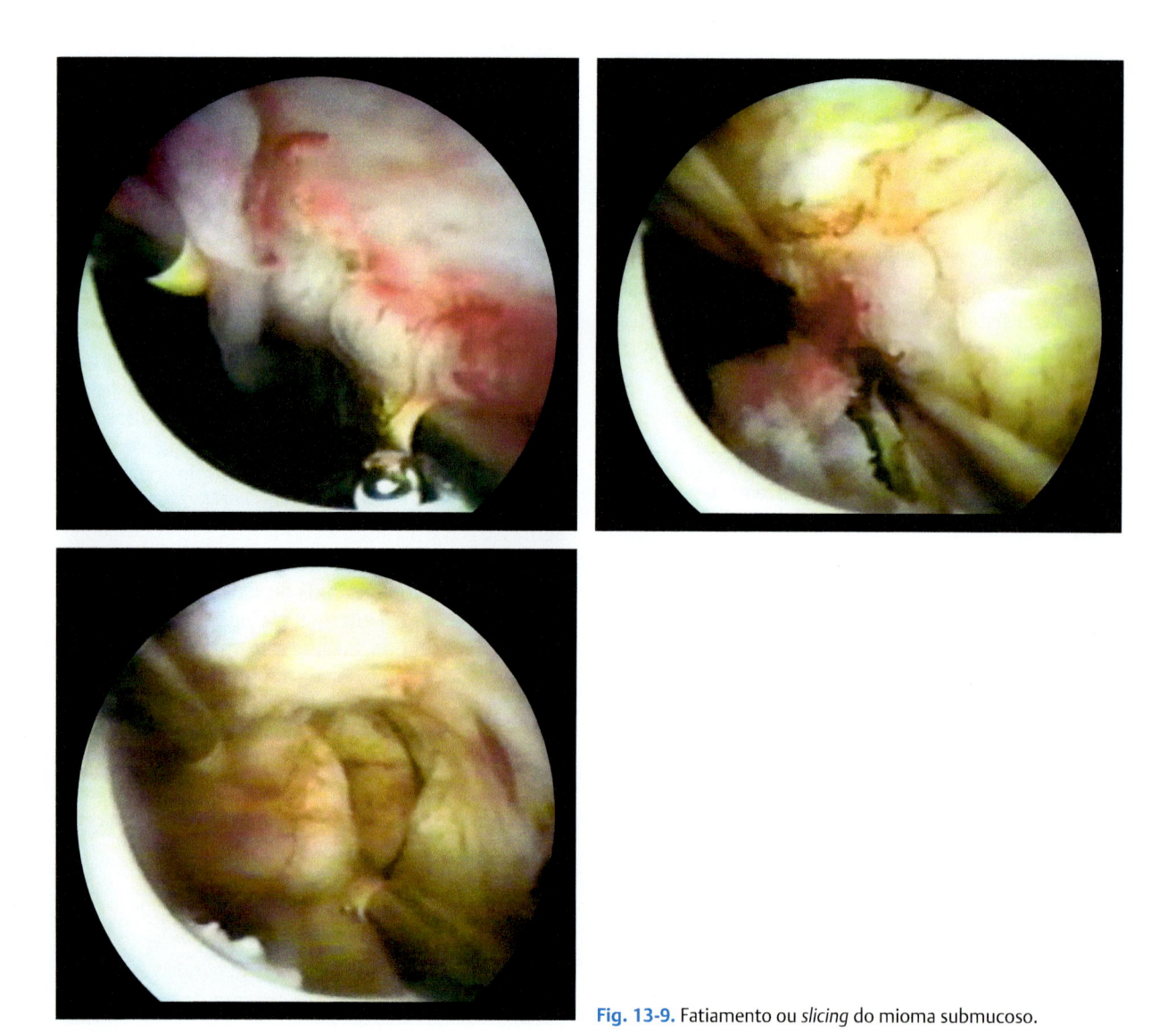

Fig. 13-9. Fatiamento ou *slicing* do mioma submucoso.

Tem como vantagem a possibilidade de tratamento cirúrgico de nódulos maiores, retirar da cavidade os fragmentos do mioma, fazendo redução volumétrica, e fazer hemostasia ao mesmo tempo. Como desvantagem, maior sangramento no procedimento (os vasos do mioma são superficiais), maior possibilidade de intravasamento, principalmente nos miomas com maior componente intramural, maior risco de perfuração e interrupção frequente da cirurgia para retirada de fragmentos, além de maior dano endometrial e miometrial adjacente ao mioma.

Há possibilidade de miomectomia incompleta, pois quando houver sinais de absorção massiva de líquidos e risco da síndrome de intravasamento, ou tempo operatório longo e risco de perfuração, o procedimento é interrompido para um novo em torno de 3 meses.

A regulagem do gerador eletrocirúrgico – corte – coagulação e *blend* é determinada pela necessidade do cirurgião para cada caso e de acordo com cada gerador, variando corte de 60 a 120 W e coagulação de 40 a 60 W.

Lembre-se de que a velocidade de movimentação da alça também pode determinar a ação de mais corte ou mais coagulação, a alça com movimentação mais rápida corta mais e coagula menos, enquanto mais lenta coagula mais do que secciona.

Técnica com Morceladores

A técnica da cirurgia no hospital é a mesma da ambulatorial, também com o soluto fisiológico como meio de distensão, sendo mais indicada a cirurgia hospitalar para o mioma submucoso. Em razão da dificuldade de fragmentação dos miomas com as lâminas de menor calibre, a cirurgia no centro cirúrgico, com instrumental de maior calibre e potência torna factível a miomectomia com menor tempo operatório e eficiência.[43,44]

Os morceladores têm seu uso ampliado, com boa aceitação, principalmente por quem está iniciando a cirurgia histeroscópica, em decorrência da praticidade de uso, curto tempo de aprendizado, não utilização de energia (apenas a mecânica), com bom desempenho no tratamento das lesões intracavitárias. Têm como limites lesões mais intramurais, lesões em regiões cornuais e fúndicas (Fig. 13-10).

Técnica com *Laser*

A aplicação do *laser* levará à miólise com destruição total do mioma ou uma expulsão tardia deste, após a redução de volume e isquemia. Por isso pode ser pensado na aplicação de nódulos com maior componente intramural, em que a cirurgia com ressectoscópio poderia oferecer riscos. Nesta abordagem mais profunda no miométrio, o controle do manto miometrial livre, deverá ser monitorado por ultrassonografia com Doppler, para que se evite dano térmico em órgãos vizinhos.

Com a fibra de *laser* pode-se fazer a técnica de enucleação, incisando o endométrio até chegar a pseudocápsula e, a seguir, mobilização do nódulo (com outro instrumental), ou aguardando sua expulsão espontânea ou cirurgia com ressectoscópio em 1 a 2 meses, com o mioma intracavitário (OPPIuM) (Fig. 13-11).[45]

No Capítulo 26 você encontrará informações sobre *laser* e suas aplicações em histeroscopia.

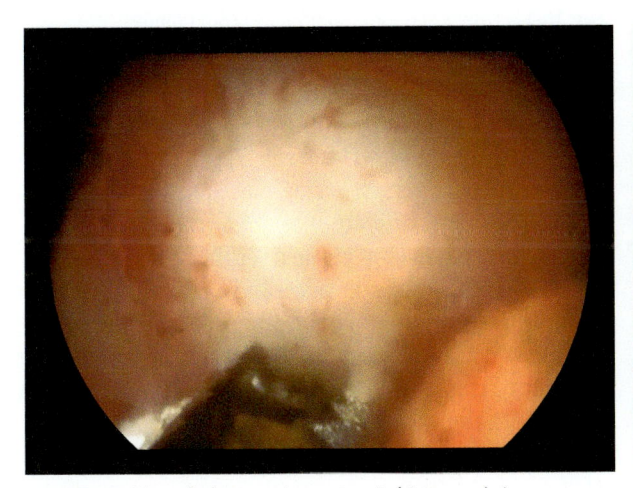

Fig. 13-10. Morcelador na miomectomia histeroscópica.

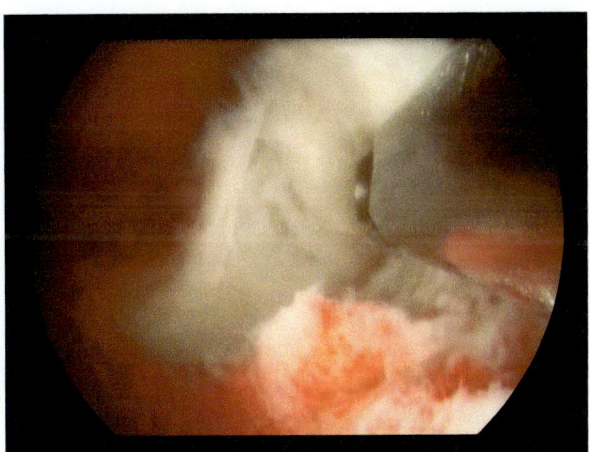

Fig. 13-11. *Laser* em mioma submucoso com grande componente intramural.

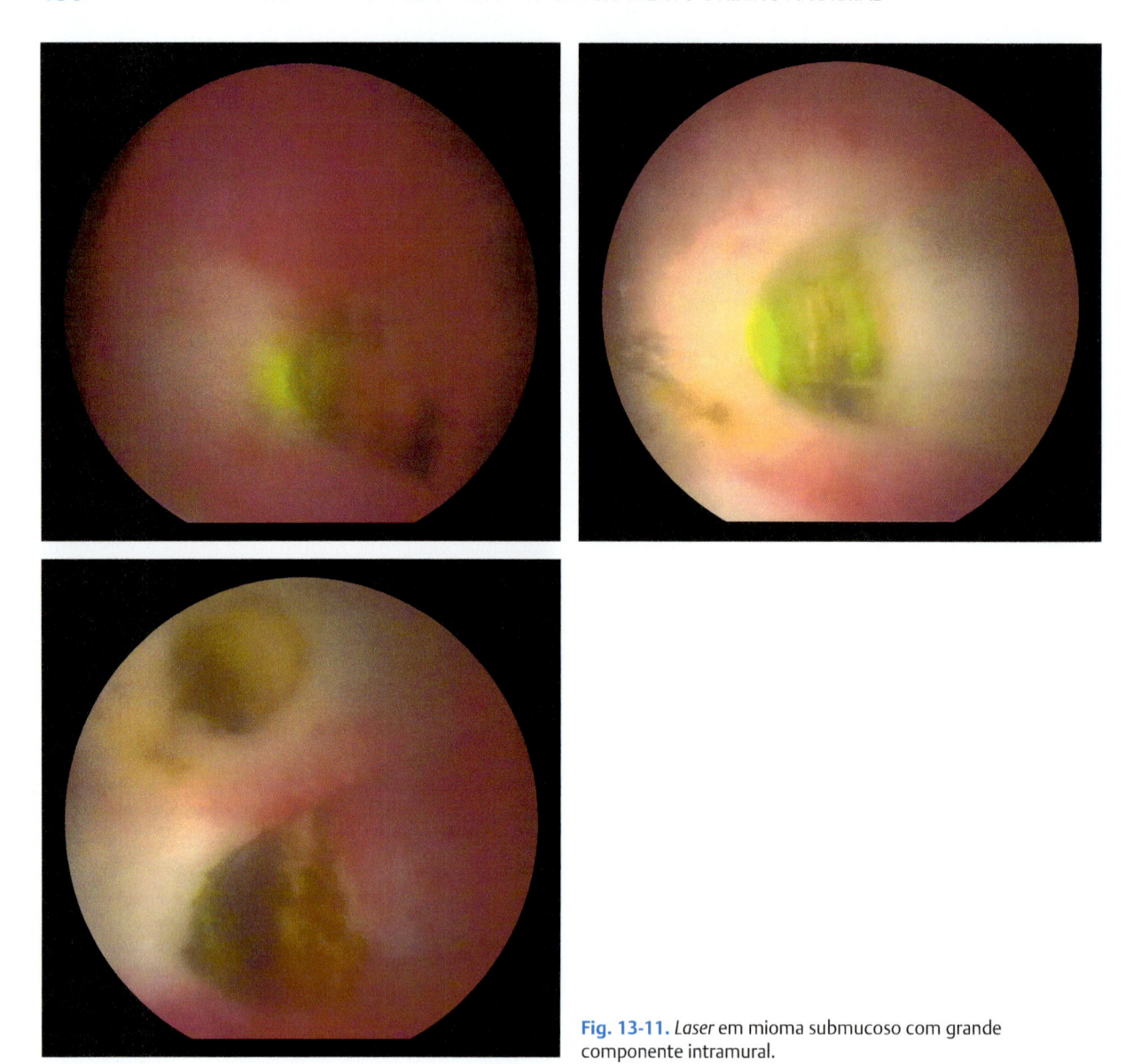

Técnica com Radiofrequência

Essa também é uma técnica de miólise, que é aplicada por orientação ultrassonográfica.

O sistema utiliza uma peça de mão para ablação por radiofrequência, conectado a uma sonda de ultrassonografia intrauterina, formando o único dispositivo integrado para que as hastes penetrem no mioma. Essa integração ultrassonográfica em tempo real permite ao médico visualizar e dirigir ao maior número de miomas para que possam ser abordados.

No Capítulo 27 você encontrará informações sobre radiofrequência e suas aplicações em histeroscopia.

Técnica com *Cold Loop* de Mazzon

A técnica de Mazzon foi descrita em 1995 e tem como fundamento a ressecção do componente submucoso do mioma utilizando o ressectoscópio com alça em semicírculo, com energia mono ou bipolar, até chegar à porção intramural do mioma. Ao chegar à pseudocápsula, muda-se a alça para uma mais rígida, não energizada (alça fria), para que seja mobilizado o mioma mecanicamente até a sua enucleação. A seguir retorna-se com alça e energia para fragmentar e retirar o mioma, que ficou livre na cavidade uterina. Tem como vantagem a abordagem no miométrio sem corrente, com menor risco de perfuração e menor risco com a perfuração (lesão térmica em outros órgãos), com menor dano térmico no miométrio, menor sangramento e menor intravasamento (Fig. 13-12).[33,46,47]

Técnica de Mobilização e Enucleação com Uso da Pseudocápsula

Técnica publicada por Lasmar em 2005, com nome de **mobilização direta do mioma**. Consiste em incisar o endométrio ao redor do mioma submucoso

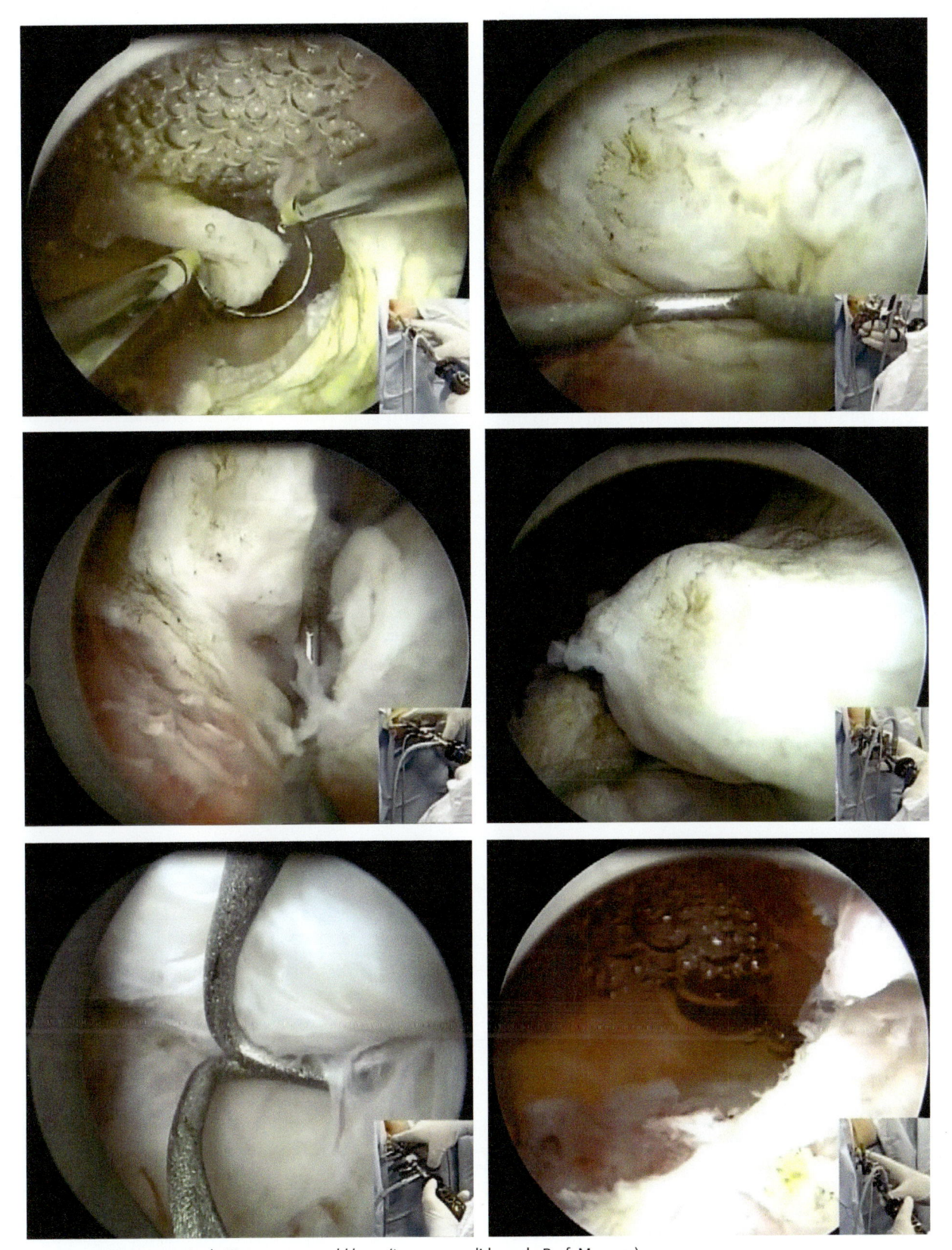

Fig. 13-12. Miomectomia de Mazzon, com *cold loop*. (Imagens cedidas pelo Prof. Mazzon.)

utilizando o ressectoscópio com a alça de Collins, alça em L, a mesma utilizada na septoplastia, até chegar à pseudocápsula, liberando as traves fibrosas existentes. Identificada a pseudocápsula, com o mesmo instrumental, faz-se o movimento semelhante ao realizado na miomectomia laparotômica e laparoscópica, separando o mioma do miométrio, por inteiro, fazendo com que este deslize no miométrio.

Como não existe a tração, como na cirurgia abdominal, libera-se a base do mioma, iniciando-se pelas bordas laterais, entrando com a alça de Collins, sentido colo-fundo, sem energia, ao mesmo tempo em que leves mobilizações no mioma são feitas com o conjunto do ressectoscópio. Caminhando sempre com a alça de Collins da parte lateral para a central do mioma, paralela ao nódulo e com movimentação deste com o histeroscópio, fazendo com que o mioma migre progressivamente para a cavidade uterina, até a sua liberação completa da parede uterina. Isso é facilitado pela descompressão do miométrio que, comprimido pelo crescimento do nódulo, volta à sua posição normal, progressivamente, ao liberar a pseudocápsula, fazendo com que a lesão intramural se torne intracavitária. Esta técnica, como todas que realizam a enucleação do mioma, têm as mesmas vantagens: menor risco de perfuração e risco com a perfuração (lesão térmica em outros órgãos), menor dano térmico no miométrio, menor sangramento e intravasamento.[40]

Com o mioma totalmente na cavidade ou quase totalmente, faz-se o fatiamento do nódulo, com a alça de Collins, no sentido longitudinal, para a retirada em "gomos" (Fig. 13-13).

Por vezes, diante de miomas de grandes dimensões, há dificuldade na mobilização do mioma, não sendo completa sua liberação do miométrio. Acontece que, nesses casos, essa grande porção intracavitária do mioma, acaba encostando-se à parede oposta, não havendo mais espaço para progressão, impossibilitando sua movimentação. Nesses casos, faz-se necessária a fragmentação, mesmo não estando o nódulo totalmente livre, porém, mesmo assim, aumenta-se o nível de segurança do procedimento, pois a maior porção do nódulo já está na cavidade uterina, com a migração deste do miométrio profundo para o superficial.

Com essa técnica, pode-se ampliar o limite da miomectomia histeroscópica, em relação à medida do manto miometrial antes da cirurgia, podendo passar de 10 para 5 mm.[48]

> A importância da técnica de enucleação é transformar um mioma com componente intramural em mioma intracavitário para só depois fragmentá-lo, reduzindo os riscos de perfuração, do dano térmico no miométrio, do sangramento e do intravasamento. A importância da técnica de enucleação é transformar um mioma com componente intramural em mioma intracavitário para só depois fragmentá-lo, reduzindo os riscos de perfuração, do dano térmico no miométrio, do sangramento e do intravasamento.

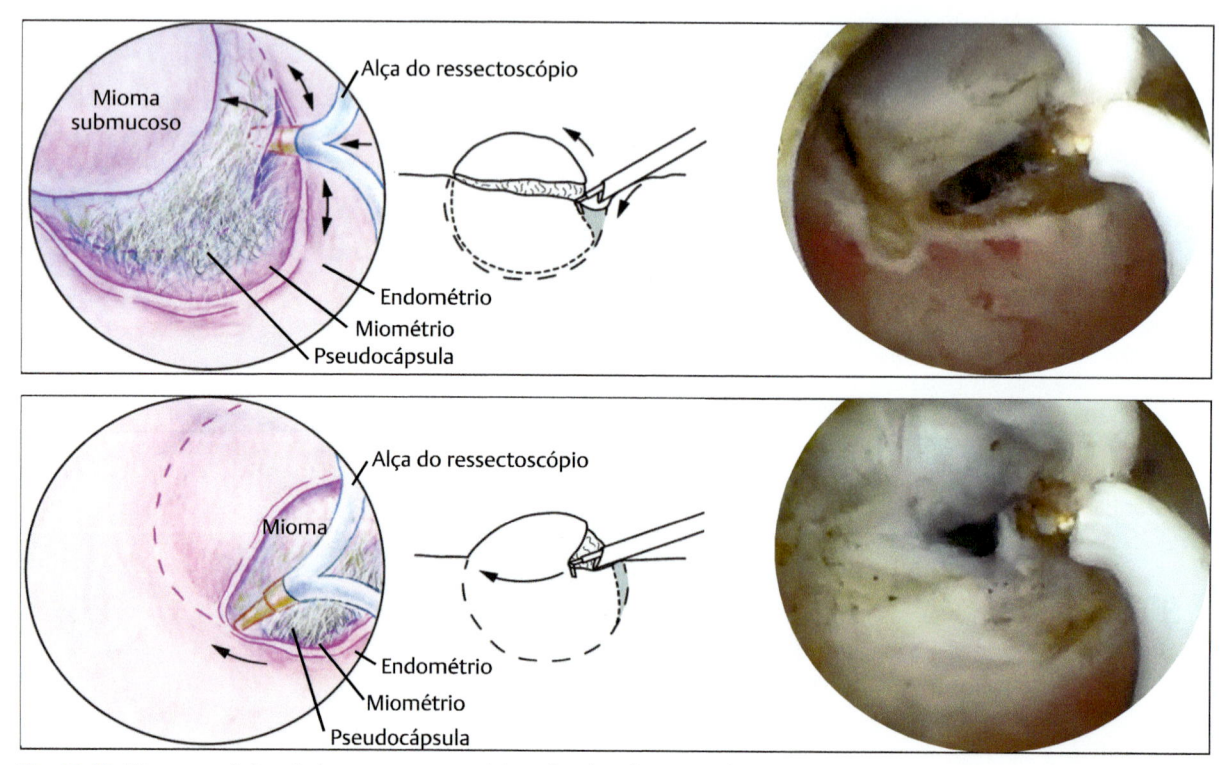

Fig. 13-13. Miomectomia hospitalar com ressectoscópio e alça de Colins, com abordagem da pseudocápsula e enucleação do mioma. (Fonte: LASMAR, Ricardo Bassil et al. Tratado de Ginecologia. Rio de Janeiro: Guanabara Koogan, 2017, p. 140 e 141. Com permissão da Editora Guanabara Koogan.) *(Continua.)*

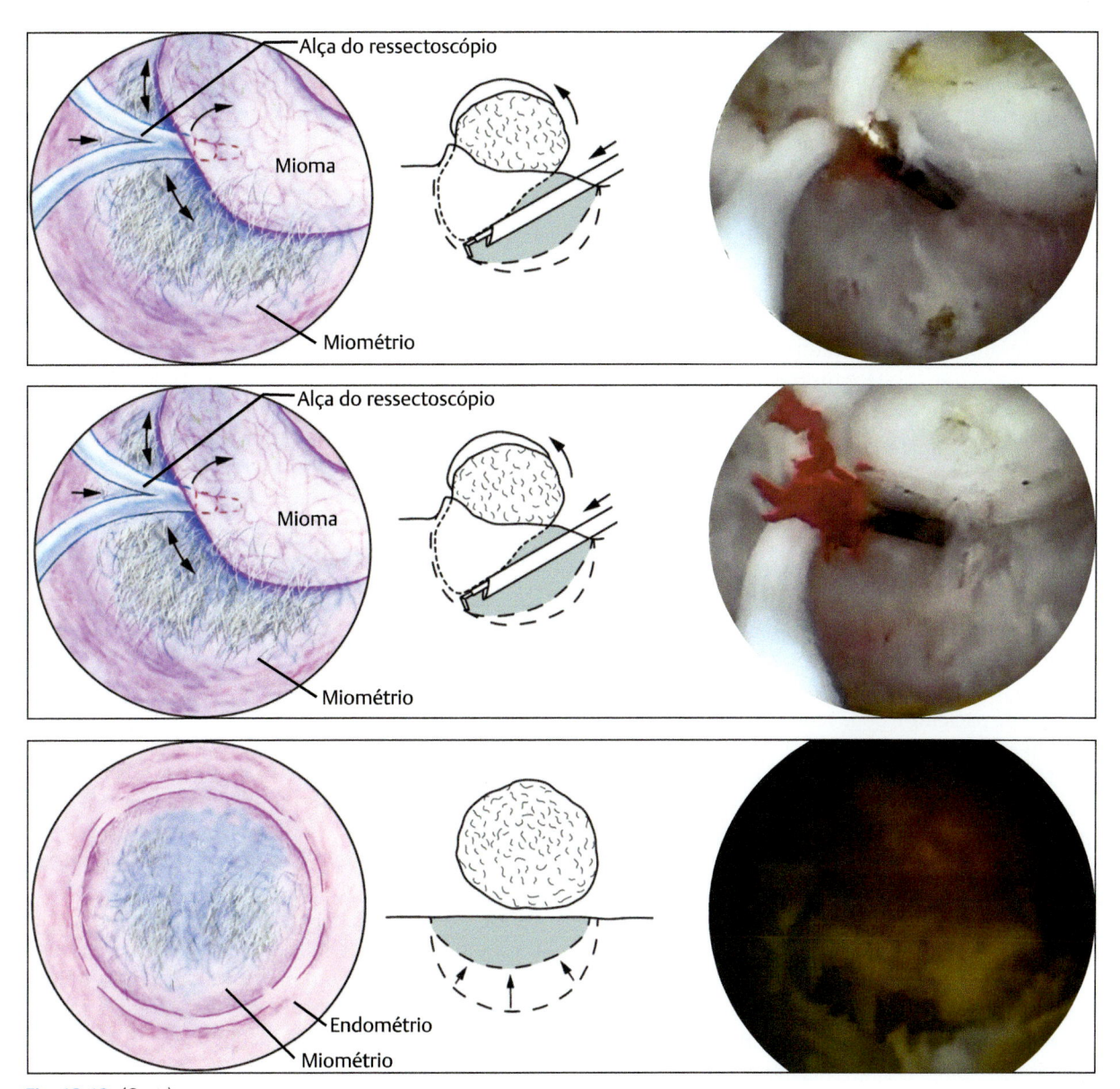

Fig. 13-13. *(Cont.)*

As diferentes técnicas são importantes, pois nem todos os hospitais têm todas as possibilidades, porém conhecê-las, saber utilizá-las, saber a melhor indicação e os limites são fundamentais para quem se habilita à cirurgia histeroscópica.

Independente da técnica, alguns miomas não serão retirados em um único tempo operatório, alguns procedimentos deverão ser interrompidos por segurança, reforçando a importância da avaliação pré-operatória das condições clínicas da paciente e da classificação do mioma, dados determinantes para conhecimento e prevenção de riscos.

Em nosso serviço, nas miomectomias incompletas, faz-se a prescrição do análogo do GnRH por 2 a 3 meses, para provocar a migração do componente intramural residual para a cavidade uterina e, antes da nova intervenção cirúrgica, a paciente é submetida à histeroscopia ambulatorial e a exames de imagens com nova classificação do mioma. Em muitos casos, na própria histeroscopia ambulatorial se tem a resolução do quadro, com a realização da miomectomia ambulatorial.

Principalmente nas pacientes com infertilidade é indicada a histeroscopia ambulatorial em 45 a 60 dias após a cirurgia para revisão da cavidade uterina e lises das sinéquias cicatriciais, que poderão surgir com o procedimento e serão facilmente desfeitas com tesoura ou com a simples passagem do histeroscópio.

Técnica da miomectomia histeroscópica:
- Retirar o mioma do miométrio = Enucleação;
- Retirar o mioma da cavidade uterina = Fragmentação ou deixá-lo.

Tratamentos Pré- e Peroperatórios para Facilitar a Abordagem Cirúrgica

O sangramento operatório é um dos riscos mais frequentes na miomectomia histeroscópica, por esta razão, a paciente com anemia severa não deverá ser submetida à cirurgia antes de estar compensada da anemia. Alguns tratamentos poderão ser utilizados no pré-operatório, principalmente para bloquear a menstruação e recuperar hematologicamente a paciente e outros no peroperatório para redução do sangramento intraoperatório e pós-operatório.

É importante conhecer os tratamentos e para aplicá-los, quando necessário. São eles:

- Análogo de GnRH;
- Uterotônicos;
- Vasoconstritores;
- Colocação de balão intrauterino;
- Embolização uterina no pré-operatório.

Análogo de GnRH

O uso de análogo de GnRH por 2 a 3 meses antes da cirurgia histeroscópica leva a amenorreia, melhora a anemia da paciente e pode reduzir o tamanho do mioma em até 50%.

Na literatura, a principal indicação do análogo é no tratamento da anemia refratária ao tratamento clínico, praticamente eliminando a necessidade de transfusão no pré e peroperatório. Seu uso deve ser condicionado ao preparo cirúrgico, pois, após a suspensão, o útero volta rapidamente às suas medidas iniciais e os sinais e sintomas retornam.

Para alguns cirurgiões, principalmente os que utilizam a técnica do fatiamento, indicam regularmente seu uso no pré-operatório para diminuir o tempo operatório e sangramento com esta técnica operatória. Porém, para os que participam da técnica de mobilização com enucleação, não o utilizam, pois seu uso dificulta a liberação da pseudocápsula, ficando reservado apenas nos casos de anemia.[49,50]

Misoprostol

O uso de misoprostol 400 µcg por via vaginal, 12 horas antes da miomectomia histeroscópica, facilita a dilatação cervical e poderá reduzir a perda sanguínea durante o procedimento.[51]

Ocitocina

Parece não haver evidências que a ocitocina diminua o sangramento na miomectomia, porém existem relatos isolados sugerindo essa ação.

Mesmo com baixo grau de evidência, em nosso serviço utilizamos a infusão venosa de ocitocina diluída em soluto fisiológico nas miomectomias histeroscópicas com maior complexidade.[52,53]

Vasopressina

A vasopressina na diluição de 20 unidades em 100 mL de soluto fisiológico 0,9%, injetando 5 mL as 3, 6, 9, e 12 horas do colo do útero, poderá reduzir o sangramento no ato operatório. Os riscos no uso desta medicação incluem bradicardia, bloqueio atrioventricular, edema pulmonar e morte. Existem poucos trabalhos publicados comprovando a sua eficiência na histeroscopia.[54]

Colocação de Balão Intrauterino

Na miomectomia histeroscópica hospitalar a possibilidade de coagulação do vaso ou área de sangramento é de fácil execução, porém, quando esta medida não é eficiente, a colocação de uma sonda de Foley, com a pressão no balão de fixação de 5 a 10 mL, no interior da cavidade uterina por 4 a 12 horas, associada a outras medidas, resolve quase a totalidade dos casos. Esta é uma opção simples, de fácil execução e com boa resolução para os grandes sangramentos.

Embolização dos Miomas Uterinos no Pré-Operatório

A embolização dos miomas uterinos (EMU) tem indicação precisa e não deverá ser realizada de rotina. É indicada quando o quadro é de tal complexidade que a primeira indicação seria a histerectomia, nos casos de *resgate* uterino.

Em nosso serviço optamos pela EMU diante de múltiplos miomas, que deverão ser tratados por mais de uma via cirúrgica, buscando redução significativa dos nódulos, menor sangramento no ato operatório e interrupção imediata da metrorragia. Sua indicação depende das características dos miomas, que são avaliadas por ressonância magnética e histeroscopia prévia.

Pós-EMU, alguns miomas submucosos poderão ser expulsos espontaneamente, porém atenção deve-se ter aos miomas submucosos com componente intramural, pois esses, se não forem expulsos naturalmente, deverão ser retirados, por histeroscopia, em um prazo máximo de 90 dias, a fim de evitar infecção. A miomectomia histeroscópica, nestes casos, só é possível com a técnica de fatiamento em razão da perda do plano de clivagem do mioma com o miométrio (Fig. 13-14).

Complicações

Das cirurgias histeroscópicas, é a miomectomia que tem maior incidência de complicações. A incidência de complicações na miomectomia histeroscópica varia de 0,8 a 2,6%.[55,56]

Lasmar *et al.*, em estudo multicêntrico internacional, publicaram incidência de complicações em 3,2% de 465 miomectomia histeroscópicas realizadas. Das 15 pacientes com complicações, 2 foram febre, 2

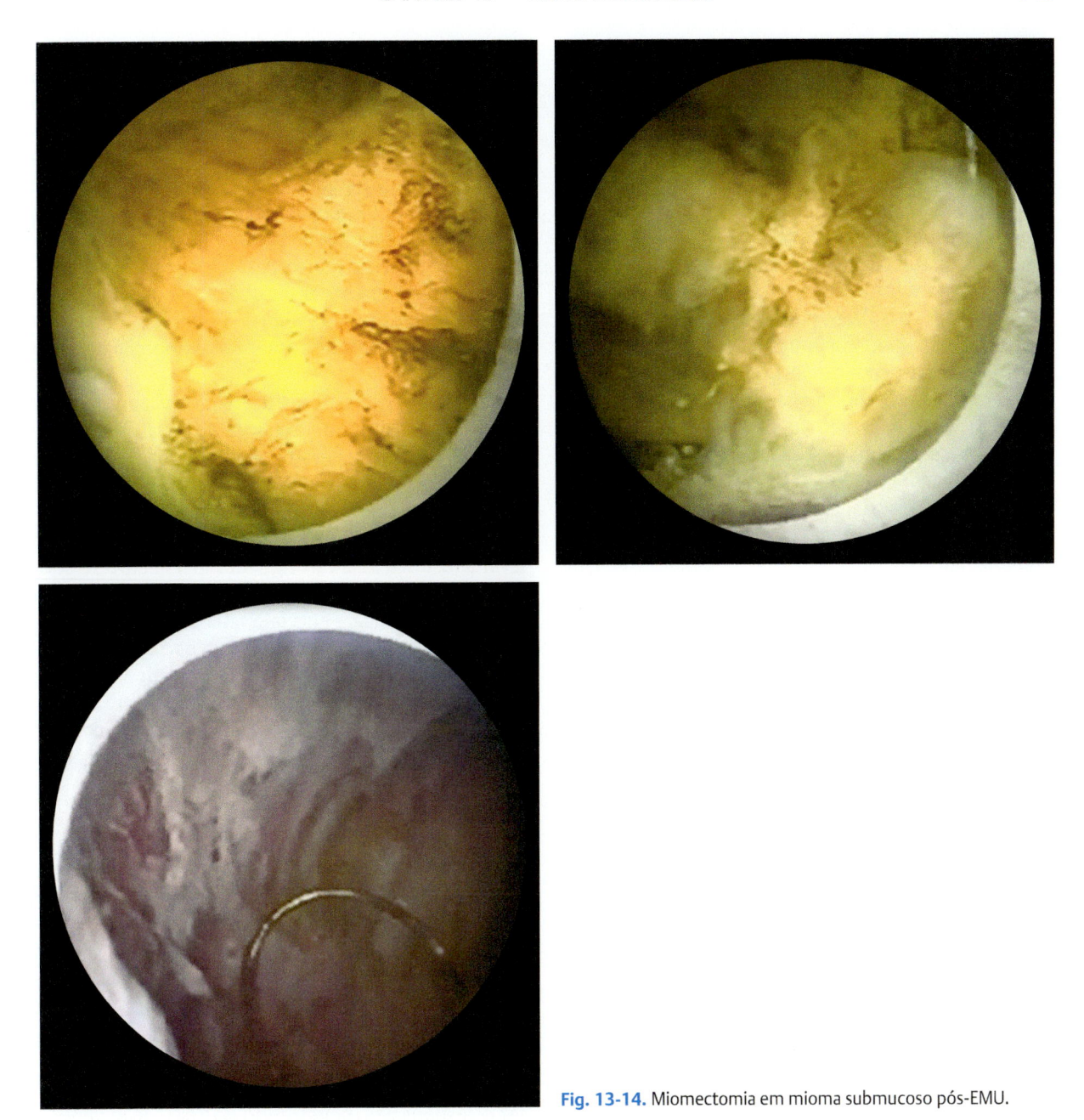

Fig. 13-14. Miomectomia em mioma submucoso pós-EMU.

apresentaram dor, 9 sangramento, 1 perfuração uterina e 1 síndrome de intravasamento (*overload*).⁵⁷

Laceração do Colo do Útero
Pode acontecer no momento da dilatação em virtude do posicionamento da pinça de Pozi e com a vela de Hegar com a dificuldade de dilatação, principalmente naquelas que usaram GnRH antes do procedimento e nas pacientes mais idosas. A revisão do local de laceração, com tamponamento e/ou a sutura da área têm excelente resultados.

Perfuração Uterina
Pode acontecer no momento da dilatação cervical ou no ato operatório, quando a perfuração acontece sem uso de energia apenas a observação clínica, com a paciente internada, por algumas horas, é suficiente, pois raramente haverá necessidade de intervenção cirúrgica. Com a impossibilidade de distensão uterina, o procedimento deverá ser suspenso, com retorno da paciente ao centro cirúrgico em 3 meses. Porém, quando no momento da perfuração havia uso de energia, independente de qual, a indicação de investigação da cavidade pélvica e abdominal é imperativa, mesmo com a grande possibilidade de ser branca. A realização de laparoscopia ou por laparotomia poderá afastar lesões em alça e/ou em bexiga. A lesão de bexiga poderá ser suspeitada na presença de hematúria, já que a paciente com miomectomia complexa tem cateterismo vesical para o balanço hídrico. A hematúria

acontecerá apenas na perfuração da parede anterior do útero, mas pode acontecer de forma leve na movimentação indevida do cateter vesical, o que deverá ser avaliado antes de se pensar em laparoscopia até com cistoscopia com o próprio histeroscópio.

A lesão de alça intestinal traz mais dificuldade de suspeição sem laparoscopia/laparotomia, principalmente as lesões térmicas, que poderão levar 3 dias ou mais para fistulizar, com um quadro potencialmente grave.

As lesões vasculares podem ser suspeitadas com a instabilidade hemodinâmica.

Deve-se suspeitar de perfuração uterina na miomectomia histeroscópica quando há balanço hídrico negativo muito acelerado (fuga rápida do meio de distensão) e não se consegue recuperar a visão da cavidade uterina.

Atenção, pois a laparoscopia branca pode ser justificada, porém a complicação não diagnosticada e não tratada, não.

Para reduzir a possibilidade de perfuração uterina no momento da dilatação cervical, alguns cuidados deverão ser tomados:

A) Realizar o toque bimanual para avaliar tamanho, versão e flexão uterina;
B) Fazer histeroscopia diagnóstica prévia para identificar o trajeto e iniciar a dilatação com vela de Hegar 4;
C) Retirar espéculo após o pinçamento do colo com a pinça de Pozzi e facilitar a retificação do trajeto;
D) Usar velas com progressão de diâmetro de 0,5 cm;
E) Limitar com o dedo indicador o quanto da vela progredirá para o interior da cavidade uterina – a dilatação é do orifício interno, não há necessidade de bater com a ponta da vela de Hegar no fundo do útero.

> - Pensar em perfuração uterina = balanço hídrico negativo muito acelerado e sem visão da cavidade uterina;
> - Perfuração sem energia = observação;
> - Perfuração com energia = laparoscopia ou laparotomia;
> - Laparoscopia branca poderá ser justificada, porém a complicação não diagnosticada e não tratada, não.

Sangramento Uterino

Pode acontecer em decorrência de vasos superficiais dos miomas ou no leito deste, no miométrio. O tratamento, já descrito anteriormente, coagulação dos vasos, anti-hemorrágicos, ocitocina e colocação de sonda de Foley intracavitária, com balão bem distendido, por 4 a 12 horas, sempre com monitoramento da paciente.

Intravasamento (Overload)

O balanço hídrico rigoroso é importante, com muita atenção a partir dos 1.000 mL de balanço negativo, evitando-se atingir 2.000 mL. A absorção rápida e maciça de fluidos pode levar a edema pulmonar, falência cardíaca, encefalopatia, dano cerebral e morte. Quando o meio de distensão é a glicina a 1,5%, a absorção maciça acarreta, inicialmente, náuseas, vômitos e tonteiras. O excesso de líquido no espaço intravascular pode levar à hemodiluição, sobrecarga e falência cardíaca, hiponatremia e aumento da amônia, com encefalopatia, dano cerebral e morte. A gravidade das complicações está diretamente associada ao volume absorvido em pequeno espaço de tempo. Tempo cirúrgico prolongado também pode aumentar a absorção do meio de distensão.[58,59]

Alguns pesquisadores utilizam a vasopressina e ocitocina para diminuir a chance do intravasamento e sangramento intraoperatório, ainda aguardando mais trabalhos que comprovem a eficiência.[53,54]

Com a solução de manitol-sorbitol, a absorção maciça de líquido também causa hemodiluição, podendo levar à insuficiência cardíaca. Como o quadro se deve apenas à hiper-hidratação, não existindo a elevação da amônia plasmática, a encefalopatia é menos frequente e menos grave. Deve ser evitada em pacientes diabéticas em decorrência da possibilidade de hiperglicemia.

O uso de soro fisiológico e Ringer Lactato combinados com corrente bipolar elimina a possibilidade de complicações eletrolíticas, mas não o risco de sobrecarga hídrica e, consequentemente, cardíaca.

Infecção

Não é frequente nas cirurgias histeroscópicas. Na miomectomia é possível em decorrência da presença de resíduos, que poderiam infectar, e a oclusão do orifício interno, levando à formação de hematométrio. A antibioticoterapia profilática está indicada neste procedimento.

Embolia Gasosa

É rara, mas pode ser grave e fatal. O ar ambiente pode ser o responsável, penetrando na circulação venosa, durante a dilatação do canal cervical ou por solução de continuidade no miométrio, com maior risco com a paciente na posição de Trendelenburg, onde o coração está abaixo do nível do útero. O risco de embolia gasosa é semelhante na miomectomia histeroscópica e em outros tipos de cirurgia histeroscópica. O gás produzido na vaporização bipolar com soluto fisiológico é similar ao da vaporização monopolar com glicina 1,5% e não parece responsável por provocar embolismo.[60]

Complicações Tardias

Algumas complicações tardias acontecem, como sinéquias e acretização placentária, principalmente nas áreas de grandes ressecções. Alguns autores descrevem que a incidência de sinéquias após miomectomia histeroscópica varia entre 1 e 13%.[61] Autores sugerem

Quadro 13-5. Complicações

- Laceração do colo do útero
- Perfuração uterina
- Sangramento
- Intravasamento (*overload*)
- Infecção
- Embolia gasosa
- Sinéquias
- Acretização placentária

o *gel intrauterino de ácido hialurônico* pós-cirurgia, outros a colocação de dispositivo intrauterino, não hormonal. O que todos os serviços preconizam é a revisão da cavidade uterina em 45 a 60 dias de pós-operatório para revisão da cavidade uterina e lise das sinéquias, principalmente na paciente que deseja engravidar (Quadro 13-5).[62]

No Capítulo 11 você encontrará mais informações sobre essas complicações.

CONSIDERAÇÕES FINAIS

A miomectomia histeroscópica é a cirurgia com maior dificuldade e complexidade dentre as cirurgias histeroscópicas, com riscos e complicações potencialmente graves. A sua realização pode ser segura e eficiente para tratamento da doença intrauterina, sendo a melhor opção terapêutica para o mioma submucoso.

A segurança na miomectomia está em dois momentos distintos: na avaliação pré-operatória e no ato operatório. No pré-operatório consiste na avaliação hemodinâmica da paciente, no conhecimento de desejo de gestação futura e na classificação do mioma uterino. No momento da cirurgia, deve-se atentar à escolha da técnica e ao instrumental adequado, ao controle do balanço hídrico, à suspeição precoce de perfuração uterina e à intervenção laparoscópica, quando indicada.

REFERÊNCIAS BIBLIOGRÁFICAS

1. Day Baird D, Dunson DB, Hill MC, et al. High cumulative incidence of uterine leiomioma in black and white women: ultrasoud evidence. Am J Obstet Gynecol. 2003;188:100-7.
2. Cramer SF, Patel A. The frenquency of uterine leiomyomas among premenopausal women by age and race. Obst Gynecol. 1997;90:67.
3. George Vilos A, Catherine Allaire MD, Phillippe-Yves LMD, Nicholas Leyland MD. The Management of Uterine Leiomyomas. J Obstet Gynecol Can. 2015;37(2):157-178.
4. Zimmermann A, Bernuit D, Gerlinger C, et al. Prevalence, syntoms and management of uterine fibroids: an international-based survey. BMC Womens Health. 2012;12:6.
5. Pritts EA, Parker WH, Olive DL. Fibroides and infertility: an updated systematic review of evidence. Fertil Steril. 2009;91:1215-23.
6. Canadian Institute for Health Information, Statistics Canada. Heath indicators. Ottawa: CIHI; 2010. Disponível em: https//secure.cihi.ca/free_products/Healthindicators.2010.
7. Farqhar CM, Steiner CA. Hysterectomy rates in the United States 1990-1997. Obstet Gynecol. 2002;99:229-34.
8. Flynn M, Jamison M, Datta S, Myers E. Heath care resource use for uterine fibroide tumors in the United States. Am J Obstet Gynecol. 2006;108:930-7.
9. Mashall RD, Fejzo ML, Freidman AJ, et al. Analysis of androgen receptor DNA reveals the independent clonal origins of uterine leiomyomata and de secondary nature of cytogenetic aberrations in the development of leiomyomata. Genes Chromossomes Cancer. 1994;11:1.
10. Wu JM, Wechter ME, Geller EJ, et al. Hyterectomy rates in the United States, 2003. Obstet Gynecol. 2007;110:1091-5.
11. Stewart EA, Fridman AJ, Peck K, Nowak RA. Relative overxpression of collagen type I and collagen type III mesenger ribonucleic acids by uterine leiomyomas during the proliferative phase of the menstrual cycle. J Clin Endocrinol Metab. 1994;79:900-6.
12. Hashimoto K, Azuma C, Kamiura S, et al. Clonal determination of uterine leiomyomas by analyzing differential inactivation of the X-cromosome-linked phosphoglycerokinase gene. Ginecol Obstet Invest. 1995;40:204-8.
13. Ligon AH, Morton CC. Genetics of uterine leiomyomata. Genes Chromosomes Cancer. 2000;28:235-45.
14. Lee EJ, Kong G, Lee SH, et al. Profiling of differentially expressed genes in human uterine leiomyomas. Int J Gynecol Cancer. 2005;15:146-54.
15. Walker CL, Stewart EA. Uterinefiboides: the elephant in the room. Scienci. 2005;308:1589-92.
16. Cook JD, Walker CL. Treatment strategies for uterine leiomyoma: the role of hormonal modulation. Semin Reprod Med. 2004;22:105-8.
17. Englund K, Blanck A, Gustavsson I, et al. Sex steroid receptors in human myometrion and fibroids:changes during the menstrual cycle and gonadotropin-releasing hormone treatment. J Clin Endocrinol Metab. 1998;83:4092-6.
18. Nisolle M, Gillerot S, Casanas-Roux F, et al. Immunohistochemical study of the proliferation index, oestrogenrecepors and progesterone receptors A and B in leiomyoma and normal myometrium during the menstrual cycle and under gonadotropin-releasing hormone agonist therapy. Hum Reprod. 1999;14:2844-50.
19. Kawaguchi K, Fujii S, Konishi I, et al. Mitotic activity in uterine leiomyomas during the menstrual cycle. Am J Obstet Gynecol. 1989;160:637-41.
20. Wise LA, Palmer JR, Harlow BL, et al. Reproductive factors, hormonal contraception and risk of uterine leiomyomata in african-americam women: a prospective study. Am J Epidemiol. 2004;159:113-23.
21. Murphy AA, Morales AJ, Kettel LM, Yen SS. Regression of uterine leiomyomata to the antiprogesterone RU486: dose-response effect. Fertil Steril. 1995;64:187-90.
22. Parker H P. Etiology, synptomatology, and diagnosis of uterine myomas. Fert e Steril. 2007;87:725-36.
23. Cramer SF, Patel A. The frenquency of uterine leiomyomas. Am J Clin Pathl. 1990;94:435-8.
24. Cramer SF, Marchetti C, Freedman J, Padela A. Relationship of myoma cell size and menopausal status in small uterine leiomyomas. Arch Pathol Lab Med. 2000;124:1448-53.

25. Vikhlyaeva EM, Khodzhaeva ZS, Fantschenko ND. Familial predisposition to uterine leiomyomas. Int J Gynaecol Obst. 1995;51:121-31.
26. Treolar SA, Martin NG, Dennerstein L, et al. Pathways to hysterectomy:insights from longitudinal twin research. Am J Obstet Gynecol. 1992;167:82-8.
27. Marshall LM, Spiegelman D, Barbieri RL, et al. Variation in the incidence of uterine leiomyioma among premenopausal women by age and race. Obstet Gynecol. 1997;90:967-73.
28. Jacobson FJ, Enzer N. Uterine myomas and the endometrium; study of the mechanism of bleeding. Obstet Gynecol. 1956 Feb;7(2):206-10.
29. Lasmar RB, Lasmar BP. The role of leiomyomas in the genesis of abnormal uterine bleeding (AUB). Best Pract Res Clin Obstet Gynaecol. 2017 Apr;40:82-8.
30. Yang JH, Chen MJ, Chen CD, et al. Impact of submucous myoma on the severity of anemia. Fertil Steril. 2011 Apr;95(5):1769-72.e1.
31. Nishino M, Togashi K, Nakai A, et al. Uterine contractions evaluated oncine MR imaging in patients with uterine leiomyomas. Eur J Radiol. 2005;53:142e6.
32. Buhimschi CS, Marvel RP. Degenerated uterine leiomyoma mimicking a hematoma associated with gas formation. Int J Gynaecol Obstet. 2001 June;73(3):271-3.
33. Sim CH, Lee JH, Kwak JS, Song SH. Necrotizing ruptured vaginal leiomyoma mimicking a malignant neoplasm. Obstet Gynecol Sci. 2014 Nov;57(6):560-3.
34. Wamsteker K, Emanuel MH, de Kruif JH. Transcervical hysteroscopic resection of submucous fibroids for abnormal uterine bleeding: results regarding the degree of intramural extension. Obstet Gynecol. 1993;82(5):736-40.
35. Lasmar RB, Barrozo PRM, Dias R, Oliveira MAP. Submucous fibroids: A new presurgical classification (STEP-w) to evaluate the viability of hysteroscopic surgical treatment - preliminary report. J Minim Invasive Gynecol. 2005;12(4):308-11.
36. Lukes AS, Moore KA, Muse KN, et al. Tranexamic acid treatment for heavy menstrual bleeding: a randomized controlled trial. 2010;116:865.
37. Tinelli AB, Favillic A, Lasmar RB, Mazzone I, et al. The importance of pseudocapsule preservation during hysteroscopic myomectomy, Eur J Obstet Gynecol. 2019.
38. Mazzon I. Nuova tecnica per la miomectomia isteroscopica: enucleazione con ansa fredda. In: Cittadini E, Perino A, Angiolillo M, Minelli L (Eds). Testo-Atlante di Chirurgia Endoscopica Ginecologica. Palermo: COFESE. 1995.
39. Lasmar RB, Lasmar BP. Limiting Factors of Office Hysteroscopic Myomectomy. Hysteroscopy. 2018.
40. Lasmar RB, Barroso P. Histeroscopia – Uma abordagem prática. Rio de Janeiro: Medsi; 2001.
41. Dealberti D, Riboni F, Prigione S, et al. New mini-resectoscope: analysis of preliminary quality results in outpatient hysteroscopic polypectomy. Arch Gynecol Obstet. 2013;288:349-53.
42. Neuwirth RS, Amin HK. Excision of submucous fibroids with hysteroscopic control. Am J Obstet Gynecol. 1976;126:95-99(III).
43. Emanuel M, Dongen van H, Jansen F. "Hysteroscopic morcellator for removal of intrauterine polyps and myomas: a randomized controlled study among residents in training. Fertil Steril. 2009; 92(3):S5.
44. Intrauterine Bigatti Shaver, "EndoWorld. Gyn 48 7.0 01/2016-E," 2018. Disponível em: https://www.karlstorz.com/cps/rde/xbcr/karlstorz_assets/ASSETS/3210338.pdf.
45. Bettocchi S, Di Spiezio Sardo A, Ceci O, et al. A new hysteroscopic technique for the preparation of partially intramural myomas in office setting (OPPIuM technique): a pilot study. J Minim Invasive Gynecol. 2009;16;748-54.
46. Mazzon I, Favilli A, Grasso M, et al. Predicting success of single step hysteroscopic myomectomy: a single centre large cohort study of single myomas. Int J Surg. 2015;22:10-1.
47. Mazzon I, Favilli A, Grasso M, et al. Risk factors for the completion of the cold loop hysteroscopic myomectomy in a one-step procedure: a post hoc analysis. Biomed Res Int. 2018;2018:8429047.
48. Lasmar RB, Barrozo PRM, da Rosa DB, et al. Hysteroscopic myomectomy in a submucous fibroid nearfrom tubal ostia and 5 mm from the serosa: a case report from the Endoscopy Service of Ginendo-RJ. Gynecol Surg. 2007;4:149.
49. Campo S, Campo V, Gambadauro P. Short-term and long-term results of resectoscopic myomectomy with and without pretreatment with GnRH analogs in premenopausal women. Acta Obstet Gynecol Scand. 2005;84(8):756.
50. Indman PD. Hysteroscopic treatment of menorrhagia associated with uterine leiomyomas. Obstet Gynecol. 1993;81(5(Pt 1)):716.
51. Al-Fozan H, Firwana B, Al Kadri H, et al. Preoperative ripening of the cervix before operative hysteroscopy. Cochrane Database Syst Rev. 2015.
52. Kongnyuy E J, Wiysonge CS. Interventions to reduce haemorrhage during myomectomy for fibroids. Cochrane Database Syst Rev. 2011 Nov 9;(11):CD005355.
53. Wang CJ, Lee CL, Yuen LT, et al. Oxytocin infusion in laparoscopic myomectomy may decrease operative blood loss. J Minim Invasive Gynecol. 2007 Mar-Apr;14(2):184-8.
54. Phillips DR, Nathanson HG, Milim SJ, Haselkorn JS. The effect of dilute vasopressin solution on the force needed for cervical dilatation: a randomized controlled trial. Obstet Gynecol. 1997;89(4):507.
55. Polena V, Mergui J L, Perrot N, et al. Long-term results of hysteroscopic myomectomy in 235 patients. Eur J Obstet Gynecol Reprod Biol. 2007;130:232.
56. Jansen F W, Vredevoogd C B, van Ulzen K, et al. Complications of hysteroscopy: a prospective, multicenter study. Obstet Gynecol. 2000;96:266.
57. Lasmar RB, Xinmei Z, Indman PD, et al. Feasibility of a new system of classification of submucous myomas: a multicenter study. Fertil Steril. 2011 May;95(6):2073-7.
58. Hahn RG. Fluid absorption in endoscopic surgery. Br J Anaesth. 2006;96(1):8. Epub 2005 Nov 29.
59. Olsson J, Berglund L, Hahn RG. Irrigating fluid absorption from the intact uterus. Br J Obstet Gynaecol. 1996;103(6):558.
60. Groenman FA, Peters LW, Rademaker BM, Bakkum EA. Embolism of air and gas in hysteroscopic procedures: pathophysiology and implication for daily practice. J Minim Invasive Gynecol. 2008;15(2):241.
61. Taskin O, Sadik S, Onoglu A, et al. Role of endometrial suppression on the frequency of intrauterine adhesions after resectoscopic surgery. J Am Assoc Gynecol Laparosc. 2000;7(3):351.
62. Zheng F, Xin X, He F, et al. Meta-analysis on the use of hyaluronic acid gel to prevent intrauterine adhesion after intrauterine operations. Experimental and Therapeutic Medicine. 2020;2672-8.

PSEUDOCÁPSULA DE MIOMA E MIOMECTOMIA HISTEROSCÓPICA

Andrea Tinelli

INTRODUÇÃO

Os leiomiomas uterinos são os tumores benignos genitais mais comuns, tendo alta prevalência na população em geral.[1] O miométrio tem células musculares lisas com uma rede de artérias, veias e vasos linfáticos, que corre em seu interior, e os miomas são compostos por fascículos desorganizados de células musculares lisas e tecido fibroso.[2] Os miomas têm consistência dura, caracterizando-se pela deposição excessiva de componentes desorganizados de matriz extracelular (ECM), especialmente de colágenos I, III e IV, proteoglicanos e fibronectina.[3] O mioma induz, durante o seu crescimento, a formação progressiva de uma pseudocápsula periférica (Fig. 14-1). Esta surge a partir da compressão sobre estruturas no entorno, separando os miomas do miométrio.[2]

As células da pseudocápsula, na visão ultraestrutural por microscopia eletrônica de transmissão, têm características de células musculares lisas. São semelhantes às células do miométrio, o que indica que a pseudocápsula faça parte do miométrio comprimido pelo mioma (Fig. 14-2).[4]

A pseudocápsula do mioma determina uma luxação do miométrio em torno do mioma, o que não é destrutivo, já que se mantêm a integridade e a contratilidade da estrutura uterina.[5]

A pseudocápsula do mioma é uma estrutura rica em fibras de colágeno, de neurofibras e de vasos, apresentando, ocasionalmente, pontes de vasos e fibras de colágeno, ancorando o mioma ao miométrio (Fig. 14-3), que interrompem a superfície da

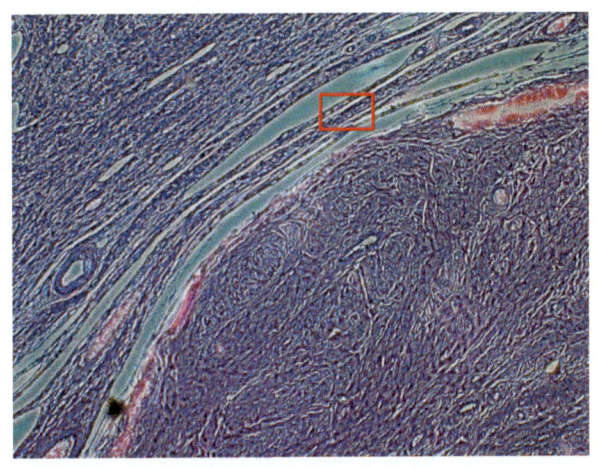

Fig. 14-2. Seção histológica de um fragmento do útero em que os três componentes estão presentes: mioma, a ser observado abaixo com arquitetura desorganizada; pseudocápsula, destacada no quadrado vermelho; miométrio, acima.

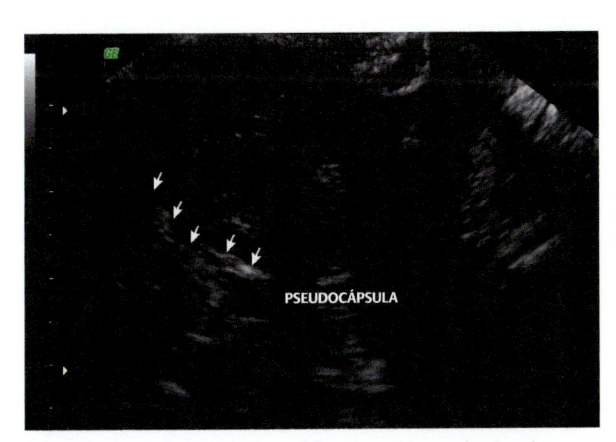

Fig. 14-1. Imagem ultrassonográfica de uma pseudocápsula, detectada por um anel branco, realçada por setas brancas.

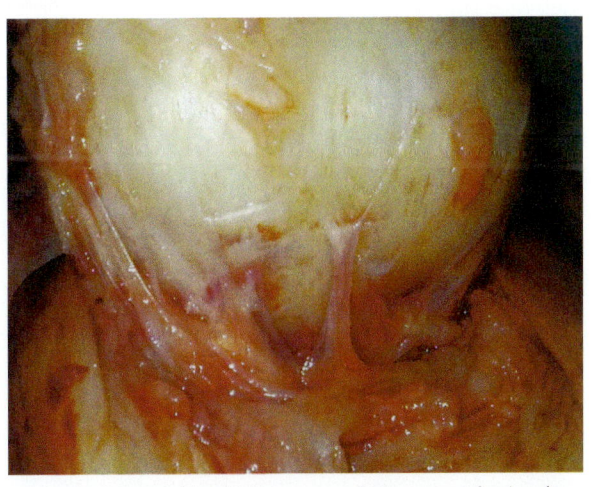

Fig. 14-3. Imagem histológica macroscópica: a pseudocápsula do mioma é uma estrutura que ancora o fibroide ao miométrio, por pontes de vasos e fibras de colágeno.

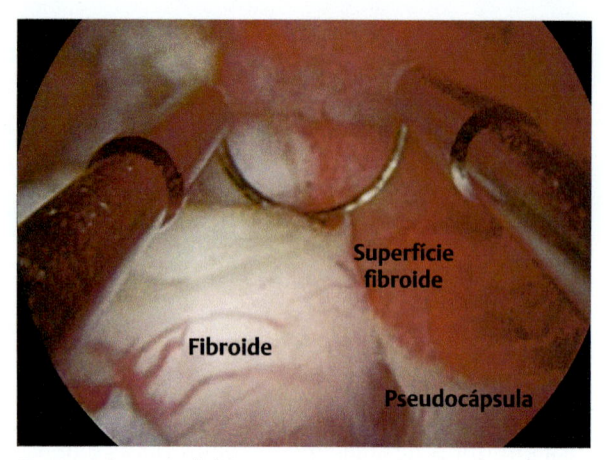

Fig. 14-4. Imagem da histeroscopia com ressectoscópio durante miomectomia intracapsular: a pseudocápsula forma um plano de clivagem claro entre o mioma e o miométrio circundante.

pseudocápsula e formam claro plano de clivagem tanto entre o mioma e a pseudocápsula como entre a pseudocápsula e o miométrio em torno (Fig. 14-4).[6]

Estudos microestruturais da arquitetura do miométrio e da matriz extracelular (ECM), na presença de miomas, mostraram que o mioma fica ancorado à pseudocápsula por pontes de ligação, não possuindo seu próprio pedículo vascular verdadeiro, mas tendo uma rede vascular que circunda o mioma.[4-7] Os vasos da pseudocápsula mostraram intensa angiogênese, provavelmente promovida pela presença do mioma.[6] Como uma espécie de feixe neurovascular (Fig. 14-5), a pseudocápsula do mioma é rica em neuropeptídeos e neurotransmissores,[8-10] mostrando um papel vital na cicatrização de feridas e no reparo da inervação, bem como na função reprodutiva e sexual sucessiva.[11]

Nos fenômenos de reparo muscular e na cicatrização de feridas, estão envolvidos os neuropeptídeos e neurotransmissores, como substância P (SP), peptídeo intestinal vasoativo (VIP), neuropeptídeo Y (NPY), ocitocina (OXT), vasopressina (VP), PGP 9.5, peptídeo relacionado com o gene da calcitonina (CGRP), hormônio liberador do hormônio do crescimento (GhRH). Desse modo, poupar esses neuropeptídeos durante a miomectomia promove uma cicatrização adequada do miométrio,[11] e a maioria deles tem sido destacada na pseudocápsula dos miomas.[8-12] A cicatrização de feridas é um processo interativo e dinâmico que envolve neuromoduladores, fatores angiogênicos, neuropeptídeos, células sanguíneas, matriz extracelular e células parenquimatosas. Segue três fases complexas e sobrepostas: reação inflamatória, formação de tecido e remodelação tecidual.[6,11,13-15] Além disso, os fatores de crescimento presentes na pseudocápsula do mioma promovem angiogênese perifericamente ao miométrio.[16-18]

IMPORTÂNCIA DO FEIXE NEUROVASCULAR EM CIRURGIA

Como a miomectomia continua a ser o tratamento mais eficiente dos miomas, e a base para se poupar a fertilidade,[2,13] um método correto para remover os miomas, além de melhorar os sintomas clínicos e influenciar a qualidade de vida, pode melhorar a taxa de fertilidade e os resultados reprodutivos.[16,19] Eu expliquei a fundamentação lógica para os procedimentos de miomectomia, oferecendo enucleação do mioma e poupando a pseudocápsula.[13,20] Tudo começou com uma extensa pesquisa realizada por ginecologistas e urologistas sobre analogias entre a pseudocápsula dos miomas e a cápsula prostática.[13,21] A cirurgia para câncer de próstata exige a preservação dos feixes neurovasculares em torno da glândula com a finalidade de reduzir a probabilidade de impotência e incontinência pós-operatórias.[13,21] Esses feixes neurovasculares se situam na periferia da próstata. Com aquela finalidade mencionada, as prostatectomias laparoscópicas e assistidas por robótica são úteis, já que a ampliação da visão assegura uma dissecção menos traumática, especialmente em casos de cirurgia assistida por robótica.[21] Tendo em mente esses achados referentes à importância da cápsula prostática e a significância clínica da cirurgia que poupa a inervação, reavaliaram-se os dados sobre a pseudocápsula dos miomas e seu feixe neurovascular, e os resultados foram implementados na cirurgia reprodutiva.[22]

Em decorrência disso, evoluiu uma técnica cirúrgica distinta chamada miomectomia intracapsular, com o significado de remoção do mioma a partir de sua pseudocápsula.[20] O dogma geral da miomectomia intracapsular é que as necessidades de enucleação cirúrgica de cada mioma sejam delicadamente abordadas para potencializar um processo correto de cicatrização da musculatura uterina e para facilitar, sucessivamente, a restauração anatômico-funcional da musculatura uterina.[13,15,21,22]

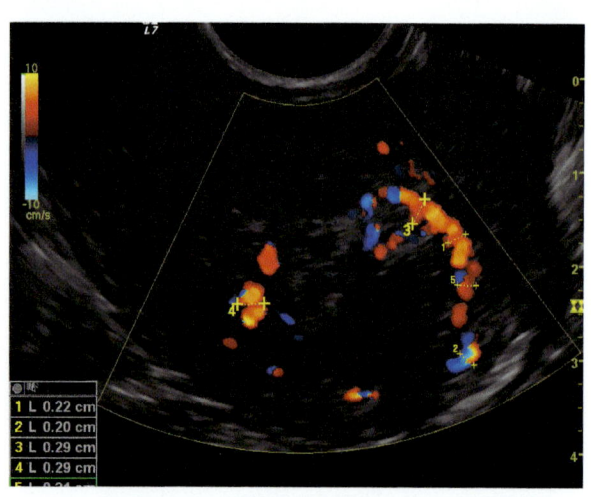

Fig. 14-5. Ecografia transvaginal que destaca o anel de fogo ao redor do mioma, que representa o feixe neurovascular.

A miomectomia intracapsular atende ao postulado essencial da miomectomia: realizar todas as manipulações de maneira mais delicada e menor sangramento possível. Desse modo, sendo o mioma dissecado inteiramente pela abertura da pseudocápsula, usando tração sobre o miométrio circundante e hemostasia seletiva e delicada, com baixa energia nos vasos da pseudocápsula, o leito do miométrio colapsa com pouco sangramento uma vez que o mioma foi removido.[13,20]

O princípio cirúrgico para miomectomia intracapsular pode ser aplicado a todas as miomectomias, resultando em sua implementação para miomectomia histeroscópica, vaginal, laparoscópica e por laparotomia, bem como para miomectomia em parto cirúrgico.[21,22]

MANUTENÇÃO DA PSEUDOCÁPSULA DURANTE MIOMECTOMIA HISTEROSCÓPICA

A miomectomia histeroscópica representa a cirurgia mais frequente para melhora da fertilidade e o padrão-ouro no tratamento dos miomas submucosos (Fig. 14-6).[23] Todavia, a miomectomia histeroscópica provavelmente é o procedimento histeroscópico que traz mais riscos de complicações cirúrgicas (Fig. 14-7).[24,25] O problema é que é um tanto difícil avaliar a frequência correta de complicações cirúrgicas durante a miomectomia histeroscópica em razão de sua grande variabilidade e dos poucos dados reais.[26] O tratamento de miomas intracavitários com extensão intramural de 50% ou mais sempre foi representado como um desafio para os cirurgiões histeroscópicos pelo aumento do risco de complicações intraoperatórias e pela necessidade de procedimentos com múltiplas etapas.[27,28]

A técnica clássica do fatiamento (Fig. 14-8), mesmo em mãos experientes, acaba por não respeitar a pseudocápsula e não poupar o miométrio, podendo apresentar sangramento intenso.[29] Além disso, a dissecção cirúrgica anatômica por alça elétrica pode causar dano direto (corte) e indireto (lesão térmica) da pseudocápsula e do miométrio saudável circundante (Fig. 14-9), com todas as séries de complicações intraoperatórias, como perfuração uterina com alça energizada, sangramento e clínica da síndrome do intravasamento, tudo isso frequentemente muito interconectado.[30] Além disso, já é bem conhecido o papel do trauma cirúrgico no desenvolvimento de sinéquias após a cirurgia histeroscópica, já extensamente descrito.[31]

A miomectomia histeroscópica ideal deve ser um procedimento simples, bem tolerado, seguro e efetivo, de maneira ideal, realizado em um único tempo cirúrgico,[21,32] mesmo que, nas últimas décadas, várias técnicas tenham sido descritas.[2,33]

Já se descreveu o destacamento do componente intramural dos miomas pela incisão elétrica das pontes fibroconjuntivais, a ancoragem do mioma à sua pseudocápsula (Fig. 14-10).[21,34,35]

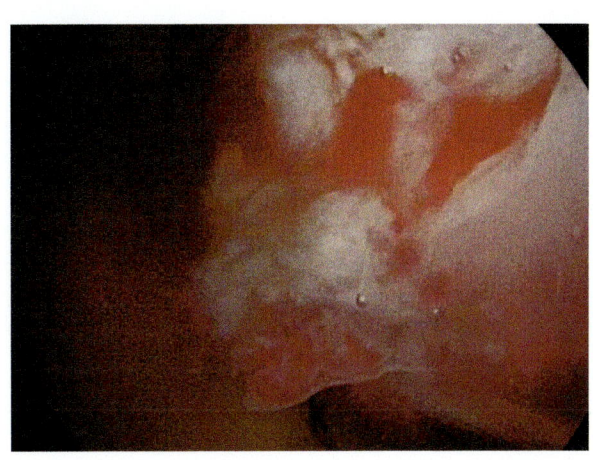

Fig. 14-7. Imagem histeroscópica do sangramento do corpo do mioma durante o corte do nódulo; os vasos dentro do mioma sangram e causam problemas de visão durante a cirurgia ou uma hemorragia intra e pós-operatória real.

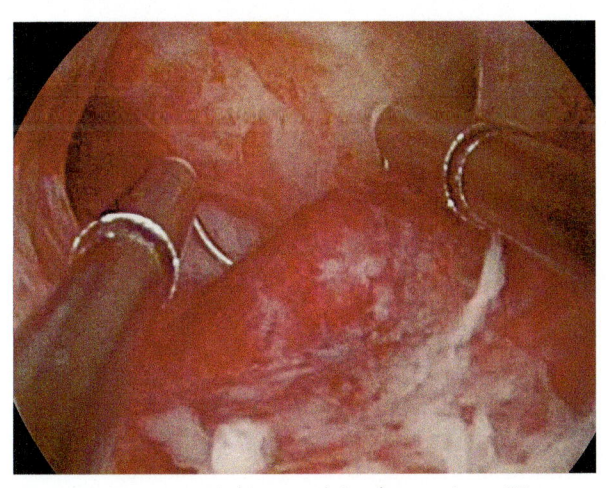

Fig. 14-6. Miomectomia histeroscópica de um mioma G2.

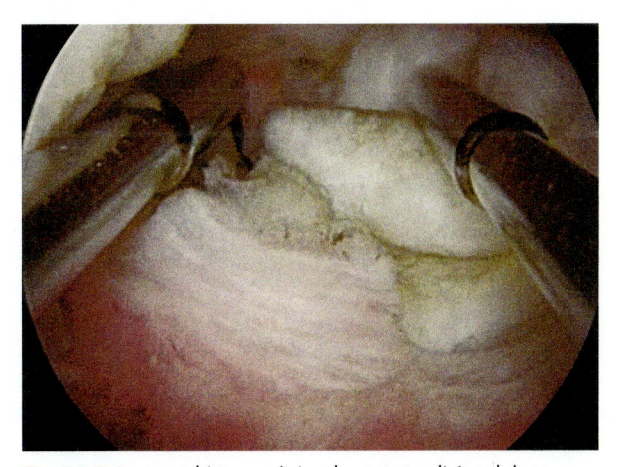

Fig. 14-8. Imagem histeroscópica do corte tradicional do mioma.

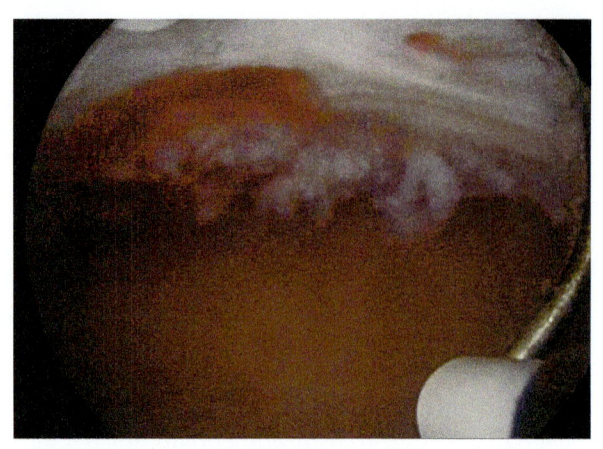

Fig. 14-9. Imagem histeroscópica da parede uterina anterior com lesão da pseudocápsula e miométrio saudável circundante, com sangramento dos vasos.

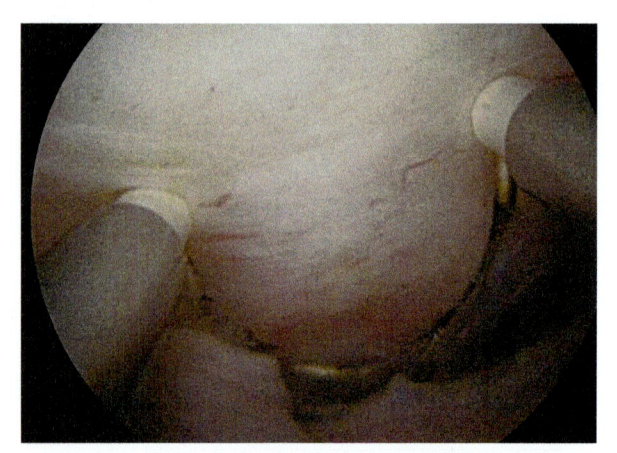

Fig. 14-10. Imagem histeroscópica da remoção ideal do mioma do miométrio, com descolamento do componente intramural dos miomas por seção elétrica das pontes fibroconectivas que ancoram o mioma à sua pseudocápsula.

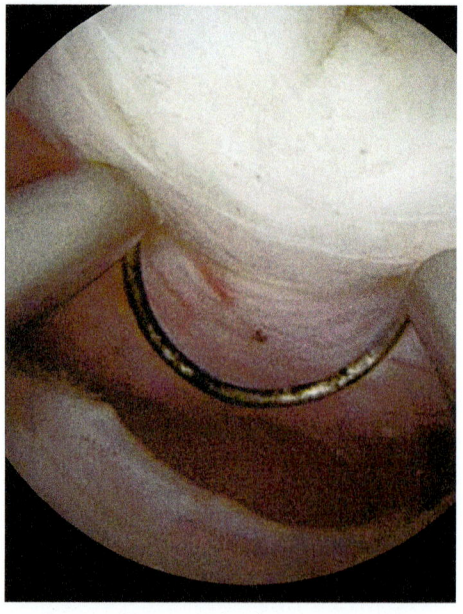

Fig. 14-11. Imagem histeroscópica da miomectomia intracapsular: as pontes fibroconectivas que ancoram o fibroide à sua pseudocápsula são mecanicamente desconectadas pela alça fria, permitindo enuclear o componente intramural do mioma.

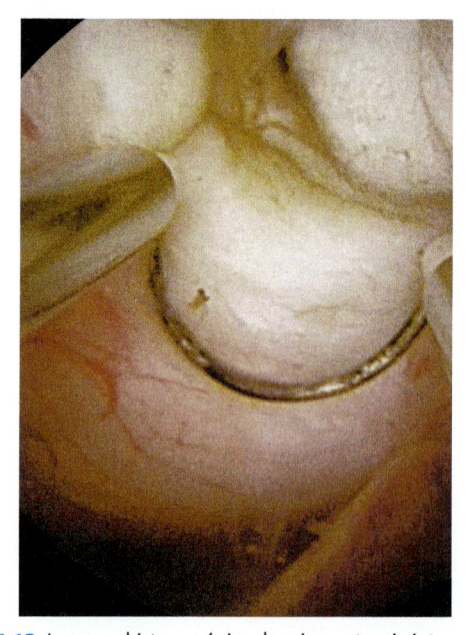

Fig. 14-12. Imagem histeroscópica da miomectomia intracapsular de alça fria: o respeito da pseudocápsula durante a miomectomia permite preservar a espessura livre da margem miometrial.

Entre as técnicas concebidas com o objetivo de ir além dos limites representados pelo fatiamento clássico, a primeira descrita foi a miomectomia histeroscópica com alça fria, em 1995.[21,36] Esse método desviou-se da abordagem tradicional por fatiamento elétrico e se dirigiu a uma abordagem diferente: a enucleação mecânica do mioma de sua pseudocápsula, aproveitando-se da contração fisiológica do miométrio. O Dr. Mazzon, pai desse método,[21,36] deu à técnica o nome **miomectomia com alça fria**, e ela representou uma revolução no tratamento histeroscópico dos miomas submucosos. A **miomectomia com alça fria** permite distinguir corretamente os planos anatômicos, respeitando a integridade anatômica e funcional do miométrio e da pseudocápsula como procedimentos seguro e efetivo. As pontes fibroconjuntivas que ancoram o mioma à sua pseudocápsula são mecanicamente desconectadas pela alça fria, permitindo enuclear o componente intramural do mioma (Fig. 14-11) sem qualquer consequência para o miométrio saudável em torno. O procedimento da alça fria entre o mioma e a pseudocápsula permite evitar perfuração uterina pela alça elétrica e lesão dramática dos órgãos e vasos abdominais. Em caso de perfuração pela alça fria, o dano induzido pode ser considerado o mesmo que com uma vela de Hegar.[30,36] Além disso, o respeito ao miométrio também aumenta a espessura da margem livre do miométrio (Fig. 14-12)[37] e a contração uterina, e o respeito às fibras musculares do miométrio diminui o risco de sangramento (Fig. 14-13)

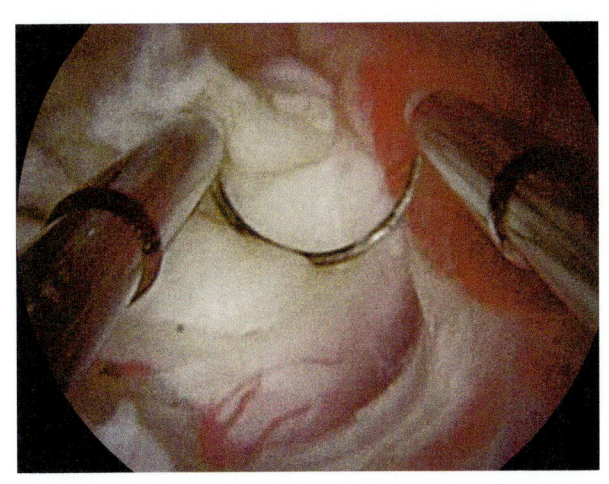

Fig. 14-13. Imagem histeroscópica da miomectomia intracapsular de alça fria com ausência de sangramento, pois a contração uterina e o respeito das fibras musculares miometriais reduzem drasticamente o risco de sangramento.

e da absorção do meio de distensão. Isso aumenta a possibilidade de se efetuar a miomectomia em tempo único. A manutenção da pseudocápsula durante a miomectomia deve catalisar a cicatrização fisiológica sucessiva, reduzir a cicatriz fibrótica e as aderências, tendo impacto favorável sobre a fertilidade futura, com diminuição do risco de ruptura uterina. A manutenção da pseudocápsula durante miomectomia histeroscópica parece ser excelente opção para o tratamento de miomas submucosos,[21,33] permitindo que se efetue o tratamento somente em um tempo cirúrgico em alto número de casos.[28,38]

CONSIDERAÇÕES FINAIS

A miomectomia histeroscópica com manutenção da pseudocápsula é uma técnica baseada na fisiologia muscular e no respeito anatômico.[39,40] Permite a enucleação de um mioma respeitando o miométrio ao seu redor (Fig. 14-14). O benefício é amplamente claro durante a enucleação de miomas pela redução do sangramento e a facilidade de execução. Além disso, oferece significativos benefícios em termos de cicatrização muscular uterina. Investigações clínicas e ultrassonográficas sobre o local da cicatriz, após a miomectomia, têm sugerido melhores resultados funcionais com referência à integridade do miométrio, na comparação entre pacientes não grávidas com respeito às cicatrizes da miomectomia após o procedimento.

REFERÊNCIAS BIBLIOGRÁFICAS

1. Sparic R, Mirkovic L, Malvasi A, Tinelli A. Epidemiology of uterine myomas: a review. Int J Fertil Steril. 2016;9(4):424-35.
2. Tinelli A, Sparic R, Kadija S, et al. Myomas: anatomy and related issues. Minerva Ginecol. 2016 June;68(3):261-73.
3. Tinelli A, Mynbaev OA, Mettler L, et al. A combined ultrasound and histologic approach for analysis of uterine fibroid pseudocapsule thickness. Reprod Sci. 2014;21(9):1177-96.
4. Tinelli A, Malvasi A, Rahimi S, et al. Myoma pseudocapsule: a distinct endocrino-anatomical entity in gynecological surgery. Gynecol Endocrinol. 2009;25(10):661-7.
5. Tinelli A, Resta L, Sparic R, et al. Pathogenesis, classification, histopathology and symptomatology of fibroids. In: Uterine fibroids, a clinical casebook. Moawad NS (Ed). Springer International Publishing. 2018:1-47.
6. Tinelli A, Malvasi A. Uterine fibroid pseudocapsule. In: Tinelli A, Malvasi A. Uterine myoma, myomectomy and minimally invasive treatments; Berlin: Springer; 2015. p. 73-93.
7. Malvasi A, Cavallotti C, Morroni M, et al. Uterine fibroid pseudocapsule studied by transmission electron microscopy. Eur J Obstet Gynecol Reprod Biol. 2012;162(2):187-91.
8. Malvasi A, Cavallotti C, Nicolardi G, et al. The opioid neuropeptides in uterine fibroid pseudocapsules: a putative association with cervical integrity in human reproduction. Gynecol Endocrinol. 2013;29(11):982-8.
9. Malvasi A, Cavallotti C, Nicolardi G, et al. NT, NPY AND PGP 9.5 presence in myomeytrium and in fibroid pseudocapsule and their possible impact on muscular physiology. Gynecol Endocrinol. 2013;29(2):177-81.
10. Malvasi A, Tinelli A, Cavallotti C, et al. Distribution of substance P (SP) and vasoactive intestinal peptide (VIP) neuropeptides in pseudocapsules of uterine fibroids. Peptides. 2011;32(2):327-32.
11. Mettler L, Tinelli A, Hurst B S, et al. Neurovascular bundle in fibroid pseudocapsule and its neuroendocrinologic implications. Expert Rev Endocrinol Metab. 2011;6(5):715-22.
12. Sun Y, Zhu L, Huang X, et al. Immunohistochemical localization of nerve fibres in the pseudocapsule of fibroids. Eur J Histochem. 2014;58(2):2249.
13. Tinelli A, Malvasi A, Hurst BS, et al. Surgical management of neurovascular bundle of uterine fibroid pseudocapsule during myomectomy. JSLS. 2012;16(1):119-29.
14. Malvasi A, Tinelli A, Rahimi S, et al. A three-dimensional morphological reconstruction of uterine leiomyoma pseudocapsule vasculature by the Allen-Cahn mathematical model. Biomed Pharmacother. 2011;65(5):359-63.
15. Tinelli A, Hurst B S, Mettler L, et al. Ultrasound evaluation of uterine healing after laparoscopic intracapsular

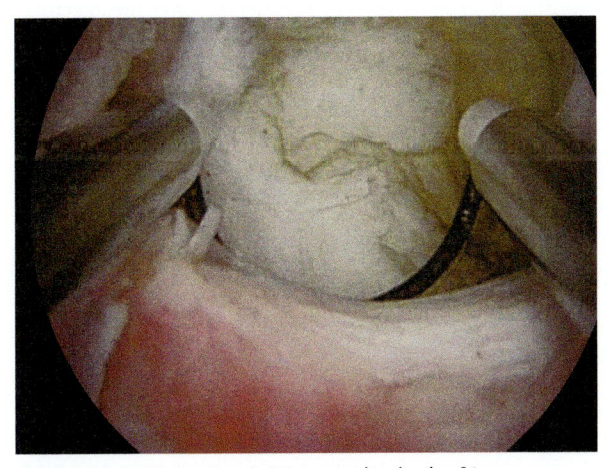

Fig. 14-14. A miomectomia intracapsular de alça fria histeroscópica permite uma enucleação do mioma respeitando o miométrio circundante sem sangramento.

16. Mettler L, Deenaday A, Alkatout I. Uterine myomas and fertility. In: Tinelli A, Malvasi A. Uterine myoma, myomectomy and minimally invasive treatments. Berlin: Springer; 2015. p. 53-72.
17. Di Tommaso S, Massari S, Malvasi A. Gene expression analysis reveals an angiogenic profile in uterine leiomyoma pseudocapsule. Mol Hum Reprod. 2013;19(6):380-7.
18. Di Tommaso S, Massari S, Malvasi A. Selective genetic analysis of myoma pseudocapsule and potential biological impact on uterine fibroid medical therapy. Expert Opin Ther Targets. 2015 Jan;19(1):7-12.
19. Mettler L, Schollmeyer T, Tinelli A, et al. Complications of uterine fibroids and their management, surgical management of fibroids, laparoscopy and hysteroscopy versus hysterectomy, haemorrhage, adhesions, and complications. Obstet Gynecol Int. 2012;2012:791248.
20. Tinelli A, Hurst BS, Hudelist G, et al. Laparoscopic myomectomy focusing on the myoma pseudocapsule: technical and outcome reports. Human Reprod. 2012;27(2):427-35.
21. Tinelli A, Favilli A, Lasmar RB, et al. The importance of pseudocapsule preservation during hysteroscopic myomectomy. Eur J Obstet Gynecol Reprod Biol. 2019 Dec;243:179-84.
22. Tinelli A, Mynbaev OA, Sparic R, et al. Angiogenesis and vascularization of uterine leiomyoma: clinical value of pseudocapsule containing peptides and neurotransmitters. Curr Protein Pept Sci. 2017;18(2):129-39.
23. Tinelli A, Kosmas I, Mynbaev OA, et al. Submucous fibroids, fertility, and possible correlation to pseudocapsule thickness in reproductive surgery. Biomed Res Int. 2018 Sep 3;2018:2804830.
24. Sullivan B, Kenney P, Seibel M. Hysteroscopic resection of fibroid with thermal injury to sigmoid. Obstet Gynecol. 1992;80:546-7.
25. Howe RS. Third-trimester uterine rupture following hysteroscopic uterine perforation. Obstet Gynecol. 1993;81:827-9.
26. Murakami T, Tamura M, Ozawa Y, et al. Safe techniques in surgery for hysteroscopic myomectomy. J Obstet Gynaecol Res. 2005;31:216-23.
27. Lasmar RB, Barrozo PR, Dias R, Oliveira MA. Submucous myomas: a new presurgical classification to evaluate the viability of hysteroscopic surgical treatment - preliminary report. J Minim Invasive Gynecol. 2005;12:308-11.
28. Mazzon I, Favilli A, Grasso M, et al. Risk Factors for the Completion of the Cold Loop Hysteroscopic Myomectomy in a One-Step Procedure: A Post Hoc Analysis. Biomed Res Int. 2018 May 20;2018:8429047.
29. Tinelli A, Mynbaev O A, Sparić R, et al. Physiology and importance of the myoma's pseudocapsule. In: Tinelli A, Alonso L, Haimovich S (Eds.). Hysteroscopy. Switzerland: Springer International Publishing; 2017. p. 337-56.
30. van Herendael BJ, Malvasi A, Zaami S, Tinelli A. Complications during hysteroscopy. In: Tinelli A, Alonso L, Haimovich S (Eds.). Hysteroscopy. Switzerland: Springer International Publishing. 2017. p. 563-78.
31. Healy MW, Schexnayder B, Connell MT, et al. Intrauterine adhesion prevention after hysteroscopy: a systematic review and meta-analysis. Am J Obstet Gynecol. 2016 Sep;215(3):267-275.e7.
32. Pakrashi T. New hysteroscopic techniques for submucosal uterine fibroids. Curr Opin Obstet Gynecol. 2014;26:308-13.
33. Tinelli A, Kosmas I, Mynbaev OA, et al. Submucous fibroids, fertility, and possible correlation to pseudocapsule thickness in reproductive surgery. Biomed Res Int. 2018 Sep 3;2018:2804830.
34. Litta P, Vasile C, Merlin F, et al. A new technique of hysteroscopic myomectomy with enucleation in toto. J Am Assoc Gynecol Laparosc. 2003;10:263-70.
35. Lasmar RB, Barrozo PR. Histeroscopia: uma abordagem prática. Rio de Janeiro: Medsi; 2002. p. 121-42.
36. Mazzon I. Nuova tecnica per la miomectomia isteroscopica: enucleazione con ansa fredda. In: Cittadini E, Perino A, Angiolillo M, Minelli L (Eds.). Testo-Atlante di Chirurgia Endoscopica Ginecologica. Palermo, Italy: COFESE; 1995. chap XXXIIIb.
37. Casadio P, Youssef A M, Spagnolo E, et al. Should the myometrial free margin still be considered a limiting factor for hysteroscopic resection of submucous fibroids? A possible answer to an old question. Fertil Steril. 2011;95:1764-8.e1.
38. Mazzon I, Favilli A, Grasso M, et al. Predicting success of single step hysteroscopic myomectomy: A single centre large cohort study of single myomas. Int J Surg. 2015;22:10-4.
39. Zhong SL, Zeng LP, Li H, Wu RF. Development and evaluation of an improved laparoscopic myomectomy adopting intracapsular rotary-cut procedures. Eur J Obstet Gynecol Reprod Biol. 2018 Feb;221:5-11.
40. Zhao X, Zeng W, Chen L, et al. Laparoscopic myomectomy using "cold" surgical instruments for uterine corpus leiomyoma: a preliminary report. Cell Biochem Biophys. 2015 May;72(1):141-6.

ADENOMIOSE

Walter Antônio Prata Pace
João Oscar de Almeida Falcão Jr.
Francisco de Assis Nunes Pereira
Ana Luiza Loiola Pace

DEFINIÇÃO

É uma doença caracterizada pela presença de glândulas e estroma endometrial na estrutura do miométrio.[1] Primeiramente descrita por Rokitanski, em 1860, teve sua caracterização, nos moldes que hoje a definimos, atribuída a Bird *et al.*, em 1972.[2]

Classicamente são definidas duas formas de adenomiose: a forma difusa e a focal. A diferenciação está na observação de quadros onde o endométrio encontra-se envolto por músculo liso, geralmente hipertrofiado, definindo um tumor circunscrito e assim denominada focal ou, ainda, adenomioma.[3] No entanto, não existe consenso na classificação da patologia. Mais recentemente, com o intuito de melhor explicitar os achados por imagem de pacientes com adenomiose, têm-se postulado **3 subtipos da doença: adenomiose interna, externa e os adenomiomas**.[4]

FISIOPATOLOGIA (TEORIAS)

O entendimento da fisiopatologia da adenomiose ainda é um grande desafio. A ausência de consenso quanto a sua terminologia, classificação de suas lesões, e pontos de corte para os parâmetros imaginológicos para o diagnóstico ainda dificultam o avanço no entendimento do processo patológico. Existem várias teorias propostas para o desenvolvimento da adenomiose e é possível que um somatório de fatores possa estar presente em cada paciente justificando as diferentes apresentações clínicas da doença.[5]

Penetração Direta das Glândulas Endometriais no Miométrio
Fatores Predisponentes

Hiperestrogenemia (hiperplasia e redução da resistência do miométrio), traumatismos como curetagem, ressecções endometriais e cesarianas e também secundários à hiperperistalse uterina.[6] Prolactina e progesterona produzem um efeito sinérgico: promoção de degeneração miometrial facilita a penetração endometrial. Bromocriptina teria papel protetor. Existe um número crescente de evidências que sugerem o desenvolvimento de um microambiente local hiperestrogênico no miométrio das pacientes acometidas, provavelmente em decorrência de uma ação da aromatose em precursores androgênicos, influenciando seu desenvolvimento. Foi identificada aromatase P450 em glândulas de adenomiose e 17 b-hidroxesteroide desidrogenase tipo 2 no endométrio de pacientes com adenomiose. Também existe uma diferente expressão dos receptores de estrogênio e progesterona neste grupo de pacientes, com aumento da expressão de receptores de estrogênio B e diminuição de receptores para progesterona.

Fator Genético
Estudo com gêmeas homozigotas.

Metaplasia de Elementos Mesoteliais
Situados entre a camada basal do endométrio e a zona superficial do miométrio.

Disseminação por Meio de Vasos Linfáticos de Fragmentos Endometriais
Foram observados focos de adenomiose no interior de linfáticos intramiometriais e adenomiose subserosa pode ser o único achado e, nestas situações, geralmente está associada à endometriose pélvica.[7]

Outros Elementos
Pacientes portadoras de adenomiose apresentam maior incidência de polimorfismos de genes associados à angiogênese.[8] Fatores ambientais, como exposição a folatos, podem estar envolvidos.[9] Análises proteômica de biópsias de adenomiose mostraram desregulação de proteínas associadas ao esqueleto celular, oxidação, apoptose e reação imune.[8,9]

DIAGNÓSTICO ANATOMOPATOLÓGICO

O diagnóstico anatomopatológico da adenomiose é realizado por estudo de peças de histerectomia e/ou por material de histeroscopia obtido por ressecção endométrio/miometrial ou por biópsia miometrial.[10,11] Vários tipos de biópsias já foram utilizados como instrumentos para diagnóstico de endometriose como: biópsia do miométrio por histeroscopia, biópsia do miométrio guiada por laparoscopia, *core*-biópsia (uso de agulha oca) transvaginal guiada por ultrassonografia abdominal, punção e biópsia de miométrio guiada por ultrassonografia vaginal (uso de agulha longa, 25-30 cm de comprimento e diâmetro de 14-20 gauge). Em todos os métodos os estudos preliminares demonstram ser factíveis quaisquer das abordagens, no entanto, são necessários estudos com inclusão de maior número de caso e, principalmente, com maior definição dos critérios diagnósticos a serem avaliados. Existem controvérsias quanto ao exato critério histológico, particularmente em relação à profundidade do miométrio e ao número de amostras requeridas para o diagnóstico da adenomiose. Alguns patologistas sugerem que é necessária a invasão de pelo menos um terço da espessura miometrial para o diagnóstico, outros propõe que 4 mm de infiltração miometrial são suficientes. Assim, nenhuma recomendação conclusiva pode ser feita sobre a utilização das técnicas de biópsia.[12,13]

A adenomiose se caracteriza, histologicamente, pela presença de glândulas e estroma endometrial na intimidade do miométrio. Ocorre, predominantemente, na pré-menopausa e é encontrada em 8 a 20% dos úteros enviados para laboratórios de anatomia patológica. Macroscopicamente, em geral, o útero encontra-se aumentado de volume com destaque para a parede posterior que frequentemente está mais acometida. A superfície miometrial é trabeculada, com focos de hemorragia, podendo apresentar lesões císticas de conteúdo sanguíneo ou achocolatado (adenomiomas).

Microscopicamente, a borda inferior do endométrio mostra-se irregular e mergulha na superfície do miométrio. Há muita controvérsia quanto ao diagnóstico histopatológico da adenomiose superficial. Algumas vezes é difícil distinguir das endentações normais da camada endometrial basal. As definições quanto ao limite de profundidade mínima de acometimento das lesões, ou seja, a distância entre a borda inferior do endométrio e a profundidade da lesão varia segundo os autores. Estes valores vão da presença de glândulas e estroma 1 mm abaixo da junção endométrio-miometrial, a um terço da espessura total do miométrio. O mais aceito é que exceda a metade de um campo de pequeno aumento, ou seja, acima de 2,5 mm (Fig. 15-1).

Verifica-se uma reação hipertrófica e hiperplásica do miométrio circunjacente. Glândulas em

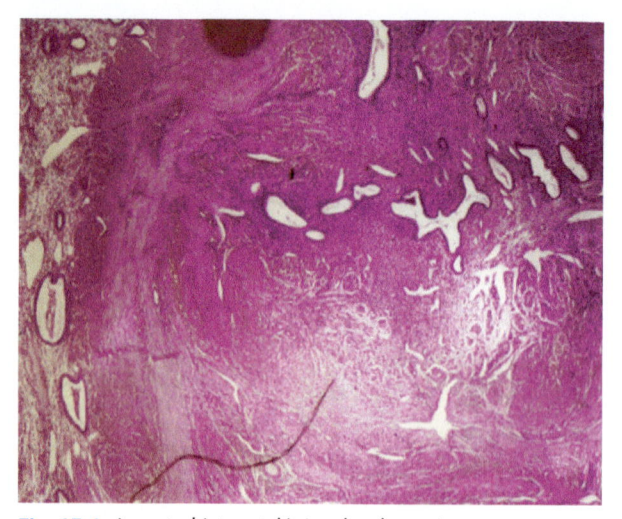

Fig. 15-1. Aspecto histopatológico da adenomiose.

proliferação e estroma são observados na primeira metade do ciclo menstrual, mas como a adenomiose não responde a níveis fisiológicos de progesterona, as alterações secretoras estão frequentemente ausentes ou incompletas na segunda metade do ciclo.

Os adenomiomas são nódulos formados por agregados de células musculares lisas, glândulas e estromas endometriais. Eles podem-se localizar no interior do miométrio ou crescer no endométrio, formando uma lesão polipoide. Cerca de 2% dos pólipos endometriais são adenomiomas. Existe uma variante rara que é o adenomioma polipoide atípico. É composto por glândulas endometriais atípicas circundadas por células musculares lisas. O estroma não é identificado por microscopia óptica. As glândulas são irregulares e hiperplásicas, células grandes com núcleo hipercromático e nucléolo proeminente. A metaplasia escamosa está, invariavelmente, presente.

Contudo, o diagnóstico histopatológico, ou seja, o padrão-ouro, ainda deixa a desejar quanto à sensibilidade. O estudo *Maryland Womens Health* analisou 1.114 relatórios de histerectomia de 15 hospitais e 705 laudos assinados por 25 patologistas. A frequência do diagnóstico da adenomiose variou de 12 a 58% entre os hospitais e 10 a 88% entre os 25 patologistas. Estas diferenças não puderam ser justificadas por diferenças em fatores como idade, paridade ou outros sabidamente correlacionados com a incidência da doença.

A revisão da literatura demonstra que somente 15% dos casos de adenomiose são diagnosticados corretamente antes da cirurgia. Por sua vez, a detecção histológica é também dependente do número e locais das amostras miometriais examinadas. Bird *et al.*[2] encontraram adenomiose em 31% das análises de rotina de 200 peças de histerectomias consecutivas. Entretanto, se 6 blocos extras fossem examinados, a incidência aumentaria para 61%.[14]

DIAGNÓSTICO NÃO INVASIVO
Clínica

Estima-se que a incidência da adenomiose sintomática alcance 20% das mulheres no período pré-menopáusico. Classicamente, os sintomas que dominam o quadro clínico são: a dor pélvica e o sangramento uterino anormal, mas frequentemente a adenomiose não é considerada pelos médicos no diagnóstico diferencial das pacientes que apresentam esses sintomas.[15] Estudo multicêntrico italiano que reuniu 820 mulheres em 18 centros sugeriu que a história prévia de abortos induzidos parece aumentar a chance da doença em 1,9 vezes.[16]

Outro estudo americano com 961 mulheres com diagnóstico de adenomiose na histerectomia encontrou associação da adenomiose à multiparidade, menarca precoce (menor ou igual a 10 anos), ciclos menstruais curtos (menor ou igual a 24 dias) e obesidade.[17]

Sintomas

A queixa principal da paciente é dismenorreia progressiva, associada à menorragia – ou metrorragia em estágios mais avançados:

- *SUA (60%)*: usualmente se manifesta com fluxo aumentado e/ou prolongado e/ou sangramento irregular, acíclico;
- *Dor (25%)*: é, em geral, pré-menstrual ou menstrual, apesar de poder apresentar-se, também, no período intermenstrual, dismenorreia, ou como dispareunia profunda.

Estima-se que aproximadamente 35% dos casos sejam assintomáticos.

Um estudo que avaliou peças de histerectomia de pacientes com adenomiose em comparação com pacientes com miomas mostrou que previamente à cirúrgica as pacientes com adenomiose apresentaram maior incidência de dismenorreia, dor pélvica, depressão e endometriose.[18] Outro estudo, com 298 pacientes submetidas à histerectomia, encontrou evidências de que as pacientes com adenomiose tinham maior duração do período reprodutivo, maior incidência de dor pélvica, dismenorreia, dispareunia, necessidade de transfusão de sangue antes da cirurgia, tabagismo e nuliparidade (p < 0,05).[19] Esses achados não foram confirmados por outro estudo multicêntrico retrospectivo que avaliou 137 peças de histerectomia por doenças benignas e não houve diferença nos sintomas prévios entre as pacientes que tinham e não tinham adenomiose.[20]

Exame Físico

Útero aumentado de volume, consistente, doloroso à mobilização em especial no período pré-menstrual. Em 80 a 90% dos casos, há associação a outras patologias relacionadas com útero, como miomas (50-52%), endometriose pélvica (11-14%) ou pólipos endometriais (7%) podendo complicar o diagnóstico.

Sinais e Sintomas Associados
Infertilidade

Salvo a adenomiose cornual ou tubária com prejuízo direto, as relações da adenomiose com a infertilidade ainda são obscuras. Pode estar associada à interferência na contratilidade miometrial normal. Estudos demonstram que existem movimentos peristálticos uterinos que aparentemente têm como função o transporte dos espermatozoides até a tuba uterina. A infiltração tecidual no miométrio teria o potencial de interferir nesta dinâmica.[21]

> A adenomiose está associada à infertilidade por algumas razões principais:
> - Transtorno da peristalse uterina e no transporte dos espermatozoides;
> - Anormalidades na cavidade uterina;
> - Alteração da função e receptividade endometrial.

Gravidez

Diversas complicações obstétricas foram associadas à adenomiose, como hemorragias intraparto, roturas uterinas, acretismo placentário, placenta prévia, cicatriz uterina de má qualidade, estas sem evidências que possam ser elucidativas. No entanto, existe crescente número de estudos que apontam para possível impacto negativo no resultado obstétrico de pacientes acometidas, observando-se maiores taxas de parto pré-termo, crescimento intrauterino restrito e pré-eclâmpsia.[22]

Análises Clínicas

A adenomiose está associada a um aumento do número de macrófagos miometriais, anticorpos antifosfolipídicos e CA 125 no sangue periférico e deposição de IgG, C3 e C4 nos focos ectópicos. No entanto, a aplicabilidade clínica destes marcadores ainda não está definida.

CA 125

As células endometriais ectópicas secretam esta molécula, principalmente as adenomióticas, proporcionalmente à profundidade. A sensibilidade e a especificidade são baixas. Entretanto, verificou-se que o CA 125 das células epiteliais adenomióticas e do endométrio eutópico têm massa molecular diferente. Se um anticorpo específico puder ser isolado e purificado, poderíamos ter um marcador para *screening*.

Imagem
Ecografia

Sinais discretos e pouco específicos. Sem dúvida, o acesso transvaginal pode auxiliar no diagnóstico e deve ser realizado na segunda metade do ciclo.

> Sinais sugestivos na USG:
> - Cistos subendometriais hipoecoicos;
> - Ecotextura miometrial heterogênea;
> - Pequenos lagos anecoicos;
> - Aumento uterino assimétrico e difuso;
> - Borda endometrial-miometrial mal definida;
> - Espessamento do halo subendometrial.

Os adenomiomas podem ser diferenciados de miomas ou sarcomas pelo Doppler colorido, mas a especificidade é baixa. Há aumento de fluxo na periferia e ausência no interior da lesão. Biópsias guiadas por agulha têm excelente especificidade, mas baixa sensibilidade (8-18%). O grande problema é que a ecografia dá uma ideia momentânea, é fortemente dependente do ultrassonografista e do aparelho. A associação da clínica com exames seriados em mãos experientes poderia ser de grande utilidade.

Uma metanálise que avaliou a acurácia da ultrassonografia no diagnóstico da adenomiose reuniu 14 estudos e 1.895 pacientes. A prevalência de adenomiose foi de 27,9%, a probabilidade de adenomiose em uma paciente com USG anormal foi de 66,2% (IC95%, 61,6 a 70,6%) e a probabilidade de adenomiose em uma paciente com USG normal foi de 9,1% (IC95%, 7,3 a 11,1%). Os autores concluíram que a USTV é um teste diagnóstico acurado para adenomiose.[23-25]

Existe crescente busca em se desenvolver uma classificação que sistematize a análise ecográfica ampliando a capacidade diagnóstica e homogeneizando os achados a fim de facilitar o desenvolvimento de estudos e o acompanhamento clínico das pacientes. Até o momento não foi demonstrada uma correlação entre os achados imaginológicos e a gravidade dos sintomas ou o prognóstico da doença. Tem sido proposto o uso de um sistema de pontuação com base na identificação de pelo menos um 1 de 8 achados ecográficos, identificação dos achados em adenomiose difusa, focal ou adenomioma e avaliação da gravidade de cada achado em uma escala de 1 a 4 (Quadro 15-1).[26,31]

A Figura 15-2 demonstra a classificação ultrassonográfica da adenomiose com base em ultrassonografia transvaginal. Achados são assinalados de acordo com sua seriedade em uma escala de 1 a 4 e, posteriormente, totalizados. Valores de 1 a 3 são classificados como adenomiose **leve**, 4 a 6 adenomiose **moderada**, valores iguais ou acima de 7 definidos como **grave**, pontuação máxima de 24.[26]

É possível, também, classificar a adenomiose de forma mais simples na prática clínica (Quadro 15-2).

Quadro 15-1. Acurácia da USTV no Diagnóstico da Adenomiose Difusa

	Prevalência (%)	SENSIB (%)	Especif. (%)	VPP (%)	VPN (%)
Fedele et al. (1992)[32]	22/43 (51)	80	74	73	81
Asher et al. (1994)[27]	17/20 (85)	86	50	90	20
Brosens et al. (1995)[28]	28/56 (50)	53	75	86	77
Reinhold et al. (1995)[29]	29/100 (29)	86	86	71	94
Atzori et al. (1996)[31]	15/175 (86)	86	96,2	68,4	98
Reinhold et al. (1996)[30]	18/119 (24)	89	89	71	96
Kepkep et al. (2007)[23]	26/70 (37)	80,8	61,4	55,3	84,4
Sun et al. (2010)[24]	85/213 (40)	87,1	60,1	59,2	87,5

Quadro 15-2. Classificações da Adenomiose

Tipo	Focal (Adenomioma)	Difusa	
Invasão	Superficial < 40%	Intermediária 40 a 80%	Profunda > 80%

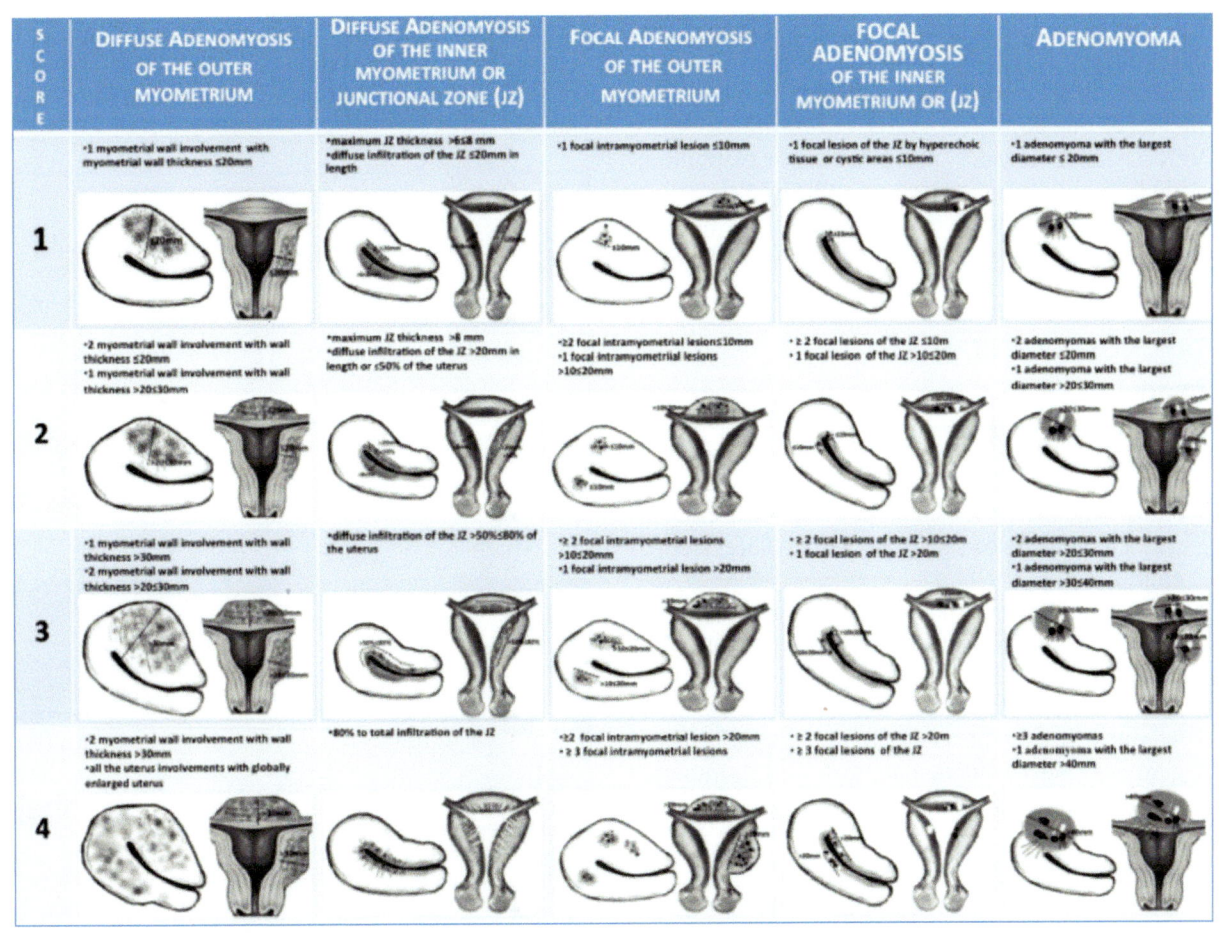

Fig. 15-2. Classificação ultrassonográfica da adenomiose baseada em ultrassonografia transvaginal.

Ressonância Magnética (RM)

A RM é indicada nos casos de dúvidas dos exames anteriores, especialmente a USTV. Possui alta sensibilidade e especificidade, sendo menos operador e aparelho dependente do que a USTV;[19] no entanto, ambos são bons e comparáveis métodos de imagem não invasivos para o diagnósticos da adenomiose.[32,33]

Nas formas localizadas, a imagem em T1 é normal, enquanto em T2 o sinal é mais intenso que o miométrio adjacente (Fig. 15-3).

Sinais na RM:
- Zona de junção endométrio-miométrio irregular e difusamente espessada, algumas vezes com focos subjacentes. Esses sinais representam mais mudanças na musculatura lisa que focos de epitélio glandular e estroma. A zona de junção deve ser superior a 5 mm para diagnóstico de adenomiose;
- Focos subjacentes ao endométrio;
- Assimetria de espessura entre as paredes uterinas, em geral sendo a posterior mais espessa;
- Forma uterina globosa;
- Heterogeneidade da zona de adenomiose, mais opaca.

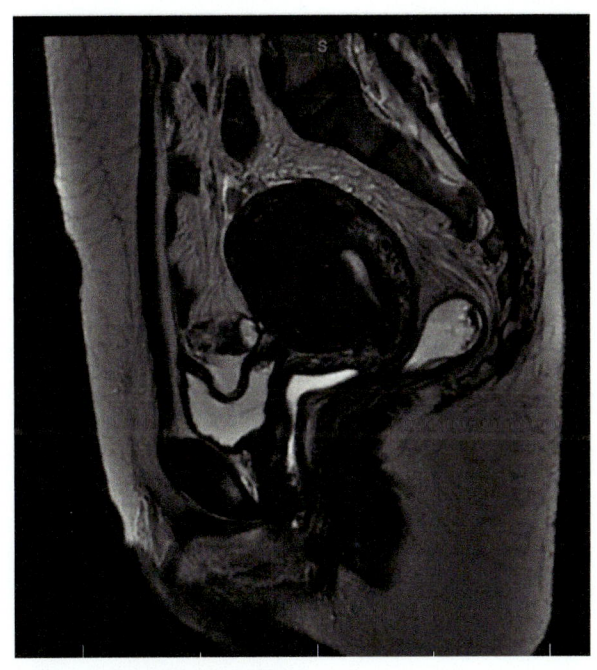

Fig. 15-3. Adenomiose em RM.

Segundo estudos histopatológicos comparativos, em 90% dos casos, a RM permite distinguir uma adenomiose de um mioma intramural. Os resultados são melhores que com a ecografia, apresentando VPP e VPN bastante elevados, mas seu custo e disponibilidade limitam sobremaneira sua utilização.

Semelhantemente à ecografia, não existe uma padronização ou classificação consolidada para os achados na RM.

DIAGNÓSTICO INVASIVO
Imagem
Histerossalpingografia
Sinais em 70%:

- *Patognomônico (30%)*: imagens diverticulares de intravasamento de contraste perpendiculares à borda endometrial;
- *Sinais indiretos*: extasia difusa da cavidade com bordas rígidas; imagem de **tuba ereta** que mostra uma tuba rígida e curva de concavidade superior; imagem de angulação em **baioneta** em nível do istmo, irredutível e presente em todas as radiografias; imagem em **guarda-chuva**, não específica, traduzindo retroversão fixa do útero.

Histerossonografia

Essa é a técnica que consiste na realização da ecografia durante a injeção de solução salina na cavidade. Pode visualizar a comunicação da cavidade endometrial e as lesões adenomióticas.[22] Estudo mostrou que lesões suspeitas à histerossonografia foram confirmadas pela ressonância magnética em 96% dos casos.[34]

Histeroscopia

Têm sensibilidade e especificidade baixas, o que melhora quando associada à biópsia miometrial. McCausland encontrou adenomiose na biópsia em 33 de 50 pacientes sintomáticas que tiveram a cavidade uterina normal à histeroscopia diagnóstica.[10] Na histeroscopia ambulatorial é possível o diagnóstico quando a adenomiose é superficial e o procedimento é realizado no início da primeira fase do ciclo. O procedimento preconizado para o diagnóstico de adenomiose é a histeroscopia cirúrgica com biópsia miometrial da parede posterior do útero, com alça de ressecção de 5 mm, em nosso estudo, obtivemos 23 casos de adenomiose em 28 peças de histerectomia com sensibilidade de 75-82% por confirmação anatomopatológica (Figs. 15-4 e 15-5).[11]

> Sinais na histeroscopia ambulatorial:
>
> - Orifícios diverticulares podem ser revelados especialmente se o exame for realizado no princípio do ciclo, quando o crescimento endometrial ainda não os ocultou (Fig. 15-6);
> - Formações císticas azuladas ou enegrecidos submucosos cuja rotura por perfuração com o histeroscópio, ressecção, ou *laser* deixa escapar líquido achocolatado característico da endometriose (Fig. 15-7);
> - Hipervascularização de superfície que, em parte, explica os fenômenos hemorrágicos (Fig. 15-8);
> - Cornos uterinos retos e fibrosados.

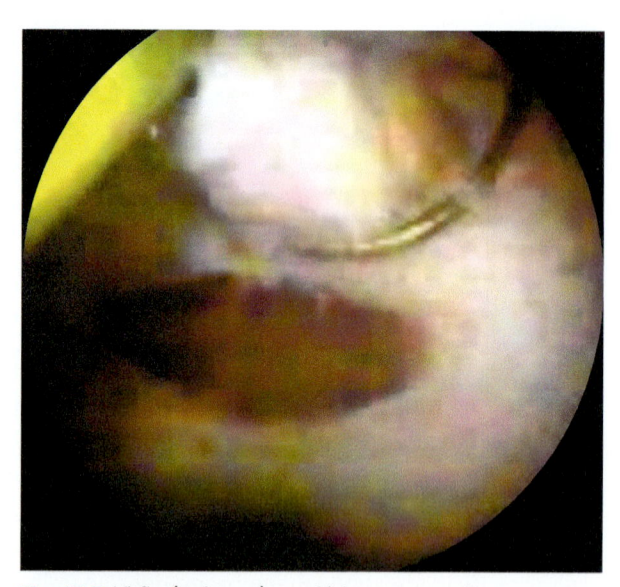

Fig. 15-5. Visão de cisto adenomiótico na ressecção histeroscópica.

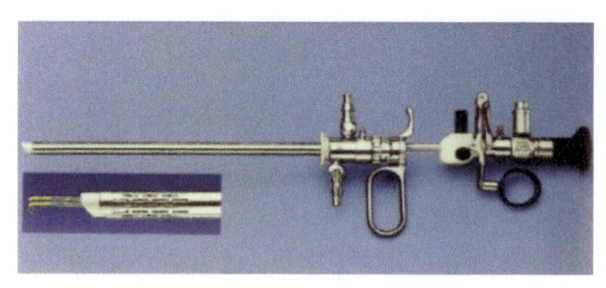

Fig. 15-4. Ressectoscópio.

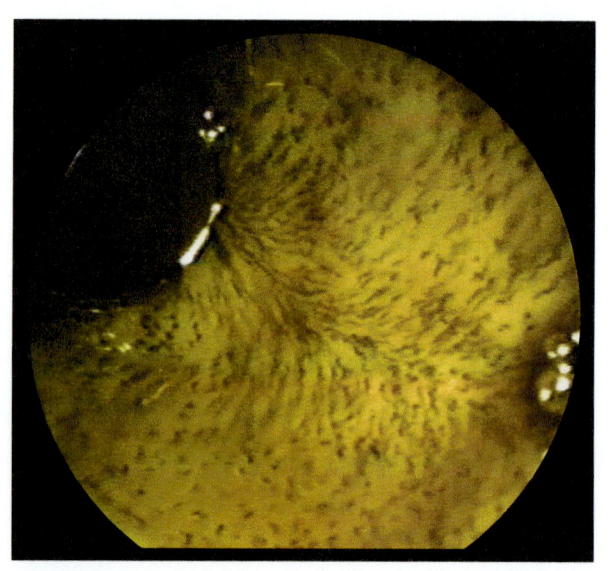

Fig. 15-6. Orifícios diverticulares e vascularização aumentada.

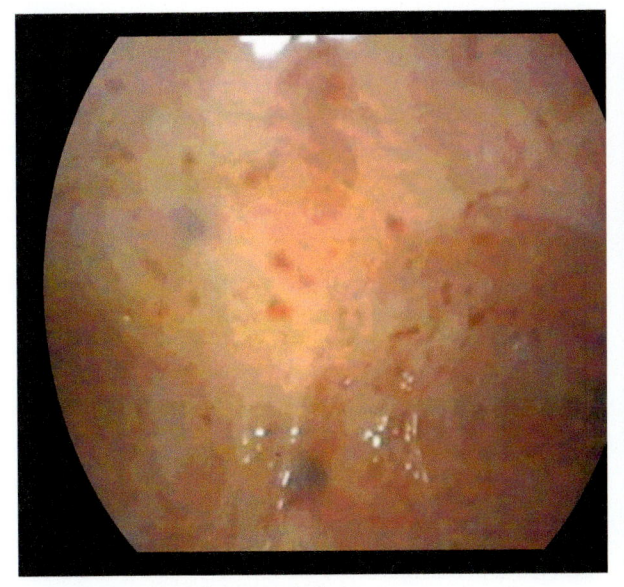

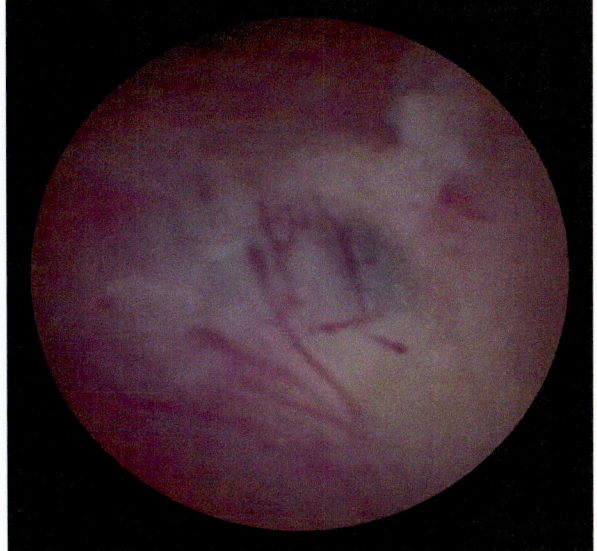

Fig. 15-7. Imagens císticas azuladas.

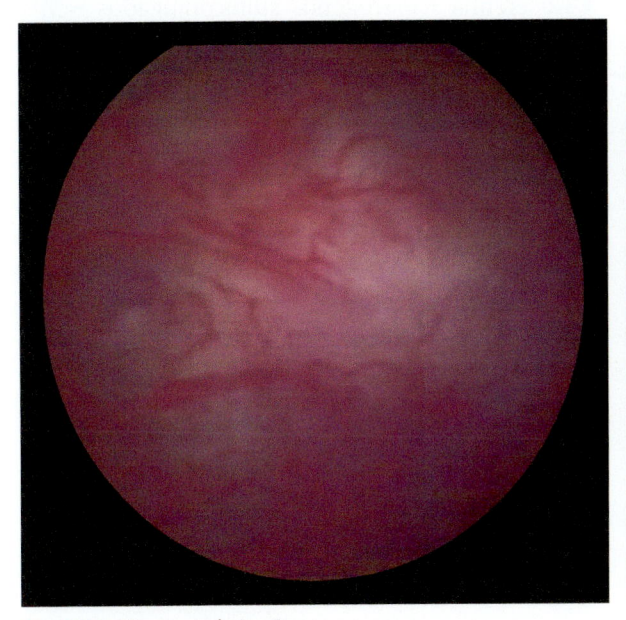

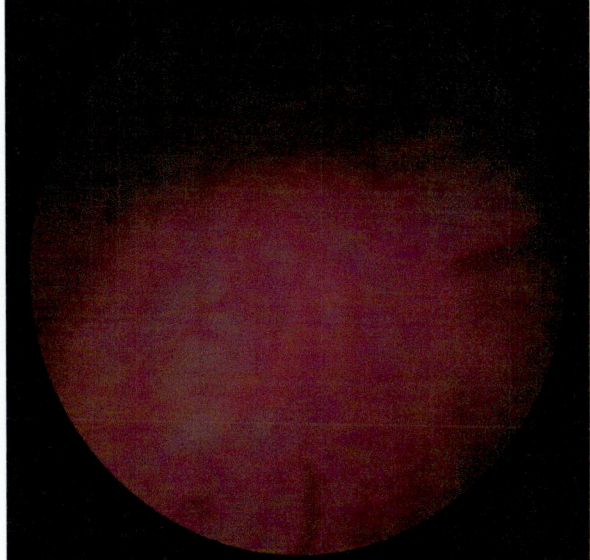

Fig. 15-8. Hipervascularização.

TRATAMENTO

A adenomiose é uma doença complexa e, apesar do grande desenvolvimento no diagnóstico não invasivo, permitindo sua identificação mais precoce e mais frequente, a falta de correlação dos achados com a clínica dos pacientes acometidos representa um grande desafio no manejo da patologia. Soma-se a isto a comum associação de outras patologias pélvicas, como miomas, pólipos ou endometriose, o que leva à maior dificuldade de associação dos achados e sua sintomatologia na prática diária. Mais ainda, não há um tratamento específico que elimine as células acometidas ou as lesões. Também não existem estudos que demonstrem claramente o impacto na funcionalidade dos órgãos acometidos após tratamento cirúrgicos conservadores. Desta forma, o tratamento deve sempre ser definido em bases individuais, onde os sintomas e as perspectivas da paciente com o tratamento devem ser a base para a tomada de decisão clínico-terapêutica. Muitas vezes pode ser necessário um plano terapêutico de longo prazo que inclua tratamento clínico, cirúrgico e tratamento de infertilidade de forma isolada ou combinada de acordo com cada caso.

Tratamento Clínico

O objetivo primordial é o controle do sangramento, da dor ou o preparo cirúrgico quando esta é a opção. Portanto, na inexistência de patologia maligna ou de opção cirúrgica de urgência por patologia associada, iniciamos com tratamento medicamentoso. O tratamento clínico da adenomiose pode ser indicado mesmo em casos de infertilidade.

Progestógenos Orais

De eficácia limitada, são utilizados em caso de desejo de anticoncepção.[35] São muito utilizados em alguns países como o nosso para controle da menorragia pré-menopáusica, com eficácia razoável, no entanto, são comuns as queixas de sangramento de escape associado ao seu uso. São preferidos os derivados da 19-norprogesterona, por serem pouco androgênicos e não terem efeitos metabólicos. São prescritos sem interrupção ou por sequências de 20 dias ao mês.[36]

Contraceptivos Orais Combinados (COC)

Vários estudos já comprovaram a eficácia do uso de COCs, principalmente com o uso contínuo, no tratamento dos sintomas da endometriose. Entretanto, não existem estudos avaliando o uso de COCs no tratamento da adenomiose.[37]

Danazol

Dose, 200 a 400 mg/dia 20 dias/mês. É derivado da 19-nortestosterona e, portanto, seus efeitos secundários androgênicos limitam sua utilização. Sua ação parece ser maior no endométrio ectópico por efeito imunológico além do hormonal.[38] Isto merece mais estudos confirmatórios. A ideia da produção de um DIU liberador de danazol tem inspirado pesquisadores da atualidade.[39]

Análogos GnRH

Atuam pelos seguintes mecanismos:

- Inibem o hormônio de crescimento da epiderme, diminuindo a reserva de fibroblastos e, assim, a espessura da parede uterina;
- Promovem hipoestrogenia: atrofia endometrial e vasoconstrição miometrial;
- Diminuição da reação inflamatória e da angiogênese e indução de apoptose em lesões de adenomioma, endometriose e miomas.[34] Reduz a expressão da enzima óxido nítrico sintetase, diminuindo a expressão sérica de metabólitos do ácido nítrico.[40,41]

Posologia

Goserelina 3,6 mg SC a cada 4 semanas; triptorelina e leuprolida 3,75 mg IM a cada 4 semanas; nafarelina 400 mcg intranasal diário 2 aplicações. Um trabalho comparou o uso da triptorelina a cada 4 ou 6 semanas e os resultados de diminuição da dor e hipoestrogenia foram semelhantes.[42] São comumente usados para preparo pré-operatório, em particular para cirurgia vídeo-histeroscópica, que se torna mais rápida e eficaz em profundidade e com menor possibilidade de adenomiose iatrogênica pela embolização e penetração direta do endométrio. Para o tratamento de pacientes que desejam fertilidade, os análogos são uma boa opção, pois a regressão das lesões parece contribuir para o aumento do índice de gravidez nos meses que sucedem a interrupção do uso.[37]

Limitações

Em caso de útero pequeno ou estenose cervicoístmica, diminuem a permeabilidade do colo, dificultando o procedimento e aumentando o risco de perfuração.

Efeitos adversos como o risco de osteoporose limitam seu uso a um máximo de 6 meses. Após período somente com o análogo, pode ser iniciado programa de reposição estrógeno-progesterona concomitante, fazendo analogia com o tratamento da endometriose pélvica e prolongando o tratamento por 1 a 5 anos. Esquemas utilizados:

- Goserelina + estrógenos sulfoconjugados + MPA (Maheux);
- Acetato leuprolida + MPA e/ou estrógenos sulfoconjugados (Friedman);
- Goserelina + tamoxifeno (Lumdsen);
- Triptorelina + valerato de estradiol (Geistovel).

Anti-Inflamatórios Não Esteroides

Utilizados como primeira escolha em grande parte da comunidade europeia para sangramento uterino disfuncional e dismenorreia, em especial o ácido mefenâmico, pode ser tentado em casos leves a moderados. Para o controle da dor não existe uma definição de qual medicação desta classe tem melhor eficácia. Sua ação para a redução do sangramento é satisfatória, mas inferior aos resultados com o tratamento hormonal ou com o uso de ácido tranexâmico.

Sistema Intrauterino Liberador de Levonorgestrel (SIU-LNG)

O SIU-LNG já possui nível de evidência A para tratamento de sangramento uterino anormal em pacientes não selecionadas, mas são poucos os estudos que avaliaram especificamente pacientes portadoras de adenomiose. Um estudo acompanhou 47 pacientes com diagnóstico de adenomiose que receberam o SIU-LNG e encontrou redução significativa dos escores de dor e de sangramento após 6 e 36 meses da inserção. Houve diminuição, também, do volume uterino e do fluxo sanguíneo uterino. Entretanto, na comparação entre 12 e 36 meses após a inserção, houve aumento do volume uterino, escore de dor, sangramento, sugerindo que o SIU-LNG tem boa efetividade no tratamento das pacientes com adenomiose no primeiro ano, mas esse efeito tende a ir se perdendo a partir do segundo ano.[43]

Outro estudo brasileiro avaliou 29 pacientes com diagnóstico de adenomiose à RM que receberam o SIU-LNG e encontrou redução da dor e do sangramento anormal no acompanhamento de 3 e 6 meses após a inserção.[44] No entanto, é importante ressaltar que os melhores resultados deste método são com úteros de volume até 150 cc; úteros grandes, acima deste ponto de corte, têm taxas de falha terapêutica significativamente maiores.[45]

Implantes
De nestorone e gestrinona apresentam, em nossa e na experiência de Coutinho, altos níveis de eficácia no controle do sangramento uterino anormal, da dor e da redução do volume uterino por meio da amenorreia induzida e sem efeitos hipoestrogênicos como frequente em outras formas de tratamento clínico. Tem, ainda, como vantagens, a comodidade do uso por período prolongado.[46,47]

Outros
Avanços no conhecimento de aspecto da fisiopatologia da adenomiose têm lançado outras possibilidades terapêuticas para o tratamento clínico da adenomiose, como:

- *Inibidores da aromatose*: a citocromo 450 aromatose tem importante papel no desenvolvimento de um microambiente estrogênico no tecido acometido pela adenomiose. O uso de anastrozole 2,5 mg/dia por 3 meses demonstrou redução do volume de adenomiomas e melhora da sintomatologia no grupo estudado;[45]
- *Moduladores seletivos dos receptores de progesterona*: esta classe de medicamentos tem ação agonista e antagonista no endométrio, reduzindo dor, sangramento proliferação celular e inibindo a inflamação. Medicações como mifepristone, asoprinil, acetato de telapristone e acetato de ulipristal apresentam resultados preliminares promissores;[45]
- *Antagonistas de GnRH*: como sua ação baseia-se em uma competição por receptores da pituitária, não induzem *downregulartion* ou dessensibilização de receptores. Desta forma, a supressão estrogênica pode ser modulada de acordo com a dose da medicação utilizada, o que poderia evitar o uso de terapia estrogênica de base adicional nos tratamentos a longo prazo;[45]
- *Ácido valproico*: parece que a medicação diminui a infiltração miometrial, melhora a hiperalgia generalizada e diminui a irregularidade das contrações miometriais;
- *Terapia antiplaquetária*: uso de inibidores da síntese de tromboxane A2 tem demonstrado supressão da infiltração miometrial, diminuição da hiperalgia generalizada, diminuição da hiperatividade uterina e diminuição dos níveis sistêmicos de corticoides.[45]

Tratamento Cirúrgico
Deve ser a solução após esgotadas as opções de tratamento clínico. Originalmente proposto apenas para pacientes com prole definida, existem cada vez mais relatos de técnicas de abordagem cirúrgica com o intuito de preservação da fertilidade.

Tratamento Endoscópico
Histeroscopia
É a primeira escolha em caso de falha dos tratamentos clínicos. Os pré-requisitos são um volume uterino de, no máximo, 160 cm³ ou 12 cm de histerometria, e ausência de patologia associada que prejudique o sucesso terapêutico. Tanto a ressecção como o *laser* são de grande valor no tratamento do sangramento uterino anormal da perimenopausa com uma falha em torno de apenas 10%. Não obstante, parece que a adenomiose é causa de 33 a 72% destes fracassos. As pacientes costumam apresentar melhora momentânea, com retorno dos sintomas em 1 ano. Havendo insucesso, a ablação não deverá ser repetida, pois a doença, muitas vezes profunda no miométrio, seria fator importante para um novo fracasso. De acordo com alguns trabalhos na literatura, a eficácia do tratamento histeroscópico nos casos de adenomiose cai de 90 para 60 a 70% em 2 anos. Entretanto, em trabalho realizado por nós, a eficácia da ablação do endométrio numa população geral de pacientes indicados para o procedimento em nosso serviço foi de 91%, enquanto na mesma amostragem, quando se isolaram os casos cujo anatomopatológico diagnosticou adenomiose no material ressecado, a eficácia caiu para 86% quando da presença da patologia.[48] Um diagnóstico mais preciso quanto à profundidade das lesões poderia prever os resultados, ficando para o futuro a criação de um escore para a definição pré-operatória. Quanto à presença concomitante de dismenorreia, ainda não há consenso em nosso país quanto à opção por redução endometrial ou por histerectomia na falha do tratamento clínico. Nossa orientação é, portanto, de que se faça a decisão em conjunto com a paciente apresentando ao lado da impressão do médico os dados da literatura.

Por vezes, na histeroscopia ambulatorial, é possível a drenagem do cisto adenomiótico e a ressecção parcial da sua cápsula, com a pinça saca-bocado, com melhora da dismenorreia. Dependendo sempre da tolerância à dor da paciente (Fig. 15-9).

Quando a adenomiose é superficial e focal e a paciente deseja gravidez, é possível a ressecção apenas da lesão com ressectoscópio mono ou bipolar. O procedimento pode ser antecedido ou não do análogo do GnRH, ou ser realizado no início da primeira fase do ciclo, com endométrio recém-descamado. Com a alça em semicírculo palpa-se a área mais nodular, geralmente com entrelaçamento diferente das fibras fibrosas e não

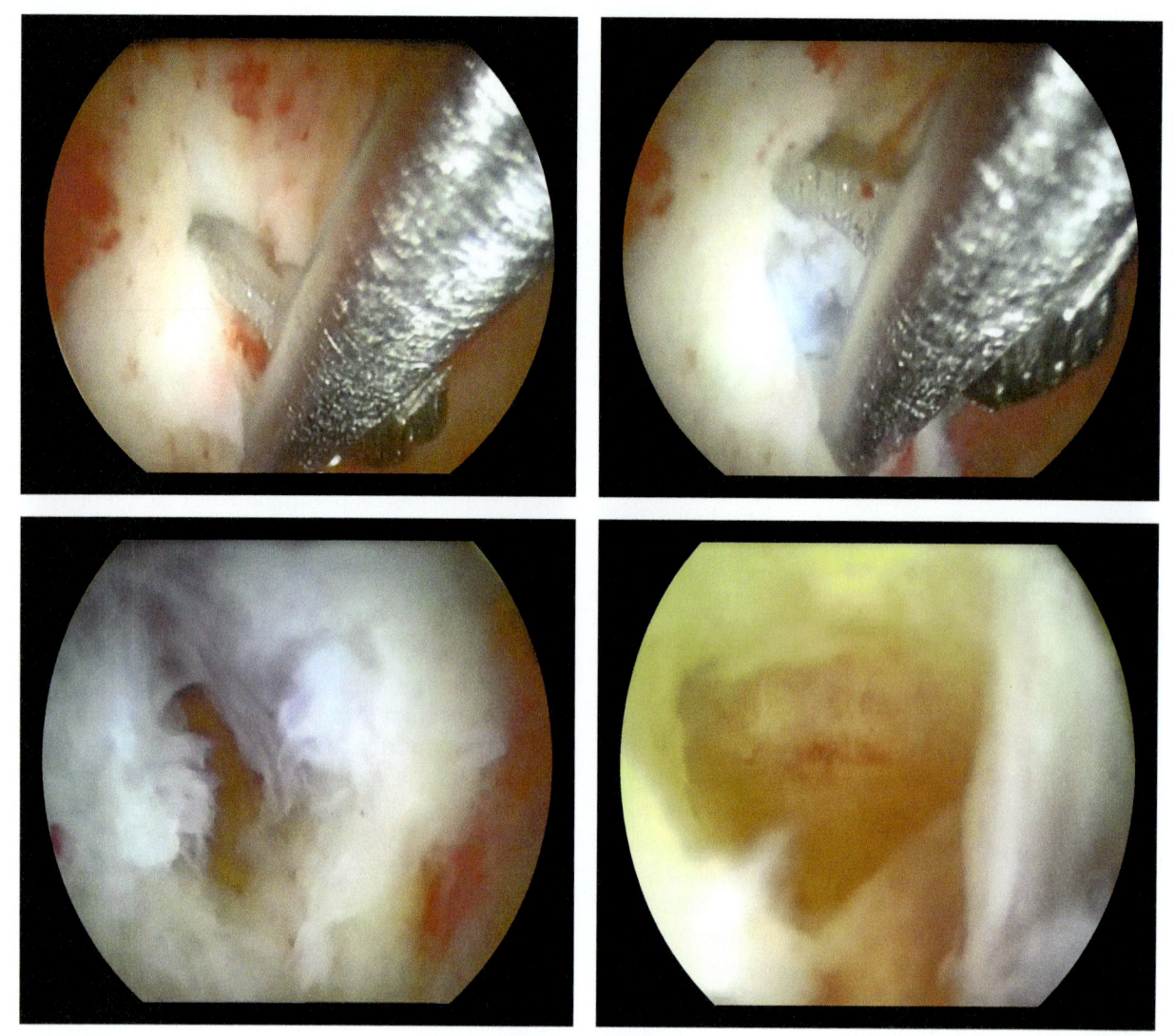

Fig. 15-9. Histeroscopia ambulatorial com drenagem do cisto adenomiótico.

musculares. Com o movimento da alça energizada no sentido fundo-colo do útero retira-se a lesão, com toda a sua profundidade e extensão (Fig. 15-10). Nas que estão com prole completa a ablação poderá ser uma opção desde que não profunda à adenomiose ou se associando à colocação de DIU de levonorgestrel após a ablação.

Laparoscopia

A histerectomia laparoscópica, robótica ou vaginal assistida por laparoscopia se tornou uma excelente alternativa ao tratamento convencional por laparotomia, trazendo consigo todos os benefícios da cirurgia endoscópica no que tange ao tempo de internação, a morbidade e a recuperação das pacientes. Em situações específicas, onde se faz necessária a preservação da fertilidade, a laparoscopia para ressecção de adenomiose, preferencialmente focal (adenomiomas), mas técnicas para o tratamento de adenomiose difusa também têm sido avaliadas, mas os resultados desta abordagem ainda precisam de maior definição.

Tratamento Cirúrgico Conservador
Preservação da Fertilidade

Pode ser realizado tratamento conservador quando a paciente ainda desejar engravidar, mesmo se a doença for severa.

Para os adenomiomas se faz a ressecção dos nódulos como para a miomectomia, porém, nestes casos, o plano de clivagem é menos definido, exigindo mais experiência do cirurgião e adequada análise da via escolhida para a abordagem.

Desde a década de 1990, com a introdução da técnica de ressecção em V, várias estratégias cirúrgicas foram desenhadas para o tratamento cirúrgico e remoção das lesões adenomióticas com preservação do útero. Tanto as vias laparotômicas quanto laparoscópicas são utilizadas e o uso da robótica também vem sendo avaliado. No entanto, até o momento não existem evidências que indiquem qual a melhor técnica para a realização de adenomiomectomias.

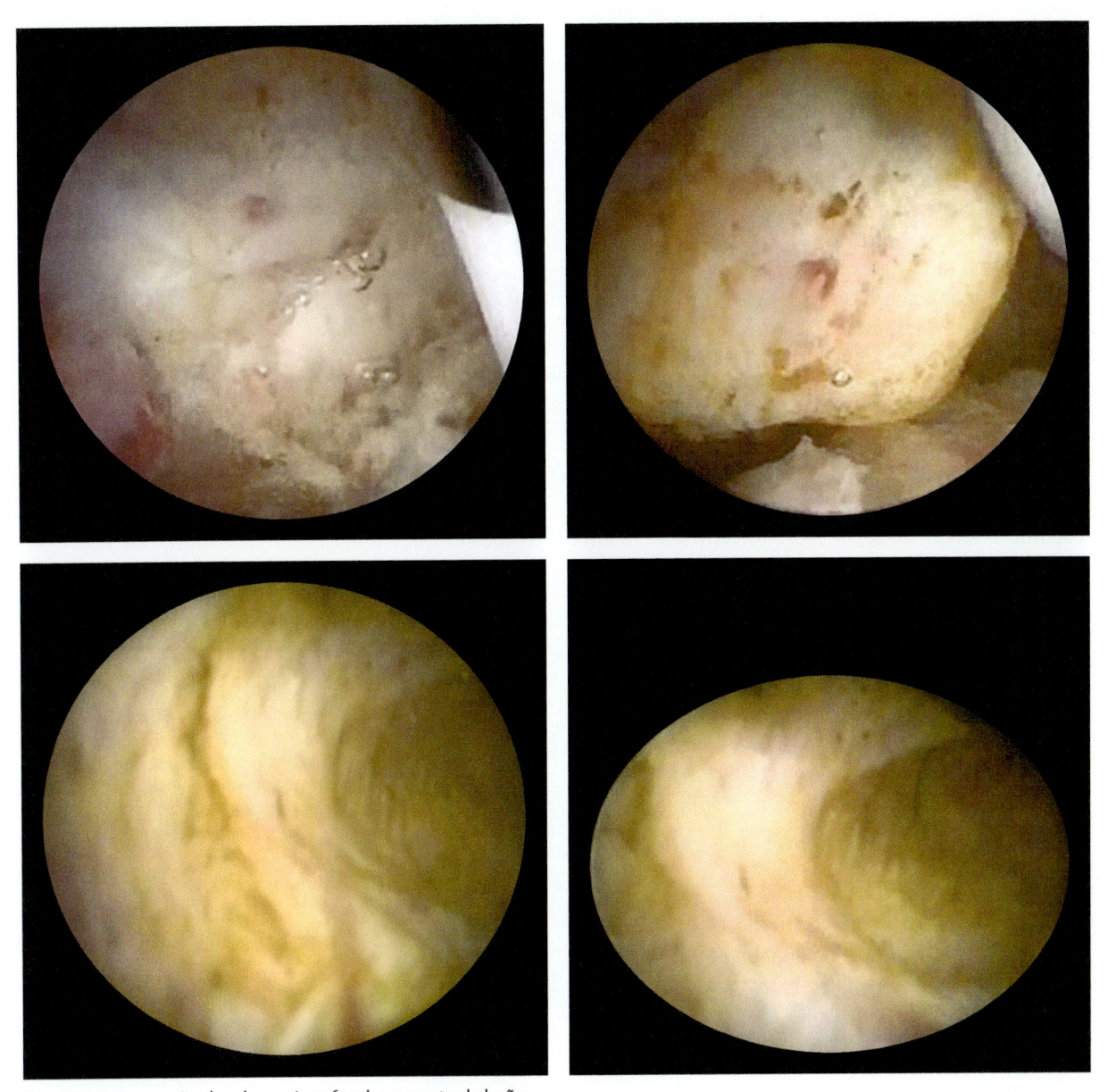

Fig. 15-10. Ressecção de adenomiose focal e aspecto da lesão.

Os dados demonstram que as gestações ocorridas após a abordagem cirúrgica da adenomiose têm maior incidência de abortamento, rupturas uterinas, que podem ser silenciosas, e maior incidência de placentação anômala. Estas últimas comparáveis aos achados pós-cesarianas e miomectomia.

Rupturas uterinas estão diretamente ligadas à mortalidade materna e são um sério problema na abordagem perinatal. Sua frequência em úteros sem cicatrizes é de 0,005%, aumenta para 0,04 a 0,02% quando existem cicatrizes uterinas, e partos vaginas após cesarianas aumentam o risco para 0,27 a 0,7%. Após tratamento cirúrgico da adenomiose é maior que 1%. Estes dados devem sempre ser discutidos com a paciente e as gestações seguidas deste tratamento devem ser acompanhadas com especial atenção sob este aspecto. Os principais fatores clinicocirúrgicos potencialmente relacionados com esta complicação são: técnica utilizada para remoção das lesões, especialmente extensão do uso de eletrocoagulação; presença de adenomiose residual; extensão e tamanho do defeito muscular uterino; método e adequada reconstrução da cavidade e parede uterina; hematoma ou infecção da parede uterina no pós-operatório; período de contracepção anteriormente à gravidez ocorrida após a cirurgia, habilidade do cirurgião.[49]

Outras Alternativas

Mais recentemente, a ablação por micro-ondas vem encontrando campo no tratamento do SUA. Suas vantagens são: curva mínima de aprendizagem, procedimento rápido (3 a 4 min), recuperação pronta, possível de ser realizada no consultório ou ambulatório, segura, eficaz, baixo custo e não exige preparo endometrial. Atinge destruição tecidual mesmo na presença de pólipos ou miomas submucosos e sua eficácia não difere da ressecção endometrial em 2 anos. Outras alternativas são o balão térmico, a crioterapia, a ressecção total em bloco da mucosa uterina (TUMA), etc.

Uma nova modalidade de tratamento em estudo é a ablação por ultrassom de alta intensidade, os resultados preliminares demonstram que a técnica é segura e eficaz quando comparada às demais técnicas de tratamento da adenomiose, com encorajadores resultados reprodutivos.[50,51] A acessibilidade e o custo do método são importantes limitadores.

A embolização de artérias uterinas (EAU) foi avaliada por uma série não controlada de 27 pacientes com diagnóstico por RM. Ocorreu alívio da menorragia em 79% das pacientes no primeiro ano, mas houve recorrência de 45% no segundo ou terceiro ano.[52] Outro estudo avaliou 38 mulheres após 16,5 meses de acompanhamento pós-EAU e reportou 84,2% de satisfação das pacientes.[53] A literatura aponta para resultados satisfatórias da técnica no controle da sintomatologia associada à adenomiose,[54] no entanto, mais estudos são necessários para avaliação de seu impacto reprodutivo a curto e longo prazos, bem como a morbidade obstétrica associada ao seu uso. A disponibilidade do método, também, pode ser um fator limitante em nosso meio.

CONSIDERAÇÕES FINAIS

A histeroscopia tem papel limitado na adenomiose, podendo fazer o diagnóstico quando realizada no início da primeira fase do ciclo menstrual, na presença de adenomiose superficial.

Da mesma forma, nas pacientes que ainda desejem gravidez é possível a ressecção histeroscópica diante de lesão focal e superficial.

Nas pacientes com prole completa pode ser um bom tratamento para o sangramento uterino anormal com a ablação endometrial, com ou sem colocação do SIU-LNG.

A histeroscopia tem como grande vantagem a investigação da cavidade uterina para afastar outras causas de sangramento uterino anormal e infertilidade, não podendo, contudo, afastar o diagnóstico de adenomiose, mesmo não sendo identificada a lesão indicativa da doença.

REFERÊNCIAS BIBLIOGRÁFICAS

1. Pace WAP, et al. Histeroscopia e adenomiose. Consenso Brasileiro em Videoendoscopia Ginecológica, ed. N. Donadio and L.C.A. Neto; 2001.
2. Bird CC, McElin TW, Manalo-Estrella P. The elusive adenomyosis of the uterus - revisited. Am J Obstet Gynecol. 1972;112(5):583-93.
3. Kunz G, et al. Adenomyosis in endometriosis - prevalence and impact on fertility. Evidence from magnetic resonance imaging. Hum Reprod. 2005;20(8):2309-16.
4. Bazot M, Darai E. Role of transvaginal sonography and magnetic resonance imaging in the diagnosis of uterine adenomyosis. Fertil Steril. 2018;109(3):389-97.
5. Benagiano G, Habiba M, Brosens I. The pathophysiology of uterine adenomyosis: an update. Fertil Steril. 2012;98(3):572-579.
6. Leyendecker G, Wildt L, Mall G. The pathophysiology of endometriosis and adenomyosis: tissue injury and repair. Arch Gynecol Obstet. 2009;280(4):529-38.
7. Bergeron C, Amant F, Ferenczy A. Pathology and physiopathology of adenomyosis. Best Pract Res Clin Obstet Gynaecol. 2006;20(4):511-21.
8. Kang S, et al. Association between genetic polymorphisms in fibroblast growth factor (FGF)1 and FGF2 and risk of endometriosis and adenomyosis in Chinese women. Hum Reprod. 2010.
9. Huang PC, et al. Association between phthalate exposure and glutathione S-transferase M1 polymorphism in adenomyosis, leiomyoma and endometriosis. Hum Reprod. 2010 25(4):986-94.
10. Mc Causland AM. Hysteroscopic myometrial biopsy: its use in diagnosing adenomyosis and its clinical application. Am J Obstet Gynecol. 1992;166(6 Pt1):1619-26; discussion 1626-8.
11. Pace WAP. Biópsia de miometrio pós-histeroscopia no diagnóstico da adenomiose. RBGO Rev Bras Ginecol Obstet. 2001;23:403.
12. Ferrero S, Scala C, Vellone VG, et al. Transvaginal ultrasound-guided biopsy of adenomyosis. Ann Transl Med. 2019 Dec;7(Suppl 8):S341.
13. Movilla P, Morris S, Isaacson K. a systematic review of tissue sampling techniques for the diagnosis of adenomyosis. J Minim Invasive Gynecol. 2020 Feb;27(2):344-51.
14. Liu H Y, et al. [Comparative proteomics analysis of human adenomyosis]. Zhonghua Fu Chan Ke Za Zhi. 2008;43(7):514-7.
15. Basak S, Saha A. Adenomyosis: still largely under-diagnosed. J Obstet Gynaecol. 2009;29(6):533-5.
16. Parazzini F, et al. Determinants of adenomyosis in women who underwent hysterectomy for benign gynecological conditions: results from a prospective multicentric study in Italy. Eur J Obstet Gynecol Reprod Biol. 2009;143(2):103-6.
17. Templeman C, et al. Adenomyosis and endometriosis in the California Teachers Study. Fertil Steril. 2008;90(2):415-24.
18. Taran FA, et al. Understanding adenomyosis: a case control study. Fertil Steril. 2009.
19. Yeniel O, et al. Adenomyosis: prevalence, risk factors, symptoms andclinical findings. Clin Exp Obstet Gynecol. 2007;34(3):163-7.
20. Weiss G, et al. Adenomyosis a variant, not a disease? Evidence fromhysterectomized menopausal women in the Study of Women's Health Across the Nation (SWAN). Fertil Steril. 2009;91(1):201-6.
21. Devlieger R, D'Hooghe T, Timmerman D. Uterine adenomyosis in theinfertility clinic. Hum Reprod Update. 2003;9(2):139-47.
22. Razavi M, Maleki-Hajiagha A, Sepidarkish M, et al. Systematic review and meta-analysis of adverse pregnancy outcomes after uterine adenomyosis. Int J Gynaecol Obstet. 2019 May;145(2):149-57.

23. Kepkep K, et al. Transvaginal sonography in the diagnosis of adenomyosis: which findings are most accurate? Ultrasound Obstet Gynecol. 2007;30(3):341-5.
24. Sun Y L, et al. Transvaginal sonographic criteria for the diagnosis of adenomyosis based on histopathologic correlation. Taiwan J Obstet Gynecol. 2010;49(1):40-4.
25. Meredith SM, Sanchez-Ramos L, Kaunitz AM. Diagnostic accuracy of transvaginal sonography for the diagnosis of adenomyosis: systematic review and metaanalysis. Am J Obstet Gynecol. 2009;201(1):107 e1-6.
26. Munro MG. Classification and reporting systems for adenomyosis. J Minim Invasive Gynecol. 2020 Feb;27(2):296-308.
27. Ascher SM, Arnold LL, Patt RH, et al. Adenomyosis: prospective comparison of MR imaging and transvaginal sonography. Radiology. 1994;190(3):803-6.
28. Brosens JJ, de Souza NM, Barker FG, et al. Endovaginal ultrasonography in the diagnomyosis uterus identifying the predictive characteristics. Br J Obstet Gynecol. 1995;102:471-4.
29. Reinhold C, Atri M, Zakarian R, et al. Diffuse uterine adenomyosis: morphologic criteria and diagnostic accuracy of endovaginal sonography. Radiology. 1995;197(3):609-14.
30. Reinhold C, McCarthy S, Bret PM, et al. Diffuse adenomyosis: comparison of endovaginal US and MR imaging with histopathologic correlation. Radiology. 1996;199:151-8.
31. Atzori E, Tronci C, Sionis L. Transvaginal ultrasound in the diagnosis of diffuse adenomyosis. Gynecol Obstet Invest. 1996;42:39-41.
32. Dueholm M, Lundorf E. Transvaginal ultrasound or MRI for diagnosis of adenomyosis. Curr Opin Obstet Gynecol. 2007;19(6):505-12.
33. Tellum T, Nygaard S, Lieng M. Noninvasive diagnosis of adenomyosis: a structured review and meta-analysis of diagnostic accuracy in imaging. J Minim Invasive Gynecol. 2020 Feb;27(2):408-18.
34. Verma S K, et al. Adenomyosis: sonohysterography with MRI correlation. AJR Am J Roentgenol. 2009;192(4):1112-6.
35. Schweppe KW. The place of dydrogesterone in the treatment of endometriosis and adenomyosis. Maturitas. 2009;65(1):23-7.
36. Schweppe KW. Long-term use of progestogens - effects on endometriosis, adenomyosis and myomas. Gynecol Endocrinol. 2007;23(1):17-21.
37. Fedele L, Bianchi S, Frontino G. Hormonal treatments for adenomyosis. Best Pract Res Clin Obstet Gynaecol. 2008;22(2):333-9.
38. Ota H, et al. Effects of danazol at the immunologic level in patients with adenomyosis, with special reference to autoantibodies: a multi-center cooperative study. Am J Obstet Gynecol. 1992;167(2):481-6.
39. Zhang X, et al. Evaluation of the efficacy of a danazol-loaded intrauterine contraceptive device on adenomyosis in an ICR mouse model. Hum Reprod. 2008;23(9):2024-30.
40. Vannuccini S, Luisi S, Tosti C, et al. Role of medical therapy in the management of uterine adenomyosis. Fertil Steril. 2018 Mar;109(3):398-405.
41. Khan KN, et al. Changes in tissue inflammation, angiogenesis and apoptosis in endometriosis, adenomyosis and uterine myoma after GnRH agonist therapy. Hum Reprod. 2010;25(3):642-53.
42. Kang JL, et al. Efficacy of gonadotropin-releasing hormone agonist and an extended-interval dosing regimen in the treatment of patients with adenomyosis and endometriosis. Gynecol Obstet Invest. 2009;69(2):73-7.
43. Cho S, et al. Clinical effects of the levonorgestrel-releasing intrauterine device in patients with adenomyosis. Am J Obstet Gynecol. 2008;198(4):373 e1-7.
44. Bragheto AM, et al. Effectiveness of the levonorgestrel-releasing intrauterine system in the treatment of adenomyosis diagnosed and monitored by magnetic resonance imaging. Contraception. 2007;76(3):195-9.
45. Lee KH, Kim JK, Lee MA, et al. Relationship between uterine volume and discontinuation of treatment with levonorgestrel-releasing intrauterine devices in patients with adenomyosis. Arch Gynecol Obstet. 2016;294:561-6.
46. Coutinho EM. Therapeutic experine with gestrinone. In: Chadha DR e Buttram Jr VC (Eds.). "Current Concepts in Endometriosis". New York: Alan R. Liss, Inc.; 1990. p. 233-40.
47. Coutinho EM, Carreira C, Bastos GJO. In: Coutinho EM, Spinola P, De Moura LH (Eds). Progress in the magement of endometriosis. Proceedings of the 4th World Congress on Endometriosis, Salvador, Bahia, Brazil, May 1994. Pathernon Publishing, U.K; 1995. p. 333-6.
48. Pace WAP, et al. Ablação de endométrio no tratamento do sangramento uterino anormal. Trabalho Livre, A.O. 092, Congresso Brasileiro de Ginecologia Obstetrícia de G.O Recife, FEBRASGO. 2003.
49. Osada H. Uterine adenomyosis and adenomyoma: the surgical approach. Fertil Steril. 2018 Mar;109(3):406-17.
50. Huang YF, Deng J, Wei XL, et al. A comparison of reproductive outcomes of patients with adenomyosis and infertility treated with High-Intensity focused ultrasound and laparoscopic excision. Int J Hyperthermia. 2020;37(1):301-7.
51. Nguyen MD. Magnetic Resonance-Guided Focused Ultrasound Surgery for Leiomyoma and Adenomyosis: An Alternative Nonvascular Approach. Gynecol Minim Invasive Ther. 2019 Oct 24;8(4):196-8.
52. Bratby MJ, Walker WJ. Uterine artery embolisation for symptomatic adenomyosis--mid-term results. Eur J Radiol. 2009;70(1):128-32.
53. Lohle PN, et al. Uterine artery embolization for symptomatic adenomyosis with orwithout uterine leiomyomas with the use of calibrated tris-acryl gelatin microspheres:midterm clinical and MR imaging follow-up. J Vasc Interv Radiol. 2007;18(7):835-41.
54. Lohle PNM, Higué D, Herbreteau D. Uterine artery embolisation in women with symptomatic adenomyosis. Presse Med. 2019 Apr;48(4):435-9.

HIPERPLASIA E CÂNCER DE ENDOMÉTRIO

Luciano Gibran
Camila Beckhauser Calegari
Maria Beatriz Bracco Suarez
Mariana Lacerda Fava

EPIDEMIOLOGIA

Em geral, é difícil obter estimativas confiáveis da incidência de hiperplasia endometrial em decorrência de muitos fatores, incluindo a alteração dos critérios diagnósticos ao longo do tempo, avaliação técnica do endométrio (amostra endometrial *versus* histerectomia), além de viés de estudos para avaliar apenas mulheres sintomáticas.

Um estudo realizado entre os membros de um grande plano de saúde, Group Health (GH), nos Estados Unidos, com mais de 530.000 inscritos no estado de Washington, incluiu mulheres de 18 a 90 anos de idade durante um período de 18 anos (1985 a 2003) e relatou que a incidência geral de hiperplasia endometrial foi de 133 por 100.000 mulheres-ano.[1]

O diagnóstico foi feito, principalmente, em mulheres com idade entre 50 e 54 anos e raramente foi encontrado em mulheres com menos de 30 anos. As incidências de hiperplasia simples e complexa sem atipia foram mais altas em mulheres com idade entre 50 e 54 anos (142 e 213 por 100.000 mulheres – ano, respectivamente), enquanto a taxa de hiperplasia com atipia foi maior nas mulheres entre 60 a 64 anos (56 por 100.000 mulheres-ano).[1]

As tendências na incidência durante o período do estudo demonstraram declínio ao longo do tempo, particularmente para hiperplasia atípica (1985 a 1989: 23 por 100.000 mulheres-ano *versus* 2000 a 2003: 5 por 100.000 mulheres-ano). O motivo dessa tendência é desconhecido, no entanto, no momento em que a investigação foi realizada, a terapia hormonal pós-menopausa era prática comum e, em 1985, no início do estudo, realizava-se, comumente, reposição de estrogênio sem oposição com progestogênio e, apenas entre 1995 a 2003, foi dada importância para adicionar terapia com progestogênio ao estrogênio a fim de minimizar o risco de neoplasia endometrial.[1]

Outro grande estudo americano observou que as taxas de câncer de endométrio aumentaram 1,4% ao ano entre 1988 e 2003, sugerindo que a obesidade foi o fator responsável. Embora as taxas de histerectomia não tenham mudado significativamente de 1980 a 2003, as taxas de hiperplasia endometrial, que haviam diminuído acentuadamente de 1980 a 1999, se estabilizaram entre 1999 e 2003. A partir desses dados fica clara a necessidade contínua de vigilância do câncer de endométrio à medida que as distribuições dos fatores de risco de câncer mudam de acordo com a população estudada.[2]

Menos de 2% das hiperplasias sem atipia progridem para o câncer em um tempo médio de 10 anos, enquanto 23% das hiperplasias atípicas progridem em torno de 4 anos. O diagnóstico precoce é essencial para manutenção da alta sobrevida, mesmo que a história natural da doença apresente evolução lenta.[3]

O câncer endometrial se desenvolve em 1 a 2% das mulheres americanas e é o quarto câncer mais comum em mulheres nos Estados Unidos. A incidência atinge um pico entre 60 e 70 anos, mas 2 a 5% dos casos ocorrem antes dos 40 anos. Mulheres com menos de 50 anos que desenvolvem câncer de endométrio estão frequentemente em risco por conta anovulação crônica e/ou obesidade. Espera-se aumento progressivo da sua incidência em decorrência de obesidade e aumento da longevidade principalmente na América do Norte e Europa Ocidental. Outros fatores estão associados a este tipo de câncer, como: as mudanças no padrão alimentar, o aumento do consumo de gorduras e a diminuição do número de filhos.[4]

No Brasil é a segunda neoplasia maligna pélvica mais frequente, com incidência de 5,7/100.000 mulheres e mortalidade estimada em 1,6/100.000 mulheres. A neoplasia do endométrio no Brasil corresponde ao sexto tumor mais frequente em mulheres. Segundo as estatísticas do Instituto Nacional de

Câncer (Inca), foram estimados 6.600 casos para cada ano do biênio 2018-2019.[5]

O câncer de corpo do útero pode ter origem no endométrio (90%) ou miométrio e representa o quinto mais incidente na região Sudeste (7,66/100.000). Na região Centro-Oeste (5,65/100.000) ocupa a sétima posição. Na região Nordeste (4,98/100.000), é o oitavo mais frequente. Na região Norte (2,11/100.000) ocupa a nona posição. Na região Sul (7,17/100.000), é o sétimo mais frequente.[6]

FISIOPATOLOGIA
Hiperplasia Endometrial

A hiperplasia endometrial é a proliferação anormal do endométrio sem invasão da membrana basal. É classificada em hiperplasia simples ou complexa, baseada na arquitetura do epitélio e hiperplasia com ou sem atipias, de acordo com a relação núcleo-citoplasma. Desta forma, a Organização Mundial da Saúde (OMS) divide as hiperplasias endometriais em 4 tipos: simples sem atipia, complexa sem atipia, simples com atipia e complexa com atipia. Em 2010 surgiu a classificação mais recente, proposta pelo International Endometrial Collaborative Group que separa em hiperplasia endometrial (endométrio hiperplásico por efeito estrogênico) e neoplasia intraepitelial endometrial (lesão precursora). A progressão maligna, quando ocorre, é para o câncer de endométrio tipo I e o risco está exposto no Quadro 16-1.[7]

Câncer de Endométrio
Tipos Histológicos

Classifica-se o câncer de endométrio em dois tipos, com características clínicas e genéticas distintas. O tipo I corresponde a mais de 70% dos casos e está relacionado com a exposição estrogênica, sendo precedido pela hiperplasia endometrial, que acomete mulheres mais jovens e apresenta melhor prognóstico (p. ex.: endometrioide). Já o tipo II, cerca de 10% dos casos, ocorre sem estimulação estrogênica, desenvolvendo-se no endométrio atrófico e que acomete mulheres mais idosas e possui pior prognóstico (p. ex.: células claras, serosopapilar), porém, corresponde a 40% das mortes por todos os casos de câncer de endométrio. Os casos genéticos representam cerca de 10% e geralmente são relacionados com a síndrome de Lynch (câncer colorretal hereditário sem polipose).[8]

Fatores de Risco

A etiopatogenia do câncer tipo I envolve a estimulação endometrial estrogênica sem contraposição da progesterona. Assim, os principais fatores de risco são os que envolvem aumento estrogênico e estão descritos no Quadro 16-2. Já o câncer tipo II não tem fatores de risco bem definidos.[9] Os aspectos genéticos também são distintos: no câncer de endométrio tipo I, envolvem mutações do gene supressor tumoral *PTEN* e oncogene *K-ras*, e no tipo II mutações do gene *p53*.[8,9]

Quadro Clínico e Diagnóstico

O principal sintoma é o sangramento pós-menopausa. Em mulheres mais jovens, pode ocorrer sangramento uterino anormal, irregular. Menos de 5% das mulheres acometidas são assintomáticas, nestas o câncer de endométrio pode ser suspeitado pela ultrassonografia transvaginal na presença de espessamento, ou, mais raramente, por citologia oncótica com resultado de **atipias glandulares de significado indeterminado** (AGUS).[8]

O rastreamento não é indicado na população de baixo risco por não levar à redução da mortalidade e, como dito anteriormente, é um tumor que leva a sangramento precocemente na maioria dos casos, permitindo diagnóstico em fases iniciais da doença. Em casos de alto risco, como mulheres com câncer colorretal hereditário sem polipose na família, aconselha-se o rastreamento com ultrassonografia transvaginal e biópsia de endométrio a partir dos 35 anos.[10]

A ultrassonografia transvaginal (USGTV) auxilia na seleção de pacientes que devem ser submetidas à biópsia. Vale lembrar que apesar de o sangramento pós-menopausa ser o principal sintoma do câncer de

Quadro 16-1. Risco de Progressão das Hiperplasias Endometriais para Câncer de Endométrio, pela Classificação da OMS, segundo Kurman *et al.*[7]

Hiperplasia	Progressão para câncer (%)
Simples sem atipias	1
Complexa sem atipia	3
Simples com atipia	8
Complexa com atipia	29

Quadro 16-2. Fatores de Risco para o Câncer de Endométrio[8,9]

- Raça branca
- Idade avançada
- Nuliparidade
- Menarca precoce
- Menopausa tardia
- Reposição hormonal sem progestogênio
- Obesidade
- Tamoxifeno
- Anovulação crônica
- Nível social e educacional elevado
- Tumor secretor de esteroides sexuais
- Diabetes, hipertensão
- Síndrome de câncer colorretal hereditário sem polipose (HNPCC)
- Radioterapia pélvica

endométrio, o inverso não é verdade. A principal causa de sangramento na pós-menopausa é a atrofia endometrial, que corresponde a cerca de 60-80% dos casos, e a malignidade endometrial a cerca de 10% dos casos. Portanto, frente ao sangramento pós-menopausa deve ser indicado a USGTV e realizada a avaliação endometrial com biópsia nos casos de eco endometrial > 4 mm, sangramento recorrente ou em mulheres com fatores de risco para o câncer de endométrio.[11,12]

O diagnóstico de câncer é confirmado através da biópsia de endométrio que pode ser realizada por meio de curetagem, cureta de Novak, Pipelle ou histeroscopia, que é considerada o padrão-ouro, pois permite uma biópsia dirigida com menor taxa de falso-negativos, além de diagnóstico diferencial com outras alterações como pólipos endometriais, por exemplo.[8,13]

Espessamento Endometrial

Apesar de não recomendada como rastreamento, a ultrassonografia transvaginal acaba sendo realizada, frequentemente, por mulheres na pós-menopausa e nos deparamos com o diagnóstico de espessamento endometrial em mulheres assintomáticas. Segundo os últimos consensos em histeroscopia e pesquisas recentes, recomenda-se realizar avaliação endometrial com biópsia quando o eco endometrial é superior a 11 mm e realizar conduta expectante quando abaixo de 8 mm, independentemente do histórico clínico da paciente. Já entre 8 e 11 mm devem-se avaliar os fatores de risco para câncer de endométrio e, se presentes, proceder à investigação endometrial com biópsia; se ausentes, é necessário que se realize nova ultrassonografia transvaginal em 6 meses para acompanhamento. A Figura 16-1 resume as condutas recomendadas para cada situação.[11,12] Apesar do risco baixo de lesão pré-maligna ou maligna nestas pacientes, o eco endometrial de 11 mm acaba sendo associado, frequentemente, a lesões benignas, como pólipos endometriais, por exemplo. Nestas pacientes assintomáticas, mais importante que o valor numérico do eco endometrial é o aumento desta espessura na pós-menopausa, sem uso de reposição hormonal. Em pacientes com sangramento uterino na pós-menopausa, a espessura endometrial que exige investigação da cavidade endometrial e biópsia é de 5mm.

> Sangramento vaginal na pós-menopausa é indicação absoluta de investigação e a histeroscopia é uma das ferramentas importantes, independentemente da espessura do eco endometrial.

> Mais importante que a medida do eco endometrial é o aumento de sua espessura na pós-menopausa em pacientes, sem reposição hormonal.

HISTEROSCOPIA

A histeroscopia com biópsia dirigida, como método preciso de investigação da cavidade uterina, é o de melhor acurácia para o diagnóstico de hiperplasia e câncer de endométrio, sendo essa a maior e melhor atuação da histeroscopia, nesses casos, pois apresenta amplos limites no tratamento cirúrgico.

A necessidade de biópsia dirigida está relacionada com a falha que acontece quando se tem apenas a visão histeroscópica, representando 56,3% de concordância com o histopatológico nos casos de hiperplasia e de 80% nos de câncer de endométrio.[13]

Desta forma, a histeroscopia ambulatorial com biópsia dirigida é o procedimento mais rápido, eficiente, preciso e econômico para o diagnóstico de hiperplasia e câncer de endométrio. Realizado no ambulatório, sem necessidade de anestesia, pré-operatório ou internação, tem-se a visão de toda a cavidade uterina, diferente da curetagem ou biópsia "às cegas" e faz-se a biópsia da área mais representativa da lesão.

Como o quadro de hiperplasia e câncer de endométrio geralmente cursa com sangramento uterino anormal (SUA), a histeroscopia ambulatorial deverá ser realizada sempre com meio de distensão líquido. Com o meio líquido, geralmente o soluto fisiológico, é possível "lavar" a cavidade uterina, identificar a lesão e fazer a biópsia dirigida mesmo diante de sangramento uterino, exceto em casos de hemorragia ativa.

Em casos de sangramento ativo, a prescrição de ácido tranexâmico, 500 mg, 2 a 3 vezes ao dia, poderá melhorar as condições para realização da histeroscopia.

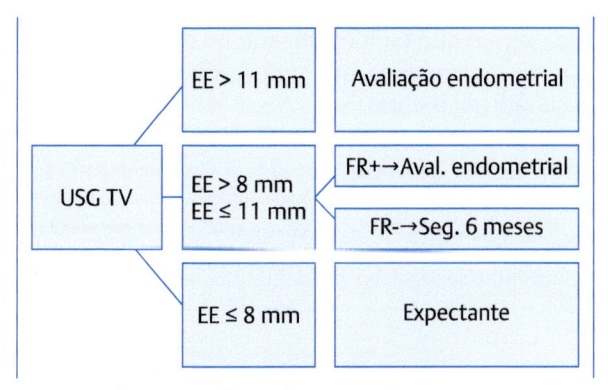

Fig. 16-1. Fluxograma de conduta em mulheres na pós-menopausa assintomática. EE: Espessura endometrial; FR: fatores de risco para câncer de endométrio.

Técnica da Histeroscopia

Após anamnese e avaliação dos exames de imagem, orienta-se a paciente sobre o procedimento, coloca-se a paciente na sala de exame, faz-se o toque bimanual, avaliando-se a vulva.

A histeroscopia inicia-se com a investigação de todas as paredes vaginais, devendo-se lembrar que lesões vaginais também causam sangramento.

A avaliação do colo do útero e do canal cervical merece cuidado diante do alto índice de câncer de colo do útero em nosso país. Com a entrada no canal e o retorno ao orifício externo faz-se a distensão e a limpeza deste, permitindo a avaliação de todo o seu trajeto e de suas criptas.

> Na histeroscopia deve-se iniciar pela vaginoscopia, com atenção cuidadosa ao colo do útero e ao canal cervical, principalmente nos casos de SUA.

A identificação de lesão no colo ou canal cervical deverá interromper o procedimento para que seja feita a biópsia da lesão, pois essa lesão poderá não ser identificada ou estará **contaminada** após a visão da cavidade uterina. Desta forma, com pinça de biópsia através do canal operatório, retira-se quantos fragmentos forem necessários desta lesão, sendo que o próprio médico colocará o material de biópsia no frasco de formol.

> Todo o material de biópsia, retirado com a pinça, deverá ser colocado no frasco de formol pelo próprio médico, pois se tem a correlação correta do que foi retirado e do que está no frasco, não deixando parte do material na pinça.

O estudo do canal cervical se faz com movimento de introdução e retorno do histeroscópio, com giros no seu próprio eixo de 180°, para os dois lados. Essa avaliação é determinante para diferenciar lesão maligna do canal invadindo a cavidade uterina, da lesão endometrial com extensão para o canal, podendo colaborar com o estadiamento e prognóstico.

A investigação do orifício interno deverá ser cuidadosa, já que mostra se a doença está limitada ou não à cavidade uterina.

A distensão da cavidade uterina deverá ser com a menor pressão possível para visão e limpeza do interior do útero, causando menor desconforto e dispersão de células para a cavidade pélvica.

Na cavidade uterina deverão ser avaliados a superfície do endométrio, presença ou não de lesão, vascularização, consistência da lesão. Desta forma, a histeroscopia deverá ser dinâmica, isto é, investigar toda a cavidade, se esta está uniforme; a seguir, se aproximar da lesão e perceber o aspecto vascular desta, forma e trajeto dos vasos, sua consistência; áreas de necrose; se é friável.

Nas hiperplasias, como a visão não é tão eficiente para suspeita diagnóstica, a biópsia deverá ser realizada na área mais representativa e em quantidade. Essa dificuldade da visão histeroscópica decorre da ação progestogênica, da segunda fase do ciclo, ou do uso de hormônios prévios ao exame.

Essa ação da progesterona endógena ou exógena faz com que haja elevação e ondulação do endométrio, com vasos mais dilatados e curtos, padrão muito semelhante ao da hiperplasia de endométrio.

Na hiperplasia de endométrio temos na visão histeroscópica: hipertrofia, ondulações sem ou com pouca vascularização, diminuição do espaço interglandular, assim como hipertrofia com superfície irregular, vascularização abundante e anômala, coleção hemática e necrose.[14]

O diagnóstico histeroscópico deverá retratar a visão, com essas descrições, com diagnóstico de hipertrofia ou hipertrofia polipoide, podendo ser sugerida possibilidade de hiperplasia, que só será diagnosticada ao exame anatomopatológico (Fig. 16-2).

O câncer de endométrio se apresenta à visão histeroscópica como hipertrofia irregular e brilhante, micropapilar, cerebroide ou polipoide, calcificações, consistência algo amolecida, friável, vascularização irregular e áreas de necrose (Fig. 16-3).[14]

Da mesma forma, a descrição da visão histeroscópica será o que foi identificado no exame, podendo sugerir malignidade, que será confirmada ou não no resultado da biópsia.

> Lembre-se de que a maior vantagem da histeroscopia está em ter visão direta da cavidade uterina e lesões, podendo identificar a área mais representativa da lesão para que seja realizada a biópsia. É possível, também, fazer a suspeita diagnóstica, mas o diagnóstico só se faz com o estudo anatomopatológico.

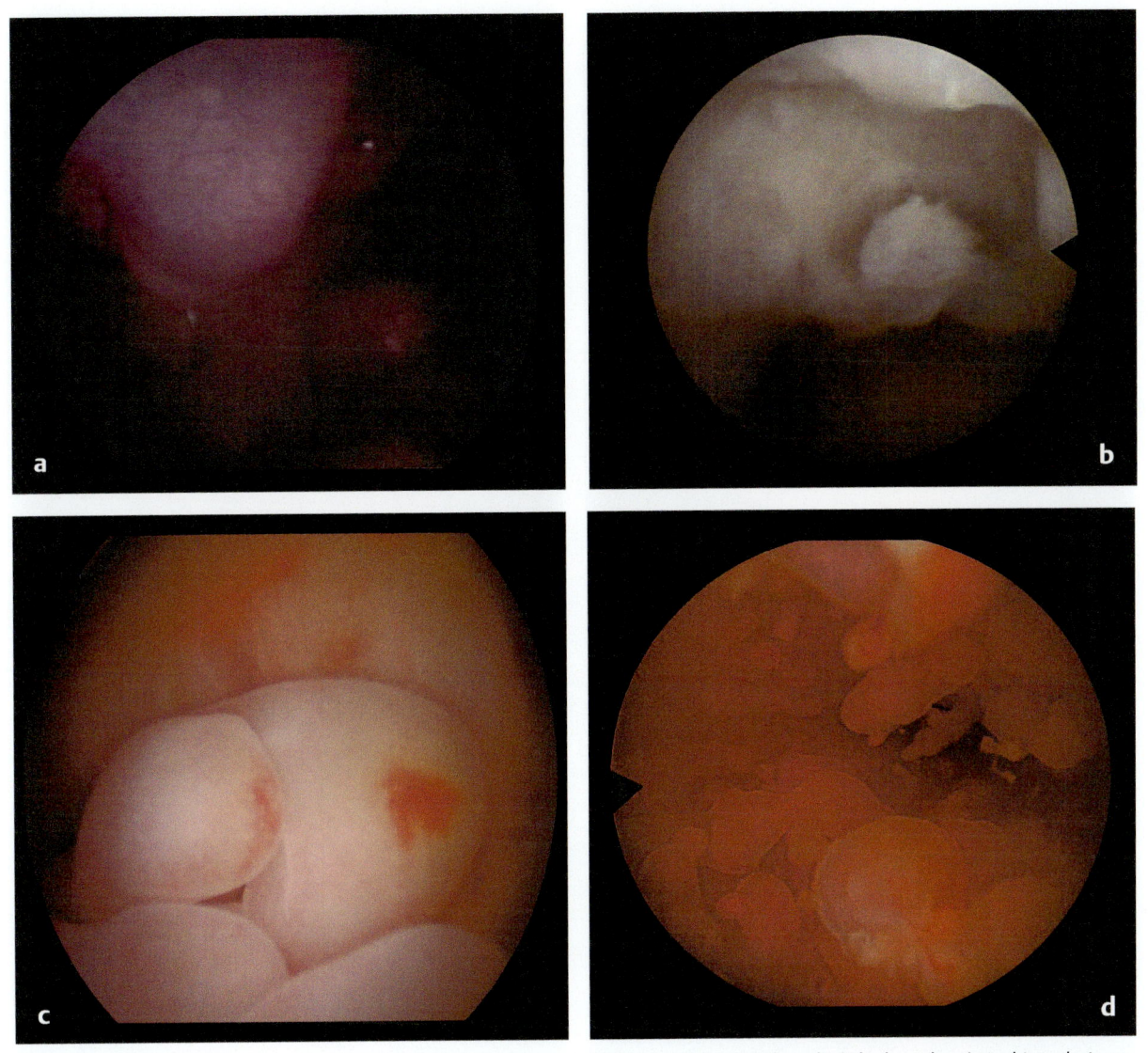

CAPÍTULO 16 ■ HIPERPLASIA E CÂNCER DE ENDOMÉTRIO

Fig. 16-2. (**a**, **b**) Hipertrofia de endométrio, hiperplasia no histopatológico. (**c**, **d**) Hipertrofia polipóide de endométrio, hiperplasia no histopatológico.

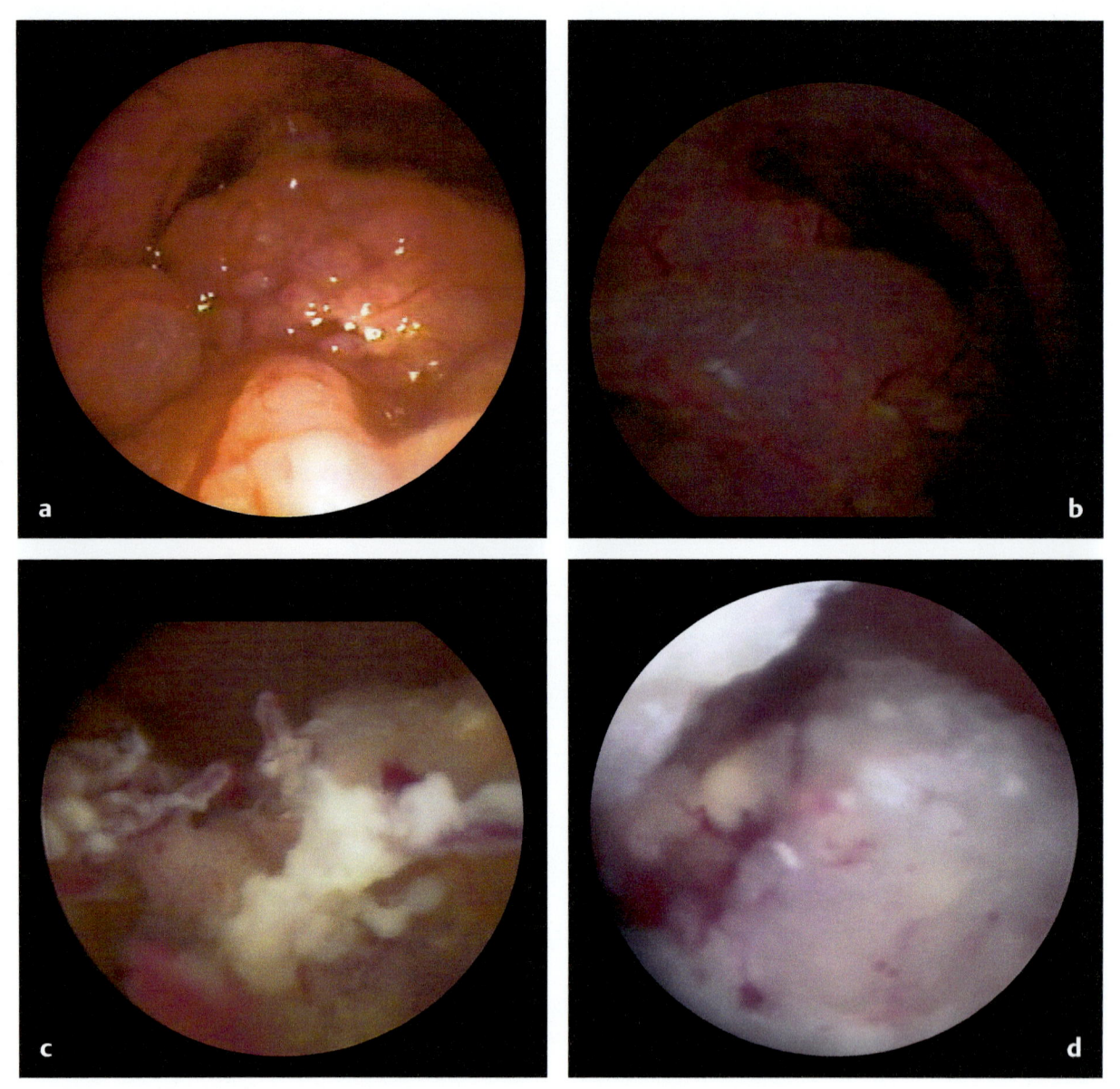

Fig. 16-3. Câncer de endométrio. (**a,b**) Hipertrofia irregular e brilhante, micropapilar, cerebroide ou polipoide. (**c,d**) Calcificações. *(Continua.)*

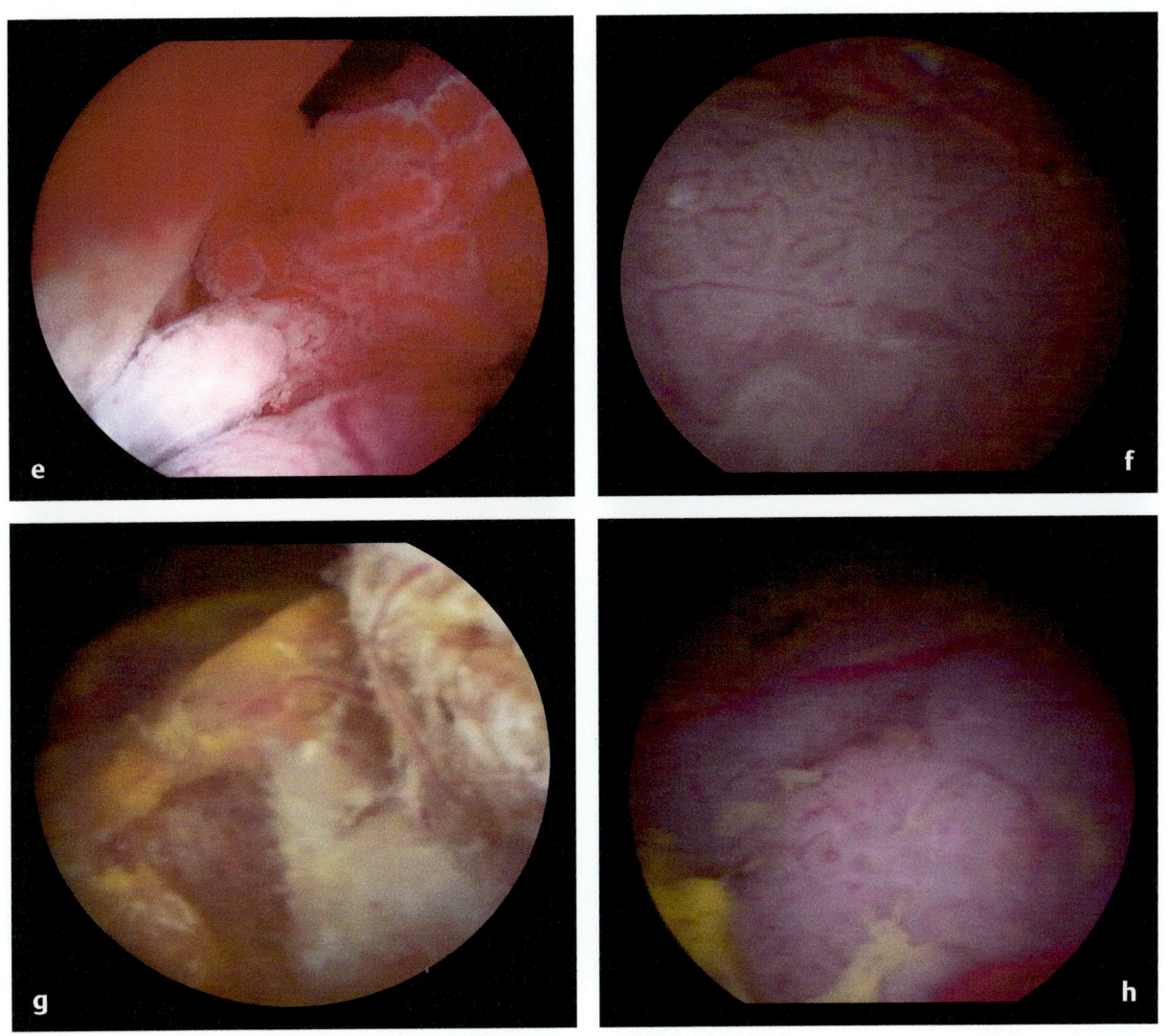

CAPÍTULO 16 ▪ HIPERPLASIA E CÂNCER DE ENDOMÉTRIO

Fig. 16-3. *(Cont.)* **(e,f)** Vascularização irregular. **(g,h)** Áreas de necrose. *(Continua.)*

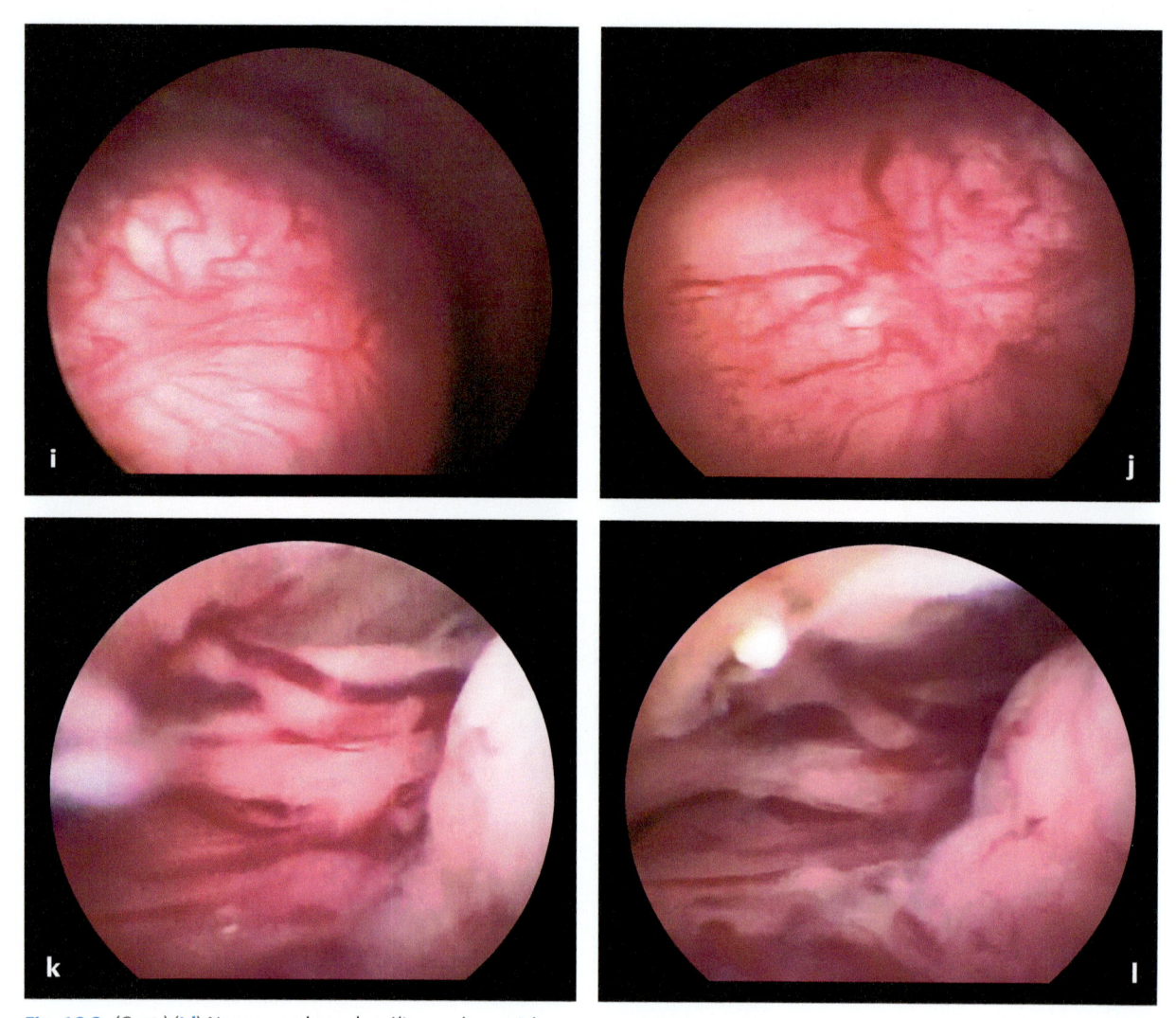

Fig. 16-3. *(Cont.)* (i-l) Necrose na base do pólipo endometrial.

Técnica de Biópsia

A técnica de biópsia dirigida tem maior precisão e deverá ser realizada, como descrita no Capítulo 6.

Nas hiperplasias de endométrio, havendo área com alteração mais significativa, deverá ser a escolhida para a biópsia, caso o padrão seja uniforme, qualquer segmento poderá ser biopsiado.

Identificada a área mais representativa da lesão, dirige-se o cabo de fibra ótica para o lado oposto da lesão ou da parede uterina, ficando, desta forma, o canal operatório na direção da área a ser retirada.

Como o tecido é endometrial ou tecido mais friável, a pinça de biópsia é a mais indicada para o procedimento.

No espessamento endometrial são três as possibilidades de retirada de material com a pinça de biópsia (veja adiante), enquanto para o câncer de endométrio a melhor é a que se dirige para a área mais representativa da lesão.

Com o histeroscópio posicionado, entra-se com a pinça de biópsia, fechada, até ser percebida na visão histeroscópica. Nessa condição, o conjunto histeroscópio e pinça é dirigido até próximo à área mais representativa da lesão. A pinça é aberta e apenas ela caminha até atingir o local desejado, que deverá incluir a maior área possível, fechando-se a pinça lentamente, até perceber a liberação do fragmento desejado. O fechamento da pinça é firme, mas não completo, para que não se perca material, pode-se fazer distensão e rotações leves para a liberação do fragmento. Identificada a dimensão do fragmento, fecha-se a irrigação e aproxima-se o material da ótica, e todo o conjunto é retirado ao mesmo tempo. Não se deve retirar o fragmento pelo canal operatório, pois parte do material ficará retido no canal. O fragmento deverá ser colocado no frasco com formol pelo próprio histeroscopista. Essa técnica é a indicada para as suspeitas de câncer de endométrio e de áreas mais alteradas na hipertrofia endometrial.

Outra forma de se retirar grande quantidade de tecido endometrial é com a ótica mais próxima da região ístmica: entra-se com a pinça, abrindo-a, ficando em *V* e, a seguir, sendo arrastada isoladamente contra a parede uterina. Desta forma, tem-se uma lâmina endometrial que será apreendida e retirada da mesma forma, fechando a entrada do meio de distensão e aproximando o material da ótica, com retirada do conjunto.

A terceira forma de biópsia é fazendo-se dois sulcos no endométrio, com o histeroscópio sendo dirigido, levemente, contra a parede do útero, formando uma **ilha** de tecido endometrial. Com a pinça de biópsia se retira o bloco endometrial com os mesmos cuidados já descritos anteriormente (Figs. 16-4 a 16-6).

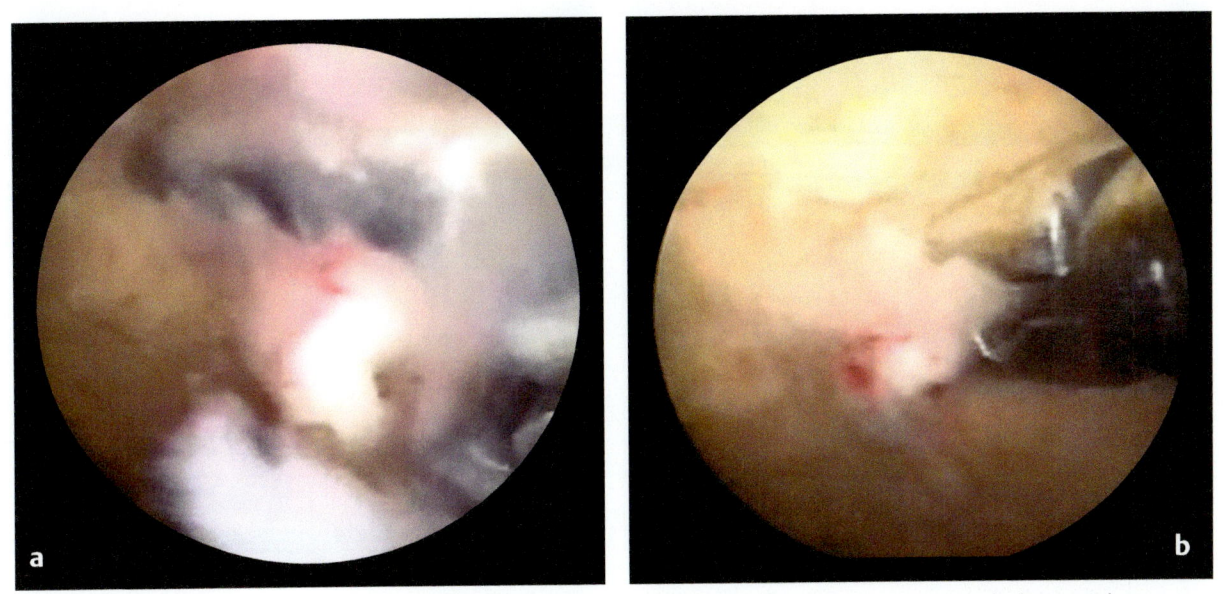

Fig. 16-4. Biópsia dirigida na área mais representativa da lesão. (**a**) Pinça aberta na lesão. (**b**) Apreensão e retirada do material.

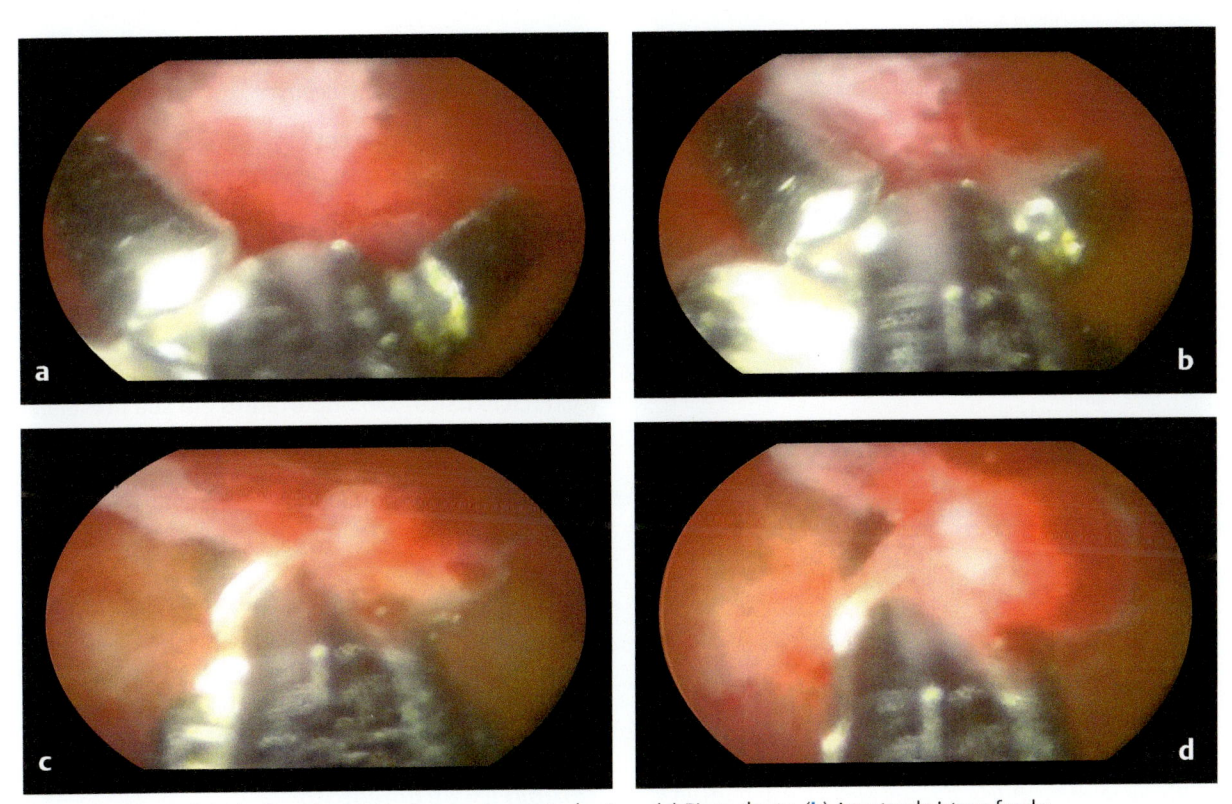

Fig. 16-5. Biópsia dirigida de endométrio com arrastamento da pinça. (**a**) Pinça aberta. (**b**) Arrastando istmo-fundo. (**c**) Bloco de material endometrial. (**d**) Retirada do material.

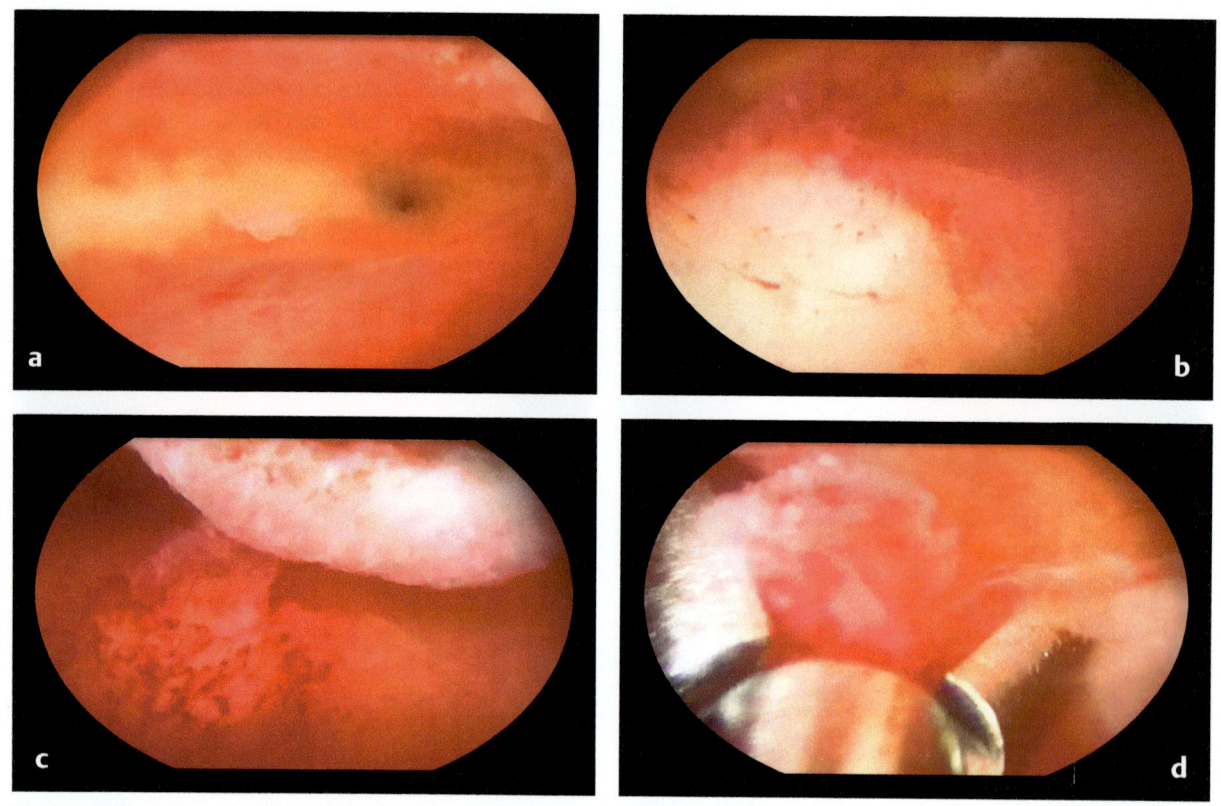

Fig. 16-6. Biópsia de endométrio após sulcar o endométrio com o histeroscópio. (**a**) Visão da cavidade. (**b**) Sulco no endométrio com o histeroscópio. (**c**) Outro sulco, deixando "ilha" de endométrio. (**d**) Retirando bloco endometrial com pinça.

A histeroscopia tem a visão da superfície interna do útero, não possibilitando o estudo da porção interna da lesão ou do miométrio, por isso, não pode fazer o estadiamento do câncer de endométrio, mas apenas sugerir a possibilidade de malignidade, indicar a parede e extensão para o canal, com a biópsia dirigida tem-se a confirmação diagnóstica e o tipo histológico.

- Histeroscopia = visão direta da cavidade uterina. Histeroscopia identifica lesão, podendo sugerir suspeita ou não de malignidade.
- Biópsia dirigida = retirar material da área mais representativa da doença.
- Histopatológico = diagnóstico da doença.

TRATAMENTO

Hiperplasia Endometrial

O manejo da hiperplasia endometrial considera fatores clínicos e sua classificação histológica.

Os fatores clínicos incluem:[15]

- Risco de recorrência e progressão (p. ex.: obesidade, disfunções anovulatórias, idade avançada, risco genético). Este risco clínico é o mesmo em todos os tipos histológicos de hiperplasia endometrial;
- Desejo gestacional;
- Necessidade de contracepção.

Vale ressaltar que em todas as estratégias de manejo, a fonte de excesso de estrogênio (intrínseca ou extrínseca) deve ser removida, uma vez que o principal fator de risco para neoplasia endometrial é o hiperestrogenismo.[15,16]

Em razão da fisiopatologia das malignidades endometriais, medidas comportamentais e de estilo de vida (como perda de peso, controle de comorbidades e exercício físico) são importantes em sua prevenção e diminuição de recidivas.[16]

As opções de tratamento mais comuns são: observação, terapia medicamentosa e tratamento cirúrgico.[15]

Observação

Pode ser utilizada de forma isolada se o risco de câncer ou progressão para esta patologia for baixa, como no caso das hiperplasias sem atipias. O acompanhamento próximo com avaliações endometriais de rotina deve ser mantido.

Terapia Medicamentosa

Pode ser utilizada em pacientes com desejo gestacional, cuja indicação deve ser individualizada. Ressalta-se que, na hiperplasia endometrial com atipia, por se tratar de doença com alto risco de progressão para carcinoma endometrial e potencial para doença invasiva concomitante, a histerectomia total é o tratamento de escolha.[17] Deste modo, a terapia medicamentosa se apresenta, exclusivamente, como opção para mulheres com desejo de preservar a fertilidade ou sem *status* para cirurgia.

Progestogênios

São considerados a terapia medicamentosa mais efetiva para hiperplasia endometrial.[18] Sua ação se baseia na ativação dos receptores de progesterona, resultando em decidualização estromal com subsequente afinamento do endométrio. A exposição à progesterona também ativa hidroxilases de conversão do estradiol para seu metabólito menos ativo, a estrona.[19]

O tipo de progesterona não parece interferir no resultado do tratamento. Do mesmo modo, a dosagem ideal ainda não possui consenso na literatura e os regimes preconizados são essencialmente arbitrários.[20]

Geralmente os progestogênios em altas doses são bem tolerados, sendo os principais efeitos colaterais: ganho de peso, edema, dores de cabeça, tromboflebite e, ocasionalmente, hipertensão. A incidência de trombose venosa e embolia pulmonar também podem ter seu risco levemente aumentado.[20] Em particular, o ganho de peso com a terapia oral é uma preocupação, dada a associação da obesidade à hiperplasia endometrial e ao câncer de endométrio.[21]

Embora os progestogênios tenham sido amplamente utilizados no manejo medicamentoso de hiperplasia endometrial, taxas de resistência à progesterona foram relatadas, variando de 12 a 53%.[22,23]

Segundo a literatura, o tempo médio para remissão completa da hiperplasia endometrial com terapia com progestogênios pode ser de 6-9 meses.[24]

Contraindicações:[18]

- Antecedente ou história atual de distúrbios tromboembólicos ou AVE;
- Disfunção hepática grave;
- Confirmação ou suspeita de câncer de mama com receptores de progesterona positivos;
- Sangramento vaginal de etiologia desconhecida;
- Gestação;
- Reação alérgica conhecida a progesterona.

Vias e medicações:

- *Sistema Intrauterino Liberador de Levonogestrel (SIU-LNG)*: considerado a primeira escolha para o tratamento medicamentoso de hiperplasia endometrial. O SIU-LNG foi mais eficaz do que a progesterona oral no tratamento de hiperplasia endometrial sem atipias em uma metanálise contendo 7 estudos randomizados.[25-27] Já quanto à hiperplasia endometrial com atipia e câncer de endométrio grau 1, alguns estudos apresentam regressão de doença em até 75-85% das mulheres em tratamento com SIU-LNG,[24] sendo, pois, a primeira escolha para o tratamento medicamentoso.[28] O uso de outras terapias medicamentosas com progesteronas não possui estudos conclusivos na literatura no que tange à hiperplasia endometrial com atipia. Um estudo sugere que a terapia local com o SIU-LNG pode ser mais eficaz do que a terapia sistêmica, particularmente para mulheres obesas mórbidas.[25] Além disso, por possuir mínima absorção sistêmica pode ser utilizado em mulheres com contraindicações relativas ao uso de progestogênios.[24,25] Além disso, os perfis de efeitos colaterais das progesteronas orais geralmente são mais significativos do que aqueles com o SIU-LNG, o que pode afetar a adesão da paciente ao tratamento.[29] Seu principal efeito colateral é irregularidade menstrual, no entanto, a maioria das mulheres atinge a amenorreia.[24]
- Progesterona oral: possuem resultados efetivos na maioria dos casos de hiperplasia endometrial sem atipia e em algumas formas leves de hiperplasia atípica. Estudos não mostraram diferença nos resultados com tratamentos de alta ou baixa dosagem;[30,31]
- Acetato de medroxiprogesterona (10 a 20 mg/d): era a primeira escolha no tratamento de hiperplasia endometrial sem atipia até o advento do SIU-LNG. Seu uso de forma cíclica demonstrou ser uma terapia mais segura e aceitável do que contínua;[23]
- Acetato de megestrol (40 a 160 mg/d): por vezes classificado como agente quimioterápico, é um progestogênio de alta potência, com efeitos predominantemente antigonadotróficos que demonstraram ter o potencial de inibir a proliferação endometrial e tratar a hiperplasia. Estudos relataram remissões completas de hiperplasia em mais de 90% das pacientes;[23]
- Acetato de noretisterona (15 mg/d): é um progestogênio sintético, oralmente ativo, com efeitos antiandrogênicos e antiestrogênicos, ainda sem muitos estudos disponíveis. Dois estudos com número pequeno de mulheres sugeriram eficácia similar ao acetato de medroxiprogesterona. No entanto, um estudo randomizado comparando a noretisterona com a medroxiprogesterona em forma de depósito (injetável) demonstrou que esta última possui maior taxa de regressão em hiperplasias sem atipias;[23]
- Progesterona micronizada (200 a 300 mg/d): mostrou-se efetiva em um único estudo em mulheres com hiperplasia sem atipias, porém, por ser uma progesterona com menor poder terapêutico, não deve ser considerada como primeira linha de tratamento.[23,24] Não existem estudos conclusivos

para o uso de tal progesterona por via vaginal. Em teoria, poderia ser usada como tratamento de manutenção por seu efeito local alcançar altas concentrações endometriais;

- Progesterona injetável (acetato de medroxiprogesterona em depósito) e implantes (etonogestrel): faltam estudos sobre sua eficácia no tratamento de hiperplasia endometrial;[30]
- Contraceptivos combinados de progesterona e estrogênio (pílulas, anel vaginal, adesivo): faltam estudos para seu uso no tratamento de hiperplasia endometrial. Em teoria, a dosagem de progesterona utilizada como contraceptivo combinado é suficiente para remissão de hiperplasia endometrial simples e a maioria dos casos de hiperplasia complexa.[30,32]

Análogos do Hormônio Liberador de Gonadotrofina (aGnRH)

Sua ação consiste em suprimir o eixo hipófise-hipofisário, inibindo, assim, a produção de estrogênio. O endométrio contém receptores de GnRH e seu uso pode, também, regular tais receptores após exposição prolongada.[23]

Mostrou-se eficaz e bem tolerado. Problemas incluem o custo da medicação e o risco de osteoporose.[20]

Sem o uso de terapia de *add-back*, os efeitos colaterais de hipoestrogenismo são pronunciados.[32] A tibolona parece atuar como terapia adicional ao tratamento prolongado com agonista de GnRH, uma vez que não neutraliza o efeito antiproliferativo do análogo no endométrio e, ao mesmo tempo, parece ser eficaz na preservação da densidade óssea e na diminuição dos sintomas de hipoestrogenismo.[33]

Inibidores de Aromatase

São utilizados na intenção de bloquear a produção endógena de estrogênio. Um estudo utilizou, com sucesso, anastrozol para tratamento de 11 mulheres obesas na pós-menopausa com hiperplasia atípica (n = 2) e sem atipias (n = 9).[34,35]

Indutores de Ovulação

São utilizados em mulheres na menacme com a intenção de formação de corpo lúteo e, como consequência, maior produção e exposição à progesterona endógena. Tal opção de tratamento é mais indicada em mulheres com desejo reprodutivo e hiperplasia sem atipias.[36]

Biguanidas (Metformina)

Demonstrou ter efeito antiproliferativo e anti-invasivo, sendo seu uso uma abordagem lógica para o tratamento da hiperplasia endometrial.[23]

É utilizada, também, visando à diminuição da resistência à insulina. Embora seja incerto o mecanismo pelo qual agentes sensibilizadores à insulina possam afetar o crescimento do endométrio, a associação de hiperinsulinemia, hiperplasia endometrial e câncer de endométrio está bem estabelecida.[37]

Estudos apontam que um agente sensibilizante à insulina pode fornecer um complemento à terapia progestogênica.[38] Uma metanálise observou a reversão para histologia endometrial normal na maioria das pacientes com hiperplasia endometrial atípica que receberam metformina associada à progesterona.[37]

Além disso, a hiperinsulinemia crônica pode ter um efeito mitogênico direto no endométrio e pode inibir a terapia com progesterona. Sabe-se, também, que a metformina não apenas reduz os níveis de insulina, como também pode proporcionar benefícios ao diminuir o peso corporal.[39]

Andrógenos Sintéticos (Danazol)

Sua ação consiste em induzir um efeito hipoestrogênico no útero, resultando em atrofia do endométrio.[23] É um tratamento com bons índices de remissão para a hiperplasia endometrial, porém, raramente utilizado em decorrência dos efeitos colaterais de seu uso via oral. Estes incluem: ganho de peso, cãibras, acne, seborreia, diminuição do tamanho das mamas, hirsutismo e alteração da voz, todos fortemente relacionados com a ação androgênica.[23]

Tratamento Cirúrgico
Histerectomia Total

É o tratamento definitivo para hiperplasia endometrial. No entanto, é um procedimento cirúrgico de grande porte, possuindo, assim, riscos inerentes. Ademais, finda com o futuro reprodutivo da mulher.[40]

É, normalmente, mais indicada em mulheres na pós-menopausa, que não possuam desejo gestacional e/ou para aquelas com grande risco de progressão para carcinoma endometrial.

Quanto à realização de salpingo-ooforectomia bilateral nos casos de hiperplasia endometrial atípica, a decisão dependerá do risco de menopausa precoce e do risco cirúrgico individualizado. Diferentemente do câncer endometrial onde a ooforectomia é obrigatória, não existe consenso quanto à sua realização nos casos de hiperplasia atípica vez que se pesam os riscos acima descritos com a possibilidade de neoplasia de endométrio concomitante à hiperplasia com atipias.[41]

Histeroscopia
Ressecção do Endométrio Hiperplásico

Consequências a longo prazo deste tratamento ainda são desconhecidas.[42] Uma revisão com 36 pacientes tratadas com ressecção tumoral histeroscópica combinada com terapia com progestogênios resultou em 88,9 % de remissão, com 11,1% de taxa de recorrência.

Ablação Endometrial

Embora tenha sido relatada como um tratamento alternativo para hiperplasia endometrial simples e complexa sem atipia, nenhum estudo a longo prazo foi relatado. Pode ser realizada por balão térmico ou por técnica de ressecção histeroscópica.[23] Seu principal risco é a realização em casos de câncer ou hiperplasias atípicas concomitantes não identificadas na amostragem endometrial do diagnóstico pré-operatório. Tem indicação para paciente com prole completa. Sua principal crítica se baseia na formação de sinéquias e alteração endometrial, o que dificultaria o acompanhamento destas mulheres com biópsias seriadas e, com isso, dificultaria também o diagnóstico de recidiva ou progressão da doença.[23] Atualmente estuda-se a combinação de ablação endometrial e inserção concomitante de SIU-LNG em mulheres com sangramento uterino anormal, especialmente no grupo de alto risco para hiperplasia endometrial atípica e câncer.[43]

A técnica da ablação endometrial com ressectoscópio esta bem estabelecida e tem início com a região fúndica sendo ressecada, com alça em semicírculo, ou destruída por alça *rolleball* ou *rollebar*, com energia mono ou bipolar. No momento de ressecção ou destruição da região cornual, deve-se aumentar a pressão intrauterina para que sejam identificados os óstios tubários, pois baixas pressões formam pseudo-óstios tubários, levando à permanência de tecido endometrial nessa região, podendo acarretar futuro hematométrio e síndrome álgica. A seguir, com a alça semicírculo, faz-se a ressecção da parede posterior no sentido fundo-colo, laterais e finalizando com a parede anterior. Deve-se preservar o endométrio da região próxima ao orifício interno, evitando-se sinéquias. Sempre que se fizer cirurgia em toda a cavidade uterina, deve-se começar pela parede posterior, pois nesta é que ficarão os resíduos ressecados, o que atrapalharia a abordagem desta.

Na ablação se busca a destruição mais ampla e completa da cavidade, com o uso de energia para que a ressecção ou a destruição térmica tenha um alcance superior a 5 mm para que o endométrio que retorne seja normal. Nesta técnica, em razão do risco de recidiva, controles ultrassonográfico e histeroscópico deverão ser frequentes.

A técnica de ressecção endometrial para as pacientes que ainda desejam engravidar é distinta da ablação endometrial. Nesta deve-se fazer a ampla retirada do endométrio, porém, não tão profunda, isto é, protegendo a camada basal e utilizando o mínimo de energia possível. Por isso a técnica do procedimento deverá ser realizada com a alça semicírculo, sem energia, se movimentando no sentido colo-fundo do útero, iniciando próximo ao orifício interno, com pressão sobre a parede uterina, também se iniciando na parede posterior. Na necessidade de ressecção de alguma área com o uso de energia, o movimento deverá ser do fundo para o colo do útero. O objetivo é rebaixar ao máximo o endométrio para uma reposta mais eficiente da progesterona oral, injetável ou intrauterina (SIU-LNG), como descrito anteriormente. Há indicação de controle ultrassonográfico e histeroscópico com 2 meses de pós-operatório para avaliar a cavidade uterina e a lise de possíveis sinéquias. As pacientes com desejo imediato de gravidez estarão liberadas após a revisão, as outras manterão a progesterona até o momento de engravidar, sendo realizado controle de 6 em 6 meses. Aquelas que estão em tratamento em serviço de reprodução assistida serão liberadas para prosseguimento no tratamento especializado (Figs. 16-7 e 16-8).

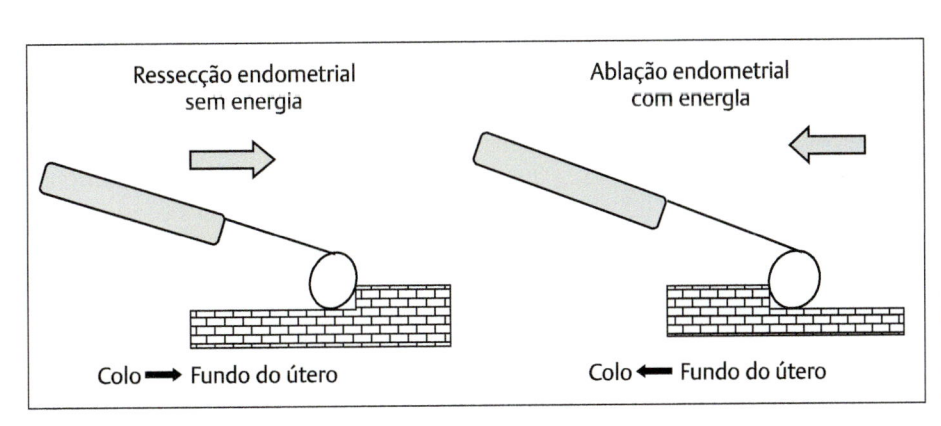

Fig. 16-7. Movimento da alça de ressecção na ressecção de endométrio e ablação endometrial.

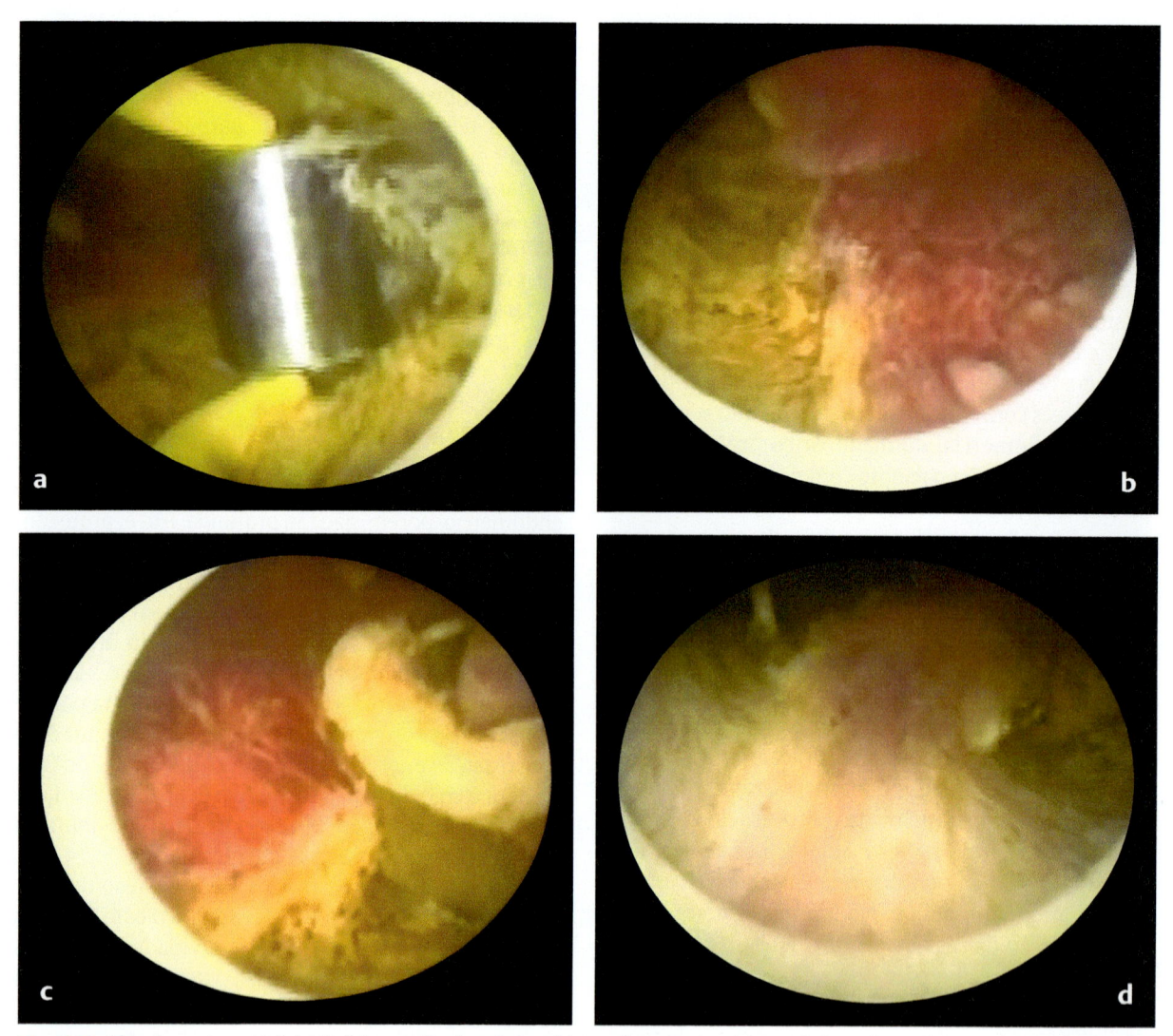

Fig. 16-8. Ablação endometrial. (**a**) *Rollebar* em fundo e óstios. (**b**) Parede posterior. (**c**) Parede lateral. (**d**) Ablação até próximo ao OI.

Câncer de Endométrio

O tratamento do câncer de endométrio é baseado em condições clínicas (*status* cirúrgico da paciente e sua capacidade de tolerar terapias adjuvantes) e características da neoplasia (histologia e grau do câncer).[44]

Se houver suspeita de doença metastática, testes adicionais podem incluir estudos de imagem ou de marcadores tumorais.

O estadiamento do câncer de endométrio é cirúrgico e inclui histerectomia total, salpingo-oforectomia bilateral e linfadenectomia retroperitoneal. Lavagens peritoneais não são mais necessárias; no entanto, a presença de células cancerígenas na cavidade peritoneal é um fator de mau prognóstico.[45]

Tratamento Cirúrgico

O objetivo do manejo cirúrgico do câncer de endométrio é remover o tumor primário e identificar fatores prognósticos para determinar se a terapia adjuvante será necessária.[45]

Vias de Abordagem

Cirurgia Laparoscópica

Via de escolha por proporcionar a menor morbidade cirúrgica possível. Estudos randomizados sugerem que a histerectomia laparoscópica em comparação com a histerectomia laparotômica resulta em menor morbidade e em resultados oncológicos comparáveis. Ressalta-se que quanto mais precoce a recuperação cirúrgica, fato alcançado com laparoscopia, mais cedo iniciam-se as terapias adjuvantes necessárias, com melhora de prognóstico.[46]

Cirurgia Robótica

Esta via está associada a resultados semelhantes a curto prazo, menor tempo operatório e menores taxas de conversão para laparotomia do que a cirurgia laparoscópica convencional. No entanto, nas mãos de especialistas, não se considera a cirurgia laparoscópica convencional inferior à cirurgia robótica.[47] Em pacientes obesas a histerectomia robótica pode reduzir as conversões em razão de intolerância posicional.[48]

Laparotomia
Via utilizada quando a cirurgia minimamente invasiva não é viável (p. ex.: tamanho uterino excessivo, incapacidade de tolerar a posição íngreme de Trendelenburg, etc.). A abordagem cirúrgica adequada se faz por meio de incisão na linha média.[49]

Histerectomia Vaginal
Via utilizada em circunstâncias especiais (p. ex.: pacientes que necessitam de anestesia regional e em quem a avaliação da cavidade peritoneal não é necessária).[50]

Avaliação de Linfonodos
Como a decisão de recomendar terapia adjuvante após a cirurgia para câncer de endométrio é fortemente influenciada pelo estádio cirúrgico e, portanto, pelo *status* histológico dos linfonodos retroperitoneais, diferentes estratégias de manejo dos linfonodos será associado a diferentes modalidades de terapia adjuvante.[51]

Fatores de risco para comprometimento linfonodal:[52,53]

- Invasão miometrial acima de 50%;
- Tipo histológico (serosos, células claras e carcinossarcomas);
- Grau (endometrioide grau 3);
- Invasão angiolinfática;
- Infiltração de istmo ou colo uterino;
- Tamanho do tumor acima de 2 cm;
- Idade (quanto mais idade maior risco de linfonodo positivo e doença avançada).

Em geral, as opções para o gerenciamento de linfonodos retroperitoneais (na ausência de doença grosseiramente metastática) incluem:[51,52]

- Linfadenectomia seletiva;
- Linfadenectomia guiada por linfonodo sentinela de rotina para mapeamento linfático;
- Linfadenectomia sistemática para todas as pacientes.

Tratamento Adjuvante
O tratamento do câncer endometrial após o estadiamento cirúrgico é baseado no risco de recidiva e doença persistente.[54]

Câncer Endometrial de Baixo Risco
Inclui mulheres com câncer endometrial grau 1 de histologia endometrioide que esteja confinado ao endométrio (estádio IA). O tratamento padrão-ouro é histerectomia total com salpingo-ooforectomia bilateral.

Após o tratamento cirúrgico isolado, a probabilidade de recorrência nesses grupos é muito baixa, não sendo indicado qualquer tratamento adjuvante.[44] Embora a radioterapia possa reduzir o risco de recorrência local, ela não melhora a sobrevida global, não sendo, pois, recomendada.[55]

Câncer Endometrial de Risco Intermediário
Inclui mulheres com câncer de endométrio limitado ao útero que invade o miométrio (estádio IB) ou com invasão de estroma cervical (estádio II).

Esses grupos apresentam maior risco de recorrência do que os pacientes cujos tumores estão confinados ao endométrio, beneficiando-se, deste modo, da radioterapia pós-operatória para controle local.[55,56]

A radiação pélvica total resulta em uma redução significativa no risco de recorrência locorregional em comparação à cirurgia isolada (5 *versus* 14%, respectivamente). No entanto, está associada a complicações precoces e tardias. Os efeitos colaterais gastrointestinais iniciais, diarreia ou sangramento retal, podem ocorrer em até 60% das mulheres.[55] Deste modo, o uso da braquiterapia é a opção de escolha, uma vez que resulta em taxas de recorrência locorregional equivalentes às da radioterapia pélvica e possui um perfil de toxicidade mais favorável.[56]

A quimioterapia adjuvante também pode ser recomendada, visando à diminuição de recidiva à distância, embora o benefício desta abordagem ainda não seja claro.

Câncer Endometrial de Alto Risco
Inclui mulheres com câncer endometrial endometrioide em estádio III ou superior (independentemente da histologia ou do grau). Ademais, mulheres com carcinoma seroso ou de células claras são consideradas de alto risco, independentemente do estádio.[44] Essas mulheres correm alto risco de recidiva e morte. Quando submetidas à cirurgia devem receber quimioterapia adjuvante.[57]

Em pacientes com evidência clínica ou radiográfica de doença metastática, a cirurgia de citorredução normalmente é realizada para estabelecer um diagnóstico definitivo e para paliação de sintomas da doença. Em geral, esses procedimentos são realizados por via laparotômica por meio de uma incisão em linha média.[57]

Estudos recentes demonstraram que, para a maioria das mulheres com câncer endometrial em estádio III ou ressecável em estádio IV, sugere-se quimioterapia adjuvante em vez de radioterapia pélvica total, adicionando braquiterapia em casos selecionados para melhorar a probabilidade de controle local.[57,58]

Tratamento por Estádio

No **estádio I** o preconizado é a histerectomia total com salpingo-oforectomia bilateral. Realizar linfadenectomia pélvica somente em casos de alto risco e selecionados.

No **estádio II** (quando há envolvimento do canal cervical) o preconizado é a histerectomia radical alargada com linfadenectomia pélvica e para-aórtica. A radioterapia adjuvante associada apresenta melhora de prognóstico. Pode-se, também, optar por braquiterapia prévia para irradiação parametrial seguida de cirurgia convencional (Crispi CP, 2012). Dada a ausência de comparação prospectiva dessas abordagens, o manejo de pacientes com extensão da doença no colo do útero deve ser individualizado com base nos fatores clínicos e patológicos.

No **estádio III** o preconizado é a histerectomia total, com salpingo-oforectomia bilateral e linfadenectomia pélvica e para-aórtica, com radioterapia adjuvante. Braquiterapia reduz sangramento uterino anormal.

No **estádio IV** o preconizado é a cirurgia de citorredução associada à quimioterapia pós-operatória e radioterapia adjuvantes, com benefícios no prognóstico.

Para **carcinomas de células claras** a radioterapia adjuvante não apresentou benefícios, sendo ideal a cirurgia com quimioterapia depois.

Para o sarcoma, o tratamento cirúrgico radical associado à quimioterapia adjuvante apresenta-se como melhor terapia atual. Não responde, no entanto, à radioterapia.

Tratamento para Preservação de Fertilidade

Algumas mulheres desejam preservar a fertilidade e, em casos selecionados, é possível a realização de tratamento conservador.[44] É importante reconhecer que o tratamento conservador é uma medida temporária. As taxas de recorrência após terapia poupadora de fertilidade (de 20 até 40%) justificam o principal objetivo do tratamento conservador: adiar qualquer cirurgia definitiva para permitir a gravidez.[59]

Na preservação da fertilidade, as principais preocupações, além da eficácia oncológica, incluem a presença de um câncer endometrial avançado não detectado. Um desafio clínico é que as mulheres que são tratadas com uma abordagem conservadora são realizadas de forma incompleta, uma vez que não são submetidas ao estadiamento cirúrgico. Assim, o estádio é determinado pela avaliação clínica, com exame físico e de imagem. Além disso, o grau é determinado por amostragem endometrial, de preferência histeroscópica, tal qual nas hiperplasias endometriais.[60]

Critérios de Elegibilidade

De acordo com as *guidelines* da *National Comprehensive Cancer Network* (NCCN) sobre a candidata ideal para o tratamento conservador e quais opções terapêuticas a serem consideradas nas jovens interessadas em preservação da fertilidade, recomenda-se que a paciente seja diagnosticada com adenocarcinoma endometrioide bem diferenciado (grau 1), confirmadas, preferencialmente, por biópsia endometrial dirigida por histeroscopia e revisão de lâmina por patologista especializado. A doença deve ser limitada ao endométrio em ressonância magnética (ideal) ou ultrassonografia transvaginal. Deve haver ausência de doença suspeita ou metastática. Não deve haver contraindicações para tratamento clínico ou gravidez.[61,62]

Importância dos Exames de Imagem

A invasão miometrial é fator prognóstico importante em pacientes com câncer endometrial. De acordo com o relatório anual da FIGO, a taxa de sobrevida global em 5 anos em pacientes com tumores limitados ao endométrio é de até 90,8%; no entanto, essa taxa cai para 85,4% quando a invasão miometrial profunda é identificada.[63] O estudo de imagem de escolha para avaliação pré-operatória da invasão miometrial não é especificado; no entanto, ultrassonografia transvaginal, tomografia computadorizada e ressonância magnética estão entre os mais utilizados.[64] A imagem não é apenas útil para detectar uma possível invasão miometrial, mas também para excluir tumores ovarianos simultâneos ou linfadenopatia suspeita. Com base na literatura atualmente publicada, parece que a ressonância magnética é um pouco mais sensível do que o ultrassom para a avaliação da invasão miometrial (86-89% *vs.* 66-79%, respectivamente).[65]

A laparoscopia para avaliar doença metastática, atualmente, não é recomendado. É importante entender que, até o momento, não há ferramenta de diagnóstico que preveja com precisão o grau ou a profundidade da invasão de tumores sem a realização de histerectomia.

Tratamento Hormonal

Todas as pacientes para ressecção histeroscópica de câncer de endométrio deverão fazer uso de progestogênios, como descrito anteriormente. Os progestogênios são considerados a terapia medicamentosa mais efetiva para hiperplasia endometrial e adenocarcinoma endometrial de baixo grau. Sua ação se baseia na ativação dos receptores de progesterona, resultando em decidualização estromal com subsequente afinamento do endométrio.[66]

Geralmente os progestogênios em altas doses são bem tolerados, sendo os principais efeitos colaterais: ganho de peso, edema, dores de cabeça, tromboflebite e, ocasionalmente, hipertensão. A incidência de trombose venosa e embolia pulmonar também podem ter seu risco levemente aumentado.

Segundo a literatura, o tempo médio para remissão completa da hiperplasia endometrial com terapia com progestogênios pode ser de 6-9 meses.[67]

O tratamento conservador do câncer de endométrio tem sido reportado há muitos anos. Gunderson *et al.* realizaram uma revisão sistemática dos resultados oncológicos e de gravidez em mulheres com hiperplasia complexa com atipia ou adenocarcinoma endometrial grau 1, tratadas de forma conservadora com terapia hormonal. O período do estudo foi de 2004 a 2011. Os autores identificaram 45 estudos com 391 pacientes somadas. A idade média foi de 31,7 anos. As terapias incluíram medroxiprogesterona (49%), acetato de megestrol (25%), DIU levonorgestrel (19%), caproato de hidroxiprogesterona (0,8%) e progestogênios não especificados (13,5%). No geral, 344 mulheres (77,7%) apresentaram resposta à terapia hormonal. Após um período médio de acompanhamento de 39 meses, uma resposta completa foi observada em 53,2% das pacientes. A taxa de resposta completa foi significativamente maior para aquelas com hiperplasia do que para mulheres com carcinoma (65,8% vs 48,2%, p = 0,002). O tempo médio para uma resposta completa foi de 6 meses (variação de 1 a 18 meses). A recorrência após uma resposta inicial foi observada em 23,2% com hiperplasia e 35,4% com carcinoma (p = 0,03). Doença persistente foi observada em 14,4% das mulheres com hiperplasia e 25,4% das mulheres com carcinoma (p = 0,02).[67]

Tratamento Cirúrgico

Poucos dados estão disponíveis na literatura sobre a associação entre ressecção histeroscópica de áreas hiperplásicas/neoplásicas e terapia com progesterona. O primeiro relatório mais significativo é a série publicada por Mazzon *et al.* em 6 pacientes com adenocarcinoma endometrial grau 1 submetidos à combinação de ressecção histeroscópica e acetato de megestrol. A ressecção histeroscópica foi realizada utilizando uma técnica de "três etapas", consistindo na remoção do tumor (etapa 1), remoção do endométrio adjacente ao tumor (etapa 2) e remoção do miométrio subjacente ao tumor (etapa 3). Nas pacientes com margens negativas e sem evidência de invasão miometrial, a terapia hormonal com acetato de megestrol 160 mg/d foi iniciada 5 dias após a histeroscopia operatória e mantida por 6 meses. A idade média das pacientes foi de 33 anos (variação de 27 a 39 anos). Nenhuma paciente era obesa. O diagnóstico histopatológico após a histeroscopia foi adenocarcinoma endometrioide grau 1 FIGO estádio IA em todas as pacientes, e todos os tumores foram positivos ao receptor de estrogênio e progesterona. Todas as pacientes responderam à terapia conservadora após 3 meses de progestogênio oral e nenhuma teve recorrência da doença após um tempo médio de acompanhamento de 50,5 meses (intervalo de 21 a 82 meses).[68]

Em outro estudo de Laurelli *et al.*, os autores relataram 14 pacientes com câncer endometrial em estádio IA da FIGO que desejam preservar a fertilidade. O tratamento consistiu na ablação histeroscópica da lesão primária e do tecido miometrial abaixo, seguido de 160 mg/d de acetato de megestrol oral por 6 meses (6 pacientes) ou 52 mg de DIU levonorgestrel por 12 meses (8 pacientes). Com acompanhamento médio de 40 meses (variação, 13-79 meses), uma paciente retornou após 5 meses da histeroscopia e foi submetida à cirurgia definitiva e uma paciente apresentou hiperplasia endometrial sem atipia nos acompanhamentos de 3 e 6 meses, com avaliações negativas a partir de então.[69]

Uma metanálise recente de Fan *et al.* revisou as opções para o tratamento conservador do câncer endometrial, incluindo terapia oral com progesterona, ressecção histeroscópica seguida por terapia com progesterona e DIU de levonorgestrel combinado com agonista do hormônio liberador de gonadotrofinas. As taxas de resposta completa foram melhores no grupo submetido à ressecção histeroscópica seguida de terapia com progesterona, com 95,3% de resposta completa. Isso foi comparado com o grupo de progesterona apenas, 76,3% e 72,9% no grupo do DIU de LNG.[70]

Taxas de resposta semelhantes foram descritas em um estudo recente que avaliou o DIU de levonorgestrel sozinho como opção de tratamento conservador. Esta série de casos retrospectivos demonstrou taxas de resposta de 75% para hiperplasia atípica complexa, 67% para câncer endometrial de grau 1 e 75% para câncer endometrial de grau 2. Todos esses estudos sugerem que ambas, a ressecção histeroscópica seguida pela terapia com progesterona, levam a taxas de resposta completa mais altas do que a terapia apenas com progestogênios.

Resultados da Gravidez após Tratamento Conservador

Até o momento, a literatura publicada mostra que os resultados de fertilidade em pacientes com doença endometrial gerenciada de forma conservadora são promissores. Na revisão de Gunderson *et al.* os autores descobriram que 41,2% dos pacientes com hiperplasia e 34,8% dos pacientes com histórico de carcinoma engravidaram, com 117 nascidos vivos relatados.[67] Chiva *et al.* realizaram uma revisão sistemática de 133 casos de câncer endometrial tratados de forma conservadora com terapia hormonal exclusiva; 53 pacientes alcançaram a gravidez. Em uma análise de casos em que foi realizada uma abordagem histeroscópica,[71] Alonso *et al.* relataram uma taxa de gravidez que variou de 25 a 100%. No entanto, isso foi baseado em um total de 9 pacientes.[72] Além disso, deve-se considerar, também, o fato de que, na maioria dos estudos publicados, não existem dados documentando o número total de pacientes que realmente tentaram engravidar.[72] Gallos *et al.* mostraram que, entre 325 mulheres tratadas com progestagênios, 75 conseguiram atingir pelo menos 1 nascimento vivo, resultando em uma taxa de nascidos vivos de 28%.[66]

Em metanálise recentemente publicada com o intuito de avaliar os desfechos do tratamento conservador, 28 estudos preencheram os critérios de seleção com total de 619 pacientes. O grupo que tomou apenas progesterona oral (456 pacientes) alcançou uma taxa de remissão completa de 76,3%, taxa de recorrência de 30,7% e taxa de gravidez de 52,1%. A ressecção histeroscópica associada à terapia com progesterona (73 pacientes) alcançou taxa de remissão completa de 95,3%; taxa de recorrência de 14,1%; e taxa de gravidez de 47,8%. O grupo de terapia com progesterona intrauterina (90 pacientes) alcançou taxa de remissão completa de 72,9%; taxa de recorrência de 11% e taxa de gravidez de 56%.[70]

As aderências intrauterinas, também conhecidas como sinéquias, são consequências do trauma endometrial e representam a principal complicação a longo prazo da cirurgia histeroscópica. Infelizmente, em todas as séries anteriores que avaliaram a combinação entre ressecção histeroscópica do câncer endometrial e terapia com progesterona, nem a extensão da ressecção nem a taxa de desenvolvimento de aderências intrauterinas foram relatadas.

Em estudo retrospectivo publicado em 2015 com 23 pacientes, realizado com o intuito de avaliar a segurança e a viabilidade da ressecção endometrial por histeroscopia em pacientes com hiperplasia endometrial ou adenocarcinoma de baixo grau observou no primeiro acompanhamento por histeroscopia diagnóstica após procedimento, não haver aderências intrauterinas. Mesmo nos 6 casos, que foram submetidos a uma segunda ressecção histeroscópica em decorrência da persistência de hiperplasia complexa com atipia após os primeiros 3 meses de terapia com progestogênio, não foram encontradas sinéquias intrauterinas nas demais histeroscopias de acompanhamento.[73]

CONSIDERAÇÕES FINAIS

A histeroscopia tem papel fundamental no diagnóstico da hiperplasia e câncer de endométrio, por identificar a lesão ou a área de suspeição e permitir biópsia dirigida.

Quanto ao tratamento histeroscópico, na hiperplasia permite a recuperação da cavidade uterina, com a ressecção endometrial e uso de progestogênio nas pacientes que ainda desejam engravidar. Permite com a ablação endometrial, associada ou não a progestogênio, melhora das queixas de sangramento, com intervenção de menor risco e morbidade.

No câncer de endométrio a histeroscopia tem indicação restrita, para casos selecionados, em doenças preferencialemnte focais e em estádios iniciais, nas pacientes que desejam gravidez, sempre associada a progestogênios e controle pós-operatório rigoroso.

REFERÊNCIAS BIBLIOGRÁFICAS

1. Reed SD, Newton KM, Clinton WL, et al. Incidence of endometrial hyperplasia. Am J Obstet Gynecol. 2009 Jun;200(6):678.e1-6.
2. Lacey JV Jr, Chia VM, Rush BB, et al. Incidence rates of endometrial hyperplasia, endometrial cancer and hysterectomy from 1980 to 2003 within a large prepaid health plan. Int J Cancer. 2012 Oct 15;131(8):1921-9.
3. van der Meer AC, Hanna LS. Development of endometrioid adenocarcinoma despite Levonorgestrel-releasing intrauterine system: a case report with discussion and review of the RCOG/BSGE Guideline on the Management of Endometrial Hyperplasia. Clin Obes. 2017 Feb;7(1):54-7.
4. Pessini SA, Zettler CG, Wender MC, et al. Survival and prognostic factors of patients treated for Stage I to Stage III endometrial carcinoma in a reference cancer center in Southern Brazil. Eur J Gynaecol Oncol. 2007;28(1):48-50.
5. International Agency for Research on Cancer (IARC). Cancer incidence, mortality and prevalence worldwide. Disponível em: http://www.iarc.fr.
6. Brasil. Ministério da Saúde. Rastreamento. Brasília, DF, 2010. (Série A: Normas e Manuais Técnicos) (Cadernos de Atenção Primária, n. 29).
7. Kurman RJ, Kaminski PF, Norris HJ. The behavior of endometrial hyperplasia. A long-term study of "untreated" hyperplasia in 170 patients. Cancer. 1985 July 15;56(2):403-12.
8. Sorosky JI. Endometrial cancer. Obstet Gynecol. 2012 Aug;120(2 Pt 1):383-97.
9. Grady D, Ernster VL. Endometrial Cancer, in Cancer Epidemiology and Prevention. New York, NY: Oxford University Press; 1996. p. 1058-89.
10. Smith RA, Andrews KS, Brooks D, et al. Cancer screening in the United States, 2017: A review of current American Cancer Society guidelines and current issues in cancer screening. CA Cancer J Clin. 2017 Mar;67(2):100-21.
11. Raffone A, Travaglino A, Saccone G, et al. Endometrial hyperplasia and progression to cancer: which classification system stratifies the risk better? A systematic review and meta-analysis. Arch Gynecol Obstet. 2019 May;299(5):1233-42.
12. Alcázar JL, Bonilla L, Marucco J, et al. Risk of endometrial cancer and endometrial hyperplasia with atypia in asymptomatic postmenopausal women with endometrial thickness ≥ 11 mm: A systematic review and meta-analysis. J Clin Ultrasound. 2018 Nov;46(9):565-70.
13. Lasmar RB, Barrozo PR, de Oliveira MA, et al. Validation of hysteroscopic view in cases of endometrial hyperplasia and cancer in patients with abnormal uterine bleeding. Minim Invasive Gynecol. 2006 Sep-Oct;13(5):409-12.
14. Hamou J. Hysteroscopy and microcolpohysteroscopy. Norwalk, Appleton & Lange; 1991.
15. Hedrick Ellenson L, Ronnett BM, Kurman RJ. Precursor lesions of endometrial carcinoma, 6th ed,. In: Kurman RJ, Hedrick Ellenson L, Ronnett BM (Eds.), Blaustein's pathology of the female genital tract. New York: Springer; 2010. p. 360-1.
16. Dumesic DA, Lobo RA. Cancer risk and PCOS. Steroids. 2013;78:782-5.
17. Rakha E, Wong SC, Soomro I, et al. Clinical outcome of atypical endometrial hyperplasia diagnosed on an endometrial biopsy: institutional experience and review of literature. Am J Surg Pathol. 2012;36:1683.
18. Gallos ID, Yap J, Rajkhowa M, et al. Regression, relapse, and live birth rates with fertility-sparing therapy for endometrial cancer and atypical complex endometrial

18. hyperplasia: a systematic review and metaanalysis. Am J Obstet Gynecol. 2012;207:266.e1.
19. Casper RF. Regulation of estrogen/progestogen receptors in the endometrium. Int J Fertil Menopausal Stud. 1996;41:16.
20. Marsden DE, Hacker NF. Optimal management of endometrial hyperplasia. Best Practice & Research Clinical Obstetrics and Gynaecology. 2001;15(3):393-405.
21. Orbo A, Vereide A, Arnes M, et al. Levonorgestrel-impregnated intrauterine device as treatment for endometrial hyperplasia: a national multicentre randomised trial. BJOG. 2014;121:477.
22. Dolapcioglu K, Boz A, Baloglu A. The efficacy of intrauterine versus oral progestin for the treatment of endometrial hyperplasia. A prospective randomized comparative study. Clin Exp Obstet Gynecol. 2013;40:122.
23. Chandra V, Kim JJ, Benbrook DM, et al. Therapeutic options for management of endometrial hyperplasia. J Gynecol Oncol. 2016 Jan;27(1):e8.
24. Gunderson CC, Fader AN, Carson KA, Bristow RE. Oncologic and reproductive outcomes with progestin therapy in women with endometrial hyperplasia and grade 1 adenocarcinoma: a systematic review. Gynecol Oncol. 2012;125:477.
25. Wildemeersch D, Dhont M. Treatment of nonatypical and atypical endometrial hyperplasia with a levonorgestrel-releasing intrauterine system. Am J Obstet Gynecol. 2003;188:1297.
26. Vereide AB, Arnes M, Straume B, et al. Nuclear morphometric changes and therapy monitoring in patients with endometrial hyperplasia: a study comparing effects of intrauterine levonorgestrel and systemic medroxyprogesterone. Gynecol Oncol. 2003;91:526.
27. Abu Hashim H, Ghayaty E, El Rakhawy M. Levonorgestrel-releasing intrauterine system vs oral progestins for non-atypical endometrial hyperplasia: a systematic review and metaanalysis of randomized trials. Am J Obstet Gynecol. 2015;213:469.
28. Gallos ID, Shehmar M, Thangaratinam S, et al. Oral progestogens vs levonorgestrel-releasing intrauterine system for endometrial hyperplasia: a systematic review and metaanalysis. Am J Obstet Gynecol. 2010;203:547.e1.
29. Mandelbaum RS, Ciccone MA, Nusbaum DJ, et al. Progestin therapy for obese women with complex atypical hyperplasia: levonorgestrel-releasing intrauterine device versus systemic therapy, American Journal of Obstetrics and Gynecology. 2020.
30. Reed SD, Voigt LF, Newton KM, et al. Progestin therapy of complex endometrial hyperplasia with and without atypia. Obstet Gynecol. 2009;113:655.
31. Simpson AN, Feigenberg T, Clarke BA, et al. Fertility sparing treatment of complex atypical hyperplasia and low-grade endometrial cancer using oral progestin. Gynecol Oncol. 2014;133:229.
32. Pronin SM, Novikova OV, Andreeva JY, Novikova EG. Fertility-sparing treatment of early endometrial cancer and complex atypical hyperplasia in young women of childbearing potential. Int J Gynecol Cancer. 2015;25:1010.
33. Agorastos T, et al. Prolonged use of gonadotropin-releasing hormone agonist and tibolone as add-back therapy for the treatment of endometrial hyperplasia. Maturitas. 2004;48:125-32.
34. Agorastos T, Vaitsi V, Pantazis K, et al. Aromatase inhibitor anastrozole for treating endometrial hyperplasia in obese postmenopausal women. Eur J Obstet Gynecol Reprod Biol 2005;118:239.
35. Tabatabaie A, Karimi Zarchi M, Dehghani-Tafti M, et al. Comparing letrozole with medroxyprogesterone acetate (MPA) as hormonal therapy for simple endometrial hyperplasia without atypia in adult and middle-aged women. Eur J Gynaecol Oncol. 2013;34:552.
36. Kistner RW, Lewis JL, Steiner GJ. Effects of clomiphene citrate on endometrial hyperplasia in the premenopausal female. Cancer. 1966;19:115.
37. Meireles CG, Pereira SA, Valadares LP, et al. Effects of metformin on endometrial cancer: Systematic review and meta-analysis. Gynecol Oncol. 2017;147:167.
38. Session DR, Kalli KR, Tummon MA, Dumesic DA. Treatment of atypical endometrial hyperplasia with an insulin-sensitizing agent. Gynecol Endocrinol. 2003;17:405-7.
39. Kim MK, Seong SJ. Conservative treatment for atypical endometrial hyperplasia: what is the most effective therapeutic method? J Gynecol Oncol. 2014 July;25(3):164-5.
40. Crispi CP et al. Tratado de endoscopia ginecológica - cirurgia minimamente invasiva. Rio de Janeiro: Revinter. 2012. p. 670-95.
41. Salman MC, Usubutun A, Dogan NU, Yuce K. The accuracy of frozen section analysis at hysterectomy in patients with atypical endometrial hyperplasia. Clin Exp Obstet Gynecol. 2009;36:3.
42. Cianferoni L, Giannini A, Franchini M. Hysteroscopic resection of endometrial hyperplasia. J Am Assoc Gynecol Laparosc. 1999;6:151.
43. Vilos GA, Oraif A, Vilos AG, et al. Long-term clinical outcomes following resectoscopic endometrial ablation of non-atypical endometrial hyperplasia in women with abnormal uterine bleeding. J Minim Invasive Gynecol. 2015 Jan;22(1):66-77.
44. Kurman RJ, Carcangiu ML, Herrington CS, Young RH. WHO Classification of tumours of the female reproductive organs. World Health Organization; 2014. p. 126-50.
45. Seagle BL, Alexander AL, Lantsman T, Shahabi S. Prognosis and treatment of positive peritoneal cytology in early endometrial cancer: matched cohort analyses from the National Cancer Database. Am J Obstet Gynecol. 2018;218:329.e1.
46. Coelho Lopes RG. O endométrio. Rio de Janeiro: Atheneu; 2011. p. 225-46.
47. Wright JD, Burke WM, Wilde ET, et al. Comparative effectiveness of robotic versus laparoscopic hysterectomy for endometrial cancer. J Clin Oncol. 2012;30:783.
48. Cusimano MC, Simpson AN, Dossa F, et al. Laparoscopic and robotic hysterectomy in endometrial cancer patients with obesity: a systematic review and meta-analysis of conversions and complications. Am J Obstet Gynecol. 2019;221:410.
49. Horowitz NS, Powell MA, Drescher CW, et al. Adequate staging for uterine cancer can be performed through Pfannenstiel incisions. Gynecol Oncol. 2003;88:404.
50. Susini T, Massi G, Amunni G, et al. Vaginal hysterectomy and abdominal hysterectomy for treatment of endometrial cancer in the elderly. Gynecol Oncol. 2005;96:362.
51. Matsuo K, Machida H, Takiuchi T, et al. Prognosis of women with apparent stage I endometrial cancer whohad supracervical hysterectomy. Gynecol Oncol. 2017;145:41.
52. Benedetti Panici P, Basile S, Maneschi F, et al. Systematic pelvic lymphadenectomy vs. no lymphadenectomy in early-stage endometrial carcinoma: randomized clinical trial. J Natl Cancer Inst. 2008;100:1707.
53. ASTEC study group, Kitchener H, Swart AM, et al. Efficacy of systematic pelvic lymphadenectomy in endometrial

cancer (MRC ASTEC trial): a randomised study. Lancet. 2009;373:125.
54. AU Garg G, Gao F, Wright J D, et al. Positive peritoneal cytology is an independent risk-factor in early stage endometrial cancer. Gynecol Oncol. 2013;128(1):77. Epub 2012 Sep 29.
55. Kizer NT, Gao F, Guntupalli S, et al. Lower uterine segment involvement is associated with poor outcomes in early-stage endometrioid endometrial carcinoma. Ann Surg Oncol. 2011;18:1419.
56. Kong A, Johnson N, Kitchener HC, Lawrie TA. Adjuvant radiotherapy for stage I endometrial cancer. Cochrane Database Syst Rev. 2012.
57. Barlin JN, Puri I, Bristow RE. Cytoreductive surgery for advanced or recurrent endometrial cancer: a metaanalysis. Gynecol Oncol. 2010;118:14.
58. McMeekin DS, Filiaci VL, Aghajanian C, et al. Randomized phase III trial of pelvic radiation therapy (PXRT) versus vaginal cuff brachytherapy followed by paclitaxel/carboplatin chemotherapy (VCB/C) in patients with High risk (HR), early stage endometrial cancer (EC): a Gynecologic Oncology Group trial. Gynecol Oncol. 2014;134S:438.
59. Falcone F, Laurelli G, Losito S, et al. Fertility preserving treatment with hysteroscopic resection followed by progestin therapy in young women with early endometrial cancer. J Gynecol Oncol. 2017 Jan;28(1):e2.
60. Kaku T, Yoshikawa H, Tsuda H, et al. Conservative therapy for adenocarcinoma and atypical endometrial hyperplasia of the endometrium in young women: central pathologic review and treatment outcome. Cancer Lett. 2001;167:39.
61. Koh WJ, Greer BE, Abu-Rustum NR, et al. Uterine neoplasms, version 1.2014. J Natl Compr Canc Netw. 2014;12:248-80.
62. Rodolakis A, Biliatis I, Morice P, et al. European Society of Gynecological Oncology Task Force for Fertility Preservation: clinical recommendations for fertility-sparing management in young endometrial cancer patients. Int J Gynecol Cancer. 2015;25:1258-65.
63. Morice P, Leary A, Creutzberg C, et al. Endometrial cancer. Lancet. 2016;387:1094-08.
64. Rodolakis A, Biliatis I, Morice P, et al. European Society of Gynecological Oncology Task Force for Fertility Preservation: clinical recommendations for fertility-sparing management in young endometrial cancer patients. Int J Gynecol Cancer. 2015;25:1258-65.
65. Andreano A, Rechichi G, Rebora P, et al. MR diffusion imaging forpreoperative staging of myometrial invasion in patients with endometrial cancer: a systematic review and metanalysis. Eur Radiol. 2014;24:1327-38.
66. Gallos ID, Yap J, Rajkhowa M, et al. Regression, relapse, and live birth rates with fertility-sparing therapy for endometrial cancer and atypical complex endometrial hyperplasia: a systematic review and metanalysis. Am J Obstet Gynecol. 2012;207:266.
67. Gunderson CC, Fader AN, Carson KA, Bristow RE. Oncologic and reproductive outcomes with progestin therapy in women with endometrial hyperplasia and grade 1 adenocarcinoma: a systematic review. Gynecol Oncol. 2012;125:477.
68. Mazzon I, Corrado G, Masciullo V, et al. Conservative surgical management of stage IA endometrial carcinoma for fertility preservation. Fertil Steril. 2010,93(4):1286-9.
69. Laurelli G, Di Vagno G, Scaffa C, et al. Conservative treatment of earlyendometrial cancer: preliminary results of a pilot study. Gynecol Oncol. 2011;120:43-6.
70. Fan Z, Li H, Hu R, et al. Fertility-preserving treatment in young women with grade 1 presumed stage 1A endometrial adenocarcinoma: a meta-analysis. Int J Gynecol Cancer. 2018;28:385-93.
71. Chiva L, Lapuente F, Gonzalez-Cortijo L, et al. Sparing fertility in young patients with endometrial cancer. Gynecol Oncol. 2008;111(Suppl):S101-S104.
72. Alonso S, Castellanos T, Lapuente F, et al. Hysteroscopic surgery for conservative management in endometrial cancer: a review of the literature. Ecancermedicalscience. 2015;9:505.
73. De Marzi P, Bergamini A, Luchini S, et al. Hysteroscopic resection in fertility-sparing surgery for atypical hyperplasia and endometrial cancer: safety and efficacy. J Minim Invasive Gynecol. 2015; 22(7):1178-82.

ISTMOCELE – DA PATOGÊNESE AO TRATAMENTO

CAPÍTULO 17

Jose Carugno
Laura Florez

INTRODUÇÃO

Apesar das recomendações emitidas pela Organização Mundial da Saúde para redução do índice de parto cesariano (PC), essa ainda é uma das operações cirúrgicas mais comuns executada no mundo.[1,2] Nos EUA, o número de partos cesarianos vem aumentando continuamente durante as últimas três décadas.[3,4] Infelizmente, essa tendência não se limita somente aos EUA, mas representa uma tendência mundial. Um índice constante de redução nas situações a seguir oferece as razões possíveis para promover um índice mais alto de PC:

- Partos vaginais operatórios;
- Parto vaginal de gêmeos;
- Partos pélvicos e nascimento vaginal após parto cesariano.[5]

Entretanto, esse aumento de nascimentos por cesariana não resultou em redução de morbidade ou de mortalidade neonatal, o que levanta significativa preocupação sobre a elevação de nascimentos por meio dessa cirurgia.[6] Um estudo epidemiológico revelou que complicações maternas "graves", como a hemorragia exigindo histerectomia ou transfusão maciça de sangue, ruptura uterina, parada cardíaca, insuficiência renal aguda, infecção de grande porte e ruptura da ferida, aumentaram em três vezes no parto cesariano em comparação com o parto vaginal.[7] Além disso, efeitos a longo prazo de partos cesarianos, como infertilidade, aderências pélvicas e dor pélvica já foram descritos anteriormente.[8]

O processo de cicatrização do parto cesariano pode, às vezes, ser defeituoso. Nessa situação, ocorre a ruptura do miométrio no sítio da cicatriz uterina. Esse defeito foi descrito pela primeira vez por H. Morris usando o termo **síndrome da cicatriz cesariana**.[8] O defeito da cicatriz cesariana (DCC), também conhecido como **istmocele** ou **nicho**, é um defeito anatômico em forma de bolsa na parede anterior do istmo uterino, localizado no sítio de uma cicatriz de parto cesariano anterior. O sangramento uterino anormal (SUA) é o sintoma mais comum do DCC, caracterizado por descarga sanguinolenta pós-menstruação que tenha sido presumivelmente armazenada no defeito. Na verdade, a presença de um nicho leva ao acúmulo do sangue menstrual, que flui em sentido descendente para a vagina quando o nicho estiver cheio.[9]

A incidência de DCC ou istmocele varia entre 24 e 70%. Existe relação nítida entre o defeito anatômico e a presença de sintomas ginecológicos, como sangramento de escape pós-menstruação, dismenorreia, dor pélvica crônica e infertilidade. O diagnóstico desse quadro se baseia em sintomas clínicos, ultrassonografia e histeroscopia.

Este capítulo representa uma revisão da epidemiologia, fisiopatologia, diagnóstico e tratamento cirúrgico diferente dessa consequência frequente do parto cesariano.

DEFINIÇÃO DE ISTMOCELE

Não existe, atualmente, um acordo quanto à constituição de uma istmocele. A maioria dos autores define istmocele como um defeito miometrial na parede uterina anterior em pacientes que se submeteram a um PC (Fig. 17-1). A localização ou o tamanho do defeito varia, caso a caso. Gubbini informou que a localização do defeito na parede uterina anterior varia de acordo com o sítio da histerotomia no momento do parto cesariano e da técnica cirúrgica usada durante o reparo.[10] Em relação ao tamanho, não há consenso quanto a informar o tamanho do recuo ou o miométrio residual.[11,12]

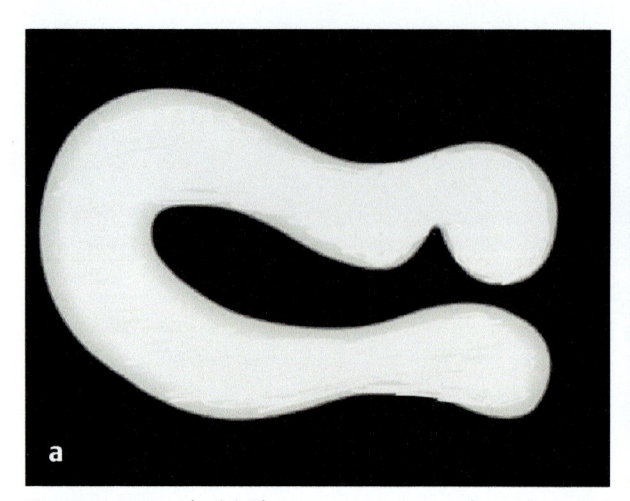

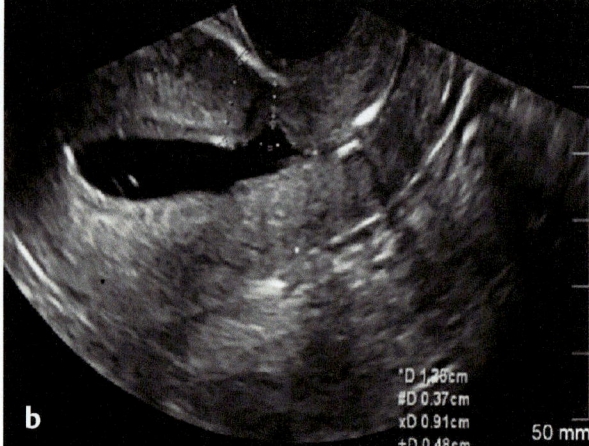

Fig. 17-1. Istmocele. (a) Observe o recuo na parede uterina anterior. (b) Imagem ultrassonográfica de istmocele revelando o recuo na região do istmo, na parede uterina anterior (à esquerda).

EPIDEMIOLOGIA

A prevalência de istmocele na prática ginecológica atual é desconhecida em razão da multiplicidade de métodos usados para se avaliar o defeito.[12] Tulandi e Cohen informaram a prevalência de istmocele variando entre 24 e 70% em pacientes assintomáticas com história de PC e submetidas à ultrassonografia pélvica, e em até 84% quando as pacientes se mostravam sintomáticas.[2]

FATORES DE RISCO PARA A FORMAÇÃO DE ISTMOCELE

A patogênese da istmocele ainda é incerta, embora muitos autores tenham estudado os fatores de risco associados.[13] A razão pela qual uma istmocele não está presente em todas as pacientes submetidas ao PC é desconhecida. Existem muitas teorias visando explicar a etiologia desse defeito e a teoria mais amplamente aceita é a da cicatrização inadequada do miométrio no sítio da cicatriz. Entretanto, os dados atuais disponíveis são insuficientes para explicar com clareza a etiologia desse defeito. Vários fatores de risco foram reconhecidos como razões possíveis para o desenvolvimento da istmocele. O Quadro 17-1 mostra os fatores de risco mais comuns para a formação de istmocele.

Existe evidência crescente sugerindo uma correlação direta entre o número de PCs e o risco de formação de istmocele. Osser *et al.* informaram a prevalência de 61% em pacientes com história de um PC, 81% após 2 partos cesarianos e de até 100% após 3 PCs repetidos.[14] Entretanto, Gubbini *et al.* informaram uma série de pacientes intensamente sintomáticas com história de apenas um PC, sugerindo que a intensidade dos sintomas não está correlacionada ao número de partos cesarianos.[15] Sintomas de risco periparto que aumentam o risco de formação de istmocele também foram descritos. Em um estudo com 371 pacientes avaliadas por histerossonografia 6 meses depois de terem dado à luz por PC, a prevalência de istmocele foi de 45,6%. Fatores de risco independentes para o desenvolvimento de istmocele foram: história de diabetes gestacional (razão de probabilidade [OR] 1,73, intervalo de confiança [CI] 1,02-2,92; p = ,042), PC anterior (OR 3,14, CI 1,90-5,17 p < ,001), índice materno de massa corporal (OR 1,06; CI 95%, 1,01-1,11; P = ,012) e trabalho de parto ativo mais prolongado (OR 1,06, CI 1,01-1,11; p = ,032). É interessante notar que não se encontrou diferença estatisticamente significativa na prevalência de istmocele entre os grupos de PC eletivo e de emergência (P = ,898). A execução do PC durante o trabalho de parto ativo com dilatação cervical de 5 cm ou mais também foi considerada como um fator de risco.[2] O local da histerotomia também foi associado à formação de istmocele. Pacientes com incisões uterinas mais baixas apresentam maior incidência de istmocele. Existe a hipótese de que as incisões que envolveram tecido cervical, que contém glândulas cervicais produtoras de muco, podem exercer impacto negativo na cicatrização da ferida.[16] Além disso, as incisões mais altas em relação ao segmento uterino anterior podem enfraquecer o miométrio, favorecendo

Quadro 17-1. Fatores de Risco Informados para a Formação de Istmocele

- Cesarianas repetidas
- Infecção periparto
- Obesidade materna
- Trabalho de parto superior a 5 horas
- Dilatação cervical superior a 5 cm
- Diabetes gestacional
- Hipertensão/pré-eclâmpsia
- Útero retroflexionado
- Localização da histerotomia
- Útero retrovertido
- Aderências peritoneais
- Uso de barreiras de aderência

a formação do defeito.[12,17] Vikhareva e Valentin informaram que a histerotomia localizada 2 cm abaixo da reflexão vesicouterina (histerotomia baixa) está associada a um índice 6 vezes mais alto de formação de DCC quando comparado com a histerotomia alta (2 cm acima da reflexão vesicouterina).[18]

O fechamento inadequado da histerotomia também foi considerado como causa possível da formação de istmocele.[16] A técnica de fechamento de histerotomia foi avaliada em dois grandes estudos clínicos, mas não foram encontradas diferenças no índice de formação de istmocele com o uso da técnica de fechamento de camada única ou dupla.[19,20] Em outro estudo clínico sobre avaliação de fechamento de histerotomia, Ceci *et al.* observaram que, usando uma sutura contínua trançada de camada única comparada com a sutura interrompida de camada única, o uso da sutura contínua mostrou uma área de defeito estatisticamente maior na avaliação por ultrassonografia e histeroscopia, provavelmente por causa de um efeito isquêmico no tecido uterino.[21] A Figura 17-2 ilustra as diferentes técnicas de fechamento de histerotomia. Concluindo, com os dados atualmente disponíveis não se pode recomendar uma técnica cirúrgica específica para fechamento uterino.

Outra hipótese proposta é a de que, como resultado da formação de aderências entre a cicatriz do PC e a parede abdominal, a retração do tecido cicatrizado poderia empurrar a cicatriz uterina em direção à bexiga, induzindo o desenvolvimento da istmocele.[16] Foi descrito, também, que pacientes com útero retroflexo apresentam prevalência mais alta de istmocele porque a cicatriz da cesariana permanece em tensão mais elevada, favorecendo a formação do defeito.

Outras causas associadas à formação aumentada de istmocele são:

- Infecção periparto;
- Uso de barreiras de aderência;
- Diabetes gestacional;
- Hipertensão, mas os mecanismos permanecem obscuros.

SINTOMAS CLÍNICOS

A grande maioria das pacientes com istmocele é assintomática ou apresenta somente sintomas leves.[22] As queixas mais frequentes informadas pelas pacientes é o **sangramento uterino anormal** (SUA), na forma de sangramento de escape pós-menstruação. A istmocele funciona como um reservatório e o sangue menstrual se acumula na bolsa, sendo liberado lentamente, em um processo persistente que dura entre 2 e 12 dias.[13,22] Outras queixas frequentes das pacientes com istmocele são a dor pélvica crônica e a dismenorreia. A correlação entre quadros de dor crônica e a istmocele ainda é obscura, mas pode ser o resultado de contrações anormais do miométrio em um esforço contínuo para esvaziar o conteúdo da bolsa.[13]

A **infertilidade** é um quadro comum em pacientes com defeitos de PC. O índice de infertilidade mais baixo pode estar relacionado com a persistência de sangue menstrual na bolsa, que reduz a motilidade dos espermatozoides e impede a implantação.[11] Além disso, a presença de sangue menstrual residual também pode levar a um ambiente de inflamação crônica, afetando assim a fertilidade.[13] O Quadro 17-2 apresenta os sintomas mais comuns de istmocele.

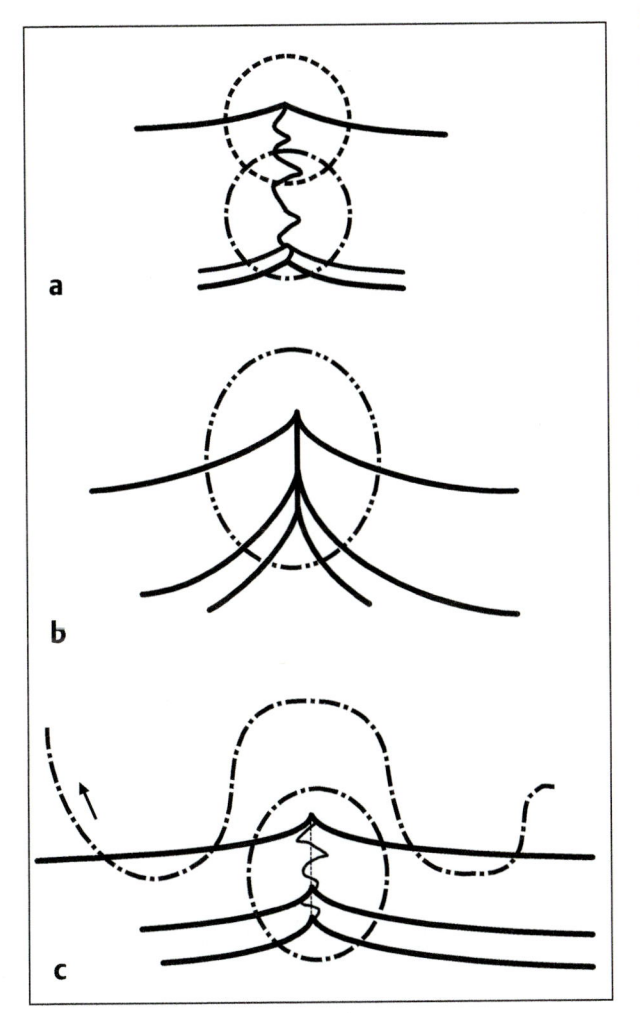

Fig. 17-2. Tipos de fechamento de histerotomia.
(**a**) Camada dupla. (**b**) Camada única de espessura total.
(**c**) Camada dupla com segunda camada invertida.

Quadro 17-2. Sintomas Clínicos Frequentes Informados por Pacientes com Istmocele

- Sangramento uterino anormal na forma de sangramento de escape pós-menstrual (65%)
- Dor pélvica crônica (42,6%)
- Dismenorreia (52,5%)
- Infertilidade (71,5%)
- Dispareunia (24,2%)

DIAGNÓSTICO

A ultrassonografia transvaginal (USTV) é a modalidade de investigação por imagem mais comum usada para avaliar um DCC (Fig. 17-3).[13] Outras modalidades de investigação por imagens usadas com frequência são a histerossonografia com infusão de soluto fisiológico (HNG) (Fig. 17-4), o histerossalpingograma (HSG) (Fig. 17-5), a investigação por ressonância magnética (RM) (Fig. 17-6) e a histeroscopia (HSC) (Fig. 17-7).[23] O momento ideal para realizar o exame diagnóstico é o início da fase folicular do ciclo menstrual; nesse momento do ciclo o endométrio é o mais fino e pode melhorar a identificação do defeito.[11]

Usando a USTV, Bij de Vaate *et al.*[11] propuseram uma classificação sistemática de istmocele usando seis formas para descrever o defeito:

1. Triângulo;
2. Semicírculo;
3. Retângulo;
4. Círculo;
5. Gota;
6. Cistos de inclusão (Fig. 17-8).

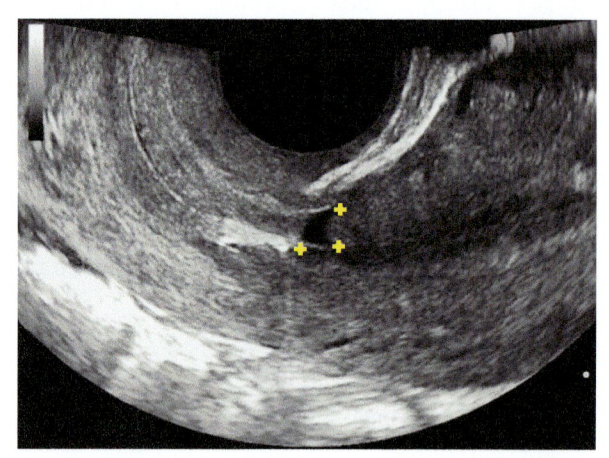

Fig. 17-3. Imagem de istmocele por ultrassonografia vaginal (USTV). Observar a área triangular anecoica (área de Cunha) com o ápice apontando para a frente.

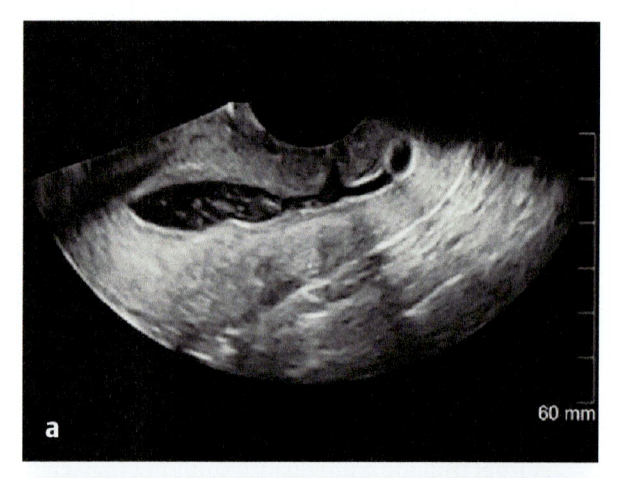

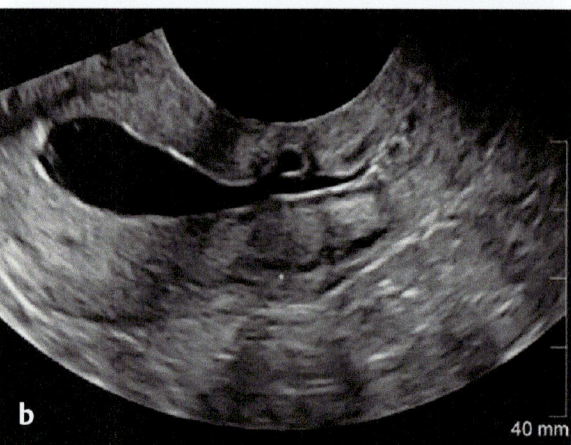

Fig. 17-4. (a, b) Histerossonografia – (HNG). Em decorrência da pressão intrauterina aumentada e da distensão endometrial, o defeito pode parecer maior que na ultrassonografia. Observar as duas formas diferentes do defeito.

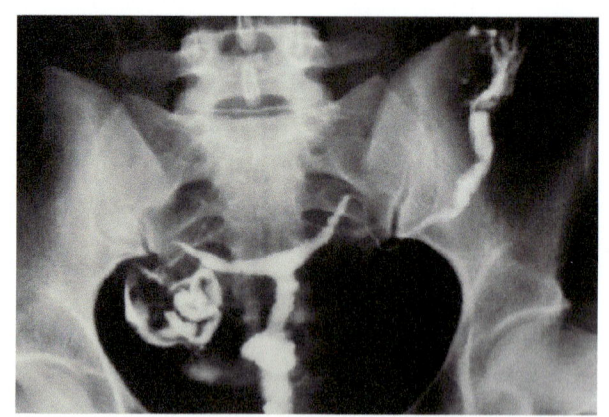

Fig. 17-5. Histerossalpingograma (HSG). Observar o contraste preenchendo o defeito no segmento uterino inferior.

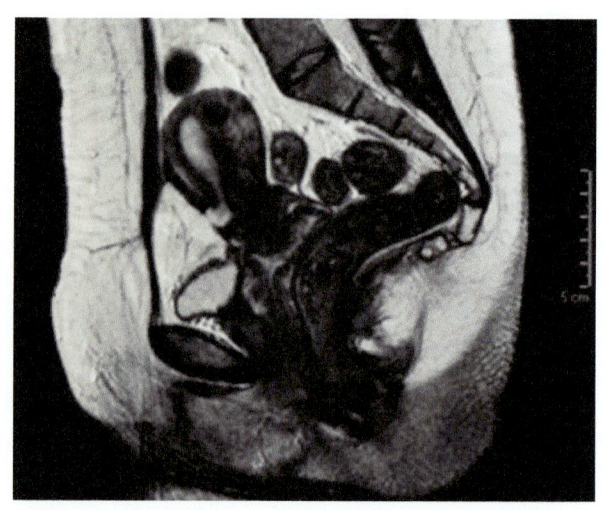

Fig. 17-6. Imagem de ressonância magnética (RM). Observar o delineamento nítido do defeito na parede uterina anterior e o nível do segmento uterino inferior em paciente com duas operações cesarianas anteriores.

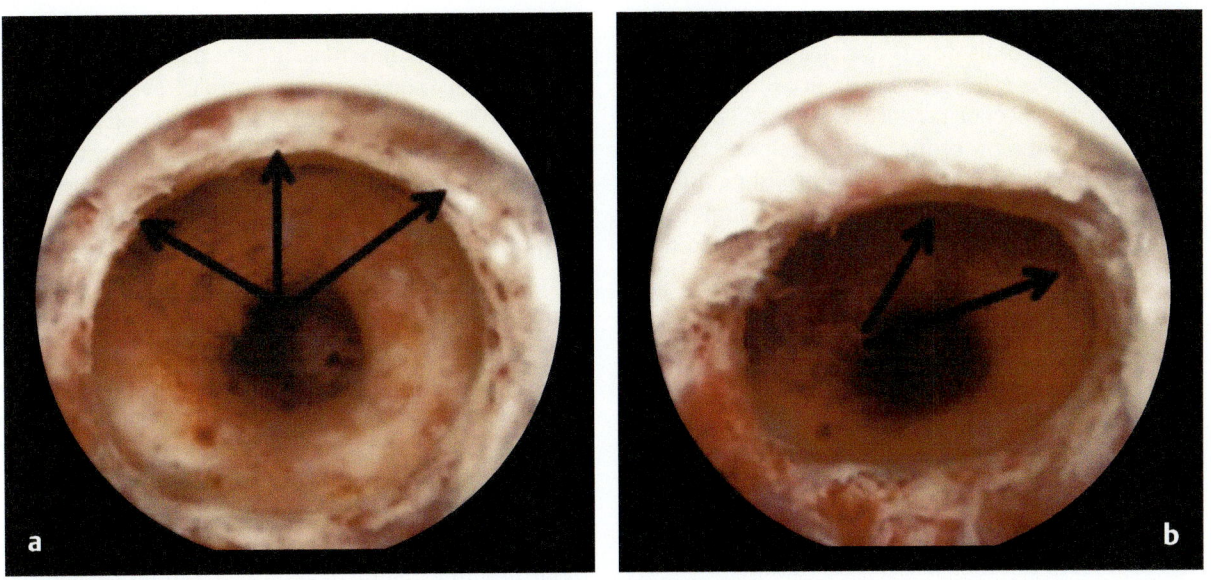

CAPÍTULO 17 ▪ ISTMOCELE – DA PATOGÊNESE AO TRATAMENTO

Fig. 17-7. Histeroscopia. (**a**) Observar a borda anterior da istmocele nitidamente definida (setas). (**b**) Borda posterior (setas).

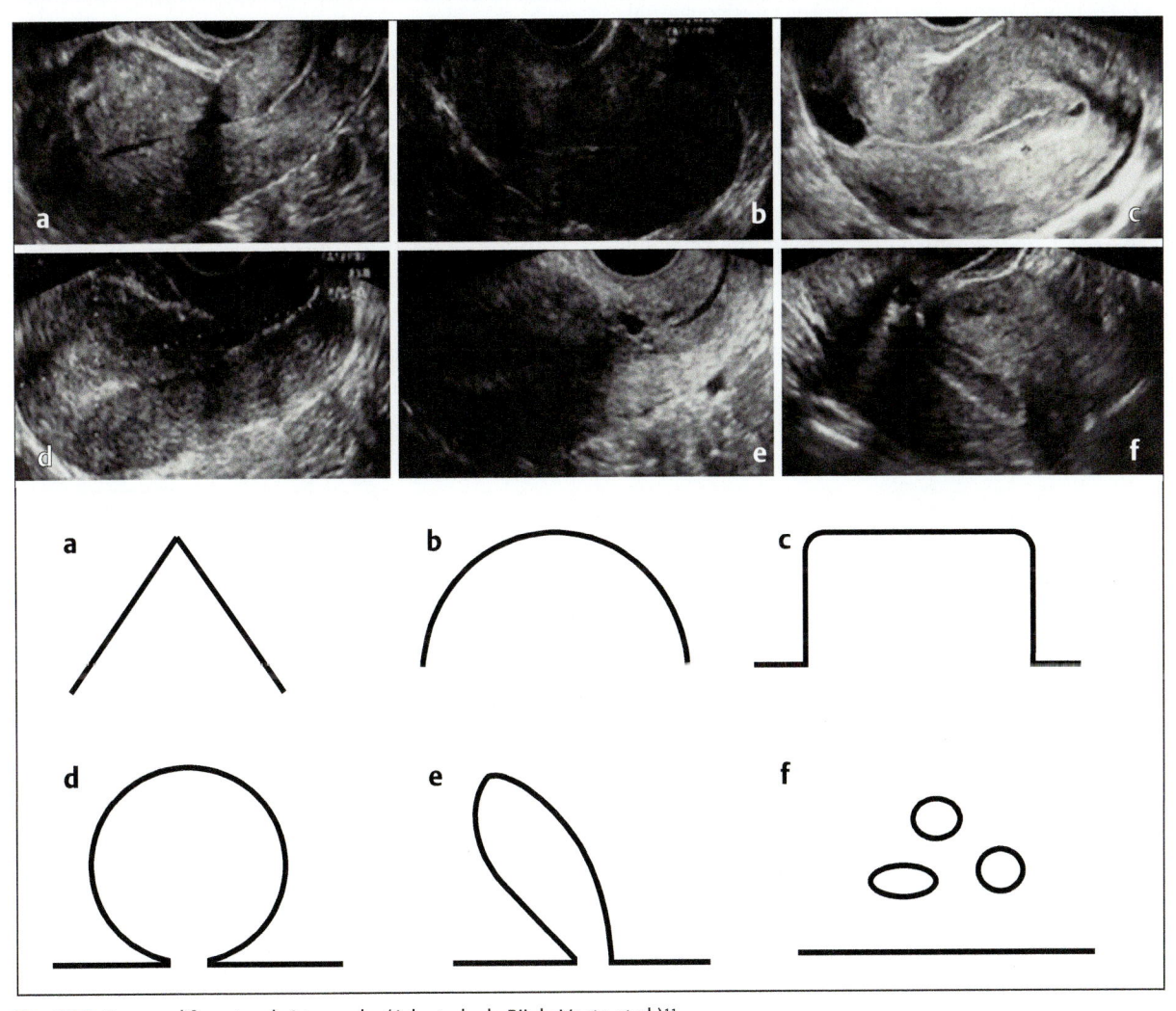

Fig. 17-8. Formas diferentes de istmocele. (Adaptada de Bij de Vaate et al.)[11]

A espessura do miométrio residual é a medição discriminatória mais útil na avaliação de istmocele.[24] Para unificar os critérios diagnósticos de istmocele, um grupo de especialistas europeus chegou a um consenso seguindo o procedimento de Delphi.[25] Os DCCs foram definidos como recuos com profundidade de 2 mm ou mais. As medições se baseavam somente no miométrio; o endométrio não deveria ser incluído na medição.

Os defeitos foram então classificados como:

A) Simples;
B) Simples com uma ramificação;
C) Complexo (com mais de uma ramificação).

As medições clinicamente relevantes são:

A) Comprimento do nicho;
B) Profundidade do nicho;
C) Espessura miometrial residual (EMR);
D) Ramificações com defeito;
E) Espessura miometrial adjacente (EMA);
F) Distância entre o nicho e a prega vesicovaginal;
G) Distância entre o nicho e o orifício externo (Fig. 17-9).[25]

A técnica com histerossonografia também foi usada para avaliar a cavidade uterina em pacientes com suspeita de istmocele (Fig. 17-4).[26] Essa técnica aumenta a sensibilidade e a especificidade para a detecção de DCC ao realçar o defeito.[14] Mulheres selecionadas aleatoriamente com história de PC foram avaliadas com HNG e USTV. Parece que a presença de istmocele foi informada como mais alta em pacientes avaliadas com HNG quando comparado com USTV (56-84% *versus* 24-70%) e o defeito parece ser maior ou mais profundo nos casos avaliados com HNG.[2] A prevalência aumentada e o tamanho maior da cicatriz, usando-se HNG, se devem, provavelmente, a um exagero de tamanho do defeito causado pelo aumento da pressão intrauterina quando se insere soro fisiológico normal para distender a cavidade uterina.[2]

A Investigação por Ressonância Magnética (RM) representa outra modalidade de investigação por imagens valiosas que pode ser útil ao diagnóstico e caracterização de uma istmocele. A RM é útil para avaliar a espessura do segmento uterino inferior, a profundidade da istmocele e o conteúdo das cavidades endometrial e do defeito (Fig. 17-6).[22] A técnica também pode definir o defeito quando as pacientes se queixam de SUA não explicável de outra maneira. Entretanto, o custo do estudo, junto com as informações complementares mínimas obtidas e clinicamente relevantes faz da RM um teste não usado com frequência para a avaliação das pacientes com istmocele. Tanto a USTV quanto a RM são considerados modalidades apropriadas de investigação por imagens para a avaliação de DCCs. Estudos complementares são necessários para identificar o melhor estudo de investigação por imagens levando-se em consideração a relação de custo-benefício de ambos os métodos.

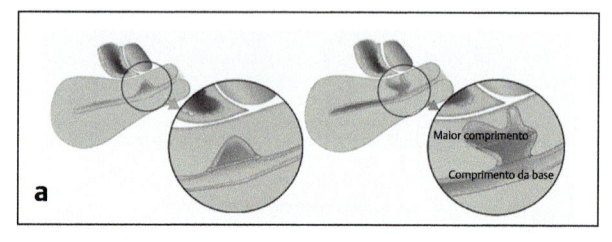

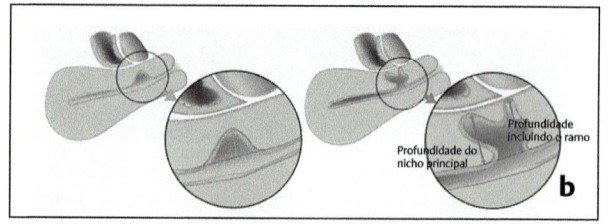

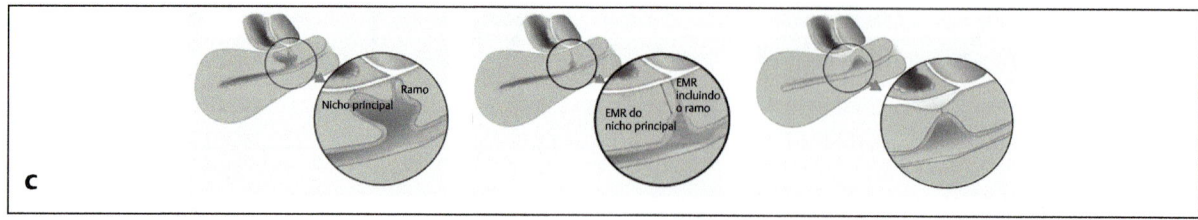

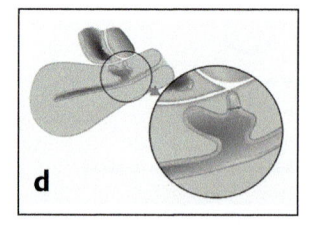

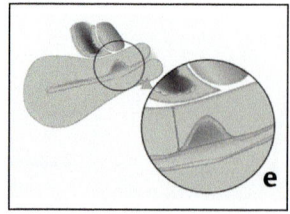

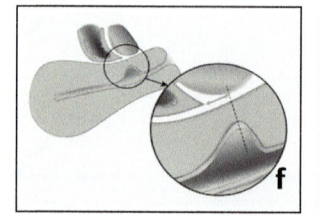

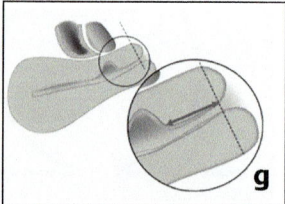

Fig. 17-9. Localização recomendada para colocação de compasso de calibre em medição da istmocele por ultrassonografia no plano sagital. (**a**) Comprimento. (**b**) Profundidade. (**c**) Espessura miometrial residual (EMR). (**d**) Ramos do defeito. (**e**) Espessura miometrial adjacente. (**f**) Distância entre o defeito e a prega vesicovaginal. (**g**) Distância entre o defeito e o orifício cervical externo. (Adaptada de Jordans et al.)[25]

A histeroscopia (HSC) também tem sido usada para diagnosticar uma istmocele. O defeito aparece como uma bolsa ou cunha recuada na parede uterina anterior, cercada por um anel fibrótico (Fig. 17-7). Similarmente ao uso da ultrassonografia, o tempo ideal para se avaliar uma istmocele é durante a fase folicular, geralmente entre os dias 7 e 12 do ciclo menstrual, quando o defeito está cheio de sangue, o resto da cavidade está vazio e o endométrio é fino.[27,28]

CLASSIFICAÇÃO DE DEFEITOS DE CICATRIZ POR CESARIANA (DCCs)

Há duas classificações principais reconhecidas para DCC. Uma proposta por Gubbini G et al.,[15] na qual a profundidade e a base da istmocele são medidas e a superfície do defeito é calculada. De acordo com o tamanho dessa superfície, a istmocele pode ser classificada em um dos seguintes graus:

- Grau 1 quando menor que ou igual a 15 mm³;
- Grau 2 com superfície entre 16 e 25 mm³;
- Grau 3 quando superior a 25 mm³.

Em seu relatório inicial, eles descobriram que mais de 55% dos casos era de grau 1.

Ofili-Yebovi et al.[29] basearam sua classificação de DCC na medição do afinamento miometrial do defeito cesariano, definiram o grau de espessura pela proporção entre espessura miometrial ao nível do defeito e a espessura do miométrio adjacente e definiram uma proporção de defeito severo superior a 50% e uma proporção de deiscência igual ou superior a 80%.

Outros autores definiram o DCC como severo quando o miométrio remanescente for inferior a 2,2 mm, visualizado pela ultrassonografia vaginal, ou 2,5 mm em pacientes submetidas à HNG.[30]

TRATAMENTO

Várias opções de tratamento médico e cirúrgico foram propostas para tratar pacientes com istmocele. É importante destacar que o tratamento de um DCC visa tratar os sintomas. Pacientes assintomáticas com istmocele diagnosticada incidentalmente não deverão ser tratadas. A decisão sobre o tratamento e a abordagem preferida dependem dos sintomas da paciente e dos planos para a fertilidade no futuro. O tratamento clínico deverá ser sempre a abordagem inicial em pacientes que não estejam tentando conceber. Se o tratamento clínico falhar ou for recusado pela paciente, o tratamento cirúrgico oferece opções diferentes que devem ser consideradas. De um lado, o reparo laparoscópico da deiscência é recomendado; entretanto, outros especialistas recomendam a histeroscopia com abordagem ressectoscópica. Uma alternativa também descrita é o reparo vaginal da istmocele. Seja qual for a modalidade cirúrgica usada para reparar o defeito, todas as pacientes beneficiar-se-ão do uso de contraceptivos orais após o procedimento para reduzir o fluxo menstrual. Como mencionado anteriormente, é importante notar que o tratamento cirúrgico deverá ser reservado somente para pacientes sintomáticas.

> Pacientes assintomáticas com istmocele diagnosticada incidentalmente não deverão ser tratadas.

Tratamento Clínico

O uso de contraceptivos orais é uma alternativa conservadora muito boa para o tratamento de pacientes com istmocele e queixa de sangramento pós-menstrual.[31-33] Os dados disponíveis sobre a eficácia do tratamento clínico de DCC são conflitantes. Enquanto vários estudos tenham concluído que a terapia clínica falha na eliminação do sangramento,[11] outros defendem o uso de contraceptivos orais para tratar o sangramento intermenstrual em pacientes com istmocele para reduzir o fluxo menstrual.[32] Com base nos dados atuais disponíveis, não existe evidência sólida avaliando o uso de dispositivo intrauterino hormonal (SIU-LNG) para tratar este quadro. Entretanto, as pílulas anticoncepcionais podem representar uma opção válida para mulheres sintomáticas que não pretendem conceber e preferem uma abordagem terapêutica conservadora.

Tratamento Cirúrgico

Cirurgia Histeroscópica

O primeiro relato sobre o uso do ressectoscópio histeroscópico no tratamento de istmocele foi publicado por Fernandez et al.,[34] que executaram a ressecção do tecido fibrótico da parte inferior da cicatriz para facilitar a drenagem do sangue menstrual colhido na cicatriz, melhorando assim os sintomas de sangramento pós-menstrual. Desde então, vários artigos foram publicados e a istmoplastia ressectoscópica tornou-se a abordagem mais comum para o tratamento de DCC sintomático. Além da ressecção do tecido fibrótico sob a bolsa, Fabres et al. executam a fulguração local dos vasos sanguíneos dilatados e das glândulas endometriais na istmocele, responsáveis pela produção in situ de sangue.[35] O principal risco associado à cirurgia ressectoscópica é a possibilidade de perfuração uterina e lesão da bexiga. Para evitar essa complicação, alguns autores recomendam evitar a cirurgia ressectoscópica se o miométrio remanescente na região do nicho for menor que 2 mm.[36] Uma das limitações do tratamento ressectoscópico é a impossibilidade de sutura. Após a istmoplastia, o defeito de cicatriz poderá se alargar mais e a espessura miometrial na região do istmo uterino poderá ficar mais fina, aumentando o risco de ruptura uterina durante as gestações futuras.[37,38] A abordagem histeroscópica é considerada segura e eficaz. De um total de 389 pacientes tratadas com istmoplastia histeroscópica, somente uma paciente (1/389-0,25%) informou uma complicação. Ela foi diagnosticada com doença inflamatória pélvica aguda após o procedimento e tratada com sucesso com antimicrobianos como paciente ambulatorial.[39]

> O principal risco associado à cirurgia ressectoscópica é a possibilidade de perfuração uterina e lesão da bexiga. Para evitar essa complicação, alguns autores recomendam evitar a cirurgia ressectoscópica se o miométrio remanescente na região do nicho for menor que 2 mm.

Técnica Cirúrgica Histeroscópica

O procedimento pode ser realizado com uso de energia mono ou bipolar, tendo como instrumento principal um ressectoscópio com alça em semicírculo. Identifica-se a região do nicho, com uso de ressectoscópio faz-se a ressecção de todo o tecido fibrótico, incluindo as regiões de tecido inflamado ao redor. Algumas técnicas sugerem, também, a ressecção das paredes laterais e posterior da istmocele (360 graus), e de parte do canal cervical em contato, o que favoreceria a reepitelização com tecido saudável. O movimento é feito sempre do fundo uterino em direção ao canal cervical, sob visão, acionando-se o pedal de energia durante o trajeto (Fig. 17-10).

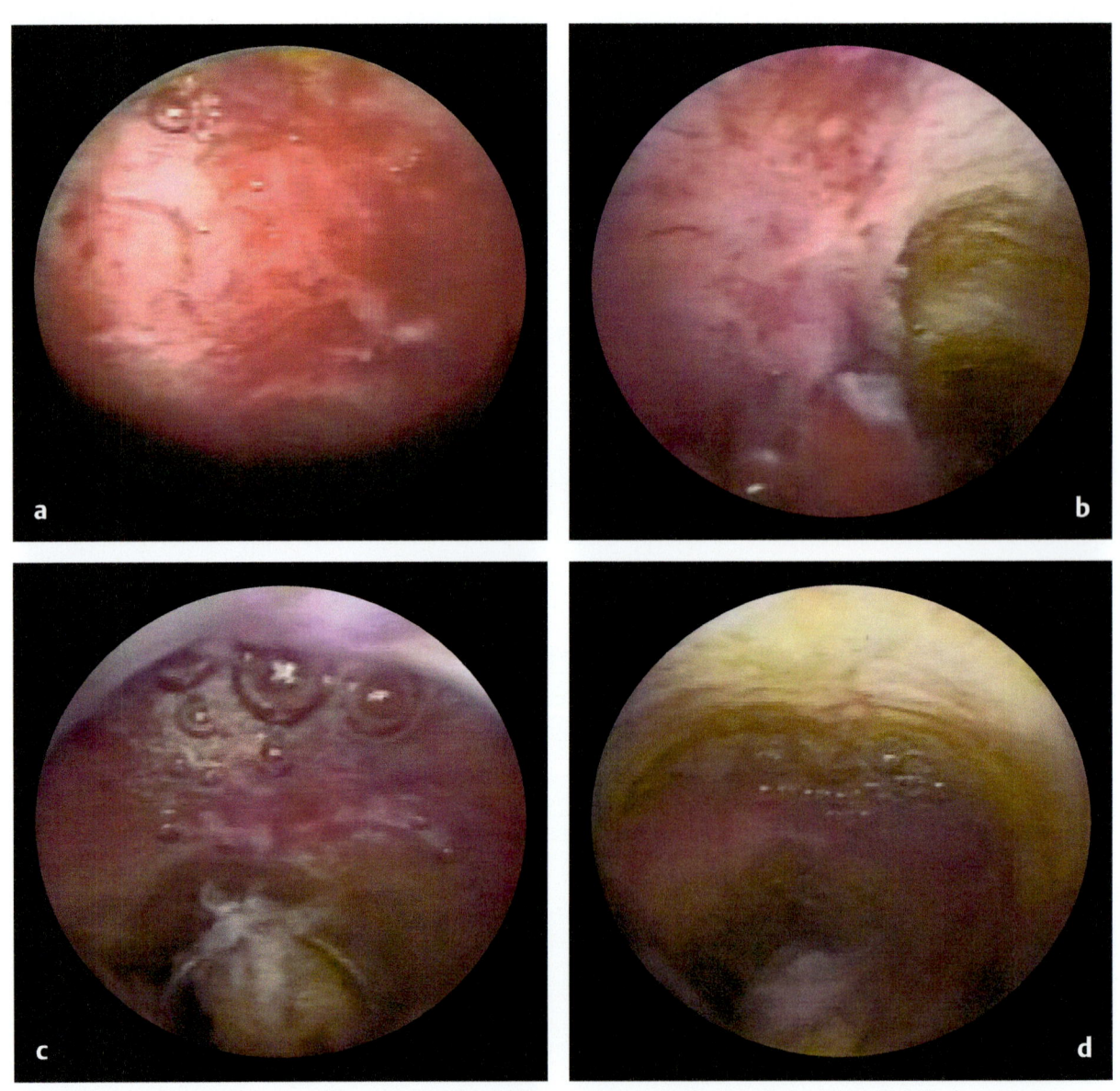

Fig. 17-10. (a) Visão inicial da istmocele com congestão. (b,c) Durante a ressecção histeroscópica. (d) Visão final pós-ressecção histeroscópica.

Cirurgia Laparoscópica/Assistida por Robótica

O objetivo do tratamento laparoscópico é o de restaurar a integridade do miométrio no sítio da istmocele, que leva à redução do nicho e, consequentemente, à melhora dos sintomas relacionados. A principal vantagem da abordagem laparoscópica é o fato de tratar-se de uma cirurgia reparadora que leva ao aumento na espessura da parede uterina, algo que não pode ser feito com a abordagem histeroscópica.[40] Klemm et al. usaram, inicialmente, uma abordagem laparoscópica-vaginal combinada para reparar o defeito.[41] Donnez et al.,[42] descreveram, subsequentemente, uma abordagem laparoscópica completa com excisão do tecido fibrótico ao redor da cicatriz e sutura laparoscópica para aproximar o miométrio sadio de cada lado da cicatriz aberta, evitando a abordagem vaginal. A abordagem laparoscópica oferece uma visão clara da área cirúrgica após a dissecção da bexiga, com risco baixo de complicações. Com a técnica laparoscópica, o defeito é esqueletizado até que se ganhe acesso ao miométrio sadio, o tecido cicatrizado é excisado e o defeito é então fechado com fechamento de camada dupla, assegurando preservação da continuidade do canal cervical com a cavidade uterina.[42]

O passo mais crítico do procedimento laparoscópico é a identificação correta da istmocele.[22] Isso pode ser feito por meio de várias técnicas: visão laparoscópica direta após dissecção do peritônio uterovesical; uso de histeroscopia simultânea mediante visão laparoscópica para avaliar a cavidade uterina e o defeito com transiluminação, revelando as bordas do defeito (Figs. 17-11 e 17-12) ou usando a ultrassonografia transvaginal mediante visão laparoscópica. Akdemir et al.[43] informaram um caso em que, durante a laparoscopia, foi usado um cateter de Foley para identificar o defeito. O cateter de Foley foi inserido na cavidade uterina pelo canal cervical, a seguir preenchido no segmento uterino inferior e, dessa forma, a istmocele foi claramente identificada. O tempo cirúrgico varia entre 42 e 90 minutos quando se usa a abordagem por laparoscopia convencional e foi consideravelmente mais longo (240 minutes) para a excisão robótica.[40,44,45] Na metanálise que avaliou a melhora sintomática após o reparo laparoscópico da istmocele, a melhora variou de 83,3 até 100%.[46]

Quanto às complicações, em um estudo com 101 pacientes submetidas a reparo laparoscópico de istmocele guiado por histeroscopia, 5% informaram complicações intraoperatórias, incluindo conversão para laparotomia em uma paciente. Três pacientes (3%) informaram complicações pós-operatórias, uma apresentou febre após a cirurgia e duas informaram infecção do trato urinário.[47] A metanálise recente sobre complicações perioperatórias em pacientes submetidas à istmoplastia laparoscópica e incluindo 657 pacientes de 8 estudos informou 12 complicações descritas em 5 dos 8 estudos analisados (2,18%).

Cirurgia Vaginal

A abordagem vaginal da istmocele é considerada, também, uma cirurgia reparadora que repara o defeito e aumenta a espessura da parede uterina. Como afirmado anteriormente, essa técnica foi usada pela primeira vez em combinação com a abordagem por laparoscopia. Uma nova técnica de reparo vaginal foi recentemente proposta, em que após a abertura do espaço cervicovesical e a dissecção da bexiga, a cicatriz é aberta e o tecido fibrótico é excisado. A cicatriz aberta é então fechada com duas camadas de sutura (Fig. 17-13).[34] Essa abordagem é uma alternativa minimamente invasiva para reparar a continuidade do miométrio. A melhora dos sintomas varia dependendo da técnica de fechamento. Em metanálise incluindo 114 pacientes submetidas ao fechamento com camada única de sutura, a melhora dos sintomas foi obtida em 89,5% das pacientes, quando comparada com 62,1% naquelas tratadas com fechamento em camada dupla.[46]

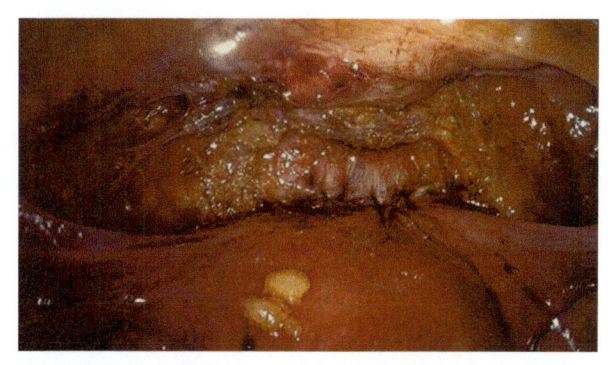

Fig. 17-12. Projeção laparoscópica após fechamento do defeito.

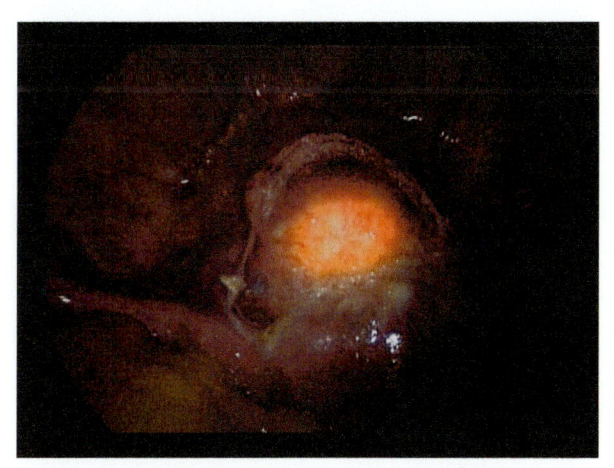

Fig. 17-11. Projeção laparoscópica da istmocele com histeroscopia simultânea. Observe como a transiluminação da luz da histeroscopia facilita a identificação da istmocele.

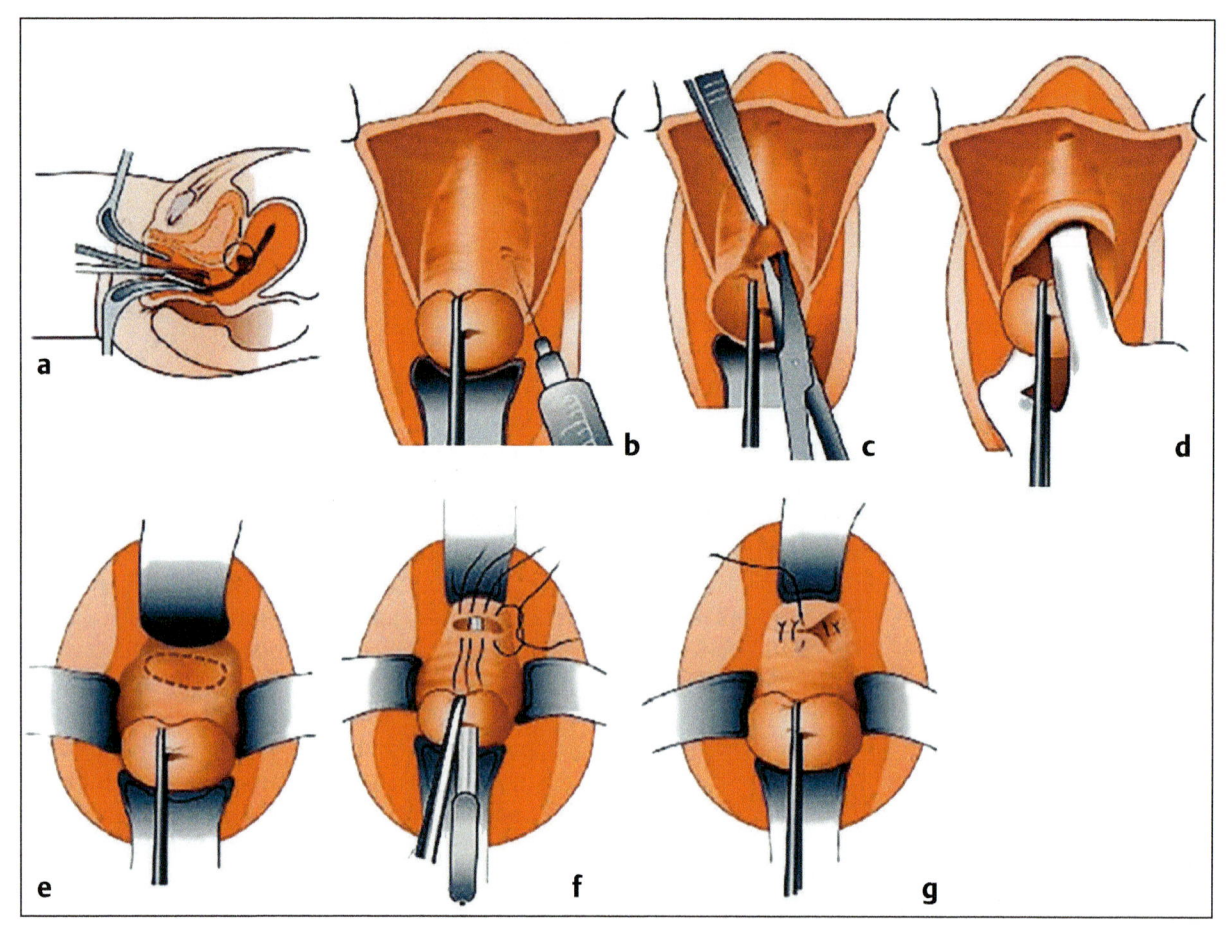

Fig. 17-13. Passos ilustrados de reparo vaginal de istmocele. (a) Espéculo inserido e colo pinçado com um tenáculo. (b) Vasopressina a 1:100 injetada na prega vesicovaginal para fornecer hidrodistensão e reduzir sangramento potencial. (c) Incisão da mucosa vaginal na parede vaginal anterior abrindo o espaço vesicocervical. (d) Dissecção da bexiga. (e) Excisão do tecido fibrótico. (f,g) Fechamento da histerotomia. (Modificada de Lue et al.)[37]

Laparotomia

A ressecção completa do miométrio deiscente e a reconstrução uterina são executadas com frequência quando se usa a abordagem aberta por laparotomia.[22] Pomorski et al.[17] propuseram o uso de uma minilaparotomia quando na presença das seguintes situações:

A) Paciente significativamente sintomática;
B) Recusa de/ou terapia hormonal mal-sucedida;
C) Espessura miometrial residual inferior a 2,2 mm (Fig. 17-14).

Após identificação do defeito da cicatriz, essa foi excisada até a camada endometrial da parede uterina anterior e a incisão foi então fechada com fechamento de camada única ou dupla. Shepker et al.[38] informaram técnica cirúrgica semelhante, mas usando sutura interrompida de camada dupla para o fechamento do útero. A correção por laparotomia foi bem-sucedida em aliviar o sangramento de escape pós-menstruação e a dor abdominal e melhora significativa na espessura do miométrio residual foi observada.[17,38] Jeremy et al. descreveram um índice de gestação de 71% após o procedimento por laparoscopia.[48]

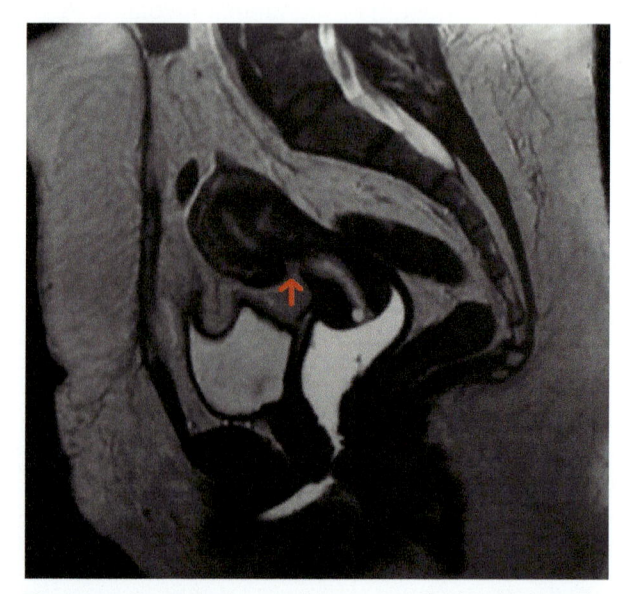

Fig. 17-14. Ressonância magnética mostrando deiscência total de istmocele (seta).

CONSIDERAÇÕES FINAIS

À medida que o índice de partos cesarianos continua a aumentar, as consequências negativas resultantes representam uma preocupação crescente. Embora seja frequentemente difícil estabelecer a causalidade, sabe-se que o processo de cicatrização do parto cesariano pode, às vezes, ser defeituoso e levar ao defeito de cicatriz cesariana (DCC), também conhecido como istmocele. Esse defeito anatômico na parede uterina anterior pode levar ao sangramento uterino anormal, dismenorreia, dor pélvica crônica e infertilidade. A istmocele pode ser diagnosticada usando ultrassonografia transvaginal (mais usado), investigação por imagens de ressonância magnética, histerossonografia com infusão de soluto fisiológico, histerossalpingografia ou histeroscopia. O tratamento inclui abordagem médica (contraceptivos orais) ou cirúrgica (cirurgia histeroscópica, cirurgia laparoscópica/assistida por robótica, cirurgia vaginal ou laparotomia), que dependem dos sintomas clínicos e da classificação da istmocele.

REFERÊNCIAS BIBLIOGRÁFICAS

1. Robson SJ, de Costa CM. Thirty years of the World Health Organization's target caesarean section rate: time to move on. Med J Aust. 2017;206(4):181-5.
2. Tulandi T, Cohen A. Emerging Manifestations of Cesarean Scar Defect in Reproductive-aged Women. J Minim Invasive Gynecol. 2016;23(6):893-902.
3. Timor-Tritsch IE, Monteagudo A. Unforeseen consequences of the increasing rate of cesarean deliveries: early placenta accreta and cesarean scar pregnancy. A review. Am J Obstet Gynecol. 2012;207(1):14-29.
4. Fabres C, Aviles G, De La Jara C, et al. The cesarean delivery scar pouch: clinical implications and diagnostic correlation between transvaginal sonography and hysteroscopy. J Ultrasound Med. 2003;22(7):695-700; quiz 1-2.
5. Sachs BP, Kobelin C, Castro MA, Frigoletto F. The risks of lowering the cesarean-delivery rate. N Engl J Med. 1999;340(1):54-7.
6. Gregory KD, Jackson S, Korst L, Fridman M. Cesarean versus vaginal delivery: whose risks? Whose benefits? Am J Perinatol. 2012;29(1):7-18.
7. Liu S, Liston RM, Joseph KS, et al. Maternal mortality and severe morbidity associated with low-risk planned cesarean delivery versus planned vaginal delivery at term. CMAJ. 2007;176(4):455-60.
8. Morris H. Surgical pathology of the lower uterine segment caesarean section scar: is the scar a source of clinical symptoms? Int J Gynecol Pathol. 1995;14(1):16-20.
9. Florio P, Filippeschi M, Moncini I, et al. Hysteroscopic treatment of the cesarean-induced isthmocele in restoring infertility. Curr Opin Obstet Gynecol. 2012;24(3):180-6.
10. Gubbini G, Casadio P, Marra E. Resectoscopic correction of the "isthmocele" in women with postmenstrual abnormal uterine bleeding and secondary infertility. J Minim Invasive Gynecol. 2008;15(2):172-5.
11. Bij de Vaate AJ, Brolmann HA, van der Voet LF, et al. Ultrasound evaluation of the Cesarean scar: relation between a niche and postmenstrual spotting. Ultrasound Obstet Gynecol. 2011;37(1):93-9.
12. Van der Voet LF, Bij de Vaate AM, Veersema S, et al. Long-term complications of caesarean section. The niche in the scar: a prospective cohort study on niche prevalence and its relation to abnormal uterine bleeding. BJOG. 2014;121(2):236-44.
13. Tower AM, Frishman GN. Cesarean scar defects: an underrecognized cause of abnormal uterine bleeding and other gynecologic complications. J Minim Invasive Gynecol. 2013;20(5):562-72.
14. Osser OV, Jokubkiene L, Valentin L. High prevalence of defects in Cesarean section scars at transvaginal ultrasound examination. Ultrasound Obstet Gynecol. 2009;34(1):90-7.
15. Gubbini G, Centini G, Nascetti D, et al. Surgical hysteroscopic treatment of cesarean-induced isthmocele in restoring fertility: prospective study. J Minim Invasive Gynecol. 2011;18(2):234-7.
16. Vervoort AJ, Uittenbogaard LB, Hehenkamp WJ, et al. Why do niches develop in Caesarean uterine scars? Hypotheses on the aetiology of niche development. Hum Reprod. 2015;30(12):2695-702.
17. Pomorski M, Fuchs T, Rosner-Tenerowicz A, Zimmer M. Sonographic evaluation of surgical repair of uterine cesarean scar defects. J Clin Ultrasound. 2017;45(8):455-60.
18. Vikhareva O, Rickle GS, Lavesson T, et al. Hysterotomy level at Cesarean section and occurrence of large scar defects: a randomized single-blind trial. Ultrasound Obstet Gynecol. 2019;53(4):438-42.
19. Group CC, Abalos E, Addo V, et al. Caesarean section surgical techniques (CORONIS): a fractional, factorial, unmasked, randomised controlled trial. Lancet. 2013;382(9888):234-48.
20. Group Csc. Caesarean section surgical techniques: a randomised factorial trial (CAESAR). BJOG. 2010;117(11):1366-76.
21. Ceci O, Cantatore C, Scioscia M, et al. Ultrasonographic and hysteroscopic outcomes of uterine scar healing after cesarean section: comparison of two types of single-layer suture. J Obstet Gynaecol Res. 2012;38(11):1302-7.
22. Setubal A, Alves J, Osorio F, et al. Treatment for Uterine Isthmocele, A Pouchlike Defect at the Site of a Cesarean Section Scar. J Minim Invasive Gynecol. 2018;25(1):38-46.
23. Donnez O. Cesarean scar defects: management of an iatrogenic pathology whose prevalence has dramatically increased. Fertil Steril. 2020;113(4):704-16.
24. Donnez O, Donnez J, Orellana R, Dolmans MM. Gynecological and obstetrical outcomes after laparoscopic repair of a cesarean scar defect in a series of 38 women. Fertil Steril. 2017;107(1):289-96 e2.
25. Jordans IPM, de Leeuw RA, Stegwee SI, et al. Sonographic examination of uterine niche in non-pregnant women: a modified Delphi procedure. Ultrasound Obstet Gynecol. 2019;53(1):107-15.
26. vMonteagudo A, Carreno C, Timor-Tritsch IE. Saline infusion sonohysterography in nonpregnant women with previous cesarean delivery: the "niche" in the scar. J Ultrasound Med. 2001;20(10):1105-15.
27. Lagana AS, Palmara V, Granese R, et al. Desogestrel versus danazol as preoperative treatment for hysteroscopic surgery: a prospective, randomized evaluation. Gynecol Endocrinol. 2014;30(11):794-7.

28. Lagana AS, Vitale SG, Muscia V, et al. Endometrial preparation with Dienogest before hysteroscopic surgery: a systematic review. Arch Gynecol Obstet. 2017;295(3):661-7.
29. Ofili-Yebovi D, Ben-Nagi J, Sawyer E, et al. Deficient lower-segment Cesarean section scars: prevalence and risk factors. Ultrasound Obstet Gynecol. 2008;31(1):72-7.
30. Vikhareva Osser O, Valentin L. Risk factors for incomplete healing of the uterine incision after caesarean section. BJOG. 2010;117(9):1119-26.
31. Florio P, Gubbini G, Marra E, et al. A retrospective case-control study comparing hysteroscopic resection versus hormonal modulation in treating menstrual disorders due to isthmocele. Gynecol Endocrinol. 2011;27(6):434-8.
32. Tahara M, Shimizu T, Shimoura H. Preliminary report of treatment with oral contraceptive pills for intermenstrual vaginal bleeding secondary to a cesarean section scar. Fertil Steril. 2006;86(2):477-9.
33. Zhang X, Yang M, Wang Q, et al. Prospective evaluation of five methods used to treat cesarean scar defects. Int J Gynaecol Obstet. 2016;134(3):336-9.
34. Fernandez E, Fernandez C, Fabres C, Alam VV. Hysteroscopic Correction of Cesarean Section Scars in Women with Abnormal Uterine Bleeding. J Am Assoc Gynecol Laparosc. 1996;3(4, Supplement):S13.
35. Fabres C, Arriagada P, Fernandez C, et al. Surgical treatment and follow-up of women with intermenstrual bleeding due to cesarean section scar defect. J Minim Invasive Gynecol. 2005;12(1):25-8.
36. Chang Y, Tsai EM, Long CY, et al. Resectoscopic treatment combined with sonohysterographic evaluation of women with postmenstrual bleeding as a result of previous cesarean delivery scar defects. Am J Obstet Gynecol. 2009;200(4):370 e1-4.
37. Luo L, Niu G, Wang Q, et al. Vaginal repair of cesarean section scar diverticula. J Minim Invasive Gynecol. 2012;19(4):454-8.
38. Schepker N, Garcia-Rocha GJ, von Versen-Hoynck F, et al. Clinical diagnosis and therapy of uterine scar defects after caesarean section in non-pregnant women. Arch Gynecol Obstet. 2015;291(6):1417-23.
39. Vervoort A, van der Voet L F, Hehenkamp W, et al. Hysteroscopic resection of a uterine caesarean scar defect (niche) in women with postmenstrual spotting: a randomised controlled trial. BJOG. 2018;125(3):326-34.
40. Api M, Boza A, Gorgen H, Api O. Should Cesarean Scar Defect Be Treated Laparoscopically? A Case Report and Review of the Literature. J Minim Invasive Gynecol. 2015;22(7):1145-52.
41. Klemm P, Koehler C, Mangler M, et al. Laparoscopic and vaginal repair of uterine scar dehiscence following cesarean section as detected by ultrasound. J Perinat Med. 2005;33(4):324-31.
42. Donnez O, Jadoul P, Squifflet J, Donnez J. Laparoscopic repair of wide and deep uterine scar dehiscence after cesarean section. Fertil Steril. 2008;89(4):974-80.
43. Akdemir A, Sahin C, Ari SA, et al. Determination of Isthmocele Using a Foley Catheter During Laparoscopic Repair of Cesarean Scar Defect. J Minim Invasive Gynecol. 2018;25(1):21-2.
44. Urman B, Arslan T, Aksu S, Taskiran C. Laparoscopic Repair of Cesarean Scar Defect "Isthmocele". J Minim Invasive Gynecol. 2016;23(6):857-8.
45. Yalcinkaya TM, Akar ME, Kammire LD, et al. Robotic-assisted laparoscopic repair of symptomatic cesarean scar defect: a report of two cases. J Reprod Med. 2011;56(5-6):265-70.
46. Vitale SG, Ludwin A, Vilos GA, et al. From hysteroscopy to laparoendoscopic surgery: what is the best surgical approach for symptomatic isthmocele? A systematic review and meta-analysis. Arch Gynecol Obstet. 2020;301(1):33-52.
47. Vervoort A, Vissers J, Hehenkamp W, et al. The effect of laparoscopic resection of large niches in the uterine caesarean scar on symptoms, ultrasound findings and quality of life: a prospective cohort study. BJOG. 2018;125(3):317-25.
48. Jeremy B, Bonneau C, Guillo E, et al. [Uterine ishtmique transmural hernia: results of its repair on symptoms and fertility]. Gynecol Obstet Fertil. 2013;41(10):588-96.

ABLAÇÃO ENDOMETRIAL

Bernardo Portugal Lasmar
Ricardo Bassil Lasmar
Vítor de Carvalho Banal Xavier

INTRODUÇÃO

A ablação endometrial consiste na destruição do endométrio em pacientes na menacme. Sua principal indicação é o sangramento uterino anormal, com retorno ao padrão menstrual normal ou indução de amenorreia após o procedimento. Como o objetivo é a destruição térmica do endométrio, este procedimento é contraindicado em pacientes com desejo reprodutivo.[1]

Apesar de a literatura classificar a ablação endometrial em primeira geração (ressectoscópica) ou segunda geração (não ressectoscópica), de acordo com a cronologia de surgimento de cada técnica, existem relatos de utilização de vapor e/ou crioterapia, com este objetivo, no final do século 19, muito antes do surgimento da histeroscopia.[2,3]

INDICAÇÃO

Pacientes na menacme com sangramento uterino anormal, que impacta na qualidade de vida da mulher, e não responderam aos tratamentos de primeira linha, hormonais ou não, sem desejo reprodutivo.[1]

É de grande importância a avaliação prévia da cavidade endometrial, buscando alterações estruturais, como pólipos e miomas, além da documentação histológica do endométrio.

Hiperplasia endometrial atípica, câncer de endométrio e pacientes com sangramento uterino pós-menopausa são contraindicações absolutas à ablação endometrial.[4] Pacientes com alterações estruturais devem ser submetidas ao tratamento da alteração previamente à ablação endometrial. Outras contraindicações absolutas incluem infecção genital ativa e incerteza ou desejo futuro pela gestação.[5]

Alterações de fluxo menstrual de causa ovariana são contraindicações relativas, por causa da preocupação com a predisposição a câncer de endométrio pelos ciclos anovulatórios. Uma vez que tanto a síndrome do ovário policístico quanto os ciclos anovulatórios da perimenopausa parecem não apresentar o mesmo risco à predisposição de câncer endometrial, mais estudos devem ser realizados para validade do uso seguro da ablação endometrial não ressectoscópica nos sangramentos de causa ovariana.[6]

A adenomiose é considerada uma contraindicação relativa à utilização de técnica não ressectoscópica, tendo em vista alguns estudos demostrarem a dismenorreia como um fator de risco para a falha do tratamento com ablação endometrial sem ressecção.[7]

Mulheres com desordens de coagulação, especialmente com desordens adquiridas, como o uso crônico de anticoagulantes, mostraram boa resposta ao tratamento com ablação não ressectoscópica, com importante melhora do sangramento menstrual.[8-13] (Quadros 18-1 e 18-2).

Quadro 18-1. Indicações e Contraindicações à Ablação Endometrial

Indicações	Contraindicações relativas	Contraindicações absolutas
Sangramento uterino anormal de origem benigna	Cirurgia uterina transmiometrial prévia (técnica não ressectoscópica)	Gestação
Intolerância ou falha ao tratamento medicamentoso	Dismenorreia (técnica não ressectoscópica)	Desejo de preservação da fertilidade
Preferência da paciente	Presença de DIU	Suspeita de hiperplasia endometrial atípica/câncer de endométrio
Pacientes que não desejam histerectomia ou com contraindicações à cirurgia		Câncer de colo uterino
		Infecção pélvica ativa

Quadro 18-2. Investigação Prévia à Ablação Endometrial

- Teste de gravidez
- Citologia cervical
- Cultura cervical
- Biópsia endometrial
- Avaliação da cavidade endometrial

TÉNICA DE ABLAÇÃO ENDOMETRIAL RESSECTOSCÓPICA

Existem duas principais técnicas histeroscópicas de ablação endometrial com ressectoscópio. Pode-se fazer a ablação utilizando eletrodo do tipo *rollerball* (Fig. 18-1a) ou *roller-barrel* (Fig. 18-1b). A outra técnica é a utilização de eletrodo em alça em semicírculo (Fig. 18-2). Nós normalmente associamos as duas técnicas.

Utilizando-se o *Rollerball/Roller-Barrel*

Posicione o eletrodo em um dos cornos uterinos. Deve-se iniciar pela região cornual, com delicadeza, pois trata-se de uma região com parede extremamente fina, próxima dos 5 mm de espessura. Após a cauterização das regiões cornuais, segue-se para a parede anterior fúndica, por causa da formação de bolhas na cavidade uterina. Após finalizada a parede anterior, passe para a parede posterior, pois as bolhas formadas ficarão retidas na parede anterior.

O eletrodo deve sempre ser ativado no sentido fundo-colo, devendo-se sempre mantê-lo sob visão durante todo o procedimento, para evitar lesões inadvertidas. A dissecção do endométrio a uma profundidade de 5 a 6 mm garante que o endométrio seja destruído até o nível do basal e é improvável que se regenere na presença de hormônios gonadais (Figs. 18-3 e 18-4). Em todas as técnicas ressectoscópicas deve-se evitar a dissecção/ressecção do orifício interno, sob risco de estenose cervical. Alguns autores utilizam análogos do GnRH previamente à intervenção cirúrgica para garantir menor espessura endometrial.

Utilizando-se a Alça em Semicírculo

Pode-se utilizar este eletrodo com energia monopolar ou bipolar. O eletrodo é usado para ressecar "tiras" de endométrio e, tipicamente, do miométrio superficial, visando uma profundidade de cerca de 4 mm (Figs. 18-3 e 18-4). Alguns cirurgiões também coagulam toda a superfície ressecada procurando eliminar o tecido endometrial restante e mais profundo. As evidências disponíveis sugerem que ressecção é mais frequentemente associada à perfuração uterina e lesão térmica resultante de estruturas adjacentes, como intestino.[14] Este perigo é maior no istmo e na região cornual, onde o miométrio, como descrito anteriormente, pode ser tão fino quanto 5 mm, devendo-se por isso cauterizar esta área com o *rollerball/barrel* em vez de usar a ressecção com alça.

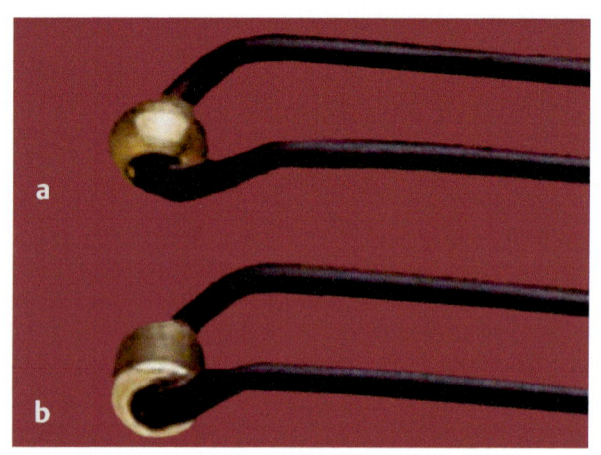

Fig. 18-1. (a) Eletrodo *rollerball*. (b) Eletrodo *roller-barrel*.

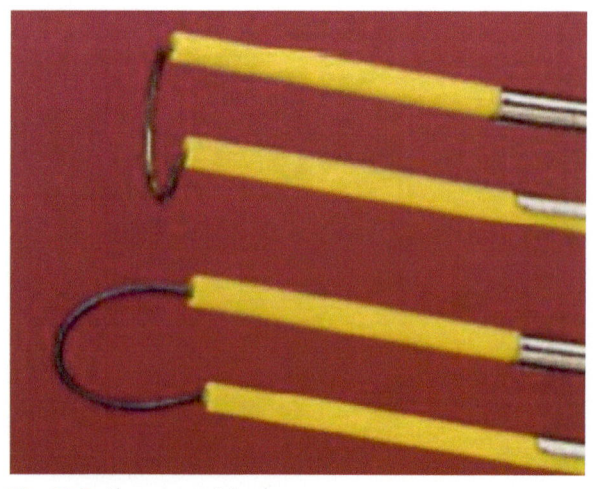

Fig. 18-2. Alça em semicírculo.

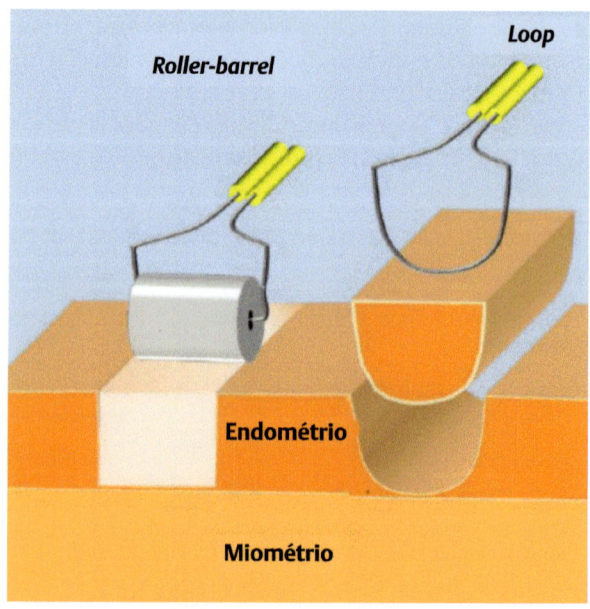

Fig. 18-3. Esquema ilustrativo do *roller-barrel* e alça em semicírculo (Adaptada).[10]

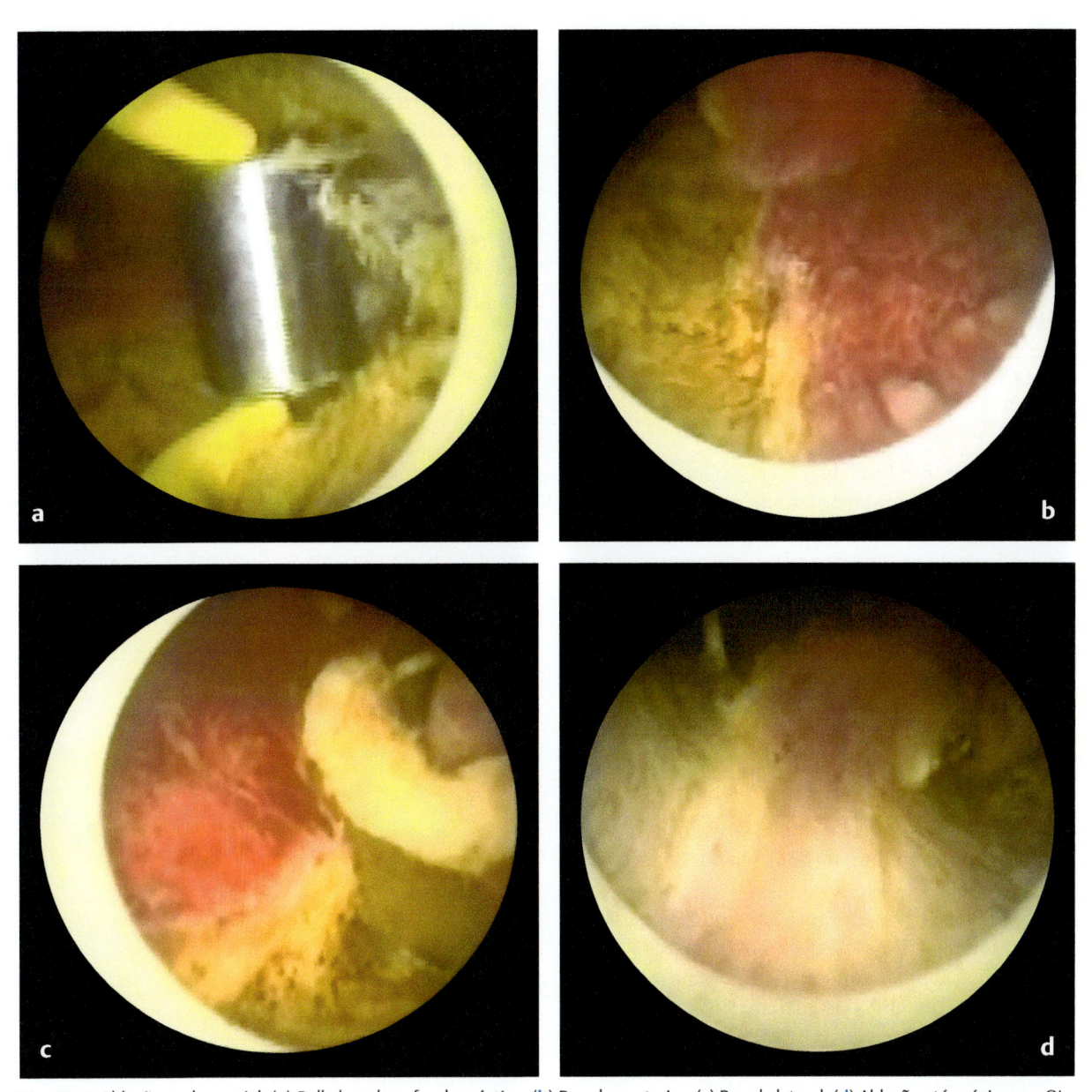

Fig. 18-4. Ablação endometrial. (**a**) *Rolle-barrel* em fundo e óstios. (**b**) Parede posterior. (**c**) Parede lateral. (**d**) Ablação até próximo ao OI.

É fundamental garantir adequada cauterização desta região, pois caso permaneça endométrio sadio nesta região, na vigência de sinéquia na cavidade uterina, ocorre a síndrome tubária, com descamação do endométrio cornual e bloqueio do sangue, apresentando-se com quadro álgico importante. Esta síndrome costuma estar associada à laqueadura tubária prévia ou hidrossalpinge, que evitam a drenagem desta descamação para a pelve.[15]

Deve-se iniciar a ressecção pela parede posterior, ao contrário do uso do *rollerball*. Isto porque os fragmentos tendem a se acumular na parede posterior pela força da gravidade, dificultando a visão desta e fazendo-se necessária a interrupção frequente do procedimento para remoção de fragmentos e limpeza da cavidade. A partir do sulco inicial criado pela primeira passagem da alça de ressecção, deve-se continuar ampliando este segmento lateralmente, o que facilita o procedimento, evitando ressecções descoordenadas, que exigem muito mais tempo e uso de energia.

Assim como no uso dos demais eletrodos, o movimento com eletrodo ativo é sempre no sentido fundo-colo uterino, e nunca no sentido oposto. A alça deve sempre ser mantida sob visão durante todo o tempo de acionamento. A profundidade da ressecção é controlada pela angulação do ressectoscópio. Na ressecção da parede posterior, por exemplo, quanto maior a angulação anterior do instrumental, maior o alcance na profundidade da alça na parede posterior (Fig. 18-5). Para facilitar o procedimento e evitar a ressecção inadvertida do orifício interno, pode-se iniciar o procedimento fazendo uma marcação

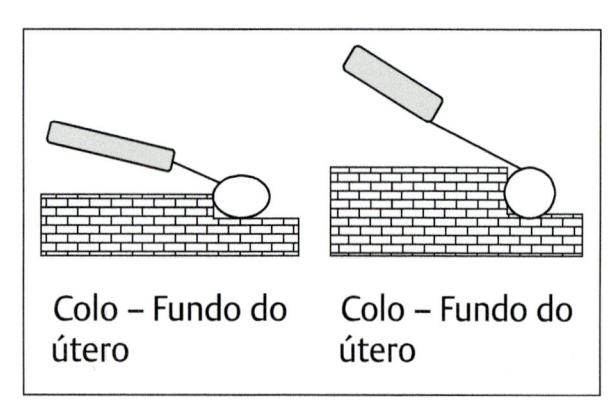

Fig. 18-5. Esquema mostrando como a angulação do instrumental aumenta a profundidade da ressecção.

térmica do ponto final da ressecção (imediatamente acima do orifício interno), onde não se deve ultrapassar durante o procedimento. Isto facilita a identificação desta região, levando à interrupção da ressecção pelo cirurgião.

Fatores de Risco para Falha da Ablação Endometrial

Longinotti *et al.* demonstraram que a probabilidade de histerectomia após técnicas não ressectoscópicas de ablação aumenta conforme o tempo, sendo de 9,3% em um ano, 14,4% em dois anos, 22,2% em cinco anos e 26,2% em oito anos. Este estudo também demostrou que um grande preditor de falha são mulheres com 45 anos ou menos.[16]

Idade abaixo de 45 anos, dismenorreia e história de ligadura tubária são importantes fatores de risco para falha da ablação endometrial, constituindo uma taxa de 70% de falha nas pacientes que possuem os três fatores associados.

TÉCNICAS NÃO RESSECTOSCÓPICAS

Ablação Bipolar por Radiofrequência

NovaSure™

O sistema NovaSure™ (Hologic) (Fig. 18-6) consiste em um cateter de 6 mm que realiza a ablação do endométrio por uma malha de tecido metalizado, formando uma matriz de eletrodos bipolar. O NovaSure™ apresenta um sistema de sucção que mantém contato com o eletrodo e remove o vapor e a umidade do tecido para ajudar na dissecação.

O controlador de computador NovaSure™ fornece até 180 W de potência até que a impedância atinja 50 Ohms, significando que o miométrio foi atingido, e que o endométrio foi adequadamente destruído. O dispositivo também possui incorporada uma verificação de cavidade para reduzir o risco de ablação do tecido extrauterino de forma inadvertida, introduzindo uma pequena quantidade de CO_2 na cavidade.

O tempo de tratamento é limitado a 120 segundos, com o tempo médio de tratamento relatado como 94 segundos, o tratamento médio mais rápido relatado na literatura.[17] O dispositivo é limitado a cavidades uterinas regulares com profundidade, ao ultrassom, inferior a 10 cm, comprimento superior a 4 cm e distância de pelo menos 2,5 cm dentre os cornos uterinos.

O sistema NovaSure™ oferece opção de tratamento com taxas de 73% de amenorreia em 10 anos após tratamento, com índices de satisfação de 81%.[18]

Minerva™

O sistema de ablação endometrial Minerva™ (Minerva Surgical) (Fig. 18-7) foi aprovado pela Agência Americana de Drogas e Alimentos (FDA, Food and Drug Administration), em 2015. Consiste em um cateter de 6 mm de silicone com uma matriz formadora de plasma que se expande dentro do útero. O dispositivo não exige que as dimensões intracavitárias sejam medidas.

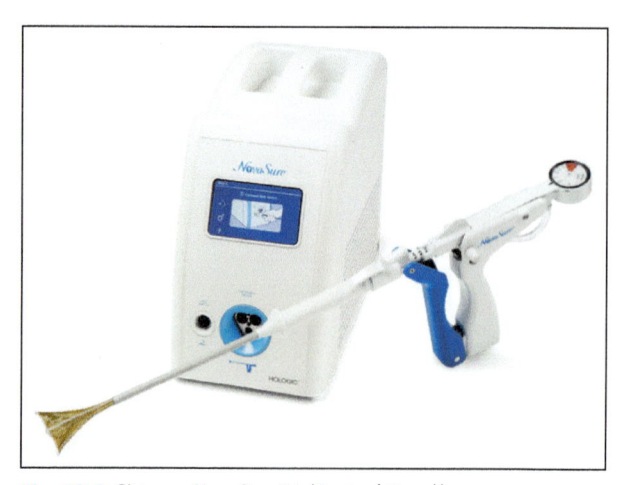

Fig. 18-6. Sistema NovaSure™. (Fonte: https://www.hologic.com/hologic-products/gyn-surgical-solutions/novasure-endometrial-ablation)

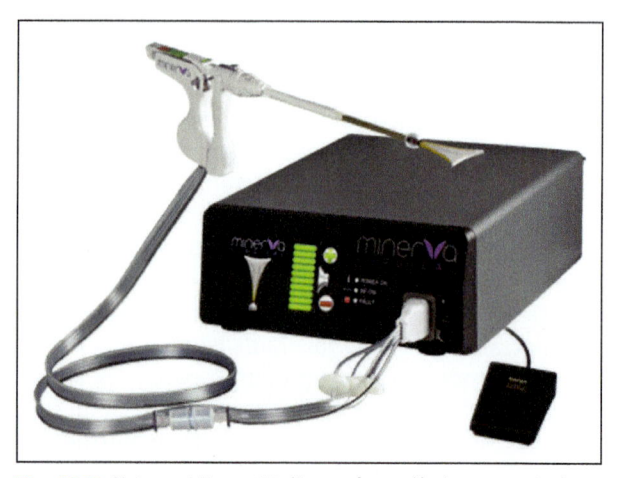

Fig. 18-7. Sistema Minerva™. (Fonte: https://minervasurgical.com/health-care-professionals/technology-overview/)

O Minerva™ oferece três métodos concomitantes de ablação:

1. Energia bipolar de radiofrequência;
2. Balão aquecido;
3. Criação de um fluido aquecido dentro da cavidade. O tempo de tratamento é limitado a 2 minutos.

Existem poucos dados na literatura sobre este dispositivo, porém um estudo demonstrou uma taxa de 69,5% de amenorreia em um ano, e diminuição do fluxo menstrual em 96,2%.[19]

Balões com Fluidos Aquecidos

Balões com fluidos aquecidos são inflados dentro da cavidade endometrial sob pressão, gerando ablação do endométrio pelo calor direto.

Thermachoice

O Thermachoice (Gynecare Inc.) compreende um cateter de duplo lúmen graduado com 4 mm de diâmetro e um balão de látex na extremidade distal contendo o elemento de aquecimento. O cateter plástico se conecta a uma unidade que monitora, exibe e controla a pressão intrauterina do balão, a temperatura e a duração do tratamento (8 minutos).[20]

Thermablate™

O Thermablate™ (Idoman Teoranta) (Fig. 18-8), dentre os balões térmicos, é o que atinge a maior temperatura, com fluido aquecido a 172°C. Consiste em uma unidade de controle e um cateter descartável de 6 mm de diâmetro com um balão de silicone. Deve ser utilizado em cavidades uterinas com profundidade entre 8 e 12 cm. Um estudo descreveu taxas de amenorreia de 81%, e taxas de satisfação de 96%, com acompanhamento médio de 18 meses.[21]

Cavaterm Plus™

O dispositivo Cavaterm Plus™ (Veldana Medical) (Fig. 18-9) gera uma temperatura entre 65 e 78°C, com pressão entre 220 e 240 mmHg em um balão de silicone, que é introduzido por um cateter de 6 mm, por 10 minutos. Foram relatadas taxas de satisfação variando de 83 a 93% após 12 meses, com sangramento reduzido entre 69 e 83%.[22,23]

Menotreat®

Menotreat® (Atos Medical) fornece uma temperatura de 85°C a 200 mmHg em um balão de silicone, com um tempo de tratamento de 11 min.

HydroThermAblator®

O sistema HydroThermAblator® (HTA) é o único sistema de segunda geração no qual temos visão contínua do endométrio para monitorar o progresso da ablação.

Ele utiliza solução salina aquecida, que circula livremente pela cavidade endometrial, ao contrário do balão com fluido aquecido. Após o pré-tratamento com um agonista de GnRH ou Danazol, o tratamento é realizado utilizando um histeroscópio de 3 mm com uma bainha para permitir a infusão de solução salina aquecida entre 80 e 90°C, com pressão entre 40 e 50 mmHg; o tratamento leva aproximadamente 10 minutos.

As vantagens do HTA são a visão direta da cavidade endometrial, e a capacidade de ser utilizado em pacientes com anormalidades anatômicas intracavitárias.[24,25]

Crioterapia

HerOption™

Ao contrário de outros métodos, o HerOption™ (CryoGen, Inc.) destrói o endométrio com baixas temperaturas (-20°C), gerando necrose tecidual. A sonda é inserida no útero e resfriada a -60°C com nitrogênio líquido ou gás comprimido.[26,27] Antes do tratamento podemos utilizar um agonista de GnRH para tornar o endométrio menos espesso.

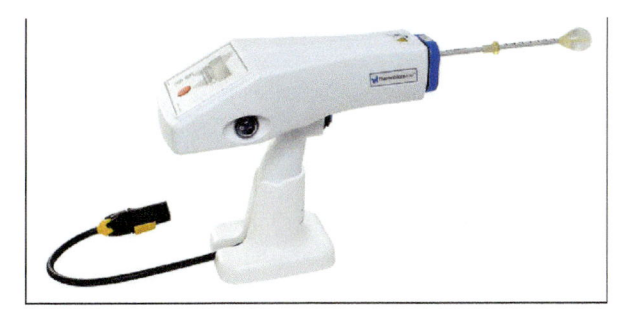

Fig. 18-8. Thermablate™. (Fonte: http://www.idoman-med.com/thermablate/healthcare-professionals)

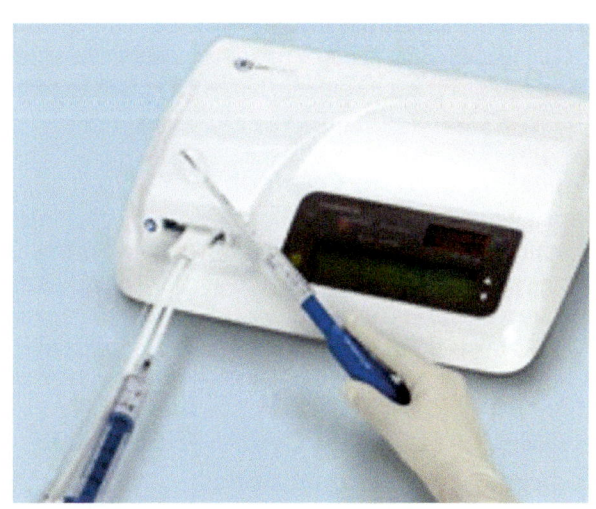

Fig. 18-9. Cavaterm Plus™. (Fonte: https://www.cavaterm.com/en/health-professionals/cavaterm)

Eficácia dos Ressectoscópicos *Versus* Técnicas Não Ressectoscópicas

Ao serem avaliados procedimentos de ablação endometrial são incluídas taxas de amenorreia, satisfação do paciente e reintervenção cirúrgica. Uma revisão do banco de dados Cochrane comparou técnicas ressectoscópicas e não ressectoscópicas, onde foram relatadas taxas semelhantes de amenorreia em um ano (37% *vs*. 28%) e entre 2 e 5 anos (53% *vs*. 48%). Utilizando-se metanálise, as taxas de satisfação também foram parecidas em 1 ano (91% *vs*. 88%) e entre 2 e 5 anos (93% *vs*. 87%).[28,29]

As taxas de complicações são baixas nas duas técnicas (< 2,5% cada), mas os procedimentos não ressectoscópicos tiveram menor incidência de perfuração uterina, sobrecarga de líquidos, hematômetra e laceração cervical.[30,31]

Comparando a Eficácia dos Dispositivos de Segunda Geração

A taxa de satisfação e a reintervenção entre estes dispositivos são mais significativas que a taxa de amenorreia, quando os resultados são comparados. Os dispositivos de segunda geração têm uma alta taxa de satisfação, entre 86 a 99%, como demonstra um estudo feito pela FDA.[32,33]

Comparações diretas de dispositivos não ressectoscópicos são escassas, sendo o NovaSure™ o mais estudado, sendo comparado ao HydroThermAblator® e os balões de fluido quente Thermachoice e CavatermPlus™.

NovaSure™ versus HydroThermAblator®

NovaSure™ apresentou maiores taxas de satisfação (87% *vs*. 68%), amenorreia (47% *vs*. 24%) e menos reintervenções cirúrgicas (15% *vs*. 35%) em relação ao HydroThermAblator.®[34,35]

NovaSure™ versus Thermachoice

No acompanhamento de cinco anos, ambos os grupos tiveram melhorias nas medidas de qualidade de vida relacionadas com a saúde, e não houve diferenças significativas nas taxas de amenorreia (48% *vs*. 32%) e reintervenções cirúrgicas (10% *vs*. 13%).[36]

NovaSure™ versus Cavaterm™

Em um pequeno estudo randomizado de 57 pacientes em um ano de acompanhamento, não houve diferença na satisfação do paciente (92% *vs*. 83%) ou taxas de reintervenção entre os grupos.

As taxas de amenorreia, entretanto, foram significativamente mais altas com NovaSure™ (42% *vs*. 12%).[37]

COMPLICAÇÕES ASSOCIADAS À ABLAÇÃO

Complicações Perioperatórias

Já foram identificadas complicações importantes, incluindo perfurações uterinas, lesões térmicas no intestino, laparotomia de emergência e lesões do trato urinário.[38]

Complicações Tardias

Complicações Relacionadas com Gravidez

Pacientes submetidas à ablação endometrial não devem ter desejo futuro de gestação e devem fazer uso de anticoncepcional. A taxa de gravidez após ablação endometrial gira em torno de 0,65%.[39,40] Esta gestação, entretanto, geralmente não ultrapassa o primeiro trimestre, possuindo taxa de aborto espontâneo de 22,5%, gestação ectópica de 7,5%, parto pré-termo de 25% e alterações placentárias. Somente 25% das gestações chegam a parto a termo sem alterações placentárias. Alterações fetais, como crescimento restrito, alterações do líquido amniótico entre outras, também são encontradas.[39,41-43]

Dor

Até 20% das pacientes tratadas com ablação podem desenvolver dor pélvica crônica.[44,45] Um estudo retrospectivo descreveu como fator de risco história de dismenorreia prévia e ligadura tubária pós-ablação. Acredita-se que este fato seja resultado de restos de endométrio ativo nos cornos uterinos, levando à hematossalpingo e dor.[44]

Malignidade

Há preocupações de que a ablação endometrial possa "mascarar" o desenvolvimento de câncer endometrial, uma vez que esconde o sintoma de sangramento vaginal anormal. Há apenas um relato na literatura sobre o tema, cuja conclusão é de que a ablação endometrial não conferiu um risco adicional ao desenvolvimento de câncer endometrial. Entretanto, tal estudo não foi alimentado ou projetado para avaliar se a ablação pode ser protetora contra o câncer endometrial. Este é uma área para avaliação em futuros estudos bem projetados.[44]

Pacientes submetidas à ablação endometrial, com desejo de realizar terapia de reposição hormonal, devem utilizar terapia combinada, para não haver grande estímulo estrogênico no endométrio.

CONSIDERAÇÕES FINAIS

A ablação endometrial tem altos índices de satisfação em relação ao controle do sangramento uterino anormal. A maior parte das pacientes tem redução importante do fluxo ou entra em amenorreia. Em alguns casos, há a necessidade de histerectomia para controle sintomático, que normalmente ocorre após alguns anos do procedimento. A ablação não deve ser utilizada em pacientes com desejo reprodutivo e, ao mesmo tempo, não pode ser considerada um método contraceptivo. Atenção deve ser dada às regiões cornuais, que devem sempre ser contempladas no procedimento.

REFERÊNCIAS BIBLIOGRÁFICAS

1. NICE, National Institute for Health and Care Excellence. Heavy menstrual bleeding: assessment and management [Internet]. 2007.
2. Fritsch H I. Uterusvapokauterisation, tod durch septische peritonitis nach spontaner sekundarer perforation. Centralblattfur Gynakologie. 1898;52:1409-18.
3. Bardenheuer F. Elektrokoagulation der Uterusschleimhaut zur Behandlung klimakterischer Blutungen. Zentralblatt fur Gynakologie. 1937;4:209-11.
4. Khan Z, El-Nashar S A, Hopkins M R, Famuyide A O. Efficacy and safety of global endometrial ablation after cesarean delivery: a cohort study. Am J Obs Gynecol. 2011;205(5):450-e1.
5. Peeters JA, Penninx JP, Mol BWJ, Bongers MY. Prognostic factors for the success of endometrial ablation in the treatment of menorrhagia with special reference to previous cesarean section. Eur J Obs Gyn R B. 2013;167(1):100-3.
6. Hokenstad AN, El-Nashar SA, Khan Z, et al. Endometrial ablation in women with abnormal uterine bleeding related to ovulatory dysfunction: a cohort study. J Minim Invasive Gynecol. 2015;22(7):1225-30.
7. El-Nashar SA, Hopkins MR, Creedon DJ, et al. Prediction of treatment outcomes after global endometrial ablation. Obs Gynecol. 2009;113(1):97.
8. El-Nashar SA, Hopkins MR, Feitoza SS, et al. Global endometrial ablation for menorrhagia in women with bleeding disorders. Obs Gynecol. 2007;109(6):1381-7.
9. Rubin G, Wortman M, Kouides PA. Endometrial ablation for von Willebrand disease related menorrhagia-experience with seven cases. Haemophilia. 2004;10(5):477-82.
10. Munro MG. Endometrial ablation. Best Pract Res Clin Obstet Gynaecol. 2018;46:120-39.
11. Wortman M. Endometrial Ablation: Past, Present, and Future Part I. Surg Technol Int. 2018;32:129-38.
12. Louie M, Wright K, Siedhoff MT. The case against endometrial ablation for treatment of heavy menstrual bleeding. Curr Opin Obs Gynecol. 2018;30(4):287-92.
13. Leathersich SJ, McGurgan PM. Endometrial resection and global ablation in the normal uterus. Best Pract Res Clin Obstet Gynaecol. 2018;46:84-98.
14. Overton C, Hargreaves J, Maresh M. A national survey of the complications of endometrial destructionfor menstrual disorders: the MISTLETOE study. Minimally Invasive Surgical Techniques--Laser,EndoThermal or Endorescetion. Br J Obstet Gynaecol. 1997;104(12):1351-9.
15. Tam T, Elgar C, Jirschele K, et al. Post-ablation tubal sterilization syndrome following NovaSure endometrial ablation: two case reports. Gynecol Surg. 2012;9:449-452.
16. Longinotti M K, Jacobson G F, Hung YY, Learman LA. Probability of hysterectomy after endometrial ablation. Obs Gynecol. 2008;112(6):1214-20.
17. Herman MC, Penninx JP, Mol BWJ. Ten-year follow-up of a randomised controlled trial comparing bipolar endometrial ablation with balloon ablation for heavy menstrual bleeding. BJOG. 2013;120(8):966e70.
18. Bhattacharya S, Cameron IM, Parkin DE, et al. A pragmatic randomised comparison of transcervical resection of the endometrium with endometrial laser ablation for the treatment of menorrhagia. Br J Obs Gynaecol. 1997;104(5):601e7.
19. Laberge P, Garza LJ, Fortin C, et al. One-year follow-up results of a multicenter, single-arm, objective performance criteria-controlled international clinical study of the safety and efficacy of the Minerva endometrial ablation system. J Minim Invasive Gynecol. 2015;22(7):1169-77.
20. Clark TJ, Gupta JK. Outpatient thermal balloon ablation of the endometrium. Fertil Steril. 2004;82(5).
21. Ghadeer AS, Ghada A, Mujahed B, et al. Effectiveness and outcomes of thermablate endometrial ablation system in women with heavy menstrual bleeding. J Obs Gynaecol. 2017;37(6):770e4.
22. El-Toukhy T, Chandakas S, Grigoriadis T. Outcome of the first 220 cases of endometrial balloon ablation using CavatermTM plus. J Obs Gynaecol. 2009;24(6):680e3.
23. Hawe J, Abbott J, Hunter D, et al. A randomised controlled trial comparing the Cavaterm endometrial ablation system with the Nd: YAG laser for the treatment of dysfunctional uterine bleeding. BJOG. 2003;110(4):350-7.
24. Rosenbaum SP, Fried M, Munro MG. Endometrial hydrothermablation: a comparison of short-term clinical effectiveness in patients with normal endometrial cavities and those with intracavitary pathology. J Minim Invasive Gynecol. 2005;12(2):114e9.
25. Kopeika J, Edmonds SE, Mehra G, Hefni MA. Does hydrothermal ablation avoid hysterectomy? Long-term follow-up. Am J Obs Gynecol. 2011;204(3):207.e1-8.
26. Duleba AJ, Heppard MC, Soderstrom R M. A randomized study comparing endometrial cryoablation and rollerball electroablation for treatment of dysfunctional uterine bleeding. J Am Assoc Gynecol Laparosc. 2003;10(1):17e26.
27. Townsend DE, Duleba AJ, Wilkes MM. Durability of treatment effects after endometrial cryoablation versus rollerball electroablation for abnormal uterine bleeding: two-year results of a multicenter randomized trial. Am J Obs Gynecol. 2003;188(3):699e701.
28. Lethaby A, Hickey M, Garry R, Penninx J P. Endometrial resection/ablation techniques for heavy menstrual bleeding. Cochrane Database Syst Rev. 2009;4.
29. Angioni S, Pontis A, Nappi L, et al. Endometrial ablation: first- vs. second-generation techniques. Minerva Ginecol. 2016;68(2):143-53.
30. Lethaby A, Penninx JP, Hickey M, et al. Endometrial resection and ablation techniques for heavy menstrual bleeding. Cochrane Database Syst Rev. 2013;8.
31. Middleton LJ, Champaneria R, Daniels JP, et al. Hysterectomy, endometrial destruction, and levonorgestrel releasing intrauterine system (Mirena) for heavy menstrual bleeding: systematic review and meta-analysis of data from individual patients. BMJ. 2010;341.
32. Sharp H T. Assessment of new technology in the treatment of idipathic menorrhagia and uterine leiomyomata. Obs Gynecol. 2006;108:990-1003.
33. McGurgan PM, O'Donovan P. Second-generation endometrial ablationean overview. Best Pract Res Clin Obstet Gynaecol. 2007;21(6):931e45.
34. Penninx JP, Mol B WJ, Engels R, et al. Bipolar radiofrequency endometrial ablation compared with hydrothermablation for dysfunctional uterine bleeding: a randomized controlled trial. Obs Gynecol. 2010;116(4):819-26.
35. Penninx JP, Herman MC, Mol BWJ, Bongers MY. Five-year follow-up after comparing bipolar endometrial ablation with hydrothermablation for menorrhagia. Obs Gynecol. 2011;118:1287-92.
36. Kleijn JH, Engels R, Bourdrez P, et al. Five-year follow up of a randomised controlled trial comparing NovaSure

and ThermaChoice endometrial ablation. BJOG. 2008;115:193-8.
37. Abbott J, Hawe J, Hunter D, Garry R. A double-blind randomized trial comparing the Cavaterm and the NovaSure endometrial ablation systems for the treatment of dysfunctional uterine bleeding. Fertil Steril. 2003;80:203-8.
38. Gurtcheff SE, Sharp HT. Complications associated with global endometrial ablation: the utility of the MAUDE database. Obs Gynecol. 2003;102(6):1278-82.
39. Lo J S, Pickersgill A. Pregnancy after endometrial ablation: English literature review and case report. J Minim Invasive Gynecol. 2006;13(2):88-91.
40. Bauer A, Sheyn D, Addae KK, et al. 589: Incidence and outcomes of pregnancy after endometrial ablation in a multi-institutional cohort. Am J Obs Gynecol. 2017;216(1):S347-8.
41. Mukul LV, Linn JG. Pregnancy complicated by uterine synechiae after endometrial ablation. Obs Gynecol. 2005;105(5 Part 2):1179-82.
42. Cook JR, Seman EI. Pregnancy following endometrial ablation: case history and literature review. Obs Gynecol Surv. 2003;58(8):551-6.
43. Lybol C, van der Coelen S, Hamelink A, et al. Predictors of Long-Term NovaSure Endometrial Ablation Failure. J Minim Invasive Gynecol. 2018;25(7):1255-9.
44. Briggs MM, Bourne K, Thiel JA. Prevalence of pelvic pain prior to and following the NovaSure endometrial ablation procedure. J Minim Invasive Gynecol. 2012;19(6):S102e3.
45. Daniels J P. The long-termin outcomes of endometrial ablation in the treatment of heavy menstrual bleeding. Curr Opin Obs Gynecol. 2013;25(4):320e6.

Parte IV Histeroscopia na Infertilidade

HISTEROSCOPIA NA INFERTILIDADE: QUANDO INDICAR, ACHADOS MAIS FREQUENTES, QUANDO REALIZAR

Márcia Penteado Rocha Corrêa

De acordo com a Organização Mundial da Saúde (OMS) e o Comitê Internacional para Monitoramento de Tecnologia de Reprodução Assistida (ICMART), a infertilidade é descrita como uma doença do sistema reprodutivo definida pela falha em obter uma gravidez após 12 meses ou mais de relações sexuais regulares desprotegidas. Classificada como primária, quando não houve gestações prévias e secundária quando houve falha gestacional após uma ou mais gestações prévias.[1]

Estima-se que 72,4 milhões de mulheres sejam inférteis e que 40,5 milhões dessas mulheres estejam buscando tratamento de fertilidade.[2]

Com o avanço tecnológico, a miniaturização do instrumental e a introdução do conceito ambulatorial *see and treat*, nas últimas duas décadas, a histeroscopia tornou-se menos invasiva, mais segura, e mais custo efetiva, sendo considerada como o procedimento padrão-ouro para o diagnóstico e tratamento das anormalidades da cavidade uterina.[3,4]

A cavidade uterina e o endométrio têm um papel importante no sucesso da implantação do embrião humano e devem ser avaliados tanto inicialmente como antes dos tratamentos de reprodução assistida. Mesmo sem um consenso científico, a histeroscopia vem sendo cada vez mais indicada na investigação básica de casais inférteis e para o tratamento de anormalidades intrauterinas antes das técnicas de reprodução assistida.[5]

QUANDO INDICAR

Atualmente a investigação de um casal infértil inicia-se pela avaliação da ovulação, permeabilidade tubária e análise do sêmen.[6]

Os exames de primeira escolha indicados pela maioria das sociedades mundiais para a investigação da cavidade uterina e tubas são a ultrassografia transvaginal e a histerossalpingografia.

A Organização Mundial da Saúde, indica a histeroscopia quando os exames de ultrassonografia e de histerosssalpingografia sugerem anormalidades na cavidade uterina ou após falha no tratamento de reprodução assistida.[1]

O National Institute for Health and Clinical Excellence (NICE), Instituto Nacional de Saúde e Excelência Clínica, não recomenda histeroscopia como exame de rotina na investigação inicial de infertilidade, exceto se houver indicação clínica.[6]

A European Society of Human Reproduction and Embryology (ESHRE), Sociedade Europeia de Reprodução Humana e Embriologia, só indica histeroscopia para a confirmação e tratamento das patologias intrauterinas duvidosas.[7]

A American Society for Reproductive Medicine (ASRM), Sociedade Americana de Medicina Reprodutiva, recomenda métodos menos invasivos e menos caros, como ultrassonografia transvaginal, histerossonografia e histerossalpingografia antes da histeroscopia.[8]

Em recente revisão sistemática da Cochrane Database, os resultados mostraram que atualmente não há evidências de alta qualidade para apoiar o uso rotineiro da histeroscopia como uma ferramenta de triagem na população geral de mulheres inférteis, com exame de ultrassonografia normal, com o objetivo de melhorar os resultados reprodutivos. Também encontraram evidências, de baixa qualidade, de que a realização de histeroscopia nas mulheres submetidas à fertilização *in vitro* possa aumentar as taxas de nascidos vivos e de gravidez clínica.[9]

Na direção oposta, um estudo retrospectivo mostrou que a histerossalpingografia tem especificidade e sensibilidade baixas e altas taxas de falso-positivos no diagnóstico de alterações intrauterinas e que os custos são 30% maiores quando comparados com a histeroscopia ambulatorial. Os autores indicam a histeroscopia como exame de primeira escolha para a investigação básica de infertilidade.[10]

A AAGL (American Society of Gynecologic Laparoscopists), Sociedade Americana de Ginecologia e Laparoscopia, considera a histerossalpingografia menos sensível e menos específica em relação à histeroscopia para o diagnóstico de miomas submucosos. Mas não recomenda histeroscopia como exame de rotina na investigação inicial de infertilidade.[11]

A comparação dos exames de ultrassonografia bidimensional e histerossalpingografia com a histeroscopia mostra que estes dois métodos têm altas taxas de falso-negativos. Os autores encontraram 31,8% de achados anormais intrauterinos no exame de histeroscopia de mulheres com ultrassonografia normal, mostrando um subdiagnóstico do método, e sugerem a realização de histeroscopia em todas as pacientes que serão submetidas ao tratamento de reprodução assistida, mesmo com exame de ultrassonografia normal.[12]

Apesar de a maioria das *guidelines* não recomendarem a histeroscopia como exame de primeira escolha na investigação básica de infertilidade, e para o tratamento das patologias intrauterinas antes das técnicas de reprodução assistida, ela vem sendo cada vez mais usada na prática clínica.

Hoje temos como consenso a indicação de histeroscopia pós-falha na FIV, porém, em vários serviços de reprodução assistida há indicação de rotina antes do procedimento, e isso se deve ao achado frequente de endometrite nas pacientes com infertilidade.

> A histeroscopia é o único método propedêutico capaz de diagnosticar endometrite.

ACHADOS MAIS FREQUENTES

As causas mais comuns relacionadas com a infertilidades são ovulatórias (30%), masculinas (25%), tubárias (25%), coitais (5%) e cervicais (5%). Fatores hormonais, imunológicos e genéticos também devem ser considerados.[13]

Anormalidades intrauterinas são encontradas em 40 a 50% das mulheres inférteis, porém, representam 2 a 3% das causas de infertilidade. Os achados mais frequentes em mulheres inférteis são pólipos endometriais, miomas submucosos, septos uterinos e aderências uterinas.[4,14]

Em recente revisão realizada com o objetivo de avaliar o papel da histeroscopia nos achados macroscópicos relacionados com infertilidade, foram identificadas as seguintes alterações macroscópicas que podem causar efeitos adversos nos resultados reprodutivos: adenomiose, pólipos endometriais, hiperplasia endometrial, câncer endometrial, endometrite, sinéquias, istmocele, miomas submucosos, anomalias müllerianas, restos placentários e oclusão tubária. A histeroscopia apresentou sensibilidade de 97,3% e especificidade de 92% no diagnóstico de patologias intrauterinas.[15]

Miomas Submucosos

Os miomas estão presentes em 2,4% das mulheres inférteis sem nenhuma outra causa de infertilidade.[16]

Miomas submucosos podem estar associados a baixas taxas de gestação e falhas de implantação endometrial. Causam alterações anatômicas, alterações funcionais do miométrio e endométrio, inflamação e secreção de substâncias vasoativas, funcionando como obstáculo para migração dos espermatozoides e transporte dos oócitos.[17]

A histeroscopia pode definir a localização, a penetração, a extensão da base do mioma submucoso, determinando a viabilidade e complexidade da miomectomia histeroscópica, como mostra a classificação histeroscópica de miomas submucosos, STEPW.[18] Outra classificação usada é a da ESGE (European Society for Gynaecological Endoscopy), Sociedade Europeia de Endoscopia Ginecológica, que avalia a penetração do mioma em 3 níveis: 0, 1 e 2 (Fig. 19-1).[19]

Você encontrará mais informações sobre mioma submucoso no Capítulo 13.

Pólipos Endometriais

Pólipos endometriais são os achados mais frequentes durante a investigação de infertilidade, podendo ser encontrados em 1 a 41% na população de mulheres inférteis.[20]

Pouco se sabe sobre a associação de pólipos endometriais e infertilidade. É provável que possam influenciar na fertilidade por distorção da cavidade uterina e alteração da vascularização endometrial, prejudicando a receptividade endometrial e aumentando o risco de falhas de implantação (Fig. 19-2).[21]

Você encontrará mais informações sobre pólipo endometrial no Capítulo 12.

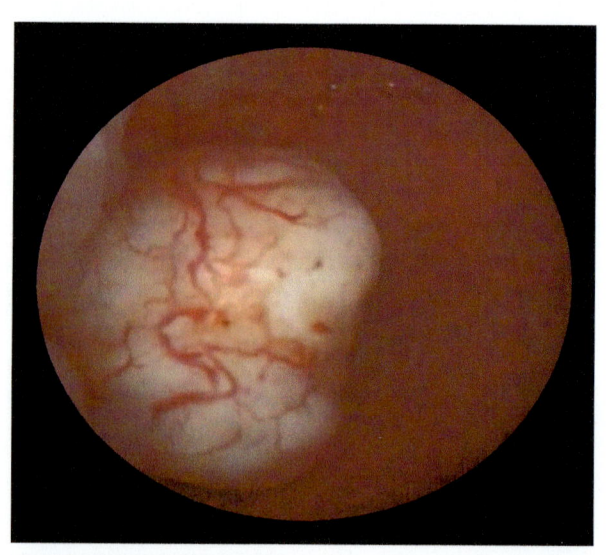

Fig. 19-1. Mioma submucoso.

CAPÍTULO 19 ■ HISTEROSCOPIA NA INFERTILIDADE: QUANDO INDICAR, ACHADOS MAIS FREQUENTES...

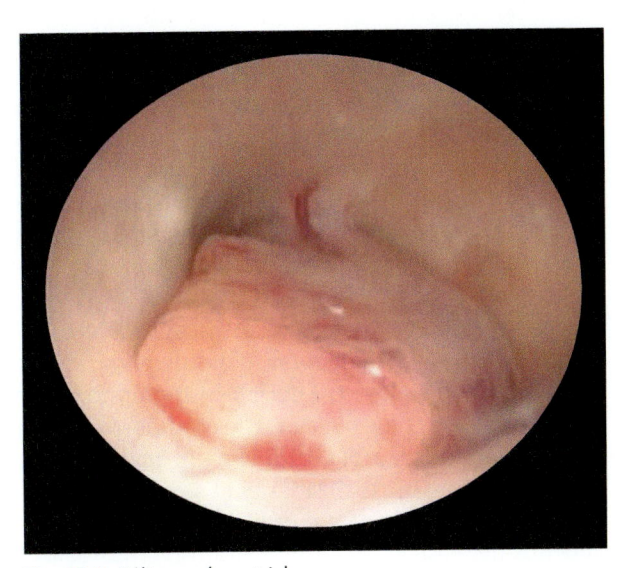

Fig. 19-2. Pólipo endometrial.

Aderência Intrauterina ou Sinéquias Uterinas

As aderências intrauterinas são comumente causadas por inflamação ou dano iatrogênico, pós-curetagem ou aspiração. Estão presentes em 0,3 a 14% das mulheres inférteis (Fig. 19-3). Estão relacionadas com inserção anômala da placenta, abortamento de repetição, parto prematuro.[22]

Parece existir correlação entre o número de abortos e o achado de sinéquias intrauterinas na avaliação por histeroscopia das pacientes com infertilidade, variando de 28,6% com 1 aborto, 31,1% com 2 e 41,4% com 3 ou mais.[23]

As sinéquias intrauterinas podem levar à infertilidade por oclusão do trajeto, impossibilitando a progressão do espermatozoide; recobrindo o endométrio, impossibilita a nidação; modificando o endométrio, tornando-o hipotrófico, não se modificando na segunda fase do ciclo e diminuindo espaço na cavidade uterina.

Diante da correlação curetagem e sinéquias intrauterinas, a indicação da histeroscopia em paciente com infertilidade e história pregressa de abortamento traria benefícios.

Você encontrará mais informações sobre sinéquias intrauterinas no Capítulo 24.

Malformações Uterinas

Malformações congênitas do trato genital feminino são desvios da anatomia normal resultante do desenvolvimento anormal dos ductos de Müller. Podem ser únicas ou combinadas com diferentes expressões em várias partes do trato genital, resultando em complexas anomalias. Não há uma prevalência estabelecida na literatura em relação à frequência das malformações uterinas em pacientes inférteis. Sabe-se que mulheres inférteis com história de abortos de repetição têm maior prevalência do que a população geral. O septo uterino é a malformação mais encontrada e está presente em 1 a 3,6% das mulheres com infertilidade sem outras causas.[24,25] Saravelos encontrou uma prevalência de malformações uterinas de 6,7% na população geral, 7,3% na população de mulheres inférteis e de 16,7% na população com abortamentos de repetição.[25]

O útero em formato de T, classificado como subtipo U1a do dismorfismo uterino (classificação ESHRE/ESGE 2013), é uma rara malformação do trato genital feminino, que consiste numa cavidade uterina mais estreita em função do espessamento das paredes laterais (Fig. 19-4). Está relacionada com infertilidade primária, falhas de implantação, abortos de repetição (47%) e baixas taxas de gestação a termo (21%).[26,27]

Você encontrará mais informações sobre malformações uterinas no Capítulo 22.

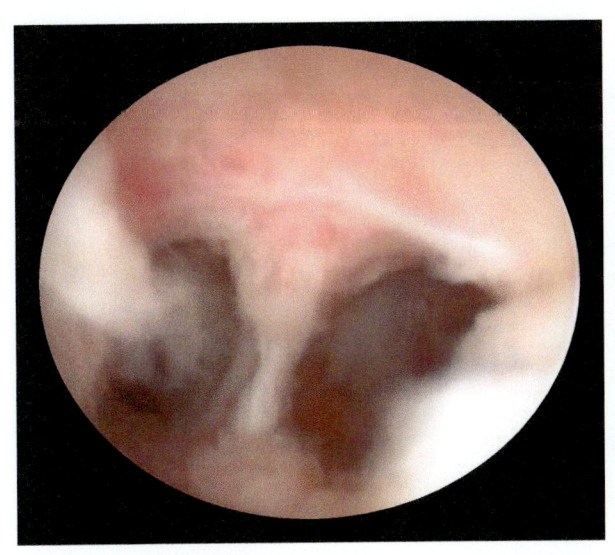

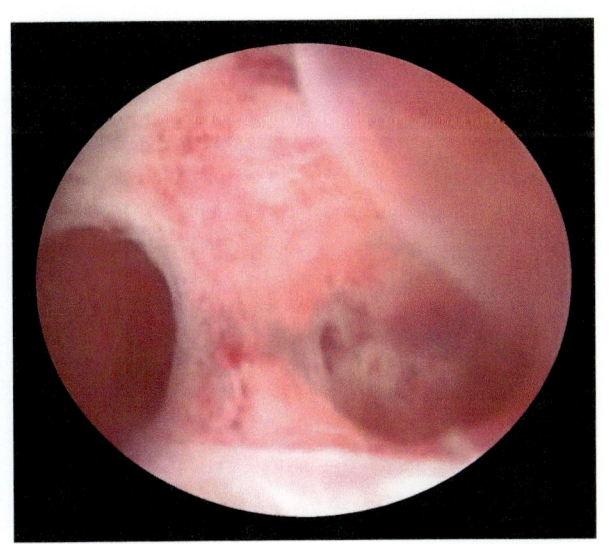

Fig. 19-3. Sinéquias uterinas.

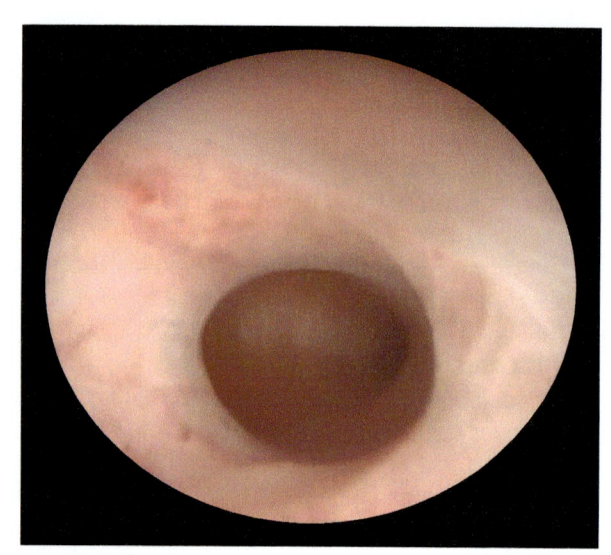

Fig. 19-4. Útero dismórfico formato T.

Endometrite Crônica

Patologia pouco estudada, relacionada com resultados reprodutivos adversos, como falhas de implantação e abortos de repetição. Estudo prospectivo de Cicinelli com 2.190 pacientes encontrou uma prevalência de 20% de endometrite em mulheres inférteis.[28]

A agressão bacteriana promove alterações no microambiente endometrial, aumentando a população de leucócitos, a produção de citocinas inflamatórias envolvidas no recrutamento de células NK (*natural-killers*) e fatores de crescimento, provocando um impacto negativo na receptividade endometrial. O tratamento com antibiótico melhora as taxas de gravidez e de nascimentos vivos.[29]

Os achados histeroscópicos que caracterizam endometrite são hiperemia focal ou difusa, edema estromal e a presença de micropólipos menores que 1 mm, havendo uma correlação de 93,4% com os achados histológicos (Fig. 19-5).[28]

A imuno-histoquímica é o método mais recomendável para o diagnóstico de endometrite crônica, apresentando maior acurácia do que a histologia convencional. Os marcadores avaliados são os níveis de plasmócitos (presença de 2 a 5) e de células NK. O excesso dos níveis de plasmócitos no estroma endometrial induz a um aumento de imunoglobulinas que pode afetar negativamente a implantação embrionária.[30]

Nas mãos de *experts*, a histeroscopia com biópsia endometrial dirigida na fase proliferativa, seguida de estudo histológico e imuno-histoquímico pode ser considerada como o diagnóstico padrão-ouro para endometrite crônica (Fig. 19-5). Porém, investigações futuras deverão ser realizadas para se definir o volume mínimo de biópsia e o número mínimo de plasmócitos necessários para um consenso em relação a este diagnóstico.[29]

Você encontrará mais informações sobre endometrite no Capítulo 20.

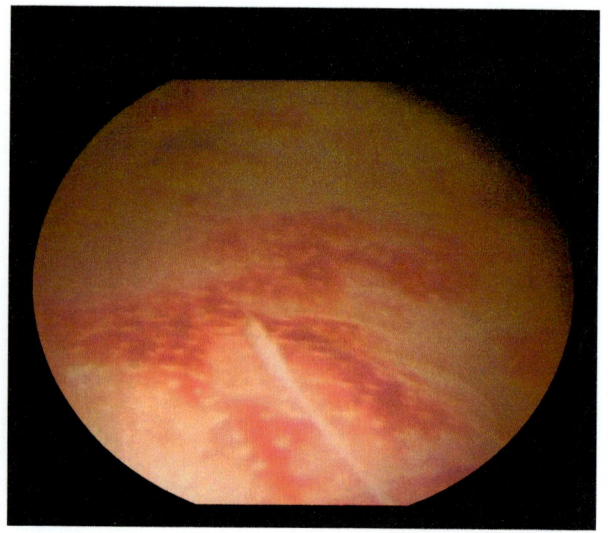

Adenomiose

Adenomiose é definida como a presença de glândulas e estroma endometrial no miométrio, distando mais de 2,5 mm da camada basal endometrial. Exerce papel negativo nos resultados reprodutivos, com maiores taxas de abortos e menores taxas de nascimentos vivos.[31]

A histeroscopia e a biópsia endometrial têm sensibilidade menor para o diagnóstico de adenomiose. Os achados histeroscópicos como hipervascularização endometrial, lesões císticas hemorrágicas e irregularidades endometriais podem sugerir a presença de adenomiose (Fig. 19-6). O diagnóstico de adenomiose é feito por ultrassonografia e confirmado por ressonância magnética.[32]

Você encontrará mais informações sobre adenomiose no Capítulo 15.

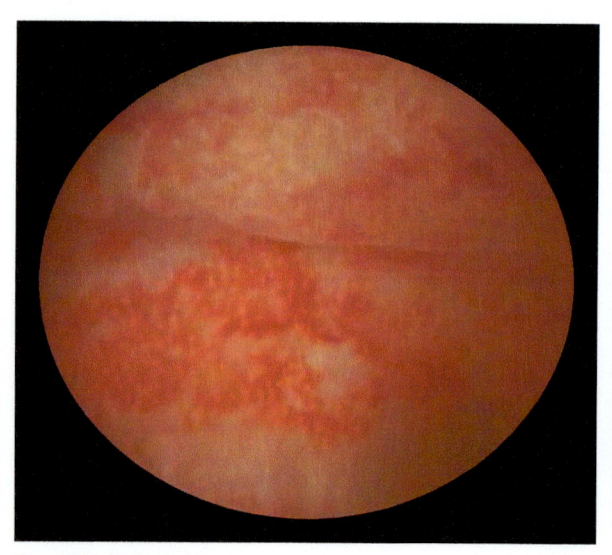

Fig. 19-5. Endometrite.

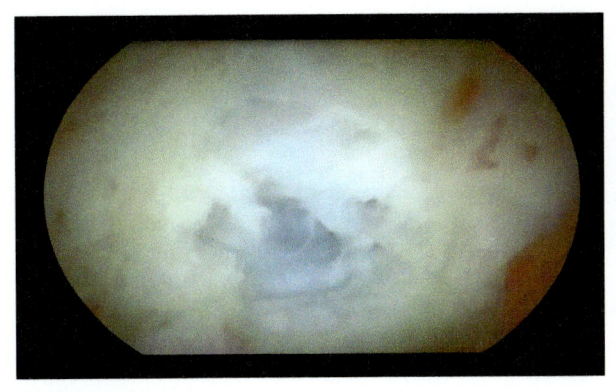

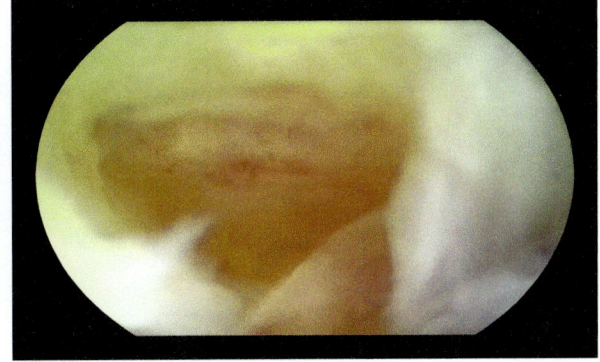

Fig. 19-6. Adenomiose.

Retenção de Produto da Concepção

Restos placentários e ovulares são mais encontrados logo após o abortamento, mas também podem ser diagnosticados por histeroscopia até 1 ano após a perda gestacional. O tecido trofoblástico residual cria um ambiente inflamatório com impacto negativo para a reprodução.[33]

Um estudo prospectivo realizado para avaliar a eficácia da ressecção de restos de tecido trofoblástico mostrou taxas de fecundação de 88% em mulheres abaixo de 35 anos e de 66% em mulheres acima de 35 anos após o tratamento de ressecção histeroscópica (Fig. 19-7).[33]

Você encontrará mais informações sobre retenção de produto da concepção no Capítulo 21.

Istmocele

Istmocele é um defeito na cicatriz da cesárea que produz uma concavidade na parede anterior do istmo, similar a uma bolsa. Está associada a sangramento pós-menstrual que pode ter um efeito negativo no muco cervical, sobre os espermatozoides e na implantação embrionária. Mas este efeito negativo sobre a infertilidade ainda não está claro. Porém, os resultados foram positivos nas pacientes com infertilidades secundárias que realizaram istmoplastia histeroscópica, todas engravidaram espontaneamente após um intervalo de 12 a 24 meses (Fig. 19-8 e Quadro 19-1).[34]

Você encontrará mais informações sobre istmocele no Capítulo 17.

QUANDO REALIZAR

A histeroscopia ambulatorial tem indicação nas pacientes com infertilidade, com suspeita de doença intrauterina e naquelas com falha de implantação pós-FIV.

Ainda é discutível a indicação da histeroscopia pré-FIV, ficando a critério de cada serviço de reprodução assistida, mas deve-se ter mais atenção com as pacientes com história prévia de abortamento, pois nestas são mais frequentes as sinéquias intrauterinas.

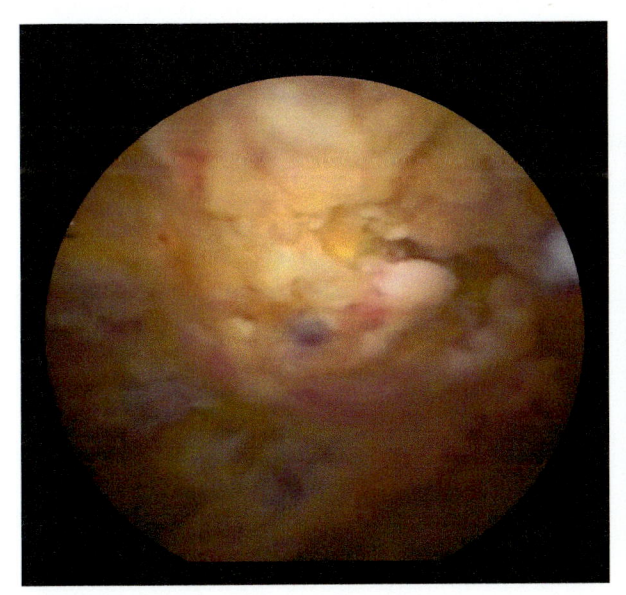

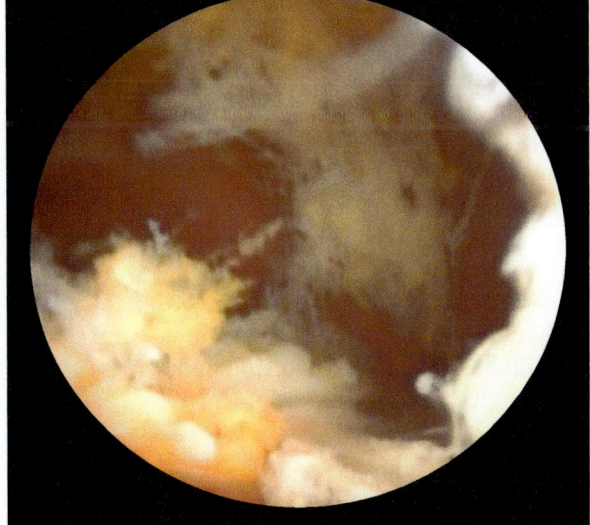

Fig. 19-7. Retenção de produto da concepção.

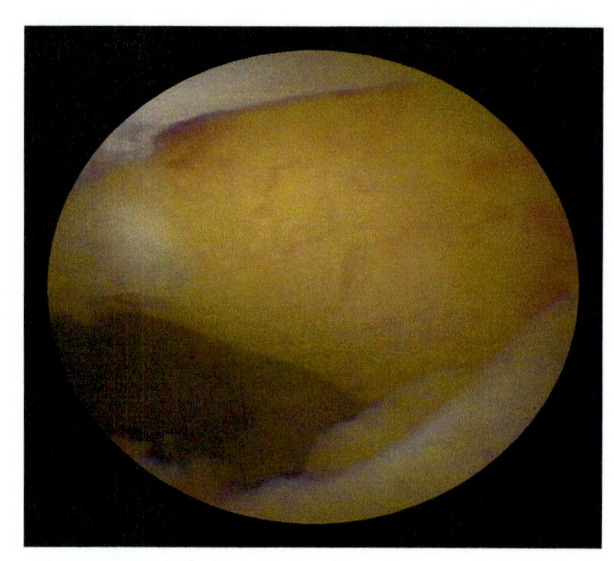

Fig. 19-8. Istmocele.

Quadro 19-1. Achados mais Frequentes

- Miomas submucosos
- Pólipos endometriais
- Sinéquias intrauterinas
- Malformações uterinas
- Endometrite crônica
- Adenomiose
- Retenção de produto da concepção
- Istmocele

As anormalidades intrauterinas relacionadas com infertilidade, que podem ser tratadas por histeroscopia cirúrgica, são pólipos endometriais, miomas submucosos, sinéquias intrauterinas, septos uterinos, retenção de produto da concepção e, mais recentemente, os úteros dismórficos. O procedimento histeroscópico deve ser realizado, preferencialmente, na primeira fase do ciclo menstrual, quando o endométrio está menos espesso. A técnica cirúrgica vai depender do instrumental disponível, do tipo de patologia e da experiência do cirurgião. Existe um número grande de instrumental disponível no mercado, com diferentes diâmetros, fundamentos e tipos de energia, são os ressectoscópios mono, bipolares e *laser*, e os morceladores, que utilizam lâminas para ressecção da lesão. Atualmente, 80% das doenças intrauterinas podem ser resolvidas em ambiente ambulatorial, sem anestesia, com segurança, eficácia e o mínimo desconforto graças ao instrumental de menor diâmetro.[5]

Estudo retrospectivo observacional, com o objetivo de avaliar a eficácia e viabilidade do tratamento cirúrgico ambulatorial (*see and treat*), de doenças intrauterinas frequentemente associadas à infertilidade, comprovaram que a histeroscopia ambulatorial cirúrgica é um procedimento viável e altamente efetivo para aderências cervicoístmicas, aderências intrauterinas e para pequenos pólipos menores que 5 mm, promovendo a resolução da infertilidade após o tratamento. As taxas de gestação espontânea foram de 70% após tratamento de aderências cervicoistmicas, 5% pós-polipectomia e 22% pós-lise de aderências intrauterinas.[35]

Di Spiezio Sardo *et al.* realizaram uma revisão sistemática e metanálise com o objetivo de avaliar a eficácia da histeroscopia diagnóstica ou cirúrgica na melhora das taxas de nascimentos vivos em mulheres inférteis com ou sem anormalidades intrauterinas, em diferentes estágios da investigação diagnóstica e terapêutica. Os resultados mostraram baixa qualidade de evidência em relação ao tratamento cirúrgico de pólipos e miomas e o aumento das taxas de gravidez.[36]

Bosteels J *et al.* realizaram uma revisão sistemática com o objetivo de avaliar os efeitos da remoção cirúrgica, por histeroscopia, de pólipos, miomas submucosos, septos uterinos e aderências intrauterinas suspeitas à ultrassonografia, histerossalpingografia ou histeroscopia diagnóstica, em mulheres com infertilidade sem causa explicável e antes do tratamento de reprodução assistida. Os resultados mostraram evidências de baixa qualidade na melhora das taxas de gestação após polipectomia histeroscópica realizada antes da inseminação intrauterina. Também não foi possível afirmar se a realização de miomectomia melhora os resultados reprodutivos em razão da baixa qualidade dos estudos.[37]

O estudo multicêntrico controle randomizado TROPHY avaliou a eficácia do tratamento histeroscópico em mulheres inférteis com mais de 2 e menos de 4 tentativas de fertilização *in vitro* e com exame de ultrassonografia da cavidade uterina normal. Os resultados mostraram que a realização de histeroscopia ambulatorial antes da fertilização *in vitro* não melhora as taxas de nascimentos vivos em comparação com o grupo-controle.[38]

O estudo multicêntrico controle randomizado inSIGHT avaliou a eficácia da realização de histeroscopia diagnóstica e/ou cirúrgica de rotina antes do primeiro ciclo de fertilização *in vitro*, em mulheres inférteis com exame de ultrassonografia da cavidade uterina normal. Os resultados mostraram que não há melhora significativa nas taxas de nascimentos vivo sem comparação com o grupo-controle.[39]

Foi realizada recente revisão sistemática com o objetivo de avaliar se a ressecção histeroscópica dos septos uterinos em mulheres na idade reprodutiva aumenta a taxa de nascimento vivos e se é um procedimento seguro. Os resultados mostraram que não há evidências para apoiar este procedimento nestas mulheres. Por outro lado, este procedimento vem sendo amplamente realizado na prática clínica, com melhora nas taxas de gestações clínicas e de nascimentos vivos.[40]

O estudo multicêntrico controle randomizado, TRUST (*The randomised uterine septum transsection trial*), com início em 2009, ainda não publicou os resultados finais. O objetivo do estudo é de avaliar se a ressecção histeroscópica dos septos uterinos melhora os resultados reprodutivos em mulheres com aborto de repetição ou inférteis.[41]

Revisão sistemática publicada em 2019 avaliou estudos que compararam a ressecção dos pólipos endometriais *versus* a não ressecção em pacientes submetidas a tratamento de reprodução assistida. Os resultados mostraram que a ressecção histeroscópica de pólipos endometriais com um tamanho médio de 2 cm provocou aumento nas taxas de gestação clínica em pacientes submetidas à inseminação intrauterina, mas nenhum benefício foi observado em relação a pacientes submetidas à fertilização *in vitro*. Os efeitos reprodutivos positivos da polipectomia histeroscópica em pacientes submetidas a tratamentos de reprodução assistida permanecem incertos.[42]

ASRM (American Society for Reproductive Medicine) indica miomectomia histeroscópica para miomas submucosos, com pelo menos 50% da sua projeção na cavidade uterina, em mulheres inférteis ou com perdas gestacionais de repetição, e só após uma avaliação minuciosa da ovulação.[43]

Estudo prospectivo que avaliou mulheres com aderências intrauterinas e infertilidade secundária ou perdas gestacionais de repetição mostrou uma taxa de 48% de fecundação após cirurgia histeroscópica de lise de aderências. Também encontraram uma redução de 86,5% para 42,8% nas taxas de aborto após a cirurgia.[44] A histeroscopia é considerada o padrão-ouro para o diagnóstico e tratamento das sinéquias uterinas e deve ser indicada para mulheres inférteis ou com abortos de repetição.[45]

A correção do dimorfismo uterino tipo T vem sendo proposta pela técnica de metroplastia ambulatorial com instrumentais miniaturizados, sem dilatação cervical e com uso de gel antiaderente, HOME-DU Technique (*Hysteroscopic Outpatient Metroplasty to Expand Dysmorphic Uterus*). A cirurgia está indicada para pacientes com infertilidade primária ou abortos de repetição. Os primeiros resultados mostraram aumento de 65% nas taxas de gestação a termo.[26] Outro grupo encontrou taxas de gestação clínica de 83,3% e de nascimentos vivos de 63,3% após metroplastia.[27]

Outra prática indicada por alguns autores antes do tratamento de fertilização *in vitro* ou antes da estimulação ovariana é a lesão endometrial mecânica, por promover a modulação da expressão dos genes envolvidos na implantação, como Glicodelina-A, Alfa L 4, Integrina alfa-6, metaloproteínas, aumentando a receptividade endometrial e as taxas de gravidez. Porém, os achados encontrados em recente revisão sistemática mostraram que a lesão endometrial não aumenta as taxas de gravidez nas pacientes que serão submetidas à fertilização *in vitro*.[46]

CONSIDERAÇÕES FINAIS

Os benefícios do uso sistemático da histeroscopia na investigação inicial de um casal infértil permanecem desconhecidos. Os exames indicados devem ser a histerossalpingografia e a ultrassonografia.

Apesar de vários estudos demonstrarem que o procedimento histeroscópico é efetivo e seguro para o tratamento de doenças intrauterinas, não há um consenso científico de que a realização de histeroscopia para a correção das anormalidades intrauterinas, em pacientes inférteis, melhore o prognóstico reprodutivo.

A indicação de histeroscopia antes ou após tentativas de tratamentos de reprodução assistida é mais aceitável, pois, na prática clínica, observa-se aumento nas taxas de gravidez, mas não há evidências científicas que suportem esta afirmação.

São necessários estudos-controle randomizados de alta qualidade que avaliem se a histeroscopia diagnóstica ou cirúrgica podem aumentar as taxas de nascimentos vivos ou aumentar as taxas de gravidez quando realizadas em mulheres inférteis por razão conhecida ou desconhecida.

A histeroscopia com biópsia dirigida é o único método propedêutico capaz de diagnosticar endometrite, basicamente por esta razão, serviços de reprodução têm a histeroscopia como exame de rotina ou pelo menos antes da FIV.

REFERÊNCIAS BIBLIOGRÁFICAS

1. Zegers-Hochschild F, Adamson G, de Mouzon J, et al. International Committee for Monitoring Assisted Reproductive Technology, World Health Organization, et al. Fertil Steril. 2009;92:1520-4.
2. Boivin J, Bunting L, Collins JA, et al. Human Reprod. 2007;22:1506-12.
3. Bettocchi S, Ceci O, Nappi L, et al. Am Assoc Gynecol Laparosc. 2004;11(1):59-61.
4. Bosteels J, Kasius J, Weyers S, et al. Hysteroscopy for treating subfertility associated with suspected major uterine cavity abnormalities. Cochrane Database Syst Rev. 2013;(1):CD009461.
5. SEGI. Practical Guideline in Office Hysteroscopy; 2014. Disponível em: http://ebookbrowsee.net/practical-guideline-in-office-hysteroscopy-segi-pdf-d715780564.
6. NICE. Fertility: assessment and treatment for people with fertility problems. National Institute for Health and Clinical Excellence;2013. Disponível em: http://guidance.nice.org.uk/CG156.
7. Crosignani PG, Rubin BL. ESHRE workshop group. Hum Reprod. 2000;15(11):2447-8.
8. The Practice Committee of the American Society for Reproductive Medicine. Diagnostic evaluation of the infertile female: a committee opinion. Fertil Steril. 2012;98(2):302-7.
9. Kamath MS, Bosteels J, D'Hooghe TM, et al. Cochrane Database Syst Rev.2019;4CD012858.
10. Stefanescu A, Marinescu B. Maedica (Buchar). 2012;7(4):309-14.
11. American Association of Ginecologic Laparoscopists (AAGL): Advancing Minimally Invasive Gynecology Worldwide. AAGL practice report: practice

11. guidelines for the diagnosis and management of submucous leiomyomas. J Minim Invasive Gynecol. 2012;19(2):152-71.
12. Pundir J, El-Toukhy T. Uterine cavity assessment prior to IVF. Womens Health. 2010;6841-8.
13. Pellicer A, Gaitan P, Neuspiller F, et al. Ovarian folicular dynamics: from basic science to clinical practice. J Reprod Immunol. 1998:39:29-61.
14. Taylor E, Gomel V. The uterus and fertility. Fertil Steril. 2008;89:1-16.
15. Parry JP, Isaacson KB. Hysteroscopy and why macroscopic uterine factors matter for fertility. Fertil Steril. 2019;112(2):203-10.
16. Donnez J, Jadoul P. What are the implications of myomas on fertility? A need for debate? Hum Reprod. 2002;17(6):1424-30.
17. Zeperidis LI, Grimbizis GF, Tarlatzis BC. Infertility and uterine fibroids. Best Pract Res Clin Obstet Gynaecol. 2016;34:66-73.
18. Lasmar R, Barrozo P, Dias R, et al. Submucous myomas: a new presurgical classification to evaluate the viability of hysteroscopic surgical treatment- Preliminary report. J Minim Invas Gynecol. 2005;12:308-11.
19. Wamsteker K, Emanuel MH, de Kruif JH. Transcervical hysteroscopic resection of submucous fibroids for abnormal uterine bleeding: Results regarding degree of intramural extension. Obstet Gynecol. 1993;82:736-40.
20. Silberstein T, Saphier O, van Voorhis BJ, Plosker SM. Endometrial polyps in reproductive-age fertile and infertile women. Isr Med Assoc J. 2006;8(3):192-5.
21. Stamatellos I, Apostolides A, Stamatopoulos P, Bontis J. Pregnancy rates after hysteroscopic polypectomy depending on the size or number of the polyps. Arch Gynecol Obstet. 2008;277(5):395-9.
22. Fatemi H M, Kasius J C, Timmermans A, et al. Prevalence of unsuspected uterine cavity abnormalities diagnosed by office hysteroscopy prior in vitro fertilization. Hum Reprod. 2010;25(8):1959-1965.
23. Lasmar RB, Barrozo PR, Parente RC, et al. Rev Bras Ginecol Obstet. 2010 Aug;32(8):393-7.
24. Chan YY, Jayaprakasan K, Zamora J, et al. The prevalence of congenital uterine anomalies in unselected and righ-risk populations:a systematic review. Human Reprod Update. 2011;17(6):761-71.
25. Saravelos SH, Cocksedge KA, Li TC. Prevalence and diagnosis of congenital uterine anomalies in women with reproductive failure: a critical appraisal. Hum Reprod Update. 2008;14(5):415-29.
26. Di Spiezio Sardo A, Florio P, Nazzaro G, et al. Hysteroscopic outpatient metroplasty to expand dysmorphic uteri (HOME-DU technique): a pilot study. Reprod Biomed Online. 2015;30(2):166-74.
27. Alonso Pacheco L, Laganà AS, Garzon S, et al. Hysteroscopic outpatient metroplasty for T-shaped uterus in women with reproductive failure: Results from a large prospective cohort study. Eur J Obstet Gynecol Reprod Biol. 2019;243:173-8.
28. Cicinelli E, De Ziegler D, Nicoletti R, et al. Chronic endometritis: correlation among hysteroscopic, histologic, and bacteriologic findings in a prospective trial with 2190 consecutive office hysteroscopies. Fertil Steril. 2008;89(3)677-84.
29. Puente E, Alonso L, Laganà AS, et al. Chronic Endometritis: Old Problem, Novel Insights and Future Challenges. Int J Fertil Steril. 2020;13(4):250-6.
30. Kitaya K, Tada Y, Hayashi T, et al. Comprehensive endometrial immunoglobulin subclasse analysisin infertile women suffering from repeated implantation failure with or without chronic endometritis. Am J Reprod Immunol. 2014;72(4):386-91.
31. Younes G, Tulandi T. Effects of adenomyosis on in vitro fertilization treatment outcomes: a meta-analysis. Fertil Steril. 2017;108(3):483-90.
32. Dakly DM, Abdel Moety GA, Saber W, et al. Accuracy of Hysteroscopic Endomyometrial Biopsy in Diagnosis of Adenomyosis. J Minim Invasive Gynecol.2016;23(3):364-71.
33. Faivre E, Deffieux X, Mrazguia C, et al. Hysteroscopic management of residual trophoblastic tissue and reproductive outcome: a pilot study. J Minim Invasive Gynecol. 2009;16(4):487-90.
34. Gubbini G, Centini G, Nascetti D, et al. Surgical hysteroscopic treatment of cesarean-induced isthmocele in restoring fertility: prospective study. 2011;18(2):234-7.
35. Chiofalo B, Palmara V, Vilos GA, et al. Reproductive outcomes of infertile women undergoing "see and treat" office hysteroscopy: a retrospective observational study [published online ahead of print, 2019 Dec 19]. Minim Invasive Ther Allied Technol. 2019;1-7.
36. Di Spiezio Sardo A, Di Carlo C, Minozzi S, et al. Efficacy of hysteroscopy in improving reproductive outcomes of infertile couples: a systematic review and meta-analysis. Hum Reprod Update. 2016;22(4):479-96.
37. Bosteels J, van Wessel S, Weyers S, et al. Hysteroscopy for treating subfertility associated with suspected major uterine cavity abnormalities, Cochrane Database Syst Rev. 2018;12(12):CD009461. Published 2018 Dec 5.
38. El-Toukhy T, Campo R, Khalaf Y, et al. Hysteroscopy in recurrent in-vitro fertilization failure (TROPHY): a multicentre, randomised controlled trial. Lancet. 2016;387(10038):2614-21.
39. Smit JG, Kasius JC, Eijkemans MJC, et al. Hysteroscopy before in-vitro fertilisation (inSIGHT): a multicentre, randomised controlled trial. Lancet 2016 June;387(10038):2622-9.
40. Rikken JF, Kowalik CR, Emanuel MH, et al. Septum resection for women of reproductive age with a septate uterus. Cochrane Database Syst Rev. 2017;1(1):CD008576.
41. Rikken JF, Kowalik CR, Emanuel MH, et al. The randomised uterine septum transection trial (TRUST): designed and protocol. BMC Womens Health. 2018;18(1):163.
42. Zhang H, He X, Tian W, Song X. Hysteroscopic Resection of Endometrial Polyps and Assisted Reproductive Technology Pregnancy Outcomes Compared with No treatment: A Systematic Review. J Minim Invasive Gynecol. 2019;26(4):618-27.
43. Practice Committee of American Society for Reproductive Medicine in collaboration with Society of Reproductive Surgeons. Myomas and reproductive function. Fertil Steril. 2008;90(5 Suppl):S125-S130.
44. Goldenberg M, Sivan E, Sharabi Z, et al. Reproductive outcome following hysteroscopic management of intrauterine septum and adhesions. Hum Reprod. 1995;10(10):2663-5.
45. AAGL Advancing Minimally Invasive Gynecology Worldwide. AAGL practice report: practice guidelines for management of intrauterine synechiae. J Minim Invasive Gynecol. 2010;17(1):1-7.
46. Lensen S, Sadler L, Farquhar C, Endometrial scratching for subfertility: everyone's doing it. Hum Reprod. 2016;31(6):1241-4.

ENDOMETRITE CRÔNICA

Bernardo Portugal Lasmar
Ricardo Bassil Lasmar

INTRODUÇÃO

A endometrite pode ser dividida em aguda e crônica. A primeira costuma cursar com febre, leucorreia, dor pélvica, leucocitose e elevação dos marcadores inflamatórios (PCR e VHS). É um quadro agudo que, quando suspeitado, deve-se iniciar tratamento antimicrobiano e avaliar necessidade de internação, sendo uma contraindicação absoluta a realização da histeroscopia. Os principais agentes descritos nesta condição são a *Neisseria gonorrhoeae* e *Chlamydia trachomatis*, sendo considerada uma doença sexualmente transmissível (apesar de diversos outros agentes estarem envolvidos nesta condição em até 60% dos casos).

A endometrite crônica (EC) pode ser assintomática ou ter sintomas inespecíficos, como sangramento intermenstrual, dor pélvica, dispareunia, leucorreia ou cistite intermitente. Normalmente não cursa com quadro febril, sendo um bom parâmetro para diferenciá-la da endometrite aguda. Histologicamente, a EC caracteriza-se por infiltração de plasmócitos no estroma endometrial, onde normalmente não estão presentes, exceto no período menstrual,[1] além de dissociação da maturação celular, aumento de celularidade estromal e edema. É um processo inflamatório persistente, com impacto direto na qualidade endometrial, com repercussões importantes na fertilidade da paciente.[1,2]

EPIDEMIOLOGIA E FISIOPATOLOGIA

Estima-se que a prevalência da EC seja de 10 a 11% da população feminina,[3] porém, os dados na literatura são muitos divergentes, com relatos de prevalência de 8 a 72% em mulheres em idade reprodutiva.[4-6] Esta divergência pode ser explicada principalmente pela diferença no critério diagnóstico da EC (tanto histológico, como imuno-histoquímico), que ainda não tem um consenso na literatura.

Alguns fatores de risco foram propostos para o desenvolvimento da EC. Entre eles, vaginose bacteriana, endometriose, hiperplasia endometrial, miomas submucosos, tuberculose, metaplasia óssea, uso contínuo de dispositivos intrauterinos, multiparidade, abortamento, menstruação prolongada, sangramento uterino anormal e obstrução das tubas uterinas. Por outro lado, idade, obesidade e uso de contraceptivos orais não parecem ter relação com a EC.

A presença de citocinas inflamatórias, como interleucina-6, fator de necrose tumoral α, interleucina-1β no fluido menstrual das pacientes com EC, pode estar associada à alteração no padrão de migração celular, proliferação e apoptose.[7] Em um estudo caso-controle com pacientes com e sem EC, Di Pietro et al.[8], a partir de análise via PCR-RT (*Polymerase Chain Reaction quantitative Real Time*) de genes associados à inflamação, proliferação e apoptose, encontraram expressão até 5 vezes maior de alguns genes nas pacientes com EC. IGFBP1 (*insulin-like growth factor binding protein 1*), BCL2 (*B-cell CLL/Lymphoma*) e BAX (*BCL2-associated X protein*) estavam superexpressadas nas pacientes com endometrite em relação ao grupo-controle. Enquanto houve diminuição na expressão de alguns outros genes, como IL11, CCL4 (*Ligand4*), IGF1 (*insulin-like growth factor 1*) e CASP 8 (caspase 8). Esta última teve redução na expressão em 11 vezes em relação ao controle. Segundo os autores, a expressão alterada destes genes impacta diretamente na resposta inflamatória, alterando a população linfocitária endometrial e consequentemente o microambiente da cavidade endometrial. Estes fatores estariam associados a uma pior receptividade endometrial, maior índice de falhas de implantação em FIV, além de resistência à ação da progesterona e dificuldade de decidualização endometrial, mantendo um estímulo proliferativo endometrial.[8-10]

A EC altera também o padrão de contratilidade uterina no período periovulatório e na fase lútea.[11] Estas contrações têm origem na zona juncional e são coordenadas no sentido fundo-cérvice (anterógrada) ou cérvice-fundo (retrógrada), de acordo com o período do ciclo menstrual. Na fase folicular há um predomínio de contrações anterógradas, enquanto na periovulatória o sentido é cérvice-fundo (auxilia o deslocamento dos espermatozoides). A fase lútea não costuma ter movimentos peristálticos, provavelmente para permitir uma adequada implantação embrionária. Pinto et al.[11] compararam o padrão de contrações uterinas em pacientes com e sem EC, encontrando alterações nas fases periovulatória e lútea, com redução de 3,3 vezes nas contrações retrógradas na primeira e surgimento de contrações retrógradas ou anterógradas em 20% na fase lútea nas pacientes com EC. Estes achados corroboram um impacto na fertilidade causado pela inflamação crônica do endométrio.

Durante muito tempo acreditou-se que a cavidade uterina, em condições normais, fosse um ambiente livre de patógenos, estéril. O muco cervical seria uma barreira importante que evitaria a ascensão dos patógenos do trato genital inferior, e que seria necessário um processo inflamatório local – endocervicite – para fragilizar esta região e permitir a colonização do trato genital superior. Este raciocínio é aplicado na doença inflamatória pélvica, considerada uma doença de transmissão sexual, e que, portanto, justificaria este trajeto. No entanto, alguns estudos mostraram colonização da cavidade endometrial em pacientes assintomáticas e sem EC.[12,13] Além disso, foi comprovado que o muco cervical é uma barreira extremamente frágil e que a ascensão de um patógeno da vagina à cavidade endometrial pode ocorrer em poucos minutos.[13] Apesar disso, a coleta de material vaginal não é suficiente para isolar o agente causador da EC na maior parte das vezes. Diversos trabalhos mostraram colonização diferente na vagina em relação ao endométrio, ou colonização endometrial sem colonização vaginal.[14,15]

A transmissão por via sexual foi atribuída por muito tempo à EC, porém, tanto a *Neisseria gonorrhoeae* e quanto a *Chlamydia trachomatis* foram encontradas em uma minoria de pacientes com EC (Quadro 20-1).[14] Neste trabalho, a *C. trachomatis* foi isolada apenas em 2,7% dos casos, e a *N. gonorrhoeae* não foi isolada em nenhum caso. É muito mais frequente a presença de agentes comuns, como *Streptococcus* sp., *Escherichia coli*, *Enterococcus faecalis*, *Klebsiella pneumoniae*, *Staphylococcus* sp., *Corynebacterium* e *Mycoplasma/Ureaplasma* sp. (Quadro 20-1).

Cicinelli et al., em 2008,[14] compararam os achados histeroscópicos de endometrite com histopatológico, cultura endometrial e cultura de swab vaginal, comparando a grupo-controle. Em 2190 histeroscopias realizadas, 438 (20%) preencheram critérios histeroscópicos para endometrite. Destas, houve confirmação histológica em 388 biópsias (88,6%) endometriais, com crescimento na cultura de pelo menos um microrganismo em 320 casos (73,1%). No grupo-controle, sem critérios para endometrite na histeroscopia, a histologia e cultura foram positivas em apenas 6 e 5% dos casos respectivamente. Em relação à cultura vaginal, dos 438 casos de endometrite à histeroscopia, em 248 (58%) foram isolados microrganismos na cultura. A presença de colonização vaginal foi bem superior nas pacientes com EC em relação ao grupo-controle. Nenhum caso de cultura endometrial positiva para *Staphylococcus* teve confirmação na cultura vaginal, enquanto para *Enterococcus faecalis* e *Clamydia* apenas 19,3 e 16,7% tiveram positividade vaginal respectivamente. A maior parte das infecções endometriais por levedura e *Ureaplasma* foi confirmada na cultura vaginal (Quadro 20-1).

A infecção por *Mycobacterium tuberculosis* é muito prevalente em algumas regiões do mundo, sendo, nestes locais, uma causa relativamente frequente de endometrite. O tratamento nestes casos é feito com drogas utilizadas no tratamento da tuberculose.

Em pacientes com falha repetida de implantação, Cicinelli encontrou o *Enterococcus* e *Mycoplasma/Ureaplasma* como principais agentes colonizadores do endométrio (Quadro 20-2).[16]

Outra causa frequente de EC é a presença de lesões endometriais ou corpos estranhos. Pólipos endometriais e miomas submucosos provocam endometrite

Quadro 20-1. Casos Positivos por Agente Etiológico em Pacientes com e sem Critério de Endometrite Crônica na Histeroscopia

Agente Infeccioso	Endometrite crônica na histeroscopia (n = 438)		Grupo-controle (n = 100)	
	Vagina	Endométrio	Vagina	Endométrio
Escherichia coli	38 (8,7%)	50 (11,4%)	15	1
Streptococcus	80 (18,2%)	122 (27,9%)	16	2
Staphylococcus	0	20 (4,5%)	1	0
Enterococcus faecalies	22 (5%)	62 (14,2%)	7	1
Chlamydia	2 (0,4%)	12 (2,7%)	0	0
Ureaplasma	86 (19,6%)	44 (10%)	5	1
Levedura	26 (5,9%)	10 (2,2%)	10	0
Total	254 (58%)	320 (73%)	54 (54%)	5 (5%)

Adaptado de: Cicinelli E, De Ziegler D, Nicoletti R, et al. Chronic endometritis: Correlation among hysteroscopic, histologic, and bacteriologic findings in a prospective trial with 2190 consecutive office hysteroscopies. Fertil Steril 2008; 89:677-684.

Quadro 20-2. Agentes Presentes em Culturas Endometriais de Pacientes com Falha Repetida de Implantação (n = 48)[16]

Agente infeccioso	N (%)
Enterococcus faecalies	16 (33%)
Mycoplasma/Ureaplasma	14 (30%)
Escherichia coli	11 (23%)
Streptococcus agalactiae	5 (10%)
Chlamydia	4 (8%)
Streptococcus bovis	2 (4%)
Candida	1 (2%)
Klebsiella pneumoniae	1 (2%)
Staphylococcus epidermidis	1 (2%)
Staphylococcus aureus	1 (2%)
Staphylococcus milleri	1 (2%)

Adaptado de: Cicinelli E, Matteo M, Tinelli R, Lepera A, Alfonso R, Indraccolo U, et al. Prevalence of chronic endometritis in repeated unexplained implantation failure and the IVF success rate after antibiotic therapy. Hum Reprod. 2015 Feb;30(2):323-30.

reacional. Os dispositivos intrauterinos (DIU) também estão associados à inflamação do endométrio, assim como restos ovulares e/ou placentários. De uma forma geral, a remoção deste agente causador costuma resolver o processo inflamatório, não sendo necessário o tratamento antimicrobiano. Algumas infecções virais, particularmente pelo vírus *herpes simplex* e citomegalovírus, já foram descritas como causas de endometrite, porém ainda não se sabe o mecanismo de infecção nestes casos.

DIAGNÓSTICO E TRATAMENTO

A EC pode ser focal ou difusa, e o diagnóstico definitivo é com o estudo anatomopatológico do material endometrial. Esta biópsia pode ser feita de uma série de maneiras, sendo a histeroscopia o principal método de escolha, pois permite a visão direta da cavidade endometrial e com isso a possibilidade da biópsia dirigida, ou seja, da região de maior alteração visual. Recentemente participamos com Cicinelli de uma revisão para definição dos critérios histeroscópicos que sugerem a EC (Fig. 20-1 e Quadro 20-3).[17]

Com o material coletado, o diagnóstico clássico de EC é caracterizado pela presença de plasmócitos no estroma endometrial da amostra (Fig. 20-2). No entanto, a identificação ao microscópio de plasmócitos às vezes é difícil com uso de técnicas tradicionais de coloração (isto é, hematoxilina e eosina), porque fibroblastos do estroma endometrial, monócitos e plasmócitos podem não ser facilmente distinguíveis. Além disso, é preciso

Quadro 20-3. Critérios na Visão Histeroscópica para o Diagnóstico de Endometrite Crônica

Aspecto de morango	Extensas áreas com endométrio hiperemiado com pontilhados brancos
Hiperemia focal	Pequenos focos de endométrio hiperemiado
Pontos hemorrágicos	Áreas focais vermelhas com bordas irregulares
Micropólipos focais < 1 mm	Pequenas lesões polipóides em poucos locais
Micropólipos difusos < 1 mm	Pequenas lesões polipóides em toda a cavidade
Endométrio espessado e pálido	Áreas brancas na fase folicular, principalmente em fundo e paredes laterais (edema estromal)

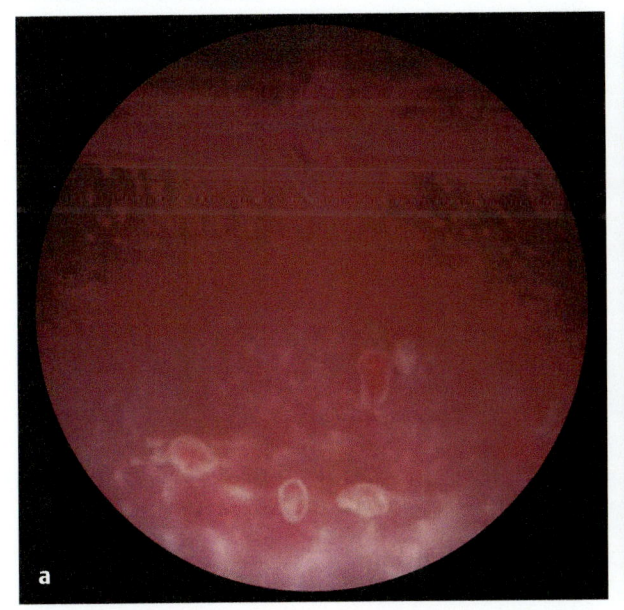

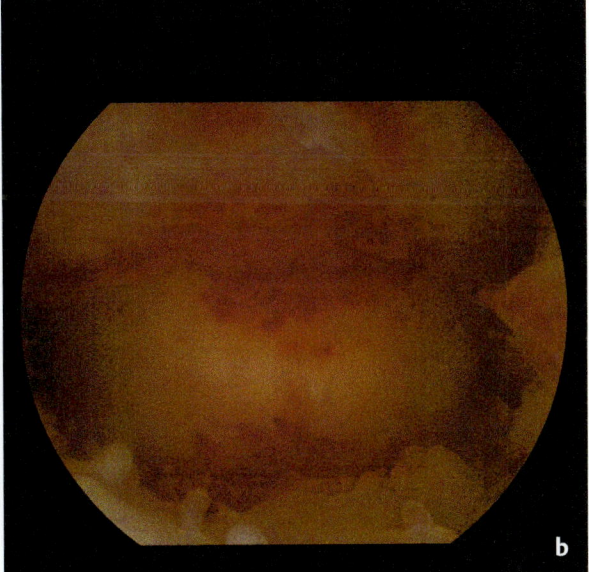

Fig. 20-1. Critérios histeroscópicos da endometrite. (**a**) Aspecto de morango: extensas áreas com endométrio hiperemiado com pontilhados brancos. (**b**) Hiperemia focal: pequenos focos de endométrio hiperemiado. *(Continua)*

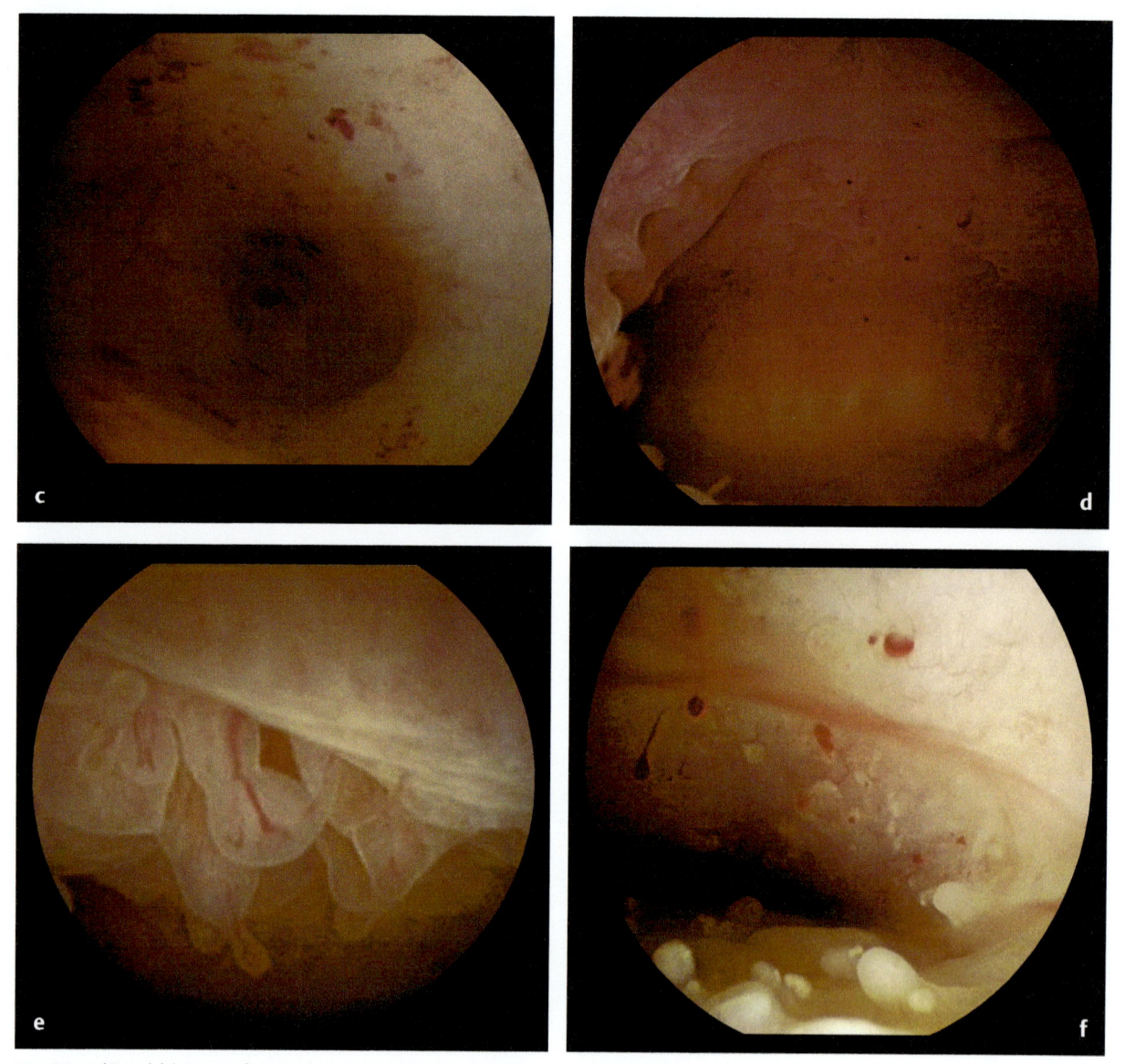

Fig. 20-1. *(Cont.)* (**c**) Pontos hemorrágicos: áreas focais vermelhas com bordas irregulares. (**d**) Micropólipos focais < 1 mm. (**e**) Micropólipos difusos < 1 mm. (**f**) Endométrio espessado e pálido na fase folicular (edema estromal).

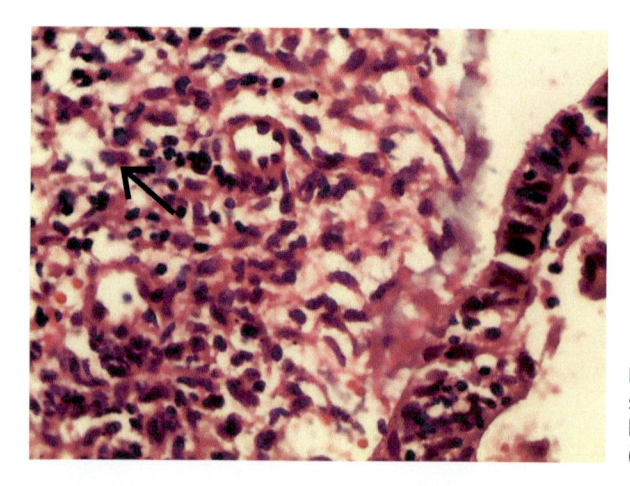

Fig. 20-2. H&E aumento 400X, seta mostrando um plasmócito em lâmina de endometrite crônica. (Cortesia: Prof. Dr. Leon Cardeman.)

muito cuidado na contagem e busca destas células, podendo o resultado variar muito de acordo com a experiência do patologista. Este fato justificaria, em parte, a grande divergência na prevalência da EC que encontramos na literatura.[14,17,18]

Mais recentemente, para aumentar a sensibilidade diagnóstica, foi introduzido o estudo imuno-histoquímico do material, com análise do marcador CD138 (Syndecan-1), um proteoglicano encontrado especificamente na superfície celular de plasmócitos. Desta forma foi possível aumentar a especificidade e sensibilidade diagnósticas, diminuindo o viés do examinador, abrindo espaço para uma melhor comparação de trabalhos. No entanto, por causa da falta de critérios padronizados para a classificação da EC (ou seja, não há consenso sobre o mínimo número de células plasmáticas sugestivas de EC), o diagnóstico histopatológico da EC permanece subjetivo e pode variar entre diferentes centros, mesmo com a imuno-histoquímica.[18] Um outro marcador utilizado na imuno-histoquímica, com menor frequência, é o de células *natural killer* – NK, que podem estar aumentadas na presença de EC, pois são marcadores de inflamação. A célula NK endometrial é identificada pelo marcador CD56, sendo CD16 negativa (ao contrário das NK presentes no sangue periférico).[19]

A cultura de endométrio é um método caro, demorado, pode sofrer contaminação do meio vaginal durante a coleta, e alguns patógenos não crescem em meios externos, não sendo um método viável para diagnóstico da EC.[17]

O diagnóstico visual histeroscópico (Fig. 20-3), seguindo os critérios previamente descritos, quando

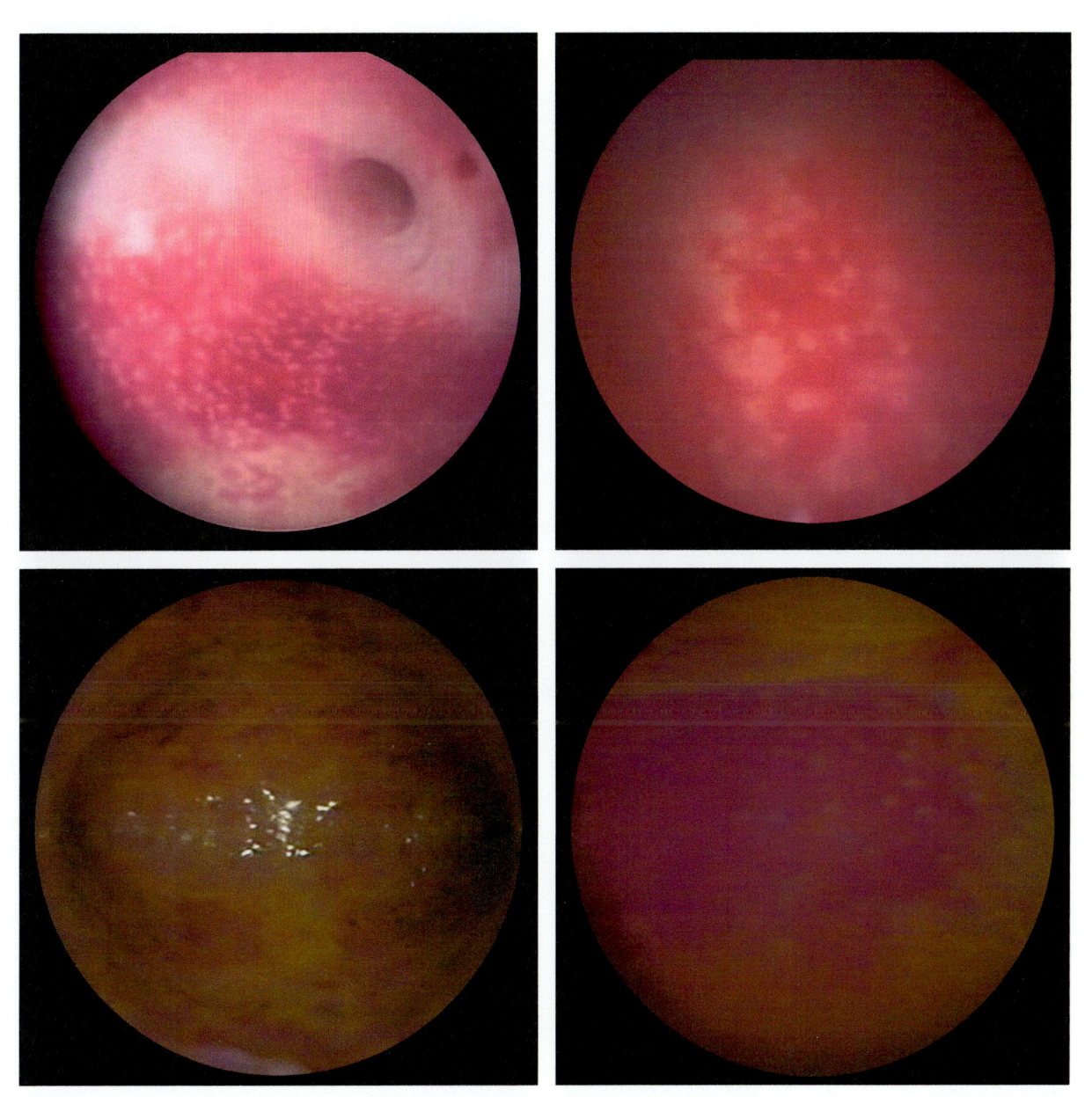

Fig. 20-3. Imagens de EC na histeroscopia. (Fonte: Banco de imagem dos autores). *(Continua)*

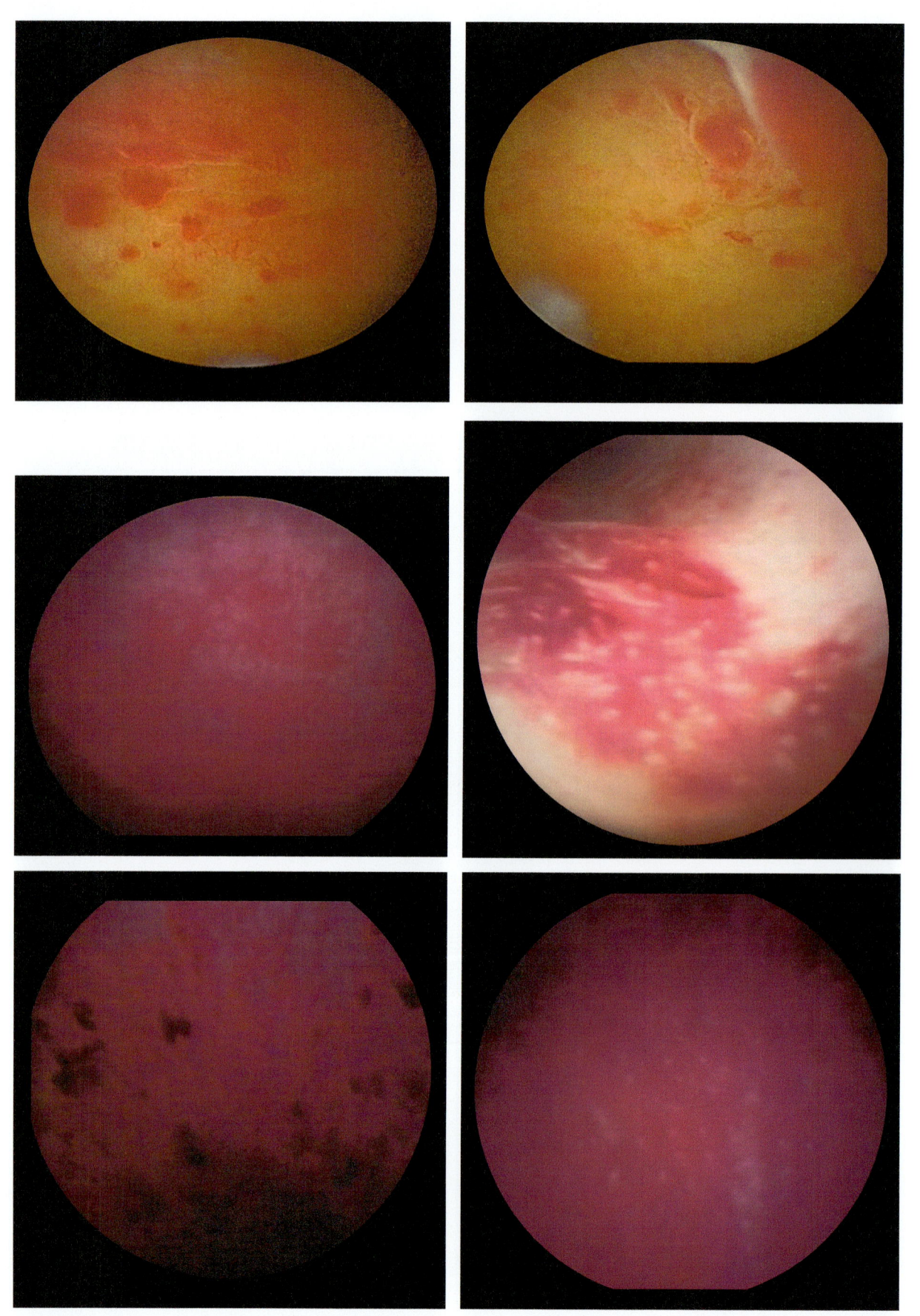

Fig. 20-3. *(Cont.)*

associados à biopsia dirigida e estudo histológico com imuno-histoquímica associado, é hoje o padrão-ouro no diagnóstico da EC. A identificação na histeroscopia tem alta acurácia e já autoriza início do tratamento antimicrobiano da paciente. Por vezes, o exame histeroscópico é normal, porém é identificada a presença de plasmócitos no estudo ao microscópio, ou, de forma mais frequente, a imuno-histoquímica acusa a presença das células (CD138+). Desta forma, sugerimos sempre a associação dos métodos, principalmente nas pacientes com infertilidade ou desejo de gestar.

> O diagnóstico visual histeroscópico, quando associado à biópsia dirigida e estudo histológico com imuno-histoquímica, é hoje o padrão-ouro no diagnóstico da EC.
> A identificação na histeroscopia tem alta acurácia e já autoriza o início do tratamento antimicrobiano da paciente.

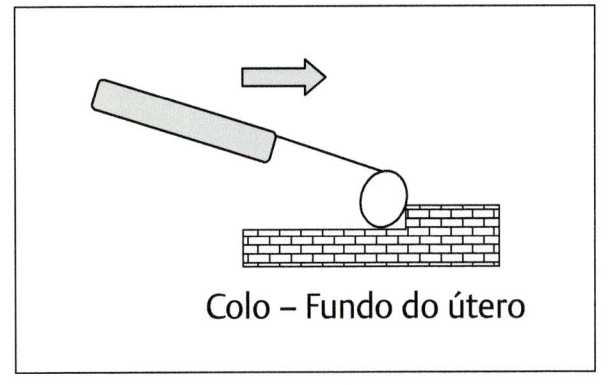

Fig. 20-4. Ressecção endometrial a frio – sem energia.

Realizado o diagnóstico de EC, deve-se iniciar o tratamento antimicrobiano empírico. Os tratamentos existentes são de amplo espectro, visando cobertura de uma ampla gama de agentes Gram-negativos ou Gram-positivos. No nosso serviço fazemos o tratamento com doxiciclina 100 mg duas vezes ao dia por 14 dias e ceftriaxona 500 mg intramuscular em dose única. O metronidazol pode ou não ser associado ao esquema. A paciente é orientada a retornar para nova histeroscopia de controle após dois ciclos menstruais, uma vez que apenas a visão da cavidade e nova biópsia garantem a resolução do quadro. Persistindo a EC, repetimos mais uma vez o tratamento inicial, adicionando o metronidazol 500 mg 12/12 horas por 12 dias, caso não tenha sido feito no primeiro momento. Um terceiro exame com manutenção da inflamação leva à troca do esquema terapêutico: Metronidazol 500 mg via oral 2 vezes ao dia, associado à ciprofloxacina 500 mg via oral 2 vezes ao dia, ambos por 15 dias.[20] Nestas pacientes com EC persistente é interessante fazer uma descamação mecânica, com pinça, durante o exame, para facilitar a regeneração endometrial e potencialmente ajudar na resolução do quadro. Quando esta descamação na histeroscopia ambulatorial com pinça não leva ao tratamento, é indicada a ablação fria de endométrio. A ablação fria é realizada no centro cirúrgico, com a paciente anestesiada, utilizando o ressectoscópio com a alça em semicírculo, retirando cuidadosamente o endométrio, sem agredir a basal, com movimentos no sentido colo-fundo do útero, sem energia (Fig. 20-4). De uma maneira geral, a doxiciclina parece ser a droga-chave no tratamento da EC, pois tem cobertura a grande parte das bactérias comuns e *Mycoplasma*. Diversos esquemas já foram testados, sendo a doxiciclina isolada por 14 dias a que possui melhor resultado. Pacientes alérgicas à doxiciclina podem fazer azitromicina 500 mg via oral no primeiro dia, seguido de 250 mg por 4 dias. No estudo de falha repetida de implantação, de Cicinelli,[16] o esquema proposto foi ciprofloxacina 500 mg (duas vezes ao dia) por 10 dias contra bactérias Gram-negativas e amoxicilina com clavulanato 1 g (duas vezes ao dia) por 8 dias contra bactérias Gram-positivas. Se as culturas persistissem positivas, o protocolo do antibiótico seria repetido até três vezes e se as culturas fossem negativas, o paciente receberia dose única intramuscular de ceftriaxona 250 mg, seguida de doxiciclina 100 mg (duas vezes ao dia) e metronidazol 500 mg de 12 em 12 horas ao dia por 14 dias.

CONSIDERAÇÕES FINAIS

A endometrite crônica é uma condição de alta prevalência, com apresentação assintomática em grande parte das pacientes. Sua correlação com infertilidade, falhas de implantação repetidas, abortamento e dor pélvica crônica está bem estabelecida. O critério diagnóstico exige avaliação endometrial para histologia e preferencialmente associação à imuno-histoquímica. A histeroscopia é o melhor método para acessar a cavidade e colher o material para confirmação diagnóstica. Os critérios histeroscópicos de endometrite estão bem estabelecidos e possuem alta correlação com o diagnóstico laboratorial. O tratamento deve ser com antibióticos, sendo a doxiciclina uma peça-chave nesta conduta. Precisamos normatizar os critérios diagnósticos de histopatologia e, principalmente, de imuno-histoquímica para que se possa ter um padrão universal a ser seguido e comparado e, com isso, unificar os estudos em prol da busca do melhor tratamento para nossas pacientes.

REFERÊNCIAS BIBLIOGRÁFICAS

1. Kimura F, Takebayashi A, Ishida M, et al. J Obstet Gynaecol Res. 2019 May;45(5):951-960.
2. Puente E, Alonso L, Laganà AS, et al. Chronic endometritis: old problem, novel insights and future challenges. Int J Fertil Steril. 2020;13(4): 250-256.
3. Polisseni F, Bambirra EA, Camargos AF. Detection of chronic endometritis by diagnostic hysteroscopy in asymptomatic infertile patients. Gynecol Obstet Invest. 2003;55(4):205-210.

4. Bhagwandeen S B. Chronic endometritis. A clinical and histopathological study. Med J Zambia. 1976;10:99-105.
5. Paavonen J, Aine R, Teisala K, et al. Chlamydial endometritis. J Clin Pathol. 1985;38:726-732.
6. Knudtson E J, Shellhaas C, Stephens J A, et al. The association of chronic endometritis with preterm birth. Am J Obstet Gynecol. 2007;196:337.e1-337.e4.
7. Tortorella C, Piazzolla G, Matteo M, et al. Interleukin-6, interleukin-1β, and tumor necrosis factor α in menstrual effluents as biomarkers of chronic endometritis. Fertil Steril 2014;101:242-247.
8. Di Pietro C, Cicinelli E, Guglielmino MR, et al. Altered transcription al regulation of cytokines, growth factors, and apoptotic proteins in the endometrium of infertile women with chronic endometritis. Am J Reprod Immunol. 2013;69(5):509-517.
9. Matteo M, Cicinelli E, Greco P, et al. Abnormal pattern of lymphocyte sub populations in the endometrium of infertile women with chronic endometritis. Am J Reprod Immunol. 2009;61:322-329.
10. Kitaya K, Yasuo T. Immunohistochemistrical and clinico pathological characterization of chronic endometritis. Am J Reprod Immunol. 2011;66:410.
11. Pinto V, Matteo M, Tinelli R, et al. Altered uterine contractility in women with chronic endometritis. Fertil Steril. 2015;103:1049-1052.
12. Chen C, Song X, Wei W, et al. The microbiota continuum along the female reproductive tract and its relation to uterine-related diseases. Nat Commun. 2017;8:875.
13. Zervomanolakis I, Ott HW, Hadziomerovic D, et al. Physiology of up ward transport in the human female genital tract. Ann N Y Acad Sci. 2007;1101:1-20.
14. Cicinelli E, De Ziegler D, Nicoletti R, et al. Chronic endometritis: Correlation among hysteroscopic, histologic, and bacteriologic findings in a prospective trial with 2190 consecutive office hysteroscopies. Fertil Steril. 2008;89:677-684.
15. Chen C, Song X, Wei W, et al. The microbiota continuum along the femalere productive tract and its relation to uterine-related diseases. Nat Commun. 2017;8:875.
16. Cicinelli E, Matteo M, Tinelli R, et al. Prevalence of chronic endometritis in repeated unexplained implantation failure and the IVF success rate after antibiotictherapy. Hum Reprod. 2015 Feb;30(2):323-30.
17. Cicinelli E, Vitagliano A, Kumar A, et al. Unified diagnostic criteria for chronic endometritis at fluid hysteroscopy: proposal and reliability evaluation through an international randomized-controlled observer study. Fertil Steril. 2019;112(1):162-73 e2.
18. Liu Y, Chen X, Huang J, et al. Comparison of the prevalence of chronic endometritis as determined by means of different diagnostic methods in women with and without reproductive failure. Fertil Steril. 2018 May;109(5):832-839.
19. Chen X, Liu Y, Zhao Y, et al. Association between chronic endometritis and uterine natural killer cell density in women with recurrent miscarriage: clinical implications. J Obstet Gynaecol Res. 2020 Mar 18.
20. Kitaya K, Takeuchi T, Mizuta S, et al. Endometritis: new time, new concepts. Fertil Steril. 2018 Aug;110(3):344-350.

RETENÇÃO DE PRODUTOS DA CONCEPÇÃO

Luiz Cavalcanti de Albuquerque Neto
Thiago Falbo Guazzelli

INTRODUÇÃO

O termo retenção de produtos da concepção (RPOC – em inglês, *Retained Products Of Conception*) refere-se ao tecido placentário e/ou fetal que permanece no útero após uma perda gestacional (espontânea ou planejada) ou parto (prematuro ou a termo). A presença de RPOC após uma perda espontânea de gravidez distingue um aborto incompleto de um aborto completo.

RETENÇÃO PLACENTÁRIA

O termo retenção placentária é usado quando sua expulsão não ocorre até 30 minutos após o nascimento. Varia de 1,5 a 2,7%, sendo mais frequente em populações de alto risco:

- Parto pré-termo;
- História de placenta retida em outra gestação;
- Curetagem prévia;
- Parto acelerado ou induzido;
- Pré-eclâmpsia;
- Malformações uterinas.

A retenção de tecido placentário, coágulos e acretismo é responsável por 10% dos casos de hemorragia pós-parto.[1]

A aderência anormal da placenta no miométrio que apresenta ausência parcial ou total da decídua basal e desenvolvimento anormal da camada fibrinoide é chamada de acretismo placentário. Existem diferentes níveis de invasões, que podem ser acreta, atingindo o miométrio, increta, que penetra o miométrio, e a percreta, que alcança a serosa e pode acometer órgãos pélvicos e/ou abdominais. Essa aderência pode ser total ou parcial.[1]

O ACOG (Congresso Americano de Obstetras e Ginecologistas) relatou, em 2012, que a incidência de acretismo placentário aumenta no mundo todo em paralelo ao aumento de cesarianas, ocorrendo um caso para cada 533 partos.[2] Pode causar hemorragia grave e é importante causa de morbidade e mortalidade materna, que pode chegar a 7%.[1]

Fisiopatologia

Dois mecanismos diferentes, embora não comprovados, foram sugeridos para descrever a patogênese atrás da RPOC.[3] A teoria de Ranney propõe uma relação direta entre a espessura e o tônus em várias regiões do miométrio e a presença de RPOC. A crença é que áreas como o fundo e a região uterotubária tenham redução do tônus no segundo estágio do trabalho de parto, com consequente aumento na taxa de RPOC em comparação com regiões com aumento do tônus. Esta contratilidade uterina subideal pode ser a responsável pela RPOC em cavidades uterinas anormais.

Alternativamente, Eastman e Hellman propõem que a RPOC estaria relacionada com certo grau de acretismo placentário não diagnosticado. Este fenômeno ocorreria em regiões com formação decidual diminuída, como fundo, regiões cornuais e segmento uterino inferior, podendo levar ao implante direto no miométrio.

Diagnóstico

O diagnóstico pré-natal é importante para o planejamento do parto. Na presença de placenta prévia e cesariana anterior, é importantíssimo avaliar a possibilidade de acretismo. A ultrassonografia tem sensibilidade de 77 a 93% e especificidade de 71 a 96%. Quando a ultrassonografia não for esclarecedora e nos casos de placenta prévia com predomínio posterior, a ressonância magnética deve ser solicitada. A ressonância magnética tem sensibilidade de 80 a 88% e especificidade de 65 a 100%.[4]

A ultrassonografia com ou sem Doppler colorido é o principal suporte no diagnóstico de RPOC e continua sendo a modalidade de imagem de escolha. Existem diferentes fatores que afetam a precisão do diagnóstico via ultrassonografia, como a experiência do examinador, a tecnologia e uso de Doppler colorido. A Classificação de Gutenberg (Quadros 21-1 e 21-2)[5] diferencia, na ultrassonografia, os achados histeroscópicos da RPOC. Os quatro padrões da ultrassonografia descritos são baseados em ecogenicidade tecidual, bem como

Quadro 21-1. Classificação de Gutenberg: Padrões Ultrassonográficos de RPOC[5]

- Tipo 0: Massa avascular hiperecogênica
- Tipo 1: Ecos diferentes com vascularização mínima ou inexistente
- Tipo 2: Massa altamente vascularizada confinada à cavidade
- Tipo 3: Massa altamente vascularizada com miométrio altamente vascularizado

Quadro 21-2. Classificação de Gutenberg: Padrões Histeroscópicos de RPOC

- Tipo 0: Massa branca sem estruturas claras
- Tipo 1: Vilosidades coriônicas avasculares bem definidas
- Tipo 2: Vilosidades coriônicas bem vascularizadas
- Tipo 3: Aneurisma sobre o miométrio na área de implantação

vascularização intracavitária e miometrial. Esta classificação pode ser usada para correlacionar os padrões de ultrassonografia com a aparência histeroscópica na RPOC. O uso dessas duas classificações relacionadas pode ajudar os médicos a antecipar a complexidade e o grau de dificuldade que podem ser encontrados no momento do esvaziamento uterino por histeroscopia (Figs. 21-1 e 21-2).[6]

Abortamento

O abortamento é uma síndrome hemorrágica da primeira metade da gravidez, definida pela Organização Mundial da Saúde (OMS) como a interrupção da gravidez antes de 22 semanas ou com um feto até 500 g ou de 16,5 cm, ou seja, antes de atingida a viabilidade.[7]

O abortamento representa a quarta causa de mortalidade materna no Brasil, diferentemente do que ocorre em países desenvolvidos, onde essas taxas de morte, especificamente por aborto, são reduzidas. Mulheres jovens e em plena idade produtiva e reprodutiva são as que estão mais sujeitas às complicações, como hemorragias, infecções, perfurações de órgãos e infertilidade, levando-as desnecessariamente à morte ou acarretando sequelas à sua saúde física, mental e reprodutiva. Aliás, as complicações do abortamento representam a terceira causa de ocupação dos leitos obstétricos no Brasil.[8]

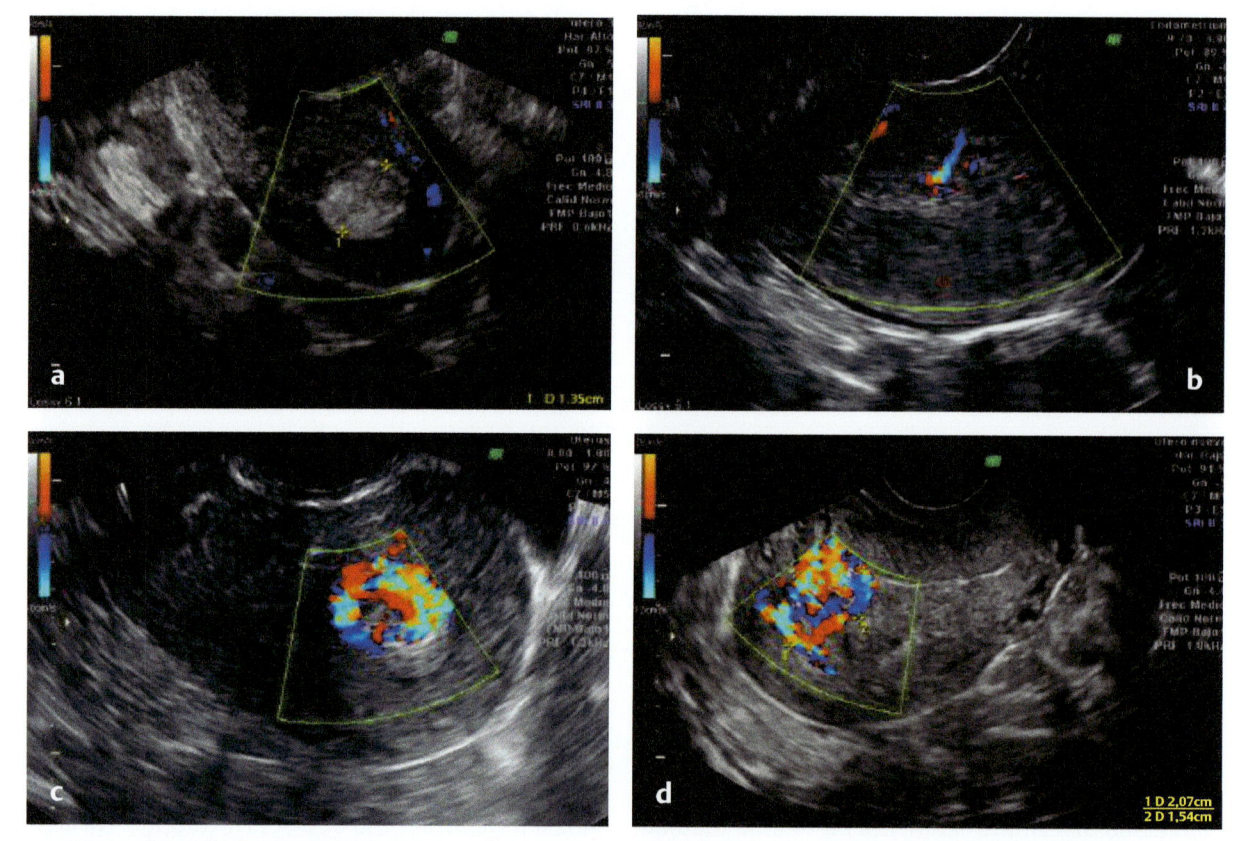

Fig. 21-1. Padrões ultrassonográficos de RPOC. Classificação de Gutenberg. (a) Tipo 0: massa avascular hiperecogênica. (b) Tipo 1: ecos diferentes com vascularização mínima ou inexistente. (c) Tipo 2: massa altamente vascularizada confinada à cavidade. (d) Tipo 3: massa altamente vascularizada com miométrio altamente vascularizado. (Adaptada com autorização de Alonso Pacheco L et al.)[6]

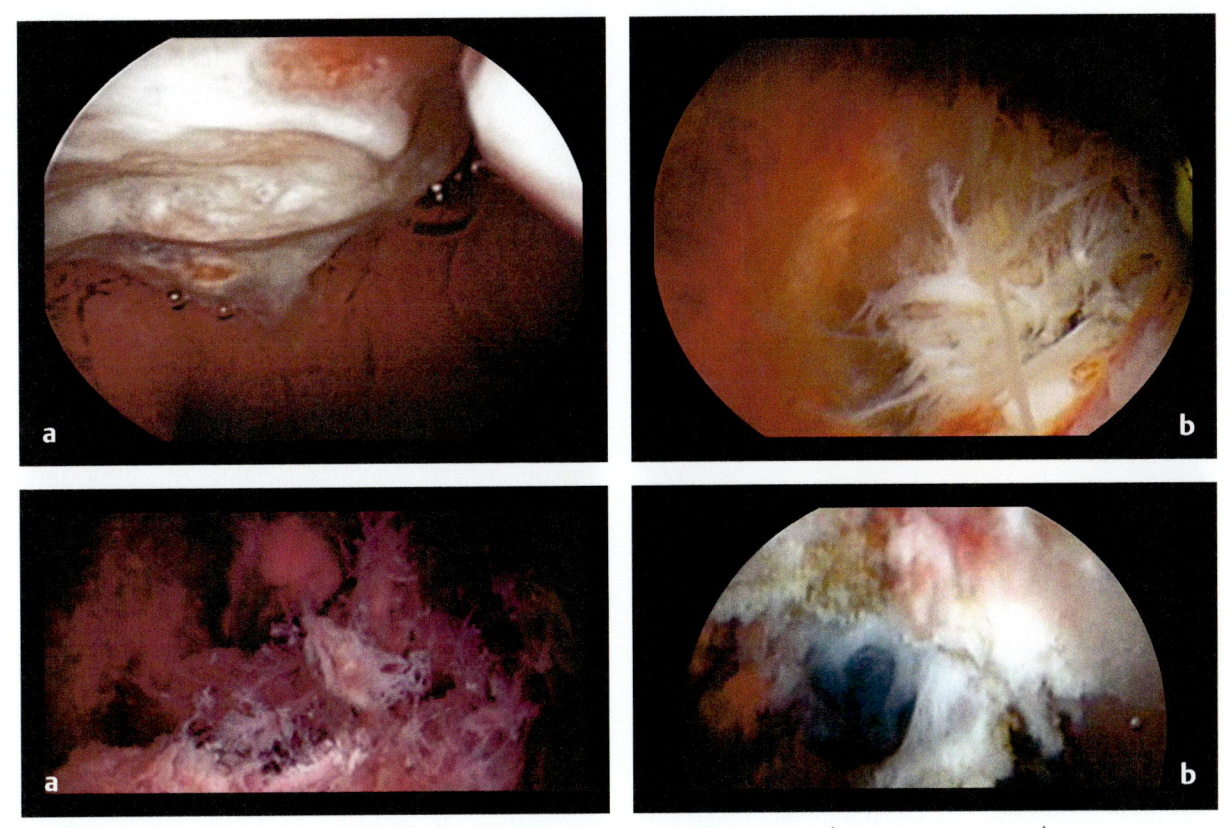

Fig. 21-2. Padrões histeroscópicos de RPOC. Classificaçãode Gutenberg. (**a**) Tipo 0: massa branca sem estruturas claras. (**b**) Tipo 1: vilosidades coriônicas avasculares bem definidas. (**c**) Tipo 2: vilosidades coriônicas bem vascularizadas. (**d**) Tipo 3: aneurisma sobre o miométrio na área de implantação. (Adaptada com autorização de Alonso Pacheco L *et al.*)[6]

Diagnóstico

A avaliação de rotina para o RPOC após todos os casos de aborto espontâneo ou interrupção da gravidez provavelmente resultará em diagnósticos falso-positivos e intervenções desnecessárias, pois o RPOC nem sempre leva à morbidade. Por outro lado, a avaliação é indicada em mulheres cujos sintomas estão fora da faixa normal, como aquelas com sangramento intenso ou prolongado e naquelas com febre, sensibilidade uterina ou dor abdominal pélvica significativa. A avaliação clínica, laboratorial e ultrassonográfica combinada dessas pacientes pode ajudar no gerenciamento direto.[9]

HISTEROSCOPIA

A histeroscopia é a técnica padrão-ouro para avaliação da cavidade uterina. Pode ajudar nos casos de RPOC, de forma diagnóstica e terapêutica, com segurança e efetividade, ampliando as opções de tratamentos conservadores.

Apesar de ser a técnica mais usada, a curetagem é falha quando a lesão endometrial é focal. Stock *et al.* mostraram, analisando 50 pacientes submetidas à curetagem seguida por histerectomia, que em 16% destas, menos de 25% da cavidade uterina foi atingida.[10] Cornos, fundo e paredes laterais do útero são as regiões mais difíceis de serem avaliadas. Nestas situações, pela visão direta da cavidade, a histeroscopia apresenta vantagens. Também oferece a possibilidade de obter material ovular, com menor contaminação com tecido materno quando comparada à curetagem, para estudo citogenético.[11]

Histeroscopia no Diagnóstico de RPOC

A histeroscopia possibilita a visão da cavidade, identificando com mais detalhes as irregularidades focais do que o exame ultrassonográfico convencional e pode distinguir uma massa ecogênica livre de massa aderida à parede uterina. A histeroscopia permite, potencialmente, o diagnóstico e a terapia durante um único procedimento. Se o sangramento não for intenso, a histeroscopia pode ser realizada de forma ambulatorial e sem anestesia, mas requer equipamentos e conhecimentos especializados.

A histeroscopia tem vantagens sobre histerossonografia em pacientes estáveis com sintomas leves persistentes (3 ou mais semanas) e exame ultrassonográfico com dúvida no diagnóstico. Se a RPOC for identificada, o tecido poderá ser removido no mesmo momento (*see and treat*) com uma pinça histeroscópica (*grasping*) ou com um sistema removedor de tecidos (morcelador histeroscópico).[12]

Contraindicação

A histeroscopia deve ser evitada na suspeita ou confirmação clínica de infecção (febre, sensibilidade uterina significativa ou sensibilidade ao movimento cervical) pela possibilidade da passagem de líquido da cavidade uterina à pelve e provocar uma infecção ascendente. Pacientes com suspeita de infecção e preocupação clínica com RPOC devem ser tratadas com antibióticos e esvaziamento uterino convencional.[12]

Conduta

Antes do esvaziamento intrauterino, todas as condições presentes que coloquem em risco a vida da mulher devem ser tratadas imediatamente. O médico deve investigar sinais de choque, hemorragia, infecção pélvica ou cervical, septicemia, perfuração ou lesão abdominal, que ocorrem comumente no aborto clandestino ou incompleto.[13]

Retenção Placentária

Nos casos de retenção placentária, sem acretismo, procura-se estimular a contratilidade do miométrio retroplacentário. Pode utilizar ocitocina por via endovenosa e misoprostol (200 a 400 mcg por via retal). Quando não houver sucesso, a extração manual da placenta pode ser realizada. Em seguida, é recomendada profilaxia medicamentosa com dose única de antibiótico (ampicilina ou cefalosporina de primeira geração).[14]

Nos casos em que exista acretismo, o preparo do ambiente hospitalar com equipe multidisciplinar é fundamental, pelo alto risco de hemorragia.[2]

A terapêutica escolhida será de acordo com o grau de invasão placentária. A conduta expectante deve ser bem avaliada para seu uso clínico, em razão do risco de infecção, sangramento, histerectomia de emergência e outras complicações clínicas, além do risco de morte. Não há evidências de benefícios com o uso de metotrexato.[2]

Abortamento

Nas gestações com mais de 12 semanas, pelo tamanho uterino, a conduta consiste no uso do misoprostol para promover o esvaziamento uterino e, em seguida, na maioria das vezes, complementa-se com curetagem uterina. Abaixo de 12 semanas indica-se o esvaziamento uterino mecânico por meio da vácuo-aspiração ou aspiração manual intrauterina (AMIU). Quando não for possível, faz-se a curetagem uterina. Como medidas complementares administram-se solutos fisiológicos ou glicosados ou, ainda, sangue, caso a dinâmica circulatória esteja comprometida.[15]

Técnicas de Esvaziamento Uterino

O esvaziamento intrauterino é a remoção do conteúdo uterino. O esvaziamento uterino pode ser realizado de forma farmacológica ou mecânica. No segundo trimestre da gestação, o abortamento farmacológico é o método de escolha, complementado, na maioria das vezes, com curetagem após a expulsão do feto.[16,17]

Farmacologia

Caso exista necessidade do preparo cervical prévio ao esvaziamento uterino cirúrgico, é indicado o uso de 400 μg via vaginal 3 horas antes do procedimento.[18]

Mecânica (Intervenção Cirúrgica)

Os dois métodos mais utilizados para a remoção do conteúdo uterino são aspiração intrauterina (manual ou elétrica) e curetagem,[19] além da remoção histeroscópica direta. Algumas pacientes com RPOC apresentarão um colo uterino aberto e não precisarão de mais dilatação. Se for necessária dilatação, o colo do útero é dilatado apenas o suficiente para permitir que a cureta ou o cateter de sucção entre na cavidade uterina.[15]

A remoção histeroscópica tem a vantagem de fornecer diagnóstico e tratamento simultâneos. É mais apropriado para mulheres sem sangramento ou sinais clínicos de infecção. Pode ser indicada para mulheres com sangramento irregular prolongado ou diagnóstico de RPOC na ultrassonografia. Se o tecido anormal for identificado, ele poderá ser removido com um ressectoscópio, morcelador ou pinça.[20,21] Sob visão direta da cavidade uterina, o procedimento tem as vantagens de remover completamente o tecido e evitar danos às áreas não afetadas do endométrio.

Complicações dos Métodos de Esvaziamento Intrauterino

Três complicações na manipulação do útero pós-aborto são:

- Infecção;
- Perfuração uterina, que pode lesionar vasos sanguíneos ou órgãos pélvicos e abdominais (intestino ou bexiga) e requer embolização arterial ou reparo cirúrgico;
- Formação de sinéquias.[12]

Dados de alta qualidade demonstram que antibióticos profiláticos reduzem a endometrite em todos os subgrupos de mulheres submetidas à interrupção da gravidez, mesmo em grupos de baixo risco de infecção (ou seja, sem histórico de doença inflamatória pélvica e uma cultura negativa de clamídia no pré-operatório). Embora essa evidência seja indireta, a profilaxia com antibióticos antes do manejo cirúrgico da RPOC é recomendada. Uma dose única de antibiótico de amplo espectro no momento do procedimento é indicada e, em pacientes que estão com sinais clínicos infecciosos, o tratamento completo deve ser realizado.[22-24]

Se ocorrer perfuração uterina, a exploração abdominal é mandatória se for utilizada energia eletrocirúrgica ou curetagem por sucção no momento da perfuração, se a paciente estiver hemodinamicamente instável ou se houver sinais de sangramento uterino grave ou lesão vascular ou visceral. O procedimento original pode ser concluído sob visão direta da superfície externa do útero. Se a perfuração uterina ocorreu durante a dilatação cervical ou com um instrumento contundente, sem sucção ou fonte de energia eletrocirúrgica, o risco de lesão vascular ou visceral é baixo e uma observação cuidadosa pode ser suficiente. O procedimento pode ser realizado sob orientação de ultrassonografia (com o uso de curetagem em vez de sucção ou dispositivo eletrocirúrgico) e a paciente pode ser observada quanto a sinais de complicações. Outra opção é concluir o procedimento sob orientação laparoscópica: a laparoscopia permite a visão direta do local da perfuração e a avaliação das estruturas circundantes.[12]

Pacientes com suspeita de perfuração devem ser tratadas com antibióticos: ceftriaxona 250 mg por via intramuscular, dose única ou doxiciclina 100 mg por via oral 2 vezes por dia associado a metronidazol 500 mg por via oral 3 vezes por dia durante 1 semana.[12]

Uma série de 105 pacientes submetidas ao morcelamento histeroscópico de restos placentários mostrou uma taxa de 5% de perfuração uterina, que parece relativamente alta. No entanto, não há estudo diretamente comparativo com a curetagem, durante as quais as perfurações podem não ser identificadas.[12]

As sinéquias uterinas que são consequentes ao processo de cicatrização das áreas cruentas no procedimento, levando a pontes fibrosas na cavidade uterina. As sinéquias podem variar de aderências suaves à cicatrizes muito espessas que obliteram o endométrio, levando à amenorreia/hipomenorreia e infertilidade.[25] O principal fator de risco para o desenvolvimento de sinéquias uterinas é a curetagem no contexto obstétrico, particularmente no cenário de uma infecção, e o risco parece aumentar com o número de procedimentos cirúrgicos.[26-28] Como exemplo, um estudo histeroscópico de 147 mulheres que tiveram curetagem prévia por aborto relatou que 15% tinham sinéquias após um ou dois procedimentos de curetagem e 32% tiveram sinéquias após três procedimentos.[26] O tecido cicatricial parecia mais denso após a segunda ou terceira curetagem. Os benefícios de um segundo procedimento em uma paciente estável devem ser ponderados contra esse risco.[12]

É possível que as aderências intrauterinas sejam secundárias ao processo inflamatório causado pelo tecido ovular, e não ao procedimento de curetagem propriamente dito. Isso foi sugerido pelos achados de fertilidade diminuída e mais hipomenorreia quando a curetagem com patologia placentária positiva é comparada com a curetagem com achados patológicos negativos.[29] Nesta perspectiva, a remoção do tecido retido é desejável e a histeroscopia direcionada pode ser a melhor abordagem para pacientes com RPOC. Uma comparação direta da ressecção histeroscópica à curetagem para RPOC mostrou taxa significativamente menor de sinéquias à histeroscopia, presumivelmente porque o dano endometrial global é evitado.[20]

CUIDADOS NA HISTEROSCOPIA

A realização da histeroscopia no útero gravídico tem alguns detalhes importantes, que necessitam de uma atenção especial pelas alterações uterinas e sistêmicas da paciente.

Meio de Distensão

A solução salina normal é a primeira opção pela sua segurança. Pelo fato de ser isotônica, mesmo com absorção sistêmica de grandes quantidades, não causa desequilíbrio eletrolítico. Tem como desvantagem não permitir o uso de instrumentos de energia monopolar.

Controle de Pressão do Meio de Distensão

O principal mecanismo de absorção sistêmica dos meios de distensão parece estar diretamente relacionado com a ruptura cirúrgica da integridade dos seios venosos no endométrio profundo e no miométrio. Quando esses vasos são seccionados, o meio de distensão tem a oportunidade de acessar a circulação sistêmica se a pressão intrauterina for maior que a pressão vascular. O grau de distensão também está relacionado com a absorção, com maior pressão de distensão intrauterina levando ao aumento da absorção. O aumento do tempo operatório também aumenta a quantidade de absorção de fluido.

No contexto gravídico, a paciente estará com uma cavidade uterina aumentada e, ocasionalmente, na presença de sangramento leve, o que requisitará mais líquido para distensão e limpeza da cavidade, para uma visão e tratamento adequados.

Em contrapartida, estará hemodiluída e hipotensa, o que aumenta o risco da infusão do líquido na circulação sistêmica e causar complicações, como o *overload*.

O uso de bombas automáticas que controlam a pressão e infusão do líquido aumenta a segurança do procedimento. A manutenção de uma pressão intrauterina padrão é essencial para intervenções cirúrgicas prolongadas e pode ajudar a minimizar a absorção sistêmica dos meios de distensão. O controle rigoroso da saída do líquido é fundamental para o cálculo do balanço hídrico, volume que será considerado como absorvido pela paciente. Em pacientes saudáveis, o déficit líquido máximo é de 1.500 mL para soluções hipotônicas e 2.500 mL para soluções isotônicas. No entanto, se o déficit hídrico atingir 1.000 mL de uma solução hipotônica ou 2.000 mL de uma solução eletrolítica, deve-se considerar a interrupção da infusão adicional e a conclusão do procedimento.[30] Recomenda-se a utilização de pressão de infusão do meio líquido inferior à pressão arterial média da paciente.

Técnica

Por utilizarem o soro fisiológico como meio de distensão, a energia mecânica e/ou a energia bipolar tem vantagens à energia monopolar.

A cavidade uterina no contexto gravídico está distendida, com maior volume e paredes mais finas, assim, a retirada da RPOC deve ser cautelosa e o uso da energia elétrica deve ser evitado. Quando esta for necessária, ressecções finas e superficiais devem ser realizadas com grande cuidado.

A RPOC é um material de característica friável e geralmente com penetração superficial, motivo pelo qual a avaliação adequada por imagem nos casos de retenção placentária é imprescindível (Fig. 21-3). Com a visão histeroscópica é possível identificar o plano de clivagem entre o material e a parede uterina (Fig. 21-4).

A escolha da técnica histeroscópica será feita de acordo com a disponibilidade dos equipamentos, familiaridade do profissional, volume uterino e tamanho do material intracavitário.

O uso de equipamentos de até 5 mm de diâmetro pode ser utilizado para confirmação diagnóstica e, se possível, tratamento no mesmo momento, com ajuda da pinça de apreensão ou alça, no caso dos minirressectocópios. Estes instrumentais serão pouco resolutivos em cavidades grandes e/ou RPOC volumosos.

O uso de equipamentos maiores que 5 mm proporcionam uma distensão uterina e visão melhor do que os menores supracitados. Os morceladores permitem a fragmentação com extração do material ovular/placentário sem a retirada constante do instrumental da cavidade endometrial, reduzindo o volume de líquido utilizado para distensão e reduzindo o tempo cirúrgico (Fig. 21-5). O uso do ressectoscópio nestes casos pode

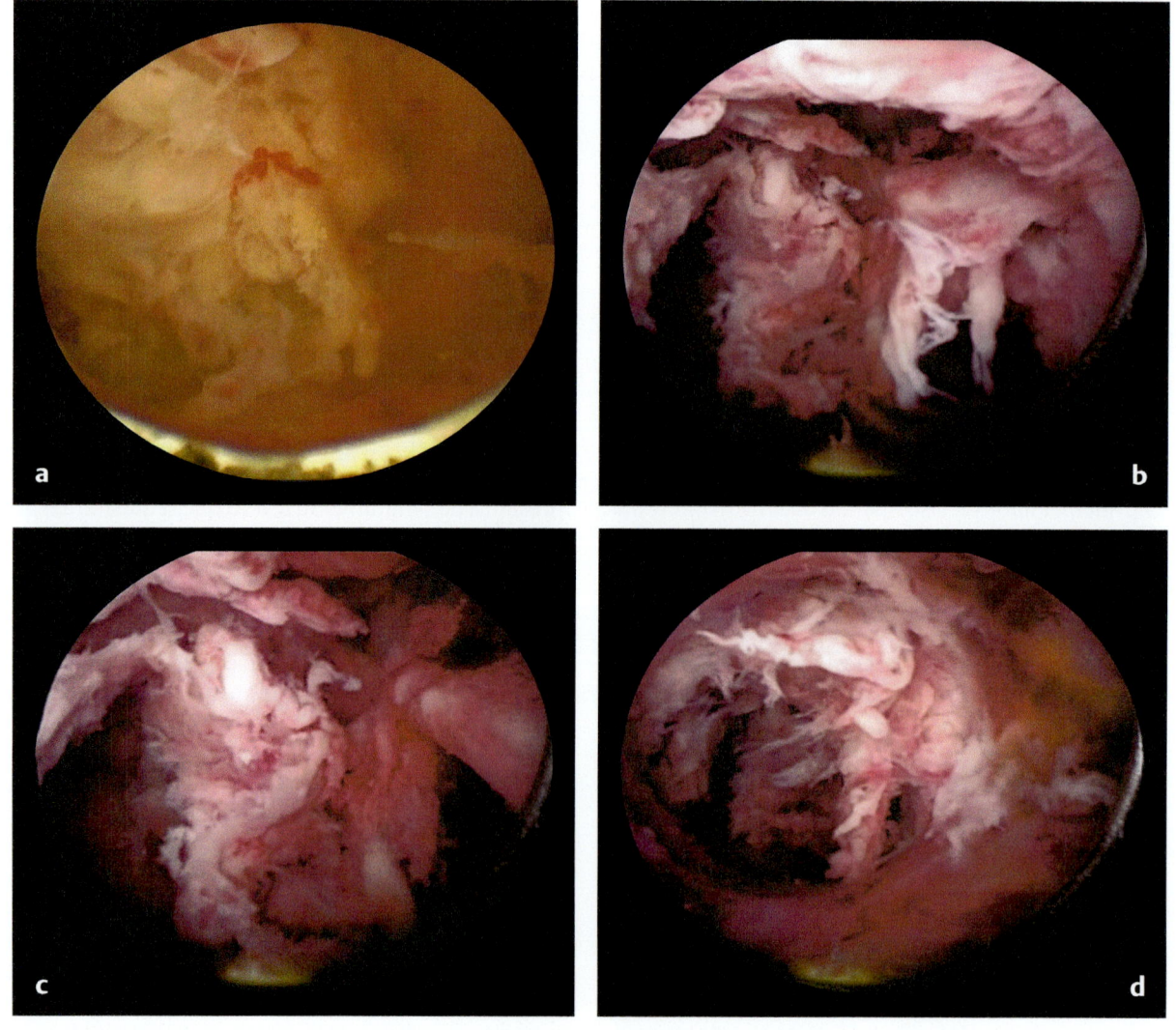

Fig. 21-3. Produtos da concepção retidos. (**a**) Material ovular. (**b**) Material placentário. (**c, d**) Material placentário.

CAPÍTULO 21 ▪ RETENÇÃO DE PRODUTOS DA CONCEPÇÃO

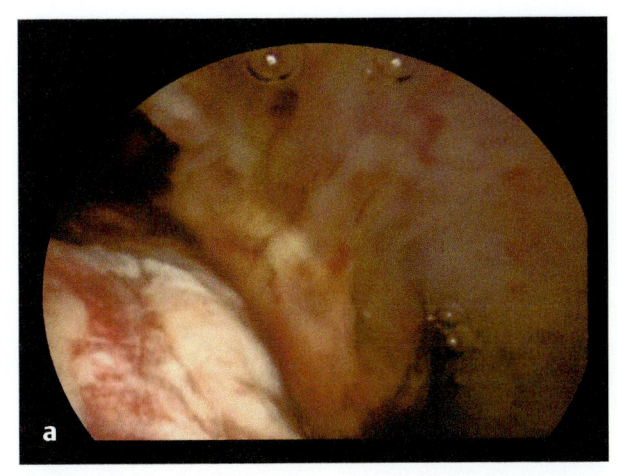

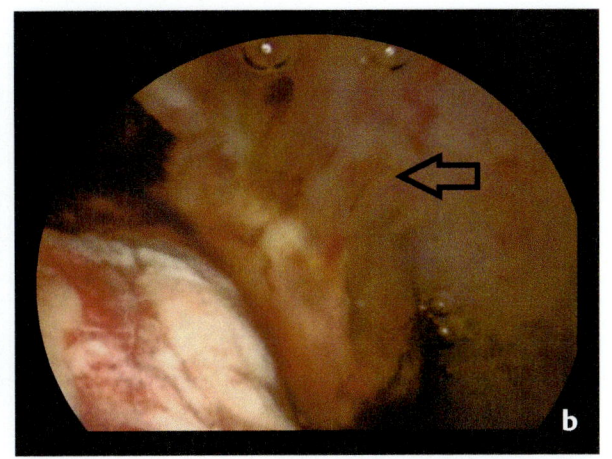

Fig. 21-4. Plano de clivagem entre o material (RPOC) e a parede uterina.

ser feito de maneira diferente da técnica tradicional. Por ser um material friável, a alça pode ser posicionada à frente do tecido e, com leve pressão contra o endométrio e *SEM ENERGIA*, empurrada em direção ao fundo uterino, com o objetivo de soltar a RPOC da parede endometrial para, em seguida, ser retirado da cavidade uterina de maneira tradicional.

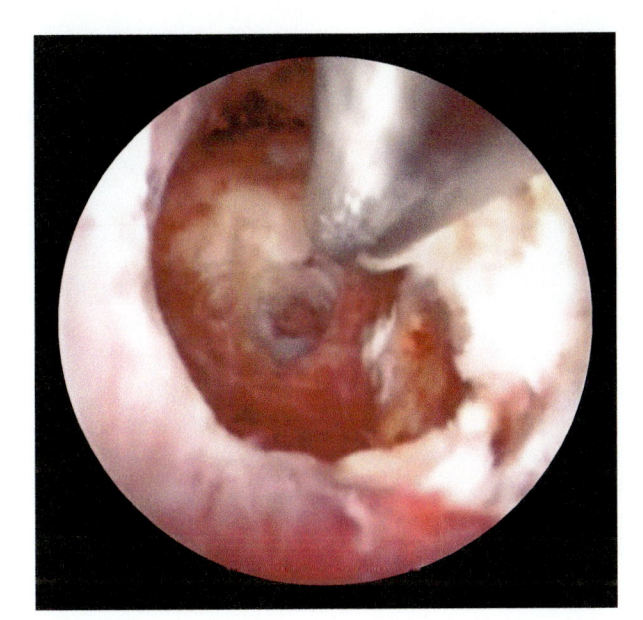

Fig. 21-5. Retirada da retenção dos produtos da concepção com morceladores.

O procedimento deverá se iniciar da porção mais ístmica do material, com a alça em semicírculo sendo movimentada no sentido colo-fundo do útero, no plano de clivagem entre o material e o endométrio, com leve pressão e direcionamento para o endométrio, sem uso de energia. Isso é conseguido com a angulação do eixo do ressectoscópio. Esse movimento do ressectoscópio termina com uma pequena elevação da alça, ao atingir a porção final da lesão, com o movimento contrário do eixo do ressectoscópio. Esse movimento do ressectoscópio no sentido colo-fundo do útero, sem energia, deverá ser repetido até a liberação completa da lesão. O material liberado poderá ser retirado da cavidade uterina com a apreensão com a alça semicírculo ou com o uso de pinça de Winter (Figs. 21-6 e 21-7).

Em alguns casos, pequenas áreas dos produtos da concepção poderão estar firmemente aderidos à parede uterina, nestes casos, será necessário o uso da alça semicírculo com energia, no sentido fundo-colo do útero, apenas nessa área.

Com a possibilidade de visão direta da cavidade uterina, o procedimento só será encerrado diante de uma cavidade livre de material.

Na presença de grande quantidade de material na cavidade uterina, o uso da pinça de Winter, pós-localização da parede em que o material está aderido poderá acelerar o esvaziamento e facilitar a visão da cavidade.

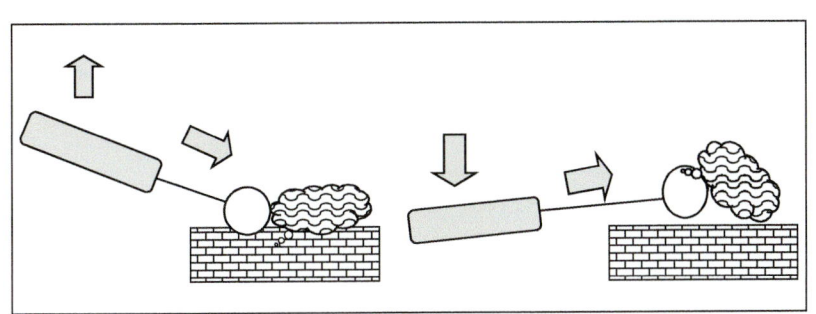

Fig. 21-6. Movimento do ressectoscópio e alça semicírculo.

Fig. 21-7. Técnica operatória com o ressectoscópio e alça semicírculo. (**a**) Alça semicírculo se aproximando da RPOC. (**b**) Movimento em sentido colo-fundo do útero. (**c**) Discreta elevação da alça ao término do procedimento. (**d**) Elevando a alça e liberando completamente o RPOC. (**e**) Visão final da cavidade uterina.

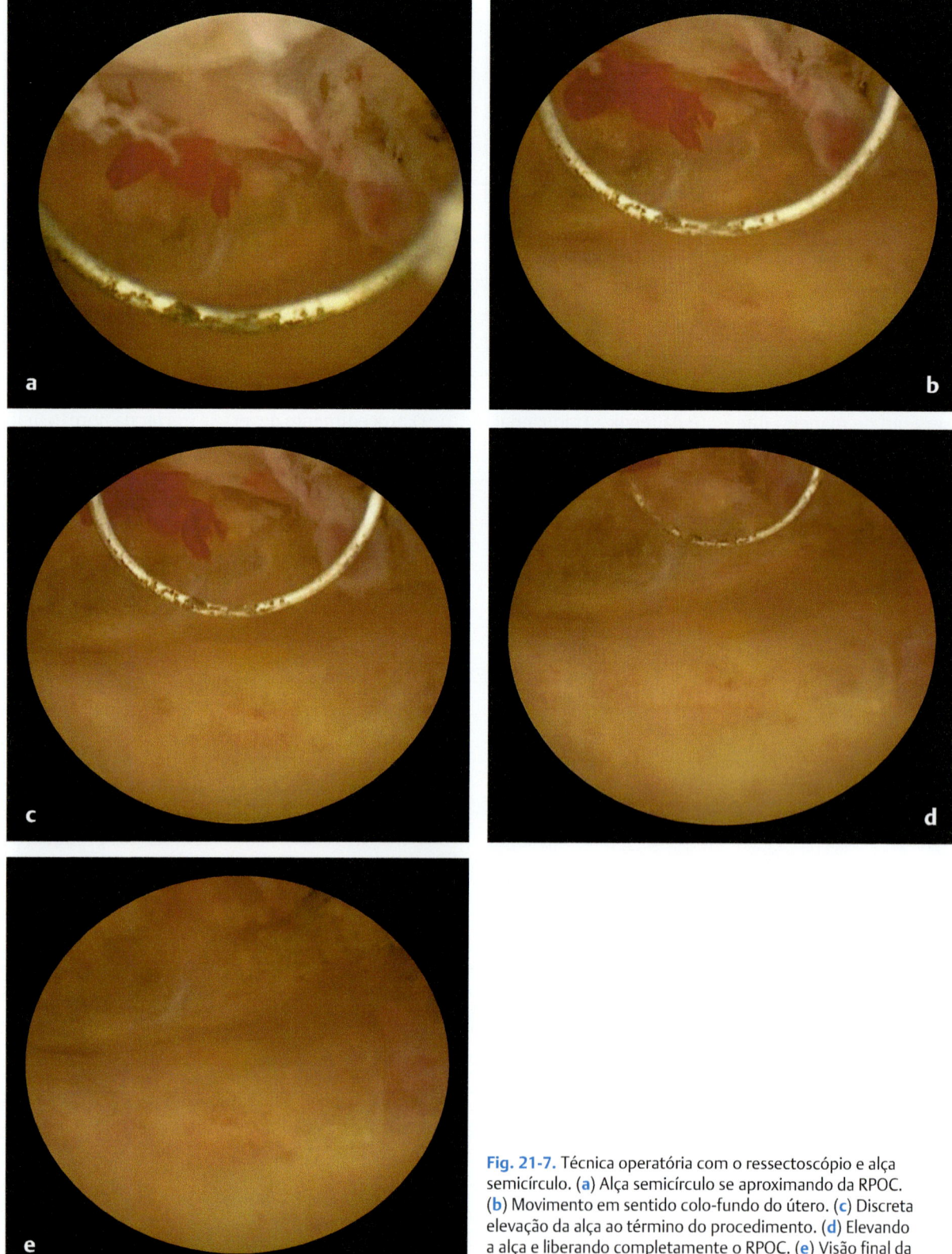

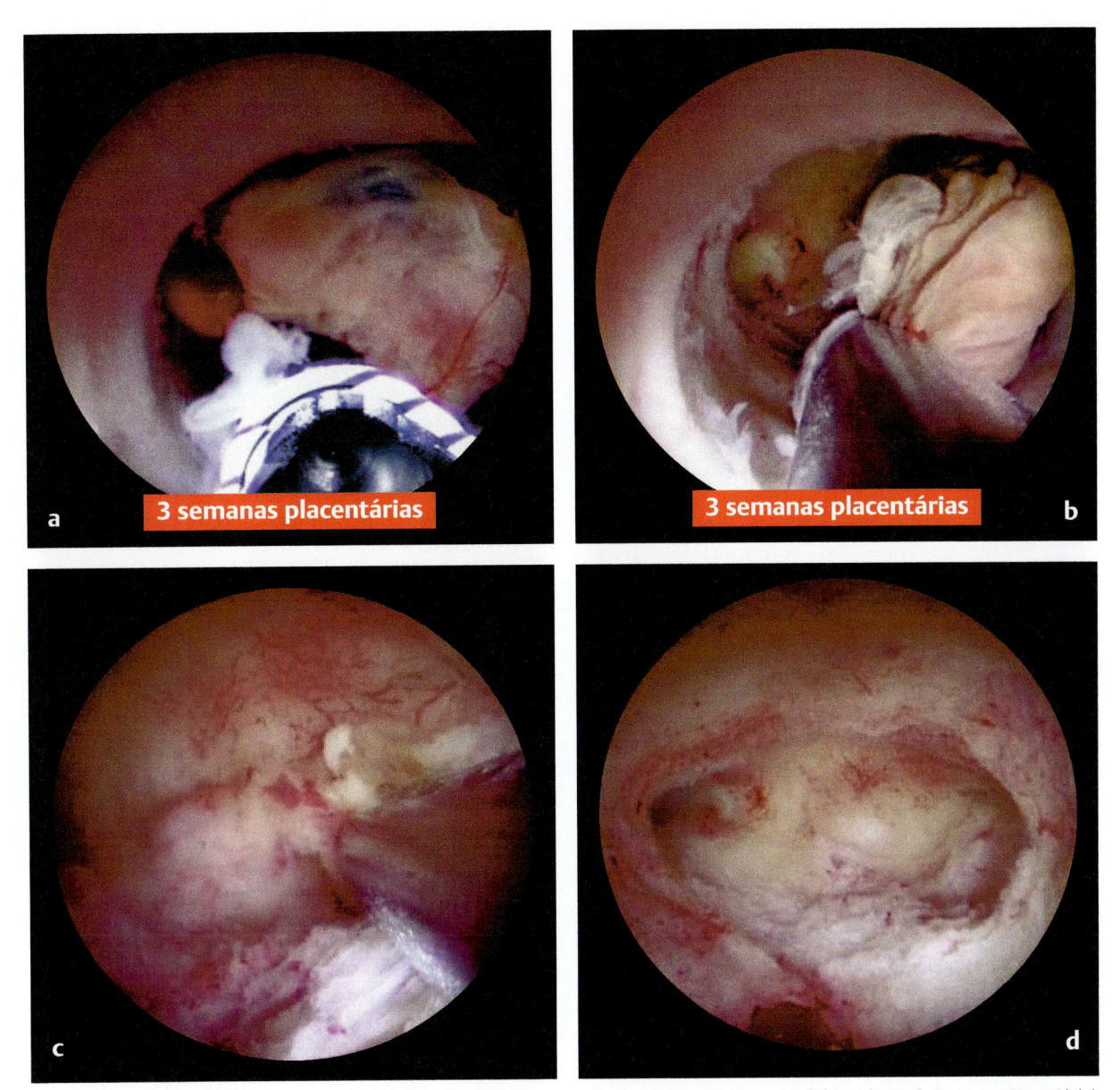

Fig. 21-8. Técnica operatória com morcelador para retirada de material placentário. (Imagens cedidas pelo Prof. Giuseppe Bigatti.) (**a**) Morcelador com sua janela dirigida à lesão. (**b,c**) Morcelador com redução do volume de material. (**d**) Visão final da cavidade uterina.

É conveniente a administração de ocitocina venosa durante o procedimento e a realização do controle do balanço hídrico.

Com o uso do morcelador, a retirada do material (RPOC) acontece da extremidade para a base da lesão. Com esse Sistema Removedor de Tecidos faz-se a fragmentação e a aspiração simultânea do material, podendo-se diminuir o tempo operatório. Esse instrumental atua apenas no endométrio onde o material está aderido, não levando qualquer trauma ao endométrio normal (Fig. 21-8).

CONSIDERAÇÕES FINAIS

A retirada de produtos da concepção retidos na cavidade uterina por histeroscopia é a melhor técnica principalmente para as pacientes que ainda desejam engravidar. Não é considerada rotina em razão de o custo ser maior do que curetagem e AMIU, mas tem indicação absoluta nos casos de insucesso dessas duas técnicas e em pacientes que foram tratadas de sinéquias intrauterinas previamente.

A visão direta, o uso cuidadoso e sem energia, diminuem o trauma no endométrio acometido e não manipulam o não acometido, levando à menor incidência de sinéquias intrauterina.

REFERÊNCIAS BIBLIOGRÁFICAS

1. Angstmann T, Gard G, Harrington T, Ward E, et al. Surgical management of placenta accreta: a cohort series and suggested approach. Am J Obstet Gynecol. 2010;202(1):38.e1-9.
2. Committee on Obstetric Practice. Committee opinion n. 529: placenta accreta. Obstet Gynecol. 2012;120(1):207-11.

3. Cunningham FG, Leveno JK, Bloom MD, Hauth JC, Rouse DJ, Spong CY. Obstetrical hemorrhage. In: Cunningham FG, Leveno JK, Bloom MD, Hauth JC, Rouse DJ, Spong CY. Williams Obstetrics. 23th ed. Stamford, Connecticut: Appletonand Lange; 2011.
4. Alonso Pacheco L, Timmons D, Saad N M, Carugno J. Hysteroscopic management of retained products of conception: A single center observational study. Facts Views Vis Obgyn. 2019 Sep;11(3):217-22.
5. Dwyer BK, Belogolovkin V, Tran L, et al. Prenatal diagnosis of placenta accreta: sonography or magnetic resonance imaging? J Ultrasound Med. 2008;27:1275-81.
6. Tinelli A, Pacheco LA, Haimovich S. Atlas of hysteroscopy. Obstet Gynecol Int J. 2017;7(5):00262.
7. Pacheco LA, et al. Hysteroscopic management of retained products of conception: A single center observational study. Facts Views Vis Obgyn. 2019 Sep;11(3):217-22.
8. World Health Organization. Recommended definitions, terminology and format for statistical tables related to the perinatal period and use of a new certificate for cause of perinatal deaths. Modifications recommended by FIGO as amended October 14, 1976. Acta Obstet Gynecol Scand. 1977;56(3):247-53.
9. Victora CG, Aquino EML, Leal MC, et al. Saúde de mães e crianças no Brasil: progressos e desafios. Lancet. 2011.
10. Wolman I, Altman E, Faith G, et al. Combined clinical and ultrasonographic work-up for the diagnosis of retained products of conception. Fertil Steril. 2009;92:1162.
11. Stock R, Kanbour A. Prehysterectomy curettage. Obstet Gynecol. 1975;45(5):537-41.
12. Ferro J, Martínez MC, Lara C, et al. Improved accuracy of hysteroembryoscopic biopsies for karyotyping early missed abortions. Fertil Steril. 2003;80(5):1260-4.
13. Carusi DA. The Placenta Accreta Spectrum: Epidemiology and Risk Factors. Clin Obstet Gynecol. 2018;61(4):733-42.
14. World Health Organization. The prevention and management of unsafe abortion. Report of a Technical Working Group. Geneva: WHO; 1992.
15. World Health Organization. Unedited Draft Report of the 17th Expert Committee on the Selection and Use of Essential Medicines. Geneva: WHO; 2009.
16. Moraes Filho OB, Steibel JAP, Maia Filho NL, Monteiro IP. Abortamento: classificação, diagnóstico e conduta. In: Fernandes CE, Sá MFS. Tratado de Obstetrícia FEBRASGO. Rio de Janeiro: Elservier; 2019. c. 18. p. 639-74.
17. Gemzell-Danielsson K, Ho PC, Gómez PLR, Weeks A, Winikoff B. Misoprostol to treat missed abortion in the first trimester. Int J Gynaecol Obstet. 2007;99(2):S182-5.
18. Lukman HY, Pogharian D. Management of incomplete abortion with manual vacuum aspiration in comparison to sharp metallic curette in an Ethiopian setting. East Afr Med J. 1996;73:598-603.
19. Morris JL, Winikoff B, Dabash R, et al. FIGO's updated recommendations for misoprostol used alone in gynecology and obstetrics. Int J Gynaecol Obstet. 2017;138(3):363-6.
20. Klein J, Stein Z. Epidemiology of chromosomal anomalies in spontaneous abortion: prevalence, manifestation and determinants. In: Bennett MJ, Edmonds DK. Spontaneous and recurrent abortion. Oxford: Blackwell Scientific Publications; 1987.
21. Rein DT, Schmidt T, Hess AP, et al. Hysteroscopic management of residual trophoblastic tissue is superior to ultrasound-guided curettage. J Minim Invasive Gynecol. 2011;18:774.
22. Hamerlynck TW, Blikkendaal MD, Schoot BC, et al. An alternative approach for removal of placental remnants: hysteroscopic morcellation. J Minim Invasive Gynecol. 2013;20:796.
23. Lissauer D, Wilson A, Hewitt CA, et al. A Randomized Trial of Prophylactic Antibiotics for Miscarriage Surgery. N Engl J Med. 2019;380:1012.
24. Prieto JA, Eriksen NL, Blanco JD. A randomized trial of prophylactic doxycycline for curettage in incomplete abortion. Obstet Gynecol. 1995;85:692.
25. Seeras R. Evaluation of prophylactic use of tetracycline after evacuation in abortion in Harare Central Hospital. East Afr Med J. 1989;66:607.
26. Al-Inany H. Intrauterine adhesions. An update. Acta Obstet Gynecol Scand. 2001;80:986.
27. Friedler S, Margalioth EJ, Kafka I, Yaffe H. Incidence of post-abortion intra-uterine adhesions evaluated by hysteroscopy--a prospective study. Hum Reprod. 1993;8:442.
28. Schenker J G. Etiology of and therapeutic approach to synechia uteri. Eur J Obstet Gynecol Reprod Biol. 1996;65:109.
29. Westendorp I C, Ankum W M, Mol B W, Vonk J. Prevalence of Asherman's syndrome after secondary removal of placental remnants or a repeat curettage for incomplete abortion. Hum Reprod. 1998;13:3347.
30. Ben-Ami I, Ofir T, Melcer Y, et al. Infertility following retained products of conception: is it the surgical procedure or the presence of trophoblastic tissue? Eur J Obstet Gynecol Reprod Biol. 2014;182:132.
31. Munro M G, Storz K, Abbott J A, et al. AAGL practice report: practice guidelines for the management of hysteroscopic distending media: (replaces hysteroscopic fluid monitoring guidelines. J Am Assoc Gynecol Laparosc. 2000;7:167–168.) AAGL Advancing Minimally Invasive Gynecology Worldwide. J Minim Invasive Gynecol. 2013;20:137-48.

MALFORMAÇÕES UTERINAS

Luis Alonso Pacheco
Laura Nieto Pascual

INTRODUÇÃO

As malformações uterinas são consequência de um erro produzido na embriogênese durante o processo de formação do útero. Por se tratar de um processo dinâmico, a malformação uterina resultante será diferente, dependendo da fase na qual esse erro aconteça.

A função principal do útero é a de perpetuar a espécie, sua missão é a de abrigar o ovo fecundado e mantê-lo até que se transforme em um organismo viável. Os úteros com malformações estruturais, tanto congênitas quanto adquiridas, apresentam funcionamento anormal, associando-se, com bastante frequência, a insatisfatórios resultados obstétricos, como infertilidade, abortos de repetição, prematuridade e as más apresentações fetais.

No manejo das malformações uterinas é fundamental estabelecer-se um diagnóstico preciso, já que o tratamento proposto dependerá desse diagnóstico. O uso de classificações para determinar o tipo de malformação facilita a unificação de resultados e a realização de estudos. A classificação recentemente publicada pela European Society for Gynaecological Endoscopy e a European Society of Human Reproduction and Embriology (ESGE/ESHRE) é uma ferramenta de grande utilidade que cataloga tanto as malformações uterinas quanto as cervicais e as vaginais.

O diagnóstico se baseia nos testes de imagem, embora atualmente o padrão-ouro continue sendo a combinação de laparoscopia + histeroscopia. Os resultados diagnósticos da ressonância magnética nuclear (RM) e da ecografia em 3D oferecem sensibilidade e especificidade quase de 100%.

O tratamento depende da malformação uterina. Conforme o tipo de malformação, a correção cirúrgica pode ser executada por via laparoscópica ou histeroscópica. As malformações relacionadas com alterações na fase de reabsorção, como o septo, o subsepto e o arqueado, supõem 60% do total das malformações uterinas, o que nos leva a concluir que a maioria das malformações uterinas é abordável por via histeroscópica.

EMBRIOLOGIA

A formação do útero é consequência de um processo dinâmico de trocas produzidas nos ductos de Müller entre a oitava e a décima sexta semanas de vida fetal e que dariam lugar ao colo, ao útero, às tubas uterinas e ao terço superior da vagina. Este processo consta de quatro fases: diferenciação, migração, fusão e canalização. Qualquer alteração produzida durante uma dessas fases resultará no aparecimento de uma formação uterina anormal.

As fases desse desenvolvimento são as seguintes:

- *1ª Fase – Diferenciação*: ocorre na sexta semana de gestação e consiste no aparecimento dos ductos de Müller como duas invaginações longitudinais no epitélio celômico, na parte externa da crista urogenital;
- *2ª Fase – Migração*: ocorre após o término da fase de diferenciação. Durante esta fase os ductos de Müller crescem em sentido caudal, laterais aos ductos mesonéfricos até se cruzarem mais adiante, unindo-se entre si na linha média e formando assim o primórdio uterino até a nona semana de gestação;
- *3ª Fase – Fusão*: ocorre praticamente ao mesmo tempo que a fase de migração e consiste em o primórdio uterino alcançar e contatar a invaginação do seio urogenital;
- *4ª Fase – Canalização*: posteriormente, até 10 semanas de gestação, é produzida a canalização dos ductos fundidos de Müller, o que dará lugar à existência de dois canais com um septo que os divide. Este processo termina com a reabsorção desse septo em sentido caudal-craniano, que se encerra ao redor da décima sexta semana de gestação e que dará lugar ao aparecimento do útero, colo, tubas uterinas e a parte superior da vagina.

As porções caudais dos ductos de Müller dão lugar às tubas que terminam na cavidade peritoneal. Depois das fases de fusão e canalização, essas porções caudais dão lugar ao endométrio, à camada muscular miometrial mais interna, ao colo e ao terço superior da vagina. As camadas miometriais intermediárias e externas têm origem mesenquimatosa, assim como os ligamentos de sustentação do útero.

Conforme o momento em que esse desenvolvimento uterino é afetado, o resultado será uma alteração uterina ou outra, a saber:

- *Agenesia uterina (síndrome de Rockitansky) e os casos de útero unicorno*: decorrentes de um erro no período de desenvolvimento;
- *Casos de úteros rudimentares, não funcionantes*: decorrem de erros no período de canalização;
- *Úteros didelfo e bicorno*: relacionados com erros na fase de fusão;
- *Útero septado e o arqueado*: produzidos quando ocorre erro na fase de reabsorção.

A causa do aparecimento dessas malformações permanece desconhecida, e a maioria dos autores conclui que o surgimento de malformação uterina tem origem multifatorial. Embora na maioria das ocasiões esse aparecimento seja esporádico, estima-se que o risco de recorrência familiar seja de 1 a 5% para os familiares de primeiro grau,[1] uma porcentagem que corresponde, de forma similar, a qualquer doença de origem multifatorial. Atualmente, foram identificados determinados genes que se relacionam como aparecimento de malformações uterinas, ainda que geralmente como parte de uma síndrome e não como malformação isolada, destacando-se: HNF1B, WNT4, WNT7A e HOXA13.[1]

PREVALÊNCIA

É muito difícil conhecer a verdadeira prevalência das malformações uterinas na população em geral, decorrente principalmente de duas causas:

1. De um lado, existem muitas malformações uterinas assintomáticas que permanecem silenciosas, fato que diminuirá os índices de diagnóstico nessas pacientes de maneira notável;
2. Por outro lado, ainda não existe unanimidade de critérios nem uma classificação aceita por todos, o que torna impossível obter dados comparáveis entre populações distintas.

Talvez a referência mais aceita por todos seja a revisão realizada por Chang em 94 estudos de observação e que, no total, incluiu 89.861 pacientes. Esta revisão determinou que a prevalência das malformações uterinas era de 5,5% na população em geral, de 8,0% em mulheres com infertilidade, de 12,3% em mulheres com história de aborto espontâneo e de até 24,5% em mulheres com aborto espontâneo e infertilidade.[2]

A distribuição das diferentes malformações uterinas também foi objeto de estudo por vários autores, e embora os resultados variem nas diferentes publicações, podemos concluir que todas indicam como mais rara a síndrome de Rockitansky (MRKH) e como mais frequente o útero septado. Deve-se destacar o estudo de Grimbizis,[3] que determinou que a malformação uterina mais frequente é o útero septado (34,9%), seguido do útero bicorno (26%) e do útero arqueado (18,3%), com 20,8% representando o restante das malformações uterinas. Cifras de prevalência maiores foram encontradas por Simón,[4] que determinou que o septo supunha até 90% das malformações uterinas.

CLASSIFICAÇÃO

A primeira classificação sistemática de malformações uterinas foi apresentada, em 1979, por Buttrame Gibbons, e se baseava no resultado da histerossalpingografia, categorizando as malformações em sete grupos distintos. Em 1988, foi revisada e adotada pela Sociedade Americana de Fertilidade (AFS) – a atual Sociedade Americana de Medicina Reprodutiva (ASRM) (Fig. 22-1).[5] Esta classificação, por causa da facilidade de uso, tem sido amplamente utilizada, convertendo-se, durante anos, na ferramenta de uso em nível mundial. Entretanto, ela apresenta dois pontos frágeis: por um lado se limita às malformações que afetam o útero, não levando em conta nem as alterações cervicais nem as vaginais e, por outro lado, existem determinadas malformações que não estão incluídas.

Posteriormente a esta, foram propostas várias classificações e subclassificações, entre as quais podemos destacar a de Acien, que se baseia na origem embriológica da malformação, e a de Oppelt, que tem como base a categorização independente de vagina, colo, útero, anexos e malformações associadas, seguindo a pauta das classificações TNM (tumor, linfonodos e metástases) utilizadas em Oncologia.

Recentemente, o grupo de trabalho CONUTA (Anomalias Uterinas Congênitas) que depende da European Society for Gynaecological Endoscopy/European Society of Human Reproduction and Embriology (ESGE/ESHRE) publicou, em 2013, uma nova classificação com base nos desvios da anatomia uterina normal e que permite separar as anomalias uterinas, cervicais e vaginais em seções.[6] Essa classificação divide as malformações uterinas em sete classes, a classe 0 sendo o útero normal, e a classe 6 as malformações uterinas não classificáveis (Fig. 22-2).

As demais classes são:

- *Classe 1*: útero dismórfico;
- *Classe 2*: útero septado;
- *Classe 3*: útero bicorno;
- *Classe 4*: útero unicorno (hemiútero);
- *Classe 5*: aplasia.

As duas novidades mais importantes dessa classificação em relação ao útero são: por um lado, a incorporação do chamado útero dismórfico, que inclui tanto o útero T, quanto o útero infantil. Por outro lado,

CAPÍTULO 22 ■ MALFORMAÇÕES UTERINAS 235

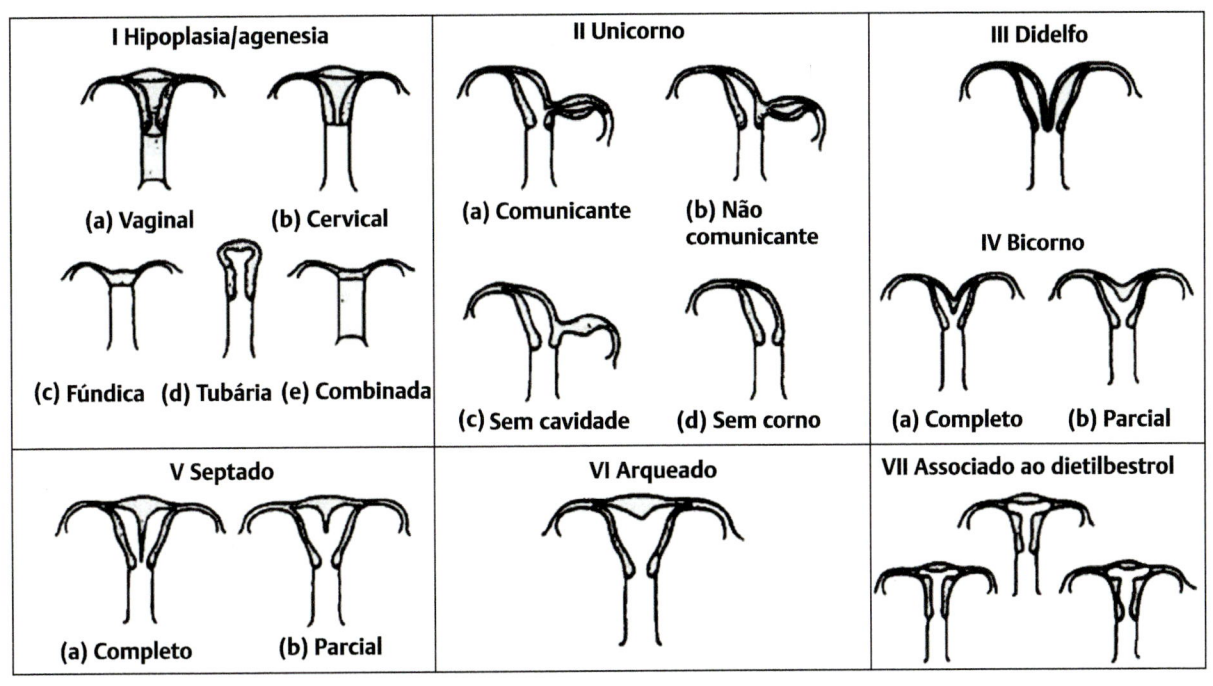

I Hipoplasia/agenesia	II Unicorno	III Didelfo
(a) Vaginal (b) Cervical	(a) Comunicante (b) Não comunicante	
		IV Bicorno
(c) Fúndica (d) Tubária (e) Combinada	(c) Sem cavidade (d) Sem corno	(a) Completo (b) Parcial
V Septado	VI Arqueado	VII Associado ao dietilbestrol
(a) Completo (b) Parcial		

Fig. 22-1. Classificação de malformações da AFS.

Classe U0/Útero normal

Classe U1/Útero dismórfico
a. Em formato de T   b. Infantil   c. Outros

Classe U2/Útero septado
a. Parcial   b. Completo

Classe U3/Útero bicorno
a. Parcial   b. Completo   c. Bicorno septado

Classe U4/Hemiútero
a. Com cavidade rudimentar   b. Sem cavidade rudimentar

Classe U5/Útero aplásico
a. Com cavidade rudimentar   b. Sem cavidade rudimentar

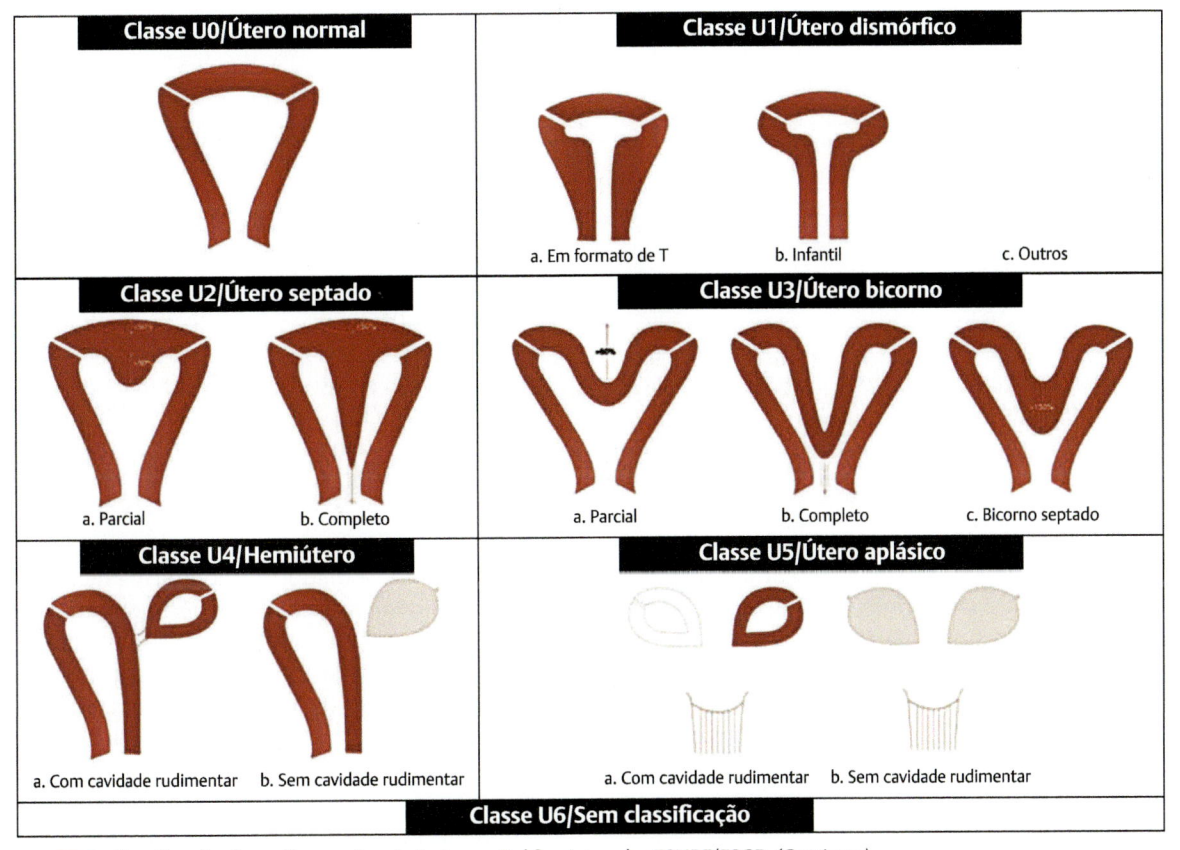

Classe U6/Sem classificação

Fig. 22-2. Classificação de malformações do trato genital feminino das ESHRE/ESGE. *(Continua.)*

Anormalidade uterina			Anormalidade cervical/vaginal	
Classe principal		Subclasse	Classe coexistente	
U0	Útero normal		C0	Colo do útero normal
U1	Útero dismórfico	a. Em formato de T b. Infantil c. Outros	C1	Colo do útero normal septado
			C2	Colo do útero duplo normal
U2	Útero septado	a. Parcial b. Completo	C3	Aplasia cervical unilateral
			C4	Aplasia cervical
U3	Útero bicorno	a. Parcial b. Completo c. Bicorpóreo septado	V0	Vagina normal
U4	Hemiútero	a. Com cavidade rudimentar (corno comunicante ou não) b. Corno sem cavidade ou sem corno	V1	Septo vaginal não obstrutivo longitudinal
			V2	Septo vaginal obstrutivo longitudinal
U5	Aplásico	a. Com cavidade rudimentar (corno bi ou unilateral) b. Sem cavidade rudimentar (remanescentes uterinos/aplasias bi ou unilaterais)	V3	Septo vaginal transverso e/ou hímen imperfurável
			V4	Aplasia vaginal
U6	Malformações sem classificação			
U			C	V
Anomalias associadas no original mülleriano				
Representação da anormalidade				

Fig. 22-2. *(Cont.)*

deve-se destacar que essa classificação não contempla o útero arqueado como uma das malformações uterinas, que já era contemplado na classificação da AFS.

SINTOMATOLOGIA

Como já comentamos anteriormente, muitas malformações uterinas são assintomáticas e não causam nenhum tipo de problema clínico, nem afetam o desejo de gestação da paciente, sendo diagnosticadas de maneira acidental.

Nos casos sintomáticos destacam-se a alteração do padrão menstrual normal, com amenorreias ou hipomenorreias, o aparecimento de dismenorreia, os abortos de repetição, os partos pré-termo e as apresentações fetais defeituosas.

As pacientes com malformações uterinas obstrutivas, como é o caso do útero unicorno, com útero rudimentar, funcionante sem comunicação, costumam permanecer assintomáticas durante a infância, mas a partir da menarca costumam apresentar dor pélvica cíclica que pode vir acompanhada de amenorreia em casos de aplasia cervical ou vaginal, assim como nos casos de hímen imperfurado.

Um dos efeitos mais debatidos e estudados é o da relação das malformações uterinas com os resultados da reprodução. As revisões sistemáticas sobre as implicações clínicas das anomalias uterinas congênitas demonstram que o índice de gravidez, tanto espontânea quanto com a técnica de reprodução assistida, é menor nessas pacientes, em cerca de 15%, enquanto temos três vezes mais possibilidades de termos um aborto (RR: 2,89, 95 % CI: 2,02-4,14) e duas vezes mais possibilidades de um parto prematuro (RR: 2,14, 95 % CI: 1,48-3,11), quando comparado a um útero sem qualquer malformação.[7]

DIAGNÓSTICO

Para diagnosticar a malformação uterina de maneira correta, é fundamental conhecer perfeitamente tanto o contorno interior da cavidade uterina quanto o contorno exterior do útero. Os exames que permitem uma identificação desses dois contornos possuem maior precisão diagnóstica.

As ferramentas clássicas no diagnóstico das malformações uterinas são: ecografia bidimensional, histerossalpingografia, histeroscopia + laparoscopia, ecografia em 3D e ressonância magnética nuclear.

Classicamente, a combinação de histeroscopia + laparoscopia foi considerada como o método escolhido para diagnóstico e classificação das malformações uterinas, já que a histeroscopia oferece uma visão perfeita da cavidade, e sua principal carência, que é a impossibilidade de examinar o contorno exterior do útero, é suprida com a realização conjunta de laparoscopia. O problema desse método de diagnóstico é o fato de ser um procedimento invasivo, que deve ser executado na sala de cirurgia e com anestesia. Atualmente, a ecografia 2D e a histerossalpingografia (HSG) representam métodos satisfatórios de triagem, enquanto a utilização tanto da ecografia em 3D quanto a RM podem alcançar precisão diagnóstica similar àquela da histeroscopia + laparoscopia.

Ecografia 2D

Este é o teste mais sensível e acessível, pois se encontra disponível a qualquer ginecologista. Sua principal vantagem é representar uma técnica não invasiva e econômica, e com a qual qualquer ginecologista está familiarizado. Ela permite a visualização dos contornos uterinos externo e interno, sendo a preferida para a visualização correta do contorno interno, que se realiza na segunda fase do ciclo, já que a melhor visualização do endométrio ocorre nesse período. A visualização de duas cavidades no corte transversal, ao nível do fundo do útero, é indicativa da existência de malformação uterina (Fig. 22-3).[8] A grande limitação da ecografia 2D é a impossibilidade de obter o plano coronal (plano frontal), que é da maior utilidade na hora de se elaborar o diagnóstico da maioria das malformações.

A instilação de líquido na cavidade, ou histerossonografia, permite melhor visualização do contorno da cavidade, aumentando assim a precisão diagnóstica.

Os estudos que comparam a precisão diagnóstica da ecografia 2D à histeroscopia mostram que a ecografia apresenta sensibilidade inferior a 60%, enquanto a especificidade chega a quase 100%. Isto sugere que embora a ecografia bidimensional só possa diagnosticar um pouco mais que a metade das malformações uterinas, seu diagnóstico é muito preciso. A histerossonografia apresenta alta precisão tanto para diagnosticar as malformações uterinas quanto para classificá-las.

Histerossalpingografia

Trata-se de um exame diagnóstico radiológico, com contraste, utilizado antes do aparecimento da ecografia e representa um método útil para *screening*. A técnica permite a visualização do contorno da cavidade uterina e pode ser útil para avaliar o tamanho e as características de um septo uterino, mas tem o inconveniente de não oferecer informações sobre o contorno uterino externo, pelo que a histerossalpingografia oferece pouca precisão para diferenciar entre um útero septado e um útero bicorno (Fig. 22-4). Já foi sugerido que a presença de um ângulo inferior a 75° entre os cornos uterinos é sugestiva de septo, enquanto a existência de um ângulo superior a 105° indica útero bicorno.[9] Entretanto, não devemos esquecer que se trata de um teste mais invasivo que a ultrassonografia bidimensional, irritante ou doloroso para a paciente, usa contraste e, além disso, não tem capacidade de diferenciar com precisão todas as malformações uterinas.

Histeroscopia

A histeroscopia permite a visão direta da vagina, colo, canal cervical e cavidade uterina, por isso, representa o padrão-ouro no diagnóstico das doenças intracavitárias. Trata-se de uma técnica muito precisa no diagnóstico das malformações uterinas, e sua única desvantagem é a impossibilidade de avaliar o contorno uterino exterior, o que limita sua precisão diagnóstica em determinadas malformações.

Essa técnica oferece a possibilidade de uma abordagem diagnóstica desde a consulta e pode ser executada pelo próprio especialista ginecológico, reduz as inconveniências e o risco infeccioso classicamente

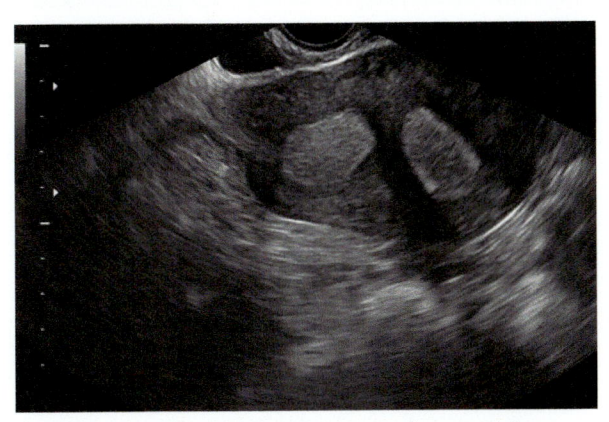

Fig. 22-3. Corte transversal em fundo com duas cavidades.

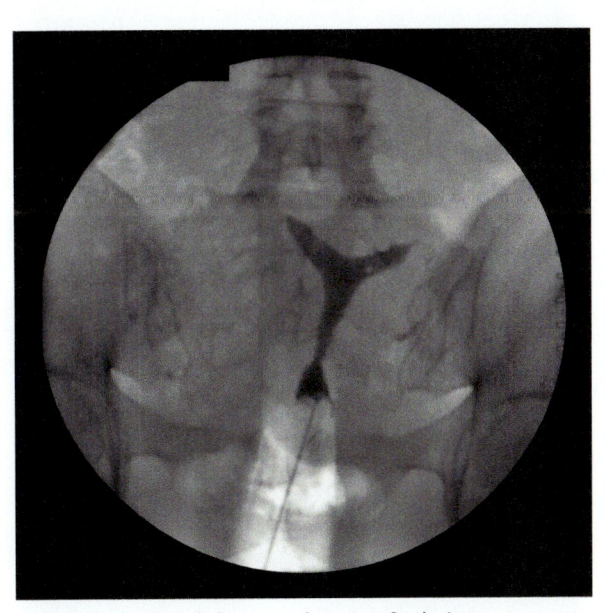

Fig. 22-4. Imagem de histerossalpingografia de útero com septo mínimo.

associados à histerossalpingografia. Além disso, a técnica inclui o estudo funcional e de microbiota do endométrio (concordância, ciclo, espessura, realização de biópsias) para as pacientes que necessitem, favorecendo um estudo prévio ao tratamento mais correto, melhorando assim o planejamento terapêutico e diminuindo o tempo cirúrgico.

Deve-se destacar que a combinação da histeroscopia com a laparoscopia é considerada como o padrão-ouro para o diagnóstico das malformações uterinas, oferecendo além disso a possibilidade de um tratamento adequado à alteração encontrada durante a exploração.

Ultrassonografia 3D

A utilização da ultrassonografia 3D permite a visualização do útero em três planos, além de oferecer a possibilidade de obtenção de imagens uterinas, com a finalidade de estudá-las mais detalhadamente de forma "off-line", uma vez finalizada a exploração diretamente com a paciente, o que se considera uma grande vantagem em poupar tempo e desconforto para a paciente.

A possibilidade de se obter um plano coronal (plano frontal) é de extrema importância no momento de definir o tipo de malformação uterina, já que a técnica nos mostra, em uma só imagem, a cavidade uterina, o miométrio e o contorno externo do útero, sendo, sem dúvida, a grande vantagem dessa técnica inovadora em relação à ecografia bidimensional (Fig. 22-5a).

Embora seja verdade que nem todos os equipamentos ultrassonografia disponham dessa tecnologia, ela está presente na maioria dos equipamentos mais modernos, portanto, a implementação dessa tecnologia em todos os equipamentos de ultrassonografia será uma questão de tempo. Também será pequena sua curva de aprendizado para ginecologistas que não estão acostumados a usá-la, mas, uma vez realizada, é um teste muito fácil, reprodutível e rápido (Fig. 2-5b)

Diversos estudos publicados coincidem na definição da ecografia 3D como uma técnica de altíssima precisão no diagnóstico de malformações uterinas. A sensibilidade e a especificidade foram estabelecidas em valores tão altos como 91,6% no estudo do contorno exterior do útero e de 100% no estudo da cavidade uterina.[10]

Ressonância Magnética

Trata-se de um teste não invasivo que permite definir com exatidão tanto o contorno da cavidade uterina como o contorno exterior do útero. Alguns autores demonstraram alta precisão ao exame e, além disso, sugeriram que a ressonância magnética poderia substituir a combinação de laparoscopia + histeroscopia para o diagnóstico definitivo das malformações uterinas (Fig. 22-6). Sua grande limitação e, portanto, a grande diferença em relação à comentada ecografia 3D residem na acessibilidade escassa para a maioria dos ginecologistas, assim como seu custo mais elevado.

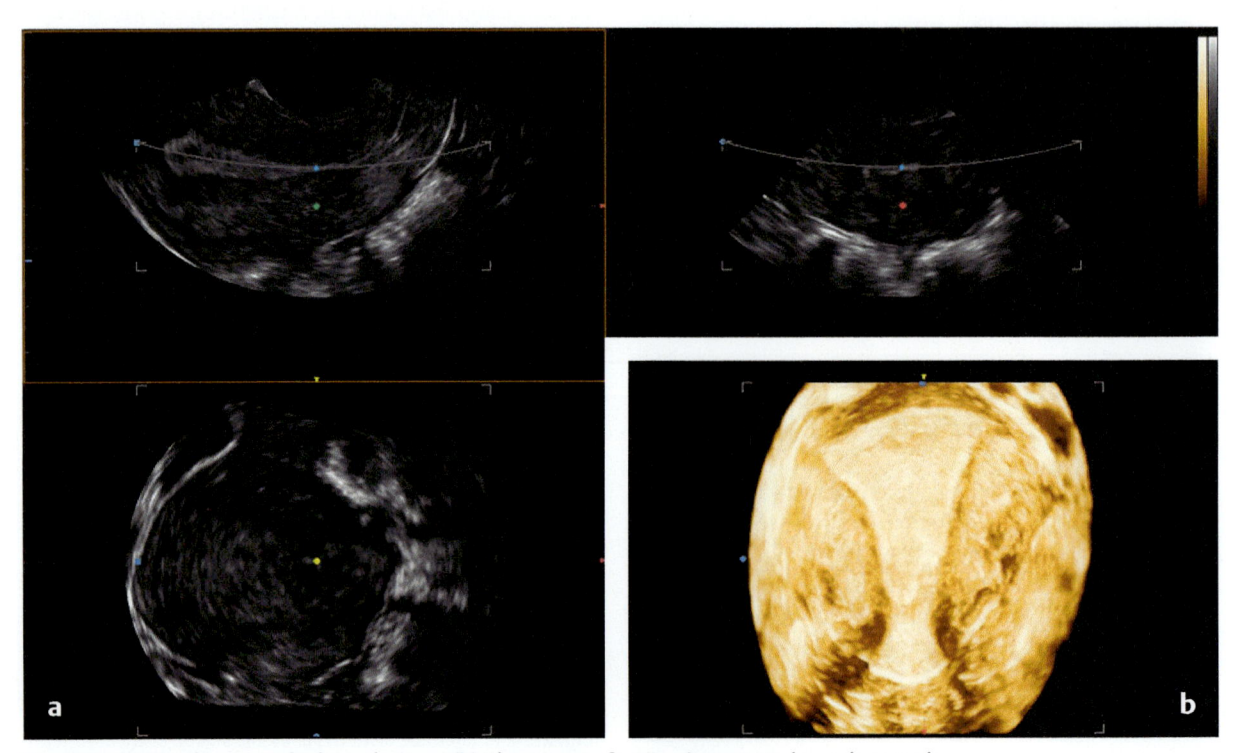

Fig. 22-5. (**a**) Visualização multiplanar do útero. (**b**) Ultrassonografia 3D – útero septado e colo septado.

CAPÍTULO 22 ■ MALFORMAÇÕES UTERINAS   239

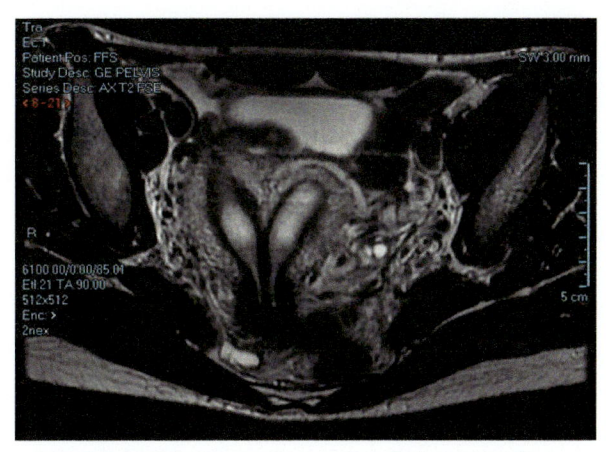

Fig. 22-6. Ressonância magnética nuclear de útero septado.

HISTEROSCOPIA E MALFORMAÇÕES UTERINAS

Como comentamos anteriormente, a histeroscopia é o padrão-ouro no diagnóstico da doença intrauterina e mostra diferentes padrões nas diferentes malformações uterinas. A seguir, definiremos quais são os achados das diferentes malformações usando a classificação ESGE/ESHRE.

Classe U0 – Útero Normal

Poderíamos definir a histeroscopia normal como aquela na qual temos a visão de um colo único, com um canal cervical que não apresenta áreas de estenose em seu curso. Uma vez ultrapassado o orifício interno (OI) observa-se uma cavidade ampla, simétrica e em que é possível identificar ambos os óstios tubários com a simples rotação óptica, e o fundo uterino fica na mesma altura dos óstios (Fig. 22-7).

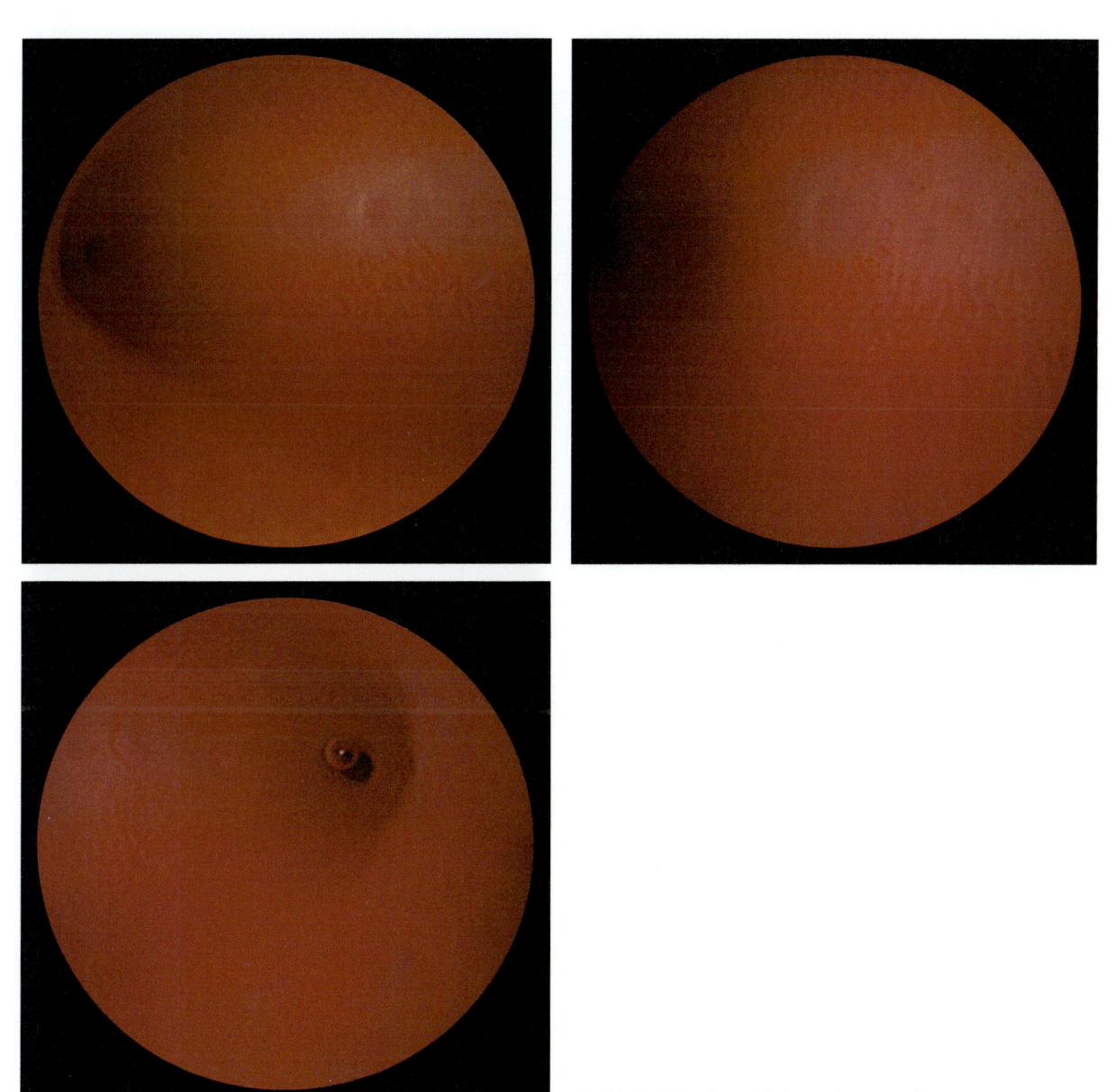

Fig. 22-7. Visão de cavidade uterina normal.

Classe U1 – Útero Dismórfico

Na histeroscopia, geralmente é observado um canal cervical normal ou um pouco estreito e, uma vez atravessado o OI, observamos diferentes cavidades, os casos U1a e U1b. Nos casos U1a ou útero-T, observa-se uma cavidade tubular, com estreitamento das paredes laterais e impossibilidade de ver os óstios mesmo realizando rotação da óptica. Em alguns casos, há um recuo do fundo do útero associado, que é chamado de útero-Y ou uma cavidade totalmente tubular com uma distância interóstios bastante reduzida ou útero-I. Nos casos de útero infantil (U1b), observa-se uma cavidade bastante diminuída, tanto no diâmetro transversal quanto no comprimento da cavidade (Fig. 22-8).

Classe U2 – Útero Septado

Normalmente, observa-se um canal cervical normal e, uma vez atravessado o OI, na visão panorâmica da cavidade uterina, pode ser visto um septo uterino, que, a partir do fundo uterino, segue em direção ao colo do útero e divide a cavidade uterina em duas. No final de cada hemicaviidade é observado o óstio tubário correspondente. Esse septo pode ser U2a parcial ou U2b completo, atingindo o OI. Em certas ocasiões, está associado a um septo tabém no nível do canal cervical C1, por isso teremos a visão de um duplo canal cervical. Além disso, um septo pode estar presente na vagina V1 (Fig. 22-9).

Classe U3 – Útero Bicorno

A histeroscopia do útero bicorno não difere muito da do útero, embora as cavidades sejam geralmente mais tubulares e tendam a estar mais separadas umas das outras do que no caso do septo. Habitualmente, observa-se um canal cervical normal e, uma vez ultrapassado o OI, na vista panorâmica da cavidade uterina observa-se uma endentação de fundo que divide a cavidade uterina em duas. No final de cada hemicavidade, o óstio tubário correspondente é observado.

Este recuo pode **dividir o útero parcialmente U3a ou totalmente U3b**. Em certas ocasiões, está associado à existência de um colo uterino duplo (bicorno/bicole), motivo pelo qual observaremos dois colos C2 independentes, cada um com seu canal cervical e seu hemiútero independente.

Classe U4 – Hemiútero (Unicorno)

Observa-se um canal cervical normal ou de tamanho levemente reduzido e, uma vez atravessado o OI observa-se uma cavidade tubular, habitualmente lateralizada, por vezes acentuada para um dos lados, em que apenas um óstio tubário é visto no fundo da referida cavidade. Em algumas ocasiões, observa-se uma cavidade acessória comunicante em funcionamento, U4a, embora essa comunicação seja muito difícil de ser observada por histeroscopia (Fig. 22-10).

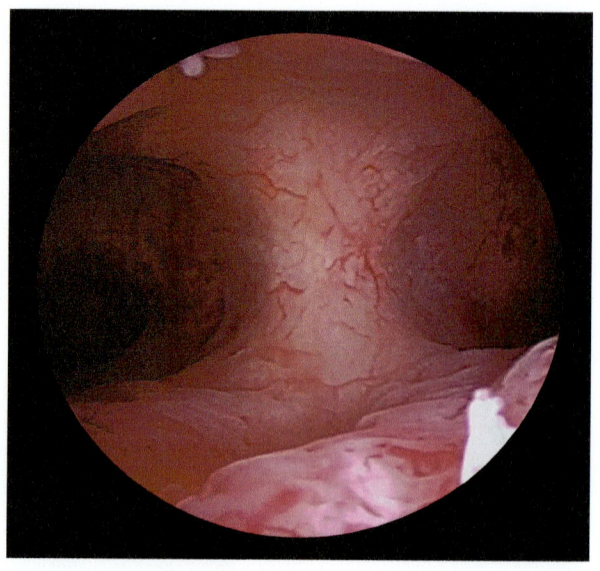

Fig. 22-9. Septo uterino.

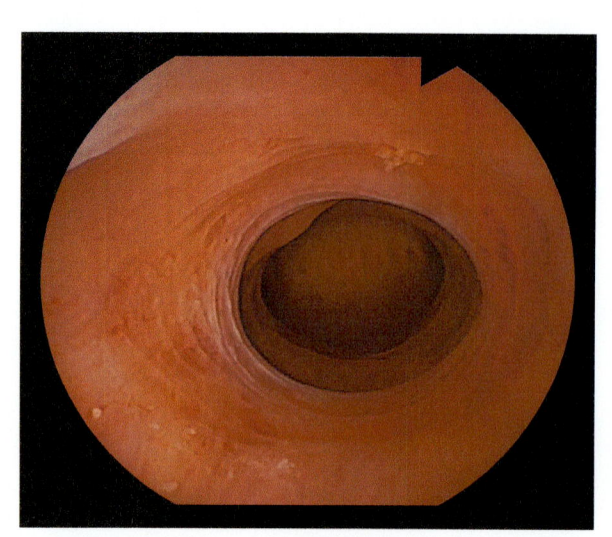

Fig. 22-8. Cavidade tubular típica dos úteros dismórficos.

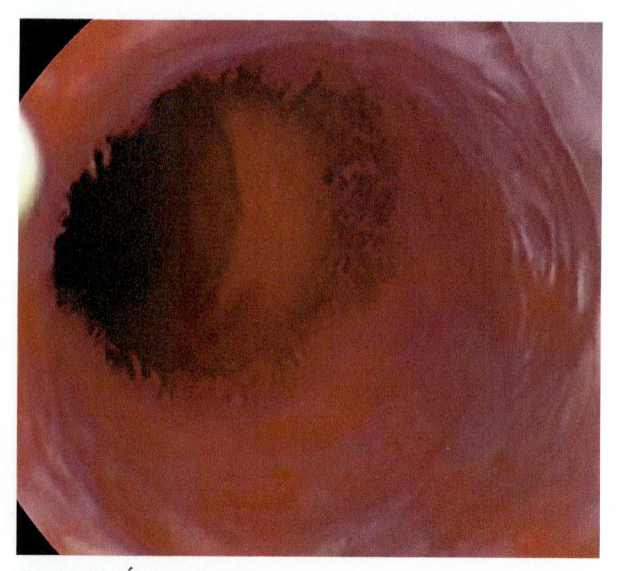

Fig. 22-10. Útero unicorno.

Classe U5 – Aplasia
Histeroscopia não é possível.

Classe U6 – Malformações Não Catalogadas
Histeroscopia variável.

INDICAÇÕES DE CIRURGIA

A cirurgia das malformações uterinas é reservada para o tratamento de pacientes com maus resultados obstétricos, principalmente nos casos de abortamento de repetição. Assim, em casos de alterações da anatomia uterina, as diretrizes clínicas da American Society for Reproductive Medicine (ASRM) sugerem considerar a ressecção do septo uterino nesses casos de abortamento, já que o procedimento parece ter efeito benéfico, embora não existam estudos randomizados a respeito.[8] Da mesma forma, a British Society for Gynaecological Endoscopy (BSGE) aconselha a correção cirúrgica em casos de septo e abortamento de repetição. Por sua vez, a ESHRE considera que a realização de uma metroplastia em casos de útero septado deveria ser realizada no contexto de ensaios clínicos em mulheres com septo e abortamentos de repetição. Quanto ao restante das malformações uterinas, nenhuma das três sociedades se pronuncia. Essas três entidades: ASRM, BSGE e ESHRE baseiam suas conclusões na falta de estudos randomizados sobre os resultados da correção cirúrgica em pacientes com abortamento de repetição. Entretanto, múltiplos estudos de observação endossam o benefício, tanto na diminuição dos índices de abortamento como no número de recém-nascidos vivos, da correção cirúrgica das malformações uterinas em pacientes com abortamento de repetição.

Alguns autores demonstraram um aumento na fertilidade daquelas pacientes com quadro de esterilidade de origem desconhecida e cuja única anomalia associada era a presença de um septo uterino, observando aumento nos índices de gravidez de 60 e de 4% para recém-nascidos vivos após a metroplastia. Da mesma forma, foi observado aumento dos índices de gravidez espontânea em pacientes com útero dismórfico e infertilidade com mais de 24 meses de duração e sem outra doença associada; o índice de gravidez publicado após a metroplastia de ampliação da cavidade está acima de 40%.

Quanto à realização de correção cirúrgica de malformação uterina anterior a um ciclo de fertilização *in vitro* (FIV) existe divergência nos estudos de observação publicados e enquanto alguns afirmam que melhoram os índices de gravidez, e de recém-nascidos vivos, outros informam não terem encontrado diferenças nos resultados reprodutivos, quando comparado a mulheres com úteros normais.

A realização de uma cirurgia de correção de malformações uterinas em pacientes assintomáticas e sem quadro de infertilidade ou de abortos de repetição anteriores continua sendo tema de debates. Atualmente não existe recomendação para a realização desse procedimento da parte de nenhuma das três sociedades científicas relevantes.

CIRURGIA HISTEROSCÓPICA

No tratamento das malformações uterinas, a cirurgia histeroscópica visa conseguir uma cavidade uterina o mais semelhante possível com a do útero normal classe U0. Dessa forma conseguiremos, de um lado uma cavidade adequada e com espaço suficiente para uma implantação e desenvolvimento fetal posterior, e por outro lado um útero funcionalmente normal.

Há dois conceitos-chave em toda a cirurgia uterina de correção de malformações: simetria e equidistância. De um lado, é importante manter uma cavidade normal realizando as diferentes incisões de modo simétrico nas paredes uterinas distintas e, por outro lado, a equidistância entre paredes anterior e posterior é fundamental, sobretudo no tratamento de defeitos da linha média, como é o caso do septo uterino.

Classe U0
Útero normal, não necessária nenhuma cirurgia, é o objetivo a se conseguir com o tratamento cirúrgico reparador.

Classe U1 – Útero Dismórfico
Mediante a utilização combinada da histeroscopia e da ecografia 3D podem ser observados três subtipos de útero dismórfico que cumprem com os critérios da ESGE/ESHRE com morfologia distinta da cavidade uterina, que são os chamados útero T, Y e I (Fig. 22-11).[11]

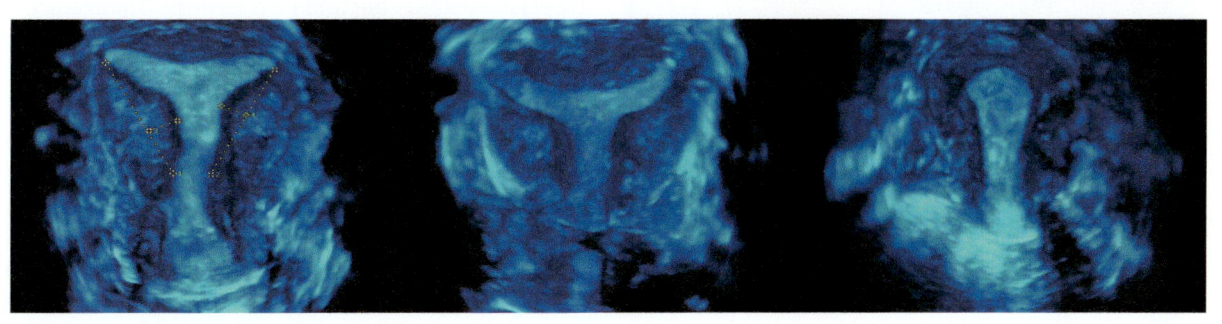

Fig. 22-11. Subclassificação T, Y, I.

Útero T

Útero com espessamento das paredes laterais e fundo uterino normal (sem aparecimento de septo ou de subsepto), com distância entre óstios normal ou aumentada e estreitamento muito pronunciado ao nível do terço médio da cavidade uterina.

Útero Y

Útero com espessamento das paredes laterais (com estreitamento muito pronunciado ao nível do terço médio da cavidade uterina) e recuo do fundo do tipo subsepto, com distância entre óstios normal ou reduzida.

Útero I

Útero com espessamento das paredes laterais e redução muito acentuada da distância entre óstios, dando aspecto tubular à toda cavidade (estreitamento generalizado).

O tratamento proposto consiste na realização de uma metroplastia histeroscópica na qual se executam duas incisões nas paredes laterais, seccionando o miométrio desde o istmo até o óstio, com uma incisão lateral de aproximadamente 6-7 mm de profundidade; o resultado é a ampliação da cavidade, dotando a cavidade uterina de uma morfologia triangular. Nos casos de útero Y executa-se também uma incisão do recuo do fundo até se conseguir que o fundo uterino fique na mesma altura dos óstios tubários (Fig. 22-12). A intervenção será considerada concluída quando ambos os óstios tubários ficarem visíveis desde o istmo do útero. Essa incisão pode ser executada com tesouras, agulha monopolar ou minirressectoscópio mono ou bipolar.

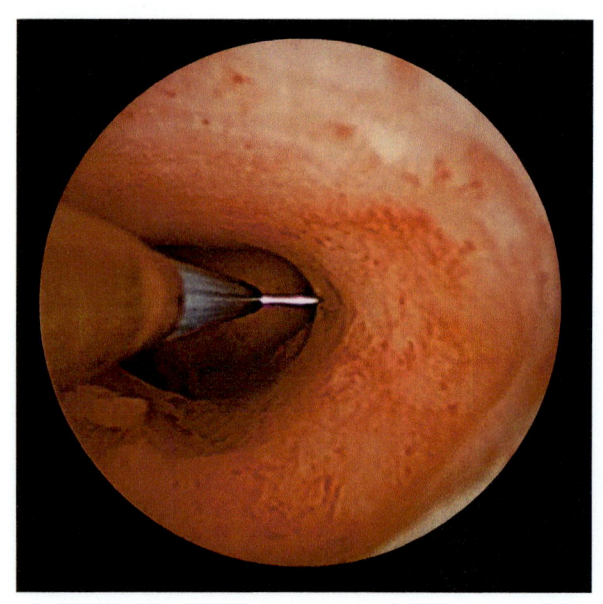

Fig. 22-12. Metroplastia lateral de útero dismórfico.

Classe U2 – Útero Septado

Nos casos de útero septado, é muito importante determinar qual é a forma do fundo uterino, por um lado para diferenciar entre um útero septado e um bicorno, e com isso, determinar a estratégia cirúrgica mais adequada. O aspecto do contorno uterino ao nível do fundo nos casos de útero septado pode ser convexo, plano ou ligeiramente recuado (menos de 1 cm de recuo).

A abordagem cirúrgica do útero septado evoluiu desde a via clássica abdominal até as atuais técnicas endoscópicas. As técnicas via abdominal de Jones e Tompkins se associavam a resultados obstétricos aceitáveis, mas tratava-se de técnicas agressivas, com maior período de recuperação e existência de uma cicatriz ao nível do útero que aumentava o intervalo de segurança para buscar uma gravidez após a correção cirúrgica. Em 1974, Edstrom descreveu, pela primeira vez, o corte de um septo uterino guiado por histeroscopia, e esse foi o ponto de partida da metroplastia histeroscópica, técnica que substituiu completamente a cirurgia de correção via abdominal.

A metroplastia histeroscópica representa, na verdade, mais o corte do septo uterino, que a ressecção desse septo. Essa incisão deve ser feita no meio do septo, equidistante entre as paredes anterior e posterior. A visão dos óstios tubários nos serve de referência, ajuda-nos a manter o plano adequado e evita, assim, a lesão do miométrio sadio.

Existem duas técnicas de realizar a metroplastia histeroscópica:

1. *Afinamento (thinning) e a técnica do encurtamento (shortening)*: na primeira técnica, realizam-se incisões longitudinais em cada lado do septo, da base do septo ao vértice, o objetivo é diminuir a largura do septo e transformar o septo inicial em um remanescente de fundo que pode ser facilmente seccionado a partir de um recesso cornual a outro;
2. *Na técnica de encurtamento*: o septo é incisado transversalmente, do vértice à base. Essa incisão no centro do septo retrai o tecido para as paredes anterior e posterior (Fig. 22-13).

O critério clássico para se decidir quando a metroplastia estará concluída e a cirurgia finalizada é a obtenção de uma visão panorâmica da cavidade em que ambos os óstios tubários possam ser identificados e quando, além disso, a ponta do histeroscópio puder se mover livremente de um óstio ao outro. A identificação de sangramento é outro fator que sugere estarmos abordando o miométrio, e que, portanto, a região de fibrose do septo já foi ressecada. Após o estudo de Fedele,[12] aceita-se que a existência de um septo residual menor que 1 cm após a metroplastia histeroscópica não afeta os resultados de reprodução.

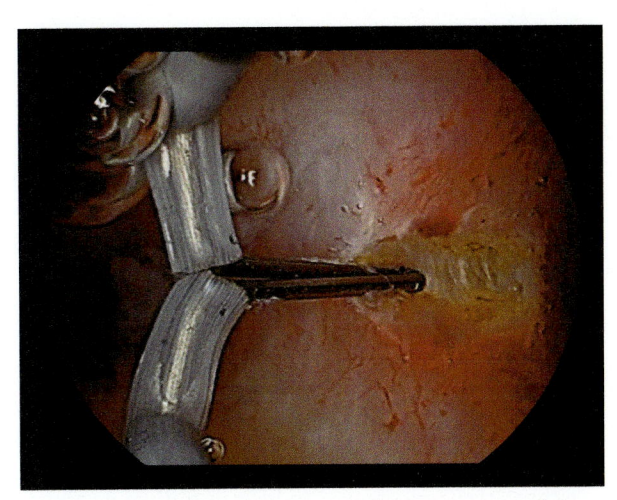

Fig. 22-13 Metroplastia de útero septado com ressectoscópio.

Recentemente sugeriu-se que, após a secção do septo na metroplastia, se deve ressecar a base do septo nas paredes uterinas anterior e posterior.[13] Esta abordagem seria justificada pela análise histológica deste tecido infiltrado no miométrio que possui fibras musculares e vascularização com organização diferente da do miométrio sadio, similar ao dos miomas. Novos estudos ainda deverão ser realizados para tornar validar este tipo de conduta.

Em determinadas ocasiões, o útero septado se associa a uma duplicidade cervical, incluindo um septo vaginal, denominado como U2bC1V1 de acordo com a classificação das ESGE/ESHRE. A técnica cirúrgica com preservação do septo cervical foi descrita por Rock[14] a saber: após a dilatação cervical, uma sonda de Foley ou um dilatador é introduzido em uma das cavidades, servindo como guia para o corte de parte corporal do septo. Posteriormente, é introduzido o ressectoscópio com uma alça de Colins na outra cavidade, e o septo intrauterino é incisado ao nível supracervical. Uma vez iniciada a unificação das cavidades, procede-se como em qualquer outra metroplastia. Os argumentos clássicos que foram considerados para preservar o septo cervical são que este é uma estrutura vascular cuja seção pode resultar em sangramento intraoperatório maciço, e que a seção do septo cervical pode causar um certo grau de incompetência istmocervical, o que exigiria a realização de cerclagem em caso de gravidez, bem como um controle especial durante o curso da mesma.

Provavelmente, a primeira referência que podemos encontrar a respeito de corte de septo cervical é a de Vercellini[15] que realizou esse procedimento com tesouras de Metzenbaum em sete pacientes nas quais houve grandes dificuldades para criar a comunicação inicial entre as cavidades endometriais. Posteriormente, os resultados dessas pacientes foram comparados a outro grupo de nove pacientes nas quais o septo intracervical foi respeitado. Não houve complicações nem intraoperatórias nem obstétricas em relação ao corte do septo cervical, e não foi feita a cerclagem em nenhuma das pacientes.

Existem poucos estudos de randomização aleatória que comparem os resultados da cirurgia de útero septado completo à duplicidade cervical. Parsanezhad[16] comparou os resultados de 28 pacientes a essa malformação e que apresentavam história clínica de resultados obstétricos ruins ou de infertilidade. As pacientes foram designadas a dois grupos, em um dos quais se realizou o corte da porção intracervical do septo, enquanto no outro grupo o septo vertical foi respeitado. Não se observaram diferenças significativas nos resultados obstétricos.

Diante desses resultados, os autores recomendam realizar o corte do septo cervical em todos os casos de septo uterino completo, já que isso torna o procedimento mais seguro, mais rápido e com resultados obstétricos similares em ambos os grupos.

Classe U3 ou Útero Bicorno

Em princípio, o útero bicorno não é candidato à correção por via histeroscópica, a cirurgia proposta nesses casos é a metroplastia clássica de Strassman, que consiste em unificar as duas hemicavidades uterinas e que geralmente é realizada por laparotomia ou laparoscopia.[17]

Entretanto, nos casos de útero bicorno septado ou U3c, nos quais coexiste um problema de fusão com um problema de reabsorção, é possível a ressecção parcial do septo, realizando-se na maioria dos casos uma unificação de aproximadamente os dois terços inferiores da cavidade uterina. Esse tipo de cirurgia corretora costuma ser realizado mediante guia laparoscópico para evitar a perfuração do útero.

Classe U4 – Hemiútero (Unicorno)

Nos casos de útero unicorno foi proposta uma técnica cirúrgica denominada **incisão uterina transcervical** para ampliação da cavidade uterina.[18] Essa técnica consiste na execução de uma incisão transversal pouco profunda na porção do fundo mais estreita do útero unicorno, criando um novo fundo de aproximadamente 2 cm; e posteriormente a execução de uma incisão vertical de uns 4 cm ao longo de toda a parede lateral contrária ao óstio, de cerca de 1 cm de profundidade, até chegar ao nível do istmo. Com essa técnica consegue-se ampliar a cavidade uterina e seccionar a camada muscular de fibras concêntricas, que é a camada mais interna do útero.

No caso de corno rudimentar comunicante e em funcionamento, o tratamento é a exérese cirúrgica logo que diagnosticado, para prevenir a dismenorreia e a possibilidade de gestação nesse útero rudimentar. O procedimento é igual ao dos casos de cavidade em funcionamento não comunicante para tratar dismenorreia e hematométrio associados.

Classe U6 – Malformações Não Catalogadas

Cada caso deve ser individualizado, sendo a correção histeroscópica possível em determinadas ocasiões.

MEDIDAS PÓS-CIRÚRGICAS

Atualmente não existe consenso sobre quais são as medidas recomendadas após a cirurgia das malformações uterinas. A maioria dos autores considera essencial a realização de uma histeroscopia ambulatorial (*second look*) para avaliar a anatomia final e observar a evolução do processo de cicatrização total que, no caso do endométrio, foi estabelecido que se completa no período de 1 a 3 meses após a cirurgia.[19] Uma das maiores complicações que pode acontecer é o aparecimento de aderências pós-operatórias; é importante detectá-las para estabelecer o tratamento adequado que geralmente é mais fácil quanto menor for o intervalo de tempo de evolução dessas aderências.

Alguns autores propõem a utilização de terapia hormonal após a cirurgia, com o objetivo de estimular o crescimento endometrial e favorecer a reepitelização da área cicatricial. Embora se trate de uma terapia amplamente utilizada, não há estudos a respeito da combinação ideal, do tempo necessário e da dose adequada.

Outros tipos de terapia consistem na utilização de dispositivos de barreira ao nível intrauterino, que provocam a separação das paredes laterais. Entre eles foram usados o DIU (dispositivo intrauterino), a sonda de Foley (Fig. 22-14) e o cateter de Cook. Estes dispositivos são mantidos na cavidade uterina por um período de 1 a 2 semanas e costumam se associar ao tratamento hormonal concomitante. Não há estudos randomizados quanto à vantagem da utilização dessas barreiras físicas.

A utilização de ácido hialurônico como meio de barreira parece oferecer resultados promissores. Seu mecanismo de ação é duplo: de um lado evita o contato das paredes uterinas e de outro promove a proliferação de células mesoteliais, favorecendo o processo de reparação tecidual. Na falta de estudos randomizados, as últimas revisões nos oferecem diferenças estatisticamente significativas na redução das aderências.

RESULTADOS

A cirurgia corretiva do útero septado diminui significativamente os índices de aborto e de parto pré-termo, além de melhorar a fertilidade naquelas pacientes inférteis com esse tipo de malformação. É importante destacar que aquelas pacientes que se submeteram à metroplastia histeroscópica para corrigir um útero septado não têm risco significativo de reações adversas durante o parto, comparado à população em geral.

A técnica descrita de incisão uterina transcervical parece melhorar os resultados obstétricos em mulheres com útero unicorno ao reduzir os índices de aborto espontâneo no primeiro trimestre e incrementar os índices de recém-nascidos a termo. Embora os resultados sejam promissores, faltam mais estudos para determinar a utilidade dessa técnica inovadora.

A metroplastia histeroscópica do útero dismórfico consegue melhora muito significativa nos índices de recém-nascidos vivos, assim como a redução similar do índice de abortamento espontâneo nas diferentes séries publicadas. Essa melhora nos resultados reprodutivos é consequência da remodelação da cavidade uterina, de uma melhora na capacidade de distensão do útero e na melhora da vascularização uterina.

CONSIDERAÇÕES FINAIS

A histeroscopia constitui o padrão-ouro no estudo da cavidade uterina e desempenha papel relevante tanto no diagnóstico quanto no tratamento das malformações uterinas.

A miniaturização no instrumental utilizado hoje em histeroscopia, assim como a melhoria dos elementos cirúrgicos utilizados, torna a correção das malformações uterinas por via histeroscópica uma cirurgia rápida, precisa e segura.

A cirurgia do útero septado e a metroplastia de ampliação de cavidade em casos de útero dismórfico são uma realidade do dia a dia da cirurgia reprodutiva. A cirurgia de tratamento do útero unicorno e do bicorno septado representa novos conceitos cirúrgicos que ajudam a melhorar uma cavidade morfológica funcionalmente alterada.

Faltam mais estudos randomizados que confirmem o benefício suposto que esse tipo de cirurgia significa nessas pacientes, algo já manifestado nos diversos estudos de observação publicados.

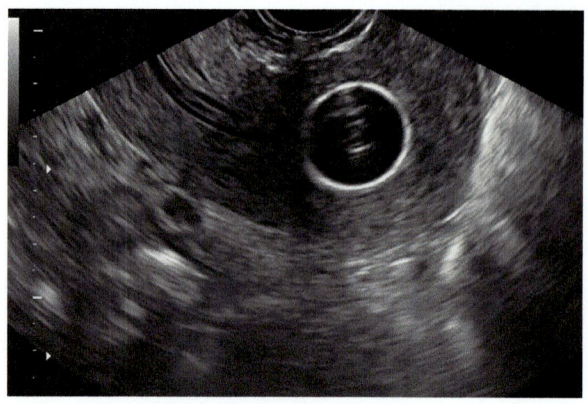

Fig. 22-14. Sonda de Foley intrauterina.

REFERÊNCIAS BIBLIOGRÁFICAS

1. Jacquinet A, Millar D, Lehman A. Etiologies of uterine malformations. Am J Med Genet A. 2016 Jun 8;170(8):2141-72.
2. Chan YY, Jayaprakasan K, Zamora J, et al. The prevalence of congenital uterine anomalies in unselected and

high-risk populations: A systematic review. Hum Reprod Update. 2011;17:761-771.
3. Grimbizis GF, Camus M, Tarlatzis BC, et al. Clinical implications of uterine malformations and hysteroscopic treatment results. Hum Reprod Update. 2001 Apr;7(2):161-74.
4. Simón C, Martinez L, Pardo F, et al. Müllerian defects in women with normal reproductive outcome. Fertil Steril. 1991 Dec;56(6):1192-3.
5. The American Fertility Society classifications of adnexal adhesions, distal tubal occlusion, tubal occlusion secondary to tubal ligation, tubal pregnancies, müllerian anomalies and intrauterine adhesions. Fertil Steril. 1988 Jun;49(6):944-55.
6. Grimbizis GF, Gordts S, Di Spiezio SA, et al. The ESHRE/ESGE consensus on the classification of female genital tract congenital anomalies. Hum Reprod. 2013 Aug;28(8):2032-44.
7. Chan YY, Jayarpakasan K, Tan A, et al. Reproductive outcomes in women with congenital uterine anomalies: a systematic review. Ultrasound Obstet Gynecol. 2011;38:371-82.
8. Kupesic S, Kurjak A. Septate uterus: detection and prediction of obstetrical complications by different forms of ultrasonography. J Ultrasound Med. 1998;17(10):631-6.
9. Reuter KL, Daly DC, Cohen SM. Septate versus bicornuate uteri: errors in imaging diagnosis. Radiol. 1989;172:749-52.
10. Raga F, Bonilla-Musoles F, Blanes J, Osborne NG. Congenital Müllerian anomalies: diagnostic accuracy of three-dimensional ultrasound. Fertil Steril. 1996;65(3):523-8.
11. Pacheco LA, Laganà AS, Ghezzi F, et al. Subtypes of T-shaped uterus. Fertil Steril. 2019 May 24;112(2):399-400.
12. Fedele L, Bianchi S, Marchini M, et al. Residual uterine septum of less than 1 cm after hysteroscopic metroplasty does not impair reproductive outcome. Hum Reprod. 1996;11(4):727-9.
13. Fascilla FD, Resta L, Cannone R, et al. Resectoscopic Metroplasty with Uterine Septum Excision: A Histologic Analysis of the Uterine Septum. J Minim Invasive Gynecol. 2019;S1553-4650(19)31334-2.
14. Rock J A, et al. "Hysteroscopic metroplasty of the Class Va uterus with preservation of the cervical septum." Fertil Steril. 1999;72(5): 942-945.
15. Vercellini P, et al. "A modified technique for correction of the complete septate uterus." Acta Obstet Gynecol Scand. 1994;73(5): 425-428.
16. Parsanezhad ME. et al. "Hysteroscopic metroplasty of the complete uterine septum, duplicate cervix, and vaginal septum." Fertil Steril. 2006;85(5):1473-1477.
17. Alborzi S, Asadi N, Zolghardri J, et al. Laparoscopic metroplasty in bicornuate and didelphic uteri. Fertil Steril. 2009;92:352-5.
18. Xia EL, Li TC, Choi SNS, Zhou Q Y. Reproductive outcome of transcervical uterine incision in unicornuate uterus. Chin Med J. 2017 Feb 5;130(3):256-61.
19. Yang JH, Chen MJ, Chen CD, et al. Optimal waiting period for subsequent fertility treatment after various hysteroscopic surgeries. Fertil Steril. 2013;99:2092-6.e3.

DIU E CORPO ESTRANHO

Osama Shawki
Yehia Sawki

INTRODUÇÃO

A histeroscopia mudou a maneira como os ginecologistas veem o sistema genital feminino, demonstrando a importância desta no diagnóstico de numerosas doenças anteriormente não diagnosticadas. A capacidade de permitir a visão privilegiada da vagina, do colo do útero e do útero, combinado com a ampliação e localização das lesões, transformou a prática da ginecologia no consultório.

O primeiro a ser abordado é o enigma do dispositivo intrauterino (DIU) perdido e deslocado. Este é o método mais popular para contracepção a longo prazo nos países em desenvolvimento, que vem, a cada ano, ampliando seu uso em mulheres que não desejam gravidez. As taxas de complicações são mínimas e a eficácia é excepcional, com taxas de falha de 0,5 por 1.000 mulheres anualmente. Na presença de complicação, as pacientes costumam referir dor, sangramento e corrimento, sendo submetidas a exames de rotina e que identificam DIU mal posicionado ou ausente na cavidade uterina.[1,2] O exame ultrassonográfico inicial pode determinar se o DIU está localizado dentro da cavidade uterina ou não, e uma radiografia abdominal determina se ele perfurou o útero e se está presente na pelve.[3] A incidência de DIU perdido não é sabida, por não haver informações precisas e, principalmente, em decorrência da diferença na definição de um DIU perdido com a ausência de fios, mal posicionado, expulso ou quando houve perfuração.[4,5] As taxas relatadas podem ser tão baixas quanto 0,1 a 20%, com pico de incidência ocorrendo entre 1 a 5 anos após a inserção do DIU ao fazer referência aos fios não visualizados.[6] Antes da histeroscopia, o tratamento envolvia pinçar o colo do útero com pinça de Pozzi e tentar a apreensão do fio do DIU com pinças e puxá-lo para fora. Isso pode ser muito complicado para o paciente e o médico, com taxas de falha importantes, mesmo quando realizada no centro cirúrgico.[7] A histeroscopia tem sido uma mudança de paradigma nessa prática, onde os DIUs podem ser removidos no consultório sem necessidade de espéculo vaginal, tenáculo ou manipulação às cegas, diminuindo o índice de risco e complicações.[8] Existe um benefício adicional nos casos em que os braços do dispositivo contraceptivo penetraram no miométrio e causam dor pélvica e dismenorreia. As opções de gerenciamento podem incluir desinserção e colocação adequada do DIU na cavidade uterina ou desinserção e remoção do dispositivo (Fig. 23-1).

A técnica histeroscópica para remover o DIU inclui a inserção atraumática do histeroscópio em consultórios ou em hospital com a paciente anestesiada (dependendo da escolha do paciente). Um histeroscópio de menor diâmetro, com canal operatório, é suficiente para o procedimento. O objetivo é avaliar a cavidade uterina e determinar o local do DIU, identificando qualquer penetração ou perfuração associada. Uma pinça histeroscópica de 5 Fr pode, então, ser inserida pelo canal operatório e desinserir quaisquer braços penetrantes. A remoção do DIU pode ser realizada apreendendo, com a pinça, o nó do fio na extremidade inferior do corpo do DIU ou na própria haste vertical, como mostrado na Figura 23-2.

Para remover o dispositivo, traciona-se caudalmente ao longo do eixo longo do útero, procedimento seguro, sem qualquer risco de penetração ou trauma no útero. Existem raras ocasiões em que não se identifica o DIU na cavidade uterina, o que representa um desafio considerável para os ginecologistas. Um exemplo é quando o dispositivo penetra ou até perfura a cicatriz de cesariana. Isso causa dor considerável, sangramento e dismenorreia para o paciente, além de ser ineficaz em relação à contracepção. É imperativo realizar uma ultrassonografia para identificar se o DIU perfurou completamente pela cicatriz de cesariana. Nestes casos, a pinça histeroscópica deve primeiro ser usada para desinserir a haste vertical da cicatriz de cesariana, puxando-a em direção ao canal cervical ou, preferencialmente, empurrando-a em direção à cavidade uterina, sem força, no próprio eixo da cicatriz de cesariana por risco de perfuração e complicações adicionais (Fig. 23-3).

Após a liberação do DIU, pode-se optar por recolocá-lo na posição correta ou removê-lo através do pinçamento da extremidade caudal do dispositivo, puxando-a na direção do eixo longo do útero.

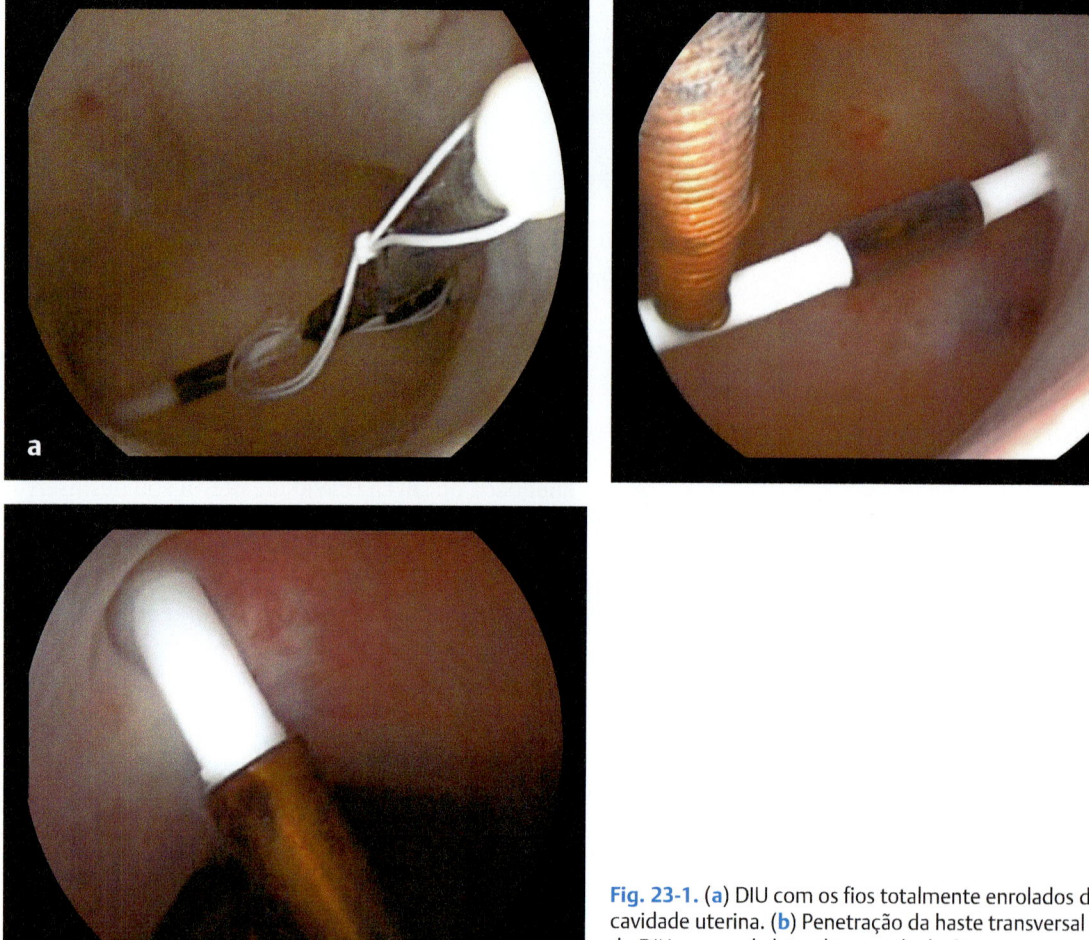

Fig. 23-1. (a) DIU com os fios totalmente enrolados dentro da cavidade uterina. **(b)** Penetração da haste transversal esquerda do DIU na parede lateral esquerda do útero.
(c) Penetração da haste transversal direita do DIU na parede lateral direita do útero.

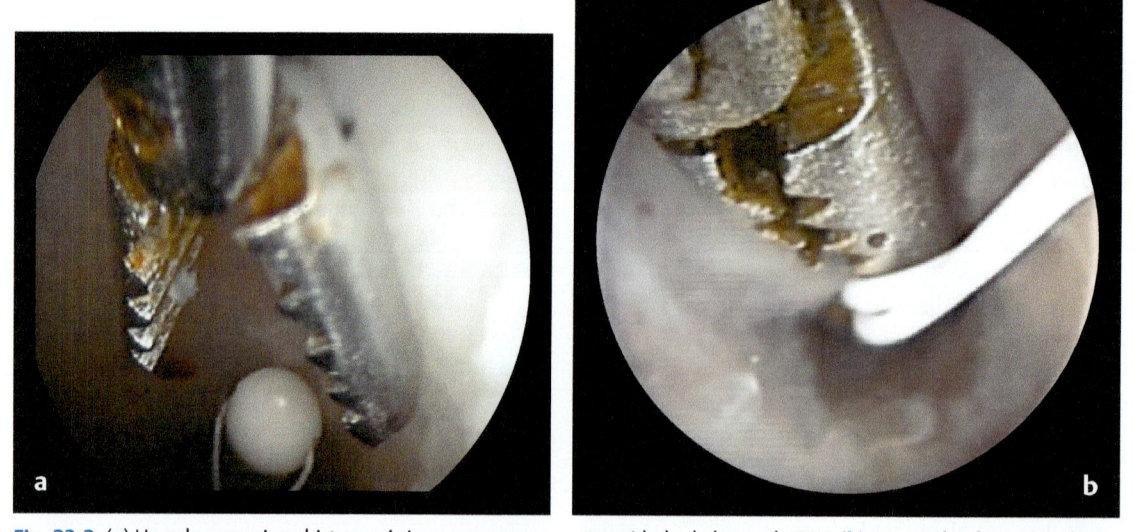

Fig. 23-2. (a) Usando uma pinça histeroscópica para segurar a extremidade da haste do DIU. **(b)** Apreendendo o nó na haste para tracionar o DIU. *(Continua.)*

CAPÍTULO 23 ■ DIU E CORPO ESTRANHO 249

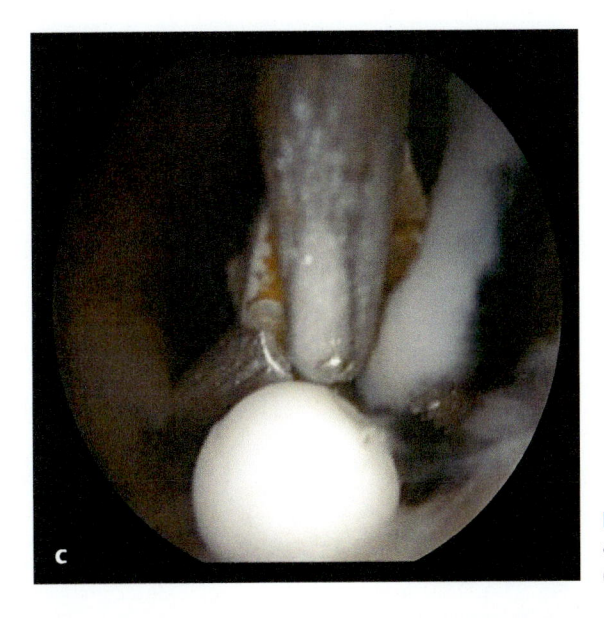

Fig. 23-2. (c) Segurando a extremidade vertical do DIU acima da esfera da extremidade da haste longitudinal. *(Cont.)*

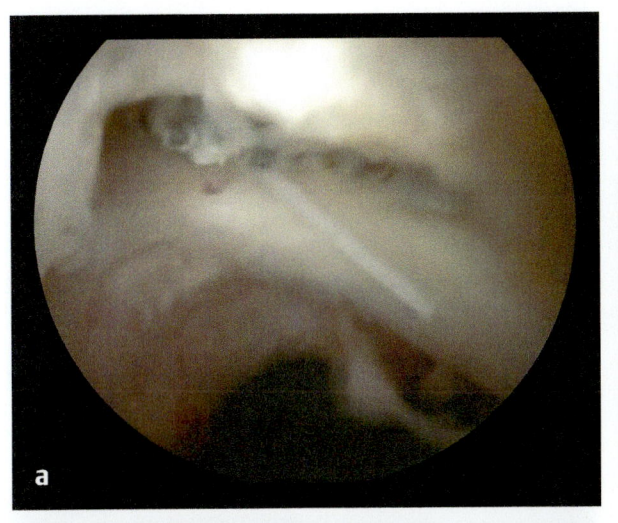

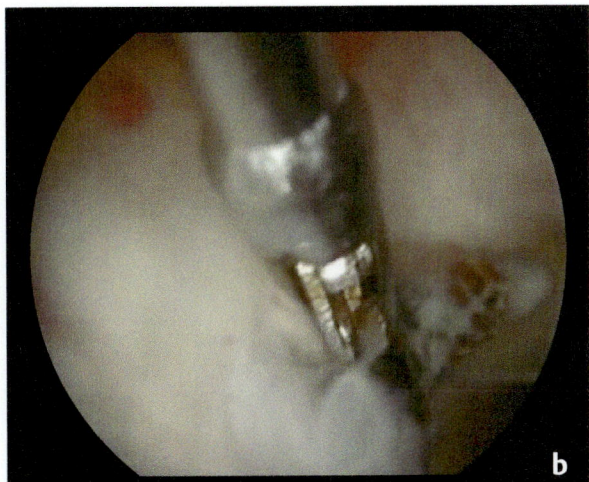

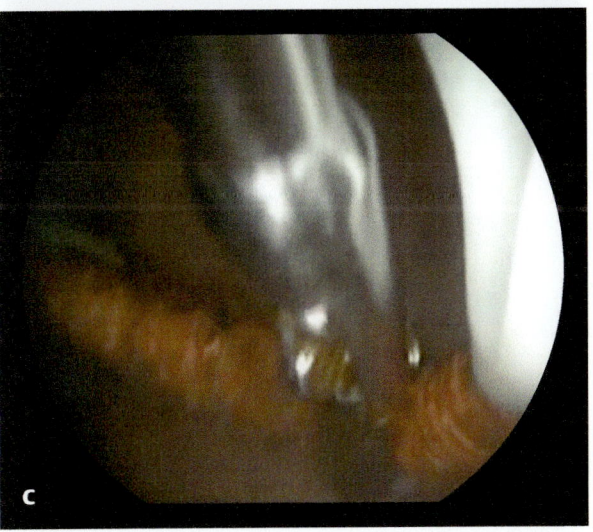

Fig. 23-3. (a) DIU penetrando e perfurando parcialmente a cicatriz de cesariana. (b) Pinça histeroscópica usada para manobrar e desinserir o DIU. (c) Empurrando o DIU da cicatriz de cesariana para a cavidade uterina.

Além de formas raras de penetração, também pode haver locais raros acometidos. Relatórios isolados mostram DIUs penetrando na bexiga.[9] Nesses casos, há indicação da ultrassonografia para diagnóstico, porém, a remoção deverá ser realizada por laparoscopia, para também reparar a lesão vesical (Fig. 23-4). É importante diferenciar a perfuração e migração do DIU para a bexiga (com possível trajeto fistuloso) da inserção errônea do dispositivo pela uretra.

Por fim, os relatos de casos mostraram a presença de DIU na tuba uterina, possivelmente colocada incorretamente, ou com penetração tendo ocorrida ao longo do tempo. A ultrassonografia é utilizada para avaliar se o dispositivo está perfurando a região cornual ou apenas se alojando no lúmen da tuba. No primeiro caso devem ser tratados por laparoscopia ou laparotomia, enquanto a solução histeroscópica, quando restrito ao lúmen da tuba, costuma produzir excelentes resultados e recuperação completa (Fig. 23-5).

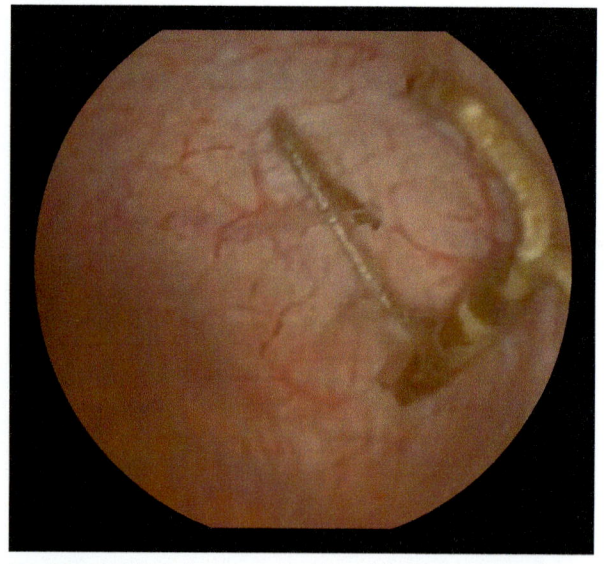

Fig. 23-4. O SIU de levonorgestrel foi colocado incorretamente na bexiga urinária.

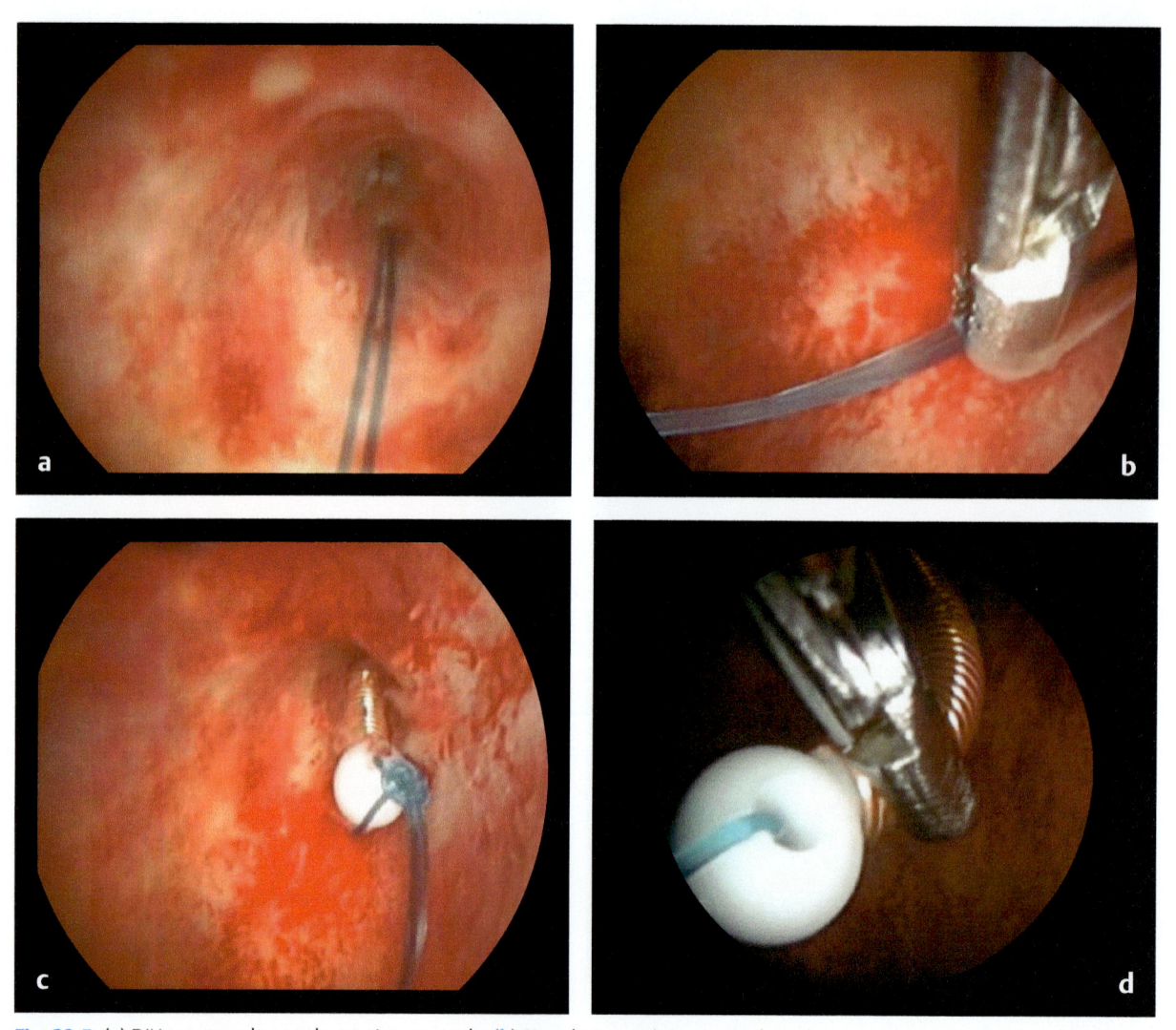

Fig. 23-5. (a) DIU penetrando na tuba uterina esquerda. (b) Pinça histeroscópica puxando os fios no mesmo eixo da tuba para evitar qualquer trauma. (c) Exposição da extremidade caudal do DIU, que agora pode ser apreendido e tracionado.
(d) Apreendendo a extremidade caudal do DIU e puxando no eixo longo da tuba para liberá-lo do interior da luz tubária.

Em alguns casos há indicação para realização da histeroscopia para colocação do DIU, isso está indicado em pacientes em que haja dificuldade ou impossibilidade de colocação por técnica clássica, nos casos de úteros em anteversoflexão ou retroversoflexão acentuadas e nos casos de mau posicionamento com expulsão anterior. Para alguns ginecologistas, a colocação do DIU sob visão histeroscópica é indicada como método de segurança e garantia da colocação correta do dispositivo na cavidade uterina, inclusive avaliando dimensões do DIU e espaço na cavidade uterina, indicando sempre esta técnica. Além disso, a histeroscopia é o padrão-ouro no diagnóstico da endometrite crônica (Capítulo 20), que exige o tratamento antes da inserção do dispositivo. Pólipos endometriais, miomas submucosos, sinéquias e malformações uterinas podem, da mesma forma, ser identificados e tratados adequadamente na histeroscopia pré-colocação do dispositivo, minimizando as complicações que seriam erroneamente atribuídas ao dispositivo (sangramento, expulsão, etc.).

Ao contrário de objetos estranhos serem intencionalmente colocados no sistema genital feminino para uso de contraceptivos, também existem casos em que produtos retidos e corpos estranhos são deixados sem intenção. Casos com produtos retidos da concepção com depuração inadequada do tecido fetal são suscetíveis à infecção e subsequente complicação pela síndrome de Asherman.

Um desses casos é demonstrado na Figura 23-6, onde as aderências fecham a extremidade caudal do útero, deixando os ossos fetais presos dentro da cavidade uterina. O objetivo da histeroscopia, neste caso, é identificar pontos de referência e realizar a adesiólise para recuperar a cavidade uterina normal. Após a liberação da cavidade com uso de tesoura histeroscópica foram identificados e extraídos os fragmentos ósseos, utilizando uma pinça histeroscópica.

A histeroscopia também é uma importante ferramenta para o exame vaginal de virgens. Em certas culturas, a importância do hímen é sagrada e, portanto, corpos estranhos incorretamente colocados na vagina, levando a infecções intratáveis subsequentes, eram um dilema para os ginecologistas. O diâmetro de 4,4 mm do histeroscópio ambulatorial pode ser colocado de modo trans-himenal sem lesionar ou traumatizar o hímen, produzindo uma visão panorâmica da vagina para localizar objetos estranhos, como sementes, isopor e pedaços de madeira. A pinça pode, então, ser usada para puxar o objeto estranho e permitir o tratamento adequado de qualquer infecção vaginal persistente.

CONSIDERAÇÕES FINAIS

A histeroscopia tem indicação em casos de suspeita de mau posicionamento do DIU, possibilitando, no mesmo ato, o reposicionamento ou a retirada do mesmo. A penetração do dispositivo no miométrio ou tuba pode causar dor, dismenorreia ou dificuldade na remoção do DIU pela tração do fio. Nestes casos, a histeroscopia é capaz de desinserir a haste do miométrio ou da tuba com segurança, mesmo que tenha ocorrido a ruptura do fio, na tentativa, com pinça ginecológica.

Pode colaborar nos casos de dificuldade de colocação com a técnica clássica ou como rotina para maior garantia e segurança na colocação, avaliando a dimensão, tamanho e espaço, além de identificar e tratar a endometrite crônica ou qualquer lesão endometrial antes de inserir o dispositivo.

REFERÊNCIAS BIBLIOGRÁFICAS

1. Simonatto P, Bahamondes MV, Fernandes A, et al. Comparison of two cohorts of women who expulsed either a copper-intrauterine device or a levonorgestrel-releasing intrauterine system.
J Obstet Gynaecol Res. 2016;42(5):554.
2. Teal SB, Romer SE, Goldthwaite LM, et al. Insertion characteristics of intrauterine devices in adolescents and young women: success, ancillary measures, and complications. Am J Obstet Gynecol. 2015;213(4):515.e1.
3. Benacerraf BR, Shipp TD, Bromley B. Three-dimensional ultrasound detection of abnormally located intrauterine contraceptive devices which are a source of pelvic pain and abnormal bleeding. Ultrasound Obstet Gynecol. 2009;34(1):110.
4. Chi I, Feldblum PJ, Rogers SM. IUD – related uterine perforation: an epidemiologic analysis of a rare event using an international dataset. Contracept Deliv Syst. 1984;5(2):123.
5. Heinemann K, Reed S, Moehner S, Minh TD. Risk of uterine perforation with levonorgestrel-releasing

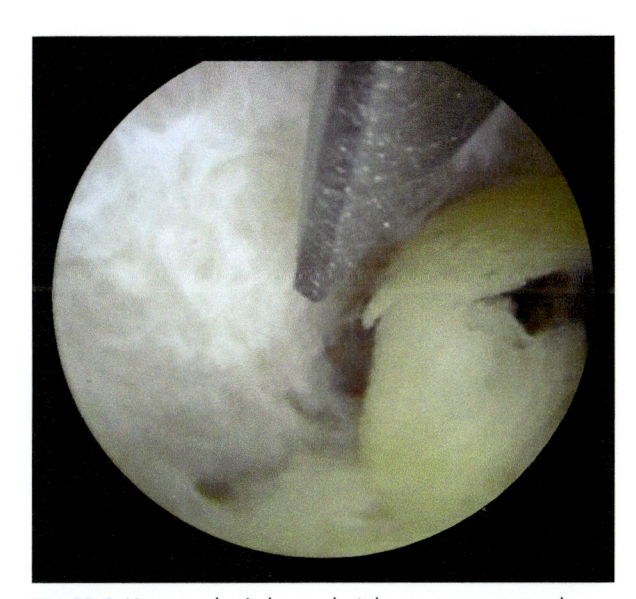

Fig. 23-6. Um caso de síndrome de Asherman com restos de osso fetal retidos na cavidade. (A identificação do plano entre as aderências fibrosas brancas e o osso amarelado com um padrão fenestrado característico é a chave para identificação correta do trajeto.)

and copper intrauterine devices in the European Active Surveillance Study on Intrauterine Devices. Contraception. 2015;91(4):274.

6. Aoun J, Dines VA, Stovall DW, et al. Effects of age, parity, and device type on complications and discontinuation of intrauterine devices. Obstet Gynecol. 2014 Mar;123(3):585-92.

7. Bounds W, Hutt S, Kubba A, et al. Randomised comparative study in 217 women of three disposable plastic IUCD thread retrievers. Br J Obstet Gynaecol. 1992;99(11):915.

8. Turok DK, Gurtcheff SE, Gibson K, et al. Operative management of intrauterine device complications: a case series report. Contraception. 2010;82(4):354.

9. Nouioui MA, Taktak T, Mokadem S, et al. A Mislocated Intrauterine Device Migrating to the Urinary Bladder: An Uncommon Complication Leading to Stone Formation. Case Rep Urol. 2020.

ESTENOSES DE ORIFÍCIOS EXTERNO E INTERNO E SINÉQUIAS INTRAUTERINAS

Thomas Moscovitz
Maria Laura Marconi França
Tácito Augusto Godoy Silva
Marcos Tcherniakovsky

Seção I — Estenoses de Orifícios Externo e Interno

INTRODUÇÃO

A histeroscopia é hoje o padrão-ouro para investigação de patologias intrauterinas.[1] De acordo com recentes recomendações do American College of Obstetricians and Gynaecologists (ACOG), a preferência das pacientes é de que o exame ocorra no consultório médico, associando-se à maior satisfação e menor tempo de recuperação.[2] Uma condição essencial para um exame satisfatório é o correto acesso pelo colo uterino para que haja, então, plena visão da cavidade endometrial. Neste sentido, há alguns fatores que podem influenciar neste tempo do exame, como obliteração do canal cervical, intolerância da paciente ao exame e sangramento excessivo. Sendo assim, o procedimento deve ser realizado por profissional capaz de superar estes desafios com segurança, evitando o desconforto da paciente. Desta forma, neste capítulo, objetivamos abordar as estatísticas da estenose cervical no cenário da histeroscopia, passando pelas alternativas para o manejo adequado, tendo como base as referências da literatura atual sobre o tema.

DEFINIÇÃO E ESTATÍSTICA DA ESTENOSE CERVICAL

Apesar de não existir consenso sobre estenose cervical, a definição mais aceita é a que se refere ao estreitamento do canal cervical, impedindo a progressão de uma vela de Hegar de 2,5 mm.[3] Pode ocorrer em todos os segmentos do canal endocervical, sendo mais comum na sua área interna (Fig. 24-1). Pode ser congênita ou secundária a infecções, cirurgias cervicais prévias, radioterapia pélvica ou, mais comumente, à atrofia da pós-menopausa. Nessas situações, há substituição do tecido sadio por tecido fibroso, conferindo-lhe menor elasticidade e, consequentemente, maior dificuldade na dilatação cervical. Esta condição relaciona-se com maiores índices de perfuração uterina, lacerações cervicais, formação de falsos trajetos e aparecimento de cicatrizes decorrentes do trauma local.[4]

De acordo com a literatura, uma revisão sistemática, incluindo mais de 26.000 casos, encontrou uma taxa de exames ambulatoriais insatisfatórios de 4,2%. Essa porcentagem englobou intercorrências, como estenose cervical, alterações anatômicas, dor e intolerância da paciente em realizar o exame.[4] Já na robusta casuística de Bettochi et al.,[5] com mais de 31.000 exames avaliados, a estenose estava presente em 32,7% dos procedimentos com 98,5% destes sendo manejados com sucesso no ambulatório. Para os exames desta casuística, criou-se a seguinte classificação das histeroscopias:

- *Satisfatório*: o acesso e a visão da cavidade foram realizados no mesmo procedimento;
- *Incompleto*: quando o acesso à cavidade foi possível, porém a visão não foi efetiva por causa de problemas anatômicos ou intercorrências com a paciente;
- *Insatisfatório*: quando não foi possível acessar a cavidade.

Neste caso, as histeroscopias satisfatórias somaram 93,9% dos procedimentos, as incompletas, 4,3%, e as insatisfatórias, 1,9%.

As estenoses foram classificadas, também, de acordo com a sua localização, conforme o Quadro 24-1 neste estudo.

Demonstrou-se que dos exames insatisfatórios, a estenose cervical ocorreu em 56% dos casos, com a maior porcentagem de estenose do tipo IV. Destes, 83,1% ocorreram em pacientes na pós-menopausa.

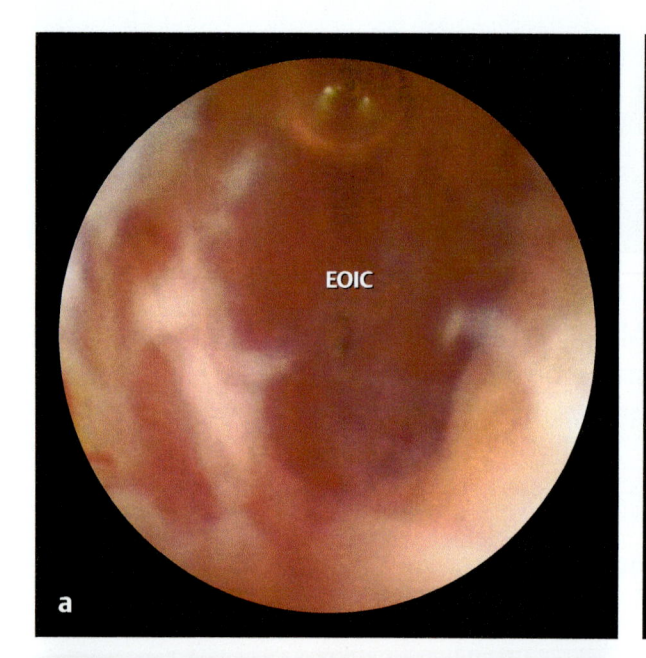

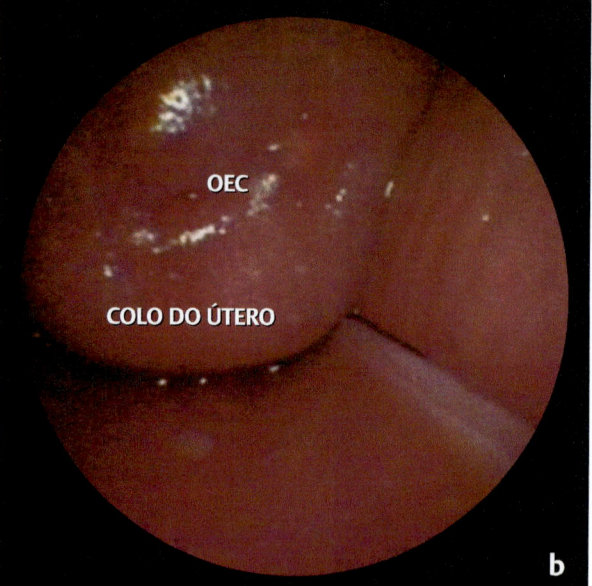

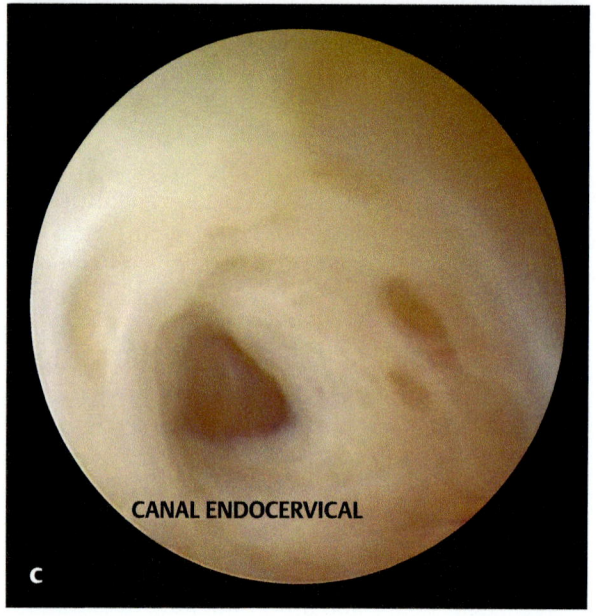

Fig. 24-1. (**a**) Estenose de orifício interno. (**b**) Estenose de orifício externo. (**c**) Estenose de canal endocervical.

Quadro 24-1. Classificação das Estenoses Cervicais, segundo Bettochi et al.[5]

Tipo I	Estenose de orifício cervical externo
Tipo II	Estenose de canal cervical e orifício interno
Tipo III	Estenose apenas do orifício interno
Tipo IV	Estenose de ambos os orifícios interno e externo

Das estenoses do tipo I, a maior prevalência foi em pacientes na menacme, totalizando 64,6% dentre as ocorrências deste grupo.

Dor e estenose cervical representam os principais desafios dos exames histeroscópicos ambulatoriais insatisfatórios, totalizando cerca de 47% destes casos.[6] A estenose cervical grave ocorre em cerca de 3% das pacientes submetidas ao exame.[7] Nestes casos, na maioria das vezes, será necessário recorrer ao exame em ambiente hospitalar. Com o avanço de tecnologias e o aprimoramento de técnicas histeroscópicas, é cada vez mais factível vencer essas dificuldades, com a realização de exame satisfatório, no ambulatório, evitando, assim, internações e, consequentemente, maior ansiedade à paciente, não familiarizada com o ambiente cirúrgico, além de uma recuperação mais rápida.

TÉCNICA DE ABORDAGEM DA ESTENOSE CERVICAL

Antes de abordarmos as dificuldades que poderemos encontrar durante o exame histeroscópico, cabe pontuar as principais etapas de um exame sem intercorrências.

No ambulatório ou no centro cirúrgico, devemos manter a paciente em posição semiginecológica com a região glútea ultrapassando o limite inferior da mesa. Utilizando o gás carbônico como meio de distensão, é necessária a passagem de espéculo. Utilizando os meios líquidos, a vaginoscopia é a técnica adequada, reduzindo o desconforto da paciente. Iniciamos o exame com a avaliação do canal vaginal, seguindo com o histeroscópio para o fórnice posterior. Então, recua-se o instrumento para identificação da ectocérvice, seguida da introdução pelo orifício externo, avançando até atingir a cavidade uterina. Cabe ressaltar que a região do istmo abriga a maior parte das terminações nervosas, sendo assim, exige habilidade do cirurgião para ultrapassá-la sem causar desconforto intenso à paciente.[7]

Se em algum momento do exame nos deparamos com obstrução do canal cervical, podemos lançar mão dos diversos mecanismos descritos na literatura para vencê-la. Para fins didáticos, foram separados aqui em métodos mecânicos e métodos farmacológicos. Podem ser utilizados de maneira individual ou em conjunto para a lise das aderências. De acordo com recomendações do Royal College of Obstetricians and Gynaecologists, não deve haver o preparo de colo rotineiro e de forma compulsória a todas as pacientes submetidas ao exame (Nível A de evidência).[8]

Mecânicos

Os métodos mecânicos descrevem técnicas utilizando o próprio instrumental e a habilidade do cirurgião.

- *Adesiólise mecânica*: realizada pela rotação do histeroscópio. Utilizada para estenoses maiores de 3 mm e composta por firmes aderências. Devem-se realizar rotações de 180 graus, posicionando a extremidade do bisel para a porção anterior do canal;[7]
- *Dilatação hídrica*: quando é factível a passagem de um histeroscópio de pequeno calibre, o restante da estenose pode ser desfeito sob visão direta, utilizando-se a pressão do fluido, permitindo a entrada progressiva do equipamento (Fig. 24-2). Com um histeroscópio de 30° e um útero em anteversão, o cabo de luz deve ficar totalmente voltado para baixo; enquanto em um útero em retroversão, o cabo deve ficar às 12 horas. Este é um método seguro, pois o tratamento da estenose é realizado sob visão direta;[1]
- *Grasp-fórceps e pinça crocodilo*: inicia-se com movimentos de rotação da pinça no orifício estenosado. Pode-se prosseguir com a inserção da pinça crocodilo fechada no orifício, abrindo-a gentilmente contra o tecido fibrótico, em todas as direções, realizando movimento de retirada e esticando o tecido estenótico. Pode ser utilizada em associação à técnica sugerida anteriormente, a adesiólise mecânica, preferencialmente para estenoses menores ou iguais a 3 mm. Esta técnica é reservada a estenoses não muito firmes e é limitada nas estenoses que atingem todas as partes da cérvice (Fig. 24-3);[5]
- *Tesoura*: geralmente é utilizada quando as técnicas anteriores falham. Para realizá-la, basta pequenos cortes em cada ponto cardinal da estenose, prosseguindo, então, com as técnicas descritas anteriormente.[5]

A técnica para o uso da tesoura de 5 ou 7 Fr é de entrar com os ramos fixos da tesoura no canal e abrir e fechar os ramos móveis, realizando secção às 3, 6, 9 e 12 horas.

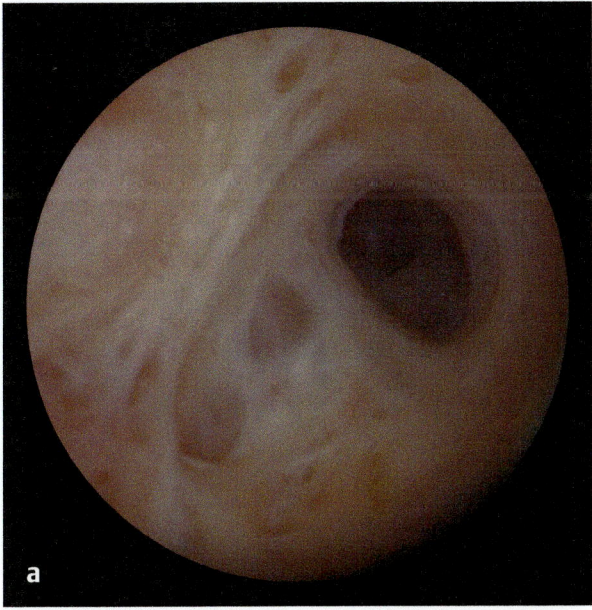

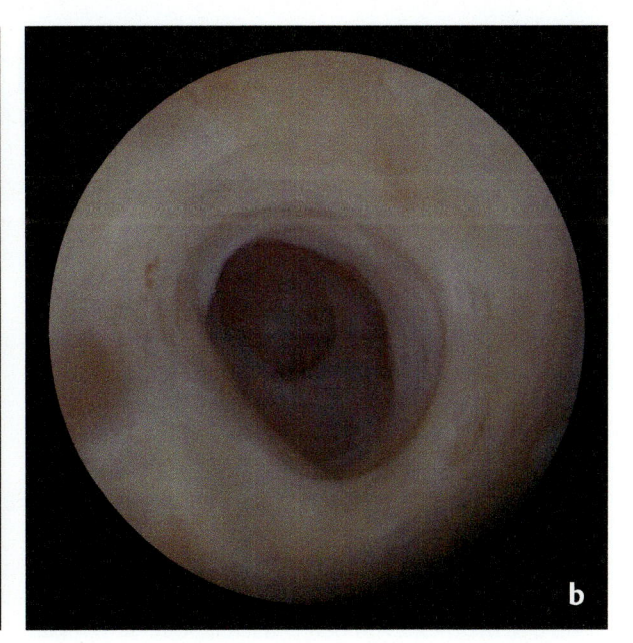

Fig. 24-2. (a,b) Panorâmica de progressão da abertura cervical.

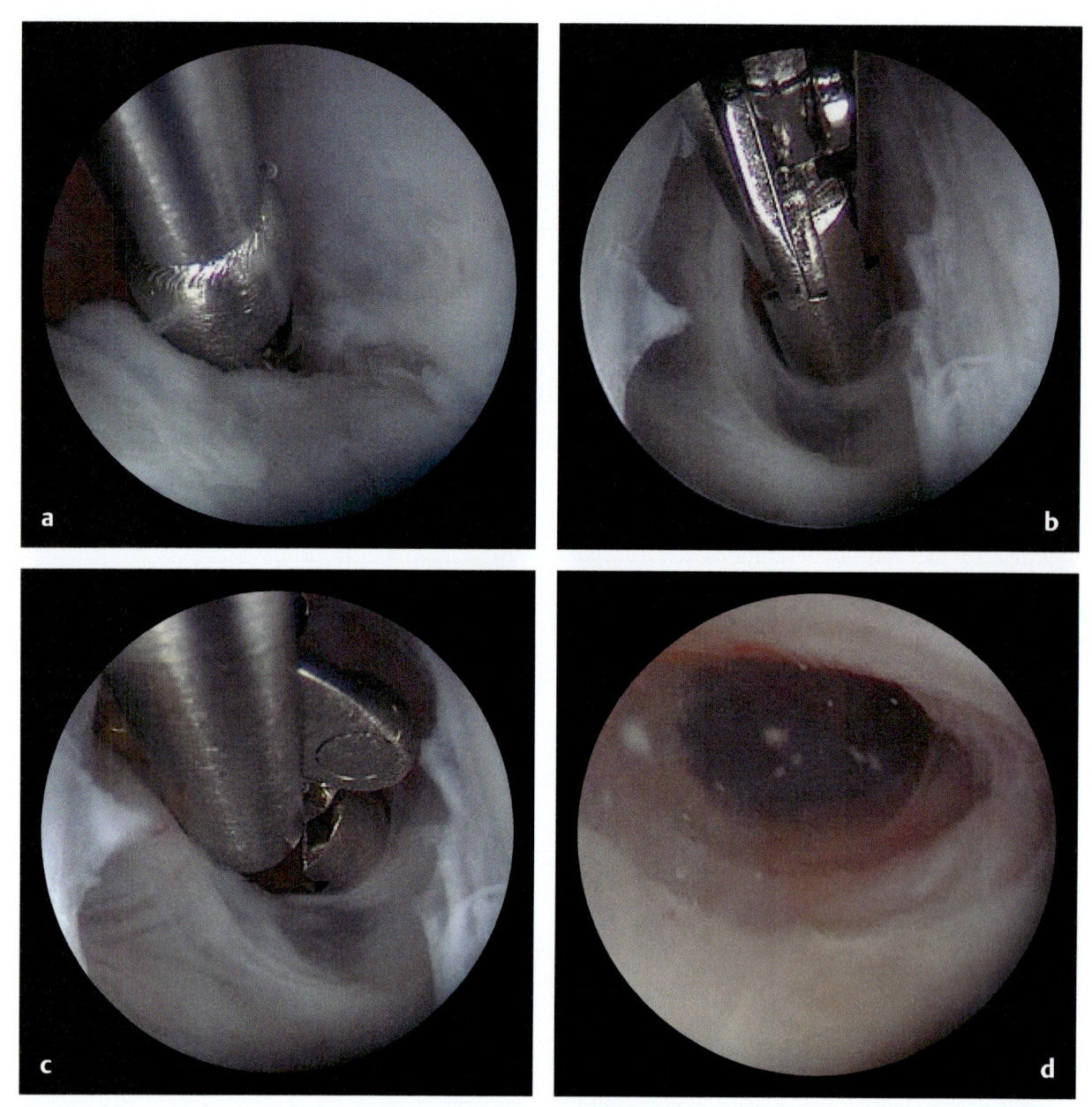

Fig. 24-3. (**a**) Inserção do *grasp* fechado no orifício estenótico. (**b**) Abertura do *grasp* sob a área de estenose. (**c**) Rotação da pinça aberta em todas as direções da estenose. (**d**) Panorâmica do canal cervical após abertura com *grasp*.

A secção com tesoura, geralmente, é indolor e regularmente realizada no procedimento ambulatorial (Fig. 24-4).

- *Bipolar*: é realizada da mesma forma que com a tesoura, conforme descrito anteriormente, porém com corrente bipolar;
- *Alça do ressectoscópio*: remove, com energia, pequena parte da estenose do canal cervical, possibilitando a entrada do histeroscópio. É uma técnica eficaz, realizada sob visão direta, porém há aumento do risco de perfuração;[9]
- *Incisão cervical*: quando a estenose é muito severa, ou o orifício externo não é visível, pode-se realizar com uma lâmina uma pequena incisão em forma de

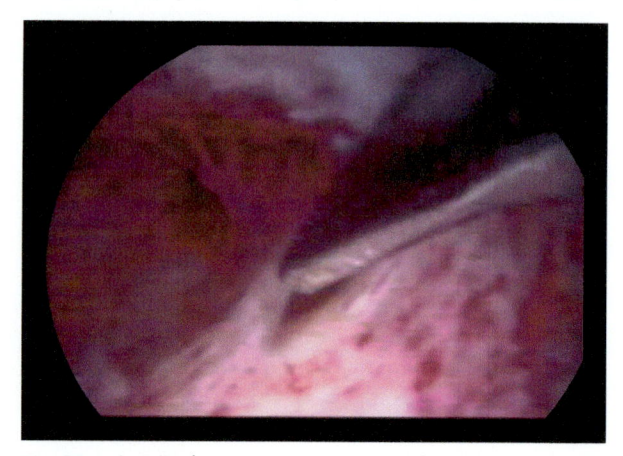

Fig. 24-4. Secção da estenose com tesoura de 5 Fr.

crucifixo no local em que o ginecologista julgue ser o orifício externo, até que o estroma cervical seja atingido.[1] A partir daí, prossegue-se com os demais métodos de dilatação cervical.

Segundo os resultados obtidos por Bettocchi, a técnica menos utilizada para o tratamento da estenose nessa casuística foi a que utiliza a energia, com o bipolar, com resultado relevante quando comparado ao uso do *grasp*-fórceps e tesoura nas estenoses dos tipos I e IV. Neste estudo, foram avaliados apenas métodos mecânicos para vencer as barreiras da estenose cervical.

Farmacológicos

Anestesia

A avaliação da dor no período perioperatório de pacientes que realizaram bloqueio paracervical é tema de diversos estudos. Enquanto alguns utilizam 10 mL de lidocaína 2%, outros utilizam 10 ou 20 mL de mepivacaína 1,5%, sendo aplicados com agulha de 21 ou 22 G em pontos estratégicos do colo uterino, às 3, 5, 7 h,[10,11] ou às 4 e 8 h.[12] Porém, os resultados são controversos.

Estudo realizado por Lau *et al*.[11] demonstrou que a aplicação paracervical de lidocaína 2% além de ser ineficaz no alívio da dor durante o procedimento, aumentou o risco de hipotensão e bradicardia. Além disso, apesar de a maior parte da inervação do útero encontrar-se na região cervical, há terminações nervosas no endométrio, e a falha em bloqueá-las pelas anestesias intra e paracervical pode gerar dor durante a distensão da cavidade e de eventual biópsia.[13]

De acordo com De Iaco *et al*.,[14] a anestesia local também não é inócua, além de elevar os custos do procedimento. Deve, portanto, ser reservada a pacientes ansiosas, extremos de idade, pacientes com antecedente de dor intensa em exame histeroscópico prévio e para aquelas sabidamente com estenose de canal cervical.

Para anestesia local, pode-se utilizar instilação de 5 mL de lidocaína 2% por cateter transcervical 5 minutos antes do início do procedimento.[11] Outra possibilidade é a utilização de 4 mL de gel anestésico de lidocaína 2% aplicado na região cervical por 20 segundos, após antissepsia adequada.[15] Porém, em ambos os casos não houve significância na redução da dor em nenhuma etapa do exame. Já a aplicação de lidocaína em *spray* a 5% 5 minutos antes do procedimento mostrou resultados satisfatórios na redução da dor após a histeroscopia.[16] O Royal College of Obstetricians and Gynaecologists também recomenda este tipo de anestesia quando a utilização de pinça de apreensão do colo (Pozzi) for necessária.[8]

Alguns autores consideram a adição de agente vasoconstritor (vasopressina a 0,05 U/mL) ao anestésico local. Como benefícios, pode reduzir a perda sanguínea, a absorção do meio de distensão e a necessidade de uso de força durante a dilatação cervical. Entretanto, também não é inócuo. Devemos atentar para seus efeitos colaterais, como arritmia cardíaca, hipotensão ou hipertensão e até parada cardíaca.[17]

A sedação também não deve ser utilizada de forma rotineira em pacientes submetidas ao exame em regime ambulatorial por não ter demonstrado vantagem no controle da dor e nem superioridade em relação ao uso de anestésicos locais.[8]

Por fim, cabe ainda ressaltar que, em casos de histeroscopia cirúrgica, situação em que o procedimento não pode ser realizado ambulatorialmente em razão da intensidade aumentada do estímulo doloroso, lançamos mão da anestesia em centro cirúrgico. Geralmente, a equipe da anestesia opta por bloqueios do neuroeixo, como bloqueio subaracnóideo ou peridural.[18,19] Esses bloqueios podem ser realizados sem sedação ou sob sedação leve, e a manutenção do nível de consciência aumenta a segurança do procedimento por permitir diagnosticar precocemente alterações de consciência secundárias a distúrbios eletrolíticos. Além disso, trabalhos experimentais demonstraram menor absorção do meio de distensão com as anestesias de neuroeixo, quando comparadas à anestesia geral.[20,21] Para os casos em que a anestesia de neuroeixo esteja contraindicada, a anestesia geral pode ser realizada, podendo-se fazer uso de dosagens de eletrólitos séricos seriados, caso o tempo de irrigação e o volume infundido se aproximem do limite recomendado.

Anti-Inflamatórios e Opiáceos

A literatura sugere que a administração de anti-inflamatórios não esteroides 1 hora antes do procedimento pode reduzir a dor perioperatória.[22,23]

Um estudo que prescreveu 500 mg de ácido mefenâmico via oral 1 hora antes do exame obteve resultados promissores somente em 30 e 60 minutos após, mas não durante a execução do exame.[24] Já outro ensaio clínico administrou 50 mg de diclofenaco via oral 1 a 2 horas antes do procedimento e não encontrou significância na análise de redução da dor peri-operatória.[25]

O uso de opioides de rotina antes dos exames deve ser evitado em razão de seus efeitos colaterais, como náusea e vômitos, de acordo com o Royal College of Obstetricians and Gynaecologists.[8] Porém, em um estudo que administrou 100 mg de tramadol endovenoso 50 minutos antes do procedimento em mulheres na perimenopausa sem o diagnóstico prévio de estenose cervical, houve diferença na redução da dor imediatamente após o exame e 15 minutos após, em comparação ao grupo placebo. Além disso, não houve impacto significativo quanto aos efeitos colaterais da droga utilizada.[26]

Prostaglandinas

Os agentes de maturação cervical podem reduzir a dificuldade de entrada na cavidade endometrial. As prostaglandinas têm papel relevante na literatura recente, seja em sua prescrição via oral ou via vaginal, podendo ser sintéticas (misoprostol) ou naturais (dinoprostone).

O misoprostol é uma prostaglandina que possui meia-vida curta e está relacionada com poucos efeitos colaterais. Age na matriz extracelular dissolvendo o colágeno, aumentando o ácido hialurônico e a permeabilidade vascular, além de provocar contrações das fibras musculares lisas do útero.[27] Diversos trabalhos, na literatura atual, confrontam sua participação na redução da dor perioperatória e no sucesso da dilatação cervical quando comparados a placebo ou a outras medicações, como anti-inflamatórios não esteroides.

De acordo com a revisão sistemática realizada por Polyzonos et al.,[28] o misoprostol parece ter um papel importante na dilatação cervical, quando utilizado antes do procedimento endoscópico. Entretanto, o efeito significativo relaciona-se com o status menopausal das pacientes, havendo uma tendência de dilatação com menor dificuldade naquelas pacientes na menacme, evitando a necessidade de uma dilatação mecânica durante o procedimento. Essa condição pode estar relacionada com a consistência do colo uterino, menos fibrótico em comparação à consistência do colo de pacientes na pós menopausa. Além disso, na menacme, há maior quantidade de receptores hormonais,[29] o que favorece a dilatação do colo à medida que o estrogênio participa do processo de regulação dos leucócitos envolvidos no processo inflamatório que gera o preparo do colo do útero.[30] Já Gkrozou et al. não encontraram significância no uso desta medicação em nenhum grupo estudado.[31]

Oppegaard et al., em 2010, avaliaram o impacto de 1.000 mg de misoprostol vaginal versus placebo 12 a 24 horas previamente ao procedimento, em pacientes na pós-menopausa, associado ao uso prévio de estradiol vaginal por 15 dias. O grupo encontrou uma média de dilatação cervical de 5,7 mm no grupo do medicamento e de 4,7 mm no grupo placebo, concluindo a eficácia da prostaglandina.[30]

Na análise de Preutthipan et al., em 2006, comparou-se o uso do misoprostol ao dinoprostone com diminuição da necessidade de dilatação cervical nas que utilizaram a prostaglandina sintética, estando também associado a menor número de complicações.[32]

Enquanto a análise de Cooper et al. avaliou o benefício do uso de 1.000 mg de misoprostol via vaginal 2 a 4 horas antes do procedimento,[33] Thomas et al.[31] utilizaram a dose de 400 microgramas 24 a 12 horas antes. Neste caso, houve maior facilidade da dilatação cervical.[34] O maior intervalo de administração da medicação pode ter sido fator influenciador no desfecho positivo deste estudo.

A literatura atual contém diversas análises sobre o tema, porém há uma variedade muito grande de dosagens, de vias de administração e do momento da aplicação do medicamento, o que torna muito difícil a elaboração de consistentes *Guidelines* sobre o tema.[28]

Osmóticos

Laminarias são algas marinhas desidratadas, devidamente esterilizadas, utilizadas no processo de maturação cervical. Há versões artificiais que possuem tempo de ação ainda menor.[1] Em contato com a umidade aumentam sua espessura, contribuindo para o processo de dilatação. Devem ser inseridas 24 horas antes do exame ou pelo menos 4 horas antes para os modelos sintéticos. Em comparação ao uso de misoprostol, alguns estudos mostram que este método cursou com menor necessidade de dilatação mecânica durante o procedimento endoscópico. Porém, há o inconveniente de ser introduzido em momento anterior ao exame, levando a paciente a uma visita ao consultório do ginecologista.[31,35]

CONSIDERAÇÕES FINAIS

Estenoses cervicais são intercorrências no cenário da histeroscopia que muitas vezes impossibilitam a realização do exame em regime ambulatorial. Além disso, podem causar dor intensa durante o procedimento, limitando sua execução e levando à necessidade de realização em centro cirúrgico sob anestesia.

Abordamos neste capítulo algumas alternativas no manejo da paciente com estenose cervical que foram separadas em métodos mecânicos e farmacológicos. Quando o cirurgião realiza o exame em ambiente ambulatorial e depara-se com a estenose, primeiramente lança mão das técnicas mecânicas para a lise das aderências. Em caso de insucesso, pode recorrer aos métodos farmacológicos para auxílio do alívio da dor da paciente ou encaminhá-la a um ambiente cirúrgico para realizar o exame sob anestesia, utilizando os demais métodos descritos com maior conforto para a paciente. Cabe ainda lembrar dos métodos de preparo de colo descritos, porém essa técnica ainda não deve ser recomendada de forma rotineira, segundo a literatura.[8]

O objetivo deste capítulo foi discorrer sobre essa intercorrência frequente no ambulatório do ginecologista, fornecendo opções ao manejo ambulatorial ou cirúrgico a fim de se obter um exame bem-sucedido, com maior conforto para a paciente.

Seção II   Sinéquias Intrauterinas

INTRODUÇÃO

As sinéquias intrauterinas são bandas de tecido fibroso cicatricial que se formam na cavidade endometrial, geralmente em resposta a um procedimento uterino prévio. Variam de finas cordas fibrosas até total obliteração da cavidade (Fig. 24-5).

Alguns autores defendem que as sinéquias não devam ser englobadas na definição de síndrome de Asherman, sendo que esta entidade deveria estar reservada àquelas pacientes portadoras de sinéquias intrauterinas que foram causadas por uma agressão ao endométrio em um útero outrora gravídico.[36]

Geralmente, são acompanhadas de subfertilidade, alterações menstruais e dor pélvica crônica, podendo também ser assintomáticas.[37] Muitas vezes, as manifestações clínicas estão relacionadas com a localização e com a gravidade das lesões. Geralmente, a amenorreia ocorre em quadros mais severos de aderências que obliteram a cavidade total ou parcialmente.

Tendo em vista que muitas pacientes portadoras de sinéquias intrauterinas são assintomáticas, torna-se difícil estimar a prevalência na população em geral. Acredita-se que a incidência gira em torno de 0,3 a 21,5%.[38] Estima-se que cerca de 1,5% dos casos são diagnosticados de forma incidental pela histerossalpingografia. Porém, são encontradas em até 21,5% das pacientes que foram submetidas à curetagem.[39]

A agressão que ocorre na camada basal, envolvendo a exposição da camada muscular, leva ao contato das paredes uterinas opostas que se regeneram por um processo cicatricial, que leva à fibrose. Histologicamente, o endométrio aparece atrófico com aumento do tecido conjuntivo mesmo em áreas não afetadas, explicando a ausência de hematométrio mesmo em cérvices quase totalmente obliteradas.[7]

Parece existir correlação entre o número de abortos e o achado de sinéquias intrauterinas na avaliação por histeroscopia das pacientes com infertilidade, variando de 28,6% com um aborto, 31,1% com dois e 41,4% com três ou mais.[40]

A ocorrência de sinéquias também pode ser consequência de infecções intrauterinas, como endometrite ou tuberculose genital.[36] As curetagens realizadas no pós-parto, principalmente após as primeiras 48 horas ou em caso de abortamentos, estão relacionadas com maior chance de formação de aderências, muito provavelmente por causa do estado de hipoestrogenismo em que o endométrio se encontra nestes períodos, o que atrasa a regeneração da camada funcional.[41]

DIAGNÓSTICO

Partindo do pressuposto de que a anamnese e o exame clínico isoladamente não são capazes de firmar o diagnóstico, necessitaremos do auxílio dos exames de imagem.

A ultrassonografia transvaginal (USGTV) é um exame de baixo custo, fácil acesso e pode encontrar áreas hiperecoicas no endométrio, que são achados característicos. Porém, de acordo com o estudo de Salle *et al.*, a ultrassonografia possui sensibilidade de 52% e especificidade apenas de 11% quando comparada à histeroscopia.[42]

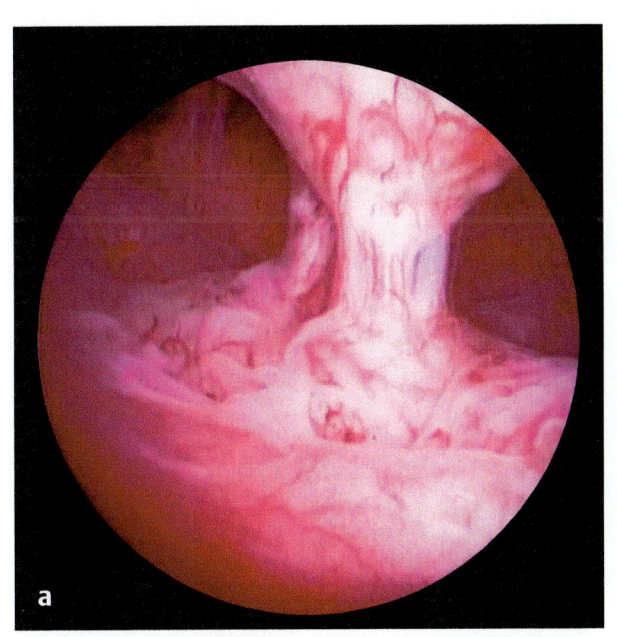

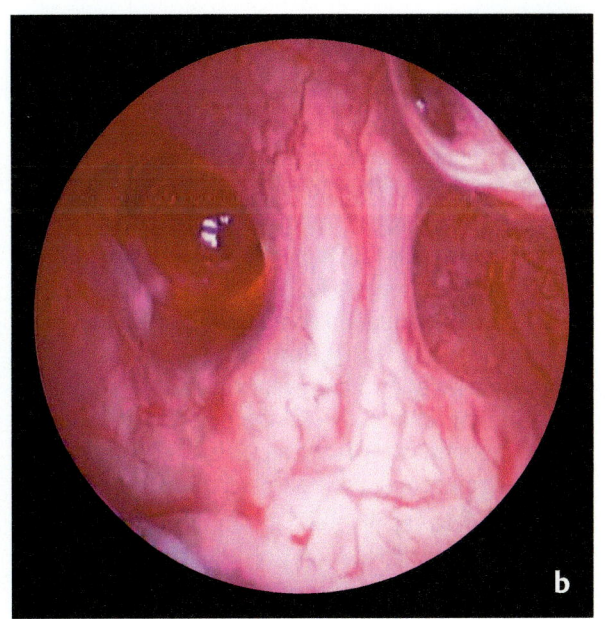

Fig. 24-5. (a,b) Sinéquias fibromusculares centrais. *(Continua.)*

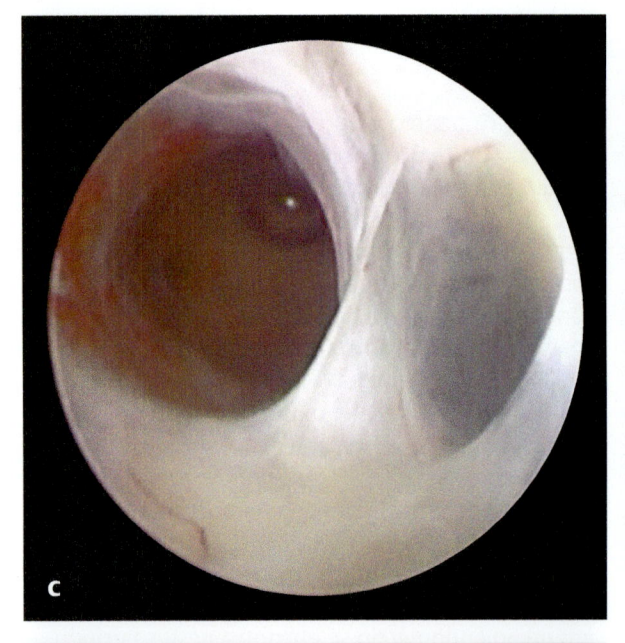

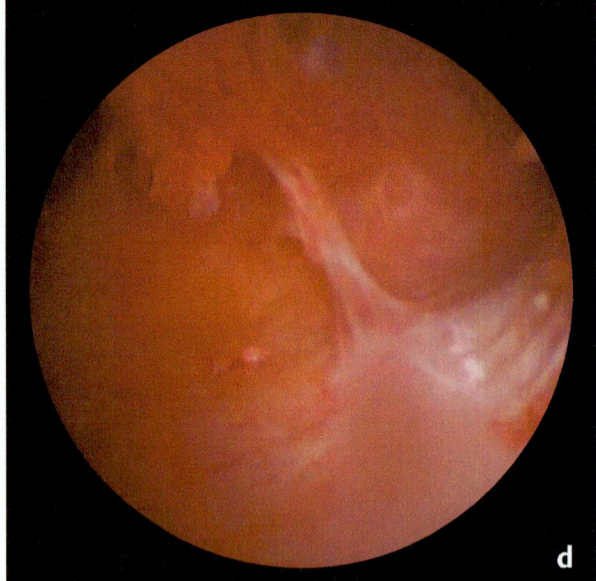

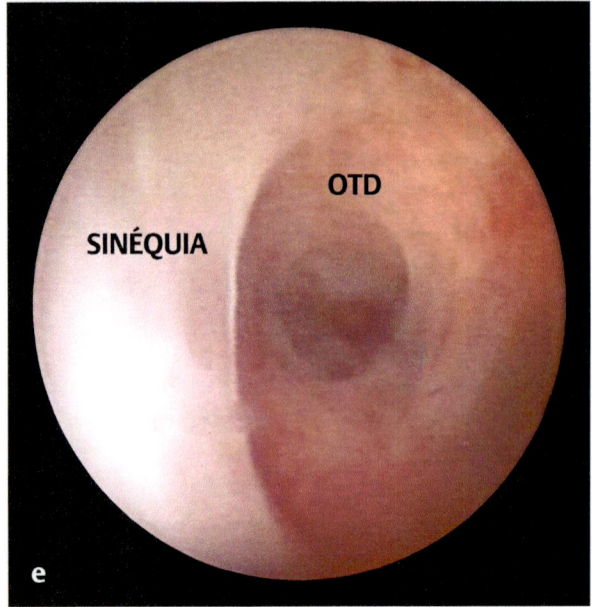

Fig. 24-5. *(Cont.)* (**c**) Sinéquia fibrosa no centro da cavidade uterina. (**d**) Sinéquia fina no fundo uterino. (**e**) Sinéquia fibrosa em parede lateral direita.

A histerossalpingografia, exame presente na propedêutica de investigação de infertilidade, também é capaz de diagnosticar sinéquias intrauterinas. Geralmente, cursa com falhas de enchimento nas regiões que possuem as lesões (Fig. 24-6). Possui taxa de 73% de concordância quando comparada à histeroscopia.[43]

A histerossonografia é um exame importante para a detecção de aderências, aproximando-se da histerossalpingografia, uma vez que possui sensibilidade de 75% quando comparada a este exame.[44]

A histeroscopia configura-se como padrão-ouro no diagnóstico das sinéquias, permitindo a plena visão das lesões, sua extensão e morfologia.[38] Além disso, o exame também é capaz de tratar as aderências leves de forma ambulatorial. No entanto, os casos mais graves devem ser manejados em ambiente hospitalar.

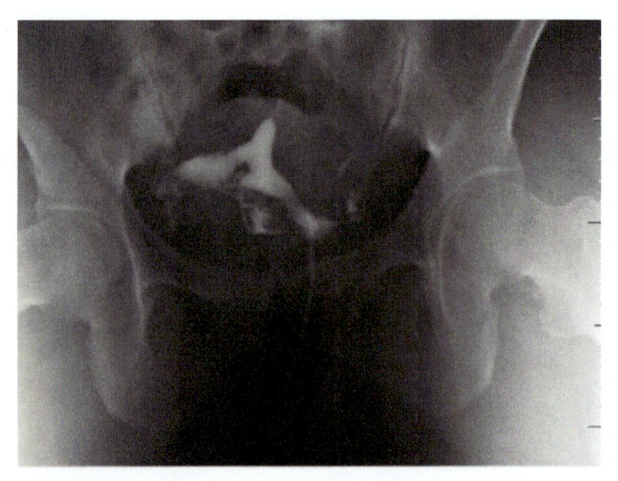

Fig. 24-6. Imagem sugestiva de sinéquia em histerossalpingografia.

Aderências provenientes da mucosa são frágeis e possuem coloração próxima à do endométrio. Porém, as fibrosas são pálidas e firmes.[37]

A ressonância magnética ainda não possui papel muito bem estabelecido na literatura para o diagnóstico de sinéquias intrauterinas, além de ser um exame de custo elevado.

CLASSIFICAÇÕES

Há diversas classificações utilizadas para as sinéquias intrauterinas, geralmente partindo de características de achados endoscópicos. O Quadro 24-2 resume e compara os principais sistemas de classificação, contudo as mais utilizadas atualmente são as da European Society for Hysteroscopy[44] e da American Fertility Society.[45]

Como existem varias classificações para as sinéquias intrauterinas, é possível, de forma prática, associar duas delas e termos uma avaliação mais precisa, com possibilidade de informação precisa e comparações. Isso é possível caracterizando a densidade das sinéquias pela classificação Valle e Sciarra, em leve, moderada e severa,[48] com a localização destas, classificação de Donnez e Nisolle (Quadro 24-3).[49]

TRATAMENTO

O tratamento de sinéquias intrauterinas deve ser individualizado e realizado em situações de subfertilidade, perdas gestacionais recorrentes, dor pélvica crônica ou alterações menstruais, a fim de restaurar a forma e o volume original da cavidade uterina. Não há, no entanto, na literatura, estudos randomizados e controlados que suportem a eficácia do tratamento cirúrgico em comparação à conduta expectante.[7]

Sondagem Cervical

Método antigo descrito originalmente por Asherman para pacientes que não possuíam alterações na cavidade endometrial. Entretanto, é um método em desuso tendo em vista a melhoria do acesso ao tratamento endoscópico.[51]

Quadro 24-2. Classificação das Sinéquias Intrauterinas (Adaptada de Cedars MI, Adeleye A et al.)[37]

Fonte	Critérios para a classificação
March et al.[46]	Classificadas, de acordo com histeroscopia, como mínima, moderada ou severa de acordo com o envolvimento da cavidade uterina
Hamou et al.[47]	Classificadas como ístmicas, marginais, centrais e leves, moderadas ou severas de acordo com histeroscopia
Valle e Sciarra[48]	Classificadas como leves, moderadas ou severas de acordo com histeroscopia e com base na localização
European Society for Hysteroscopy[43]	Classificadas de I a IV com diversos subtipos, incorporando achados de histeroscopia, histerossalpingografia associados à clínica
American Fertility Society[45]	Classificadas como leves, moderadas ou severas com base no grau de obliteração da cavidade, aparência das lesões e informações do ciclo menstrual da paciente. Utiliza achados de histeroscopia ou histerossalpingografia
Donnez e Nisolle[49]	Classificadas de acordo com a localização e a taxa de gestação no período pós-operatório. Utiliza histeroscopia ou histerossalpingografia
Nasr et al.[50]	É o mais recente sistema de classificação, pois cria um escore de prognóstico incluindo antecedentes menstruais e obstétricos. Utiliza histeroscopia

Quadro 24-3. Classificação de Sinéquias Intrauterinas de Donnez e Nisolle[49]

Grau	Localização
I	Central: A) Finas B) Fibromuscular ou fibrosa
II	Marginais: A) Lateral, na borda B) Ocluindo uma região cornual
III	Cavidade uterina ausente na histerossalpingografia: A) Oclui o orifício interno, com a cavidade uterina normal B) Extensa coaptação das parede uterinas (Asherman)

Dilatação e Curetagem

Método utilizado previamente ao advento da histeroscopia. Tem como desvantagem, por ser um método de tratamento às cegas, aumentar o risco de perfuração uterina, além de não conseguir realizar classificação das sinéquias.[52]

Histeroscopia

Permite o diagnóstico, a classificação e o tratamento das sinéquias pela adesiólise sob visão direta, com magnificação da imagem. É hoje o tratamento-padrão para as aderências intrauterinas e tem a vantagem de ser realizada ambulatorialmente. Em casos de aderências frouxas, é possível tratá-las apenas com a distensão da cavidade pelo fluido utilizado. Podemos utilizar tesouras ou *grasp*-fórceps, (Fig. 24-7) que permitem a secção das aderências, sem uso de energia, diminuindo os riscos de lesão de vísceras abdominais, caso haja perfuração uterina. Porém, a energia mono ou bipolar também pode ser aplicada, tendo como vantagem a hemostasia precisa.[7] Geralmente, a lise inicia-se pelas sinéquias centrais e distais, a fim de ampliar o campo de visão do cirurgião, aumentando o tamanho da cavidade uterina. Então, abordam-se as sinéquias localizadas no fundo uterino, restabelecendo a arquitetura endometrial. As lesões periféricas ou muito densas devem ser abordadas no final do

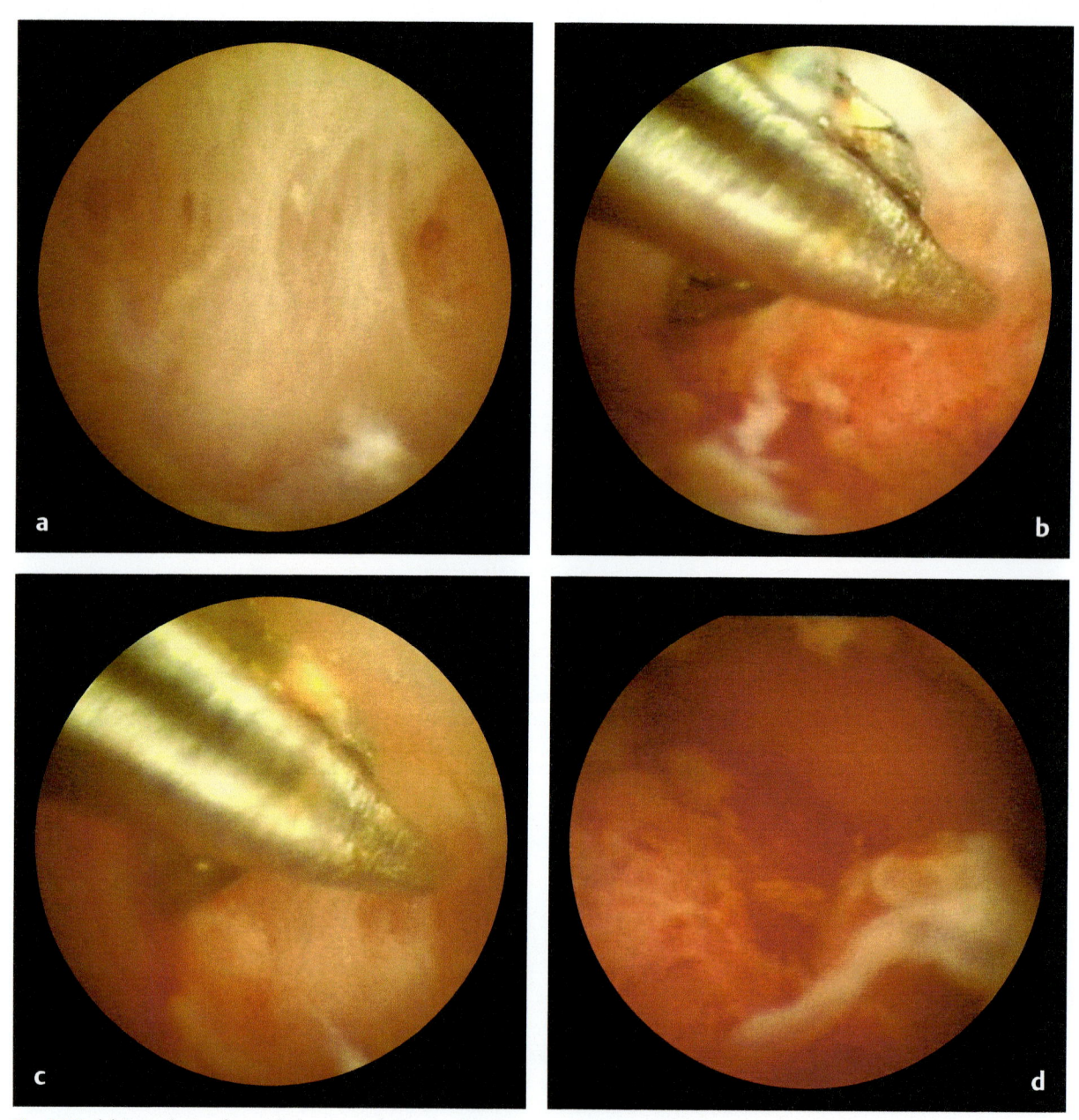

Fig. 24-7. (**a**) Panorâmica da cavidade com sinéquias em fundo uterino. (**b, c**) Lise de sinéquia com tesoura. (**d**) Panorâmica da cavidade uterina após lise de sinéquias com tesoura.

procedimento pois associam-se à maior dificuldade e maior risco de perfuração uterina.[41]

A vantagem da lise de sinéquias na histeroscopia ambulatorial, com tesoura, está na percepção imediata de falso pertuito, evitando-se a perfuração uterina. A secção das sinéquias é indolor, por se tratar de fibrose, a referência de dor, pela paciente, pode sinalizar o contato da tesoura com o miométrio, desta forma, o histeroscopista deverá interromper a lise nesse ponto e se dirigir a outro local de aderência e assim realizar o procedimento ambulatorial, com segurança.

Para o tratamento de aderências frouxas e marginais, recomenda-se a instilação de azul de metileno, pois cora ilhas de endométrio sadio, guiando assim o histeroscopista.[47] Semelhante a esta técnica temos a fluoroscopia combinada com a histeroscopia. Nesta técnica, uma agulha Tuohy radiopaca é introduzida juntamente com o histeroscópio, e é instilado um contraste também radiopaco nas áreas de aderências firmes no ponto de obliteração da cavidade. Esse método é capaz de guiar a lise, que pode ser realizada com tesoura sob visão endoscópica,[53] porém é uma técnica desafiadora e exige presença de cirurgião experiente, além de expor a paciente à radiação ionizante.

Para os casos de sinéquias graves, obliterando a cavidade, podemos utilizar um dilatador cervical direcionado para os dois óstios tubários, resultando em dois pilares laterais que agem como um septo fibroso, e são abordados por via histeroscópica com acompanhamento da laparoscopia, além da cromotubagem após o final do procedimento.[54] Entretanto, apesar de resultados animadores, o estudo traz alta taxa de complicações, acometendo 50% da série estudada além de avaliar um número limitado de pacientes.

A ultrassonografia transabdominal tem sido considerada no monitoramento da lise de aderências por via histeroscópica, principalmente naquelas localizadas no terço superior da cavidade endometrial.[55] Além disso, diminui o risco de perfuração e possui, além de baixo custo, fácil acesso pelo cirurgião.[52]

Por fim, é recomendado que haja uma avaliação da cavidade após cerca de 2 a 3 ciclos, por meio de histeroscopia ou histerossalpingografia. Nestes casos, não raro são encontradas novas aderências, geralmente com menor gravidade, que requerem novo tratamento.[41]

A lise das sinéquias consegue em muitos casos recuperar a normalidade da cavidade uterina e do fluxo menstrual, mas, por vezes, não retorna a qualidade endometrial para fins reprodutivos, isto por causa do dano deste até a camada basal. Por isso, algumas pacientes retornam aos ciclos menstruais, com histeroscopia normal, mas o seu endométrio não cresce suficientemente para permitir a nidação, nem no ciclo fisiológico e, às vezes, nem com estímulo hormonal.

PREVENÇÃO
Barreiras Físicas

A inserção de um **dispositivo intrauterino** (DIU) como coadjuvante no pós-tratamento de sinéquias intrauterinas tem sido considerada em alguns estudos.[45-47] Como o Sistema Intrauterino liberador de Levonorgestrel gera efeito inibitório no endométrio, não deve ser utilizado para este fim. No entanto, não há estudos de relevância científica que corroborem a inserção deste dispositivo de forma universal para as pacientes.[41]

O uso de barreiras antiaderentes, como o **gel intrauterino de ácido hialurônico,** tem-se mostrado promissor, reduzindo a reincidência e a severidade de lesões. Além disso, não foram reportados efeitos colaterais de seu uso.[56] Recente metanálise chinesa concluiu que a substância pode estar relacionada com a redução na incidência de sinéquias quando utilizada após procedimento intrauterino; entretanto, reitera que a análise englobou apenas trabalhos com amostras pequenas e acompanhamento curto das pacientes.[57]

Outro estudo iraniano, de 2019, avaliou o impacto do uso de **soro com elevada concentração de plaquetas** na regeneração endometrial. O ensaio clínico separou as pacientes em dois grupos, sendo que um deles recebeu 1 mL da substância intrauterina, e outro não recebeu. No entanto, não foram encontrados resultados significativos no que diz respeito ao padrão menstrual e à recidiva de aderências.[58]

A inserção de um **cateter de Foley** no pós-operatório de lise de sinéquias também se mostrou uma forma de prevenção da recorrência das aderências. Em 1950, foi sugerido por Asherman *et al.* que a manutenção de cateter de Foley na cavidade uterina por 3 dias de pós-operatório poderia trazer benefício na prevenção de novas sinéquias.[59] Pesquisadores africanos demonstraram que a manutenção do cateter de Foley por 10 dias mostrou-se superior ao uso de DIU de cobre, utilizado por 3 meses, quando avaliados desfechos, como restauração dos ciclos menstruais e necessidade de reabordagem cirúrgica de sinéquias. Sugerem ainda que este resultado possa estar relacionado com o fato de o cateter possuir maior área de contato, sendo mais eficiente na separação do endométrio durante seu período regenerativo.[60]

Um estudo piloto de pesquisadores egípcios avaliou o impacto do uso de **cateter de Foley revestido por enxerto de membrana amniótica** por 15 dias no pós-operatório de lise de sinéquias. Os resultados mostraram melhora do padrão menstrual, porém conta com um número muito pequeno de pacientes. Sendo assim, há necessidade de estudos de maior relevância para a inclusão deste tratamento na prática clínica.[61]

Terapia Hormonal

Há descrição na literatura do uso de estrogênios a fim de promover regeneração endometrial após tratamento cirúrgico de lise de sinéquias.[62] Entretanto, não há estudos bem desenhados que comparem dosagem, via de administração ou associação de hormônios.

Portanto, apesar de a formação de sinéquias intrauterinas puder acometer qualquer mulher em idade fértil, é importante pontuar aspectos da prevenção dessas lesões endometriais, como:

- Em caso de abortamento, propor à paciente primeiramente o tratamento medicamentoso a fim de evitar um possível procedimento cirúrgico;
- Em caso de úteros que já sofreram instrumentalização, pode-se utilizar o auxílio da ultrassonografia para diferenciar coágulos sanguíneos dos produtos da concepção que estejam retidos evitando, assim, um novo procedimento cirúrgico;
- Preferir uso de cânulas de sucção ou curetas rombas em detrimento das fenestradas.[41-52]

COMPLICAÇÕES DA LISE DE SINÉQUIAS

De acordo com a revisão da literatura realizada por Yu *et al.*, o risco de perfuração uterina variou em torno de 2%, chegando até 9% em caso de aderências severas. A hemorragia variou de 6 a 27% dos casos avaliados.[52]

Além disso, repetidas dilatações cervicais para o procedimento de lise histeroscópica mostraram-se como fator de risco para incompetência istmocervical e perdas recorrentes no segundo trimestre. Em caso de pacientes com múltiplos procedimentos prévios, uma opção válida para discussão seria a cerclagem com 12 semanas de gestação. Outra morbidade obstétrica de importante ocorrência após a lise de sinéquias é a presença de acretismo placentário. Na série de casos de Cappela *et al.*, duas de nove gestações apresentaram o acretismo após tratamento de sinéquias severas.[63]

CONSIDERAÇÕES FINAIS

As sinéquias uterinas são uma morbidade de importância gineco-obstétrica no que tange às suas diversas manifestações clínicas, como alterações menstruais e subfertilidade. Desta forma, é importante o discernimento do ginecologista a fim de evitar a instrumentalização endometrial desnecessária. Até o momento, os estudos mostraram que a histeroscopia é o padrão-ouro no tratamento dessas aderências, pois, além de permitir a realização da lise sob visão, é importante também para a sua classificação e revisão pós-operatórias. No entanto cabe ressaltar que ainda não há estudos de relevância que validem qual a melhor técnica de abordagem histeroscópica.

REFERÊNCIAS BIBLIOGRÁFICAS

1. Relph S, Lawton T, Broadbent M, Karoshi M. Failed hysteroscopy and further management strategies. Obstet Gynaecol. 2016;18(1):65-8.
2. Yang L C, Chaudhari A. The use of hysteroscopy for the diagnosis and treatment of intrauterine pathology. Obstet Gynecol. 2020;135(3):E138-48.
3. Christianson M S, Barker M A, Lindheim S R. Overcoming the Challenging Cervix Techniques to Acess the Uterine Cavity. J Low Genit Tract Dis. 2008;12(1):2-31.
4. Justin Clark T, Voit D, Gupta J K, et al. Accuracy of hysteroscopy in the diagnosis of endometrial cancer and hyperplasia: A systematic quantitative review. J Am Med Assoc. 2002;288(13):1610-21.
5. Bettocchi S, Bramante S, Bifulco G, et al. Challenging the cervix: strategies to overcome the anatomic impediments to hysteroscopy: analysis of 31,052 office hysteroscopies. Fertil Steril [Internet]. 2016;105(5):e16-7.
6. Kremer C, Barik S, Duffy S. Flexible outpatient hysteroscopy without anaesthesia: A safe, successful and well tolerated procedure. BJOG An Int J Obstet Gynaecol. 1998;105(6):672-6.
7. Crispi C P, Oliveira F M M de, Junior J C D, et al. Tratado de Endoscopia Ginecológica. Terceira e. Rio de Janeiro: Livraria e Editora Revinter. 2012; p. 769.
8. Clark T J, Cooper N, Kremer C. Best practice in oupatient hysteroscopy [Internet]. Royal College of Obstetricians and Gynaecologists. 2011; p. 22.
9. Suen M W H, Bougie O, Singh S S. Hysteroscopic management of a stenotic cervix. Fertil Steril [Internet]. 2017;107(6):e19.
10. Giorda G, Scarabelli C, Franceschi S, Campagnutta E. Feasibility and pain control in outpatient hysteroscopy in postmenopausal women: A randomized trial. Acta Obstet Gynecol Scand. 2000;79(7):593-7.
11. Lau W C, Lo W K, Tam W H, Yuen PM. Paracervical anaesthesia in outpatient hysteroscopy: A randomised double-blind placebo-controlled trial. BJOG An Int J Obstet Gynaecol. 1999;106(4):356-9.
12. Cicinelli E, Didonna T, Schonauer L M, et al. Paracervical Anesthesia for Hysteroscopy and Endometrial Biopsy in Postmenopausal Women. A Randomized, Double-Blind, Placebo-Controlled Study. J Reprod Med. 1998;43(12).
13. Marana R, Marana E, Catalano G F. Current practical application of office endoscopy. Curr Opin Obstet Gynecol. 2001;13(4):383-7.
14. De Iaco P, Marabini A, Stefanetti M, et al. Acceptability and pain of outpatient hysteroscopy. J Am Assoc Gynecol Laparosc. 2000;7(1):71-5.
15. Wong A Y K, Wong K S, Tang L C H. Stepwise pain score analysis of the effect of local lignocaine on outpatient hysteroscopy: A randomized, double-blind, placebo-controlled trial. Fertil Steril. 2000;73(6):1234-7.
16. Soriano D, Ajaj S, Chuong T, et al. Lidocaine spray and outpatient hysteroscopy: Randomized placebo-controlled trial. Obstet Gynecol. 2000;96(5):661-4.
17. Phillips D R, Nathanson H G, Milim S J, Haselkorn J S. The effect of dilute vasopressin solution on the force needed for cervical dilatation: A randomized controlled trial. Obstet Gynecol. 1997;89(4):507-11.
18. Ananthanarayan C, Paek W, Rolbin S H, Dhanidina K. Hysteroscopy and anaesthesia. Can J Anaesth. 1996;43(1):56-64.
19. Umranikar S, Clark T J, Saridogan E, et al. BSGE/ESGE guideline on management of fluid distension media

in operative hysteroscopy. Gynecol Surg [Internet]. 2016;13(4):289-303.
20. Goldenberg M, Cohen S B, Etchin A, et al. A randomized prospective comparative study of general versus epidural anesthesia for transcervical hysteroscopic endometrial resection. Am J Obstet Gynecol. 2001;184(3):273-6.
21. Bergeron M E, Ouellet P, Bujold E, et al. The Impact of Anesthesia on Glycine Absorption in Operative Hysteroscopy. Anesth Analg. 2011;113(4):723-8.
22. Edgren R A, Morton C J. Naproxen sodium for OB/GYN use, with special reference to pain states: A review. Int J Fertil. 1986;31(2):135-42.
23. Crane J M G. How to overcome a resistant cervix for hystero scopy and endometrial biopsy. 2007;(November).
24. Nagele F, Lockwoodb G, Magos A L. Randomised placebo controlled trial of mefenamic acid for premedication at outpatient hysteroscopy: A pilot study. BJOG An Int J Obstet Gynaecol. 1997;104(7):842-4.
25. Tam W H, Yuen P M. Use of diclofenac as an analgesic in outpatient hysteroscopy: A randomized, double-blind, placebo-controlled study. Fertil Steril. 2001;76(5):1070-2.
26. Floris S, Piras B, Orrù M, et al. Efficacy of intravenous tramadol treatment for reducing pain during office diagnostic hysteroscopy. Fertil Steril. 2007;87(1):147-51.
27. da Costa AR, Pinto-Neto AM, Amorim M, et al. Use of Misoprostol Prior to Hysteroscopy in Postmenopausal Women: A Randomized, Placebo-Controlled Clinical Trial. J Minim Invasive Gynecol. 2008;15(1):67-73.
28. Polyzos NP, Zavos A, Valachis A, et al. Misoprostol prior to hysteroscopy in premenopausal and post-menopausal women. A systematic review and meta-analysis. Hum Reprod Update. 2012;18(4):393-404.
29. Barcaite E, Bartusevicius A, Railaite DR, Nadisauskiene R. Vaginal misoprostol for cervical priming before hysteroscopy in perimenopausal and postmenopausal women. Int J Gynecol Obstet. 2005;91(2):141-5.
30. Oppegaard KS, Lieng M, Berg A, et al. A combination of misoprostol and estradiol for preoperative cervical ripening in postmenopausal women: A randomised controlled trial. BJOG An Int J Obstet Gynaecol. 2010;117(1):53-61.
31. Gkrozou F, Koliopoulos G, Vrekoussis T, et al. A systematic review and meta-analysis of randomized studies comparing misoprostol versus placebo for cervical ripening prior to hysteroscopy. Eur J Obstet Gynecol Reprod Biol. 2011;158(1):17-23.
32. Preutthipan S, Herabutya Y. A randomized comparison of vaginal misoprostol and dinoprostone for cervical priming in nulliparous women before operative hysteroscopy. Fertil Steril. 2006;86(4):990-4.
33. Cooper KG, Pinion SB, Bhattacharya S, Parkin DE. The effects of the gonadotrophin releasing hormone analogue (goserelin) and prostaglandin E1 (misoprostol) on cervical resistance prior to transcervical resection of the endometrium. BJOG An Int J Obstet Gynaecol. 1996;103(4):375-8.
34. Thomas JA, Leyland N, Durand N, Windrim RC. The use of oral misoprostol as a cervical ripening agent in operative hysteroscopy: A double-blind, placebo-controlled trial. Am J Obstet Gynecol. 2002;186(5):876-9.
35. Moutrey SK, Clark N, Harper MP. Preoperative ripening of the cervix before operative hysteroscopy. J Perioper Pract. 2017;27(11):243-4.
36. Hanstede MMF, Van Der Meio E, Goedemans L, Emanuel MH. Results of centralized Asherman surgery, 2003-2013. Fertil Steril [Internet]. 2015;104(6):1561-1568.e1.
37. Cedars MI, Adeleye A. Intrauterine adhesions: Clinical manifestation and diagnosis [Internet]. 2019. Disponível em: https://www.uptodate.com/contents/intrauterine-adhesions-clinical-manifestation-and-diagnosis?search=intrauterine synechiae&source=search_result&selectedTitle=1~150&usage_type=default&display_rank=1
38. Amin TN, Saridogan E, Jurkovic D. Ultrasound and intrauterine adhesions: A novel structured approach to diagnosis and management. Ultrasound Obstet Gynecol. 2015;46(2):131-9.
39. Al-Inahy H. Intrauterine adhesions. An update. Acta Obstet Gynecol Scand. 2001;986-93.
40. Lasmar RB, Barrozo PR, Parente RC, et al. Rev Bras Ginecol Obstet. 2010 Aug;32(8):393-7
41. Deans R, Abbott J. Review of Intrauterine Adhesions. J Minim Invasive Gynecol [Internet]. 2010;17(5):555-69.
42. Salle B, Gaucherand P, Hilaire PD Saint, Rudigoz RC. of Intrauterine Adhesions. 1998;131-4.
43. Dalfó A R, Úbeda B, Úbeda A, et al. Diagnostic value of hysterosalpingography in the detection of intrauterine abnormalities: A comparison with hysteroscopy. Am J Roentgenol. 2004;183(5):1405-9.
44. Wamsteker K, Blok SD. diagnostic hysteroscopy: technique and documentation. Endosc Surg Gynecol. 1993.
45. Buttram VC, Gomel V, Siegler A, et al. The American Fertility Society classifications of adnexal adhesions, distal tubal occlusion, tubal occlusion secondary to tubal ligation, tubal pregnancies, Mullerian anomalies and intrauterine adhesions. Fertil Steril [Internet]. 1988;49(6):944-55.
46. March CM, Israel R, March AD. Hysteroscopic management of intrauterine adhesions. Am J Obstet Gynecol. 1978;130(6):653-7.
47. Hamou J, Salat Baroux J, Siegler AM. Diagnosis and treatment of intrauterine adhesions by microhysteroscopy. Fertil Steril [Internet]. 1983;39(3):321-6.
48. Valle RF, Sciarra JJ. Intrauterine adhesions: Hysteroscopic diagnosis, classification, treatment, and reproductive outcome. Am J Obstet Gynecol. 1988;158(6 PART 1):1459-70.
49. Donnez J, Nisolle M. Hysteroscopic adheisolysis of intrauterine adhesions (Asherman syndrome). In: Atlas of laser operative laparoscopy and hysteroscopy. London, England: Parthenon Publishing Group. 1994. p. 305-22.
50. Aboul Nasr AL, Al-Inany HG, Thabet SM, Aboulghar M. A clinicohysteroscopic scoring system of intrauterine adhesions. Gynecol Obstet Invest. 2000;50(3):178-81.
51. Asherman JG. Amenorrhoea traumatica. J Obs Gynaecol Br Emp. 1949;55:23-30.
52. Yu D, Wong YM, Cheong Y, et al. Asherman syndrome-one century later. Fertil Steril. 2008;89(4):759-79.
53. Broome JD, Vancaillie TG. Fluoroscopically guided hysteroscopic division of adhesions in severe Asherman syndrome. Obstet Gynecol. 1999;93(6):1041-3.
54. McComb PF, Wagner BL. Simplified therapy for Asherman's syndrome. Fertil Steril. 1997;68(6):1047-50.
55. Bellingham F. Intrauterine adhesions: hysteroscopic lysis and adjunctive methods. Aust N Z J Obs Gynaecol. 1996;36(2):171-4.
56. Guida M, Acunzo G, Di Spiezio Sardo A, et al. Effectiveness of auto-crosslinked hyaluronic acid gel in the prevention of intrauterine adhesions after hysteroscopic surgery: A

prospective, randomized, controlled study. Hum Reprod. 2004;19(6):1461-4.
57. Zheng F, Xin X, He F, et al. Meta-analysis on the use of hyaluronic acid gel to prevent intrauterine adhsion after intrauterine operations. Experimental and Therapeutic Medicine. 2020;2672-8.
58. Javaheri A, Kianfar K, Pourmasumi S, Eftekhar M. Platelet-rich plasma in the management of Asherman's syndrome: An RCT. Int J Reprod Biomed. 2020;18(2):113-20.
59. Asherman J. Traumatic intra-uterine adhesions. J Obs Gynaecol Br Emp. 1950;57(6):892-6.
60. Orhue AAE, Aziken ME, Igbefoh JO. A comparison of two adjunctive treatments for intrauterine adhesions following lysis. Int J Gynecol Obstet. 2003;82:49-56.
61. Amer MI, Abd-El-Maeboud KH. Amnion graft following hysteroscopic lysis of intrauterine adhesions. J Obstet Gynaecol Res. 2006;32(6):559-66.
62. Wood J, Pena G. Treatment of traumatic uterine synechias. Int J Fertil. 1964;9:405-10.
63. Capella-Allouc S, Morsad F, Rongières-Bertrand C, et al. Hysteroscopic treatment of severe Asherman's syndrome and subsequent fertility. Hum Reprod. 1999;14(5):1230-3.

Parte V Histeroscopia –
Novas Tecnologias
e Futuro

MORCELADORES – SISTEMA REMOVEDOR DE TECIDOS

CAPÍTULO 25

Giuseppe Bigatti
Rude Campo

INTRODUÇÃO

O Sistema Removedor de Tecidos, entre eles o morcelador intrauterino de BIGATTI ou *shaver* intrauterino de BIGATTI (IBS®) (Karl Storz SE & Co. KG), representa uma nova abordagem para a histeroscopia operatória. A técnica *shaver*, removendo os fragmentos de tecido ao mesmo tempo que sua ressecção, melhora a visão durante o procedimento, reduzindo vários problemas da ressectoscopia convencional, como sobrecarga de fluido, intoxicação hídrica, perfuração uterina e longa curva de aprendizado do cirurgião.[1]

SHAVER INTRAUTERINO DE BIGATTI

O sistema IBS *shaver* é feito por dois instrumentos distintos; a parte óptica que permite a visão na cavidade uterina, e o dispositivo de corte, chamado *shaver*. A parte óptica consiste em uma óptica angulada em -90° e 6° ópticos (KARL STORZ SE & Co. KG) com uma bainha de fluxo duplo e um canal operacional extra no qual é introduzido um sistema de corte rígido. A bainha de fluxo duplo é conectada a uma bomba de infusão (HAMOU® ENDOMAT® KARL STORZ SE & Co. KG), a fim de manter a distensão e a visão dentro da cavidade uterina. Atualmente, existem dois sistemas ópticos de diferentes diâmetros, 24 Fr (Fig. 25-1a) e de 19 Fr (Fig. 25-1b).

O sistema de corte rígido ou *shaver* é constituído por dois tubos metálicos reutilizáveis ocos, encaixados um no outro. O tubo interno gira dentro do tubo externo e é conectado a uma unidade de acionamento de motor portátil (DRILLCUT-X® II KARL STORZ SE & Co. KG) (UNIDRIVE® S III KARL STORZ SE & Co. KG) e a uma bomba extra de roletes (ENDOMAT® LCKARL STORZ SE & Co. KG) controlada por um pedal. Essas duas unidades são conectadas uma à outra e sincronizadas. O pedal ativa simultaneamente a ponta do *shaver* e a bomba de roletes para manter uma potência de sucção contínua na ponta da janela durante o procedimento. O primeiro interruptor de pedal ativa apenas a bomba de roletes para aspirar a lesão intrauterina para a janela, enquanto o segundo interruptor ativa o motor das pás, para dissecar o tecido patológico.

Atualmente, existem duas formas diferentes de lâmina: SA/25 mm² elipticamente aberta, semelhante à mandíbula de tubarão e forma de bico de flauta SB/25 mm² (Fig. 25-2). A unidade de acionamento do motor (UNIDRIVE® S III KARL STORZ SE & Co. KG) oferece uma potência de até 5.000 rotações oscilantes por minuto. Esta unidade foi projetada para dividir o

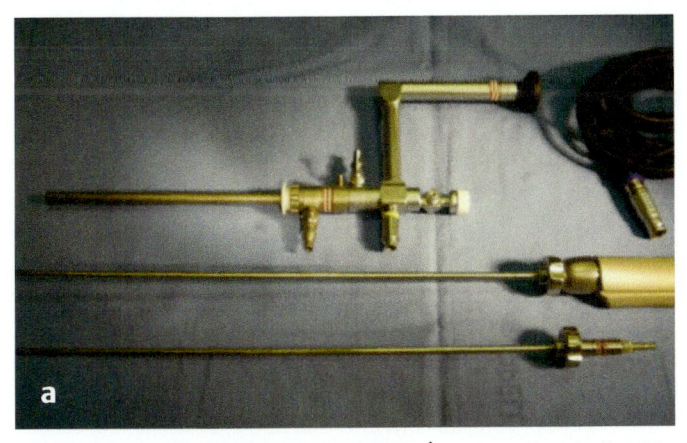

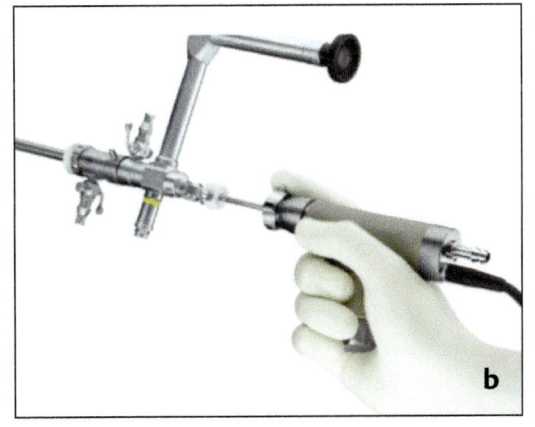

Fig. 25-1. *Shaver* Intrauterine BIGATTI (IBS®). Óptica com ângulo de -90° a 6° (KARL STORZ SE & Co. KG). Sistemas ópticos de diferentes diâmetros. (a,b) 24 Fr. *(Continua.)*

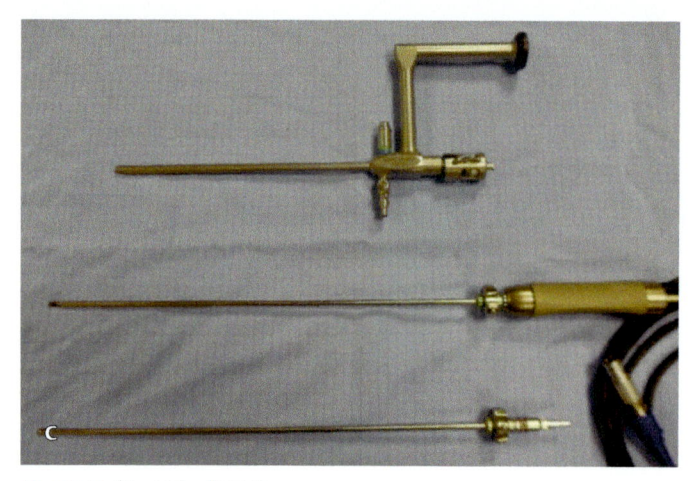

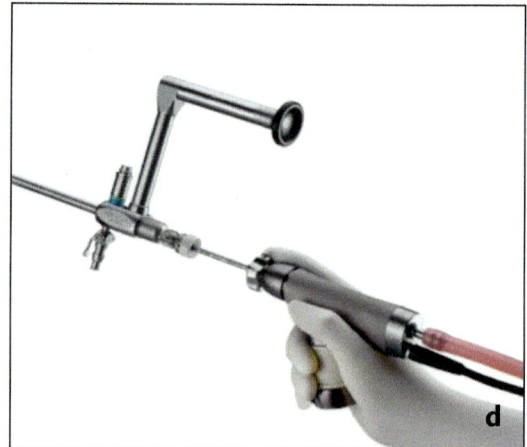

Fig. 25-1. *(Cont.)* (c,d) 19 Fr.

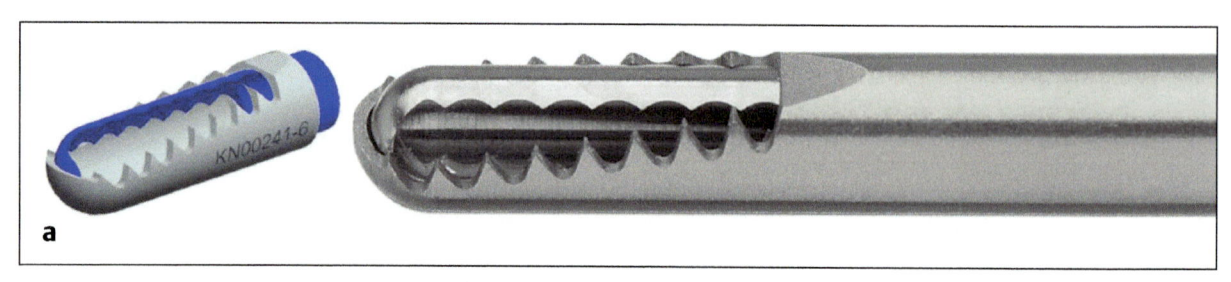

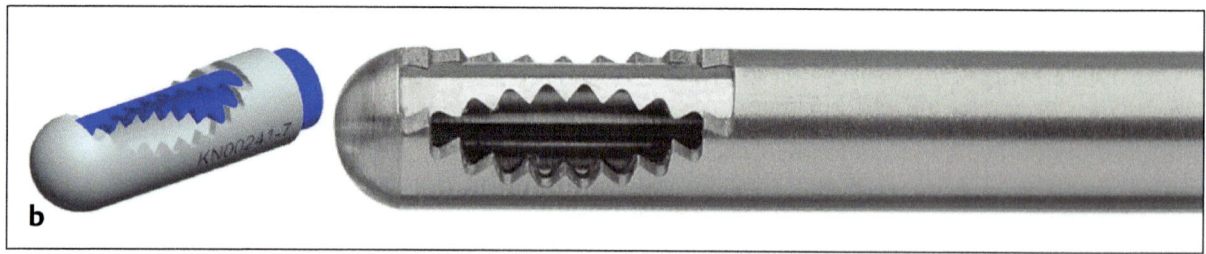

Fig. 25-2. Lâminas intrauterinas do *shaver* BIGATTI (IBS®). (**a**) Bico de flauta. (**b**) Mandíbulas de tubarão.

movimento oscilante em três etapas. Por meio dessas modificações, foi possível aumentar o tempo durante o qual a lâmina de corte permanece em contato com o tecido patológico. A potência média de 2.100 rotações por minuto é usada. A bomba de roletes (ENDOMAT® LCKARL STORZ SE & Co. KG) oferece um fluxo de aspiração de até 1.000 mL/minuto. Com esta unidade, a aspiração é ajustada antes dacirurgia. Com uma aspiração de 250 mL/minuto, a cavidade uterina não entra em colapso, permitindo uma visão perfeita durante a cirurgia. O tubo de sucção vai da parte traseira da alça do *shaver* até a bomba de roletes e da bomba de roletes para um recipiente com filtro para coletar a amostra. O pedal mantém sua dupla função: o primeiro interruptor apenas ativa a bomba de roletes para aspirar o local patológico para a janela, enquanto o segundo interruptor ativa o motor das pás, para dissecar o tecido patológico. A pressão intrauterina e a vazão são calculadas e mantidas automaticamente pela bomba HYSTEROMAT E.A.S.I. ® (KARL STORZ SE & Co. KG) (Fig. 25-3).

O IBS® foi desenvolvido com a intenção de melhorar os resultados de ressectoscopia convencional, reduzindo o número de complicações.[2,3] Além disso, o IBS provou ter uma rápida curva de aprendizado comparada à ressectoscopia bipolar convencional. Outro problema da técnica bipolar é que grande parte das perfurações uterinas estava relacionada com a introdução do ressectoscópios convencionais, em razão do grande diâmetro destes.[4] Com a redução de diâmetro, o IBS® de 19 Fr não exige, na maioria das vezes, dilatação cervical, reduzindo drasticamente o risco de complicações associadas (Fig. 25-4). Esta tecnologia permite a realização de procedimentos ambulatoriais, sem anestesia, com alto índice de resolução das lesões.

A técnica de polipectomia consiste na remoção do pólipo com fragmentação e aspiração (*shaver*) da porção mais externa da lesão, progressivamente até

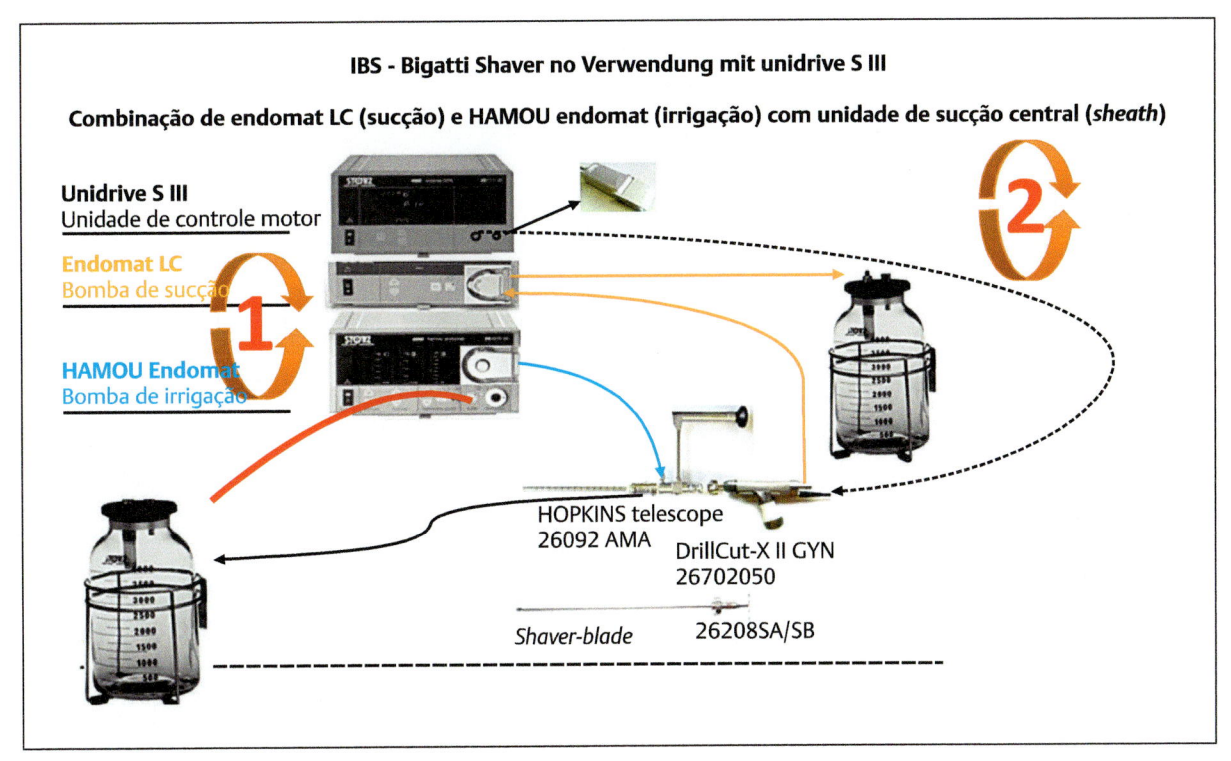

CAPÍTULO 25 ■ MORCELADORES – SISTEMA REMOVEDOR DE TECIDOS

Fig. 25-3. Instrumental e acessórios.

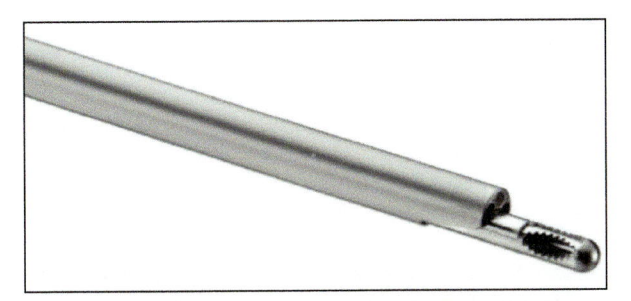

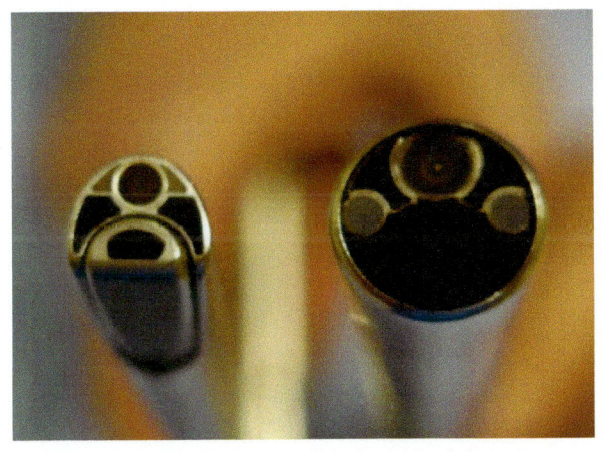

Fig. 25-4. Comparação da ponta do instrumental de 19 Fr *versus* 24 Fr.

a sua base, sem causar lesão no endométrio circundante, levando a um sangramento mínimo (Fig. 25-5).

A miomectomia pode ser realizada da mesma forma, abordando-se inicialmente a porção intracavitária do nódulo, com progressão até a sua base (Fig. 25-6). É possível fazer a mobilização do nódulo, principalmente nos miomas nível 2, buscando-se o plano da pseudocápsula e enucleando o mioma, que se projeta cada vez mais para o interior da cavidade, devendo nesses casos deixar uma parte do mioma aderida à parede uterina para que seja morcelado. Quando se usa o IBS®, a enucleação da porção intramural do mioma não poderá ser completa, com o mioma livre na cavidade, deverá sempre deixá-lo parcialmente aderido. Como ocorre fragmentação do nódulo com aspiração simultânea, o campo operatório permanece sempre limpo, ganhando-se tempo no procedimento, pois não há necessidade de interrupção seriada para retirada de material.

O IBS® pode ser usado ainda na ressecção de produtos retidos da concepção (ver Capítulo 21) – (Fig. 25-7) e em outras doenças benignas, como pólipos endocervicais e hipertrofia endometrial polipoide (Fig. 25-8).

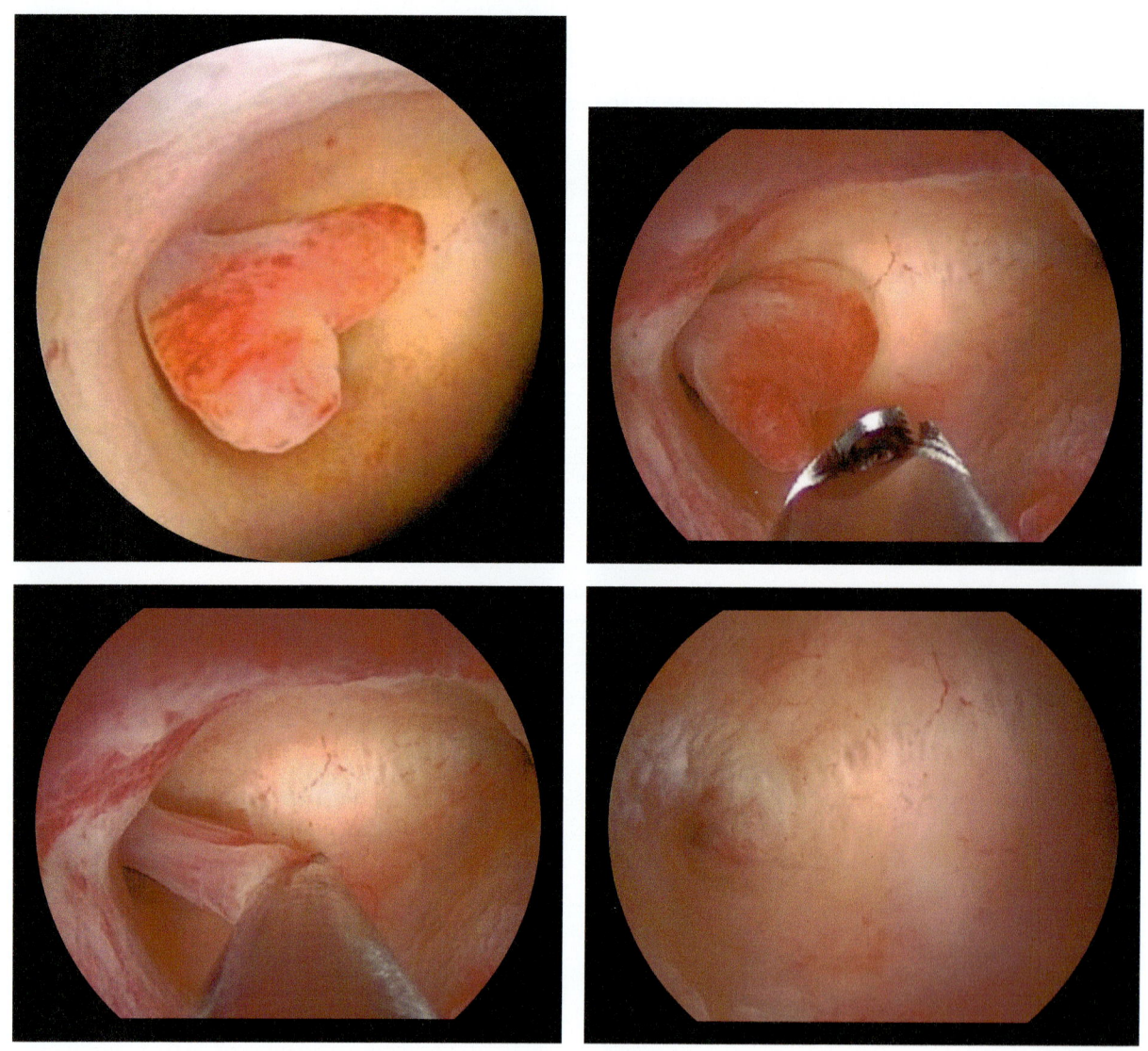

Fig. 25-5. Polipectomia. Abordagem de cima do pólipo em direção ao pedículo.

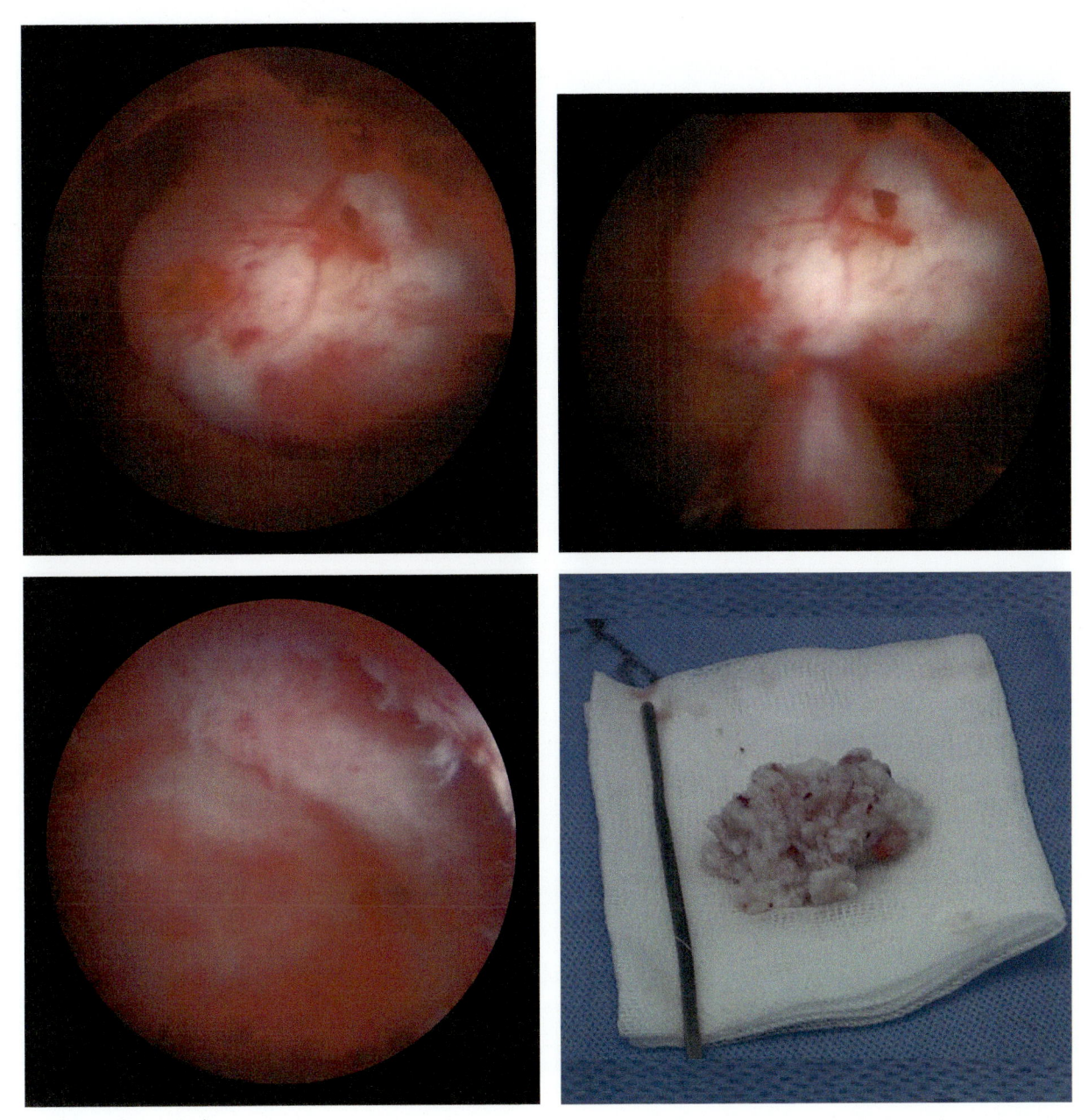

Fig. 25-6. Miomectomia.

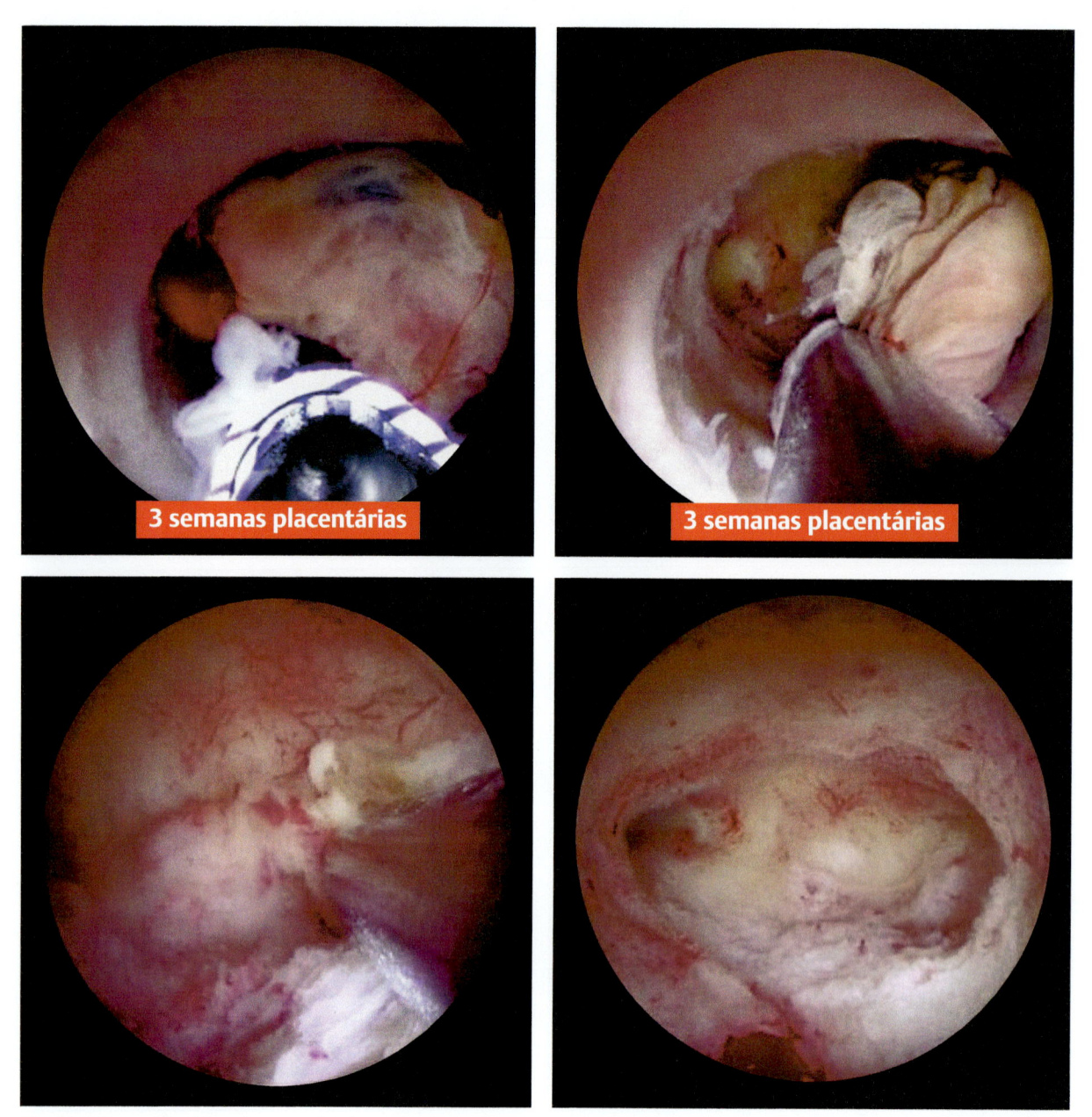

Fig. 25-7. Ressecção de produtos retidos da concepção.

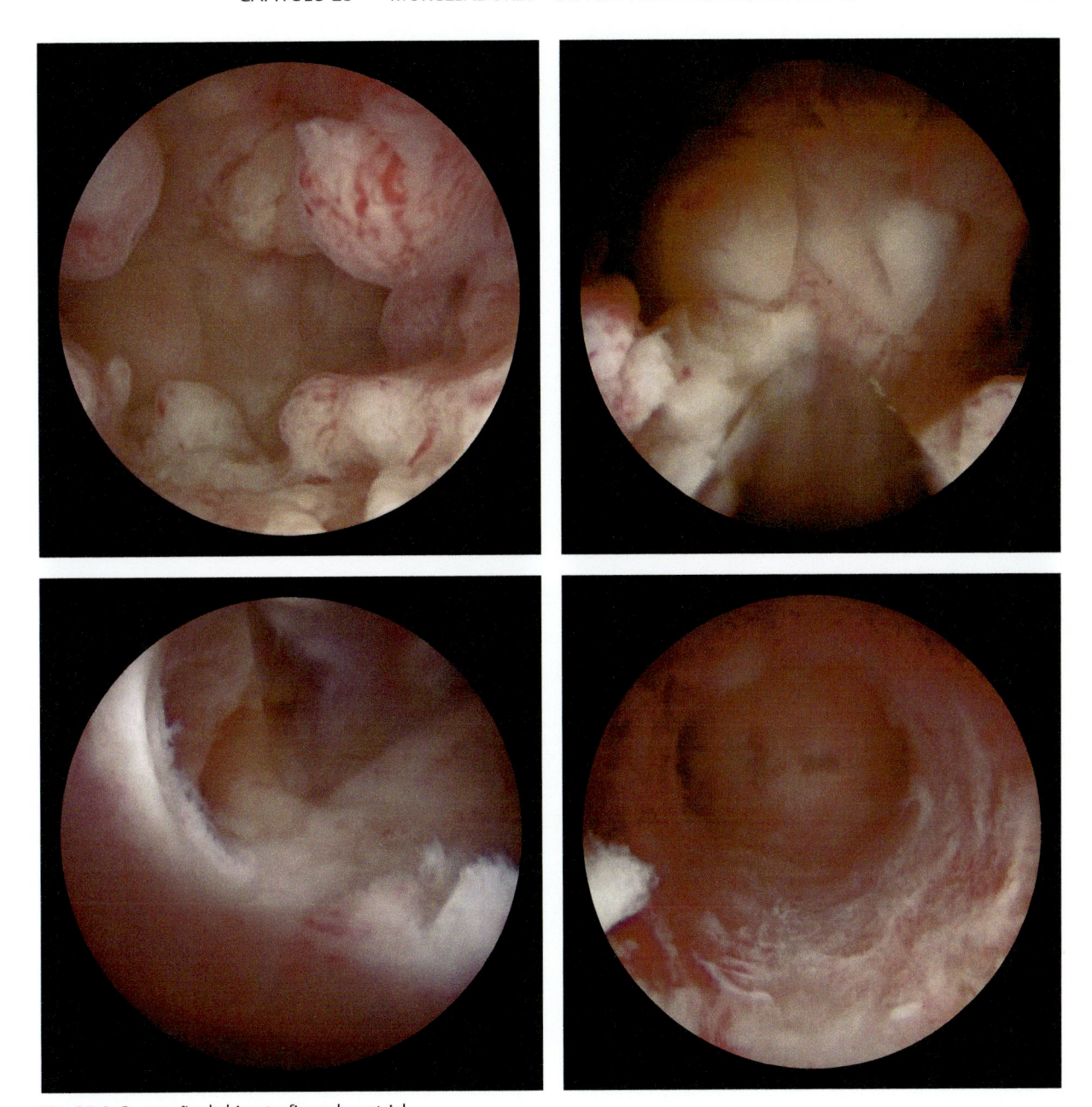

Fig. 25-8. Ressecção de hipertrofia endometrial.

CONSIDERAÇÕES FINAIS

A praticidade e rápida curva de aprendizado fazem com que haja um grande interesse na aplicação dos morceladores para tratamento das doenças benignas intrauterinas.

A cirurgia minimamente invasiva histeroscópica ganha mais uma tecnologia eficiente e de menor morbidade e risco, com possibilidade de uso cirúrgico também ambulatorial.

REFERÊNCIAS BIBLIOGRÁFICAS

1. Bigatti G. IBS® Integrated Bigatti Shaver, an alternative approach to operative hysteroscopy. Gynecol Surg. 2011;8(2):187-191.
2. Bigatti G, Ferrario C, et al. IBS® Integrated Bigatti Shaver versus conventional bipolar resectoscope: a randomised comparative study. Gynecol Surg. 2012;9(1):63-72.
3. Bigatti G, Ferrario C, et al. A 4-cm G2 cervical submucosal myoma removed with the IBS®integrated Bigatti shaver. Gynecol Surg. 2012;9:453-456
4. Bigatti G, Ansari SH, Di W. The 19 Fr. Intrauterine Bigatti Shaver (IBS®): a clinical and technical update. Facts Views Vis Obgyn. 2018;10(3):161-164.

LASER EM HISTEROSCOPIA: FUNDAMENTOS E APLICAÇÕES

Sergio Haimovich

INTRODUÇÃO

Light **A**mplification **S**timulated **E**mission of **R**adiation, LASER, que significa em português, Amplificação de luz mediante emissão estimulada de radiação. Os equipamentos de *laser* fazem com que os átomos que constituem sua massa se obrigam a armazenar a luz e a emiti-la de forma coerente. O primeiro efeito de um aparelho de *laser* é o bombeamento dos elétrons dos átomos que os compõem até um estado estimulado por uma fonte de energia. Como segundo passo, os elétrons são "estimulados" mediante fótons externos para que emitam a energia armazenada em forma de fótons, mediante um processo conhecido como emissão estimulada. Os fótons emitidos têm uma frequência que depende dos átomos em questão e se movem em fase com os fótons que os estimulam. Os fótons emitidos, por sua vez, colidem com outros átomos excitados e liberam novos fótons. A luz é amplificada à medida que os fótons se movem para frente e para trás entre dois espelhos paralelos, provocando novas emissões estimuladas. Ao mesmo tempo, a luz *laser* intensa, direcional e monocromática é 'filtrada' por um dos espelhos, que reflete apenas parcialmente: o feixe *laser*.

A emissão estimulada, o processo em que o *laser* se baseia, foi descrita pela primeira vez por Albert Einstein, em 1917.

Existem diferentes tipos de *lasers*, dependendo do comprimento de onda da emissão e, dependendo deles, o efeito nos tecidos variará. Comprimentos de onda diferentes têm uma afinidade por tecidos diferentes (Fig. 26-1), alcançando resultados diferentes; por exemplo, um comprimento de onda inferior a 900 nm terá um efeito de coagulação e termodestruição dos tecidos, obtendo pouco corte limpo e comprimento de onda acima de 1.400 nm, por causa de sua alta afinidade com a água obterá um corte limpo.

TIPOS DE LASER UTILIZADOS EM HISTEROSCOPIA

O primeiro uso documentado do *laser* em Ginecologia remonta a 1973, quando o Doutor Kaplan usou um *laser* CO_2 para tratar uma erosão cervical.[1] O Dr. Kaplan foi também o fundador da International Society for LASER Surgery and Medicine, em 1971. A partir dos anos de 1990 o uso dessa tecnologia se popularizou, com aplicações em laparoscopia e, especialmente, em cirurgia reprodutiva.

Tipos de Laser por Tipo de Meio

O meio de amplificação do *laser* é uma carga de átomos de um sólido, de um líquido ou de um gás com elétrons que estimulam ao redor do núcleo.

Portanto, o *laser* pode ser:

- Lasers *de estado sólido*: tem material de laser distribuído em matriz sólida, por exemplo, os *lasers* de rubi e de neodímio:YAG (granada de alumínio e ítrio). O *laser* de neodímio YAG emite luz infravermelha a 1.064 micrometros;
- Lasers *de gás (hélio e hélio-neon, HeNe, são os lasers de gás mais comuns)*: têm uma saída primária de luz vermelha visível. Os *lasers* de CO_2 emitem energia em infravermelho distante, 10,6 micrometros;
- Lasers *de semicondutores (ou lasers de diodo)*: não são *lasers* de estado sólido. Esses dispositivos eletrônicos são geralmente muito pequenos e usam pouca energia. Podem estar integrados em matrizes maiores, por

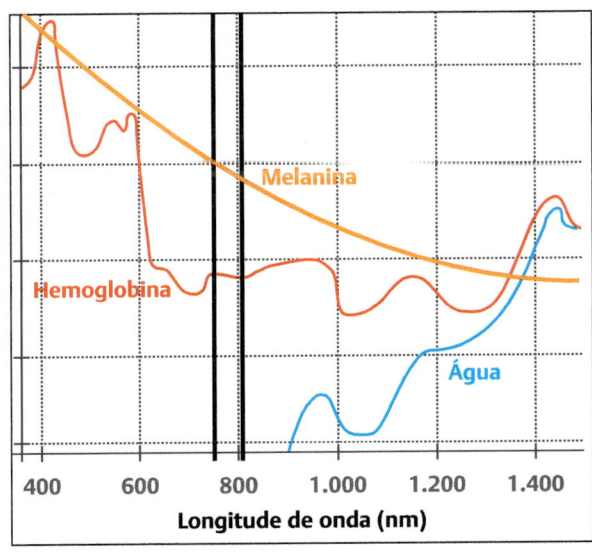

Fig. 26-1. Espectro de absorção da Luz.

exemplo, a fonte de escrita em algumas impressoras a *laser* ou leitores de CDs.

Lasers Utilizados em Histeroscopia

CO_2

Este *laser* de gás foi desenvolvido, em 1964. Um *laser* de CO_2 típico consiste em **bombear eletricamente uma descarga de gás** que então esfria com ar ou água (dependendo da potência da descarga), que pode funcionar com corrente contínua, com corrente alternada (por exemplo, 20-50 kHz) ou no domínio da radiofrequência (RF).

Essa descarga estimula uma mistura de gases (o meio ativo) que inclui **moléculas de dióxido de carbono** (por volta de 10-20%), **nitrogênio** (aproximadamente 10-20%) e uma pequena porcentagem de **hidrogênio e/ou xenônio** e uma **mistura de gases de hélio** para completar. As proporções específicas de cada gás variam de acordo com o *laser* em particular.

Os *lasers* de CO_2 geralmente emitem um **comprimento de onda de 10.600 nm**, excelente para vaporização e corte de tecidos.

Não existe nenhum estudo publicado sobre o uso deste tipo de *laser* em histeroscopia, provavelmente por causa da impossibilidade de uso desse tipo de comprimento de onda em meio aquoso. Entretanto, o desenvolvimento e a aplicação desse tipo de *laser* em histeroscopia com gás já foram tentados.[2]

Laser Nd:YAG (Granada de Alumínio e Ítrio Dopada com Nd[Neodímio])

Laser de tipo sólido que utiliza um cristal de neodímio-granada de alumínio e ítrio. Embora ele seja capaz de gerar diferentes comprimentos de onda, a mais frequente é a de 1.064 nm. Ele tem pouca absorção em meio aquoso, pelo qual pode penetrar os tecidos a uma profundidade de até 4 mm. Seu modo de ação pode ser tanto contínuo, quanto pulsátil, e a energia pode ser transmitida por fibras de quartzo, embora em histeroscopia se usem fibras que aderem à ponta de uma safira sintética. A safira evita a dispersão energética típica desse tipo de *laser*. O efeito sobre o tecido dependerá do tipo de fibra; uma fibra cônica será útil para cortes, facilitando a cirurgia do septo, e uma fibra em forma de bola permitirá atuar sobre superfícies maiores, como os miomas, sendo possível a miólise dos mesmos.

As indicações nas quais esse tipo de *laser* foi usado foram: septos uterinos,[3,4] corte de bases de miomas, ou miólise,[5] pólipos e lise de aderências.

Outra indicação importante desse tipo de *laser* foi a ablação endometrial.[6]

Os meios nos quais o *laser* foi usado foram: CO_2, graças à baixa geração de vapor, glicina, dextrano e até solução salina.

Apesar dos bons resultados obtidos, o *laser* Nd:YAG caiu em desuso por causa dos custos elevados, deixando de ser usado quase por completo em histeroscopia.

Laser de Argônio

O *laser de* argônio emite luz com um comprimento de onda determinado (488-514 nm) que absorve melanina e hemoglobina. Tem ação térmica e efeito de coagulação. Tem tido pouca penetração em histeroscopia, com uso em metroplastia para tratamento de septos uterinos.[7]

Lasers de Semicondutores ou Diodo

Os *lasers* de semicondutores ou diodo são os mais compactos e costumam ser formados pela união entre capas de semicondutores com diferentes propriedades de condução elétrica. A cavidade do *laser* se mantém confinada na zona da união por dois limites reflexivos. O arsenieto de gálio é o semicondutor mais usado. Os *lasers* de semicondutores são bombeados pela aplicação direta de corrente elétrica à união e podem funcionar em modo contínuo ou pulsado com grande eficiência.

Em geral, e como uma ocorrência comum em qualquer tipo de *laser*, pelo fato de a luz amplificada ser refletida entre espelhos paralelos existentes no equipamento, a saída do *laser* ocorre na forma de um feixe paralelo de luz altamente **colimado** (muito paralelo), **monocromático** (largura pequena de banda) e **coerente** (uma única fase define a onda eletromagnética emergente) e, é claro, com alta concentração de energia.

No uso cirúrgico do diodo devem ser considerados diferentes parâmetros:

A) *Watts de potência (Watt.)*: para se conseguir o corte dos tecidos, pode-se usar uma energia relativamente baixa de 15 watts, mas caso o que se deseja conseguir for a vaporização, então são aplicadas energias superiores a 100 watts;

B) *Comprimento de onda*: dependendo do comprimento de onda, a energia emitida atuará de uma forma ou de outra (Fig. 26-2). Dessa forma, a onda de 980 nm terá maior absorção pela hemoglobina (maior coagulação) e a onda de 1.470 nm pela água (maior vaporização), embora esse comprimento mantenha alta afinidade pela hemoglobina conseguindo, ao mesmo tempo, coagular e cortar.

Um dispositivo com comprimento de onda de 1.470 nm (Fig. 26-3) consegue um equilíbrio entre corte/coagulação e destruição de tecidos. A penetração da energia no tecido é de 0,5 a 1 mm de profundidade, o que fornece precisão excelente junto com alta segurança no uso.

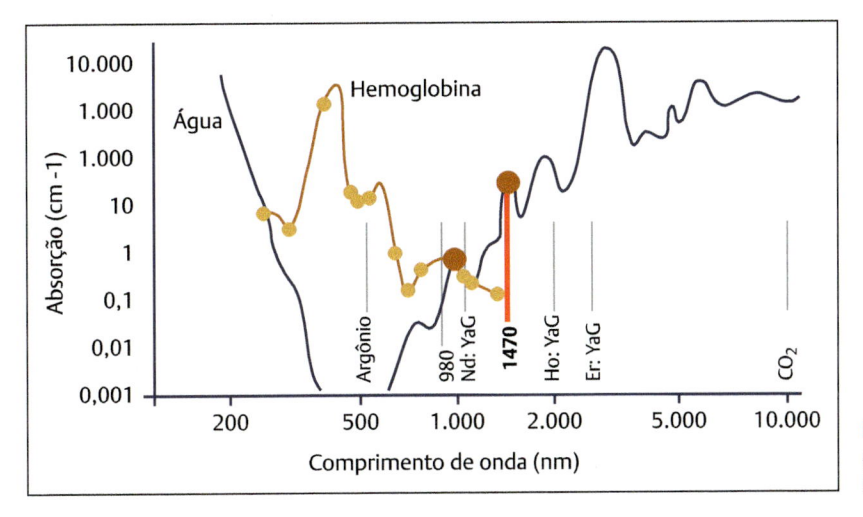

Fig. 26-2. Comprimento de onda e absorção de energia. 980 nm – hemoglobina e 1.470 nm – água.

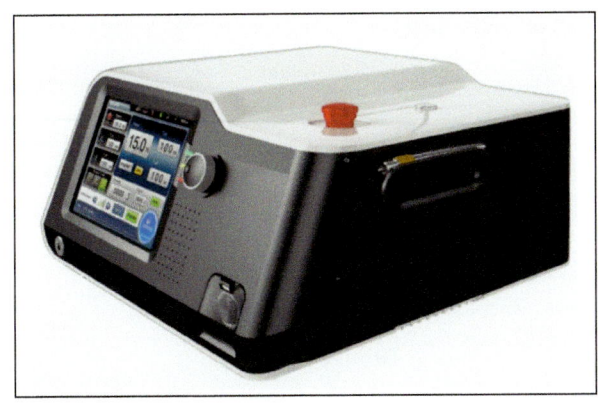

Fig. 26-3. *Laser* de diodo de 1.470 nm.

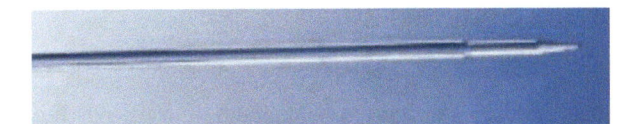

Fig. 26-4. Fibra cônica.

Durante o primeiro "Global Congress of Hysteroscopy" que ocorreu, em 2017, o número de trabalhos apresentados sobre o uso do *laser* de diodo foi anedótico*. Esse fato mudou no segundo Congresso, dois anos depois, quando quase 20% dos trabalhos apresentados já tinham como tema o uso do *laser* de diodo.

Atualmente, esse é o tipo de *laser* mais usado na cirurgia histeroscópica (Fig. 26-3), dispomos de diferentes tipos de fibras, e as mais usadas são aquelas aptas para trabalhar pelo canal de trabalho do histeroscópio e, por isso, com diâmetro inferior a 5 Fr (1,66 mm).

Em nossa unidade de histeroscopia, começamos a usar esse *laser*, em 2007 e, inicialmente, usamos uma fibra flexível de 600 *micra*. O número de doenças que podia ser tratado com essa fibra era muito limitado e se resumia, basicamente, a pequenos pólipos. Uma vez definidas as necessidades e as características da fibra ideal, começamos com aquela que é, atualmente, a que mais utilizamos: uma fibra cônica de 1.000 *micra* de diâmetro e rígida (Fig. 26-4). Por sua forma e rigidez, essa fibra permite cortar qualquer tipo de tecido com grande segurança de uso, já que atua somente emitindo energia na ponta. Desse modo, controlamos a ação em todo o momento. A fibra é muito versátil, já que pode ser usada em qualquer tipo de doença endometrial, pólipos, miomas e septos entre outras. Com uma energia baixa de 15 watts, a fibra não transmite calor à paciente, é muito bem tolerada por ela e se converte no instrumento cirúrgico ideal para a histeroscopia em consultório, sem anestesia.

Há vários tipos de fibras que se diferenciam pelo formato da ponta, tamanho do diâmetro e na irradiação do feixe de energia que pode ser linear desde a ponta ou radial em anel.

APLICAÇÃO DO *LASER* DE DIODO NA DOENÇA ENDOMETRIAL

Em 2007, quando se começou a aplicar o *laser* de diodo em histeroscopia no consultório, sem anestesia, a doença inicial tratada foram os pólipos. À medida que aumentava a experiência de uso do *laser*, novas indicações foram sendo adicionadas, como miomas e septos, culminando na tese de doutorado,[8] publicada, em 2015, que obteve a classificação de excelente – *cum laude*, pela Universidad Autónoma de Barcelona.

Pólipos

Os pólipos se diferenciam pela consistência (fibroso ou glandular), pela amplitude da base (séssil ou pediculado) e pelo tamanho. Um pólipo glandular, pediculado e com 10 mm apresentará dificuldade cirúrgica muito diferente daquela de um pólipo séssil, fibroso e com 20 mm.

---

* Nota: com base em observações casuais.

Os pólipos de até 10 mm não precisam do *laser*; sua exérese pode ser feita com material mecânico. Pólipos com mais de 20 mm vão demandar uma fonte de energia que facilite sua liberação e reduza o tempo de ação, já que quando se trabalha sem anestesia o tempo do procedimento é crucial.

Nos pólipos com mais de 10 mm, mas inferiores a 20 mm, o procedimento se inicia com instrumental mecânico; se o procedimento se prolonga quando se tratar de um pólipo fibroso com base ampla, o *laser* será usado para acelerar a exérese e encurtar o tempo cirúrgico.

Técnica da Polipectomia

Uma vez na cavidade, localiza-se a base de implantação do pólipo, ou seu pedículo. Com o *laser*, efetua-se o corte desse pedículo, na altura do endométrio até a liberação total do mesmo (Fig. 26-5). Se a extração for possível, o processo será feito por meio de um sistema completo de pinças, enviando-se o pólipo para estudo histológico. Caso isso não seja possível por causa do tamanho do pólipo, são obtidas amostras para biópsia, para estudo, e o pólipo é deixado na cavidade. Um acompanhamento de dois meses é realizado mediante ecografia, para comprovar o desaparecimento do pólipo.

Em 2009, o Hospital Del Mar inaugurou a primeira unidade de histeroscopia fora do hospital, situada em um centro de atendimento primário. Cem por cento dos procedimentos histeroscópicos foram realizados durante consulta e sem anestesia, usando-se o *laser* de diodo como fonte de energia.

Durante os primeiros cinco anos de funcionamento foram realizadas 673 polipectomias, das quais 409 com instrumental mecânico e 264 com *laser*.

Características de 264 polipectomias a *laser* realizadas em consultório, sem anestesia, entre 2009 e 2014, são apresentadas no Quadro 26-1.

O índice de sucesso foi de 92%. No Quadro 26-2 podem-se observar os casos derivados da ressectoscopia na sala de cirurgia e entender que provavelmente o fracasso da técnica esteja associado à experiência do cirurgião.

Tempo de Cirurgia

A média de tempo cirúrgico (IQR) com *laser* foi de 4 (2-9) minutos para pólipos de 10 a 20 mm e de 9 (5-16) minutos para pólipos com mais de 20 mm, como se pode observar no Quadro 26-3.

Quadro 26-1. Características das Pacientes Submetidas à Polipectomia a *Laser*

Paridade	
Nulípara	61 (23%)
Multípara	203 (77%)
Estado hormonal	
Pré-menopausa	184 (69%)
Pós-menopausa	80 (31%)
Tamanho dos pólipos	
Até 10 mm	0
> 10 mm e < 20 mm	162 (61%)
> 20 mm	102 (39%)

Quadro 26-2. Número de Derivações da Ressectoscopia por Ano

Ano	Número de derivações da ressectoscopia
2009	14
2010	5
2011	1
2012	2
2013	2
2014	0

Quadro 26-3. Médias de Tempo Cirúrgico de Polipectomia Comparando Pinças e *Laser*

	Tempo médio com pinças (minutos)	Tempo médio com *laser* (minutos)
< 10 mm	8 (4-15)	NP
De 10 mm a 20 mm	12 (7-23)	4 (2-9)
> 20 mm	NP	9 (5-16)

NP: Sem processo.

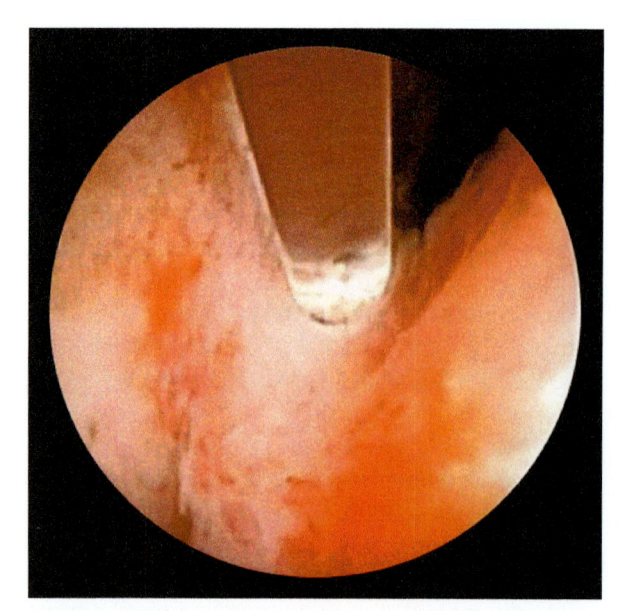

Fig. 26-5. Corte do pedículo do pólipo mediante fibra cônica aplicando energia de *laser* de diodo.

A aplicação do *laser* para tratamento dos pólipos (10 a 20 mm) reduz o tempo cirúrgico quando comparado ao uso do instrumental mecânico e atinge resolução rápida nos pólipos maiores.

Morbidade

No Quadro 26-4 observa-se a avaliação da tolerância à dor em função do uso de instrumental mecânico ou de *laser* na realização da polipectomia.

Como se pode observar, a tolerância à dor foi muito semelhante em ambos os grupos. A maioria das pacientes não mencionou dor superior à habitual durante o procedimento. Entre as pacientes que mencionaram algum tipo de dor, 60 e 64% eram, respectivamente, pacientes na menopausa, enquanto 28 e 29% eram nulíparas.

A complicação mais frequente foi a síndrome vagal, que apareceu em 1,4% (n = 10) dos casos. Essa complicação não foi intensa em nenhum dos casos (oito casos leves e dois moderados) e sempre se resolveu espontaneamente. Setenta por cento[7] no grupo de instrumentação.

Em um trabalho randomizado e comparativo entre *laser* de diodo e o uso de energia bipolar (Versapoint®) entre 50 e 52 casos respectivamente, Lara-Dominguez *et al.* evidenciaram que o uso do *laser* de diodo levou a menos recidivas e à satisfação superior, sem diferença quanto ao tempo cirúrgico ou à dor. Neste caso a fibra usada era grossa e demandou um histeroscópio de 6 mm, com um canal de trabalho de 7 Fr, uma fibra que realizava vaporização do pólipo e que atualmente não é mais usada. O comprimento de onda aplicado foi de 980 nm, que consegue maior coagulação, mas que é menos eficiente em vaporização e corte.

Em outro estudo, Nappi *et al.* publicaram os resultados de 219 polipectomias realizadas com *laser* de diodo duplo (980 e 1.470 nm) utilizando potência de 35-45 watts. Foram incluídos pólipos com menos de 25 mm, e o procedimento foi realizado em consultório e sem anestesia. O índice de sucesso foi de 97,3%, com a suspensão de seis casos por intolerância decorrente da estenose cervical.[10]

Os pólipos representam a doença endometrial mais frequente; a exérese no consultório e sem anestesia é uma realidade desde os anos de 1990, quando foi introduzida a técnica de *See & Treat*. O *laser* de diodo como fonte de energia associado à polipectomia no consultório demonstrou sua eficácia, a paciente não percebe a aplicação, o tempo cirúrgico é reduzido, e os índices de recidiva são mais baixos, quando comparados aos de outras técnicas.

Septo Uterino

Técnica de Septoplastia

A técnica usada para a resolução do defeito é a metroplastia, durante a qual é feita a secção do septo mediante corte e coagulação. Isto pode ser feito com *laser*, o que reduz significativamente o sangramento. O septo costuma estar recoberto de endométrio e contendo tecido fibrótico além de miométrio, em maior ou menor escala. Com o *laser*, o corte do septo começa a ser feito na metade da altura entre as faces anterior e posterior, a partir do orifício cervical interno, avançando até o fundo (Fig. 26-6). Marca-se um ponto na face interna das zonas pré-cornuais, distante dos óstios entre 2 e 4 mm, para definir o limite da secção. Dependendo das características do septo, este procedimento pode ser feito em um ou dois tempos. Os casos que demandam um segundo tempo são aqueles com septos muito grandes na zona do fundo (forma triangular) que demandam mais tempo cirúrgico, e aqueles em que a paciente solicita suspender o procedimento. É preciso lembrar que essa técnica, que gera uma distensão do miométrio depois de algum tempo (entre 15' e 30'), pode resultar em espasmos irritantes para a paciente, que demandam interrupção do procedimento.

Em um trabalho conjunto, realizado entre o Hospital Del Mar de Barcelona e o Hospital Virgen de las Nieves, em Granada, foram incluídos 41 septos, dos quais um procedimento foi suspenso por causa da dor.

Quadro 26-4. Comparação da Tolerância à Dor entre as Duas Técnicas

	Instrumental mecânico n (%)	*Laser* n (%)
Indolor	354 (86,5%)	229 (90,5%)
Leve	25 (6%)	9 (3,4%)
Moderada	28 (7%)	13 (5%)
Intensa	2 (0,5%)	3 (1,1%)

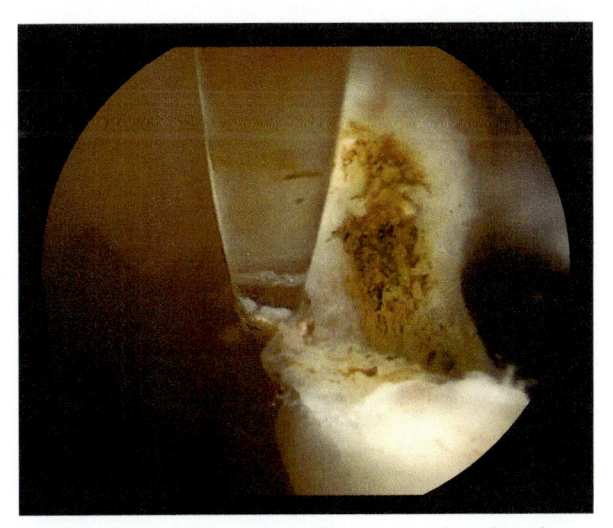

Fig. 26-6. Septoplastia mediante fibra cônica aplicando-se *laser* de diodo.

Quadro 26-5. Resultados Perinatais

Índice de Gestação 78,9% (30/40)	A termo 70% (21)	
	Pré-termo 10% (3)	RPM (35 w) Pré-eclâmpsia (35 w) RCIU (29 w)
	Abortos 20% (5)	
Índice de nascidos vivos	80% (24/30)	

Tabela 26-6. Classificação dos Miomas Submucosos de Acordo com a ESGE

Classificação da ESGE para miomas submucosos	
G0	Totalmente endocavitário. Pediculado
G1	> 50% endocavitário
G2	< 50% endocavitário

Em todos os casos foi usado o *laser* de diodo com comprimento de onda de 1.470 nm e energia de 15 watts, realizado no consultório e sem anestesia. Trinta e três casos (82,5%) foram concluídos sem necessidade de segundo tempo e com alta tolerância, e 34 casos (85%) informaram que a dor foi igual ou inferior à da menstruação. Durante a histeroscopia de acompanhamento, somente um caso mostrou aderências frouxas.

Em termos de resultados perinatais, estes são representados no Quadro 26-5.

Nappi *et al.* publicaram um trabalho piloto[11]em que trataram 18 pacientes mediante metroplastia a *laser* no consultório e sem anestesia. Foi aplicado o comprimento de onda de 980 nm, com potência de 20 watts, com índice de gestação de 75% e de nascidos a termo de 50%.

O uso do *laser* de diodo em histeroscopia no consultório e sem anestesia para a metroplastia em casos de septo uterino tem tolerância satisfatória e resultados perinatais similares aos de outras técnicas documentadas.

Mioma

São tumores benignos e monoclonais que crescem a partir das células de músculos lisos do miométrio. Eles são compostos por grande quantidade de matriz extracelular contendo colágeno, fibronectina e proteoglicanos. São cobertos por uma zona frouxa de tecido neuroconjuntivo e rica em vascularização chamada de pseudocápsula. Conforme sua localização, os miomas podem ser subserosos, intramurais ou submucosos. Estes últimos representam apenas entre 5 e 10% do total de miomas, mas costumam ser responsáveis por grande parte dos sintomas, como sangramento excessivo e problemas de fertilidade.[12,13]

Em torno do mioma forma-se uma estrutura de tecido conhecida como pseudocápsula do mioma. Essa pseudocápsula é o resultado do fenômeno de compressão sobre o miométrio sadio subjacente ao mioma. O crescimento do mioma gera isquemia e, por consequência, se constitui em uma rede de fibras de colágeno, neurofibras e vasos sanguíneos como um tecido fibro-neurovascular separado do miométrio sadio. A superfície da pseudocápsula é interrompida por fibras de colágeno e vasos que ancoram o mioma ao miométrio. A identificação da pseudocápsula que sinaliza, por sua vez, o plano de dissecção entre mioma e miométrio sadio facilita a enucleação correta desse plano.[14]

A Sociedade Europeia de Ginecologia Endoscópica (ESGE) classifica os miomas submucosos dependendo do grau de protrusão desde o miométrio até o interior da cavidade endometrial (Quadro 26-6); essa classificação é uma modificação da classificação de Wamsteker.

Posteriormente, Lasmar *et al*[16] propõem uma nova classificação que leva em conta as diferentes características dos miomas, com a finalidade de determinar o grau de dificuldade e a viabilidade de sua ressecção histeroscópica (Quadro 26-7).

Dependendo do mioma e de suas características, pode ser necessário um tratamento preparatório prévio à cirurgia. No passado, foram usados os análogos de GnRH. O tratamento gerava uma castração química que, graças à ausência de estrogênio, dava lugar à redução tanto do mioma, como do útero, permitindo melhor controle clínico das pacientes. Porém, esse tratamento tinha um problema: ele reduzia não só o mioma, mas causava também a compactação dos te-

Tabela 26-7. Classificação de Lasmar para Miomas Submucosos

Pontos	Penetração	Tamanho (cm)	Terço	Base na parede	Parede lateral (+1)
0	0%	< 2	Inferior	< 1/3	
1	< 50%	> 2-5	Médio	1/3 a 2/3	
2	> 50%	> 5	Superior	> 2/3	
Pontuação total					

cidos, dificultando a identificação da pseudocápsula e, por consequência, a posterior cirurgia.

Nos últimos anos foram introduzidos, para o tratamento de miomas sintomáticos, os moduladores seletivos dos receptores de progesterona (SPRM), mais concretamente o Acetato de Ulipristal (AUP). A indicação inicial foi a preparação pré-cirúrgica de miomas sintomáticos, administrando-se 5 mg/dia durante três meses. De um lado, o AUP atua sobre o endométrio, conseguindo, após 7-10 dias de tratamento, um quadro de amenorreia que se mantém até o final do processo em 90% das pacientes. Por outro lado, o agente atua seletivamente sobre as células miometriais, induzindo apoptose das mesmas e, consequentemente, a redução do volume do mioma, respeitando o plano de dissecção[17] sem afetar significativamente o tecido sadio do miométrio. Recentemente, foi aprovada a indicação do tratamento de miomas com AUP e se observou que a redução dos miomas é proporcional ao tempo de uso do medicamento. Essa redução pode variar de 49% do volume após um ciclo de três meses até 72% de redução no quarto ciclo de três meses de tratamento.[18] Seu uso está atualmente suspenso por causa do risco de lesão hepática grave, potencialmente fatal.

A técnica aplicada para a miomectomia depende do tipo de mioma e do seu tamanho. No caso dos miomas G0 (pediculados e totalmente dentro da cavidade) secciona-se simplesmente o pedículo com o *laser*. Entretanto, se essa extração não puder ser realizada, em razão do tamanho do mioma, pelo canal cervical, após a realização de biópsia com envio da amostra para estudo histológico, deixa-se a massa na cavidade e realiza-se um controle ecográfico após dois meses. No caso de miomas G1 (majoritariamente endocavitários) e G2 (componente majoritário intramural), dependendo das características do mioma, foi realizada a enucleação total do mesmo em um só tempo, embora em alguns casos tenham sido necessários dois tempos para se conseguir a miomectomia.

Uma vez obtida a enucleação e após a obtenção da amostra de tecido para a histologia, o mioma é deixado livre dentro da cavidade uterina.

Uma das questões mais polêmicas em torno dessa técnica reside no fato de o mioma, após liberado, ser deixado livre na cavidade, sem extração.

Em nossa casuística identificamos um total de 63 miomas que foram deixados na cavidade uterina de 61 pacientes, que foram avaliadas mediante controle ecográfico após dois meses da data do procedimento. Em nenhum dos casos foi observada a presença de massa residual intrauterina, após um acompanhamento médio de 68,17 dias. Em todos os casos, o resultado histológico das biópsias realizadas foi o de leiomioma e/ou de mioma.

Após a média de 68 dias, as pacientes, além de se submeterem a uma ecografia de controle, foram interrogadas novamente sobre a sintomatologia ginecológica atribuível à presença de mioma intracavitário. Das três (4,9%) pacientes que mencionaram dor, só uma delas buscou o serviço de pronto atendimento referindo dor moderada que se resolveu após analgesia. Os outros dois casos foram referidos como dor leve. Treze pacientes (21%) mencionaram sangramento, sempre inferior ao da menstruação e semelhante ao que aparece após miomectomia com extração do nódulo. Essa sintomatologia foi referida independentemente do tipo de mioma enucleado ou do tamanho dele.

Em 10 casos os miomas apresentaram diâmetro superior a 30 mm, e o resultado foi o mesmo. Esses resultados foram publicados, em 2015.[19]

Nossa técnica cirúrgica baseia-se em um trabalho, publicado, em 2009, por Stefano Bettocchi.[20] Nesse estudo descreve-se a técnica OPPIuM (*Office Preparation of Partially Intramural Myomas*) de preparação durante a consulta de miomas parcialmente intramurais. Mediante o uso de Versapoint® Bettocchi abria a mucosa e a pseudocápsula do mioma, gerando a migração do fibroma até a cavidade, já que não havia nada para conter o mioma. Em um segundo tempo, a paciente era enviada à sala de cirurgia para a realização da ressectoscopia.

Com base na técnica OPPIuM de dois tempos, desenvolvemos e publicamos uma técnica diferente daquela de Bettocchi, que enviava o segundo passo para a cirurgia, e realizamos os dois passos durante o consultório.[21] Durante o primeiro tempo abrem-se a mucosa (Fig. 26-7) e a pseudocápsula, migrando o mioma (G2 ou G1) até a cavidade (Fig. 26-8) e facilitando a total enucleação do mesmo. Para se obter a liberação total do mioma, segue-se o plano de forma similar ao da miomectomia por laparoscopia ou aberta (Fig. 26-9).

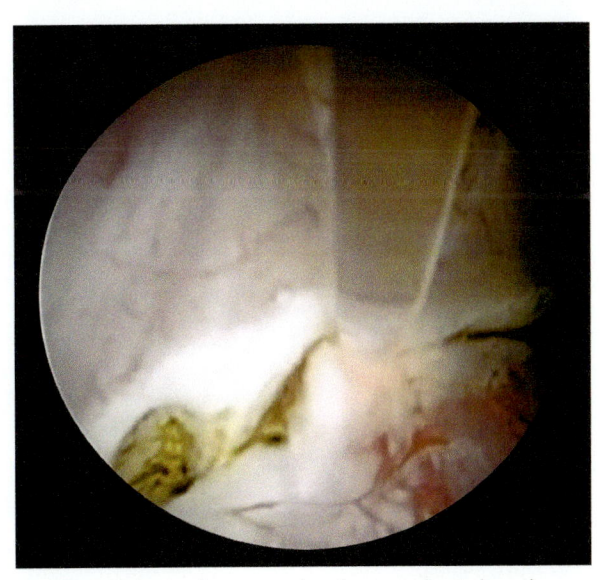

Fig. 26-7. Abertura da mucosa do mioma mediante *laser* de diodo com uso de fibra cônica.

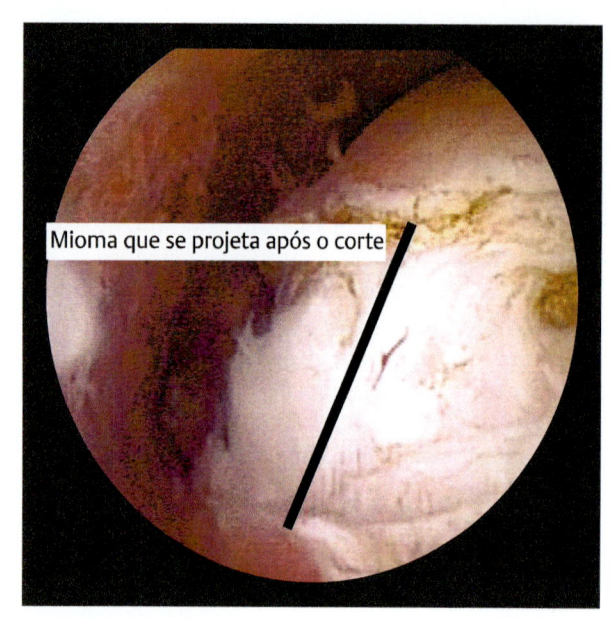

Fig. 26-8. Mioma que se projeta após corte da mucosa e da pseudocápsula.

tecidos após a miomectomia e, no caso dos miomas submucosos, para a reepitelização do endométrio;
B) Redução do sangramento durante a cirurgia ao se utilizar este plano;
C) Índice menor de aderências pós-cirúrgicas e menor comprometimento para a fertilidade posterior.

Uma técnica cirúrgica correta para os miomas submucosos deveria respeitar sempre a pseudocápsula.

Essa técnica consegue a enucleação com sucesso dos miomas até 30 mm. Em miomas maiores esses índices diminuem, e a causa desses resultados se baseia no fato de que quando o volume do mioma é maior que o tamanho da cavidade não é possível introduzi-lo dentro dessa cavidade.

Este fato introduz um fator não relacionado com o mioma e que deveria fazer parte de sua classificação: o chamado *Ratio Factor* (fator de proporção). Esse fator deriva da relação conteúdo/continente; na Figura 26-10 o tamanho do mioma é o mesmo nas duas cavidades, mas, obviamente, o grau de dificuldade cirúrgica é superior no útero de uma nulípara que naquele da paciente multípara.

Portanto, se conseguirmos reduzir o tamanho do mioma, aumentaremos o índice de sucesso da cirurgia, além de reduzir o tempo cirúrgico.

Apresentamos nossos resultados com base em 219 miomectomias realizadas no consultório e sem anestesia, usando o *laser* de diodo como fonte de energia.

Mediante a dissecção do plano de rastreio conseguem-se a liberação do mioma e o comprometimento da vascularização que o rodeia. Dessa forma, quanto maior a dissecção, mais afetado ficará o mioma no segundo tempo, podendo-se atrofiar e até desaparecer.

Em resumo, seguem-se as vantagens de se realizar a dissecção sobre o plano da pseudocápsula:[22]

A) O respeito à pseudocápsula e ao tecido neurovascular contribui para a recuperação correta dos

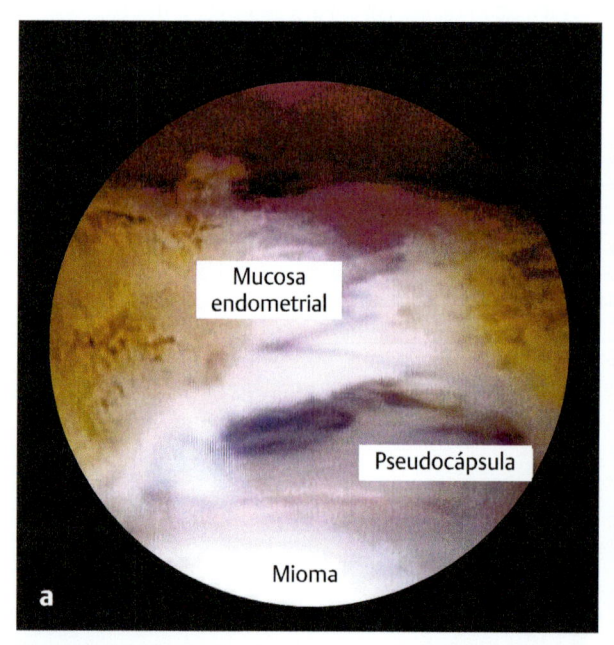

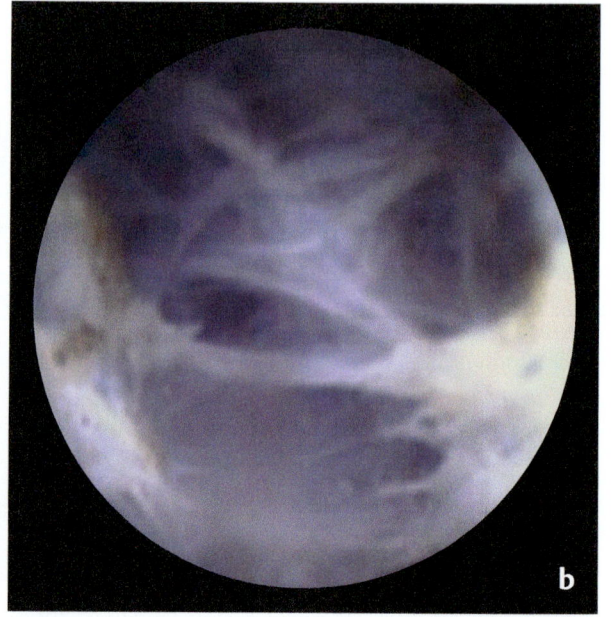

Fig. 26-9. (a) Pseudocápsula entre a mucosa endometrial e o mioma. (b) Pontos frouxos de tecido conjuntivo da pseudocápsula que ancoram o mioma.

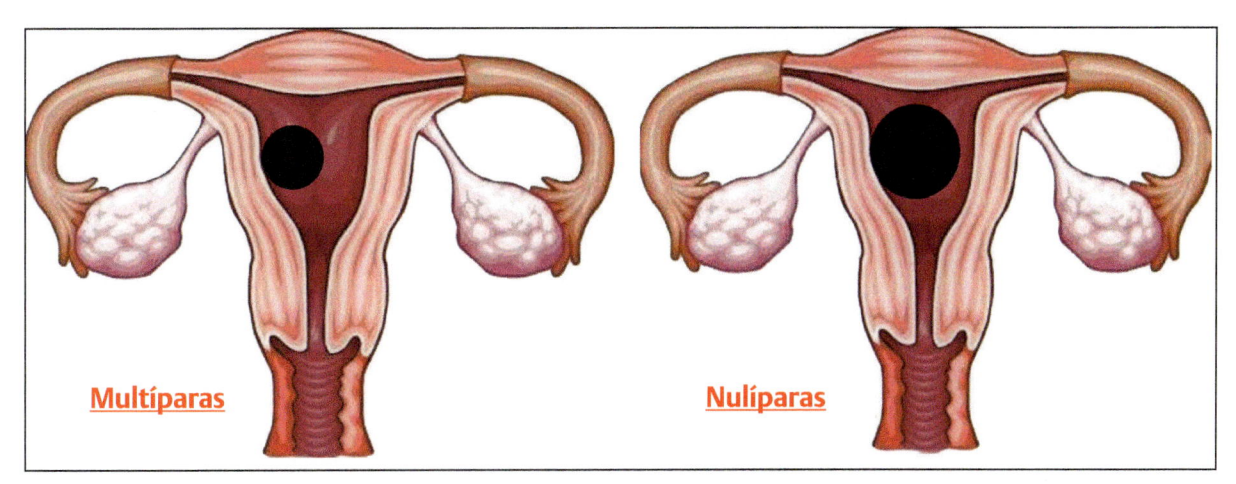

Fig. 26-10. *Ratio Factor.*

Miomas G0
Os cinco casos de fracasso da técnica, todos encaminhados à ressecção em sala de cirurgia, foram aqueles que, por causa do tamanho do mioma, não foi possível se chegar ao pedículo para ser seccionado (Quadro 26-8).

Miomas G1
Em seguida (Quadro 26-9) foram analisados os resultados da miomectomia a *laser* de 90 miomas G1. Dessa análise extraímos um índice de sucesso global de 91,2% (82/90).

Deve-se mencionar que uma técnica de dois tempos foi aplicada para completar a miomectomia em 32 casos (35,5%), a maioria dos quais (28/32) com miomas de 2 cm ou mais de tamanho. Desse modo, apenas quatro miomas com menos de 20 mm demandaram um segundo tempo para a ressecção, o que representa 22% dos miomas nessa faixa de tamanho.

Os 30,3% (17/56) de miomas entre 20 e 29 mm e os 83,3% (10/12) dos miomas com tamanho superior a 30 mm demandaram um segundo tempo cirúrgico.

Entretanto, o índice de sucesso de miomectomia completa com *laser* em miomas com mais de 30 mm só alcançou 41,6%, já que cinco casos foram desviados para completar a ressecção na sala de cirurgia, mediante um ressectoscópio.

Miomas G2
Os miomas G2 são os que representam a maior dificuldade cirúrgica, em decorrência de seu componente intramural importante. Isto se refletiu em nossos resultados, uma vez que 33 das 39 pacientes que apresentavam miomas tipo G2 (92%) foram enviadas para um segundo tempo e três delas ainda precisaram de um terceiro tempo. Por fim, 17 pacientes foram tratadas na sala de cirurgia mediante ressectoscópio, com anestesia geral (Quadro 26-10).

Tabela 26-8. Resultados da Miomectomia de Miomas G0

Tamanho	Número de miomas	Um passo	Dois passos	Três passos	Ressecção em sala de cirurgia
< 20 mm	18	18	0	0	0
20 a 29 mm	45	45	0	0	0
30 mm ou mais	27	22	0	0	5
Total	90	85	0	0	5

Tabela 26-9. Resultados da Miomectomia dos Miomas G1

Tamanho	Número de miomas	Um passo	Dois passos	Três passos	Ressecção em sala de cirurgia
< 20 mm	22	18	4	0	0
20 a 29 mm	56	38	18	0	1
30 mm ou mais	12	2	10	0	7
Total	90	58	32	0	8

Tabela 26-10. Resultados da Miomectomia dos Miomas G2

Tamanho	Número de miomas	Um passo	Dois passos	Três passos	Ressecção em sala de cirurgia
< 20 mm	14	3	11	0	0
20 a 29 mm	20	0	18	2	13
30 mm ou mais	5	0	4	1	4
Total	39	3	33	3	17

O índice global de sucesso na enucleação histeroscópica com *laser* desse tipo de miomas G2 foi de 56,5%. Quanto maior o mioma, menor o índice de sucesso, sendo este de 100% em miomas inferiores a 20 mm, de 35% em miomas entre 20 e 29 mm e de 20% em miomas de 30 mm ou maiores.

Com base na relação entre conteúdo e continente, o *Ratio Factor*, consegue-se a redução do mioma se conseguirmos melhorar os resultados. Essa redução pode ser atingida mediante tratamento médico com Acetato de Ulipristal ou mediante a vaporização dos tecidos com *laser*.

Inicialmente, tentou-se a redução da porção endocavitária, mediante vaporização a *laser* dessa porção.

O sistema HOLA® (Biolitec), descrito na introdução deste trabalho, usa fibras mais grossas que, por sua vez, demandam um histeroscópio com diâmetro de pelo menos 5 mm e potências muito altas. Na prática habitual de uso do *laser*, aplica-se energia de 15 w, que é muito bem tolerada por parte das pacientes. Com as fibras HOLA® a energia requerida fica na faixa de 80 e 120 w. Essa energia tão alta limita seu uso, já que o calor emitido ao redor da parede uterina é transmitido ao miométrio e gera dor significativa para a paciente. Em razão do diâmetro da fibra e do fato de não se poder usar os histeroscópios habituais, com um canal de trabalho de 5 Fr, elas foram muito pouco usadas e estão atualmente em desuso.

Existe, entretanto, outra opção para se conseguir a redução da massa dos miomas com uma fibra apta para o canal de trabalho de 5 Fr; trata-se da **miólise** do mioma.

A miólise começou a ser aplicada no final da década de 1980 na Europa, como um tratamento conservador dos miomas. Em 2000, Jacques Donnez publicou os resultados da miólise aplicada na laparoscopia[23] usando um comprimento de onda de 830 nm, com alta afinidade pela hemoglobina, mas ineficaz na vaporização de tecidos, pela qual obteve uma redução discreta do tamanho dos miomas. Em nosso centro, iniciamos a aplicação mediante histeroscopia para os miomas submucosos, com aplicação direta ou guiada por ecografia.

A técnica consiste na introdução de uma fibra radial (que emite calor em anel de 360°) até o núcleo do mioma, o raio (Fig. 26-11).

Uma vez posicionada, libera-se a energia (1.470 nm com 15 watts) que consegue dois efeitos, a vaporização do tecido ao mesmo tempo em que coagula a vascularização do mioma.

Realizamos 63 casos de miomas entre 24 e 62 mm. Inicialmente aplicado em G0, mas atualmente aplicado em G1 e G2. A redução da massa foi de 50 a 100% do mioma, com uma de 70%. O tempo médio do procedimento foi de sete minutos (3-13). Na Figura 26-12a vemos a ecografia de um mioma de 24 mm antes da miólise, e na Figura 26-12b a imagem ecográfica após dois meses da miólise, em que o mioma desapareceu completamente.

Nos casos de indicação por sangramento menstrual excessivo, 100% das pacientes manifestaram melhora no padrão desse sangramento.

Todos os casos foram tratados com a paciente acordada e com tolerância excelente e, dados os resultados, acreditamos que essa é uma técnica promissora que facilitará o tratamento de miomas.

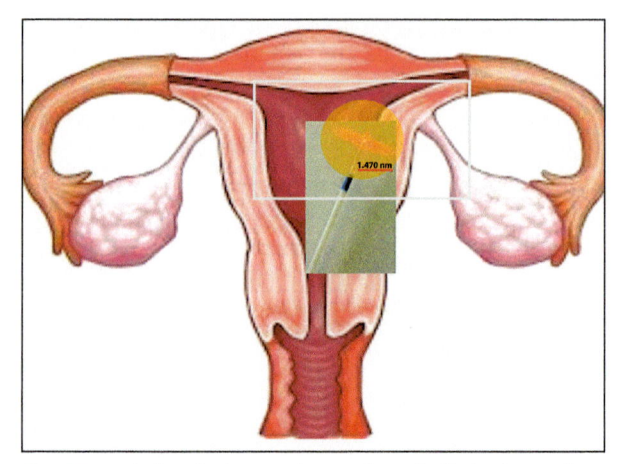

Fig. 26-11. Aplicação de energia com *laser* de diodo dentro do mioma.

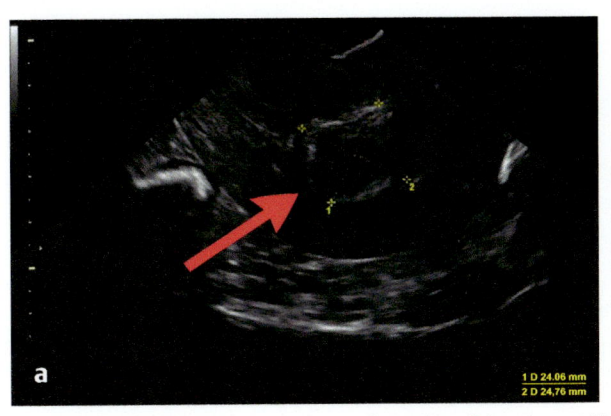

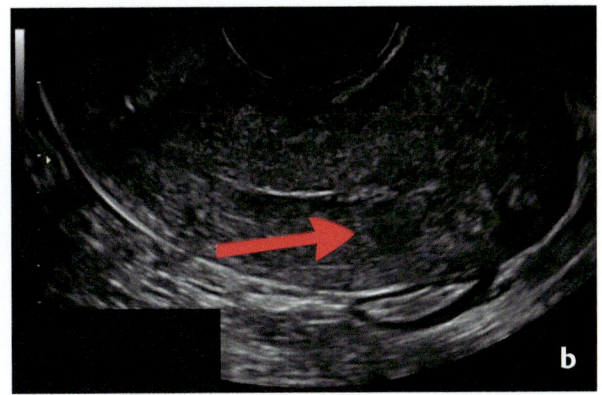

Fig. 26-12. (a) Mioma de 24 mm antes da miólise. (b) Após a miólise com *laser*.

Útero Dismórfico

Conhecido também como útero em "T" ou útero infantil. Embora estivesse classicamente associado à ingestão materna de dietilestilbestrol (DES) durante a gravidez, foram descritos casos em pacientes inférteis jovens sem antecedentes de exposição ao DES. Trata-se de úteros de contorno e tamanho normal, mas com formato anormal nas paredes laterais da cavidade uterina.

Tal como se observa na Figura 26-13, de acordo com a classificação da Sociedade Europeia de Ginecologia Endoscópica (ESGE) em conjunto com a de Reprodução Humana (ESHRE), o útero dismórfico entra na categoria U1a.[24]

Recentemente, nosso grupo publicou uma proposta de variação na classificação do útero em T, como se pode apreciar na Figura 26-14.[25]

O tratamento histeroscópico consiste na abertura das paredes laterais e, no caso de útero em "Y", também da protrusão fúndica. Na Figura 26-15 podem ser vistas as linhas que marcam os limites do corte.

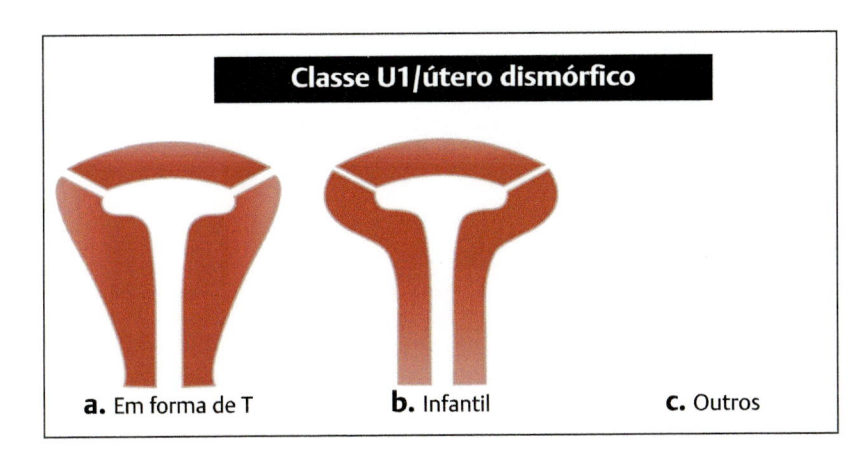

Fig. 26-13. Útero dismórfico de acordo com o consenso da Sociedade Europeia de Reprodução Humana e da Sociedade Europeia de Endoscopia Ginecológica sobre a classificação das anomalias congênitas do aparelho genital feminino. (Fonte: O consenso da ESHRE/ESGE sobre a classificação de anomalias do trato genital feminino.)[25]

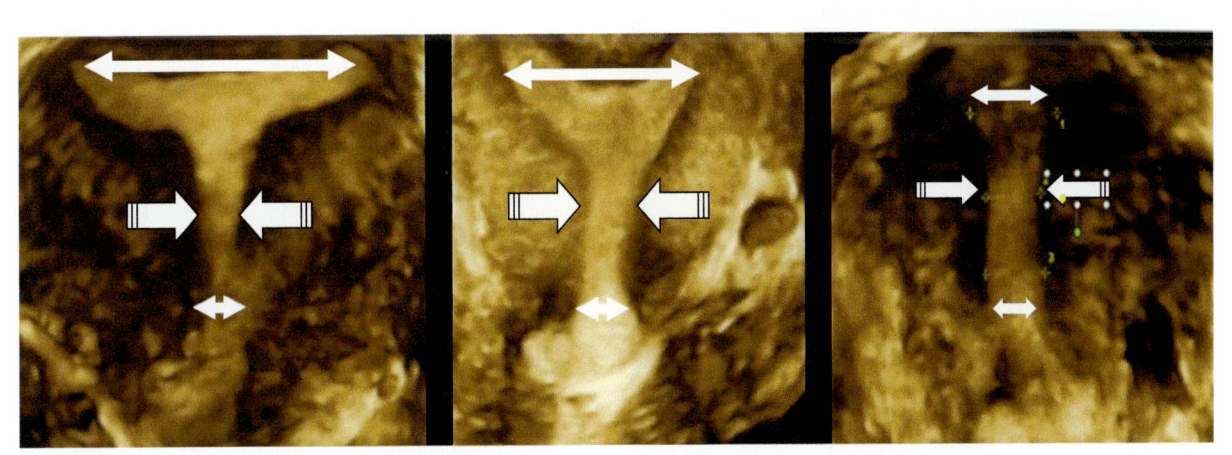

Fig. 26-14. Diferentes tipos de útero dismórfico, em "T", em "E" e em "I". (Cortesia do Doutor Luis Alonso.)

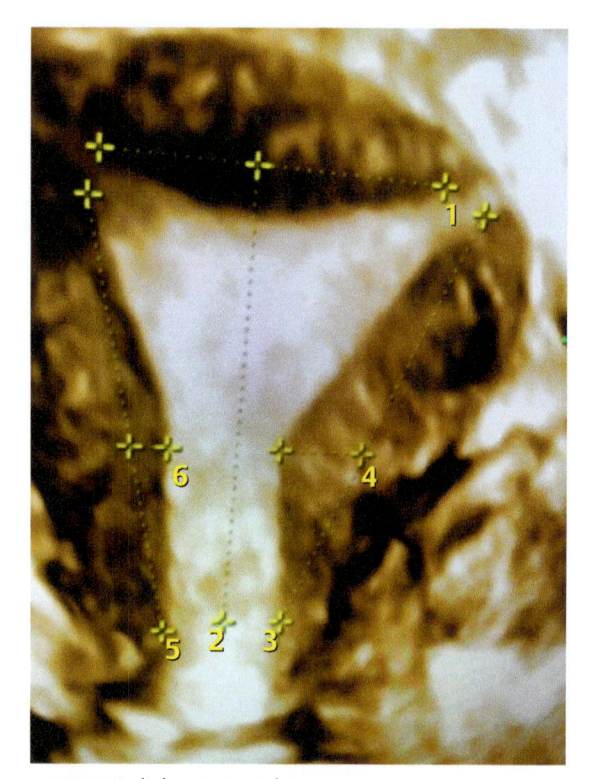

Fig. 26-15. As linhas 1, 4 e 6 demarcam as zonas a serem cortadas.

Em nosso centro, o procedimento é realizado com *laser* de diodo. Graças ao diâmetro da fibra, 1 mm, pode-se obter em todo momento uma estimativa da profundidade do corte.

Na Figura 26-16 podem-se observar o antes e o depois da metroplastia a *laser*.

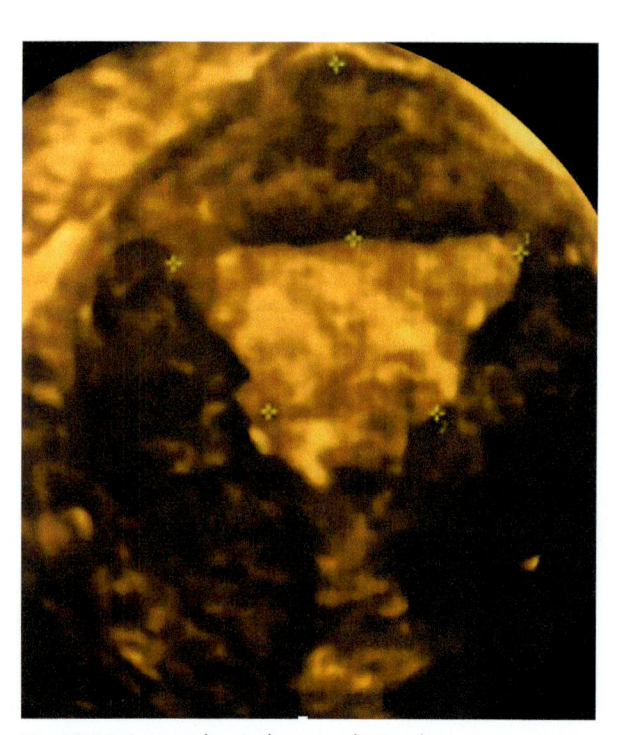

Fig. 26-16. Antes e depois da metroplastia a *laser*.

Sobre 40 casos tratados com essa técnica e provenientes da unidade de reprodução, com a média de esterilidade/infertilidade de 62,3 meses (30-120), sete casos estão pendentes para começar os tratamentos FIV (fertilização *in vitro*). Das 33 pacientes restantes, 16 já deram à luz (48%) e há oito gestações em curso. Devemos destacar que cinco pacientes ficaram grávidas espontaneamente após a cirurgia.

Outro procedimento em que também se usa o *laser* de diodo é:

- *Istmocele ou Nicho*: em que o *laser* consegue cortar com facilidade os arcos fibróticos e, posteriormente, realizar a ablação superficial do endométrio inflamado. Em nosso centro começamos, há três anos, a realizar esse procedimento de forma sistemática com *laser* de diodo. Nessas pacientes, aconselha-se realizar a cirurgia com anestesia, já que na zona de ablação a grossura da parede está muito diminuída e o calor do *laser* se transmite a zonas inervadas, gerando dor.

CONSIDERAÇÕES FINAIS

Laser de diodo, em sua aplicação para o tratamento da doença endometrial mediante histeroscopia, tem demonstrado, na última década, ser uma ferramenta versátil, rápida e segura para os procedimentos durante uma consulta. Essas características justificam a expansão que ocorreu em sua aplicação nos últimos anos.

REFERÊNCIAS BIBLIOGRÁFIACAS

1. Kaplan I, Goldman J, Ger R. The treatment of erosions of the uterine cervix by means of the CO2 laser. Obstet Gynecol. 1973 May;41(5):795-6.
2. Tadir Y, Raif J, Dagan J, et al. Hysteroscope for CO2 laser application. Lasers Surg Med. 1984;4(2):153-6.
3. Choe, Baggish. Hysteroscopic treatment of septate uterus with Neodymium-Y AG laser Fertil Steril. 1992;57:81-4.
4. Yang J, Yin TU, Xu WM, et al. Reproductive outcome of septate uterus after hysteroscopic treatment with Neodymium:YAF Laser. Photomedicine and Laser Surgery. 2006;24(5):625-30.
5. Donnez J, Gillerot S, Bourgonjon D, et al. Neodymium: VAG laser hysteroscopy in large submucous fibroids. Fertil Steril 1990;54:999.
6. Pinion SB, Parkin DE, Rabramovich D, et al. Randomised trial of hysterectomy, endometrial laser ablation, and transcervical endometrial resection for dysfunctional uterine bleeding. BMJ. 1994;309:979-983.
7. Candiani GB, Vercellini P, Fedele L, et al. Argon laser versus microscissors for hysteroscopic incision of uterine septa. Am J Obstet Gynecol. 1991 Jan;164(1 Pt 1):87-90.
8. https://ddd.uab.cat/pub/tesis/2016/hdl_10803_392663/shs1de1.pdf

9. Maria D, Lara-Domínguez JE, Arjona-Berral, Rafaela Dios-Palomares, Camil Castelo-Branco. Outpatient hysteroscopic polypectomy: bipolar energy system (Versapoint®) versus diode laser – randomized clinical trial. Gynecol Endocrinol. 2016;32(3):196-200.
10. Nappi L, Sorrentino F, Angioni S, et al. Feasibility of hysteroscopic endometrial polypectomy using a new dual wavelengths laser system (DWLS): preliminary results of a pilot study Arch Gynecol Obstet. 2017;295:3-7.
11. Nappi L, Pontis A, Sorrentino F, et al. Hysteroscopic metroplasty for the septate uterus with diode laser: a pilot study. European Journal of Obstetrics & Gynecology and Reproductive Biology. 2016;206:32-35.
12. Parker WH. Etiology, symptomatology, and diagnosis of uterine myomas. Fertil Steril. 2007;87:725-36.
13. AAGL Practice Report: Practice Guidelines for the Diagnosis and Management of Submucous Leiomyomas. J Minim Invasive Gynecol. 2012;19:152-171.
14. Tinelli A. Uterine Fibroid Pseudocapsule: an Update of its Importance in Fibroid Management and Female Reproduction. Internat j Gynecol Obstetri Reproduct Med Res. 2014;1(1).
15. Lasmar RB, Barrozo MPR, Dias R, Pinho OMA. Submucous myomas: A new presurgical classification to evaluate the viability of hysteroscopic surgical treatment- Preliminary report. J Minim Invasive Gynecol. 2005;12:308-311.
16. Lasmar RB, Xinmei Z, Indman PD, et al. Feasibility of a new system of classification of submucous myomas: A multicenter study. Fertil Steril. 2011;95(6):2073-2077.
17. Donnez J, Tomaszewski J, Vázquez F, et al. PEARL II Study Group. Ulipristal acetate versus leuprolide acetate for uterine fibroids. N Engl J Med. 2012 Feb 2;366(5):421-32.
18. Donnez J, Vázquez F, Tomaszewski J, et al. PEARL III and PEARL III Extension Study Group. Long-term treatment of uterine fibroids with ulipristal acetate. Fertil Steril. 2014 Jun;101(6):156573.
19. Haimovich S, López-Yarto M, Urresta Ávila J, et al. Office Hysteroscopic Laser Enucleation of Submucous Myomas without Mass Extraction: A Case Series Study. BioMed Research International Volume. 2015, Article ID 905204, 5 pages.
20. Bettocchi S, Di Spiezio SA, Ceci O, et al. New Hysteroscopic Technique for the Preparation of Partially Intramural Myomas in Office Setting (OPPIuM technique): A Pilot Study. J Minim Invasive Gynecol. 2009;16:748-754.
21. Haimovich S, Mancebo G, Alameda F, et al. Feasibility of a new two-step procedure for office hysteroscopic resection of submucous myomas: results of a pilot study. Eur J Obstetr Gynecol Reproduct Biol. 2013;168:191-194.
22. Tinelli A, Malvasi A, Hurst BS, et al. Surgical Management of neurovascular bundle in uterine fibroids pseudocapsule. JSLS. 2012;16:119-29.
23. Donnez J, Squifflet J, Polet R, Nisolle M. Laparoscopic Myolysis. Human Reproduction Update. 2000;16(6):609-613.
24. Grigoris F. Grimbizis, Gordts S, et al. The ESHRE/ESGE consensus on the classification of female genital tract congenital anomalies. Human Reproduction. 2013;28;(8):2032-2044.
25. Pacheco LA, Lagan AS, Ghezzi F, et al. Subtypes of T-shaped uterus. Fertil Steril. 2019 ago;112(2):399-400.

ABLAÇÃO POR RADIOFREQUÊNCIA: FUNDAMENTOS E APLICAÇÕES

CAPÍTULO 27

David Toub

INTRODUÇÃO

A energia de radiofrequência (RF) é amplamente utilizada na obstetrícia e ginecologia, sendo usada em aparelhos de eletrocirurgia comuns em laparotomia, laparoscopia e histeroscopia. A eletrocirurgia por radiofrequência tem longa tradição de confiabilidade e previsibilidade, bem como de segurança, quando usada apropriadamente. A fim de utilizar de maneira ideal a eletrocirurgia por RF, é útil ter conhecimento minucioso sobre os fundamentos da teoria elétrica, bem como da nomenclatura e instrumentação adequadas, bem como das melhores práticas. Obstetras/ginecologistas também devem estar cientes sobre algumas aplicações da RF à histeroscopia cirúrgica (por exemplo, miomectomia, ablação endometrial) e outros procedimentos transcervicais (como na ablação transcervical de miomas). A energia da radiofrequência pode ser usada para cortar tecido, auxiliar na hemostasia, realizar a ablação de um tumor sólido ou do revestimento endometrial e, desse modo, é universal a todas as disciplinas cirúrgicas.

Conquanto se costume exigir uma certificação formal de treinamento e competência para adquirir privilégios hospitalares para o uso de equipamento de *laser* cirúrgico, tais exigências nem sempre requeridas com relação à eletrocirurgia. Desse modo, muitos médicos em atividade podem não ter conhecimentos ou instalações suficientes com princípios eletrocirúrgicos básicos, há aumento de riscos para pacientes pelo uso inapropriado ou sem segurança da energia de RF. Embora os médicos não precisem ter treinamento e experiência avançados em teoria eletromagnética, é importante compreender o que seja ou não seja a eletrocirurgia, o que é necessário para o uso seguro da energia de RF e as aplicações cirúrgicas para as quais tenha uso mais apropriado. Com relação à cirurgia histeroscópica/transcervical, conquanto tais procedimentos sejam confinados ao útero, o mau uso da energia de RF e/ou a falta de conhecimento sobre a teoria eletromagnética básica podem levar a efeitos térmicos além do útero, potencialmente resultando em lesão catastrófica de órgãos adjacentes, como o intestino, a bexiga e a genitália externa.[1-3]

PRINCÍPIOS DE ELETROCIRURGIA

Os termos **eletrocirurgia** e **eletrocauterização** costumam ser confundidos, mas são duas modalidades de tratamento muito diferentes. Eletrocirurgia refere-se ao uso de corrente elétrica para vaporizar, desidratar (coagular) ou fulgurar (remover/destruir) tecido biológico.[4,5] Na eletrocirurgia, os elétrons fluem diretamente pelo tecido pretendido. Isto contrasta com a prática da eletrocauterização, que aplica diretamente calor de um eletrodo a uma área de tecido sem ser conduzida eletricidade por meio desse tecido.[5]

No coração da eletrocirurgia, está a física do eletromagnetismo, sendo o fluxo de elétrons governado pela lei de Ohm. Em primeiro lugar, entretanto, é importante compreender o que se quer dizer com polaridade, corrente, instrumentação monopolar *vs.* instrumentação bipolar, corrente contínua ou direta (DC), corrente alternada (AC) e energia de radiofrequência.

Para existir uma corrente elétrica, é preciso haver um fluxo de elétrons ao longo de um circuito elétrico. Todos os circuitos elétricos exigem polaridade, de tal modo que há um polo positivo juntamente com um polo negativo. Essa diferença de polaridade faz que os elétrons tenham um fluxo, daí vem o termo **corrente**. Todos os circuitos elétricos e, portanto, todos os dispositivos elétricos são bipolares; se assim não fosse, não poderia haver um fluxo de elétrons, pois a corrente exige um polo positivo e um negativo. Desse modo, não existe **eletrodo monopolar** ou **eletrocirurgia monopolar** por essa razão; todos os eletrodos, independentemente de como sejam desenhados para uso cirúrgico, são bipolares. No entanto, dispositivos individuais podem empregar um desenho monopolar *versus* um desenho bipolar. Para o primeiro, os elétrons fluem de um gerador de RF (a unidade eletrocirúrgica ou ESU [eletro *surgical unit*]) para um único eletrodo ativo no dispositivo e depois passam pela paciente e voltam por um ou mais eletrodos dispersivos

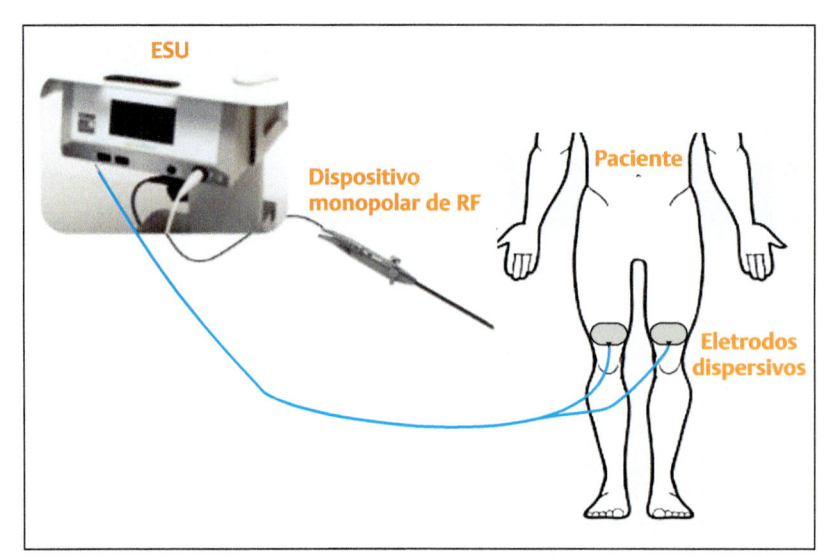

Fig. 27-1. Circuito de eletrocirurgia monopolar. A corrente flui da Unidade de Eletrocirurgia (ESU), atravessa o aparelho de RF, a paciente e um ou mais eletrodos dispersivos, voltando à ESU.

para o gerador de RF. Com dispositivos bipolares, há dois eletrodos, de tal modo que a corrente flui da ESU para um eletrodo, passa pelo tecido pretendido (não a própria paciente), volta pelo outro eletrodo e entra na ESU (Fig. 27-1).

Em um circuito de DC, a polaridade é constante ao longo do tempo, de modo que o fluxo de elétrons (corrente) vai apenas em uma direção. Pode-se mudar a corrente para *on* ou *off*, como um telefone celular ou televisor de tela plana, mas a direção da corrente permanece a mesma. Com AC, a polaridade da corrente varia de positiva à negativa, como em uma onda senoidal. "Frequência" refere-se a com que frequência a polaridade muda em uma corrente alternada e é medida em ciclos por segundo (CPS) ou, mais comumente, Hertz (Hz); 1 CPS = 1 Hz.

A energia de radiofrequência faz parte do espectro eletromagnético, e o ponto em que a RF cai naquele espectro é determinado por sua frequência. Todos os tipos de radiação eletromagnética têm uma frequência que varia de ondas de rádio com frequência extremamente baixa (da ordem de 3 Hz), chegando aos raios X e raios gama (em torno de 10^{17} a 10^{19} Hz). O comprimento de onda de qualquer onda é inversamente proporcional à sua frequência; ondas com alta frequência têm comprimentos de onda mais curtos do que aquelas com baixa frequência. As ondas com frequência mais alta tendem a penetrar menos os objetos do que as ondas com frequência mais baixa e, por isso, pode-se ouvir um som grave profundo com baixas frequências a alguma distância, mas não se ouvem os sons de alta frequência de um vocalista ou violão acompanhando. A energia de radiofrequência se inicia em torno de 300.000 Hz. Em eletrocirurgia, a frequência da corrente alternada é suficientemente alta (muitas vezes acima de 450.000 Hz) para que os feixes neuromusculares não reajam (sabe-se, desde 1881, que correntes AC ≥ 100.000 Hz não induzem espasmo), e isto evita um **choque** elétrico à paciente, ou pior, eletrocussão (morte por descarga elétrica).[4,6] No entanto, tal corrente de alta frequência pode criar efeitos locais, daí a capacidade dos aparelhos eletrocirúrgicos de destruir, por exemplo, o tecido-alvo.

A lei de Ohm governa o fluxo de elétrons, ou seja, a corrente. Um bom modo de pensar em corrente é que os elétrons precisam de um meio pelo qual caminhar (um condutor) e de uma força para impulsioná-los (voltagem) quando gerados por uma ESU, mas os elétrons também são restringidos por fatores no condutor que interfiram com seu fluxo (resistência). A corrente (I) é uma razão que tem como unidade os ampères (amp) e indica com que velocidade os elétrons fluem ao longo de um condutor por unidade de tempo. A voltagem (V) usa os volts como unidades, e a resistência (R) é fornecida em ohms (também denotados pela letra grega). A relação entre corrente, voltagem e resistência é dada pela lei de Ohm: I = V/R.[7] Isto é um tanto intuitivo; a corrente deve ser inversamente proporcional à resistência, de tal modo que, à medida que a resistência cai, a corrente (fluxo) aumenta. De modo semelhante, mais energia é igual a um movimento de elétrons mais rápido através de um condutor. Observe que I é comumente usada para corrente, e não c (que, em Física, refere-se especificamente à velocidade da luz). Isto ocorre porque o cientista francês André-Marie Ampère, considerado o idealizador da teoria eletrodinâmica, usou a palavra *intensité* para denotar com que velocidades os elétrons se movimentavam pelos condutores, e o símbolo "I" foi assumido por outros cientistas.[4]

O eletromagnetismo pode ser atrelado a uma força potente de trabalho, inclusive na sala de cirurgia. Desse modo, é útil considerar como se pode medir a potência eletromagnética. A esse respeito, a lei de Ohm é fundamental; potência é função da voltagem e da corrente e da resistência. Intuitivamente, seria de esperar que voltagens mais altas resultassem em correntes mais altas e mais potência e que resistência mais alta fosse obstáculo à potência elétrica. Potência, na realidade, é uma razão, a saber, a taxa de trabalho efetuado pelo movimento dos elétrons através de um condutor. A potência é medida em watts, sendo denotada pela letra W. Relacionando-a com a lei de Ohm, pode-se escrever que $W = V \times I$. Então, em se substituindo V/R por I nessa equação, produz-se $W = V^2/R$. Essa é uma demonstração elegante de que à medida que se eleva a voltagem, eleva-se a potência exponencialmente, tendo-se que ela é inversamente proporcional à resistência, como seria de esperar.

Há várias ramificações clínicas importantes disso. A resistência, também denominada **impedância**, é função do material através do qual os elétrons fluem e, na prática clínica, isto significa a paciente (para aparelhos monopolares) ou o tecido-alvo entre os dois polos de um aparelho bipolar. À medida que os elétrons atravessam o tecido, isto gera calor (particularmente pela fricção mecânica à medida que os elétrons aumentam sua velocidade), e isso é de importância primária para o uso dos aparelhos de RF em qualquer aplicação cirúrgica. Também há efeitos térmicos ao tecido adjacente através da condução, e isso precisa ser considerado quando se aplica energia de RF a uma área focal para minimizar o risco de lesão condutiva a outros tecidos e órgãos.

São de vital importância para o uso clínico seguro da energia de RF os conceitos de densidade de corrente e de densidade de potência. Formalmente, densidade de corrente é a quantidade de corrente por área (em ampères por metro quadrado), enquanto se define densidade de potência como a potência eletromecânica por unidade de área em watts por metro quadrado. Conquanto sejam diferentes, relacionam-se entre si matematicamente. A fim de cortar tecido efetivamente, deseja-se uma densidade de corrente (e densidade de potência) mais alta na área de tratamento. Um eletrodo com agulha na ponta, por exemplo, serve para focalizar efetivamente a corrente em uma pequena área. Inversamente, quando as densidades de corrente e de potência são baixas, como com um eletrodo dispersivo, não deve haver efeito sobre o tecido. É útil nos lembrarmos de que o papel de um eletrodo dispersivo é reunir todos os elétrons mobilizados e fazê-los retornar à ESU para que não haja efeitos térmicos à pele do local.

Quando uma paciente estiver sendo tratada de um mioma uterino com um aparelho de RF monopolar, os elétrons percorrerão um circuito do aparelho, passando pela paciente e voltando por um ou dois eletrodos dispersivos para ESU (Fig. 27-2). No entanto, suponha que a paciente tenha um implante condutivo no quadril próximo do local cirúrgico na bacia. É possível que os elétrons se congreguem perto do implante, fazendo que um nível significativo de densidade de corrente e de densidade de potência naquela área resulte em queimadura térmica. A mesma coisa também pode acontecer se a produção de energia pelo aparelho de RF exceder o que um eletrodo dispersivo fornecido possa dissipar seguramente ou se a parte mais avançada do eletrodo dispersivo for pequena demais (de modo que a densidade da corrente naquela região exceda o limiar para queimadura da pele subjacente). Os eletrodos dispersivos precisam ser aplicados corretamente para manterem a segurança da paciente durante procedimento com base em RF. Em geral, para maximizar o tamanho da borda avançada, devem ser colocados perpendicularmente à corrente elétrica e, para procedimentos pélvicos, isto tipicamente significa perpendicularmente à parte anterior da coxa, ficando os eletrodos dispersivos equidistante da prega inguinal e colocados o mais próximo possível de cada joelho, devendo os cabos, de maneira ideal, ficar posicionados distalmente em direção à patela (Fig. 27-3).

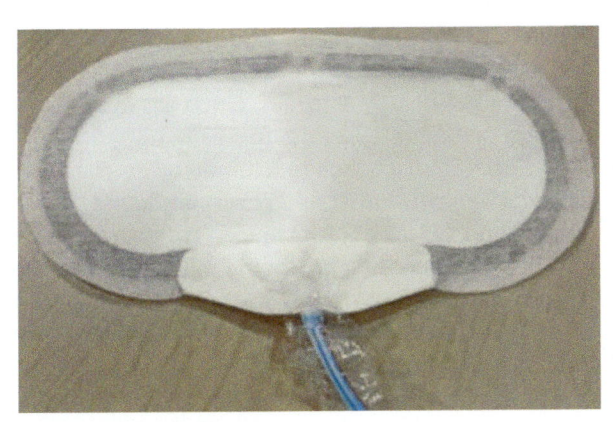

Fig. 27-2. Eletrodo dispersivo.

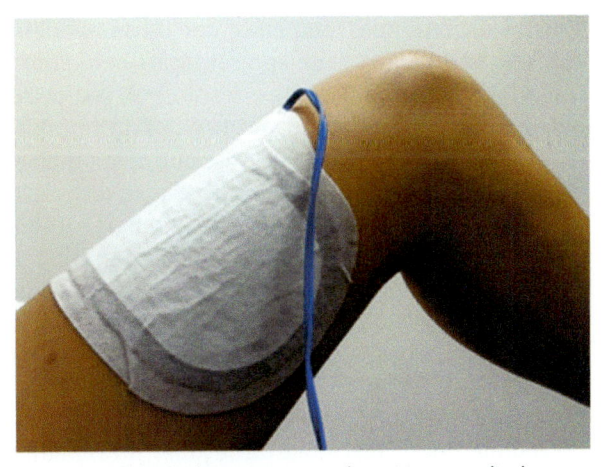

Fig. 27-3. Eletrodo dispersivo com colocação perpendicular e distal apropriada na parte anterior da coxa, sendo o cabo direcionado para as proximidades da patela. Isto maximiza a borda avançada que recebe elétrons da eletrocirurgia por RF na bacia.

INDICAÇÕES E APLICAÇÕES COMUNS DE ENERGIA DE RADIOFREQUÊNCIA EM PROCEDIMENTOS TRANSCERVICAIS

Como a energia de RF pode ser canalizada para se realizarem várias tarefas com referência a tecidos, como ressecção, desidratação e fulguração/ablação, há condições uterinas comumente tratadas com a aplicação transcervical de energia de RF.

Elas incluem:

- Indicação:
  - Útero septado (septo uterino);
  - Sangramento uterino disfuncional associado a uma disfunção ovulatória (AUB-O);
  - Miomas uterinos sintomáticos;
  - Pólipos de endométrio sintomáticos/incidentais.
- Aplicação:
  - Incisão histeroscópica do septo;
  - Ablação endometrial (ressecção endometrial, ablação por coagulação com *rollerball/roller-barrel*, ablação endometrial não ressectoscópica);
  - Miomectomia histeroscópica, ablação transcervical de miomas (TFA – *transcervical fibroid ablation*);
  - Polipectomia histeroscópica.

Conquanto uma descrição abrangente de cada uma dessas indicações e procedimentos associados esteja além do escopo deste capítulo, a seleção a seguir oferece um bom panorama de como a energia de RF pode ser canalizada por meio de histeroscopia cirúrgica.

Útero Septado

O septo uterino costuma ser assintomático e um achado incidental em histeroscopia ou ultrassonografia. Não obstante, aproximadamente 20 a 25% das mulheres com essa anomalia podem ter um ou mais abortos espontâneos, enquanto que outras podem apresentar dificuldade de apresentação, bem como trabalho de parto e parto pré-termo.[8,9] Acredita-se que ocorra útero septado em 0,1%-1,5% das mulheres.[9] Diferentemente da maioria das outras anomalias müllerianas, não parece haver associação significativa entre útero septado e anormalidades renais.[8] Antes do advento da histeroscopia cirúrgica, as mulheres que apresentavam aborto espontâneo ou parto pré-termo associado a um septo uterino eram tratadas com ressecção transvaginal do septo (uma cirurgia que data de 1884) ou mais comumente com uma histerotomia transfúndica via laparotomia, como nos procedimentos de metroplastia de Jones, Strassmann ou Tompkins.[10,11] Estas opções mais invasivas foram suplantadas pelos métodos histeroscópicos operatórios, incluindo aqueles que usam energia de RF. Pfeifer *et al.* sugerem que, em lugar de usar os termos metroplastia ou ressecção do septo para descrever a abordagem histeroscópica do tratamento de um septo uterino, prefere-se o termo **incisão de septo uterino**.[8] É preciso ter em mente, contudo, que ainda não há ensaios clínicos randomizados controlados que tenham avaliado o tratamento dos septos uterinos com referência à fertilidade e fecundidade. Em particular, existem evidências insuficientes de que um útero septado se associa à infertilidade se for causa única. Permanece uma escassez de literatura comparando os resultados reprodutivos em mulheres com septos uterinos submetidas a tratamento às de uma coorte que não passe por cirurgia histeroscópica. Os estudos não randomizados prospectivos existentes, contudo, sugerem que possa existir um benefício para a incisão histeroscópica de septo, embora a indicação mais aceita continue a ser aborto espontâneo, inclusive aborto espontâneo recorrente.[8,9,12-14]

Embora a incisão histeroscópica de septo possa ser efetuada com tesoura em uma dissecção com instrumento cortante e excisão do septo, os ginecologistas também podem considerar realizar o procedimento com um ressectoscópio histeroscópico usando energia de RF. Em geral, os septos uterinos são considerados relativamente avasculares, embora alguns estudos histopatológicos tenham demonstrado certo grau de presença de miométrio nos septos, incluindo vasculatura.[15] Desse modo, em alguns casos, pode haver sangramento ao se fazer a incisão e ressecar um septo uterino, residindo aí um benefício em potencial das qualidades hemostáticas da energia de RF. Hickok descreveu sua experiência usando uma abordagem ressectoscópica em 40 pacientes com úteros septados, 28 das quais tinham história de perdas na gravidez ou outras complicações, tendo 10 delas uma queixa principal de infertilidade, e duas pacientes que não tinham tentado engravidar.[14] A incisão de septo uterino foi realizada com uma alça ressectoscópica de RF. Uma paciente desenvolveu uma falsa passagem cervical durante dilatação cervical mecânica no contexto de estenose cervical, e isso resultou em perfuração uterina identificada durante laparoscopia concomitante, e o procedimento pôde ser finalizado. Das 26 pacientes seguidas no pós-operatório, 21 relataram um total de 27 gestações, cinco das quais estavam em andamento, sendo que 17 (77,3%) das gestações chegaram a termo (excluindo-se as gestações em andamento). Ocorreu aborto espontâneo em quatro pacientes (18,2%) no primeiro trimestre, e uma paciente apresentou trabalho de parto pré-termo e rompimento prematuro das membranas, tendo sido o parto vaginal com 28 semanas de gestação. Entre as 10 pacientes com infertilidade, houve duas gestações, uma das quais resultou em perda no primeiro trimestre.

O tecido septal tipicamente tem aspecto branco em decorrência de sua natureza amplamente avascular, de modo que o aspecto caracteristicamente róseo do miométrio vascularizado é *endpoint* útil na ressecção. É importante, sempre que se use um ressectoscópio, evitar movimento distal de uma alça de ressecção energizada, pois isso poderia causar perfuração uterina e lesão térmica de vísceras adjacentes, obrigando a uma exploração laparoscópica imediata da cavidade peritoneal e de seu conteúdo.[16,17] Ao contrário, deve-se movimentar sempre um eletrodo ativo em direção ao colo uterino de modo que, conquanto energizado, esteja sempre sob visão direta do ginecologista.

Sangramento Uterino Disfuncional Associado a uma Disfunção Ovulatória (AUB-O)

A razão mais prevalente para sangramento uterino disfuncional (AUB) não cíclico nas mulheres em idade fértil é a disfunção ovulatória.[18,19] Por definição, o sangramento uterino anovulatório (AUB-O) se associa a uma cavidade endometrial normal, livre de lesões estruturais associadas ao AUB (miomas, pólipos). As mulheres que não desejam engravidar na atualidade ou no futuro e que tenham AUB no contexto de uma cavidade endometrial normal podem optar por ablação endometrial, que é um procedimento transcervical para destruir o endométrio (especificamente a camada basal, envolvida em novo crescimento do endométrio), tendo por objetivo restaurar a eumenorreia.[20] Em algumas pacientes, resultará uma amenorreia, mas este não deve ser o desfecho esperado.[21]

Conquanto nem todas as técnicas ou dispositivos endometriais envolvam energia de RF, os métodos histeroscópicos mais prevalentes para ablação endometrial costumam utilizar uma alça ressectoscópica energizada ou eletrodo único na forma de uma esfera ou barril (*rollerball* ou *roller-barrel*, dependendo da forma do eletrodo). Um ressectoscópio tipicamente tem diâmetro 25-27 Fr (8-9 mm).[22] Tanto a ablação de endométrio, utilizando ressectoscópio com alça (ressecção transcervical do endométrio – TCRE) como a ablação de endométrio tipo *rollerball/barrel* têm efeito semelhante, como efetividade em torno de 70 a 90% em um ano, variando as taxas de amenorreia de 27 a 47%, e as taxas de satisfação das pacientes, de 70 a 94%, em geral taxas inferiores ao que se vê com a histerectomia.[17,21,23] A ablação ressectoscópica do endométrio tende a ter uma taxa de reintervenção acima de 25% em cinco anos, sendo que a maioria das pacientes é submetida à histerectomia.[21,24] É prática comum tornar o endométrio mais fino antes da ablação ressectoscópica do endométrio pelo uso de agonista do GnRH e medicamentos comparáveis, pois isso tende a facilitar a cirurgia, reduzir o tempo do procedimento e a taxa de dismenorreia pós-operatória, aumentando a probabilidade de amenorreia pelo menos no curto prazo.[25]

A principal vantagem de usar um eletrodo em alça para ressecção do endométrio *versus* um eletrodo em esfera ou barril para ablação endometrial é a retenção das tiras resultantes de endométrio ressecado, que são enviadas para avaliação histopatológica. Independentemente disso, o endométrio deve ser inteiramente avaliado antes de qualquer procedimento de ablação para descartar atipia e adenocarcinoma de endométrio. Deve-se ter em mente que, depois da ablação endometrial, existe um risco de formação de aderências intrauterinas que poderiam limitar ou impossibilitar futura avaliação do endométrio, mesmo por histeroscopia. A seleção de pacientes, considerando-se os fatores de risco para malignidade endometrial, é algo essencial. De modo semelhante, deve-se observar que a ablação endometrial não é contraceptiva; 0,24 a 1,4% das mulheres podem engravidar pós-ablação e isto traz um risco significativo de placenta acreta/increta/percreta e da morbidade e mortalidade que acompanham o processo. Por essa razão, as mulheres submetidas à ablação endometrial precisam usar contracepção confiável ou ser esterilizadas.[23,26-30] Os médicos também devem ter alto índice de suspeita de gravidez pós-ablação endometrial até mesmo em mulheres que estejam usando contracepção confiável ou permanente.[28] Finalmente, a presença de lesões estruturais concomitantes do útero associadas a sangramento menstrual intenso (miomas e adenomiose) deve ser abordada se possível, pois a efetividade da ablação endometrial diminui em sua presença.[17]

Como já foi mencionado, o eletrodo ativo deve-se dirigir no sentido fundo – colo do útero, jamais no sentido contrário. Ao se ressecar, fazendo a ablação endometrial, deve-se considerar que cada corno uterino é uma porção fina do útero, assim como o segmento uterino inferior anterior. Por essa razão, o autor tem seguido uma técnica comumente recomendada em que são realizadas ablações "focais" na região dos cornos. Isto reduz o potencial para perfuração aguda do corno e lesão térmica dos órgãos adjacentes.[17]

Essas abordagens com uso de ressectoscópio foram inicialmente realizadas com sistemas eletrocirúrgicos monopolares, mas foram amplamente suplantados pelos sistemas bipolares. A principal razão para mudar para um sistema bipolar teve a ver com segurança. Um dispositivo monopolar exige fluido hipotônico para distensão uterina. Isto se dá porque, como a paciente faz parte do circuito elétrico, os elétrons necessariamente fluirão no interior da cavidade endometrial, e fluidos isotônicos contendo eletrólitos (soro fisiológico normal, Ringer lactato) poderiam dispersar a corrente. Isto, em si, não traz risco significativo para a segurança da paciente, mas poderia tornar o tratamento eletrocirúrgico menos efetivo. No entanto, o uso de fluidos hipotônicos não eletrolíticos, como água estéril, glicina a 1,5%, manitol a 5% e outros são problemáticos se intravazados em grandes quantidades para a circulação sistêmica. Pode resultar uma hiponatremia dilucional, juntamente com edema pulmonar e/ou edema cerebral.[21] O trabalho de Istre et al. mostrou que um déficit hídrico de 1 L corresponde a uma redução do nível de natremia de 10 mmol, e com um pouco mais do que 500 mL de déficit hídrico pode-se associar a edema cerebral.[31,32] O edema cerebral pode levar à herniação do tronco encefálico por aumento da pressão intracerebral, que pode ser um evento terminal, isto é, resultando em mortalidade. Conquanto ainda se associe ao potencial de hiponatremia, o manitol a 5% pode ser melhor opção do que outros fluidos hipotônicos, pois tem uma osmolaridade mais alta (274 mOsm/L) do que as outras opções não eletrolíticas, como a glicina a 1,5%, e, na realidade, está mais próximo da osmolaridade normal (280 mOsm/L).[31] Para resultar uma hiponatremia dilucional pela cirurgia histeroscópica, há alguns pré-requisitos:

- Exposição de seios venosos no miométrio;
- Pressão intrauterina > pressão arterial média (MAP);
- Intravazamento de grandes quantidades de água livre (em geral, 1,5 a 2 litros ou mais), o que é função da duração do procedimento.[31]

O uso de sistemas fechados de manejo de fluidos e a atenção ao registro de entrada/saída de fluidos (inclusive o uso de uma sonda uretral se apropriado), a determinação intraoperatória de eletrólitos séricos, a consideração de diuréticos de alça parenterais (furosemida) e a adesão rígida à suspensão do procedimento quando tiver sido alcançado um déficit hídrico são medidas de segurança importantes.

A ressectoscopia bipolar foi desenvolvida para atenuar ou pelo menos reduzir a probabilidade de hiponatremia dilucional e suas sequelas. Em lugar de corrente atravessando a cavidade endometrial e uma grande região da paciente, voltando por um ou mais eletros dispersivos e então chegando à ESU, um ressectoscópio bipolar contém um eletrodo de retorno para que somente o tecido sob tratamento imediato faça parte da alça elétrica. Na prática, o eletrodo ativo cria uma região de alta impedância, de tal modo que a corrente não consiga fluir para o meio em volta. Em lugar disso, a corrente faz arcos a partir do eletrodo ativo, atravessa o tecido-alvo e volta ao eletrodo de retorno.[33]

A ressectoscopia bipolar possibilita o uso de fluidos eletrolíticos isotônicos, como o soro fisiológico normal ou a solução de Ringer como meios de distensão uterina. Isto permite um nível maior de déficit hídrico do que em geral se sugere para a ressectoscopia monopolar com soluções hipotônicas pobres em eletrólitos. As recomendações referentes aos déficits hídricos máximos são um tanto variáveis. A American Association of Gynecologic Laparoscopists (AAGL) tem sugerido um déficit hídrico máximo de 1 L para soluções hipotônicas quando usadas em pacientes saudáveis e preconizado um máximo de 2,5 L quando se usam fluidos isotônicos, havendo espaço para individualização.[31] Diferentemente, Sutton recomendou prosseguir rapidamente quando se alcançar um déficit hídrico hipotônico de 1,5 L e término do procedimento com 2 L por causa da alta probabilidade de hiponatremia grave.[17] Uma abordagem conservadora, como nas recomendações da AAGL, dadas as consequências potencialmente catastróficas da sobrecarga hídrica, parece prudente: um déficit hídrico máximo de 1 L para eletrocirurgia monopolar e de 2,5 L para eletrocirurgia bipolar.

A fim de se tornar a ablação endometrial mais prevalente entre os ginecologistas/obstetras gerais que poderiam não se sentir à vontade usando técnicas de ablação endometrial ressectoscópicas, foram desenvolvidos vários aparelhos de ablação de segunda geração que não envolvem histeroscopia operatória (sendo, assim, denominada **ablação endometrial não ressectoscópica** ou NREA). Alguns desses dispositivos utilizam energia de RF para ablação do endométrio. Tais dispositivos não exigem distensão uterina ou sistemas de manejo de fluidos. Dois aparelhos usando energia de RF para desidratar e/ou vaporizar o endométrio (inclusive a camada basal e o miométrio superficial) são o sistema NovaSure® (Hologic, Marlborough, MA, EUA) e o sistema Minerva (Minerva Surgical, Redwood City, CA, EUA). Esses sistemas são bipolares automatizados e demonstraram ser seguros e efetivos.[34,35] NovaSure® é controlado por impedância, de modo que a resistência tecidual dirige o desempenho da ablação, de tal modo que o procedimento termina uma vez que seja alcançada a impedância de 50 Ω.[36] Os tempos de ablação com o sistema NovaSure® são, em média, de 92 segundos em um ensaio clínico, tendo uma variação de 40 a 120 segundos, embora haja relatos de tempo total médio de tratamento de 4,2 minutos.[35,37] Os tempos totais médios do procedimento para o sistema Minerva publicados são de 3,1 minutos *versus* 17,2 minutos para um procedimento com *rollerball*.[34]

Com referência à eficácia desses dois sistemas de RF de NREA, em um ano, obteve-se eumenorreia em 93,1% das pacientes depois do tratamento com o sistema Minerva (opostamente a 80,4% das pacientes tratadas com ablação *rollerball*), enquanto que 71,6% relataram amenorreia (*vs.* 49% depois de ablação *rollerball*).[34] Em um estudo randomizado do sistema NovaSure®

por Cooper *et al.*, envolvendo 265 mulheres com AUB, atingiu-se eumenorreia em um ano de 90,9% das pacientes (*vs.* 87,8% das pacientes tratadas por ressectoscopia), sendo que 41% obtiveram amenorreia no grupo NovaSure® versus 35% entre o grupo da ablação ressectoscópica.[35]

Há um acompanhamento de longo prazo com referência ao sistema NovaSure®. Kleijn *et al.* viram pacientes durante cinco anos como parte de um ensaio clínico randomizado comparando NovaSure® à ablação endometrial por balão térmico e verificaram uma taxa de resposta no tratamento, na coorte NovaSure, de 96%, com uma taxa de amenorreia de 48%, uma taxa de histerectomia de 9,8%.[38] Fulop *et al.* conduziram um estudo prospectivo com braço único envolvendo 75 mulheres tratadas com o sistema NovaSure®.[37] Após sete anos de acompanhamento, 97,1% das pacientes avaliáveis continuavam a ter amenorreia, e 100% das pacientes relataram pelo menos eumenorreia. Houve seis histerectomias entre as 75 pacientes avaliadas nesse estudo, e uma paciente foi submetida a uma ablação endometrial repetida, tendo uma taxa de reintervenções de 8% após 7 anos (usando análise da tábua de vida para correção de períodos de acompanhamento truncados). Finalmente, Gimpelson realizou uma revisão da literatura dos estudos clínicos prospectivos envolvendo o sistema NovaSure®, alcançando até cinco anos pós-tratamento, e verificou uma taxa de reintervenções de 8,2% em quatro anos em um estudo com braço único e uma taxa de reintervenções de 2,8% em cinco anos em outro estudo.[36] Lybol *et al.* examinaram os preditores de falha da NREA no longo prazo em 486 mulheres tratadas com o sistema NovaSure e verificou que 19,3% tinham sido submetidas a reintervenções com uma mediana de acompanhamento de 45 meses; idade mais baixa, história de esterilização, dismenorreia (que pode ser sugestiva de adenomiose e endometriose concomitantes) e um mioma intramural foram preditores independentes de uma necessidade de reintervenção.[39]

Miomas Uterinos Sintomáticos

Os miomas uterinos são altamente prevalentes entre as mulheres na pré-menopausa, sendo detectáveis por ultrassonografia em quase 70% das mulheres brancas e em mais de 80% das mulheres negras nos Estados Unidos aos 50 anos de idade.[40] Embora não se saiba exatamente, acredita-se que entre 20 e 50% das mulheres com miomas sejam sintomáticas, e sangramento menstrual intenso está entre os sintomas mais comuns dos miomas.[41]

Com referência às opções de tratamento transcervicais que envolvem energia de RF, elas incluem miomectomia histeroscópica ou ablação transcervical de miomas (TFA) usando aparelho que combine sonda de ultrassonografia intrauterina de alta resolução com uma montagem de eletrodo de RF em uma peça manual única (sistema Sonata; Gynesonics, Redwood City, Califórnia, EUA). Os dois principais dispositivos para morcelação histeroscópica (MyoSure®, TruClear®) não utilizam energia na morcelação de miomas e pólipos endometriais.

Como com a ablação endometrial ressectoscópica, a miomectomia histeroscópica envolve tecnologia semelhante, pois utiliza um ressectoscópio de RF (monopolar ou bipolar) e exige distensão uterina com fluido hipotônico (aparelhos monopolares) ou isotônico (aparelhos bipolares). A técnica cirúrgica se assemelha à da TCRE, mas é dirigida focalmente aos miomas individuais. Ao usar um eletrodo em alça, o(a) ginecologista aplica a alça distalmente em direção ao fundo uterino sem corrente e, com a energização do eletrodo, move a alça proximalmente para o interior de um mioma submucoso, gradualmente ressecando o tecido do mioma. Inicia-se na superfície endometrial acima do mioma e gradualmente corta o mioma até que o limite entre mioma e os fascículos subjacentes do miométrio normal sejam alcançados. Isto resulta em uma coleta de fragmentos teciduais (**lascas**) que, dependendo do volume do mioma e da duração do procedimento, pode exigir breve interrupção para se removerem os fragmentos, quando a visualização do campo operatório ficar obscurecida. Uma cânula de aspiração (idêntica às usadas para aspiração em curetagem e em procedimentos de evacuação) funciona bem na experiência do autor para remover eficiente e rapidamente os fragmentos, após o que a miomectomia pode continuar; de modo semelhante, em outra abordagem a ser usada, seguram-se fragmentos com fórceps de pólipos (semelhantes aos usados para remover cálculos renais).

Um eletrodo de vaporização ressectoscópica, algumas versões do qual têm sulcos, também pode ser usado para desidratar e vaporizar (em vez de ressecar) o tecido do mioma, evitando inteiramente a questão dos fragmentos teciduais (embora isso também impeça a análise histopatológica do suposto mioma). Enquanto a maioria das alças de ressecção tipicamente exija 60 a 80 W de potência (algumas vezes, até 100 W se o mioma for denso ou estiver parcialmente calcificado), a potência em watts que impulsiona esses eletrodos de vaporização é necessariamente muito mais alta (em geral, 120-220 W) a fim de vaporizar o tecido, e costumam ser necessários dois eletrodos dispersivos se for usado um sistema monopolar.[22,42] Conquanto todos os eletrodos devam ser usados com cuidado nos cornos uterinos e no segmento uterino inferior a fim de evitar perfuração e/ou lesão térmica além da margem da serosa uterina, a potência adicional associada aos eletrodos de vaporização os torna particularmente arriscados naquelas porções mais finas do útero. Por essa razão, os eletrodos de vaporização não devem ser usados nos cornos ou no segmento uterino inferior.[42]

A miomectomia histeroscópica é tratamento seguro e efetivo, mas limitado ao que possa ser visualizado com o histeroscópio, tendo sido desenvolvida para tratar especificamente os miomas submucosos como alternativa a procedimentos mais invasivos.[43,44] Para finalidades práticas, os miomas uterinos intramurais (tipos 3 e 4 pela International Federation of Gynecology and Obstetrics [FIGO]), transmurais (tipos 2-5) e subserosos (tipos 5, 6 e 7) não são tratáveis por meio de histeroscopia operatória. Além disso, os miomas submucosos mais profundos (miomas tipo 2) não costumam ser removidos seguramente em um procedimento, seja porque se atinja o limite de déficit hídrico ou porque haja dificuldade de visão, uma vez que a alça eletrificada tenha entrado mais profundamente no mioma ressecado. Prosseguir sem boa visualização pode resultar em perfuração uterina e lesão térmica a vísceras adjacentes. Uma vez ressecado o máximo do mioma que se visualize, é prudente parar e esperar que o mioma parcialmente ressecado sofra extrusão para a cavidade endometrial e então se faz o retratamento (tipicamente 2-3 semanas depois do primeiro procedimento, mas o tempo é variável). Em alguns casos, são necessários três ou mais abordagens para ressecar adequadamente os miomas via ressectoscopia.[45,46] Emanuel *et al.* publicaram sua experiência com miomectomia histeroscópica em uma coorte de 272 mulheres. Destas, 42 passaram por dois procedimentos, 4 pacientes foram submetidas a três ressecções, e uma mulher passou por cinco ressecções para obter remoção completa do mioma.[46] Miomas maiores dos tipos 0 e 1 podem ser desafiadores, não tanto com referência ao seu envolvimento com o miométrio (os miomas do tipo 0 são inteiramente intracavitários e os do tipo 1 estão menos de 50% no miométrio), mas pela dificuldade de visão. Há várias técnicas para abordar a miomectomia histeroscópica, incluindo as de Lasmar *et al.*, Hamoum, Mazzon e outras que são cobertas em detalhes em outro ponto.[22]

Conquanto a miomectomia histeroscópica seja considerada compatível com futura gravidez, associa-se à formação de aderências intrauterinas, talvez porque rompe a camada basal do endométrio.[47] Na verdade, há um risco total de 1,5% de aderências intrauterinas a três meses da miomectomia histeroscópica quando ressecado um único mioma, e isso aumenta para 78% se dois ou mais miomas apostos forem ressecados.[48] Tem sido preconizada a histeroscopia precoce de controle com a intenção de detectar e se fazer a lise das aderências, algo como 1-4 semanas depois da miomectomia.[48-51]

O uso de energia de RF para a ablação de miomas uterinos, e não sua ressecção, tem demonstrado, por múltiplos estudos, ser efetivo em reduzir significativamente o volume dos miomas (tipicamente mais do que se vê com a embolização da artéria uterina, muitas vezes na faixa de 70%), produzindo melhoras duráveis dos sintomas e da qualidade de vida, tendo baixas taxas de reintervenção.[42,52] A ablação transcervical de miomas (TFA) é abordagem transcervical recente com base em energia de RF para tratamento de miomas uterinos sintomáticos, inclusive aqueles não passíveis de miomectomia histeroscópica.[53] É realizada com o sistema Sonata (Gynesonics, Redwood City, Califórnia, EUA), desenvolvido para imagens diagnósticas intrauterinas e tratamento transcervical de miomas uterinos sintomáticos, inclusive os associados a sangramento menstrual intenso (Fig. 27-4). O Sonata consiste em uma Sonda de Ultrassonografia Intrauterina (IUUS) integralmente combinada a uma Peça Manual para Ablação por RF de uso descartável, um gerador de RF customizado e um sistema de ultrassom baseado em *laptop* com *Software* de Orientação Gráfica (GGS – *Graphical Guidance Software*) customizado. Esses componentes são integrados para oferecer um sistema de tratamento guiado por imagem em tempo real. A energia de RF terapêutica é levada ao mioma de acordo com um ciclo de tratamento fixado dependente do tamanho da ablação. Este é um sistema de ablação volumétrico guiado por imagem em que tamanho e posição especificados para uma ablação são criados no mioma pretendido, reduzindo-se o número de ablações necessárias.[54]

Em lugar de medir as dimensões do mioma e fazer a entrada manual dos parâmetros de ablação desejados, o ginecologista que faz o tratamento especifica graficamente a localização e o tamanho da ablação. Sendo um sistema de RF controlado por temperatura, o gerador de RF produz potência suficiente (até 150 W, se necessário) para manter a temperatura nas extremidades dos eletrodos a 105°C.[53,55] O nível comparável de potência em watts em TFA monopolar exige o uso de um par de eletrodos dispersivos para limitar a elevação de temperatura no eletrodo de retorno, fazendo-se o mesmo para os sistemas ressectoscópicos de vaporização. Como se utiliza uma montagem escalável de sete eletrodos de agulha para criar ablações variando de 1,5 cm × 2,2 cm a 5 cm × 4 cm, o volume de

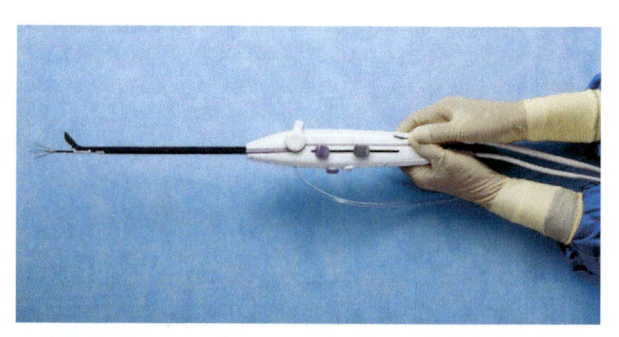

Fig. 27-4. O sistema Sonata para ablação transcervical de miomas (TFA). A sonda ultrassonográfica intrauterina é articulada, e são aplicados eletrodos de agulha de RF.

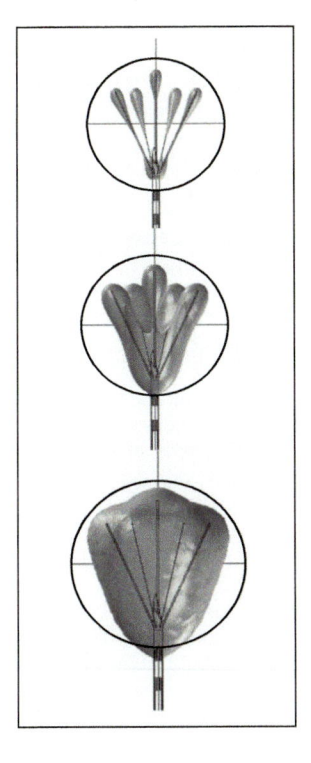

Fig. 27-5. Representação do desenvolvimento de um volume de ablação em um alvo esférico, iniciando-se na montagem do eletrodo de agulha e crescendo de maneira elipsoidal por causa da geometria do eletrodo.

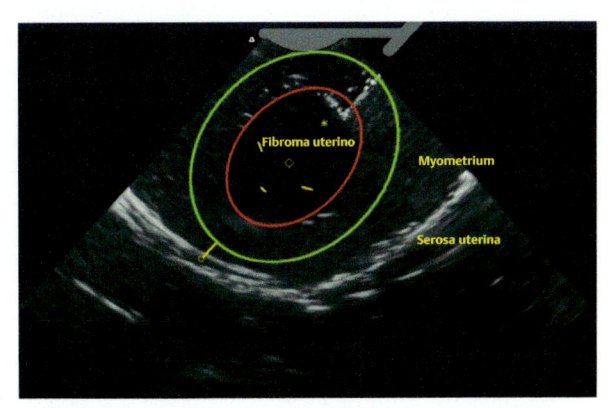

Fig. 27-6. Sistema de orientação gráfica para o sistema Sonata. A zona de ablação é representada como a elipsoide vermelha, e o tecido dentro da zona de ablação sofrerá necrose coagulativa, levando à redução do volume com o passar do tempo. A zona de segurança térmica evidencia seus limites em verde, representando o ponto em que não há efeitos térmicos significativos sobre o tecido. Vê-se a margem da serosa uterina como curva hiperecoica (branca), sendo importante ponto de referência para ultrassonografia intrauterina.

ablação gradualmente se acumula ao longo de vários minutos (1,5 a 7 minutos, dependendo das dimensões de ablação selecionadas) uma vez que se alcance uma temperatura de 105°C (Fig. 27-5).

Um benefício da TFA sobre a ressecção histeroscópica de miomas é a capacidade de fazer ablações em todos os tipos de miomas uterinos não pedunculados, não se limitando aos miomas submucosos, visíveis no interior da cavidade endometrial. Isto se dá porque a TFA integra ultrassonografia intrauterina, em lugar de visualização histeroscópica direta, tornando os miomas mais profundos (transmurais, intramurais, subserosos selecionados) visíveis ao operador por meio de um acesso transcervical. O *software* de orientação gráfica (Fig. 27-6) exibe duas elipsoides em uma imagem de ultrassonografia com base em tablete. A elipsoide vermelha interna indica onde ocorrerá a ablação (a Zona de Ablação), enquanto a elipsoide verde externa contorna onde não haverá efeitos térmicos sobre o tecido (o limite de segurança térmica). O objetivo é maximizar quanto do mioma está dentro da zona de ablação enquanto se opera sob a restrição de manter o limite de segurança térmica dentro da margem da serosa uterina. Podem-se realizar múltiplas ablações em um único mioma, e múltiplos miomas podem ser tratados em sessão de tratamento única. Não há distensão uterina significativa; usa-se pequena quantidade de fluido hipotônico para acoplamento acústico.[53,56-58] Desse modo, a TFA também evita problemas com intravazamento de líquido e hiponatremia, ainda minimizando a necessidade de múltiplas intervenções para tratar os miomas.

A ablação transcervical de miomas estabeleceu segurança, eficácia e resultados duráveis.[53,55,57,59,60] É efetiva em reduzir os sintomas associados aos miomas, inclusive o sangramento menstrual intenso, com alta satisfação das pacientes, retorno precoce à atividade normal e ao trabalho e baixa taxa de reintervenção (5,5% em dois anos).[60]

Em razão da conhecida associação de miomectomia histeroscópica e formação de aderências intrauterinas, realizou-se o ensaio clínico OPEN para avaliar a incidência de aderências intrauterinas novas depois de TFA com o sistema Sonata.[61] Exigiu-se que as pacientes tivessem pelo menos um mioma não pedunculado endentando a cavidade (tipos 1, 2 e 2-5 da FIGO). Realizaram-se histeroscopia diagnóstica na linha de base e uma histeroscopia de segunda vez seis semanas pós-ablação, sendo o vídeo das histeroscopias enviado a analistas independentes para avaliação e atribuição de pontuação às aderências. De 34 pacientes que tinham histeroscopias de base e de segunda vez pareadas avaliáveis, nenhuma tinha aderências seis semanas pós-TFA, inclusive seis pacientes que tinham pelo menos um mioma aposto. Os autores concluíram que os resultados sugerem ser mínimo o potencial para gênese de aderências intrauterinas depois de TFA.

Pólipos Endometriais Sintomáticos/Incidentais

Os pólipos endometriais são lesões digitiformes benignas na cavidade endometrial, sendo relativamente comuns e tendo estimativas de prevalência variáveis de 7,8 a 34,9% das mulheres.[62,63] Podem associar-se a AUB (FIGO, AUB-P), embora variem as porcentagens de mulheres sintomáticas. Golan *et al.* publicaram uma taxa de 66,9% de pólipos endometriais sintomáticos entre 51 mulheres em pré-menopausa, sendo AUB a queixa predominante.[33] Dreisler *et al.*, por outro lado, publicaram que 82% das 48 mulheres com pólipos eram assintomáticas e observaram que o sangramento intermenstrual era mais prevalente (38%) entre as mulheres sem pólipos em sua população.[63] Lieng *et al.* realizaram um ensaio clínico randomizado para avaliar a efetividade clínica do tratamento ressectoscópico dos pólipos endometriais *versus* observação.[64] Em 6 meses, não houve diferença entre os grupos com referência à perda de sangue menstrual. No entanto, o grupo da ressecção de fato teve um benefício com relação à ocorrência de sangramento intermenstrual e outros sintomas ginecológicos, embora esse fosse um desfecho secundário.

Deve-se observar que os pólipos endometriais possam ser mais prevalentes entre casais com infertilidade, sugerindo em um ensaio clínico randomizado e controlado uma relação causal, em que os pólipos endometriais afetem a implantação.[62,65] No entanto, a evidência não ficou inteiramente clara, embora seja razoável tratar pólipos endometriais antes de começar a reprodução assistida.[66]

Quando assintomáticos, é apropriado observar as pacientes com pólipos endometriais conhecidos e, na verdade, há algumas evidências de que, por volta de um quarto dos pólipos regrida sem intervenção.[62] No entanto, quando se indica tratamento, a ressecção histeroscópica dos pólipos endometriais é mais efetiva do que a curetagem às cegas para diagnóstico e tratamento e representa o padrão de conduta.[62,67] A recorrência dos pólipos é tipicamente baixa, com publicações de 2,5-3,7% até nove anos pós-ressecção.[62] Além disso, a polipectomia ressectoscópica não se associa à formação de aderências intrauterinas, talvez porque o estrato basal e o miométrio subjacente não sejam ressecados.[62,68,69] Finalmente, conquanto o tecido dos pólipos endometriais deva ser sempre avaliado histopatologicamente, é de particular importância entre as mulheres em peri e pós-menopausa; a incidência de malignidade, embora incomum, pode chegar a quase 13%, dependendo da coorte.[70]

CONSIDERAÇÕES FINAIS

A energia de radiofrequência tem papel importante na histeroscopia operatória, bem como na especialidade inteira de ginecologia e obstetrícia. É importante que todos os ginecologistas se familiarizem com a teoria eletromagnética básica e as práticas recomendadas relevantes para o uso seguro da energia de RF em cirurgia histeroscópica. Há vários usos apropriados de energia de RF na histeroscopia operatória, possibilitando que as pacientes com vários transtornos uterinos sejam tratadas segura e inteiramente pela via transcervical.

AGRADECIMENTOS

O autor (DBT) gostaria de agradecer a Oren Mosher, PhD, por sua revisão valiosa e perspicaz deste capítulo de um ponto de vista da engenharia.

REFERÊNCIAS BIBLIOGRAFICAS

1. Jansen FW, Vredevoogd CB, van Ulzen K, et al. Complications of hysteroscopy: a prospective, multicenter study. Obstet Gynecol. 2000;96:266-270.
2. Loffer FD. Complications of hysteroscopy-their cause, prevention, and correction. J Am Assoc Gynecol Laparosc. 1995;3:11-26.
3. Vilos GA, Brown S, Graham G, et al. Genital tract electrical burns during hysteroscopic endometrial ablation: Report of 13 cases in the united states and Canada. The Journal of the American Association of Gynecologic Laparoscopists. 2000;7:141-147.
4. Feldman L, Fuchshuber P, Jones DB. The SAGES Manual on the Fundamental Use of Surgical Energy (FUSE). Springer Science & Business Media; 2012:266.
5. Aminimoghaddam S, Pahlevani R, Kazemi M. Electrosurgery and clinical applications of electrosurgical devices in gynecologic procedures. Med J Islam Repub Iran. 2018;32:90.
6. Vilos GA, Rajakumar C. Electrosurgical generators and monopolar and bipolar electrosurgery. J Minim Invasive Gynecol. 2013;20:279-287.
7. Thomson AJ. Physical properties of electricity. J Minim Invasive Gynecol. 2013;20:269-270.
8. Pfeifer S, Butts S, Dumesic D, et al. Uterine septum: a guideline. Fertil Steril. 2016;106:530-540.
9. Valle RF, Ekpo GE. Hysteroscopic Metroplasty for the Septate Uterus: Review and Meta-Analysis. J Minim Invasive Gynecol. 2013;20:22-42.
10. Strassmann EO. Fertility and Unification of Double Uterus. Fertil Steril. 1966;17:165-176.
11. Buttram VC Jr, Zanotti L, Acosta AA, et al. Surgical Correction of the Septate Uterus. Fertil Steril. 1974;25:373-379.
12. Pabuçcu R, Gomel V. Reproductive outcome after hysteroscopic metroplasty in women with septate uterus and otherwise unexplained infertility. Fertil Steril. 2004;81:1675-1678.
13. Mollo A, De Franciscis P, Colacurci N, et al. Hysteroscopic resection of the septum improves the pregnancy rate of women with unexplained infertility: a prospective controlled trial. Fertil Steril. 2009;91:2628-2631.
14. Hickok L R. Hysteroscopic treatment of the uterine septum: a clinician's experience. Am J Obstet Gynecol. 2000;182:1414-1420.
15. Gouhar G, Siam S. Uterine septum structure and reproductive performance: Role of 3D TVUS and MRI. Egypt J Radiol Nuclear Med. 2013;44:357-365.
16. Palter S. Hysteroscopy in the Evaluation and Management of the Patient with Recurrent Pregnancy Loss. In: Bradley LD, Falcone T, editors. Hysteroscopy: Office Evaluation and Management of the Uterine Cavity. Elsevier Health Sciences. 2008:157-169.
17. Sutton C. Hysteroscopic surgery. Best Pract Res Clin Obstet Gynaecol. 2006;20:105-137.
18. ACOG. ACOG practice bulletin: management of anovulatory bleeding. Int J Gynaecol Obstet. 2001;72:263-271.
19. Sun Y, Wang Y, Mao L, et al. Prevalence of abnormal uterine bleeding according to new International Federation of Gynecology and Obstetrics classification in

Chinese women of reproductive age: A cross-sectional study. Medicine (Baltimore). 2018;97:e11457.
20. Leathersich SJ, McGurgan PM. Endometrial resection and global ablation in the normal uterus. Best Pract Res Clin Obstet Gynaecol. 2018;46:84-98.
21. ACOG. ACOG practice bulletin no. 81: endometrial ablation. Obstet Gynecol. 2007;109:1233-1248.
22. Di Spiezio Sardo A, Mazzon I, Bramante S et al. Hysteroscopic myomectomy: a comprehensive review of surgical techniques. Hum Reprod Update. 2008;14:101-119.
23. Papadopoulos NP, Magos A. First-generation endometrial ablation: roller-ball vs loop vs laser. Best Pract Res Clin Obstet Gynaecol. 2007;21:915-929.
24. Cooper K G, Jack SA, Parkin DE, Grant AM. Five-year follow up of women randomised to medical management or transcervical resection of the endometrium for heavy menstrual loss: clinical and quality of life outcomes. BJOG. 2001;108:1222-1228.
25. Tan Y H, Lethaby A. Pre-operative endometrial thinning agents before endometrial destruction for heavy menstrual bleeding. Cochrane Database of Systematic Reviews. 2013
26. Famuyide A. Endometrial Ablation. J Minim Invasive Gynecol. 2018;25:299-307.
27. Lo JS, Pickersgill A. Pregnancy after endometrial ablation: English literature review and case report. J Minim Invasive Gynecol. 2006;13:88-91.
28. Kohn JR, Shamshirsaz AA, Popek E, et al. Pregnancy after endometrial ablation: a systematic review. BJOG. 2018;125:43-53.
29. Luo X, Yin P, Coon VJS, et al. The selective progesterone receptor modulator CDB4124 inhibits proliferation and induces apoptosis in uterine leiomyoma cells. Fertil Steril. 2010;93:2668-2673.
30. Sharp H T. Endometrial ablation: postoperative complications. Am J Obstet Gynecol. 2012;207:242-247.
31. AAGL. AAGL Practice Report: Practice Guidelines for the Management of Hysteroscopic Distending Media: (Replaces Hysteroscopic Fluid Monitoring Guidelines. J Am Assoc Gynecol Laparosc. 2000;7:167-168.). J Minim Invasive Gynecol. 2013;20:137-148.
32. Istre O, Bjoennes J, Naess R, Hornbaek K. Postoperative cerebral oedema after transcervical endometrial resection and uterine irrigation with 1·5% glycine. The Lancet. 1994;344:1187-1189.
33. Golan A, Berar M, Ginath S, Glezerman M. Bipolar Electrical Energy in Physiologic Solution—A Revolution in Operative Hysteroscopy. The Journal of the American Association of Gynecologic Laparoscopists. 2001;8:252-258.
34. Laberge P, Garza-Leal J, Fortin C, et al. A Randomized Controlled Multicenter US Food and Drug Administration Trial of the Safety and Efficacy of the Minerva Endometrial Ablation System: One-Year Follow-Up Results. J Minim Invasive Gynecol. 2017;24:124-132.
35. Cooper J, Gimpelson R, Laberge P, et al. A randomized, multicenter trial of safety and efficacy of the NovaSure system in the treatment of menorrhagia. J Am Assoc Gynecol Laparosc. 2002;9:418-428.
36. Gimpelson R J. Ten-year literature review of global endometrial ablation with the NovaSure® device. Int J Womens Health. 2014;6:269-280.
37. Fulop T, Rákóczi I, Barna I. NovaSure impedance controlled endometrial ablation: Long-term follow-up results. J Minim Invasive Gynecol. 2007;14:85-90.
38. Kleijn JH, Engels R, Bourdrez P, et al. Five-year follow up of a randomised controlled trial comparing NovaSure and ThermaChoice endometrial ablation. BJOG. 2008;115:193-198.
39. Lybol C, van der Coelen S, Hamelink A, et al. Predictors of Long-Term NovaSure Endometrial Ablation Failure. J Minim Invasive Gynecol. 2018.
40. Day Baird D, Dunson DB, Hill MC et al. High cumulative incidence of uterine leiomyoma in black and white women: Ultrasound evidence. Am J Obstet Gynecol. 2003;188:100-107.
41. Wallach EE, Buttram VC Jr, Reiter RC. Uterine leiomyomata: etiology, symptomatology, and management. Fertil Steril. 1981;36:433-445.
42. Bradley LD, Pasic RP, Miller LE. Clinical Performance of Radiofrequency Ablation for Treatment of Uterine Fibroids: Systematic Review and Meta-Analysis of Prospective Studies. J Laparoendosc Adv Surg Tech A. 2019;29:1507-1517.
43. Neuwirth RS, Amin HK. Excision of submucous fibroids with hysteroscopic control. Am J Obstet Gynecol. 1976;126:95-99.
44. Emanuel M H. Hysteroscopy and the treatment of uterine fibroids. Best Pract Res Clin Obstet Gynaecol. 2015;29:920-929.
45. Emanuel MH, Wamsteker K, Hart AA, et al. Long-term results of hysteroscopic myomectomy for abnormal uterine bleeding. Obstet Gynecol. 1999;93:743-748.
46. Wamsteker K, Emanuel MH, de Kruif JH. Transcervical hysteroscopic resection of submucous fibroids for abnormal uterine bleeding: results regarding the degree of intramural extension. Obstet Gynecol. 1993;82:736-740.
47. Berman J M. Intrauterine adhesions. Semin Reprod Med. 2008;26:349-355.
48. Yang JH, Chen MJ, Wu MY, et al. Office hysteroscopic early lysis of intrauterine adhesion after transcervical resection of multiple apposing submucous myomas. Fertil Steril. 2008;89:1254-1259.
49. Li C, Wei ML, Lin XN, Huang QX, et al. [Effects of early intervention of second-look office hysteroscopy in the prevention of adhesion reformation for moderate-severe Asherman's syndrome]. Zhonghua Yi Due Ze Zhi. 2013;93:3617-3619.
50. Lin B, Akiba Y, Iwata Y. One-step hysteroscopic removal of sinking submucous myoma in two infertile patients. Fertil Steril. 2000;74:1035-1038.
51. Roy KK, Singla S, Baruah J, et al. Reproductive outcome following hysteroscopic myomectomy in patients with infertility and recurrent abortions. Arch Gynecol Obstet. 2010;282:553-560.
52. Taheri M, Galo L, Potts C, et al. Nonresective treatments for uterine fibroids: a systematic review of uterine and fibroid volume reductions. Int J Hyperthermia. 2019;36:295-301.
53. Toub DB. A New Paradigm for Uterine Fibroid Treatment: Transcervical, Intrauterine Sonography-Guided Radiofrequency Ablation of Uterine Fibroids with the Sonata System. Curr Obstet Gynecol Rep. 2017;6:67-73.
54. Jones S, O'Donovan P, Toub D. Radiofrequency ablation for treatment of symptomatic uterine fibroids. Obstet Gynecol Int. 2012;2012:194839.
55. Brölmann H, Bongers M, Garza-Leal JG, et al. The FAST-EU trial: 12-month clinical outcomes of women after intrauterine sonography-guided transcervical radiofrequency ablation of uterine fibroids. Gynecol Surg. 2016;13:27-35.

56. Bongers M, Brölmann H, Gupta J, et al. Transcervical, intrauterine ultrasound-guided radiofrequency ablation of uterine fibroids with the VizAblate® System: three- and six-month endpoint results from the FAST-EU study. Gynecol Surg. 2015;12:61-70.
57. Chudnoff S, Guido R, Roy K, et al. Ultrasound-Guided Transcervical Ablation of Uterine Leiomyomas. Obstet Gynecol. 2019;133:13-22.
58. Garza-Leal JG, Toub D, León I H, et al. Transcervical, intrauterine ultrasound-guided radiofrequency ablation of uterine fibroids with the VizAblate System: safety, tolerability, and ablation results in a closed abdomen setting. Gynecol Surg. 2011;8:327-334.
59. Garza-Leal JG. Long-Term Clinical Outcomes of Transcervical Radiofrequency Ablation of Uterine Fibroids: The VITALITY Study. J Gynecol Surg. 2019;35:19-23.
60. Miller CE, Osman KM. Transcervical Radiofrequency Ablation of Symptomatic Uterine Fibroids: 2-Year Results of the SONATA Pivotal Trial. J Gynecol Surg. 2019;35:345-349.
61. Bongers M, Quinn SD, Mueller MD, et al. Evaluation of uterine patency following transcervical uterine fibroid ablation with the Sonata system (the OPEN clinical trial). Eur J Obstet Gynecol Reprod Biol. 2019;242:122-125.
62. AAGL. AAGL practice report: practice guidelines for the diagnosis and management of endometrial polyps. J Minim Invasive Gynecol. 2012;19:3-10.
63. Dreisler E, Stampe Sorensen S, Ibsen PH, Lose G. Prevalence of endometrial polyps and abnormal uterine bleeding in a Danish population aged 20-74 years. Ultrasound Obstet Gynecol. 2009;33:102-108.
64. Lieng M, Istre O, Sandvik L, et al. Clinical effectiveness of transcervical polyp resection in women with endometrial polyps: randomized controlled trial. J Minim Invasive Gynecol. 2010a;17:351-357.
65. Pérez-Medina T, Bajo-Arenas J, Salazar F, et al. Endometrial polyps and their implication in the pregnancy rates of patients undergoing intrauterine insemination: a prospective, randomized study. Human Reproduction. 2005.
66. Afifi K, Anand S, Nallapeta S, Gelbaya TA. Management of endometrial polyps in subfertile women: a systematic review. Eur J Obstet Gynecol Reprod Biol. 2010;151:117-121.
67. Salim S, Won H, Nesbitt-Hawes E, et al. Diagnosis and management of endometrial polyps: a critical review of the literature. J Minim Invasive Gynecol. 2011;18:569-581.
68. Deans R, Abbott J. Review of intrauterine adhesions. J Minim Invasive Gynecol. 2010;17:555-569.
69. Taskin O, Sadik S, Onoglu A, et al. Role of endometrial suppression on the frequency of intrauterine adhesions after resectoscopic surgery. J Am Assoc Gynecol Laparosc. 2000;7:351-354.
70. Lieng M, Istre O, Qvigstad E. Treatment of Endometrial Polyps – A Systematic Review. Acta obstetricia et gynecologica Scandinavica. 2010b;89:992-1002.

HISTEROSCOPIA NA PRÓXIMA DÉCADA

CAPÍTULO 28

Attilio Di Spezio Sardo
Maria Chiara De Angelis
Brunella Zizolfi
Salvatore Giovanni Vitale

INTRODUÇÃO

Algumas vezes, todos ficamos obcecados com **o que está acontecendo agora e com o que vem a seguir**.

Não percebemos que **temos que conhecer o passado para compreender o presente e planejar o futuro**. Por essa razão, vale a pena gastarmos algumas palavras para compreender onde começamos e aonde chegamos até hoje no mundo da histeroscopia.

A tecnologia endoscópica evoluiu substancialmente nas últimas duas décadas, com melhorias ópticas, incluindo endoscópios de alta definição com recursos de ampliação e auxiliares ópticos. No início da década de 1960, o Professor Hopkins forneceu ópticas com alta definição de imagens, modificando a forma da lente dentro das ópticas para que se tornasse mais longa e cilíndrica. Estes avanços permitem avaliação mais precisa dos padrões da mucosa do endométrio.

Por muito tempo, as experiências na histeroscopia consistiram em testar a utilidade dos instrumentos que poderiam ser introduzidos no útero e refletir a luz externa para visão da cavidade uterina. Na década de 1980, Jacques Hamou introduziu histeroscópios finos com menos de 5 mm, substituindo os histeroscópios que precisavam de dilatação cervical e anestesia e que causavam desconforto e dificuldade.

Nos últimos 30 anos, com a inovação técnica e tecnológica, a histeroscopia não apenas melhorou a especialidade ginecológica, mas, de acordo com muitos, realmente a tem revolucionado. Essa nova técnica progressivamente mudou o modo de abordar a cavidade uterina. Desde o começo do novo milênio, o papel da histeroscopia tem radicalmente mudado.

A valorização das inovações cirúrgicas na ginecologia minimamente invasiva tem levado a histeroscopia à chamada **histeroscopia do tipo *see and treat***. Esta nova filosofia reduziu a separação entre um procedimento diagnóstico e um operatório, desse modo introduzindo o conceito de um único procedimento em que a parte operatória se integra perfeitamente à investigação diagnóstica.

A partir de suas raízes relativamente humildes, como ferramenta diagnóstica puramente visual, cresceu rapidamente e passou a oferecer impressionante grupo de opções terapêuticas, algumas das quais têm tornado obsoletas algumas abordagens cirúrgicas tradicionais. Um exemplo é o que ocorre com os miomas submucosos. Atualmente, a histeroscopia operatória oferece aos cirurgiões a possibilidade de remover seletivamente essas doenças intrauterinas, evitando muitas histerectomias.

A exequibilidade da histeroscopia operatória usando soro fisiológico como meio de distensão, a abordagem vaginoscópica introduzida por Bettocchi e a disponibilidade de miniendoscópios histeroscópicos têm contribuído, em grande parte, para a propagação crescente da histeroscopia de consultório, de modo que, atualmente, se tornou procedimento padrão-ouro para avaliar a cavidade uterina, permitindo fugir das limitações significativas da dilatação e curetagem.

No evento da detecção de lesões intrauterinas que exijam tratamento cirúrgico, a histeroscopia operatória, em um contexto de consultório, representa a melhor escolha para remoção de tais lesões, a restauração da anatomia normal da cavidade uterina (anormalidades uterinas congênitas ou adquiridas) e/ou investigação histológica.

Vários estudos têm mostrado que a histeroscopia diagnóstica, bem como alguns procedimentos operatórios seletivos, podem ser realizados no consultório em pacientes conscientes em vez de ser na sala de cirurgia (SC) com anestesia sem interferir com o sucesso da finalização do procedimento.

A aplicação da histeroscopia de consultório em paciente consciente tem tido avanço significativo. Em primeiro lugar, tem maior aceitação entre as pacientes. Estas ficam satisfeitíssimas com o processo **ver e tratar diretamente** com invasividade mínima e sem a inconveniência de ir à sala de cirurgia. Na verdade, permite reduzir os riscos associados à anestesia, o que muitas vezes aterroriza a mulher. O mais importante em tudo é que mudar os procedimentos para o consultório favorece as pacientes, que passam a ter um agendamento mais fácil e tempos de recuperação mais breves.

Além disso, um procedimento histeroscópico realizado em consultório oferece vantagens adicionais, pois gera economia de custos, considerando que os procedimentos realizados na sala de cirurgia incorrerão em custos a mais de anestesia e hospitalização.

Os centros de histeroscopia com alto volume têm conseguido baixar o custo da histeroscopia a um mínimo. Portanto, haverá um ímpeto mais significativo de expandir as opções para procedimentos de consultório no futuro.

Ademais, numerosas inovações têm resultado em técnicas adequadas para o consultório, tornando possível realizar um número cada vez maior de procedimentos histeroscópicos. Casos bem selecionados de anomalias uterinas congênitas, de miomas submucosos localizados profundamente e maiores, de pólipos maiores e de várias aderências intrauterinas podem ser tratados seguramente e de maneira mais rápida fora da sala de cirurgia. A pesquisa tecnológica neste campo está alargando as fronteiras para novas perspectivas — atendendo a doenças mais desafiadoras no consultório, ao mesmo tempo mantendo segurança e eficácia.

Porém, em 2010, Gubbini havia introduzido seu mini-histerorressectoscópio, um aparelho operatório de 16 mm com fluxo contínuo, que demonstrou ser opção segura e viável para procedimentos cirúrgicos de consultório e alternativa efetiva para ressectoscopia em pacientes internadas.

Atualmente, o minirressectoscópio de consultório de 15 Fr (Karl Storz SE & Co. KG, Tuttlingen, Alemanha) está à disposição no mercado; é um minirressectoscópio de fluxo contínuo que usa energia bipolar verdadeira sem retorno da corrente via bainha e amplo espectro de eletrodos, cada um deles adequado para diferentes indicações (Fig. 28-1). Esses novos instrumentos combinam as vantagens da ressectoscopia tradicional às de um instrumento miniaturizado, permitindo a realização de polipectomias cervicais e endometriais, ressecção de miomas submucosos maiores, de septos uterinos e de outras doenças intrauterinas no consultório, o que era mais difícil ou até impossível com instrumentos de 5 Fr. Sempre com a abordagem vaginoscópica sem dilatação cervical, o instrumento é introduzido na cavidade uterina e se faz o fatiamento com o ressectoscópio, cortando-se a partir da borda livre e indo à base da lesão, oferecendo a possibilidade de introdução do instrumento apenas uma vez pelo orifício interno até o final da cirurgia, evitando-se múltiplas passagens pelo orifício interno e, portanto, reduzindo-se o risco de perfuração uterina. O minirressectoscópio de 15 Fr também pode ser usado como ferramenta de diagnóstico: uma fácil modificação em uma das partes permite o uso de instrumento miniaturizado de 5 Fr (fórceps de apreensão) para realizar biópsias endometriais e outros procedimentos de coleta. O uso de minirressectoscópios pode ter particular benefício pelo desconforto mínimo para as pacientes, dispensando-se a anestesia, o que é fundamental, especialmente para mulheres em pós-menopausa com elevado risco anestésico.

Outra inovação alternativa no tratamento de doenças intrauterinas está continuamente em crescimento na prática clínica: o sistema removedor de tecido intrauterino. Consiste em um sistema único de corte e aspiração do tecido a ser removido utilizando-se irrigação contínua com base em fluxo de meios de distensão com soro fisiológico. Graças à introdução de ópticas com tamanhos mini, como o histeroscópio TruClear® Elite de 6 mm (Fig. 28-2) (Medtronic Inc., Mineápolis, EUA) e o mini Bigatti Shaver (IBS®) de 6,3 mm (Karl Storz SE & Co.KG, Tuttlingen, Alemanha), o sistema descartável TruClear® Tissue Shaver ou o Bigatti Shaver® reutilizável podem ser introduzidos no consultório como método minimamente invasivo alternativo.

O objetivo foi encontrar um novo dispositivo menor, adequado para uso ambulatorial, melhorando a experiência das mulheres que receberiam o tratamento. Esta nova técnica evita a necessidade de instrumentação adicional na cavidade uterina e reduz a formação de bolhas ou o acúmulo de fragmentos do tecido removido; na verdade, uma vantagem notável da técnica é que os fragmentos de tecido podem ser facilmente removidos graças ao mecanismo operatório que corta e aspira simultaneamente o tecido, melhorando a visão e a segurança durante o procedimento. Na realidade, o procedimento de *shaving* é muito simples, pois o ato cirúrgico se limita à posição da lâmina em contato estreito com o tecido a ser removido, obtendo-se melhor visão e facilitando a remoção completa de todo o tecido da lesão. A combinação de todos esses fatores pode explicar o tempo operatório mais baixo e a maior aceitação das pacientes, sem aumento do risco de complicações.

Uma combinação de fatores define o sucesso de uma nova técnica histeroscópica: tolerância da paciente, taxa de remoção completa do tecido do pólipo ou mioma e quantidade adequada de tecido para análise histopatológica.

Em 2015, Franchini *et al.* demonstraram que a remoção de pólipos do endométrio em consultório usando instrumentos mecânicos, energia bipolar ou um morcelador histeroscópico oferece tecido adequado para diagnóstico histopatológico e não há diferença entre essas três técnicas para adequação do exame histológico apesar dos efeitos de lesão térmica ou fragmentação do tecido.

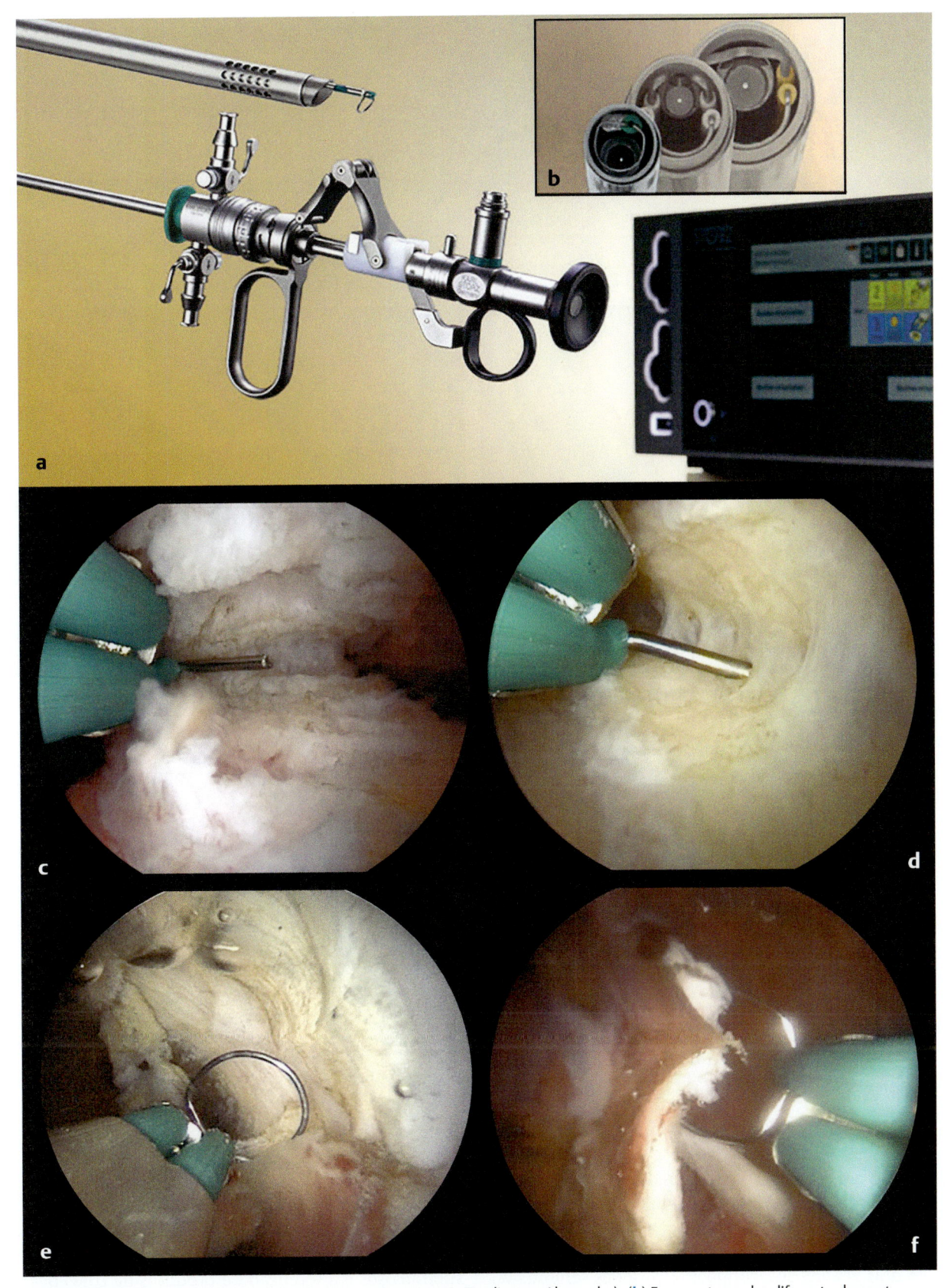

CAPÍTULO 28 ▪ HISTEROSCOPIA NA PRÓXIMA DÉCADA 305

Fig. 28-1. (**a**) Minirressectoscópio 15 Fr (Karl Storz SE & Co., KG, Tuttlingen, Alemanha). (**b**) Foco no tamanho diferente da ponta, em comparação ao ressectoscópio tradicional. (**c**) Metroplastia histeroscópica em útero U2b usando minirressectoscópio 15 Fr com eletrodo Collins. (**d**) Ressecção dos anéis ístmicos estenóticos, usando minirressectoscópio 15 Fr com eletrodo Collins. (**e**) Miomectomia histeroscópica usando o minirressectoscópio 15 Fr com o eletrodo de alça.
(**f**) Ressecção de produtos retidos da concepção, usando minirressectoscópio 15 Fr com eletrodo de alça.

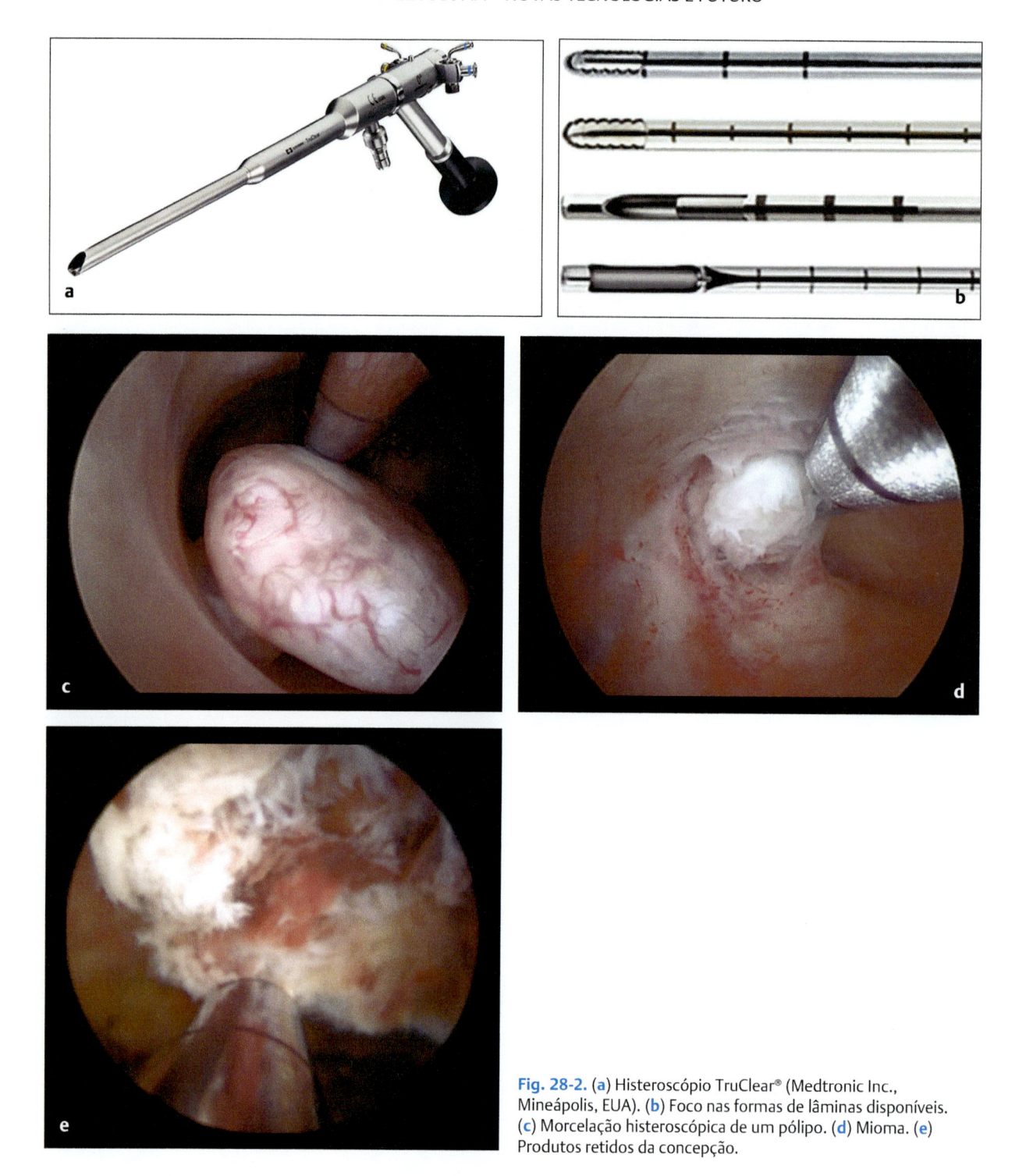

Fig. 28-2. (a) Histeroscópio TruClear® (Medtronic Inc., Mineápolis, EUA). **(b)** Foco nas formas de lâminas disponíveis. **(c)** Morcelação histeroscópica de um pólipo. **(d)** Mioma. **(e)** Produtos retidos da concepção.

Além disso, a literatura tem demonstrado que a morcelação histeroscópica tem uma curva de aprendizagem mais curta do que a ressectoscopia convencional. Pampalona et al. compararam o tempo operatório em dois grupos de cirurgiões (cirurgiões seniores *vs.* residentes) e verificaram que tanto os seniores como os residentes apresentaram redução significativa do tempo operatório com a morcelação histeroscópica, em comparação à ressectoscopia.

A facilidade de aprendizagem dos ginecologistas mais jovens é uma das razões adicionais que dá esperança, em futuro próximo, para que aumente o número de doenças tratadas, além dos pólipos, miomas submucosos e a retenção de produtos da concepção removidos com morceladores histeroscópicos, incluindo aderências e septos uterinos.

Portanto, dadas as inovações técnicas mencionadas, os procedimentos histeroscópicos sob anestesia geral devem ficar reservados somente para as pacientes que não consigam tolerar o procedimento realizado em consultório ou quando o tamanho e/ou número de doenças exija tempo operatório mais longo.

Outra fonte de energia alternativa para a eletrocirurgia que parece ter mais interesse em cirurgia ginecológica foi o *laser* de diodo. Ao longo dos últimos dez anos, o uso de *lasers* cirúrgicos para remover doenças intrauterinas se tornou viável e seguro para várias delas. Ele incorpora um meio de ganho óptico em direção a uma cavidade óptica ressonante. O feche do *laser* é criado por um sistema composto por microprocessador que pode ajustar o fluxo da corrente elétrica através do diodo. Uma vez criado, o raio *laser* chega à fibra óptica por meio de um sistema óptico; tal passagem é essencial para fazer a luz chegar ao campo cirúrgico.

Até agora, o sistema de *laser* Leonardo® (D.w.L.S.; Leonardo, Biolitec, Alemanha) representa o *laser* de diodo mais versátil e globalmente usado. O dispositivo dá suporte à combinação de dois comprimentos de onda, 980 e 1.470 nm, o que permite a absorção contemporânea de água e hemoglobina, aumentando a capacidade de hemostasia, vaporização e corte. Sua eficácia no consultório tem sido validada pela realização de polipectomias endometriais, miomectomia e metroplastias com sucesso, reduzindo-se o tempo operatório e com menos recidivas. No entanto, são necessários mais estudos para explorar melhor sua aplicação, expandindo-a a outras doenças intrauterinas.

Como com outros desenvolvimentos histeroscópicos, as inovações em dispositivos para ablação endometrial para tratamento de sangramento menstrual intenso concentram primariamente seu uso em ambiente ambulatorial. O objetivo é melhorar a experiência das pacientes submetidas à ablação endometrial enquanto acordadas, ao mesmo tempo oferecendo destruição adequada do endométrio.

Existem dois novos dispositivos com diferentes fontes de energia, mas ambos projetados especificamente para uso em consultório. O dispositivo de ablação endometrial MiniTouch (MicroCube, Fremont, Califórnia, EUA) transmite energia de micro-ondas de uma pequena fonte de energia colocada de maneira intrauterina para ablação do endométrio, e o Minerva Endometrial Ablation System (MinervaSurgical, Redwood City, Califórnia, EUA), dispositivo ambulatorial cuja força de ablação é trazida por um aquecimento térmico, gerado por partículas de gás argônio ionizadas que colidem com uma película de balão de silicone especialmente desenhado. Relata-se que o procedimento é bem-aceito pelas pacientes por dispensar anestesia para ambos os dispositivos.

Ao longo dos últimos 30 anos, a redução do tamanho do histeroscópio e todo um novo grupo de dispositivos operatórios promoveram a histeroscopia ao posto de procedimento cirúrgico padrão minimamente invasivo para quase todas as doenças intrauterinas.

Juntamente com tudo que foi descrito até aqui, criar uma grande variedade de instrumentos mecânicos miniaturizados contribuiu para trazer mais procedimentos histeroscópicos avançados ao consultório.

Fez-se considerável progresso no conjunto de instrumentos mecânicos miniaturizados para se obterem precisão e eficácia em grande variedade de procedimentos. Uma das questões mais críticas em procedimentos de consultório é a remoção rápida e efetiva do tecido retirado da cavidade uterina, o que poderia ser doloroso e demorado. Recentemente, desenvolveram-se instrumentos mais robustos capazes de remover fragmentos grandes da cavidade uterina.

A pinça de preensão cobra para biópsia VITALE (Fig. 28-3) (Centrel S.r.l., Ponte San Nicolò, Pádua, Itália) é uma pinça de preensão com forma particularizada desenhada para encaixe no canal 5 Fr do histeroscópio. Ela se caracteriza por uma extremidade

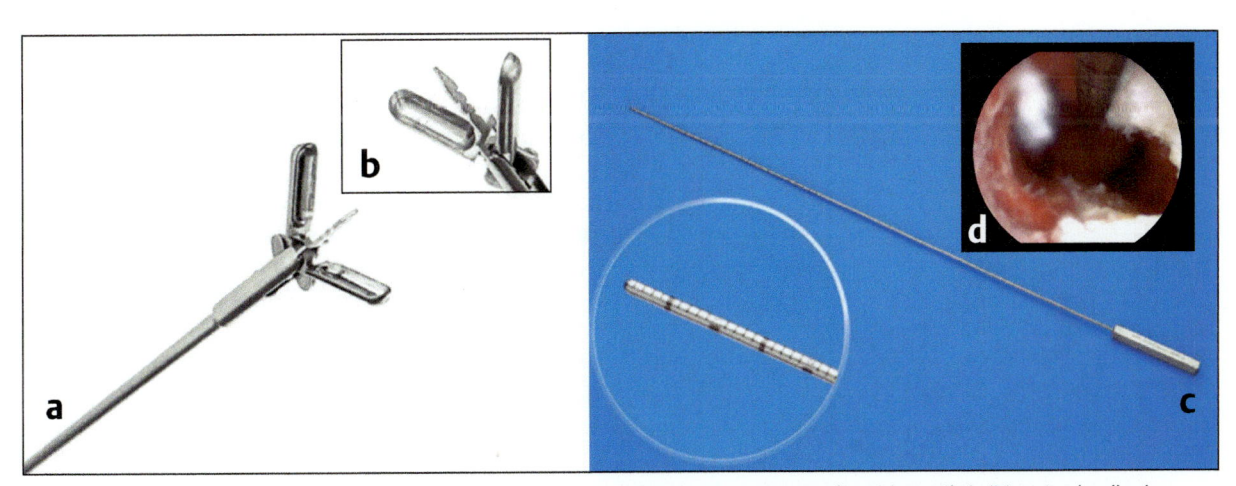

Fig. 28-3. (**a**) Pinção de apreensão cobra para biópsia VITALE (Centrel S.r.l., Ponte San Nicolò, Pádua, Itália). (**b**) Visão detalhada da extremidade terminal da pinça. (**c**) Palpador graduado intrauterino (Karl Storz SE & Co., KG, Tuttlingen, Alemanha). (**d**) Visão histeroscópica de novo palpador no interior da cavidade uterina mostrando parte de septo uterino removido.

pontiaguda plana com bordas serrilhadas fixadas à sua extremidade por uma articulação em forma de U e dois dentes com bordas cortantes que englobam inteiramente a ponta quando fechados. Uma vez localizada a área de biópsia endometrial desejada, o procedimento pode ser realizado introduzindo-se a pinça de apreensão pelo histeroscópio. Uma vez inserida, os dentes abertos exporão a parte pontiaguda localizada no interior deles, o que será usado para penetrar o tecido a ser ressecado. Nesse ponto, usando-se um movimento de tração, auxiliado pela ação de ancoragem das bordas serrilhadas da ponta, é possível remover o tecido preso pelo instrumento e removê-lo usando o perímetro da borda cortante dos dois dentes.

Em 2016, Di Spiezio Sardo desenvolveu o palpador intrauterino graduado (Fig. 28-3), um novo instrumento miniaturizado desenhado para aumentar a acurácia da metroplastia histeroscópica. É um instrumento 5 Fr robusto reutilizável que pode ser inserido no canal operatório de todos os histeroscópios modernos para medir precisamente o comprimento do septo removido. Juntamente com TVs 3D, esse novo instrumento permitiu obter a remoção completa (incisura fúndica < 10 mm) do septo uterino em um tempo cirúrgico ambulatorial, mantendo uma espessura fúndica adequada e evitando complicações intrauterinas. Na verdade, desse modo, elimina-se o risco de septo residual, principalmente causado por avaliação subjetiva da ressecção pelo cirurgião. No caso de septos uterinos, o Palpador introduziu critérios intraoperatórios objetivos, fornecendo medidas repetíveis e precisas do septo.

Outra questão essencial a encarar para o futuro é a descoberta de novas estratégias antiadesiogênicas depois de cirurgia histeroscópica, como a metroplastia ou a miomectomia. Um número mais alto de estudos randomizados e não randomizados tem mostrado que o uso intrauterino de géis antiadesivos é uma estratégia para prevenir ou reduzir a formação de aderências pós-operatórias. Diferentes tipos de gel antiadesivos têm sido usados nos estudos incluídos:

A) Gel de ácido hialurônico *auto-cross-linked* (ACP);
B) Membrana de hialuronato-carboximetilcelulose (CH);
C) Gel de polietileno óxido-sódio carboximetilcelulose (POC).

Atualmente, o uso de gel antiadesivo, em geral, é prática bem-aceita ainda a ser estudada e patrocinada para o futuro.

Além disso, é importante observar o papel em evolução da histeroscopia diagnóstica.

Nessa linha, Campo desenvolveu uma nova abordagem da histeroscopia diagnóstica que reduz o desconforto da paciente e aumenta as possíveis aplicações do procedimento. O Trophyscope® de Campo tem a vantagem de mudar de um histeroscópio diagnóstico de 2,9 mm para um endoscópio operatório de 4,4 mm sem a necessidade de remover o instrumento. O Trophyscope® de Campo oferece a possibilidade de usar a camada externa como guia para inserir uma sonda de biópsia de endométrio-miométrio chamada **espirótomo** (*spirotome*). Embora o campo de visão histeroscópico fique restrito à camada da superfície endometrial, com a aplicação desse dispositivo, é possível ter coleta de tecido "direta e frontal", permitindo a biópsia de camadas endometriais e, portanto, um diagnóstico possível de adenomiose. O desenvolvimento dessas novas tecnologias está ajudando a levar a mais uma revolução no atendimento ambulatorial das pacientes.

Juntamente com o desenvolvimento de dispositivos endoscópicos, a tecnologia da ultrassonografia tem levado a resultados animadores na prática ginecológica. Isto é particularmente verdade dada a introdução da Digital Hysteroscopic Clinic (Fig. 28-4), um novo conceito em medicina de precisão. Inclui a combinação de cuidados cirúrgicos em consultório e ambulatoriais e tecnologia de imagens atualizada para diagnóstico e tratamento uterinos acurados.

É possível combinar ultrassonografia e histeroscopia, o que é ideal para um procedimento diagnóstico em um tempo e abordagem cirúrgica para aumentar o desempenho cirúrgico em contextos ambulatoriais.

No entanto, não se deve esquecer que são necessárias inovações tecnológicas, mas nem sempre são suficientes para que novos procedimentos sejam incorporados com sucesso à prática. Atualmente, muitas outras forças influenciam o impulso em direção à histeroscopia, sendo talvez a mais importante a relutância dos ginecologistas em aceitarem novos desenvolvimentos e a falta de incentivo financeiro.

O procedimento histeroscópico ainda é visto hoje como altamente invasivo e doloroso. A verdade é que a dor se torna um álibi do cirurgião que tem medo do procedimento. Observe que, em 2007, Bettocchi *et al.* definiram a dor como um dos sinais críticos necessários para realizar uma metroplastia completa e segura ambulatorialmente; somente uma paciente inteiramente alerta e receptiva informará ao operador sobre o início da dor e do desconforto durante o procedimento. No entanto, deve ser lembrado que a tolerância à dor na histeroscopia operatória de consultório é altamente diferente entre mulheres e depende da habilidade do operador.

Algumas vezes, aqueles que não oferecem essa técnica às suas pacientes costumam sentir que eles não atendem a população de pacientes que se beneficiaria do procedimento ou que a histeroscopia de consultório exige *expertise* em particular.

No entanto, as inovações técnicas, juntamente com uma curva de aprendizagem fácil, poderiam tornar a histeroscopia operatória de consultório acessível a ginecologistas seniores e jovens.

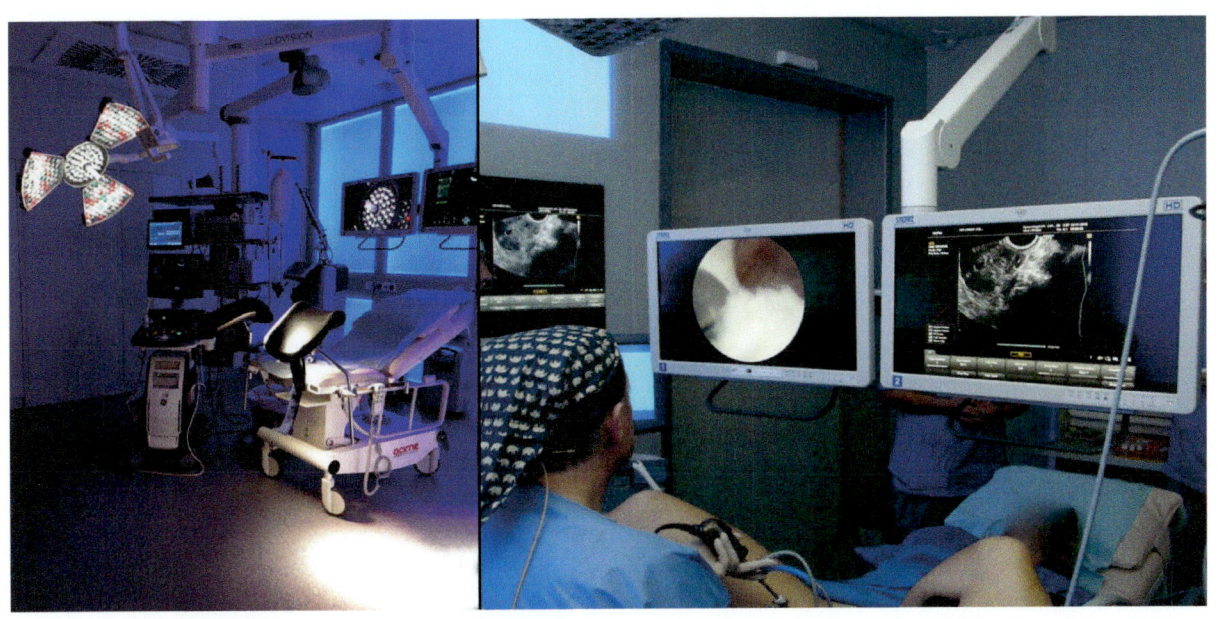

Fig. 28-4. Representação da Digital Hysteroscopic Clinic (DHC), equipada com sistema de câmera de alta definição e ultrassom 3D, ambos conectados a um sistema digital de relatório para a paciente.

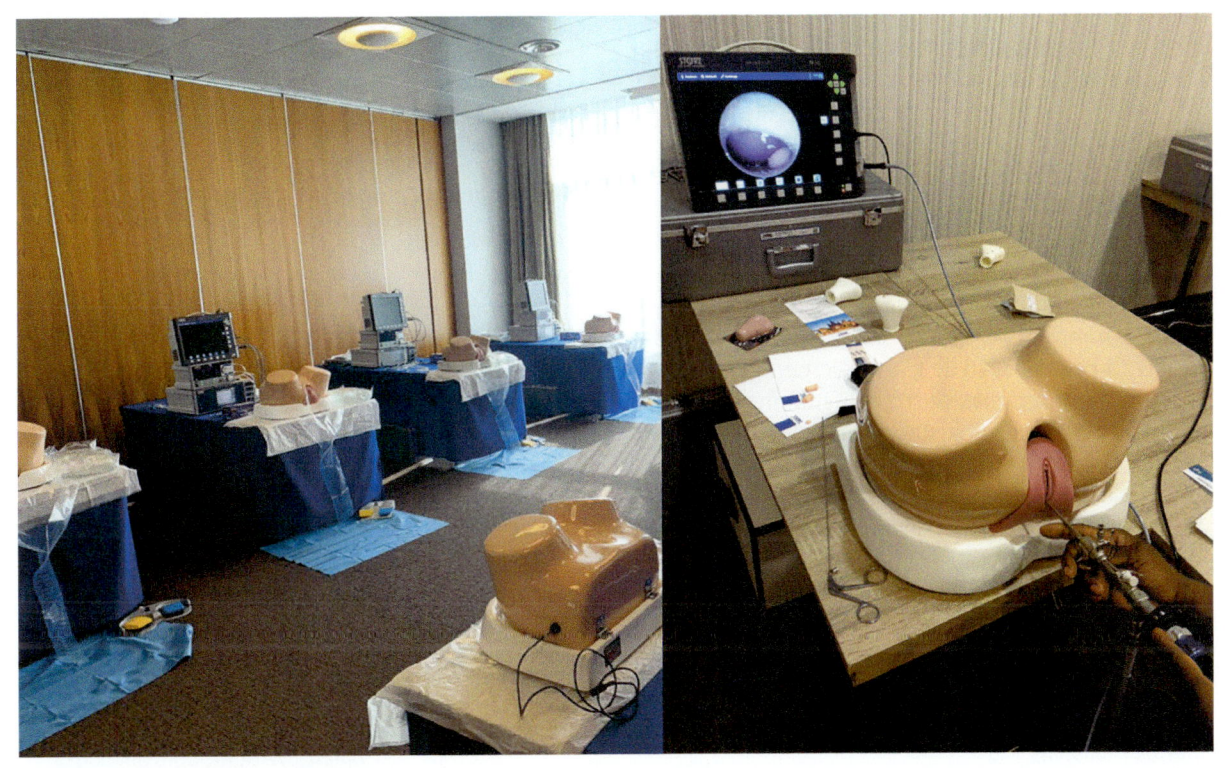

Fig. 28-5. Treinamento da configuração.

Estar familiarizado com as instrumentações e conhecer passo a passo o procedimento que está para executar são a base para um bom histeroscopista.

Não se podem improvisar histeroscopistas. Foi por isso que a European Society for Gynaecological Endoscopy estabeleceu um programa estruturado oficial com diploma, a Gynaecological Endoscopic Surgical Education and Asssessment (GESEA) para Endoscopia Ginecológica. Treina e certifica o conhecimento e as habilidades práticas antes da competência cirúrgica.

A meta futura é que os procedimentos histeroscópicos e os procedimentos de consultório, em particular, sejam ensinados durante a residência para que cada ginecologista tenha a chance de obter um sistema validado universalmente aceito de certificação (Fig. 28-5). Programas de *fellowship* para o treinamento de residentes em cirurgia ginecológica minimamente invasiva incentivarão o uso e a implementação de histeroscopia diagnóstica e operatória na prática clínica de rotina de consultório.

No entanto, o futuro próximo é para sistemas de treinamento em realidade virtual, em particular para pessoas que não tenham um laboratório seco onde possam praticar e onde possam compreender todas as ações e movimentos do *trainee* a fim de que este adquira habilidades e se capacite a realizar uma histeroscopia diagnóstica e operatória em consultório.

São necessários programas intensivos de treinamento, que reconheçam a viabilidade, segurança e efetividade dos resultados cirúrgicos da histeroscopia de consultório para promoverem e levarem o método ao mundo todo.

CONSIDERAÇÕES FINAIS

Durante os últimos anos, temos continuamente aprendido sobre o progresso da histeroscopia e seu envolvimento em muitas facetas de nossa prática do dia a dia.

Pesquisas tecnológicas nesse campo estão alargando as fronteiras até novas perspectivas e realizando procedimentos em consultório em doenças mais desafiadoras enquanto se mantêm a segurança e a eficácia.

Todavia, na prática clínica atual, a técnica cirúrgica intrauterina mais comum continua a ser a histeroscopia ressectoscópica, que exige o uso de um teatro operatório, anestesia geral e energia monopolar/bipolar de alta frequência.

São necessárias mais pesquisas futuras sobre o custo-efetividade e a otimização do conforto da paciente durante histeroscopia de consultório para dar suporte à continuação de sua implementação, juntamente com programas de treinamento intensivo que permitam ao ginecologista superar seu medo desta técnica simples e efetiva.

Certamente emergirão muitas ideias e abordagens animadoras no campo da histeroscopia nos próximos anos, tendo a intenção de superar os limites tradicionais e otimizar a cirurgia ambulatorial.

Aprendendo com a história, continuaremos a observar e a melhorar para servir melhor a nossas pacientes, à medida que perseguimos nossa meta original de tratar doença intrauterina com as técnicas menos invasivas.

Com a evolução contínua, será apenas questão de tempo até que a histeroscopia de consultório seja adotada na prática clínica de rotina.

BIBLIOGRAFIA

AAGL Advancing Minimally Invasive Gynecology Worldwide. AAGL practice report: practice guidelines for management of intrauterine synechiae. J Minim Invasive Gynecol. 2010;17:1-7.

van Dongen H, Emanuel MH, Wolterbeek R et al. Hysteroscopic morcellator for removal of intrauterine polyps and myomas: a randomized controlled pilot study among residents in training. J Minim Invasive Gynecol. 2008;15:466-471.

Bettocchi S, Bramante S, Bifulco G, et al. Challenging the cervix: strategies to overcome the anatomic impediments to hysteroscopy: analysis of 31,052 office hysteroscopies. Fertil Steril. 2016;105:e16-e17.

Bigatti G. IBS® Integrated Bigatti Shaver, an alternative approach to operative hysteroscopy. Gynecolog Surg. 2011;8:187-191.

Bigatti G, Ansari SH, Di W. The 19 Fr. Intrauterine Bigatti Shaver (IBS®): a clinical and technical update. Facts Views Vis Obgyn. 2018;10:161-164.

Burns S, Soltan O. Evaluation of minitouch endometrial ablation device compared to currently avail- able endometrial ablation systems for outpatient setting. J Minim Invasive Gynecol. 2014;21:S135.

Campo R, Santangelo F, Gordts S, et al. Outpatient hysteroscopy. Facts Views Vis Obgyn. 2018;10:115-122.

Campo R, Molinas CR, Rombauts L, et al. Prospective multicentre randomized controlled trial to evaluate factors influencing the success rate of office diagnostic hysteroscopy. Hum Reprod. 2005;20:258-263.

Campo R, Meier R, Dhont N, et al. Implementation of hysteroscopy in an infertility clinic: The one-stop uterine diagnosis and treatment. Facts Views Vis Obgyn. 2014;6:235-239.

Casadio P, Gubbini G, Morra C, et al. Channel-like 360° Isthmocele Treatment with a 16F Mini-Resectoscope: A Step-by-step Technique. J Minim Invasive Gynecol. 2019;26:1229-1230.

Cholkeri-Singh A, Sasaki KJ. Hysteroscopy safety. Curr Opin Obstet Gynecol. 2016;28:250-254.

Connor M. New technologies and innovations in hysteroscopy. Best Pract Res Clin Obstet Gynaecol. 2015;29:951-965.

Dealberti D, Riboni F, Prigione S, et al. New mini-resectoscope: analysis of preliminary quality results in outpatient hysteroscopic polypectomy. Arch Gynecol Obstet. 2013;288:349-353.

Dealberti D, Riboni F, Cosma S, et al. Feasibility and Acceptability of Office-Based Polypectomy With a 16F Mini-Resectoscope: A Multicenter Clinical Study. J Minim Invasive Gynecol. 2016;23:418-424.

Di Spiezio Sardo A, Bettocchi S, Spinelli M, et al. Review of new office-based hysteroscopic procedures 2003-2009. J Minim Invasive Gynecol. 2010;17:436-448.

Di Spiezio Sardo A, Nappi C. Modern hysteroscopic approach for genital pathologies. Endopress TM; 2014.

Di Spiezio Sardo A, Calagna G, Scognamiglio M, et al. Prevention of intrauterine post-surgical adhesions in hysteroscopy. A systematic review. Eur J Obstet Gynecol Reprod Biol. 2016;203:182-192.

Di Spiezio Sardo A, Zizolfi B, Bettocchi S, et al. Accuracy of Hysteroscopic Metroplasty With the Combination of Presurgical 3-Dimensional Ultrasonography and a Novel Graduated Intrauterine Palpator: A Randomized Controlled Trial. J Minim Invasive Gynecol. 2016;23:557-566.

Di Spiezio Sardo A, Spinelli M, Bramante S, et al. Efficacy of a polyethylene oxide-sodium carboxymethylcellulose gel in prevention of intrauterine adhesions after hysteroscopic surgery. J Minim Invasive Gynecol. 2011;18:462-469.

El-Toukhy T, Campo R, Khalaf Y, et al. Hysteroscopy in recurrent in-vitro fertilization failure (TROPHY): a multicentre, randomised controlled trial. Lancet. 2016;387:2614-2621.

Emanuel MH, Wamsteker K. The Intra Uterine Morcellator: a new hysteroscopic operating technique to remove intrauterine polyps and myomas. J Minim Invasive Gynecol. 2005;12:62-66.

Emanuel MH. New developments in hysteroscopy. Best Pract Res Clin Obstet Gynaecol. 2013;27:421-429.

Gordts S, Grimbizis G, Campo R. Symptoms and classification of uterine adenomyosis, including the place of hysteroscopy in diagnosis. Fertil Steril. 2018;109:380-388.e1.

Haimovich S, López-Yarto M, Urresta Ávila J, Saavedra Tascón A, Hernández JL, Carreras Collado R. Office Hysteroscopic Laser Enucleation of Submucous Myomas without Mass Extraction: A Case Series Study. Biomed Res Int. 2015;2015:905204.

Hamou J, Salat-Baroux J, Siegler AM. Diagnosis and treatment of intrauterine adhesions by micro hysteroscopy. Fertil Steril. 1983;39:321-326.

Hamou JE. Hysteroscopy and Microcolpohysteroscopy: Text and Atlas. Norwalk, Connecticut: Appleton & Lange; 1990.

Hamou J. Hystèroscopie et microhystèroscopie avec un instrument nouveau: le microhystèroscope. Endosc Gynècol 1980; 2:131.

Li C, Dai Z, Gong Y, et al. A systematic review and meta-analysis of randomized controlled trials comparing hysteroscopic morcellation with resectoscopy for patients with endometrial lesions. Int J Gynecol Obstet. 2017;136:6-12.

Lindheim SR, Kavic S, Shulman SV, Sauer MV. Operative hysteroscopy in the office setting. J Am Assoc Gynecol Laparosc. 2000;7:65-69.

Ludwin A, Pfeifer SM. Reproductive surgery for müllerian anomalies: a review of progress in the last decade. Fertil Steril. 2019;112:408-416.

Molinas CR, Campo R. Office hysteroscopy and adenomyosis. Best Pract Res Clin Obstet Gynaecol. 2006;20:557-567.

Nappi C, Di Spiezio Sardo A. State-of-the-art Hysteroscopic Approaches to Pathologies of the Genital Tract. Tuttlingen, Germany: Endo-Press; 2014.

Nappi L, Sorrentino F, Angioni S, et al. Feasibility of hysteroscopic endometrial polypectomy using a new dual wavelengths laser system (DWLS): preliminary results of a pilot study. Arch Gynecol Obstet. 2017;295:3-7.

Noventa M, Ancona E, Quaranta M, et al. Intrauterine morcellator devices: the icon of hystero- scopic future or merely a marketing image? A systematic review regarding safety, efficacy, advantages, and contraindications. Reprod Sci. 2015;22:1289-1296.

Pampalona JR, Bastos MD, Moreno GM, et al. Outpatient Hysteroscopic Polypectomy: Bipolar Energy System (Versapoint) versus Mechanical Energy System (TRUCLEAR System) Preliminary Results. Gynecol Obstet Invest. 2015;80:3-9.

Papalampros P, Gambadauro P, Papadopoulos N, et al. The mini-resectoscope: a new instrument for office hysteroscopic surgery. Acta Obstet Gynecol Scand. 2009;88:227-30.

Salazar CA, Isaacson KB. Office operative hysteroscopy: an update. J Minim Invasive Gynecol. 2018;25:199-208.

Shoffel-Havakuk H, Lahav Y, Davidi ES, et al. The role of separate margins sampling in endoscopic laser surgery for early glottic cancer. Acta Otolaryngol. 2016;136:491-496.

Smith PP, Middleton LJ, Connor M E, Clark TJ. Hysteroscopic Morcellation Compared with Electrical Resection of Endometrial Polyps. Obstet Gynecol. 2014;123:745-751.

Thakur Y, Thakur V, Gupta N, et al. Minitouch outpatient endometrial ablation procedure. J Minim Invasive Gynecol. 2015;22:S183.

Vitale S G. The biopsy snake grasper sec. VITALE: a new tool for office hysteroscopy. J Minim Invasive Gynecol. 2019.

Vitale SG, Caruso S, Vitagliano A, et al. The value of virtual reality simulators in hysteroscopy and training capacity: a systematic review. Minim Invasive Ther Allied Technol. 2019.

Vitale SG, Haimovich S, Riemma G, et al. Innovations in Hysteroscopic Surgery: Expanding the Meaning of In-Office. Minim Invasive Ther Allied Technol. 2020.

Yin X, Cheng J, Ansari SH, et al. Hysteroscopic tissue removal systems for the treatment of intra- uterine pathology: a systematic review and meta analysis. Facts Views Vis Obgyn. 2018;10:207-213.

ÍNDICE REMISSIVO

Entradas acompanhadas por *f*, *q* ou *t* itálico
indicam figuras, quadros e tabelas, respectivamente.

A

AAGL (*American Society of Gynecologic Laparoscopists*), 207
AAMI (*Association for the Advancement of Medical Instrumentation*), 27
Ablação
  eletrocirurgia, 291
    princípios da, 291
  endometrial, 197-202
    complicações, 202
      perioperatórias, 202
      tardias, 202
    contraindicações, 197*q*
    indicação, 197
    investigação prévia à, 198*q*
    técnica de, 198, 200
      não ressectoscópicas, 200
      ressectoscópica, 198
  por RF, 291-300
    aplicações, 291-300
      em procedimentos transcervicais, 294
      no AUB-O, 295
      no útero septado, 294
      nos miomas uterinos, 297
    fundamentos, 291-300
Abortamento, 224
  diagnóstico, 225
  HSC no, 226
Acessório(s)
  para saúde, 28*f*
  produtos, 28*f*
Achado(s), 42
  HSC nos, 40
    em exame ginecológico, 42
    suspeitos, 42
      à USG, 42
Ácido
  peracético, 32
    desinfecção com, 32
      no PPS, 32

ACOG (*American College of Obstetricians and Gynaecologists*), 253
Adenomiose, 41*f*, 151-162
  definição, 151
  diagnóstico, 152, 153
    anatomopatológico, 152
    invasivo, 156
      imagem, 156
    não invasivo, 153
      análises clínicas, 153
      clínica, 153
      imagem, 154
      sinais associados, 153
      sintomas associados, 153
  fisiopatologia, 151
    outros elementos, 151
    penetração direta no miométrio, 151
      das glândulas endometriais, 151
    teorias, 151
  infertilidade e, 210
  no SUA, 40
  tratamento, 157
    cirúrgico, 159
      conservador, 160
    clínico, 157
      anti-inflamatórios não esteroides, 158
      análogos GnRH, 158
      COC, 158
      danazol, 158
      implantes, 159
      outros, 159
      progestógenos orais, 158
      SIU-LNG, 158
    endoscópico, 159
      HSC, 159
      laparoscopia, 160
    outras alternativas, 161
Aderência(s)
  intrauterinas, 111, 209
    infertilidade e, 209
    no pós-operatório, 111
      da cirurgia histeroscópica, 111

AFS (Sociedade Americana de Fertilidade), 234
Alteração(ões)
    citológicas, 42
        HSC nas, 42
AMIU (Aspiração Manual Intrauterina), 226
Anestesia
    na HSC, 99-105
        avaliação pré-anestésica, 99
            hematócrito, 99
            reserva cardiovascular, 100
            sódio plasmático, 100
                dosagem de, 100
        complicações, 102, 105q
            choque elétrico, 104
            embolia pulmonar, 104
            hemorragia, 104
            infecção, 104
            intoxicação hídrica, 102
            lesões térmicas, 104
            neuropatia periférica, 104
            perfuração uterina, 105
        contraindicações, 102
        monitorização, 101
        posicionamento, 102
        rotina, 100q, 102q
            peroperatória, 102q
            pré-operatória, 100q
Aquilex®
    sistema, 15
        de manejo de fluidos, 15
Argônio
    laser de, 278
Armazenamento
    no PPS, 34
ASRM (*American Society for Reproductive Medicine*/
    Sociedade Americana de Medicina Reprodutiva),
    207, 213, 234
AUB-O (Sangramento Uterino Disfuncional
    Associado a uma Disfunção Ovulatória)
    RF no, 295
Autoclave
    por peróxido de hidrogênio, 33*f*
    por vapor saturado, 33*f*
        sob pressão, 33*f*
Autocon®
    gerador, 18, 19*f*
        eletrocirúrgico, 18

B

B.I.O.H.(Histeroscópio de Consultório Integrado
    Bettocchi)®, 12
Balão
    intrauterino, 140
        colocação de, 140
            no mioma submucoso, 140

Biofilme
    no PPS, 30
Biópsia
    da lesão suspeita, 52*f*
        câncer e, 52*f*
        de vagina, 52*f*
    fórceps para, 13*f*
        colher, 13*f*
    técnica de, 70
        de endométrio, 70
        de lesão intrauterina, 70
    VITALE, 13, 14*f*
        Grasper Cobra Sec. para, 13, 14*f*
BIVAP®
    eletrodo de vaporização, 21*f*
Bozzini
    Philipp, 3*f*

C

Cabo
    de luz, 17
        cabo-guia, 17
            Olympus®, 17
        de fibra óptica, 17
Câmera
    Karl Storz Image SPIES™, 15
    Olympus Visera®, 16
    CH-S400, 16
Canal
    cervical, 63
        na HSC ambulatorial, 63
Câncer
    de endométrio, 41*f*, 165-182
        endometrial, 179
            de risco, 179
                alto, 179
                baixo, 179
                intermediário, 179
        epidemiologia, 165
        de risco, 179
            alto, 179
            baixo, 179
            intermediário, 179
        fisiopatologia, 166
            diagnóstico, 166
            espessamento endometrial, 167
            fatores de risco, 166
            quadro clínico, 166
            tipos histológicos, 166
        HSC, 167
            biópsia, 172
            técnica da, 168
        tratamento, 174
            adjuvante, 179
            cirúrgico, 178, 181
            hormonal, 180

para preservação da fertilidade, 180
por estádio, 180
de vagina, 52*f*
e biópsia, 52*f*
da lesão suspeita, 52*f*
Cavidade
uterina, 66, 67*f*, 92
na HSC ambulatorial, 66
sistemas para distensão da, 92
gasoso, 92
líquido, 92
Choque
elétrico, 104
como complicação, 104
da anestesia na HSC, 104
Cirurgia
ambulatorial, 72
técnica de, 72
complicações, 78
histeroscópica, 107-112
complicações nas, 107-112
consequências tardias, 111
específicas, 111
nas medidas preparatórias, 107
anestésicas, 107
lesões de nervos, 108
síndrome de compartimento aguda, 108
trombose venosa profunda, 108
no pós-operatório, 111
aderências intrauterinas, 111
infecção, 111
sangramento, 111
nos procedimentos, 108
na instrumentação, 108
no líquido de distensão, 109
operatórias, 109
na istmocele, 191
assistida por robótica, 193
histeroscópica, 191
técnica, 192
laparoscópica, 193
vaginal, 193
nas malformações, 241
uterinas, 241
histeroscópica, 241
indicações de, 241
medidas após, 244
resultados, 244
CME (Central de Material e Esterilização)
estrutura organizacional, 27
CO_2 (Dióxido de Carbono)
como meio de distensão, 90
da cavidade uterina, 92
desvantagens, 90*q*
vantagens, 90*q*
laser de, 278

Colo
do útero, 63*f*
Complicação(ões)
consequências tardias, 111
específicas, 111
da cirurgia histeroscópica, 107-112
nas medidas preparatórias, 107
anestésicas, 107
lesões de nervos, 108
síndrome de compartimento aguda, 108
trombose venosa profunda, 108
nos procedimentos, 108
na instrumentação, 108
no líquido de distensão, 109
operatórias, 109
pós-operatórias, 111
aderências intrauterinas, 111
infecção, 111
sangramento, 111
dos procedimentos histeroscópicos, 107*f*
Corpo(os)
estranho(os), 44, 51, 247-251
HSC e, 44
localização, 44
reposicionamento, 44
retirada, 44
na vagina, 51
CUF (Curetagem Uterina Fracionada), 42

D

DCC(s) (Defeito(s) de Cicatriz por Cesariana), 185
classificação de, 191
Desinfecção
no PPS, 31
princípios ativos para, 32
ácido peracético, 32
glutaraldeído, 32
ortoftaldeído, 32
tipos de, 31
automatizada, 31
de alto nível, 31
manual, 31
Desormeaux
endoscópio de, 4*f*
Detergente(s)
no PPS, 31
alcalinos, 31
enzimático, 31
Dextran 70
como meio de distensão, 91
não eletrolítico, 91
Di Spiezio Sardo
fórceps, 13*f*
Dilatador(es)
de Denniston, 28*f*
de Hegar, 28*f*

Diodo
   laser de, 22, 278, 279*f*
      Leonardo®, 23
      na doença endometrial, 279
         mioma, 282
         pólipos, 279
         septo uterino, 281
         útero dismórfico, 287
Dispositivo
   intratubário, 44
      HSC na, 44
Distensão
   com fluido, 14
      Hysteroflow II®, 14
      sistema de manejo de fluidos, 15
         Aquilex®, 15
         Hysterolux®, 15
         Hysteromat E.A.S.I®, 15
   meios de, 89-94
      classificação, 89
         gasoso, 90
         líquido(s), 89*q*, 90
      complicações, 92
         embolia gasosa, 92
         intravasamento, 92
         ombralgia, 93
      da cavidade uterina, 92
         sistemas para, 92
      efeitos colaterais, 92
DIU (Dispositivo Intrauterino), 247-251
   com haste, 44*f*
      em óstio tubário, 44*f*
         esquerdo, 44*f*
   fragmentado, 44*f*
      na cavidade uterina, 44*f*
   HSC e, 44
      localização, 44
      reposicionamento, 44
      retirada, 44
Doença
   endometrial, 279
      laser de diodo na, 279
         mioma, 282
         pólipos, 279
         septo uterino, 281
         útero dismórfico, 287
   trofoblástica gestacional, 43
      HSC na, 43
         diagnóstico, 43
         acompanhamento, 43

E

EC (Endometrite Crônica), 42*f*, 215-221
   diagnóstico, 217
      critérios para, 217*q*
         na visão histeroscópica, 217*q*
   epidemiologia, 215
   fisiopatologia, 215
   infertilidade e, 210
   na HSC, 216*q*, 219*f*
      casos positivos por agente etiológico na, 216*q*
         em pacientes com critério de, 216*q*
         em pacientes sem critério de, 216*q*
   tratamento, 217
Ecografia 2D
   no diagnóstico, 237
      das malformações, 237
         uterinas, 237
Eletrocirurgia
   circuito de, 292*f*
      monopolar, 292*f*
   fundamentos da, 95
      gerador eletrocirúrgico, 96*f*
   na HSC, 96
   princípios da, 291
Eletrodo(s)
   bipolares, 18*f*
      para usar com Versapoint™, 18*f*
   de vaporização, 21*f*
      BIVAP®, 21*f*
Eletrolíticos
   como meio de distensão, 91
Embolia
   gasosa, 92, 142
      como complicação, 92
         do meio de distensão, 92
      na miomectomia, 142
         em mioma submucoso, 142
   pulmonar, 104
      como complicação, 104
         da anestesia na HSC, 104
EMU (Embolização dos Miomas Uterinos)
   miomectomia após, 141*f*
      em mioma submucoso, 141*f*
   no pré-operatório, 140
Endométrio
   biópsia de, 70, 71*f*
      técnica de, 70
   câncer de, 41*f*, 165-182
      epidemiologia, 165
      fisiopatologia, 166
         diagnóstico, 166
         espessamento endometrial, 167
         fatores de risco, 166
         quadro clínico, 166
         tipos histológicos, 166
      HSC, 167
         biópsia, 172
         técnica da, 168
      tratamento, 174
         adjuvante, 179
         cirúrgico, 178, 181

hormonal, 180
    para preservação da fertilidade, 180
    por estádio, 180
Endometriose
  de vagina, 53f
  vaginal, 51
Endometrite
  critérios da, 217f
    histeroscópicos, 217f
Endoscópio
  de Desormeaux, 4f
Energia(s)
  monopolar, 95f
    eletrodo de retorno, 95f
      placa descartável com, 95f
    tipos de, 95-98
      modalidades em HSC, 96
    uso de, 95-98
      eletrocirurgia, 95
        fundamentos da, 95
        riscos associados ao, 97
Equipamento(s), 11-23
  cabo de luz, 17
    de fibra óptica, 17
    cabo-guia, 17
      Olympus®, 17
  câmera, 15
    Karl Storz Image SPIES™, 15
    Olympus Visera® CH-S400, 16
  distensão com fluido, 14
    Hysteroflow II®, 14
    Hysteromat E.A.S.I®, 15
    sistema de manejo de fluidos, 15
      Aquilex®, 15
      Hysterolux®, 15
  fonte luminosa, 16
    Olympus Visera® CLV-S190, 16
    Karl Storz®, 16
  gerador eletrocirúrgico, 17
    Autocon® III 400, 18
    Olympus ESG-400®, 19
    Versapoint™, 18
  histeroscópios, 11
  laser de diodo, 22
    Leonardo®, 23
  miniressectoscópios, 20
    do Sistema Gubbini®, 20
    Karl Storz®, 20
    Princess®, 21
  monitor, 17
  na HSC ambulatorial, 57-78
  ressectoscópios, 19
    bipolar 26 Fr, 20
      Karl Storz®, 20
    híbrido, 20
      TONTARRA®, 20

Olympus PLASMA9® TCRis, 19
sistemas, 21, 23
  de arquivo de dados, 23
    NEO Compacto AIDA®, 23
    PiEmmeMed EasyPRO® DHYS, 23
  de remoção de tecido, 21
    histeroscópico TruClear®, 21
    IBS®, 21
    MyoSure®, 22
ESGE (Sociedade Europeia de Ginecologia), 233
  classificação da, 128q
    de miomas, 128q
      submucosos, 128q
ESHRE (*European Society of Human Reproduction and Embriology*), 207, 233
Estenose(s)
  de OE, 253-264
    cervical, 253
      classificação das, 254q
      definição, 253
      estatística, 253
      técnica de abordagem, 254
        farmacológicos, 257
        mecânicos, 255
  de OI, 253-264
    cervical, 253
      classificação das, 254q
      definição, 253
      estatística, 253
      técnica de abordagem, 254
        farmacológicos, 257
        mecânicos, 255
Esterilização
  por VPPH, 33
  serviço de, 34
    terceirização do, 34
    no PPS, 34
  tubária, 44
    HSC na, 44
Esvaziamento
  uterino, 226
    métodos de, 226
      complicações dos, 226
    técnicas de, 226
      farmacologia, 226
      intervenção cirúrgica, 226
      mecânica, 226
Etapa(s)
  do PPS, 29
    biofilme, 30
    detergentes, 31
      alcalinos, 31
      enzimático, 31
    limpeza, 29
    pré-limpeza, 29
    qualidade da água, 30

transporte, 29
    recipiente de, 29f
Exame
  ginecológico, 42
    achados em, 42
      HSC nos, 42

F

Fatiamento
  do mioma, 134f
    submucoso, 134f
Fibra Óptica
  cabo de luz, 17
  cabo-guia, 17
Fístula
  na vagina, 52
Fluido
  distensão com, 14
    Hysteroflow II®, 14
    Hysteromat E.A.S.I®, 15
    sistema de manejo de fluidos, 15
      Aquilex®, 15
      Hysterolux®, 15
Fluxograma
  de PPS, 29f
    em EAS, 29f
    nas unidades hospitalares, 29f
Fórceps
  para biópsia, 13f
    colher, 13f
    com dentes jacaré, 12, 13f
    Hesseling/Di Spiezio Sardo, 13f

G

Gerador
  eletrocirúrgico, 17
    Autocon® III 400, 18, 19f
    Olympus ESG-400®, 19
    Versapoint™, 18
Glicina
  como meio de distensão, 90
  não eletrolítico, 90
Glutaraldeído
  desinfecção com, 32
    no PPS, 32
      desvantagens, 32q
      vantagens, 32q
GnRH (Hormônio Liberador de Gonadotrofina), 119
  análogo de, 140
    no mioma, 140
      submucoso, 140
Grasper Cobra Sec.
  para biópsia VITALE, 13, 14f
Gubbini®
  sistema, 20
    miniressectoscópio do, 21

H

Hamou
  Jaques, 6f
  microcolpo-histeroscópio, 6f
Hegar
  dilatadores de, 28f
Hematócrito
  na avaliação, 99
    pré-anestésica, 99
Hemiútero, 240, 243
Hemorragia
  como complicação, 104
    da anestesia na HSC, 104
Hesseling
  fórceps, 13f
Hidrogênio
  peróxido de, 33
    autoclave por, 33f
    na desinfecção, 33
    no PPS, 33
Hiperplasia
  de endométrio, 165-182
    epidemiologia, 165
    fisiopatologia, 166
    HSC, 167
      biópsia, 172
      técnica da, 168
    tratamento, 174
      cirúrgico, 176
      observação, 174
      terapia medicamentosa, 174
  endometrial, 41f
  no SUA, 40
Hipertrofia
  endometrial, 275f
  ressecção de, 275f
Histereossalpingografia
  nos miomas, 125
    submucosos, 125
Histeroscópio, 28f
  Bettocchi, 11, 12f
    B.I.O.H.®, 12
    de fluxo contínuo, 11
      cirúrgico, 11
      operatório ambulatorial, 12f
  TROPHYscope®, 12
  TruClear®, 21
    sistema, 21
      de remoção de tecido, 21
  Versascope™, 12
HNG (Histerossonografia), 188f
  nos miomas, 126, 127f
    submucosos, 126, 127f
Histerotomia
  fechamento de, 187f
    tipos de, 187f

HSC (Histeroscopia)
  abordagem em, 47
    vaginal, 47
  anestesia na, 99-105
    avaliação pré-anestésica, 99
      hematócrito, 99
      reserva cardiovascular, 100
      sódio plasmático, 100
        dosagem de, 100
    complicações, 102, 105q
      choque elétrico, 104
      embolia pulmonar, 104
      hemorragia, 104
      infecção, 104
      intoxicação hídrica, 102
      lesões térmicas, 104
      neuropatia periférica, 104
    contraindicações, 102
    monitorização, 101
    posicionamento, 102
    rotina, 100q, 102q
      peroperatória, 102q
      pré-operatória, 100q
  fundamentos da, 37-112
    complicações, 107-112
      da cirurgia histeroscópica, 107-112
    energias, 95-98
      tipos de, 95-98
      uso de, 95-98
    indicações, 39-46
      achados, 42
        em exame ginecológico, 42
          suspeitos à USG, 42
      alterações citológicas, 42
      corpo estranho, 44
      dispositivo intratubário, 44
      DIU, 44
      doença trofoblástica gestacional, 43
      esterilização tubária, 44
      infertilidade conjugal, 40
      revisão pós-operatória, 44
      RPOC, 42
      SUA, 39
    limites, 39-46
    meios de distensão, 89-94
    vaginoscopia, 47-53
      abordagem atual, 47-53
  futuro, 267-311
    na próxima década, 303-310
  história da, 3-10
    no Brasil, 6
  na infertilidade, 205-266
    achados mais frequentes, 207-213
      adenomiose, 210
      aderências intrauterinas, 209
      EC, 210
      istmocele, 211
      malformações uterinas, 209
      miomas submucosos, 208
      PE, 208
      RPOC, 211
      sinéquias uterinas, 209
    corpo estranho, 247-251
    DIU, 247-251
    EC, 215-221
    estenoses, 253-264
      de OE, 253-264
      de OI, 253-264
    malformações uterinas, 233-244
    quando indicar, 207-213
    quando realizar, 207-213
    RPOC, 223-231
    sinéquias, 253-264
      intrauterinas, 253-264
  nas malformações, 237, 239
    uterinas, 237, 239
      classe U0, 239
      classe U1, 240
      classe U2, 240
      classe U3, 240
      classe U4, 240
      classe U5, 241
      classe U6, 241
      no diagnóstico, 237
  no SUA, 113-204
    ablação endometrial, 197-202
    adenomiose, 151-162
    câncer, 165-182
      de endométrio, 165-182
    istmocele, 185-195
      da patogênese ao tratamento, 185-195
    mioma, 123-143, 145-149
      pseudocápsula de, 145-149
      submucoso, 123-143
    miomectomia histeroscópica, 145-149
    pólipos uterinos, 115-121
  nos miomas, 125
    submucosos, 125
  novas tecnologias, 267-311
    ablação por RF, 291-300
      aplicações, 291-300
      fundamentos, 291-300
    laser em, 277-288
      aplicações, 277-288
      fundamentos, 277-288
    morceladores, 269-275
      sistema removedor, 269-275
        de tecidos recebidos, 269-275
  técnica na, 57-78, 81-87
    ambulatorial, 57-78
      biópsia, 70
        de endométrio, 70
        de lesão intrauterina, 70

canal cervical, 63
cavidade uterina, 66
cirurgia ambulatorial, 72
   complicações, 78
conceito, 57
equipamento, 58
instrumental, 58, 59
OI, 66
hospitalar, 81-87
   cirúrgica, 81
   posicionamento da paciente, 81
HSG (Histerossalpingografia), 125
   no diagnóstico, 237
      das malformações, 237
         uterinas, 237
Hyskon®
   como meio de distensão, 91
      não eletrolítico, 91

I

IBIS® (Morcelador Intrauterino de BIGATTI/*Shaver* Intrauterino de BIGATTI), 21, 22*f*, 269
   acessórios, 271*f*
   instrumental, 271*f*
   lâminas, 270*f*
   óptica, 269*f*
ICMART (Comitê Internacional para Monitoramento de Tecnologia de Reprodução Assistida), 207
Infecção
   como complicação, 104
      da anestesia na HSC, 104
   na miomectomia, 142
      em mioma submucoso, 142
   no pós-operatório, 111
      da cirurgia histeroscópica, 111
   risco potencial de, 27*q*
      classificação por, 27*q*
         de produtos para saúde, 27*q*
Infertilidade
   conjugal, 40
      HSC na, 40
   HSC na, 205-266
      achados mais frequentes, 207-213
         adenomiose, 210
         aderências intrauterinas, 209
         EC, 210
         istmocele, 211
         malformações uterinas, 209
         miomas submucosos, 208
         PE, 208
         RPOC, 211
         sinéquias uterinas, 209
      quando indicar, 207-213
      quando realizar, 207-213
   mioma e, 125
      submucoso, 125

INGRH (Instituto Nacional de Ginecologia e Reprodução Humana), 6
Instrumental
   na HSC ambulatorial, 58, 59
Instrumento(s), 11-23
   cabo de luz, 17
      cabo-guia, 17
         Olympus®, 17
      de fibra óptica, 17
   câmera, 15
      Karl Storz Image SPIES™, 15
      Olympus Visera® CH-S400, 16
   distensão com fluido, 14
      Hysteroflow II®, 14
      Hysteromat E.A.S.I®, 15
      sistema de manejo de fluidos, 15
         Aquilex®, 15
         Hysterolux®, 15
   fonte luminosa, 16
      Olympus Visera® CLV-S190, 16
      Karl Storz® XENON 300 SCB, 16
   gerador eletrocirúrgico, 17
      Autocon® III 400, 18
      Olympus ESG-400®, 19
      Versapoint™, 18
   laser de diodo, 22
      Leonardo®, 23
   mecânicos, 12
      Grasper Cobra Sec., 13
         para biópsia VITALE, 13
      palpador intrauterino, 14
   miniressectoscópios, 20
      do Sistema Gubbini®, 20
      Karl Storz®, 20
      Princess®, 21
   monitor, 17
   ressectoscópios, 19
      bipolar 26 Fr, 20
         Karl Storz®, 20
      híbrido, 20
         TONTARRA®, 20
      Olympus PLASMA9®TCRis, 19
   sistemas, 21, 23
      de arquivo de dados, 23
         NEO Compacto AIDA®, 23
         PiEmmeMed EasyPRO® DHYS, 23
      de remoção de tecido, 21
         histeroscópico TruClear®, 21
         IBS®, 21
         MyoSure®, 22
Intoxicação
   hídrica, 102
      como complicação, 102
      da anestesia na HSC, 102
Intravasamento
   como complicação, 92
      do meio de distensão, 92

diagrama do, 93f
na miomectomia, 142
em mioma submucoso, 142
Istmocele
com congestão, 192f
da patogênese, 185-195
ao tratamento, 185-195
DCCs, 191
classificação de, 191
definição, 185
diagnóstico, 188
epidemiologia, 186
formação de, 186
fatores de risco, 186
formas diferentes de, 189f
imagem de, 188f
por USTV, 188f
infertilidade e, 211
sintomas, 187
clínicos, 187
tratamento, 191
cirúrgico, 191
cirurgia, 191, 193
assistida por robótica, 193
histeroscópica, 191
laparoscópica, 193
laparotomia, 194
vaginal, 193
técnica cirúrgica, 192
clínico, 191

K
Karl Storz®
bipolar 26 Fr, 20
ressectoscópio, 20
Image SPIES™, 15, 16f
câmera, 15
miniressectoscópio, 20
XENON 300 SCB, 16
fonte luminosa, 16

L
Laceração
do colo do útero, 141
na miomectomia, 141
em mioma submucoso, 141
Laparotomia
na istmocele, 194
Laser (Light Amplification Stimulated Emission of Radiation)
de diodo, 22
Leonardo®, 23
em HSC, 277-288
aplicações, 277-288
na doença endometrial, 279
CO_2, 278

de argônio, 278
de diodo, 278
de semicondutores, 278
fundamentos, 277-288
Nd:YAG, 278
por tipo de meio, 277
Lasmar
classificação de, 128q
de miomas, 128q
submucosos, 128q
Lavadora
ultrassônica, 30f
automatizada, 30f
Leiomioma(s)
no SUA, 40
Leonardo®
sistema *laser*, 23
Lesão(ões)
de nervos, 108
na cirurgia histeroscópica, 108
intrauterina, 70
biópsia de, 70
técnica de, 70
térmicas, 104
como complicação, 104
da anestesia na HSC, 104
vaginal(is), 51
corpos estranhos, 51
endometriose, 51
fístula, 52
pólipos, 51
rabdomiossarcoma, 51
suspeita, 52f
biópsia da, 52f
Lichtleiter, 3f
Limpeza
no PPS, 29
Lindemann
Hans-Joachim, 7f
Lise
de sinéquias, 63f, 67f
do OE, 63f
com tesoura, 63f
do OI, 67f
Loyola
Affonso, 7f
Luz
cabo de, 17
cabo-guia, 17
Olympus®, 17
de fibra óptica, 17

# M
Malformação(ões)
uterinas, 209, 233-244
cirurgia, 241
histeroscópica, 241

indicações de, 241
medidas após, 244
resultados, 244
classificação, 234
da AFS, 235*f*
das ESHRE/ESGE, 235*f*
diagnóstico, 236
ecografia 2D, 237
HSC, 237
HSG, 237
RM, 238
USG 3D, 238
embriologia 233
HSC e, 239
classe U0, 239
classe U1, 240
classe U2, 240
classe U3, 240
classe U4, 240
classe U5, 241
classe U6, 241
infertilidade e, 209
prevalência, 234
sintomatologia, 236
Malignidade
no SUA, 40
Manejo
de fluidos, 15
sistema de, 15
Aquilex®, 15
Hysterolux®, 15
Manitol 5%
como meio de distensão, 90
não eletrolítico, 90
Material(is)
tipos de, 28*q*
versus processamento, 28*q*
Mazzon
miomectomia de, 137*f*
com *cold loop*, 137*f*
Meio(s) de Distensão, 89-94
classificação, 89
gasoso, 90
CO_2, 90
líquidos, 89*q*, 90
desvantagens, 91*q*
vantagens, 91*q*
complicações, 92
embolia gasosa, 92
intravasamento, 92
da cavidade uterina, 92
sistemas para, 92
efeitos colaterais, 92
ombralgia, 93
líquido, 96
eletrocirurgia e, 96

na HSC, 227
na RPOC, 227
controle de pressão do, 227
Metaplasia
óssea, 42*f*
Método(s)
de PPS, 27-35
com ênfase em procedimentos ginecológicos, 27-35
minimamente invasivos, 27-35
Microcolpo-histeroscópio
de Hamou I, 6*f*
Minirressectoscópio(s)
16 Fr, 20*f*
do Sistema Gubbini®, 20
Karl Storz®, 20
miomectomia com, 77*f*
histeroscópica, 77*f*
ambulatorial, 77*f*
Mioma(s)
laser de diodo no, 282
G0, 285
G1, 285
G2, 285
pseudocápsula de, 145-149
imagem de, 145*f*
histológica, 145*f*
ultrassonográfica, 145
importância do feixe neurovascular, 146
em cirurgia, 146
manutenção da, 147
na miomectomia histeroscópica, 147
submucosos, 41*f*, 123-143, 208, 282*t*
classificação de, 128*q*
da ESGE, 128*q*
de Lasmar, 128*q*
classificação para, 282*t*
de Lasmar, 282*t*
conceituação, 124
etiologia, 124
etiopatogenia, 124
fatiamento do, 134*f*
infertilidade e, 208
propedêutica, 125
histerossonografia, 126
HSC, 125
HSG, 125
RM, 126
USG, 126
USGTV, 126
quadro clínico, 124
infertilidade, 125
outras queixas, 125
SUA, 124
slicing do, 134*f*

tratamento, 127
    complicações, 140, 143*q*
      miomectomia histeroscópica, 128
      peroperatório, 140
      pré-operatório, 140
    visão histeroscópica de, 126*f*
  uterinos, 297
    sintomáticos, 297
    RF nos, 297
Miomectomia, 273*f*
  ambulatorial, 76*f*
    com pinça saca-bocado, 76*f*
    histeroscópica, 77*f*
      com minirressectoscópio, 77*f*
  histeroscópica, 128, 145-149
    ambulatorial, 130
    energia, 133*q*
    hospitalar, 132, 138*f*
      com *cold loop* de Mazzon, 136
      com *laser*, 135
      com morceladores, 135
      com radiofrequência, 136
      com ressectoscópio, 138*f*
      com uso da pseudocápsula, 136
        enucleação da, 136
        mobilização da, 136
      fatiamento, 134
      slicing, 134
    manutenção na, 147
      da pseudocápsula de mioma, 147
    morcelador na, 135*f*
    técnicas de, 129, 133*q*
      cirúrgica, 133*q*
  intracapsular, 146*f*
    HSC na, 146*f*
      com ressectoscópio, 146*f*
  laparoscópica, 129*f*
  resultados da, 285*t*
    de miomas, 285*t*
      G0, 285*t*
      G1, 285*t*
      G2, 286*t*
Misoprostol
  no mioma, 140
    submucoso, 140
Monitor, 17
Monitorização
  na anestesia, 101
  na HSC, 101
Morcelador(es)
  acessórios, 271*f*
  IBIS®, 269
  instrumental, 271*f*
  sistema removedor, 269-275
    de tecidos recebidos, 269-275

MyoSure®
  sistema, 22
    de remoção de tecido, 22

N

Não Eletrolítco(s)
  como meio de distensão, 90
    Dextran 70, 91
    glicina, 90
    Hyskon®, 91
    manitol 5%, 90
    sorbitol 5%, 90
    sorbitol/manitol, 90
Nd:YAG (Granada de Alumínio e Ítrio Dopada com Neodímio)
  laser, 278
NEO Compacto
  AIDA®, 23
    sistema, 23
      de arquivo de dados, 23
Neuropatia
  periférica, 104
    como complicação, 104
      da anestesia na HSC, 104
NICE (*National Institute for Health and Clinical Excellence*), 207

O

Ocitocina
  no mioma, 140
    submucoso, 140
OE (Orifício Externo), 62
  estenoses de, 253-264
    cervical, 253
      classificação, 254*q*
      definição, 253
      estatística, 253
      técnica de abordagem, 254
        farmacológicos, 257
        mecânicos, 255
  sinéquias do, 63*f*
    lise de, 63*f*
      com tesoura, 63*f*
OI (Orifício Interno)
  estenoses de, 253-264
    cervical, 253
      classificação das, 254*q*
      definição, 253
      estatística, 253
      técnica de abordagem, 254
        métodos farmacológicos, 257
        métodos mecânicos, 255
  na HSC ambulatorial, 66
  sinéquias do, 67*f*
    lise de, 67*f*

Olympus®
  cabo-guia, 17
  de luz, 17
  ESG-400®, 19
    gerador, 19
      eletrocirúrgico, 19
    PLASMA9®, 19
      TCRis, 19
        ressectoscópio, 19
Olympus Visera®
  CH-S400, 16
    câmera, 16
  Elite, 16*f*
  CLV-S190, 16
    fonte luminosa, 16
      de xenônio, 16
Ombralgia
  como complicação, 93
    do meio de distensão, 93
Ortoftaldeído
  desinfecção com, 32
    no PPS, 32
      desvantagens, 32*q*
      vantagens, 32*q*
Overload
  na miomectomia, 142
    em mioma submucoso, 142

P

Palpador
  intrauterino, 14
    graduado, 14*f*
Pantaleoni
  Diomede, 4*f*
Patologia Vaginal
  observações sobre, 49
    achados clínicos, 49
    anomalias congênitas, 49
    diagnóstico histeroscópico, 50
    septos, 49
      longitudinais, 49
      transversos, 49
    tratamento, 49
      septo longitudinal, 50
PE (Pólipos Endometriais), 40*f*, 43*f*, 118
  infertilidade e, 208
  RF nos, 299
    incidentais, 299
    sintomáticos, 299
Perfuração
  uterina, 105, 141
    como complicação, 105
      da anestesia na HSC, 105
    na miomectomia, 141
      em mioma submucoso, 141

Peróxido
  de hidrogênio, 33
    autoclave por, 33*f*
    na desinfecção, 33
    no PPS, 33
PiEmmeMed
  EasyPRO®, 23
    DHYS, 23
      arquivo de dados, 23
Pinça
  saca-bocado, 76*f*
    miomectomia com, 76*f*
      ambulatorial, 76*f*
Placa
  descartável, 95*f*
    com eletrodo de retorno, 95*f*
      utilizado com energia monopolar, 95*f*
Polipectomia, 272*f*
  ambulatorial, 64*f*, 73*f*, 77*f*
    endocervical, 64*f*
      com tesoura, 64*f*
    endometrial, 73*f*, 77*f*
      com *laser*, 77*f*
  técnica de, 83*f*
    com ressectoscópio, 83*f*
Pólipo(s)
  endometriais, *ver PE*
  laser de diodo nos, 279
    morbidade, 281
    polipectomia, 280
    tempo de cirurgia, 280
  vaginais, 51
Pólipo(s) Uterino(s), 40
  e HSC, 115-121
    apresentação clínica, 117
    avaliação, 118
    diagnóstico, 118
    epidemiologia, 115
    frequência de, 117*q*
    patogênese, 115
    recorrência, 117*q*
      índices de, 117*q*
    sítios de, 117*f*
    tipos de, 115
      pedunculado, 116*f*
      séssil, 116*f*
      único, 116*f*
    tratamento, 118, 121*q*
      comparação de, 121*q*
  endocervical, 40*f*, 43*f*
  no SUA, 40
Posicionamento
  na anestesia, 102
  na HSC, 102
PPS (Processamento de Produtos para Saúde)
  armazenamento, 34

desinfecção no, 31
  peróxido de hidrogênio, 33
  princípios ativos para, 32
    ácido peracético, 32
    glutaraldeído, 32
    ortoftaldeído, 32
  tipos de, 31
    automatizada, 31
    de alto nível, 31
    manual, 31
  vapor saturado, 33
    sob pressão, 33
esterilização, 34
  serviço de, 34
    terceirização do, 34
etapas do, 29
  biofilme, 30
  detergente(s), 31
    alcalinos, 31
    enzimático, 31
  limpeza, 29
  pré-limpeza, 29
  qualidade da água, 30
  transporte, 29
    recipiente de, 29*f*
  fluxograma de, 29*f*
  em EAS, 29*f*
  nas unidades hospitalares, 29*f*
  métodos de, 27-35
    com ênfase em procedimentos
      ginecológicos, 27-35
      minimamente invasivos, 27-35
Princess®
  ressectoscópio, 21
Princípio(s) Ativo(s)
  para desinfecção, 32
    no PPS, 32
      ácido peracético, 32
      glutaraldeído, 32
      ortoftaldeído, 32
Procedimento(s)
  transcervicais, 294
    energia de RF em, 294
      aplicações comuns de, 294
      indicações de, 294
Processamento
  tipos de materiais *versus*, 28*q*
Produto(s) para Saúde
  acessórios, 28*f*
  classificação de, 27*q*
    por risco de infecção, 27*q*
    potencial, 27*q*
Pseudocápsula
  de mioma, 145-149
    imagem de, 145*f*
      histológica, 145*f*
      ultrassonográfica, 145
    importância do feixe neurovascular, 146
      em cirurgia, 146
    manutenção da, 147
      na miomectomia histeroscópica, 147

Q
Qualidade da Água
  no PPS, 30

R
Rabdomiossarcoma, 51
Recipiente
  de transporte, 29*f*
  para desinfecção, 31*f*
    manual, 31*f*
Remoção
  de tecido, 21
    sistema de, 21
      histeroscópico TruClear®, 21
      IBS®, 21
      MyoSure®, 22
Reserva
  cardiovascular, 100
    na avaliação, 99
      pré-anestésica, 99
Ressecção
  de hipertrofia endometrial, 275*f*
  de RPOC, 274*f*
Ressectoscópio(s), 28*f*
  alça para, 95*f*
    bipolar, 95*f*
    monopolar, 95*f*
  bipolar 26 Fr, 20
    Karl Storz®, 20
  híbrido, 20
    TONTARRA®, 20
  Olympus, 19
    PLASMA9®, 19
    TCRis, 19
  Princess®, 21
  técnica com, 83*f*
    de polipectomia, 83*f*
  utilizando o, 82
    na HSC cirúrgica, 82
Retenção
  placentária, 223
    diagnóstico, 223
    fisiopatologia, 223
    HSC na, 226
Revisão
  pós-operatória, 44
    HSC na, 44
RF (Radiofrequência)
  ablação por, 291-300
    aplicações, 291-300
      em procedimentos transcervicais, 294

eletrocirurgia, 291
  princípios da, 291
  fundamentos, 291-300
no AUB-O, 295
no útero, 294
  septado, 294
nos PE, 299
  incidentais, 299
  sintomáticos, 299
RM (Ressonância Magnética)
  da pelve, 126, 127*f*
    nos miomas, 126, 127*f*
      submucosos, 126, 127*f*
  no diagnóstico, 238
    das malformações, 238
      uterinas, 238
RPOC (Retenção de Produtos da Concepção), 43*f*, 223-231
  abortamento, 224
    diagnóstico, 225
  classificação de, 224*q*
    de Gutemberg, 224*q*
  esvaziamento uterino, 226
    métodos de, 226
      complicações dos, 226
    técnicas de, 226
      farmacologia, 226
      intervenção cirúrgica, 226
      mecânica, 226
  HSC na, 42, 225
    abortamento, 226
    conduta, 226
    contraindicação, 226
    cuidados na, 227
      meio de distensão, 227
        controle de pressão do, 227
        técnica, 228
    no diagnóstico, 225
    retenção placentária, 226
  infertilidade e, 211
  padrões de, 224*f*
    histeroscópicos, 224*q*, 225*f*
    ultrassonográficos, 224*f*
  placentária, 223
    diagnóstico, 223
    fisiopatologia, 223
  ressecção de, 274*f*

S

Sangramento
  no pós-operatório, 111
    da cirurgia histeroscópica, 111
  uterino, 142
    na miomectomia, 142
      em mioma submucoso, 142

Semicondutor(es)
  laser de, 278
Septo
  uterino, 281
    laser de diodo no, 281
      septoplastia, 281
Septoplastia, 281
  técnica de, 86*f*
Síndrome
  de compartimento, 108
    aguda, 108
      na cirurgia histeroscópica, 108
Sinéquia(s)
  fibromusculares, 259*f*
    centrais, 259*f*
  intrauterinas, 253-264
    classificações, 261, 261*q*
      de Donnez e Nisolle, 261*q*
    diagnóstico, 259
    lise de, 264
      complicações da, 264
    prevenção, 263
      barreiras físicas, 263
      terapia hormonal, 264
    tratamento, 261
      curetagem, 262
      dilatação, 262
      HSC, 262
      sondagem cervical, 261
  lise de, 63*f*
    do OE, 63*f*
      com tesoura, 63*f*
  uterinas, 209
    infertilidade e, 209
Sistema(s)
  de arquivo de dados, 23
    NEO Compacto, 23
      AIDA®, 23
      PiEmmeMed EasyPRO®, 23
      DHYS, 23
  de manejo de fluidos, 15
    Aquilex®, 15
    Hysterolux®, 15
  de remoção de tecido, 21
    histeroscópico, 21
      TruClear®, 21
      IBS®, 21
      MyoSure®, 22
    Gubbini®, 20
      minirressectoscópio do, 21
  para distensão, 92
    da cavidade uterina, 92
      gasoso, 92
      líquido, 92
  removedor, 269-275
    de tecidos recebidos, 269-275
      morceladores, 260-275

Slicing
  do mioma, 134*f*
    submucoso, 134*f*
Sódio
  plasmático, 100
    dosagem de, 100
      na avaliação pré-anestésica, 99
Sorbitol 5%
  como meio de distensão, 90
  não eletrolítico, 90
Sorbitol/Manitol
  como meio de distensão, 90
  não eletrolítico, 90
SS (Serviço de Saúde), 27
  métodos de esterilização nos, 34*q*
    a baixa temperatura, 34*q*
      desvantagens, 34*q*
      vantagens, 34*q*
SUA (Sangramento Uterino Anormal)
  causas de, 39*q*
    em mulheres não grávidas, 39*q*
      classificação PALM-COIEN, 39*q*
  HSC no, 39, 113-204
    ablação endometrial, 197-202
    adenomiose, 40, 151-162
    câncer, 165-182
      de endométrio, 165-182
    hiperplasia, 40, 165-182
    istmocele, 185-195
      da patogênese ao tratamento, 185-195
    leiomiomas, 40
    malignidade, 40
    mioma, 123-143, 145-149
      pseudocápsula de, 145-149
      submucoso, 123-143
    miomectomia histeroscópica, 145-149
    pólipos uterinos, 40, 115-121

T

Tecido
  sistema de remoção de, 21
    histeroscópico, 21
      TruClear®, 21
    IBS®, 21
    MyoSure®, 22
Técnica
  de polipectomia, 83*f*
    com ressectoscópio, 83*f*
  de septoplastia, 86*f*
  na HSC ambulatorial, 57-78
    biópsia, 70
      de endométrio, 70
      de lesão intrauterina, 70
    canal cervical, 63
    cavidade uterina, 66
    cirurgia ambulatorial, 72
      complicações, 78
    conceito, 57
    equipamento, 58
    instrumental, 58, 59
    OI, 66
Termodesinfetadora
  automatizada, 31*f*
TONTARRA®
  ressectoscópio, 20
    híbrido, 20
Tostes
  Waldir, 7*f*
Transporte
  para PPS, 29
    recipiente de, 29*f*
Trombose
  venosa, 108
    profunda, 108
      na cirurgia histeroscópica, 108
TROPHYscope®
  histeroscópio, 12
TruClear®
  histeroscópico, 21
    sistema, 21
      de remoção de tecido, 21

U

USG (Ultrassonografia)
  3D, 238
    no diagnóstico, 238
      das malformações, 238
        uterinas, 238
  nos miomas, 126, 127*f*
    submucosos, 126, 127*f*
USGTV (Ultrassonografia Transvaginal)
  nos miomas, 126
    submucosos, 126
Útero
  bicorno, 240, 243
  dismórfico, 240, 241, 287
    I, 242
    laser de diodo no, 287
    T, 242
    Y, 242
  normal, 239
  septado, 240, 242, 294
    RF no, 294
  unicorno, 240, 243

V

Vagina
  câncer de, 52*f*
    e biópsia, 52*f*
      da lesão suspeita, 52*f*
  corpo estranho na, 51
  endometriose de, 53*f*

fístula na, 52
Vagino-Histeroscopia
  operatória, 48
Vaginoscopia, 62f
  abordagem atual na HSC, 47-53
    lesões vaginais, 51
      corpos estranhos, 51
      endometriose, 51
      fístula, 52
      pólipos, 51
      rabdomiossarcoma, 51
    mulheres, 48
      não sexualmente ativas, 48
    patologia vaginal, 49
      observações sobre, 49
      tratamento, 49
    população pediátrica, 48
    vagino-histeroscopia, 48
      operatória, 48

Vapor Saturado
  sob pressão, 33
    autoclave por, 33f
    na desinfecção, 33
    no PPS, 33
Vasopressina
  no mioma, 140
    submucoso, 140
Versapoint™
  eletrodos para usar com, 18f
    bipolares, 18f
  gerador, 18
    eletrocirúrgico, 18
Versascope™
  histeroscópio, 12
VPPH (Vapor/Plasma de Peróxido de Hidrogênio)
  esterilização por, 33